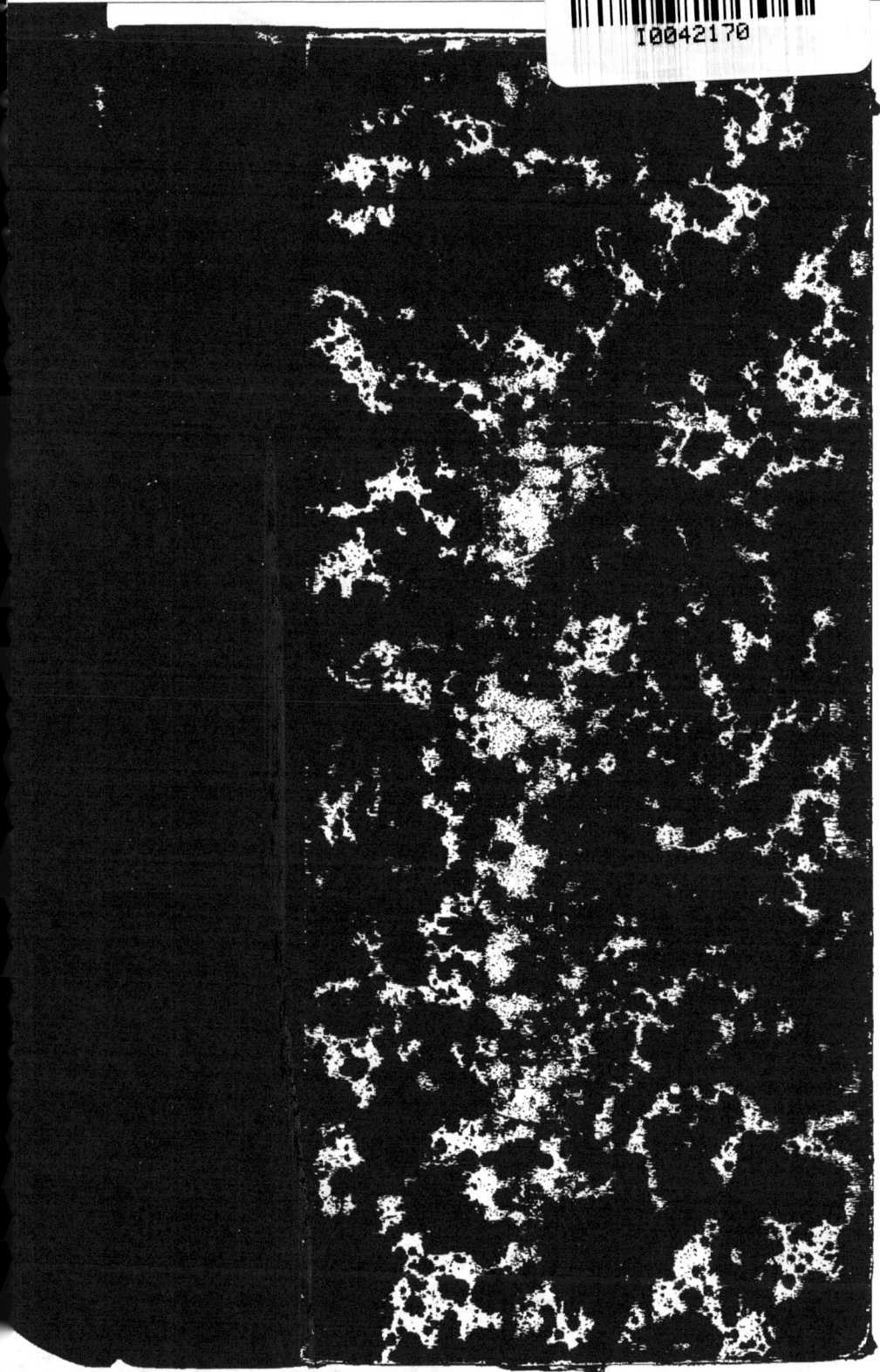

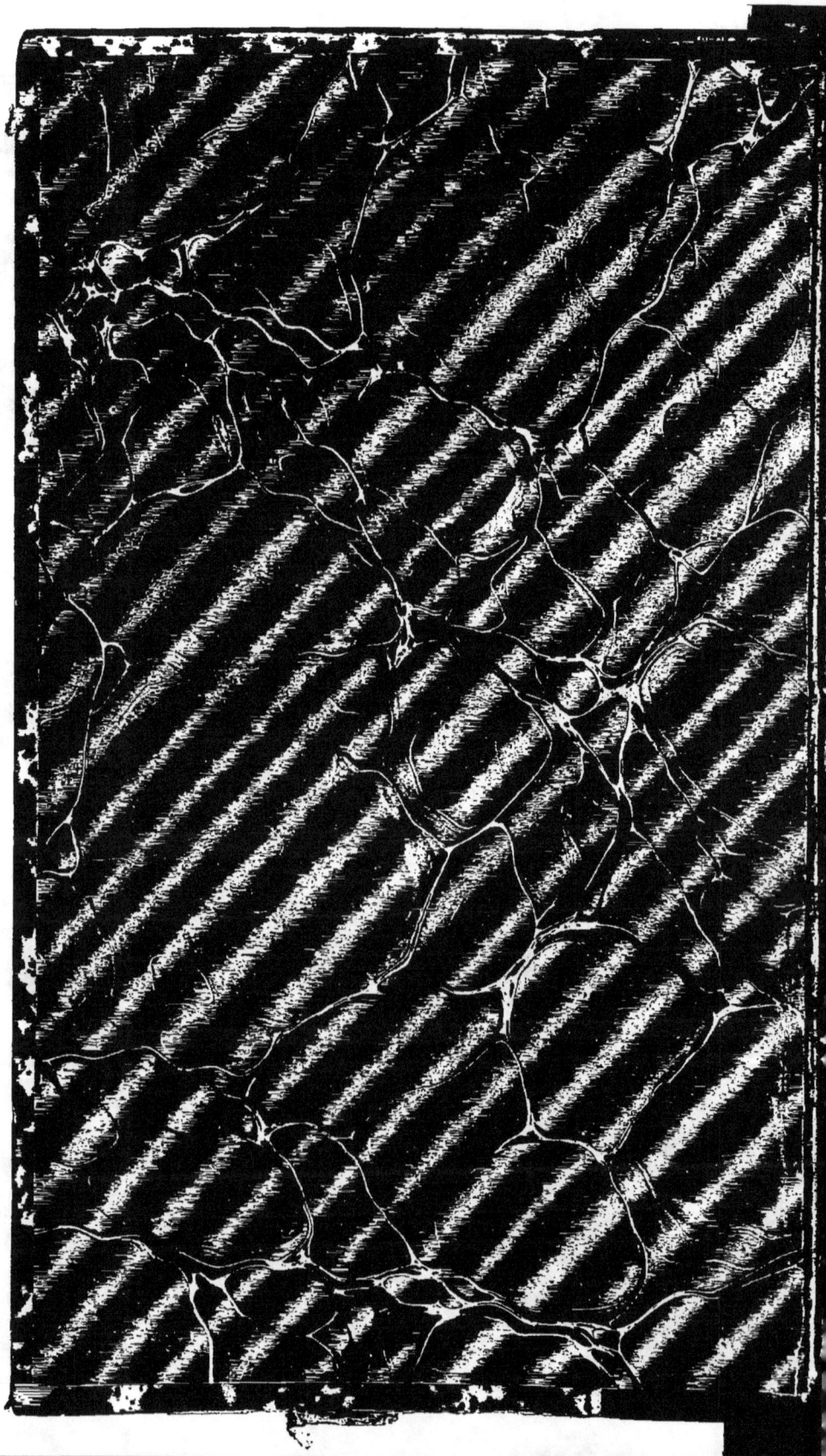

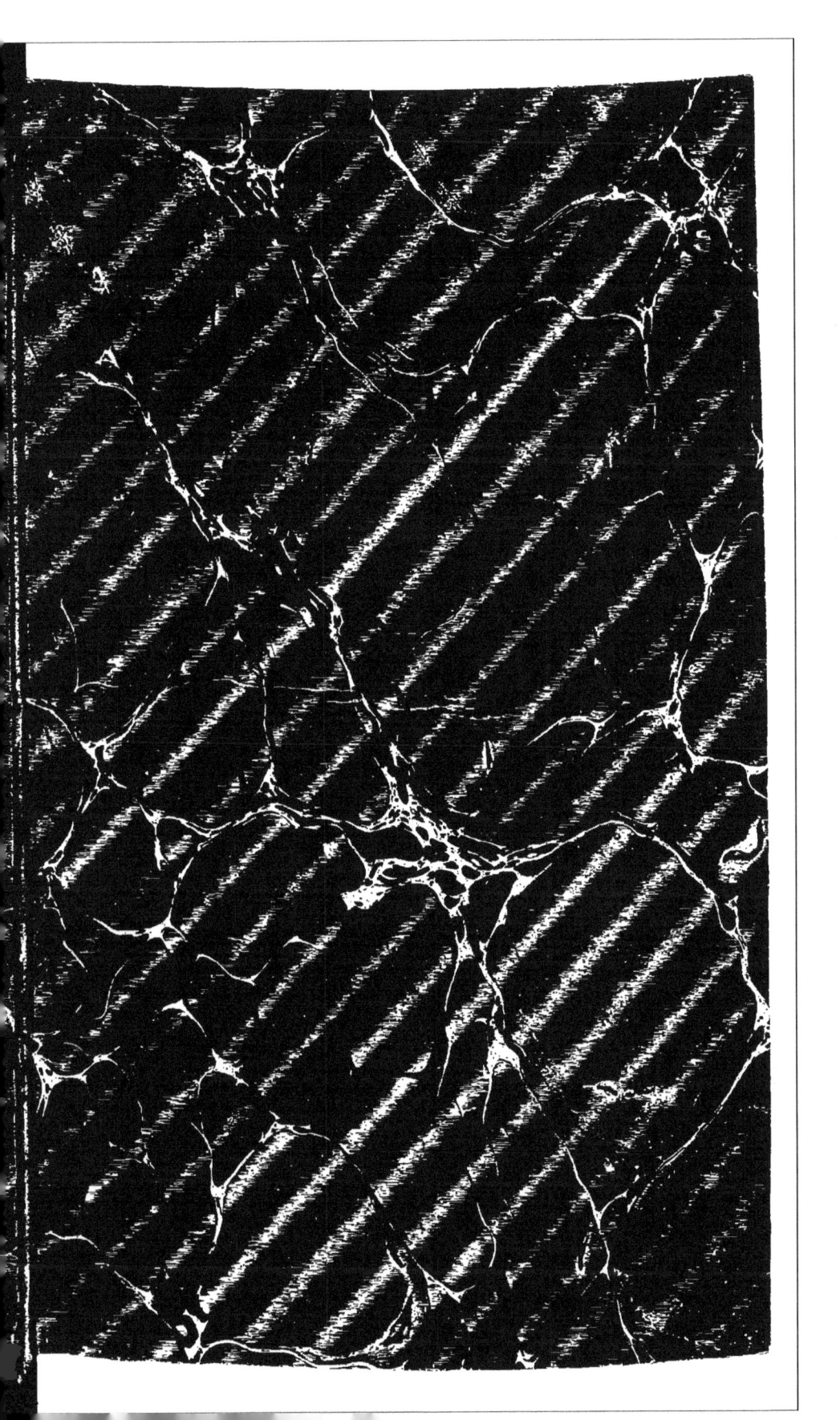

ANATOMIE DESCRIPTIVE

ET

DISSECTION

CONTENANT

Un Précis d'Embryologie,
La Structure microscopique des Organes et celle des Tissus
Avec des Aperçus physiologiques et pathologiques

PAR

J.-A. FORT

Docteur en médecine des Facultés de Paris, de Montévidéo
et de Santiago du Chili, professeur libre d'anatomie et d'opérations chirurgicales
à l'École pratique de la Faculté de médecine de Paris,
Directeur de la *Revue chirurgicale des maladies des voies urinaires*

Cinquième Édition, revue, corrigée et augmentée

AVEC 1,276 FIGURES INTERCALÉES DANS LE TEXTE

TOME II. — Manuel de l'Amphithéâtre

DISSECTION, PRÉPARATION DES PIÈCES SÈCHES POUR LES MUSÉES ET LES CONCOURS
MYOLOGIE, ARTHROLOGIE, ANGÉIOLOGIE ET NÉVROLOGIE

PARIS

OCTAVE DOIN, ÉDITEUR

8, PLACE DE L'ODÉON, 8

1892

ANATOMIE

DESCRIPTIVE

ET DISSECTION

REVUE CHIRURGICALE
DES MALADIES DES VOIES URINAIRES

Paraissant le 1er et le 15 de chaque mois.

Dr J.-A. FORT

RÉDACTEUR EN CHEF ET DIRECTEUR.

Prix de l'abonnement, pour la France et l'Étranger : **5 fr.** — Les abonnements partent du 1er janvier. — Bureaux, 3, rue Christine. Rédaction chez M. FORT, 31, rue François Ier.

Notre *Revue chirurgicale* s'occupe de la chirurgie générale, plus particulièrement de la chirurgie des voies urinaires, et spécialement des rétrécissements uréthraux et œsophagiens.

Son but est de prouver, par des observations bien prises, que notre procédé d'*électrolyse linéaire*, d'*uréthrolyse*, dans le traitement des rétrécissements, est infiniment préférable aux autres méthodes de traitement, c'est-à-dire à la dilatation, à la divulsion et surtout à l'uréthrotomie interne.

L'uréthrotomie interne, incision du point rétréci, est une opération dangereuse, qui a causé la mort d'un grand nombre de malades. Elle est presque toujours suivie de récidive.

L'électrolyse, déjà employée, n'avait pas donné les résultats qu'on était en droit d'espérer, à cause de l'imperfection des instruments employés. Depuis l'invention de notre *uréthrolyseur*, instrument des plus simples, le traitement des rétrécissements est devenu des plus bénins.

L'*électrolyse linéaire* consiste à porter sur le point rétréci une lame de platine analogue à celle de l'uréthrotome, mais qui n'est pas coupante. Cette lame, mise en communication avec le pôle négatif d'une pile à courant continu, opère une destruction *linéaire* sur le rétrécissement. Cette opération, indolore, rapide et inoffensive, est de courte durée, de quelques secondes à trois minutes. Sur plus de mille opérations, nous n'avons jamais eu un accident sérieux.

Notre procédé étant violemment combattu par quelques chirurgiens, nous nous mettons à la disposition des personnes qui désirent constater *de visu* les résultats parfois extraordinaires de nos opérations.

ANATOMIE DESCRIPTIVE

ET

DISSECTION

CONTENANT

Un Précis d'Embryologie,
La Structure microscopique des Organes et celle des Tissus,
Avec des Aperçus physiologiques et pathologiques.

PAR

J.-A. FORT

Docteur en médecine des Facultés de Paris, de Montevideo
et de Santiago du Chili, professeur libre d'anatomie et d'opérations chirurgicales
à l'École pratique de la Faculté de médecine de Paris,
Directeur de la *Revue chirurgicale des maladies des voies urinaires*.

Cinquième Edition, revue, corrigée et augmentée

AVEC 1,276 FIGURES INTERCALÉES DANS LE TEXTE

TOME II. — Manuel de l'Amphithéâtre.

DISSECTION, PRÉPARATION DES PIÈCES SÈCHES POUR LES MUSÉES ET LES CONCOURS
MYOLOGIE, ARTHROLOGIE, ANGÉIOLOGIE ET NÉVROLOGIE

PARIS

OCTAVE DOIN, ÉDITEUR

8, PLACE DE L'ODÉON, 8

1892

PREMIÈRE PARTIE

DISSECTION, PRÉPARATION DES SUJETS, PRÉPARATION DES PIÈCES SÈCHES

ARTICLE PREMIER.

DISSECTION

Cet ouvrage, qui n'est point un simple manuel, est cependant destiné à accompagner l'élève dans les amphithéâtres de dissection [1]. C'est pour cette raison que j'ajouterai, au commencement de ce chapitre, plusieurs articles concernant la dissection, la conservation des sujets et la préparation des pièces sèches.

Si nous n'avons pas encore parlé de la dissection, c'est qu'il est tout à fait inutile de posséder ces connaissances pour procéder à l'étude de l'ostéologie. Les élèves débutent toujours dans les amphithéâtres par la dissection des muscles.

L'élève qui entre pour la première fois dans une salle de dissection est muni d'une boite contenant ordinairement des scalpels, une pince à disséquer, une paire de ciseaux et quelques autres instruments d'un usage moins journalier.

Ce qui le préoccupe tout d'abord, c'est de savoir sur quel point du corps il doit faire les incisions nécessaires pour arriver sur les muscles qu'il veut étudier.

Désirant que ces pages servent même aux débutants en anatomie, nous procéderons d'une manière aussi élémentaire que possible et dans l'ordre suivant : 1° *dissection en général;* 2° *incisions*

---

1. Voilà pourquoi nous avons placé dans le même volume l'étude de tous les organes que l'on dissèque habituellement : muscles, articulations, vaisseaux et nerfs.

de la peau ; 3° dissection de la peau ; 4° instruments de dissection
et manière de s'en servir ; 5° dissection des muscles superficiels :
6° dissection des muscles profonds ; 7° dissection des vaisseaux :
8° dissection des nerfs.

Nous parlerons ensuite de quelques opérations qui se rattachent
plus ou moins directement à la dissection, telles que la *prépara-*
tion des sujets, l'*injection des liquides* que l'on introduit dans les
vaisseaux pour leur conservation, la *préparation de substances*
particulières destinées à empêcher la putréfaction et la dessiccation
des pièces, la *préparation* et l'*injection de substances grasses* solidifiables destinées à remplir les vaisseaux, dont elles facilitent
l'étude ; la *préparation des pièces sèches* de cabinet, pour les
concours, les musées, etc.

§ 1. — Dissection en général.

Nous empruntons à l'ouvrage de Lauth le passage suivant, l'un
des meilleurs que l'on trouve dans son livre. Nous citons ces lignes
avec le plus grand plaisir, car souvent nous trouvons les élèves
rebelles à suivre ces avis que nous leur donnons tous les jours.
Méditez donc ce que vous allez lire, et gravez dans votre esprit
les conseils de cet habile anatomiste, qui passa une grande partie de sa vie à l'amphithéâtre.

Préceptes généraux sur la manière de disséquer.

« On ne peut disséquer avec fruit qu'autant qu'on se rend rai-
« son d'avance de ce que l'on va faire : il est donc essentiel de
« commencer par *lire la description des organes* et la manière
« de les isoler ; ceux qui négligent cette précaution s'exposent à
« couper des parties que la lecture du *Manuel* leur aurait ensei-
« gné à ménager.

« La durée des dissections est nécessairement subordonnée à
« une foule de circonstances, mais il est de fait qu'il faut pouvoir
« *y consacrer au moins deux heures consécutives* ; car, si l'on n'a
« qu'une heure, on en perd la moitié en préparatifs, et certes
« on ne fera jamais grand'chose dans une demi-heure ; aussi ai-je
« toujours remarqué que ceux qui n'avaient qu'un temps aussi
« court à consacrer aux dissections finissaient par s'en dégoûter.
« D'un autre côté, il me semble que six heures de dissection par
« jour, partagées en deux séances, sont le maximum du temps
« que l'on doive y consacrer ; car il faut encore avoir le temps de
« relire chez soi, dans un ouvrage plus étendu, les préparations

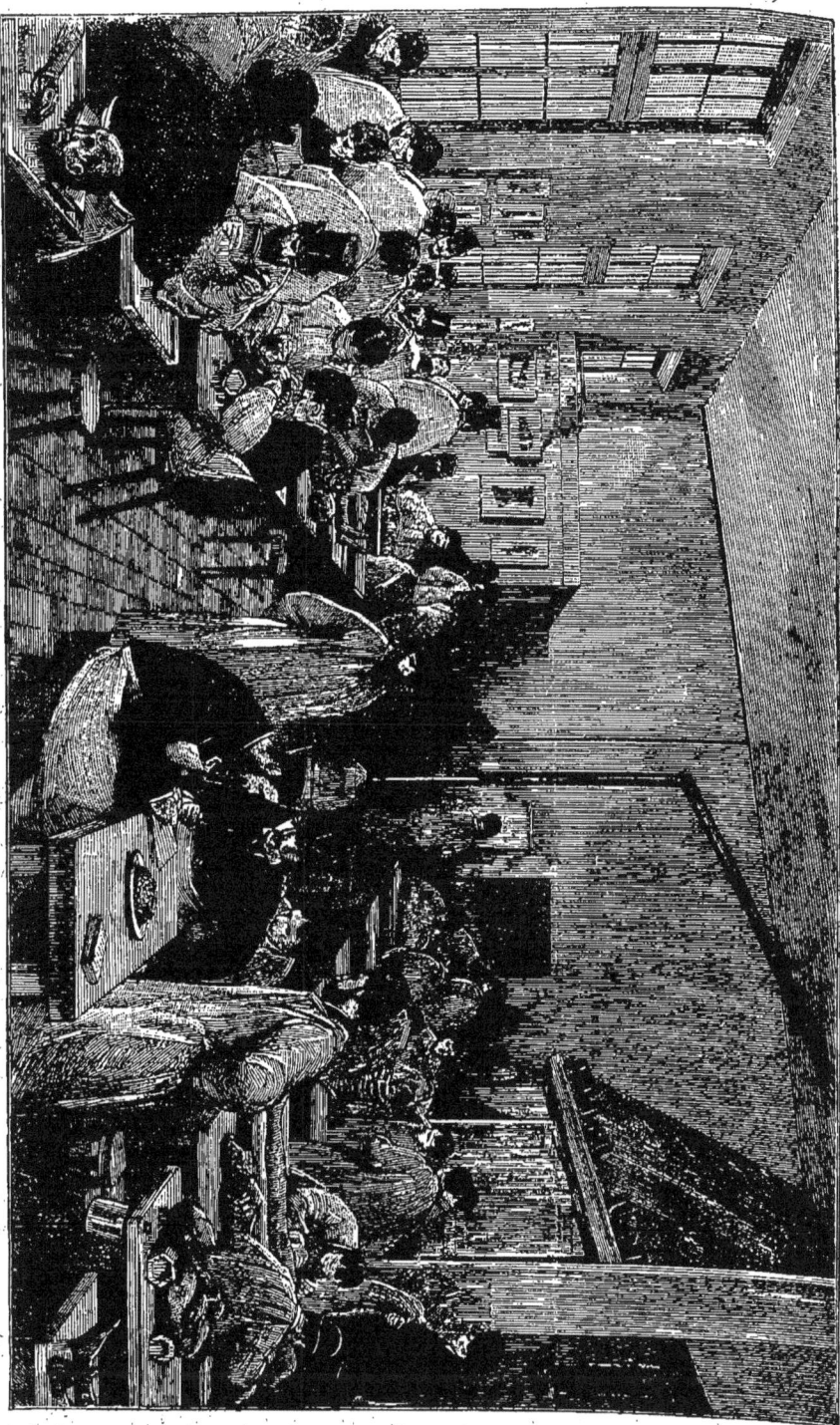

Fig. 4. — Amphithéâtre de dissection de l'enseignement libre à l'ancienne École pratique avant le décret de 1881, par lequel l'enseignement libre de l'anatomie fut tué à la Faculté de Médecine de Paris.

« dont on s'est occupé dans la journée. Mais, en général, si un
« élève dissèque deux heures le matin et autant dans l'après-
« midi [1], s'il dissèque avec soin et avec méthode, il retirera de son
« travail tout le fruit désirable.

« C'est encore par des raisons hygiéniques, dictées par la pru-
« dence, qu'on ne doit pas faire un séjour trop prolongé dans les
« salles de dissection, car on ne peut pas disconvenir que les tra-
« vaux anatomiques ne soient préjudiciables à la santé : aussi tous
« ceux qui passent leur journée dans les amphithéâtres, sans mettre
« en usage les précautions que nous allons indiquer, finissent-ils
« par éprouver des symptômes gastriques que l'on est obligé de
« combattre par les vomitifs ou les laxatifs administrés suivant les
« indications. Néanmoins, on a beaucoup exagéré les mauvais
« effets de ce séjour, et il est de fait qu'une nourriture de bonne
« qualité, un exercice modéré en plein air après le travail et les
« soins de propreté, suffisent ordinairement pour préserver le
« corps de cette influence nuisible. . . . .

« Une précaution que l'on ne devrait jamais négliger, ne fût-ce
« que par égard pour les personnes avec lesquelles on est en con-
« tact pendant le reste de la journée, c'est d'avoir un habit spécial
« de dissection. On ferait bien d'en garnir les manches de cuir
« mince et souple, le taffetas gommé et même la percale cirée
« que l'on emploie ordinairement pour cet usage ayant l'incon-
« vénient de se déchirer trop facilement.

« On ne touchera les cadavres qu'autant que cela sera absolu-
« ment nécessaire ; toutes les fois qu'on aura été obligé de le faire
« et que les mains auront été salies, il conviendra de les laver im-
« médiatement. Pour enlever la mauvaise odeur des mains, on les
« frotte de vinaigre ou de dissolution de chlorure de chaux, après
« les avoir lavées.

« Les blessures que l'on se fait en disséquant peuvent donner
« lieu à des accidents plus ou moins graves. Si l'on s'est fait une
« coupure superficielle, il suffit de faire fortement saigner la plaie,
« après s'être lavé dans de l'eau savonneuse, et de la recouvrir
« ensuite pour empêcher qu'elle soit souillée. Les piqûres, si elles
« sont négligées, peuvent donner lieu à des gonflements considé-
« rables de tout le membre et à des dépôts purulents. Le meilleur
« moyen de prévenir ces accidents, c'est de sucer la plaie, afin de
« la faire saigner pendant quelque temps ; d'autres conseillent de

---

1. A Strasbourg, on pouvait, à l'époque où Lauth écrivait ces lignes,
disséquer le matin ; à Paris, le règlement s'y oppose. Du reste, deux à
trois heures par jour pendant toute la durée de l'hiver sont suffisantes.

« la débrider et de la cautériser ensuite avec le nitrate d'argent
« fondu [1] . . . .

« Ce qu'il faut recommander surtout aux commençants, c'est de
« *préparer proprement;* il ne s'agit pas de travailler vite, la
« promptitude dans les dissections ne s'acquiert que par l'exercice.
« Outre qu'une préparation sale et hachée n'est pas faite pour
« inspirer le goût de l'anatomie, il est souvent bien difficile de se
« faire une idée exacte de la disposition des parties ainsi pré-
« parées. Enfin, ceux qui s'habituent à mettre de la précision
« dans leurs préparations anatomiques acquièrent par ce moyen
« la dextérité nécessaire pour pratiquer facilement les opérations
« chirurgicales les plus délicates. On recommande quelquefois,
« dans ce dernier but, de se servir de bistouris en guise de scal-
« pels, et d'employer les doigts au lieu de pinces. Mais il suffit
« d'examiner la construction des bistouris ordinaires pour rester
« convaincu que cet instrument est fait pour pratiquer de grandes
« incisions, et non pas pour disséquer : car il est impossible
« d'exécuter une préparation délicate, si l'on tient cet instrument
« comme on recommande de le faire pour les opérations ; et, si on
« le tient comme une plume à écrire, il est difficile de ne pas se
« couper aux doigts. Aussi voyons-nous les chirurgiens quitter le
« bistouri ordinaire, et employer de véritables scalpels, toutes les
« fois qu'il s'agit de faire des opérations minutieuses. » (Extrait
du *Manuel de l'anatomiste* de Lauth.)

Encore quelques conseils.

La plupart des élèves qui dissèquent me représentent des bou-
chers qui passent leur vie à tailler dans la chair, sans jamais se
préoccuper des objets placés sous le tranchant du couteau ;
demandez à un boucher l'insertion d'un muscle, il ne sait pas
même s'il existe des insertions musculaires, et pourtant il dissèque depuis vingt, trente, quarante ans. Les élèves indociles, qui
dissèquent sans le secours des livres, font une besogne tout à fait
inutile ; mieux vaut ne pas disséquer.

1. Il est certain que le meilleur moyen de prévenir les fâcheux effets
des *piqûres anatomiques* consiste à les faire saigner immédiatement par
la pression, et si la plaie est toute petite, par la succion, qui amène
plus facilement le sang. S'il s'agit d'une simple piqûre sans écoulement
de sang, il est bon de l'agrandir un peu et de la faire saigner. Ensuite
on recouvre la plaie d'une bandelette de diachylon, ou mieux d'une
couche de collodion, excellent imperméable. Nous ne sommes pas partisan
de la cautérisation au nitrate d'argent, l'autre moyen réussissant toujours.
(*Note de l'auteur.*)

Il faut *étudier une région avant de la disséquer*; il faut savoir par où *le scalpel doit passer*. Combien ai-je vu d'élèves ne pas savoir le premier mot de l'anatomie après avoir disséqué un sujet, et même plusieurs sujets ! On peut ne pas être artiste dans l'art de la dissection, mais on ne doit jamais se hâter et découper le sujet couche par couche, en s'imaginant avoir fait de la dissection. *Celui qui dissèque le mieux et avec le plus de fruit est celui qui dissèque le plus lentement*. Il faut cependant reconnaître qu'à la fin de la saison des dissections, on entend plus d'un *meâ culpâ*.

Nous recommandons expressément plusieurs précautions sans lesquelles les préparations ne seront jamais soignées. Tous les jours, avant de quitter l'amphithéâtre, l'anatomiste doit *recouvrir sa préparation* en superposant les organes disséqués dans l'ordre où il les a séparés, et en recouvrant le tout avec la peau. Lorsqu'on laisse la préparation à découvert, elle se dessèche, et le lendemain il est presque impossible de continuer la dissection. On est alors obligé de l'humecter, ce qui tuméfie le tissu cellulaire, blanchit les pièces et leur donne un aspect très désagréable.

On doit disséquer, par ordre de superposition, la peau, le tissu sous-cutané et les organes qui y sont situés (*sous aucun prétexte, on ne doit éviter l'étude de ces organes*), les aponévroses, les muscles, les vaisseaux, les nerfs et les viscères. Les commençants ne peuvent et ne doivent faire que de l'anatomie descriptive; ils *disséqueront d'abord des muscles et des articulations* [1], et ils ne commenceront jamais la dissection des muscles d'une partie du corps sans avoir préalablement étudié les os sur lesquels ces muscles s'insèrent. En procédant méthodiquement, on fait une grande économie de temps, et les progrès sont ensuite plus sensibles.

Pendant la dissection des muscles, il faut conserver, autant que possible, les vaisseaux et les nerfs, sans les étudier spécialement. On s'habitue ainsi à les voir, on en retient le nom, et plus tard ils paraissent moins difficiles à étudier.

Lorsque les muscles et les articulations ont été complètement disséqués, on étudie les vaisseaux, les nerfs et les viscères.

On ne doit préparer les *régions* que plus tard, lorsqu'on a une connaissance assez complète de l'anatomie descriptive, c'est-à-dire dans le courant de la deuxième année de dissection : c'est alors que l'*anatomie topographique* est étudiée avec fruit.

Telle est, selon nous, la meilleure manière d'étudier avec succès l'anatomie dans les amphithéâtres.

---

1. Nous aimerions mieux faire précéder l'étude des muscles de celle des articulations, mais la chose est matériellement impossible, puisqu'il faudrait faire le sacrifice de tous les muscles qui les recouvrent.

Avant d'entrer dans les détails de la dissection, nous nous permettrons de donner un conseil qui n'est pas ordinairement goûté par certains maîtres.

Ce qui donne aux élèves les mauvaises habitudes qu'ils contractent quelquefois en disséquant, et qu'ils conservent toujours, c'est l'ignorance dans laquelle ils se trouvent au moment où ils commencent l'étude de l'anatomie. Il est vrai que l'élève doit lire dans un livre, étudier même la préparation qu'il va disséquer. Mais, en admettant qu'il prenne ce soin, ce qui est malheureusement rare, il éprouvera encore de grandes difficultés, car, *pour un commençant, rien n'est plus difficile que l'étude de l'anatomie*.

Il serait facile de combler cette lacune dans l'enseignement, et de mettre les élèves à même de ne point perdre les sujets et leur temps. D'un autre côté, ils deviendraient plus soigneux et surtout plus habiles dans l'art de faire les préparations ; on ne les verrait pas emporter, pour la plupart, un livre soigneusement caché dans leur poche, lorsqu'ils vont faire la préparation pour leur examen d'anatomie.

Il faudrait pour cela que tous les élèves de première année pussent assister à un cours spécial, fait par un agrégé ou un prosecteur, sur un modèle d'anatomie artificielle, *d'anatomie clastique*, de Auzoux. Ces modèles, fabriqués avec une matière particulière, très solide et très légère, se démontent couche par couche et sont perfectionnés avec une admirable précision. En se livrant à cette étude, qui devrait précéder les dissections, il est incontestable que les élèves y gagneraient. J'en acquiers la preuve tous les jours : car, dans mes cours, je me sers des sujets et des préparations artificielles de Auzoux, et j'ai la certitude que mes élèves apprennent l'anatomie lorsqu'ils assistent assidûment à mes leçons.

Mais l'installation d'un de ces cours trouverait de l'opposition parmi quelques professeurs, quoique certains d'entre eux, et en particulier presque tous ceux qui font les cours d'anatomie, se servent de ces pièces à l'amphithéâtre de la Faculté. Ils les trouvent bonnes, faciles à montrer sous toutes les faces.

En un mot, nous engageons les élèves à se familiariser avec ces pièces, dont quelques-unes, grossies, facilitent singulièrement l'étude, comme la main, le périnée, l'œil, l'oreille, la dure-mère, le cerveau, etc.

Nous leur recommandons aussi l'étude des pièces en cire de la maison Vasseur-Tramond, 9, rue de l'École-de-Médecine. Ces pièces sont d'une grande précision ; les pièces de névrologie sont particulièrement très exactes et préparées avec un soin extrême.

§ 2. — Incisions de la peau.

Les incisions de la peau seront indiquées avec chacune des régions dont nous nous occuperons. On peut dire cependant, d'une manière générale, que les incisions doivent être rectilignes et peu nombreuses, de telle sorte que deux incisions perpendiculaires, trois au plus, suffisent à découvrir une région même très étendue (fig. 2, *Triangle de Scarpa*). Les incisions nécessaires pour découvrir les muscles doivent être de quelques centimètres plus longues que ces organes, afin qu'il soit facile de les découvrir complètement (fig. 3). Il faut prendre garde de comprendre les muscles superficiels dans l'incision cutanée : pour cela, il est nécessaire que l'élève acquière une certaine habitude du scalpel.

On coupe en même temps la peau et le tissu cellulaire sous-cutané, qui mesurent de 2 à 3 millimètres d'épaisseur chez les sujets maigres et de 5 à 6 millimètres chez les sujets d'un embonpoint ordinaire. Chez les sujets très gras, cette épaisseur peut aller jusqu'à 3 centimètres, et même davantage.

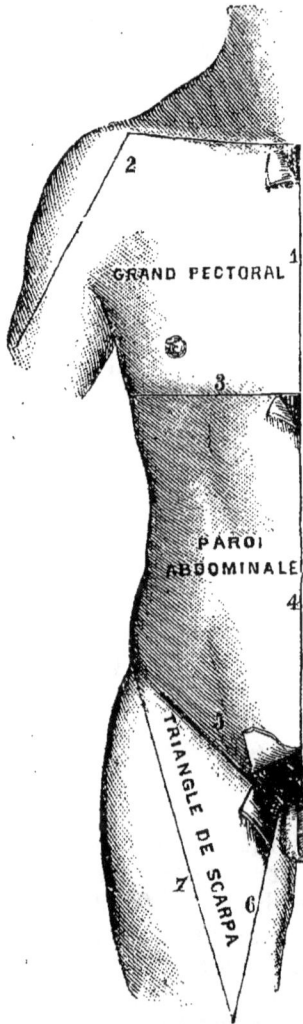

Fig. 2. — Lignes de dissection pour le grand pectoral, la paroi abdominale et le triangle de Scarpa. Trois lignes, 5, 6, 7, limitent le triangle de Scarpa.

§ 3. — Dissection de la peau.

Lorsque les incisions sont faites au niveau des muscles que l'on veut étudier, on commence par soulever la peau au niveau des angles que forment les incisions, comme dans la figure 2. On saisit avec la pince, tenue de la main gauche, l'angle d'un des lambeaux cutanés, et on le soulève, pendant qu'avec le scalpel, tenu de la main droite, on sépare la peau des parties sous-jacentes.

Il y a deux manières de disséquer la peau pour arriver aux parties profondes : 1° on peut raser avec le tranchant du scalpel la face superficielle des aponévroses, en enlevant avec soin, et du même coup, la peau et le tissu cellulaire sous-cutané ; 2° ou bien faire passer le tranchant du scalpel entre le derme et le tissu cellulaire sous-cutané.

On peut enlever du même coup la peau et le tissu sous-cutané, dans certaines régions où les organes situés entre la peau et l'aponévrose n'offrent point d'intérêt.

Il est évident que, dans les régions fessière, lombaire et dorsale, il est assez peu important de conserver les nerfs et les vaisseaux superficiels.

Il n'en est pas de même de la *nuque*, où l'on constate la présence des ramifications nombreuses du nerf occipital et de l'artère occipitale ; de la *région temporale*, où l'on trouve le nerf auriculo-temporal et l'artère temporale superficielle ; de la *paroi anté-*

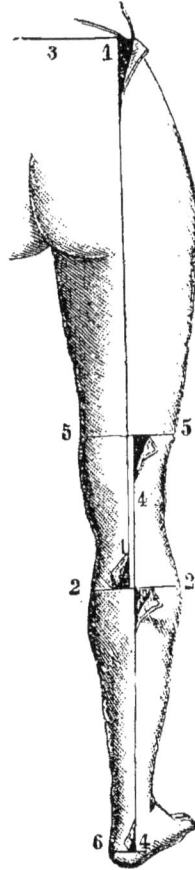

Fig 3. — Lignes de dissection des muscles de la fesse, de la région postérieure de la cuisse et de la jambe. Les lignes 1-1, 1-3, 5-5, sont pour la région fessière ; on voit que la ligne 1 dépasse en bas le grand fessier. Les lignes 1-1, 2-2, 1-3, sont pour les muscles de la cuisse ; la ligne 1-1 dépasse ces muscles en bas. Il en est de même de la ligne 4, qui se prolonge plus haut que les muscles de la jambe.

1*

rieure du tronc, où l'on voit les terminaisons si régulières des nerfs intercostaux et lombaires ; du *membre supérieur,* où serpentent tant de veines superficielles et des nerfs sensitifs si volumineux ; du *membre inférieur,* où l'on trouve deux troncs vei-

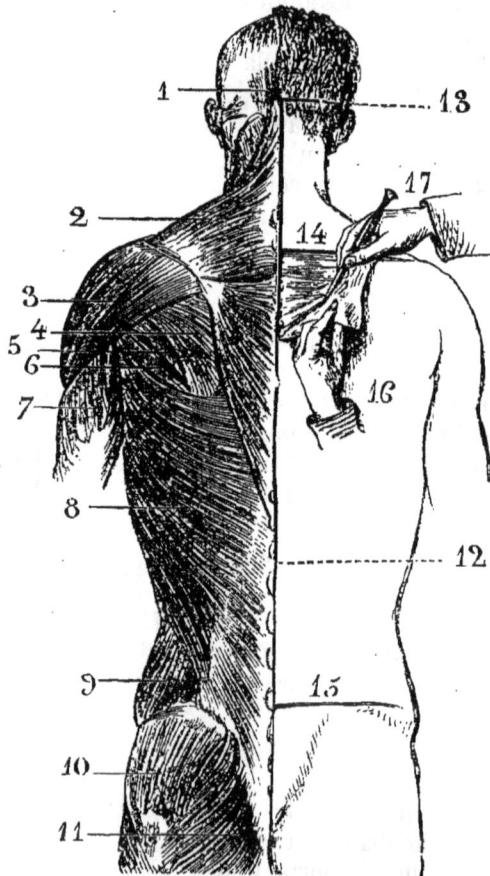

FIG. 4. — Dissection de la peau.

16. La main gauche soulève l'angle formé par deux incisions — 17. La main droite, tenant le scalpel comme une plume à écrire, sépare la peau des parties profondes.

neux si importants (saphène interne et saphène externe) et des nerfs si multipliés (crural, fémoro-cutané, petit sciatique, saphène interne, saphène externe et musculo-cutané).

Lorsqu'on dissèque un lambeau de peau assez considérable, il est beaucoup plus commode de le saisir avec la main gauche, parce que la pince ne tire que sur un point très limité et que les doigts exercent une traction plus uniforme et sur une plus grande étendue.

Il est des régions dans lesquelles la peau se laisse séparer avec une certaine facilité ; mais, dans quelques-unes, le scalpel rencontre des obstacles : 1° à la *nuque*, la dissection de la face profonde de la peau est assez pénible, parce que, dans cette région, les insertions supérieures du trapèze contractent quelques adhérences avec le derme ; 2° à la *tête*, la peau ou cuir chevelu est très adhérente à l'aponévrose épicrânienne ; il est utile cependant de l'en séparer, attendu que des nerfs et des vaisseaux cheminent entre les deux couches. Nous indiquerons les particularités que présentera chaque région lorsque nous nous occuperons de ces régions.

§ 4. — Instruments de dissection, manière de s'en servir.

La pince et le scalpel sont deux instruments indispensables : on peut, à la rigueur, faire une dissection sans avoir recours à aucun autre. Les *pinces*, que l'on place ordinairement dans les trousses, sont défectueuses en ce que les deux branches sont trop aplaties et les mors trop larges. Lorsqu'on s'est servi de cet instrument pendant quelques jours, les branches s'aplatissent complètement ; les mors, pourvus de rainures, commencent à s'émousser, à s'écarter, et ne peuvent plus saisir les objets ; la peau surtout glisse entre les mors de la pince. Rambaud, qui à longtemps professé l'anatomie à l'École pratique, où il s'est fait remarquer par son habileté dans la préparation des pièces, a inventé une pince à disséquer d'un nouveau modèle, qui devrait faire disparaitre à jamais des salles de dissection les pinces ordinaires. Connu sous le nom de *pince Rambaud*, cet instrument se compose de deux branches très larges au point où elles s'articulent, et diminuant insensiblement de largeur jusqu'à la pointe. Ces branches sont brusquement courbées au-dessus des mors, qui s'appliquent l'un sur l'autre pour former une pointe fine comme celle d'un bec.

La pince est tenue de la main gauche, comme une plume à écrire, la pulpe du pouce appuyant sur l'une des branches, celles de l'index et du médius sur la branche opposée. Deux conditions sont nécessaires pour éviter la fatigue de la main qui tient la pince : 1° le bord cubital de la main et le petit doigt doivent appuyer sur le sujet ; 2° la pince doit être pressée très légèrement.

La plupart des élèves, au début de leurs études, mettent rarement ces préceptes en pratique ; ils tiennent la pince du bout des doigts, en pressent convulsivement les branches, comme s'ils avaient peur de voir l'instrument s'échapper, et évitent avec le plus grand soin de toucher à la peau du sujet, craignant probablement quelque catastrophe.... Rien n'est plus disgracieux que de disséquer en tenant la pince dans la paume de la main, comme le font beaucoup d'élèves.

Nous ne dirons que deux mots du scalpel. Cet instrument doit avoir une lame courte ; il est à peu près indifférent de se servir d'un scalpel à lame droite ou à tranchant convexe. Il est cependant certaines parties dont la dissection exige des pinces petites et à mors très mince, et un scalpel à lame étroite et très pointue ; ces instruments sont indispensables pour la dissection des petits rameaux nerveux, pour les nerfs de l'orbite, par exemple.

Une grande habitude du scalpel peut dispenser de l'usage des ciseaux ; cependant, quelques anatomistes se servent souvent avec avantage de ce dernier instrument.

§ 5. — Dissection des muscles superficiels.

Lorsque les organes contenus dans le tissu cellulaire sous-cutané ont été étudiés et que le tissu cellulaire a été enlevé par la dissection, on rencontre une lame blanchâtre, formée de tissu fibreux : c'est l'aponévrose. Ordinairement, l'aponévrose n'est que l'enveloppe du muscle, et alors on peut la séparer des fibres charnues avec une certaine facilité, comme sur le grand fessier, le grand dorsal, le grand pectoral, le biceps, etc. Souvent, l'aponévrose donne insertion, par sa face profonde, aux fibres charnues du muscle, comme on le voit à l'épaule pour l'aponévrose du sous-épineux, à la partie supérieure de l'avant-bras pour les muscles superficiels, à la fesse pour le moyen fessier et le tenseur du *fascia lata*, à la jambe pour l'extrémité supérieure des muscles jambier antérieur, extenseur commun, latéral, et au pied pour les muscles superficiels de la région plantaire.

Après avoir étudié la disposition de l'aponévrose et les connexions qu'elle affecte avec les organes du voisinage, on la sépare des muscles, si toutefois elle ne donne pas insertion aux fibres charnues, auquel cas *il faut la laisser en place au niveau des insertions.* Pour l'enlever, on fait une incision sur cette lame fibreuse dans le sens des fibres musculaires sous-jacentes ; puis on saisit avec les mors de la pince l'une des lèvres de l'incision, pendant que le tranchant du scalpel en sépare les fibres charnues. Le scalpel, *tenu comme une plume à écrire*, est toujours dirigé dans le même sens que les faisceaux du muscle ; il faut suivre l'instrument du regard, et en placer aussi exactement que possible *le tranchant dans l'angle* formé par les fibres musculaires et l'aponévrose soulevée. Il est mauvais, en disséquant, d'imprimer au scalpel des mouvements saccadés, car il est rare d'éviter ainsi la section de quelques faisceaux charnus ; le scalpel doit, au contraire, être dirigé avec lenteur, et chaque incision mettre à nu une certaine étendue de la surface du muscle. On peut ainsi arriver, avec un peu d'habitude, à séparer complètement la partie charnue d'un muscle de son aponévrose d'enveloppe.

Pendant la dissection d'un muscle, il faut *éviter*, si l'on veut avoir une belle préparation, de *saisir avec la pince les fibres musculaires*, qui se déchirent sous la pression. S'il n'existe pas sur le muscle une lame fibreuse résistante que les pinces doivent soulever, il reste *toujours* assez de tissu cellulaire (tissu conjonctif) autour des fibres charnues pour qu'on puisse les déplacer en saisissant simplement ce tissu avec les pinces. Une autre précaution, dans la dissection du muscle, consiste à laisser adhérentes les deux extrémités de la fibre musculaire : c'est pour cette raison qu'on recommande de ne point enlever les lames fibreuses sur lesquelles s'insèrent les muscles.

Il est facile de s'assurer que les aponévroses d'enveloppe des muscles sont une dépendance de l'enveloppe principale des membres ou du tronc, de sorte que, vers les bords des muscles du tronc, par exemple, l'enveloppe fibreuse se continue sur la face profonde de l'organe ; on fait ordinairement vers ce bord la section du feuillet superficiel.

Dans la dissection, *il faut procéder avec une lenteur extrême et ne point commencer une région avant de l'avoir étudiée*. Que les élèves qui procèdent ainsi sont rares

§ 6. — Dissection des muscles profonds.

Lorsque les muscles superficiels sont découverts, on doit, avant de commencer l'étude des muscles profonds, lire avec le plus grand soin la description des couches superficielles, et surtout les rapports qu'elles affectent avec les parties profondes. On ne doit les enlever qu'après en avoir pris connaissance.

Pour étudier les muscles profonds, on doit enlever les superficiels ; pour arriver à ce but, on peut suivre trois procédés :

1° Quelques anatomistes conseillent de *couper les muscles superficiels en travers* et vers le milieu, de manière à pouvoir reconstituer le muscle dans sa forme primitive pour en étudier les rapports profonds.

2° D'autres conseillent de *les diviser au niveau de l'une de leurs insertions*, afin de conserver leur forme, leur longueur, et d'en mieux étudier les rapports.

3° Rambaud, qui excelle dans l'art de la dissection, préconise une méthode qui est toute différente des deux précédentes. Nous avons été à même de juger des bons résultats fournis par ses procédés. Toutes les fois qu'il le peut, Rambaud enlève, non pas l'une des extrémités du muscle, mais, *au moyen d'une petite scie, la surface osseuse*, ou l'apophyse, ou même la portion d'apophyse *sur laquelle s'implante l'extrémité du muscle*. Après avoir disséqué les muscles profonds, il remet en place le fragment osseux enlevé, il le rive au besoin, et la région se trouve complètement disséquée et reconstituée.

Lorsque nous décrirons les divers muscles de l'économie, nous indiquerons le procédé le plus applicable à chacun d'eux ; mais il est impossible de soumettre la section des muscles superficiels à des règles invariables, attendu qu'il est incontestable que, dans certaines régions, le procédé de Rambaud ne peut être appliqué, et qu'en beaucoup de points il est infiniment supérieur à tous les autres.

Quelques exemples feront comprendre qu'il est impossible de s'astreindre à une règle absolue : on divisera avec avantage les muscles de l'abdomen par le milieu, les deux moitiés pourront être facilement rapprochées ; il sera préférable de détacher le grand pectoral à son insertion fixe, on le rabattra ensuite facilement pour donner à la région sa forme normale ; on détachera avec la scie les insertions osseuses, de préférence aux membres.

Lorsque les muscles superficiels ont été écartés, on dissèque leur face profonde ; puis, on se comporte à l'égard des muscles plus profonds comme on l'a déjà fait pour les couches superficielles. Il faut avoir la précaution de conserver les vaisseaux et les nerfs que l'on rencontre entre les muscles.

§ 7. — Dissection des vaisseaux.

On ne devrait jamais oublier que *la dissection n'est en réalité que la séparation entre divers organes, qu'on dépouille plus ou moins complètement du tissu conjonctif qui les entoure.*

Comme pour les muscles, on doit par-dessus tout, lorsqu'on dissèque des vaisseaux, éviter de les saisir avec les pinces, surtout s'ils sont remplis de matière à injection : car la moindre pression brise cette matière, donne à l'artère un aspect irrégulier, et à la préparation un certain cachet de malpropreté. On doit donc, lorsqu'on dissèque les vaisseaux, saisir le tissu conjonctif qui les entoure, et faire passer le tranchant du scalpel entre ce tissu soulevé et la paroi vasculaire, qu'il faut prendre garde d'inciser. Il ne faut pas, lorsqu'une préparation est finie, qu'il reste du tissu conjonctif autour des vaisseaux ; ceux-ci doivent être réduits à leur paroi, et laisser voir par transparence la couleur de la matière à injection.

On doit s'habituer à disséquer les vaisseaux des sujets non injectés ; la matière grasse, que l'on emploie habituellement dans les amphithéâtres, donne aux artères un volume qu'elles sont loin de posséder sur le vivant. De plus, lorsque le chirurgien cherche une artère après une amputation, elle ne présente plus le volume et l'aspect qu'on est habitué à voir dans les salles de dissection ; enfin, *on donne aux élèves des sujets non injectés pour faire les préparations anatomiques des examens*. Il faut donc, autant que possible, disséquer les artères sans injection.

§ 8. — **Dissection des nerfs.**

Chaque nerf, pour ainsi dire, réclame une préparation spéciale ; les préceptes généraux, que nous venons de donner pour les vaisseaux, doivent s'appliquer aux nerfs. Il faut donc avoir soin de saisir, pendant la dissection, le tissu conjonctif qui entoure les filets nerveux, de ne point presser les faisceaux nerveux avec les mors de la pince, et de se servir d'un scalpel à lame courte et étroite.

ARTICLE DEUXIÈME

PRÉPARATION DES SUJETS.

Si l'on devait étudier l'anatomie sur les cadavres, tels qu'ils se trouvent au moment où ils arrivent à l'École pratique, on serait bientôt forcé d'y renoncer, à cause de la putréfaction qui se montre au bout d'un temps très court, ne dépassant pas trois ou quatre jours en hiver et vingt-quatre heures en été. Cette putréfaction est reconnaissable à la couleur verdâtre des tissus qui se décomposent, au soulèvement de l'épiderme qui se détache au moindre contact, et à l'odeur infecte qu'exhalent les points en putréfaction.

Pour éviter l'altération des cadavres, on a recours ordinairement aux injections conservatrices que l'on pousse dans le système vasculaire. Ces injections, qui forment la plus grande partie de l'art des embaumements, sont ordinairement liquides; la matière qui les constitue *passe à travers les parois des capillaires dans l'épaisseur des tissus,* de manière à imbiber tous les éléments anatomiques. On se sert, pour l'étude des vaisseaux, d'une autre espèce d'injection que l'on pousse dans les artères après l'injection liquide : elle est formée d'une substance solidifiable destinée à faciliter l'étude des artères.

Passons en revue les *injections conservatrices,* l'*hydrotomie,* les *substances propres à empêcher la putréfaction des pièces,* et les *injections solidifiables.*

§ 1. — Liquides conservateurs.

Nous n'entrerons pas dans de grands détails, et nous ne nous occuperons pas ici de rechercher quel est le meilleur des liquides conservateurs ; nous voulons seulement indiquer le mode de préparation de ces liquides, et la manière de les employer. Nous ne nous occuperons pas non plus de la question des embaumements ; il nous suffit de donner les moyens de conserver le cadavre pendant un certain temps, *injections conservatrices temporaires.*

Le liquide conservateur étant préparé (nous verrons que c'est presque toujours une solution saline), on l'injecte par un vaisseau artériel, *carotide* ou *poplitée* [1], d'où il se répand dans tout le corps. La capacité du système vasculaire est considérable : quelques sujets reçoivent dans leurs vaisseaux jusqu'à huit litres de liquide conservateur.

Nous indiquerons, avec les injections solidifiables, la manière de pratiquer les injections sur le cadavre.

Aussitôt que l'injection conservatrice est poussée dans les vaisseaux, on voit toutes les artères sous-cutanées, principalement celles des régions temporale et frontale, dilatées par le liquide et donnant au doigt la sensation d'une veine remplie de sang. Au bout de quelques heures, ces vaisseaux paraissent s'être vidés, et la surface de la peau présente une teinte particulière que l'habitude apprend à reconnaître. Deux ou trois jours après, on aperçoit à la surface de la peau de petits cristaux salins qui sont dus à la cristallisation du sel contenu dans l'injection. La formation de ces cristaux indique une injection bien faite et peut faire espérer que le sujet se conservera longtemps. C'est sur le tronc que cette

---

1. On peut injecter dans une artère quelconque ; le liquide remplira toujours le système vasculaire, puisque tous les vaisseaux forment un système clos.

cristallisation se montre tout d'abord. Sur les pièces disséquées, les cristaux salins se forment bien plus rapidement, et l'on voit, à mesure que les pièces sèchent, les muscles et les autres organes se recouvrir d'une couche saline épaisse, en même temps qu'ils prennent de la dureté.

De tout temps, on a inventé de nouveaux liquides conservateurs. Tous les jours encore, on entend parler de nouvelles découvertes qui ne peuvent intéresser les anatomistes, attendu que nous possédons des liquides conservateurs excellents. Le point essentiel est que l'injection soit bien faite.

Diverses compositions liquides pour la conservation des cadavres.

1o ♃ : Sucre blanc. . . . 1,000 gr.
Sel gris. 2,000
Nitrate de potasse. . 500
Eau. 7,500
F. s. a. une solution.

Elle a l'avantage de conserver la couleur des muscles, et même de l'aviver. Elle donne d'excellents résultats, surtout lorsqu'on l'emploie après l'hydrotomie.

2o ♃ : Arsenic blanc. . . . . 1,000 gr.
Eau, ou mieux eau-de-vie. 10.000
F. s. a. une solution saturée. (Franchina, de Naples.)

Cette solution conserve parfaitement les sujets, mais elle est d'un prix élevé et dangereuse à manier.

3o ♃ : Sel gris. . . . . . . 1,000 gr.
Alun. 480
Bichlorure de mercure. . 0,80 centigr.
Eau. 8,000
Faites bouillir jusqu'à dissolution. (Goadby.)

Cette solution doit être étendue d'une quantité d'eau égale à son propre poids pour la conservation des parties délicates, comme la substance nerveuse. Ce liquide est très employé à Londres pour les pièces du Musée de chirurgie.

4o ♃ : Eau simple. . . . . . 10,000 gr.
Alun. 500
Sel gris. 250
F. s. a. une solution.

Très employée par les naturalistes.

5º ♃ : Eau. . . . .   8,000 gr.
          Chlorure de zinc. . . .   1,000
F. s. a. une solution. (William Burnett)

6º ♃ : Eau. . . . .   8,000 gr.
          Sulfate de fer.   1,000
F. s. a. une solution.

7º ♃ : Hyposulfite de soude. . .   Q. s.
          Eau simple. . . . . .   Q. s.
F. s. a. solution saturée.

Cette solution, indiquée par Sucquet, a été employée, jusque dans ces dernières années, dans les pavillons de dissection. Elle a l'avantage de conserver parfaitement les sujets, qui peuvent rester pendant deux ou trois mois sur les tables sans se putréfier. La solution d'hyposulfite de soude dessèche les pièces en les conservant. Elle a l'inconvénient de détériorer le tranchant du scalpel et de laisser cristalliser le sel en abondance à la surface des préparations.

Aujourd'hui, on se sert, à l'École pratique, tantôt de la solution d'hyposulfite, tantôt de la solution arsénicale, mais le plus souvent de *glycérine phéniquée*, d'après la formule de Brissaud et Laskowski. (Voyez plus loin.)

La glycérine phéniquée a l'avantage de *donner la souplesse aux organes*, mais *elle ne conserve pas les sujets aussi longtemps que l'hyposulfite de soude*. Elle *n'altère pas les scalpels*, mais elle a *l'inconvénient insupportable de communiquer* aux mains et aux vêtements *une odeur fort désagréable* qui persiste longtemps après la dissection.

Du chloral comme conservateur des tissus.

Dujardin-Beaumetz, Hirne, interne des hôpitaux de Paris, et Personne, pharmacien en chef de l'hôpital de la Pitié, ont indiqué les propriétés antifermentescibles du chloral. Au commencement de l'année 1874, Personne a communiqué le résultat de ses expériences à l'Académie de médecine.

De ces observations, il résulte que le chloral est un des meilleurs agents conservateurs des tissus; il agit *en se combinant avec les matières albuminoïdes* [1].

Le chloral peut être employé en injection conservatrice ou en

---

1. Byasson affirme qu'il n'y a pas combinaison, mais simplement action de contact. Cette question est de mince importance pour l'anatomiste.

badigeonnage sur les préparations. On peut aussi faire macérer dans une solution de chloral la préparation à conserver. Le chloral seul, dans une solution au dixième, agit puissamment sur les muscles, qu'il durcit, qu'il dessèche, à tel point qu'on peut les pulvériser. Personne recommande de mélanger la glycérine au chloral, afin de conserver une certaine souplesse aux tissus. Voici la formule du liquide conservateur que ce savant a employé en injections :

$\mathcal{2}$: Hydrate de chloral. . . 500 gr.
Eau distillée. . . . . 2 litres 1/2.
Glycérine. . . . . . 2 litres 1/2.

M.

Nous donnons la préférence à ce liquide, qui conserve parfaitement les tissus. Les sujets injectés avec la solution de chloral et exposés à l'air se dessèchent insensiblement, et se momifient au bout de quelques mois.

§ 2. — Hydrotomie.

On donne le nom d'hydrotomie à une opération qui consiste à laver les sujets ou des parties de sujet, en faisant passer une grande quantité d'eau dans le système circulatoire. Par ce moyen, on débarrasse le cadavre de tout le sang qu'il contenait, et l'on évite sa putréfaction. L'hydrotomie est rarement employée ; mais il est incontestable qu'elle constitue une opération presque indispensable lorsqu'on veut conserver les sujets pendant un certain temps, sans avoir recours aux injections conservatrices. Elle est le meilleur moyen que l'anatomiste puisse employer, lorsqu'il veut faire suivre cette opération d'une injection conservatrice, et préparer des pièces desséchées pour les cabinets et les musées.

L'hydrotomie est de toute nécessité dans la préparation des viscères, si souvent gorgés de sang, et surtout lorsqu'on désire faire des injections par corrosion.

On peut hydrotomiser un *sujet entier,* ce qui est plus commode, ou une *partie de sujet.*

1° Supposons que l'opération doive être pratiquée sur un sujet entier. Voici comment on dispose le cadavre. On adapte un tube de verre à l'une des carotides primitives, ou à l'artère poplitée, si l'on veut conserver le cou intact. Il faut que le tube soit couché horizontalement, dans le sens de la direction de l'artère. Au bout de ce tube est fixé un tuyau en caoutchouc, d'une longueur suffisante pour que son autre extrémité puisse être adaptée au robinet d'une fontaine. La force du tube en caoutchouc et la solidité des ligatures fixant les tubes et l'artère seront proportionnées à la pression de l'eau.

On comprend que, de cette manière, l'eau pénètre dans le système artériel, comprenant le cœur gauche et les veines pulmonaires, qu'elle remplit bientôt. La pression continuant de s'exercer, l'eau passe dans les capillaires et refoule le sang vers les veines et vers les cavités droites du cœur, où il se porte par deux voies différentes : 1° par les veines caves, qui reçoivent la pression de l'eau venant de toutes les parties du corps ; 2° par l'artère pulmonaire, recevant la pression de l'eau qui a traversé le ventricule gauche, l'oreillette, et par conséquent les veines pulmonaires.

Si l'injection est poussée trop rapidement, il peut arriver que les valvules sigmoïdes de l'artère aorte opposent au liquide un obstacle invincible : dans ce cas, les vaisseaux de la petite circulation, étendus de l'oreillette gauche au ventricule droit, restent gorgés de sang.

Il est inutile de dire que les parties situées au-dessus du point où le tube est placé sont hydrotomisées par les collatérales.

Il est indispensable de faire une ligature sur le bout de l'artère qui ne reçoit pas le tube, précaution sans laquelle l'eau s'échapperait en retour par l'incision.

Le sujet étant ainsi disposé, il faut, avant d'ouvrir le robinet et de commencer l'opération, offrir au sang une issue quelconque. Si l'on ne veut se servir que d'un membre, on coupe simplement les veines vers la racine du membre, et tout le sang veineux s'écoule par cette incision. Mais, si l'on veut opérer sur le corps entier, on fait une section sur la ligne médiane du sternum, au moyen d'une petite scie, depuis la base de cet os jusqu'à l'appendice xiphoïde, puis on écarte les deux moitiés au moyen d'un morceau de bois qu'on fait pénétrer avec force, et qui permet d'introduire la main dans la cavité thoracique. Aucune artère ne se trouve sur la ligne médiane de cette région, et, si la section est faite avec précaution, elle n'apportera aucun obstacle à l'hydrotomie.

On pince le péricarde, qui est situé sur la face postérieure du sternum, on l'incise et l'on saisit le cœur. On fait une petite incision sur le ventricule droit ; on y fait entrer, en le forçant un peu sur les bords de l'incision, un gros tube de verre ouvert aux deux extrémités. L'une de ces extrémités est donc située dans le ventricule droit et l'autre à l'extérieur. On incline le sujet sur le côté, ou bien on le couche sur le ventre, en ménageant un espace pour l'extrémité libre du tube au-dessous de la poitrine.

Le tout étant disposé, on ouvre à peine le robinet de la fontaine pour faire écouler un petit filet d'eau. Au bout de quelques heures, on peut augmenter la force du jet sans le rendre considérable : car la pression de l'eau fait facilement céder les ligatures ou déchirer les capillaires de certains tissus.

Au bout de peu de temps, on remarque que le sang veineux s'écoule par le tube. Cet écoulement dure plusieurs heures, quelquefois toute une journée ; on ne doit arrêter l'opération qu'au moment où l'eau sort incolore par le tube de verre fixé sur le cœur.

Pendant l'opération, le sujet se tuméfie, s'infiltre, se ballonne ; le tissu cellulaire de la face est particulièrement infiltré. La peau devient d'une blancheur remarquable. Il est bon de laisser le tube du cœur en place pendant plusieurs heures après qu'on a supprimé le tube fixé à la fontaine. Cette infiltration disparaît assez rapidement; si l'on est pressé de faire les préparations, on peut activer le dégorgement des parties par de simples piqûres ou de très courtes incisions pratiquées dans la peau et le tissu cellulaire sous-cutané.

2° S'il s'agit d'une portion de sujet ou d'un viscère, on se contente de placer le tube dans l'artère principale du membre ou du viscère, en ayant soin de lier les artérioles, qui laisseraient échapper l'eau. Le sang est chassé par les veines correspondantes, qu'on laisse ouvertes, et l'opération se fait avec la plus grande facilité.

§ 3. — Liquides pour empêcher les préparations anatomiques de se dessécher et de se putréfier pendant les dissections.

Pendant les dissections, il arrive, ou que les sujets se putréfient, parce que l'injection conservatrice a été mal faite, ou que le sel vient cristalliser à la surface et salir la préparation, ou que celle-ci se dessèche. Nous donnons ici la composition d'un liquide qui a la propriété d'empêcher la putréfaction, de diminuer la proportion des cristaux qui se forment lorsque l'injection conservatrice est une solution saline, et de s'opposer au desséchement des pièces en préparation.

    ℞ : Glycérine du commerce. . . . 1,000 gr.
        Acide phénique en cristaux. . .   4

Faites dissoudre au bain-marie les cristaux dans la glycérine, et conservez dans des vases bien bouchés.

Cette solution offre la plus grande analogie avec la *glycérine phéniquée* qu'on emploie à l'Ecole pratique en injections conservatrices. Les proportions que nous indiquons donnent un liquide excellent pour le badigeonnage des préparations. Nous croyons que le liquide de Brissaud et Laskowski contient une plus grande proportion d'acide phénique. La proportion d'acide phénique indiquée dans ma deuxième édition était trop forte.

Lorsqu'on emploie de la glycérine de bonne qualité et de l'acide phénique cristallisé, l'odeur de la solution est moins désagréable.

Pour se servir de ce liquide, on l'étale tous les jours sur la préparation au moyen d'un pinceau. Au bout de quelques jours, on remarque que les muscles ont conservé leur couleur et leur souplesse. Les tendons eux-mêmes sont plus souples qu'à l'état frais; ils deviennent presque transparents, sous l'influence de ce mélange. Les artères injectées sont souples, et la matière de l'injection ne se casse pas, même en plein hiver. Ainsi préparées, nous conservons des années entières, sans qu'elles se dessèchent, des pièces qui nous servent aux démonstrations anatomiques.

Le seul inconvénient de ce badigeonnage est de noircir les muscles au bout d'un certain temps : l'injection de glycérine phéniquée offre le même inconvénient.

On se servira avec le même avantage de la solution d'hydrate de chloral, selon la formule de Personne : *hydrate de chloral*, 1; *eau distillée*, 10; *glycérine*, 5.

INJECTIONS

Lorsqu'on étudie les vaisseaux, on se sert ordinairement de sujets dont on a rempli le système vasculaire de substances particulières destinées à faciliter l'étude de ces organes. Les injections sont indispensables lorsqu'on veut étudier les petits vaisseaux, et surtout les vaisseaux capillaires.

Il y a quatre sortes d'injections : les *injections ordinaires*, qui servent à l'étude des artères et des veines ; les *injections fines*, dont on se sert pour l'étude des capillaires, et les injections spéciales, *injections par corrosion*, *injections par macération*.

A. Injections ordinaires ou communes.

La *matière à injection* doit être une substance qui fonde rapidement à une douce chaleur, et qui devienne solide par le refroidissement. Cette matière ne doit être ni cassante en hiver, ni trop molle en été. Ces deux inconvénients se montrent lorsqu'on injecte les artères avec du suif. Nous empruntons à l'ouvrage de Lauth les formules suivantes, qui sont le plus généralement employées.

1° ♃ : Suif. . . . . 300 gr.
    Poix de Bourgogne 120
    Huile d'olive. 120
    Essence de térébenthine. . . . 60
Faites dissoudre au bain-marie et conservez pour l'usage.

2° ♃ : Suif. . . . . 600 gr.
    Résine blanche. 400
    Térébenthine de Venise. . . . 200
Faites dissoudre.

3° ♃ : Cire jaune . . . . 300 gr.
    Suif. 720
    Huile d'olive. 180
Faites dissoudre.

4° ♃ : Suif. . . . . 1,000 gr.
    Cire jaune. 30
    Térébenthine de Venise . . 120
    Blanc de baleine. 120
Faites dissoudre.

5° ♃ : Blanc de baleine. . . . . . 120 gr.
    Cire blanche. 60
    Térébenthine de Venise. . . . 60
Faites dissoudre.

D'une manière générale, il est préférable de faire dissoudre toutes ces matières au bain-marie. Si l'on est obligé d'opérer sur le feu, on place ces substances dans un vase de terre verni, sous lequel on met deux ou trois fragments de braise. Il faut empêcher le mélange de bouillir, et l'agiter sans cesse avec un morceau de bois ou une spatule.

On peut préparer ces injections au moment de les employer, ou bien les laisser refroidir pour s'en servir plus tard.

Toutes les formules précédentes sont bonnes. La plus simple et la moins coûteuse est celle qui porte le n° 4 ; on peut y supprimer le blanc de baleine.

L'injection la plus pénétrante, parmi les injections communes, est celle qui porte le n° 5.

On est dans l'habitude de colorer la matière à injection en rouge pour les artères, en bleu pour les veines, en vert pour les canaux excréteurs, etc. Enfin, on peut donner à l'injection une coloration différente. Voici l'énumération des matières colorantes que l'on peut employer, en indiquant la dose pour 500 grammes de matière à injection.

1° *Injection rouge.* . — A.	Cinabre en poudre fine.	40 gr.
B.	Carmin.	4
2° *Injection bleu foncé.* — A.	Indigo	30
B.	Bleu de Prusse . . .	55
3° *Injection jaune.* . — A.	Orpiment	45
B.	Gomme-gutte. . . .	30

4° *Injection verte.* . — A.
{ Vert-de-gris. . . . 75
{ Carbonate de plomb. 24
{ Gomme-gutte . . . 25
{ Mêlez.

B.
{ Orpiment.
{ Bleu de Prusse.
} Prendre une quantité égale de chacun pour arriver à faire une poudre verte.

5° *Injection noire.* . . — Noir d'ivoire. . . . 15 gr.

6° *Injection blanche* . . — Carbonate de plomb. . 80

Ces *substances colorantes*, qui toutes sont des poudres, ne doivent être mélangées à la matière à injection qu'après fusion et mélange des substances que nous avons fait connaître à la page précédente.

Ordinairement, on broie dans un mortier ou au fond d'une terrine la poudre colorante avec un peu d'huile, de manière à en former une pâte sans grumeaux. Lorsque le mélange est bien homogène, on y ajoute une nouvelle quantité d'huile (50 à 60 grammes), que l'on a eu la précaution de mettre de côté au moment de la fusion des matières. Ce mélange peut même être préparé la veille. Au moment de terminer la fusion des substances grasses, résineuses, etc., on remue de nouveau la matière colorante de manière à en former une pâte demi-liquide, *homogène*, puis on la verse par petites portions dans la matière à injection, en prenant la précaution d'agiter continuellement.

On peut, si l'on veut, après que cette matière colorante a été mêlée à une certaine quantité de matière à injection, la verser dans le vase qui contient le reste, et l'on agite jusqu'à refroidissement.

Il faut, en général, que le vase soit retiré du feu et que le mélange ne soit pas trop chaud, au moment où l'on y mêle la matière colorante.

Quelques-unes des poudres colorantes méritent une mention particulière.

a. La poudre rouge n° 1, A, doit être mêlée et broyée, comme nous venons de le dire, avec un peu d'huile, avant d'être ajoutée à la matière à injection.

b. Il en est de même de la poudre bleue n° 2, A et B, de la poudre jaune n° 3, A et B, de la poudre noire n° 5, et de la poudre blanche n° 6.

c. Si l'on emploie le carmin pour l'injection rouge, il faut le broyer auparavant avec un peu d'alcool, et en faire une pâte fine à laquelle on mélange un peu d'huile, et ensuite la matière à injection. Le carmin a l'inconvénient de coûter un peu cher.

d. Si l'on emploie la couleur verte n° 4, A, il faut avoir soin de ne pas la jeter dans le mélange chaud, car la matière à injection serait soulevée et passerait par-dessus les bords du vase.

Injection des cavités autres que celles des vaisseaux. — Les matières à injection citées plus haut peuvent servir aussi à être injectées dans des cavités telles que les sinus de la face. Dans ces cas, il est peut-être avantageux de se servir uniquement de *cire blanche*, de *blanc de baleine* ou de *paraffine*. Si l'on veut conserver la forme de ces cavités ou étudier les nerfs de leurs parois, on plonge les os dans l'acide chlorhydrique dilué, et l'on va chercher les nerfs par la dissection à travers l'os ramolli.

Nous connaissons maintenant la manière de préparer l'injection. La substance étant préparée, occupons-nous de la faire passer dans les vaisseaux.

MANUEL OPÉRATOIRE DES INJECTIONS.

On peut injecter les artères ou les veines, faire des injections partielles ou générales. Nous n'étudierons pas séparément le manuel opératoire de ces deux dernières espèces, attendu que les injections partielles exigent les mêmes précautions que les injections générales, avec cette seule différence qu'une injection partielle des artères d'un membre se fait par l'artère principale, et qu'une injection veineuse se fait par une des radicules veineuses, comme nous allons le voir bientôt.

1° *Injection du système artériel.*

Cette injection peut être faite *par l'aorte* (par ce moyen on ne peut pas étudier le cœur), et mieux *par l'artère carotide*, en poussant l'injection de la tête vers le tronc. Dans nos amphithéâtres, on a pris l'habitude de pousser les injections conservatrices par la carotide, et les injections solidifiables par l'aorte.

Si l'on veut injecter le système artériel pour l'étude des grosses artères, il suffit d'injecter la matière dans les vaisseaux, sans faire subir de préparation préalable au sujet; mais, lorsqu'on désire voir l'injection pénétrer dans les petites ramifications de ce système, comme dans le cas où il s'agit de pièces délicates, il faut préparer le sujet ou la partie du sujet qui doit recevoir l'injection.

Les sujets morts de fièvre typhoïde, d'hydropisie, d'asphyxie, etc., se décomposent rapidement et sont peu recherchés pour les injections. Il en est de même de ceux qui, succombant à une maladie aiguë, conservent leur embonpoint. Les sujets des vieillards doivent être rejetés, parce que les parois artérielles, athéromateuses, ont souvent perdu leur élasticité et se rompent sous la pression du piston de la seringue.

Les cadavres les plus convenables sont ceux des jeunes sujets (jusqu'à quarante ans) amaigris, ayant succombé à une maladie chronique.

Il faut, avant de procéder à l'injection, inspecter les parties lésées, s'il en existe, et faire des ligatures convenables pour éviter l'issue de la matière à injection. Il arrive souvent que l'injection, chez les phthisiques, sort par les bronches lorsqu'on injecte l'artère pulmonaire.

A. *Introduction des canules dans l'artère et pose des fils.* — Supposons que l'on désire pousser l'injection par l'artère carotide. On commence par installer les tubes dans l'artère. Il y a plusieurs dimensions de tubes, appropriés au volume des artères que l'on veut injecter. Ces tubes ou canules sont pourvus, vers l'extrémité qui pénètre dans l'artère, d'une rainure et d'une *arête* très prononcée, destinée à maintenir la ligature qui doit fixer sur elle la paroi artérielle. Pour la carotide, on peut employer une canule dont l'extrémité présente 6ᵐᵐ environ de diamètre.

Est-il utile de dire qu'on découvre l'artère (gauche ou droite) en faisant une incision de 6 à 7 centimètres sur le bord antérieur du sterno-mastoïdien jusqu'aux fibres musculaires, qu'on rejette le muscle en dehors, qu'on incise la gaine fibreuse située au-dessous, qu'on écarte la jugulaire, qu'on soulève la carotide située en dedans de la jugulaire, et qu'on fait une incision longitudinale de 2 centimètres sur cette artère dénudée ?

Il faut prendre garde, en introduisant la canule, de la faire glisser entre les tuniques moyenne et externe de l'artère, ce qui arrive quelquefois.

La canule étant introduite dans l'artère, on passe trois fils sous l'artère (fils cirés ou petite ficelle). Le fil supérieur est lié de suite : il est destiné à empêcher le reflux de la matière à injection, qui passe assez facilement par la carotide du côté opposé et les nombreuses anastomoses de la tête. Le fil inférieur n'est serré qu'après l'injection ; il sert à éviter l'issue de la matière encore liquide contenue dans les artères. Le fil moyen est serré au moment où l'on place la canule ; il n'a d'autre but que de fixer la paroi artérielle sur l'arête du tube.

B. *Bain.* — La canule étant placée, on met le sujet dans un bain d'eau chaude qu'on entretient à 33° pendant quatre à six heures, selon la température extérieure. Le temps de l'immersion est proportionné aussi au volume du corps ; celui d'un enfant, par exemple, ne restera que deux heures à deux heures et demie. Avant de plonger le sujet dans le bain, on a soin de boucher la canule, préalablement introduite dans l'artère.

Si l'on tient à avoir une belle injection, si surtout le système veineux doit aussi être injecté en partie ou en totalité, il faut prendre un sujet qu'on aura d'abord soumis à l'hydrotomie.

L'injection doit être faite dans le bain, à moins qu'on n'ait exclusivement en vue d'injecter les vaisseaux profonds.

C. *Tube d'ajutage.* — On place d'abord dans la canule un tube d'ajutage qui s'adapte exactement à la canule. Ce tube est pourvu d'un robinet que l'on ferme après avoir vidé la seringue et pendant qu'on la remplit de nouveau. Au moment où l'extrémité de la seringue pénètre dans ce tube, on ouvre de nouveau le robinet pour permettre le passage de la matière à injection. Le tube d'ajutage est fixé à la canule par une ficelle qui passe sur le robinet et sur les oreilles de la canule.

Au moment de faire l'injection, surtout en hiver, il faut chauffer légèrement la canule et le tube d'ajutage, pour empêcher la coagulation de la matière solidifiable, en plaçant un petit réchaud au-dessous, ou en versant à la surface un peu d'eau chaude.

D. *Préparation de la matière à injection.* — Pendant que ces préparatifs se font d'un côté, la matière à injection se prépare de l'autre. Si elle était déjà faite, on la fait fondre ; sinon on la prépare au moment du besoin. Dès qu'elle est fondue, elle est retirée du feu et portée près du sujet. Elle ne doit pas être trop chaude : sa température sera *telle que le doigt puisse tout juste la supporter*.

Après avoir chauffé la seringue, on ouvre le robinet situé à l'extrémité, et l'on plonge cette extrémité dans le liquide, qu'on aspire en soulevant très lentement le piston.

E. *Aspiration de la matière avec la seringue.* — Est-il utile de dire que, avant d'aspirer le liquide, on l'a agité au moyen d'une spatule, ou bien par l'aspiration et le rejet alternatif du liquide de seringue dans le vase, pour opérer la répartition exacte de la matière colorante ?

La seringue remplie, on la dirige verticalement, l'extrémité
en haut, le piston en bas; on pousse lentement le piston jusqu'à
ce qu'il sorte un peu de matière; par ce moyen on a chassé complètement l'air que la seringue pouvait contenir. On ferme alors
le robinet placé à l'extrémité de la seringue.

F. *Manière dont on injecte.* — On procède alors à l'opération
importante. On introduit rapidement et adroitement l'extrémité
de la seringue dans le tube d'ajutage (leur calibre a été mesuré
d'avance) : on saisit de la main gauche deux cordons que l'on
avait fixés aux deux oreilles de la canule, et l'on applique la
main gauche sur le canon de la seringue. Au moyen des deux
cordons que je viens de signaler, on rend solidaires les uns des
autres tous les mouvements de la seringue, du tube d'ajutage
et de la canule, et l'on évite la déchirure de l'artère, l'arrachement
de la canule ou la séparation des divers tubes, à la condition cependant d'être un peu adroit. Un aide ouvre rapidement le robinet de la seringue et celui du tube.

La main gauche étant ainsi disposée, on pousse lentement le
piston de la seringue avec la main droite. La seringue vidée, on
ferme le robinet du tube d'ajutage, on remplit de nouveau la seringue, et l'on procède de la même manière jusqu'à ce qu'on
éprouve une certaine résistance. Quatre à six livres de matière à
injection sont quelquefois nécessaires pour remplir complètement
le système artériel.

On reconnait que l'opération réussit lorsqu'il se produit pendant
l'injection une sorte de frémissement, de bruissement bien connu
de ceux qui ont fait cette opération.

Il faut savoir que la force à employer pour pousser une injection est d'autant plus grande que le calibre de la canule est plus
petit.

Lorsqu'on a l'habitude de pratiquer les injections, on peut
pousser le piston de la seringue avec la paroi abdominale au niveau de l'épigastre.

Après l'opération, le robinet du tube d'ajutage étant fermé, un
aide serre le fil situé sur l'artère au-dessous de la canule, on enlève
la canule, et si l'on craint que la matière colorante ne se sépare,
on remplace l'eau chaude du bain par de l'eau froide, qui hâte la
coagulation.

2° *Injection du système veineux.*

Les veines peuvent être injectées en totalité ou en partie. Parlons d'abord de l'injection générale; nous nous occuperons ensuite
des injections partielles dans les veines et dans les artères. Les

cadavres des vieillards sont très favorables à l'injection du système veineux, qui est très développé dans la vieillesse.

Avant de procéder à l'opération, il est presque indispensable de soumettre le sujet à l'hydrotomie ; sans cette précaution, il reste toujours du sang dans les veines et l'injection n'est pas bien faite. D'une manière générale, l'hydrotomie devra donc précéder l'injection veineuse, qu'elle soit partielle ou totale.

Manuel opératoire. — Pour injecter l'ensemble du système veineux, il n'est pas possible de se comporter comme pour le système artériel : car une injection poussée par les gros troncs veineux n'arriverait pas aux petites veines, à cause des nombreuses valvules, qui opposeraient un obstacle certain à la matière à injection. Il faut procéder différemment et se servir de plusieurs tubes en même temps.

A. *Pose des canules et des fils.* — On place, d'ordinaire, deux canules à chaque pied et à chaque main. Ces tubes ou canules doivent être de petit calibre, de 1 à 2 millimètres à leur petite extrémité ; ces canules sont pourvues d'arêtes circulaires, sur lesquelles on fixe la paroi veineuse au moyen d'un fil à ligature. Lorsqu'on veut procéder à l'opération, on fait deux incisions de 2 à 3 centimètres sur la face dorsale du pied. On voit souvent les veines à travers la peau sur le sujet ; dans ce cas, il est facile de les découvrir au moyen de l'incision. Si elles ne sont pas apparentes ou si elles sont trop petites, on se rapproche de l'articulation tibio-tarsienne en suivant, du côté interne, une *ligne étendue de la face dorsale du gros orteil au bord antérieur de la malléole interne,* et du côté externe une ligne étendue *de la face dorsale du cinquième orteil au sommet de la malléole externe.*

La veine étant découverte, on passe au-dessous d'elle deux fils : l'un est destiné à fixer la paroi veineuse sur l'arête de l'extrémité de la canule, et l'autre à lier la veine après l'injection, pour empêcher le reflux de la matière injectée.

Alors on incise la paroi veineuse longitudinalement, dans une étendue de 3 à 4 millimètres, et l'on introduit avec beaucoup de précaution l'extrémité de la canule dans l'ouverture, en la dirigeant vers le tronc du sujet.

On fixe les canules avec le fil, et l'on procède à la même opération sur le membre supérieur.

Pour ce membre, on fait une incision sur la face dorsale de la main, le long d'une des veines les plus apparentes, correspondant le plus souvent au troisième ou au deuxième métacarpien, et une autre sur la face palmaire de l'éminence hypothénar, près du carpe. Cette dernière veine est quelquefois difficile à trouver : on est, dans certains cas, obligé de la chercher dans la couche sous-cutanée, après l'incision de la peau. On trouve encore facilement une veine superficielle du dos de la main, *céphalique du pouce*, en faisant une incision le long de la face dorsale du premier métacarpien. On introduit les canules comme pour le membre inférieur, et on passe les deux fils, en prenant soin de serrer celui qui doit maintenir la canule dans la veine.

Par ce moyen, on peut injecter tout le système veineux, *excepté la veine porte*.

Cette dernière veine exige une opération spéciale. On fait une incision au-dessus du pubis, le long de la ligne médiane, dans une étendue de 8 à 10 centimètres. On relève avec le doigt le grand épiploon, on attire une anse intestinale au dehors, on déchire l'un des feuillets péritonéaux qui forment le mésentère, et il est rare qu'on ne trouve pas une radicule veineuse accompagnant les ramifications artérielles de la mésentérique supérieure. On se comporte alors comme pour les autres veines, *en ayant soin de maintenir la canule et l'anse intestinale à l'extérieur*. On peut ensuite injecter toute la veine porte, qui est dépourvue de valvules, et qui ne communique pas avec les autres veines.

B. *Injections.* — Les canules étant placées dans le système veineux, on les bouche, on place le sujet dans le bain, et l'injection se fait comme il a été dit pour le système artériel, mais ordinairement avec de la matière à injection colorée en bleu.

Les parois des petites veines sont très minces : aussi est-il facile de commettre une erreur et de faire glisser la canule entre les tuniques externe et moyenne. Lorsque la canule est introduite, il faut s'assurer qu'elle est bien placée, en y faisant passer un stylet très fin ou une soie.

INJECTIONS PARTIELLES.

Il est quelquefois avantageux de faire des injections partielles, dans le cas où l'on veut étudier une portion isolée et ne pas perdre une grande quantité de matière à injection.

Ces injections peuvent être faites sur les membres, sur le tronc ou sur la tête.

1° Injection du membre supérieur. — Pour injecter les *artères* du membre supérieur, il suffit de découvrir l'artère axillaire à sa partie supérieure. Pour cela, on fait une incision de 7 à 8 centimètres parallèlement au bord inférieur de la clavicule et ne dépassant pas en dehors l'interstice celluleux qui sépare le deltoïde du grand pectoral. On coupe la peau et, couche par couche, le muscle grand pectoral ; on incise ensuite avec précaution l'aponévrose qui recouvre la face profonde de ce muscle, et l'on rencontre un triangle limité : en haut par la clavicule et le muscle sous-clavier, en bas par le bord supérieur du petit pectoral, en dedans par les côtes. Ce triangle est rempli de tissu cellulo-graisseux qu'on refoule avec une sonde cannelée ; puis on rencontre la veine, qu'on écarte, et l'on soulève l'artère, dans laquelle on place la canule, en ayant soin de la diriger vers l'extrémité libre du membre. Pour le reste, on se comporte comme il a été dit précédemment.

On peut se servir d'une seringue contenant seulement une demi-livre de matière. Le procédé opératoire ne diffère pas de celui que nous avons indiqué pour l'injection du système artériel en général.

Si l'on éprouve trop de difficulté pour faire cette injection, on peut supprimer le tiers moyen de la clavicule par un trait de scie, et faire tomber sur l'incision horizontale une incision verticale se prolongeant dans le cou ; mais alors il faut sacrifier la région susclaviculaire du sujet.

Veut-on injecter un membre séparé du tronc ? On place simplement la canule dans l'extrémité de l'artère divisée ; un fil fixe sur elle les parois artérielles, et un second fil est destiné à lier l'artère au delà de la canule, immédiatement après l'injection.

Il faut, pour opérer sur le membre détaché du tronc, bien connaître la disposition des collatérales et pratiquer la ligature de celles qui ont été divisées, précaution sans laquelle la matière à injection s'écoule à l'extérieur.

Lorsque l'issue de la matière a lieu, on peut suspendre un instant l'injection (pourvu qu'on ait placé le membre dans un bain chaud) ; on l'arrête en liant l'artère par laquelle la matière s'écoule, ou en faisant couler de l'eau froide sur le même point.

On peut injecter le système veineux du même membre en même temps, ou bien par une opération isolée Dans tous les cas, l'incision indiquée plus haut suffit pour faire la ligature de la veine axillaire à son origine. On se comporte ensuite comme nous l'avons déjà dit pour l'injection du système veineux, c'est-à-dire que l'on injecte deux petites veines de la main. Par ce système, les veines superficielles et les principales veines profondes se trouvent injectées.

2° Injection du membre inférieur. — Pour le membre inférieur, on injecte les artères par l'iliaque externe, et les veines par les veines dorsales du pied.

On découvre l'*artère* en faisant une incision parallèle à l'arcade crurale, à 1 centimètre au-dessus de cette arcade, incision étendue du milieu de l'arcade crurale à l'épine iliaque. Si cette incision ne paraît pas suffisante, on peut faire tomber sur elle une incision verticale, large de 7 à 8 centimètres, dirigée perpendiculairement sur le milieu de la première. On soulève le péritoine qui recouvre le muscle psoas-iliaque, et on trouve l'artère iliaque externe sur le bord interne de ce muscle. On peut inciser cette artère vers sa partie supérieure, au moment où elle naît de l'iliaque primitive, et la porter à l'extérieur, ou bien placer la canule dans la cavité, sans la retirer de la place qu'elle occupe. Pour la direction de la canule et pour la pose des fils, on prend les mêmes précautions que pour le membre supérieur. Si on a divisé l'épigastrique en faisant les incisions, il faut faire une ligature.

Est-il utile de faire remarquer que l'épigastrique et la circonflexe iliaque sont les seules branches de cette artère, et qu'il faudrait une injection très pénétrante pour voir la matière refluer vers la mammaire interne qui s'anastomose avec l'épigastrique, vers les lombaires qui s'anastomosent avec la circonflexe, et vers les branches de l'hypogastrique qui s'anastomosent, en arrière de la cuisse, avec les perforantes de la fémorale profonde ?

Veut-on injecter le système veineux des membres inférieurs ? On se comporte, pour les incisions, comme pour les membres supérieurs; on pratique la ligature de la veine iliaque externe, et l'injection se fait par les veines dorsales du pied, comme nous l'avons déjà dit plus haut.

Si l'on veut injecter les veines du membre inférieur sans lier la veine principale, il suffit de faire exercer une forte compression sur l'éminence ilio-pectinée, c'est-à-dire à l'union du tiers interne et des deux tiers externes de l'espace qui sépare l'épine du pubis de l'épine iliaque antérieure et supérieure, pendant qu'on pousse la matière à injection de bas en haut par les veines superficielles du pied.

Les injections veineuses des membres isolés n'ont pas assez d'importance pour qu'on fasse préalablement l'hydrotomie. Il suffit le plus souvent de frotter vigoureusement les membres de l'extrémité libre vers la racine, pour chasser le sang des veines.

Lorsqu'on veut *faire une injection sur le membre détaché du tronc,* on procède comme pour le membre supérieur, en ayant soin de lier les branches artérielles divisées. Ces branches sont l'épigastrique, la circonflexe iliaque et la sous-cutanée abdominale. Selon le point où porte la section de séparation du membre, d'autres artères peuvent être divisées. Il faut connaître exactement les branches collatérales des artères pour réussɪ dans la pratique des injections.

3ᵉ Injection du tronc. — Les *artères* du tronc, y compris celles des viscères, ne peuvent être injectées complètement que par l'injection générale. Si l'on veut injecter seulement le tronc, il faut faire la ligature de l'axillaire et de la fémorale au-dessous de l'arcade crurale. Si le tronc doit être injecté sans la tête, on fera en plus la ligature des carotides primitives et des vertébrales.

La plupart des *veines* du tronc s'injectent par les troncs veineux, car elles sont pour la plupart dépourvues de valvules. Il faut avoir soin de lier la veine fémorale et la veine axillaire. L'injection le fait bien mieux lorsqu'on la pousse par l'une des jugulaires, l'interne de préférence. On dirige la canule vers le cœur, et l'on a soin de placer deux fils comme nous l'avons dit plusieurs fois, et de faire la ligature des autres jugulaires ; à moins qu'on ne veuille injecter la tête et le tronc en même temps, ce qui est beaucoup plus facile. Dans ce cas, on place, entre la canule et la tête, un troisième fil destiné à être lié d'avance pour empêcher le reflux de la matière par les anastomoses veineuses, qui sont quelquefois considérables chez les vieillards.

4ᵉ Injection de la tête et du cou. — Pour injecter la tête et le cou seulement, on laisse la base du sternum et la première côte adhérentes aux parties molles du cou, on enlève les poumons et le cœur, on fait la ligature de l'aorte avant l'origine du tronc brachio-céphalique et après l'origine de la sous-clavière gauche. On fait ensuite la ligature de la sous-clavière des deux côtés, dans le triangle sus-claviculaire, en dehors des scalènes. On lie les artères bronchiques, si elles ont été divisées lorsqu'on a retiré les poumons et le cœur. On examine si la vertébrale ne prend pas son origine, par exception, en dehors des scalènes, pour ne pas la comprendre dans la ligature ; puis, on pousse l'injection par l'une des carotides, mais de bas en haut, c'est-à-dire qu'on place la canule du côté de la cavité thoracique.

Il arrive quelquefois que l'artère cervicale transverse se trouve divisée dans l'incision nécessaire pour la ligature de la sous-clavière ; il faut s'en assurer avant de faire l'injection, car cette artère prend souvent son origine entre les scalènes ou en dedans de ces muscles, et la matière à injection pourrait s'échapper par la plaie.

Toujours les vaisseaux artériels, du côté opposé à celui où l'on a pratiqué l'injection, se remplissent par l'intermédiaire de nombreuses anastomoses.

5° Injection du système veineux de la tête, du cou et du rachis. — L'injection des veines de la tête et du cou mérite une mention toute particulière. Disons d'abord que ces veines communiquent largement avec celles de la région rachidienne, et qu'il est impossible d'injecter les unes sans les autres.

On procédera de la manière suivante : 1° ouverture du thorax et de l'abdomen sur la ligne médiane ; 2° ligature des deux veines iliaques primitives ; 3° ligature des deux veines sous-clavières dans le triangle sus-claviculaire ; 4° compression ou ligature des mammaires internes ; 5° ligature du pédicule pulmonaire, pour empêcher le passage de la matière à injection dans les veines bronchiques ; 6° ligature de la veine cave inférieure entre le diaphragme et le cœur.

Ces opérations faites, on pratique la section de la veine cave supérieure, au moment où elle se jette dans l'oreillette droite ; on adapte à cette veine une grosse canule, et l'injection est poussée de bas en haut. La matière à injection passe dans les troncs veineux, puis dans les jugulaires ; de là elle gagne les sinus de la dure-mère, les veines cérébrales, la veine ophthalmique. Elle est arrêtée du côté du membre supérieur par la ligature de la veine sous-clavière. Des troncs veineux brachio-céphaliques, la matière passe dans les veines intercostales supérieures et dans les veines rachidiennes de la moitié supérieure de la colonne vertébrale. De la veine cave supérieure, la matière passe dans la grande azygos, et par conséquent dans les dernières intercostales et dans les veines rachidiennes inférieures. Comme toutes les veines rachidiennes communiquent largement entre elles, on comprend que la matière à injection les remplit complètement. Elles sont de même en communication, dans la région lombaire, avec les veines lombaires qui se jettent dans la veine cave inférieure. La matière à injection passe ordinairement dans cette veine, qui se remplit ; mais l'injection ne s'étend pas, puisqu'on a fait la ligature des iliaques et de la veine cave inférieure, entre le cœur et le diaphragme. Par ce moyen, les veines spermatiques, les rénales et les capsulaires sont injectées. Du reste, il faut dire que toutes les veines de la tête, du cou et du rachis sont dépourvues de valvules. Si l'on voulait injecter en même temps le cœur droit, il ne faudrait pas appliquer de ligature sur la veine cave inférieure, au-dessus du diaphragme. Dans ce cas, on ferait un trou à la veine cave supérieure ; on passerait au-dessous d'elle trois fils dont l'un serait destiné à serrer la veine sur l'arète de la canule, l'autre à empêcher le retour de la matière à injection de haut en bas, le troisième enfin à empêcher ce même reflux, mais de bas en haut. Ce dernier fil, de même que celui du milieu, serait serré avant de commencer l'injection.

B. Des injections fines.

Les injections fines sont les seules employées pour les petits animaux : escargots, grenouilles, etc. Elles sont destinées à remplir le système capillaire. Lorsque l'animal est un peu volumineux, lorsque surtout on veut injecter les capillaires de quelques régions chez l'homme, on a soin de faire suivre l'injection fine d'une injection ordinaire, qui refoule la matière vers les capillaires.

On trouvera des détails sur le manuel opératoire des injections fines dans le *Traité du microscope et des injections,* écrit par Ch. Robin en 1849, et dans la thèse de L. Hirschfeld, 1848.

Nous indiquons ici quelques *formules* de matière à injection fine :

1° On prend un blanc d'œuf dilué dans la moitié de son poids d'eau, on y ajoute une matière colorante impalpable, puis on fait l'injection.

2° On sature de l'alcool pur avec de la cire d'Espagne colorée ; on conserve dans un flacon bien bouché.

3° Prenez les *couleurs fines* des peintres, broyées à l'huile, et délayez-les dans un peu d'essence de térébenthine.

Nota. — Il ne faut pas diviser immédiatement les tissus injectés : on doit plonger la pièce, pendant trois à quatre jours, dans l'alcool, qui coagule la matière à injection.

On injecte ordinairement ces substances lorsqu'elles ont la consistance de la crème. Elles restent liquides pendant très peu de temps ; ordinairement, après une courte dessiccation ou l'immersion dans l'alcool pendant quelques jours, on peut diviser les tissus sans que la matière s'échappe.

M. Robin recommande d'employer la couleur bleue pour les artérioles, la jaune pour les veinules, la rouge pour les veines porte, hépatique ou rénale, ou les conduits excréteurs, et la blanche pour les conduits hépatiques ou urinifères. Si une injection bleue était poussée par les veines, toujours plus dilatables que les artères, la couleur bleue masquerait la préparation et ne permettrait pas d'apercevoir les artérioles, qui sont ordinairement très déliées.

On trouve dans les auteurs d'autres formules pour les injections fines ; la plupart ne peuvent pas être employées. Les *vernis*, par exemple, poissent la préparation, adhèrent aux doigts et aux instruments, et sont, pour ces raisons, d'un emploi incommode.

L'*encre* transsude à travers les parois des vaisseaux.

On emploie quelquefois le *lait*, dont on détermine la coagulation en plongeant la pièce dans un acide peu concentré ; mais cette injection ne peut guère être employée que pour des mollusques ou de petits insectes.

La *gélatine* dissoute et colorée pénètre très bien dans les vaisseaux, mais elle a des inconvénients : elle devient cassante et se racornit par la dessiccation. Si, au moment de l'injection, elle est trop liquide, elle transsude à travers les parois vasculaires.

C. Injections par corrosion.

On peut injecter les vaisseaux ou autres canaux d'un organe avec une matière inattaquable par certains liquides, et placer ensuite l'organe injecté dans ces liquides, qui détruisent, qui corrodent les matières organiques, y compris la paroi des tubes injectés. La matière à injection reste seule au milieu de ce détritus organique. C'est ce qu'on appelle *injection par corrosion*.

Les organes que l'on injecte ainsi sont ordinairement les viscères : poumons, foie, rein, placenta, cerveau même.

On peut injecter, sur le même organe, les artères avec une couleur, les veines et les conduits excréteurs avec une couleur différente. Quelquefois on n'injecte qu'un seul ordre de vaisseaux.

Matière à injection. — Toute matière assez dure pour se soutenir après l'opération, inattaquable par les liquides qui détruisent les substances organiques, peut servir pour ces injections. Il faut cependant choisir des substances dont la fragilité ne soit pas extrême : la matière à injection se briserait avec trop de facilité.

On peut employer les mélanges suivants :

    1° ℞ : Colophane. . . . . 200 gr.
            Térébenthine de Venise. 50
Faites liquéfier à une douce chaleur.

    2° ℞ : Térébenthine de Venise cuite. . . 240 gr.
            Cire jaune. 60
Faites liquéfier à une douce chaleur. (La térébenthine cuite est résistante comme la colophane ; on la trouve chez tous les droguistes, et au besoin on peut la préparer soi-même.)

    3° ℞ : Colophane. . . . . 90 gr.
            Cire blanche. 30
            Térébenthine de Venise. 30
            Blanc de baleine. 15
Faites liquéfier à une douce chaleur.

Pour colorer ces injections, on ajoute à la matière fondue 90 gr. de vermillon pour 300 grammes de matière à injection, ou 30 gr. de bleu de Prusse, ou bien l'une des poudres colorées que nous avons indiquées avec les injections ordinaires, et dans les mêmes proportions.

Lorsque la matière à injection est liquéfiée, on la passe à travers un linge, parce qu'il est fréquent de rencontrer des impuretés dans les substances qui entrent dans sa composition.

Opération. — On peut séparer le viscère du tronc pour faire cette injection. S'il s'agit du poumon, on extrait la trachée, le cœur et les poumons du thorax, et l'on injecte par les veines, ou l'artère, ou la bronche, selon le but qu'on se propose.

De même pour le rein. Il faudrait avoir soin de lier les vaisseaux capsulaires, s'ils ont été divisés, et les veines spermatiques.

Pour l'injection du foie, il est prudent d'enlever le foie et le diaphragme en même temps. Il est bon de faire la ligature de la veine-cave au-dessus et au-dessous du foie. On injectera par les vaisseaux situés dans le sillon transverse.

L'injection est plus pénétrante lorsqu'on a eu soin d'hydrotomiser l'organe à injecter et de le laisser égoutter pendant plusieurs jours. On y fera aussi avec avantage une injection conservatrice, qui permettra de laisser égoutter le liquide de l'hydrotomie pendant plusieurs semaines. L'injection à l'hydrate de chloral au dixième donnerait de bons résultats, parce qu'elle durcirait les parois vasculaires.

Avant de procéder à l'injection, on place l'organe à injecter dans un bain d'eau chaude dont on entretient la température à 33°, pendant deux heures environ. On peut faire l'injection dans le bain en se comportant comme nous l'avons dit plus haut pour l'introduction de la canule, la pose des fils à ligature et la manière de pousser l'injection.

L'opération terminée, on laisse refroidir l'organe dans une position convenable. C'est au moment où l'organe sort du bain qu'il faut lui donner la position et la forme qu'on désire; ensuite il serait trop tard, et la matière à injection casserait.

Une fois refroidie, la pièce injectée est placée dans un vase en *verre* ou en *porcelaine*, percé, à sa partie inférieure, d'un trou que l'on bouche avec soin. On verse dans ce vase de l'acide nitrique ou chlorhydrique étendu d'un tiers d'eau, jusqu'à ce que la pièce baigne complètement dans le liquide.

Au bout de trois à quatre semaines, la matière organique est réduite à l'état de putrilage ; on ouvre le trou de la partie inférieure du vase, et le liquide s'écoule en entraînant le détritus de la matière organique. Si cette macération ne suffit pas, on peut la renouveler et laisser la pièce en contact avec une nouvelle quantité d'acide pendant deux semaines. On laisse écouler de nouveau le liquide par la partie inférieure du vase.

Lorsque la matière organique est détruite, on fait tomber sur la pièce un filet d'eau destiné à laver la surface de l'injection et à entraîner les parcelles de tissu qui auraient pu rester adhérentes.

On laisse sécher la préparation, puis on l'arrose de vernis qui lui donne un aspect brillant. Lorsqu'on a fait couler le vernis sur la pièce, il ne faut pas la faire sécher en dirigeant les capillaires en bas, parce que le vernis se dessécherait à l'extrémité des vaisseaux sous forme de gouttelettes.

Si la couleur ne convenait pas, on pourrait, avant de vern. la pièce, la recouvrir d'une couche de peinture à l'huile qu'on laisserait sécher.

D. Injections par macération.

Il existe des matières au moyen desquelles on peut faire des injections, mais elles sont attaquées par les acides. Cependant ces substances, n'étant pas fragiles, sont très pénétrantes et par conséquent d'une grande utilité. Nous voulons parler des alliages que l'on peut couler dans diverses cavités.

$\mathcal{Z}$: Bismuth.	40 gr.
Plomb.	25
Étain.	15

Faites fondre ensemble ces métaux.

Lorsqu'on injecte des cavités avec cet alliage, les bronches, par exemple, on place la pièce injectée dans l'eau, où on l'abandonne pendant un, deux et même trois mois, jusqu'à ce que la putréfaction ait détruit les parties molles.

Cette espèce d'injection est peu employée.

ARTICLE TROISIÈME

PRÉPARATION DES PIÈCES SÈCHES POUR LES MUSÉES, LES CONCOURS, ETC.

Nous manquons complètement d'ouvrages où l'on trouve les indications nécessaires pour préparer une pièce de cabinet. On ne connaît que le *Manuel de l'anatomiste* de Lauth, de Strasbourg, 1835 ; de l'avis de tous, ce livre est aujourd'hui tout à fait insuffisant, et si l'on s'en sert quelquefois, c'est que l'on ne trouve pas ailleurs ce que l'on désire.

Par expérience, nous savons combien sont embarrassés les concurrents lorsqu'ils ont à faire des préparations sèches, qu'ils n'ont jamais entendu traiter dans aucun cours ni dans aucun livre.

Comme pièces sèches, on peut faire des *pièces d'ensemble*, c'est-à-dire dans lesquelles on conserve tous les organes, os, muscles, vaisseaux, nerfs, etc., ou des *pièces isolées*, muscles ou aponévroses, etc.

Tout ce qui a été dit jusqu'à présent peut conduire l'anatomiste jusqu'au moment où il dissèque la préparation pour en obtenir la dessiccation. Il n'est pas inutile de nous répéter ici brièvement.

On commence par injecter le sujet comme il a été dit page 24. Il est toujours préférable de le soumettre à l'hydrotomie. Après cette opération, on procède à l'injection des systèmes veineux et artériel, injections qui seront générales ou partielles, selon l'étendue de la pièce que l'on veut préparer. Les injections partielles suffisent ordinairement pour les membres et pour la tête.

Après l'injection, on laisse refroidir le sujet, et le lendemain la dessiccation commence. Il est impossible d'entrer dans les détails de chaque pièce, l'intelligence du lecteur suppléera à ces omissions que nous ne pouvons éviter.

§ 1. — Dissection de la pièce.

D'une manière générale, il faut conserver tous les organes et se contenter de les séparer. Disséquer ne veut pas dire couper, mais séparer. On doit donc simplement séparer les organes avec le plus de soin possible, en prenant bien garde d'en altérer la forme.

On ne conserve pas la peau, mais les aponévroses sont ménagées. Il faut avoir soin de bien conserver les organes vasculaires et nerveux qui traversent les lames aponévrotiques. Si l'on opère sur un membre, on conservera l'aponévrose entière, en faisant une incision verticale sur la face du membre qui ne sera pas exposée aux regards lorsque la pièce sera terminée. Tous les organes, muscles, vaisseaux et nerfs, étant bien disséqués, on s'occupe de séparer du sujet la région préparée. Pour certaines parties, la séparation peut être faite avant la dissection. On se sert pour cela d'un couteau bien tranchant qui divise nettement les parties molles, et d'une scie qui sépare les os au même niveau.

§ 2. — Dégraissage des os.

Avant de faire dessécher la pièce, il faut dégraisser les os. On ne parvient jamais à obtenir des os aussi blancs, aussi propres que par les procédés que nous avons indiqués avec le système osseux, et qui ne peuvent être employés que sur des squelettes dépourvus de parties molles. Néanmoins, on peut arriver à un résultat très satisfaisant. Pour cela, on perce plusieurs trous dans les os de la pièce au moyen d'une vrille; ces trous doivent communiquer avec le canal médullaire ou avec la substance spongieuse des extrémités des os longs, substance dont les aréoles sont en communication entre elles et avec le canal médullaire. Sur une extrémité osseuse, comme l'inférieure du fémur, il faut pratiquer cinq ou six trous. Il est préférable de les faire sur des points de l'os qui seront cachés par les parties desséchées de la pièce.

Les trous étant établis, on fait passer dans le canal médullaire de l'os un courant d'eau à forte pression, qui entraîne la moelle de l'os en sortant par les trous. Cette opération doit être longtemps continuée et renouvelée pendant plusieurs jours, selon le nombre et le volume des os.

S'il n'existe pas de canal médullaire, comme pour les corps vertébraux, on perce un trou de haut en bas dans plusieurs vertèbres, de manière à établir un canal artificiel, et l'on se comporte comme précédemment. Plus tard, on bouche ce trou avec du plâtre ou du mastic de vitrier. Pour les os du tarse, on peut tarauder le calcanéum d'arrière en avant et faire pénétrer l'instrument jusque dans le cuboïde. On peut faire la même opération d'arrière en avant dans l'astragale, en conduisant l'instrument dans le scaphoïde et le premier cunéiforme. En travers, on peut perforer, à l'aide d'un vilebrequin, toute la rangée antérieure du tarse, c'est-à-dire les trois cunéiformes et le cuboïde. On peut agir de même sur les extrémités postérieures et antérieures des métatarsiens.

Il est facile de se procurer les instruments nécessaires pour tarauder les os. Pour les concours, à Paris, les fabricants d'instruments se font un vrai plaisir de les mettre à la disposition des concurrents.

Il est évident que les dimensions de l'instrument seront proportionnées au volume des os à traverser. Il n'aura que 2 à 3 millimètres de largeur pour les cunéiformes, 5 à 6 millimètres pour le calcanéum, etc.

Après dessiccation, on ferme tous les trous artificiels avec du mastic et on passe un peu de craie par-dessus [1].

1. Quelques anatomistes conseillent de faire macérer la pièce après la

§ 3. — Dessiccation de la pièce.

Les os étant dégraissés, il faut procéder au desséchement de la pièce. On se sert pour cela d'un carré formé par douze morceaux de bois unis par leurs extrémités. La pièce est placée au milieu, et tout d'abord on s'occupe de la fixer solidement. Pour cela, au moyen d'une grosse ficelle, on entoure les diverses portions du squelette, qu'on attache solidement au cadre. Il faut avoir soin de disposer ces ficelles de telle façon qu'elles n'apportent aucun obstacle dans l'arrangement des autres parties de la pièce.

Le tout étant bien fixé, il faut procéder au desséchement des organes, aponévroses, muscles, vaisseaux et nerfs. Cette opération est délicate, elle réclame de l'adresse de la part du préparateur. La manière dont on dispose les organes pour déterminer la dessiccation contribue beaucoup à donner un certain cachet à la pièce d'ensemble.

Il faut se munir : 1º d'un grand nombre de fils portant à l'une des extrémités une épingle recourbée en forme d'hameçon ; 2º de plaques de liège très minces ; 3º de crin ; 4º de petits morceaux de bois cylindriques ; 5º d'un paquet de ficelle ; 6º de plumes d'oie.

L'opération est longue et difficile : il ne faut pas moins de deux journées entières pour bien installer une pièce d'ensemble un peu compliquée.

A. *Aponévroses.* — Les aponévroses seront disposées différemment, selon qu'elles doivent se montrer sous forme de larges membranes aplaties ou sous forme de gaines, comme au niveau des muscles.

Veut-on les étaler ? Prenons, par exemple, les aponévroses de l'abdomen, l'aponévrose temporale, l'aponévrose du grand pectoral, etc. : on saisit leurs bords libres et leurs angles au moyen des petits crochets, et on les fixe au cadre en bois, en exerçant sur elles un certain degré de traction, dans la direction qu'on veut leur donner. En même temps, pour empêcher leur plissement, il est bon de les appliquer sur une mince plaque de liège de même dimension, en piquant les bords de l'aponévrose sur le liège au moyen d'épingles.

Si on voulait simplement séparer une aponévrose des parties sous-jacentes sans disséquer ces parties, il suffirait de la soulever au moyen de petits tubes de verre, que l'on glisserait dans les

dissection, et pendant plusieurs jours, dans une dissolution de sublimé dans l'eau alcoolisée On remplace avec avantage cette macération par une solution de sublimé, dont on passe plusieurs couches sur la préparation, avec un pinceau, avant sa dessiccation.

interstices formés par les bords de l'aponévrose et les parties profondes.

Lorsqu'on a disséqué les aponévroses en forme de gaine et qu'on veut conserver leur forme, on peut introduire dans leur cavité un peu de crin, ou un corps de même forme qui maintient leurs parois écartées.

Lorsque les aponévroses sont desséchées, si elles présentent un plissement défectueux ou une direction vicieuse, on peut les humecter légèrement avec un petit linge imbibé d'eau et les placer convenablement. Après la dessiccation complète, on en régularise les bords avec les ciseaux.

B. *Muscles*. — Les muscles, en se desséchant, se ratatinent et prennent la forme d'une corde plus ou moins arrondie : c'est ce qu'il faut éviter. Il faut aussi les placer de manière à permettre le passage de l'air au-dessous d'eux pour la dessiccation des parties profondes.

Étant convenablement disséqués, les muscles doivent être soulevés et placés sur une plaque de liège dans toute l'étendue de leur face profonde. Aux extrémités du muscle, on glisse sous les tendons une petite plaque de verre ou de bois mince. Les bords du muscle sont fixés par des épingles sur les bords du liège, puis le liège lui-même est fixé au cadre au moyen des crochets. Le muscle doit être soulevé le moins possible, afin de conserver ses rapports : assez, cependant, pour que le regard puisse plonger jusqu'aux parties profondes. Il faut éviter de soulever le muscle avec une corde passant au-dessous de lui, parce qu'il se formerait un angle très disgracieux, et que le muscle ne conserverait pas son aspect primitif.

Si le muscle est petit, s'il cache des organes profonds importants, on peut le séparer du squelette à l'une de ses extrémités, l'écarter un peu et le faire dessécher dans cette position. On pourrait aussi scier le point osseux sur lequel il s'insère et le soulever avec lui.

C. *Vaisseaux*.. — Les vaisseaux étant bien disséqués, bien séparés des autres organes, on les fait dessécher ; mais il faut, autant que possible, conserver leur direction normale et leurs rapports importants. Pour cela, on les soulèvera à peine, et l'on se contentera, pour obtenir une prompte dessiccation, de passer sous le vaisseau de petits fragments de tubes de verre, des plaques de liège, des tuyaux de plume, enfin des objets qui n'apportent pas obstacle à la circulation de l'air et qui ne détériorent pas les organes. Entre une artère et sa veine satellite, on fera une séparation presque insensible ; souvent même on pourra s'en dispenser.

D. *Nerfs*. — Les nerfs sont difficiles à faire dessécher, parce qu'ils forment des angles aigus au niveau du point où ils sont saisis par les crochets. Pour éviter cet inconvénient, il faut passer au-dessous des nerfs une petite bandelette de liège très mince, de la longueur de la branche nerveuse; le crochet sera placé sur le liège. Si, malgré cette précaution, il se formait des angles et des sinuosités sur les nerfs, on les humecterait à ce niveau et on leur donnerait une direction convenable.

Il faut que les nerfs soient séparés des autres organes dans toute leur étendue; autrement, ils s'accolent à eux. On doit toujours prendre garde de changer leurs rapports. Du reste, *la préoccupation des rapports des organes doit toujours exister chez le préparateur*.

La pièce, une fois préparée, doit être portée dans un endroit convenable pour la dessiccation. On la place dans une chambre, dans une salle isolée, et l'on ouvre largement les fenêtres.

L'air circule librement entre les divers organes; si la saison est un peu chaude, la dessiccation aura lieu en trois ou quatre semaines. On peut l'activer en faisant du feu dans la chambre où se trouve la préparation.

On ne doit pas faire sécher les pièces au soleil, parce que la graisse suinterait et les salirait.

§ 4. — Revue de la pièce.

Lorsque la pièce est sèche, il faut l'examiner avec soin, voir si des organes se sont déplacés, déformés, et remédier, si c'est possible, aux petits dégâts qui ne manquent pas de se produire pendant la dessiccation, soit par quelque chute, soit par la brisure de quelque fil, par la distension d'un crochet, soit enfin parce que quelques organes avaient été mal tendus.

Muni d'une éponge, de pinceaux, d'un vase plein d'eau, de pinces, de ciseaux et d'une rugine, l'anatomiste fait l'inspection de tous les organes de la préparation.

Il examinera les os, et s'ils ont été incomplètement ruginés pendant la dissection, il complètera l'opération.

Les aponévroses seront l'objet d'un examen minutieux. Leurs plis et leur mauvaise direction seront corrigés en les humectant légèrement, en les tendant, et en les faisant sécher de nouveau. Celles qui ont la forme de gaines et qui ont été remplies de crin seront vidées. Avec les ciseaux, on régularisera les bords de toutes ces aponévroses.

On fera une opération analogue sur les muscles en corrigeant leurs plis et les angles irréguliers qui peuvent s'être formés pendant la dessiccation. Il faudra, cependant, prendre garde de tomber dans l'exagération et de passer une trop grande quantité d'eau sur la pièce, qui sécherait ensuite trop lentement.

Les vaisseaux et les nerfs seront décollés et placés dans leur direction normale; leurs angles seront effacés.

Souvent, on constate la rupture de quelque filet nerveux; alors, mais avec beaucoup d'adresse, on remplace ce filet par un fil d'égal volume, qu'il faut avoir soin de coller sur le tronc nerveux. Il y a plus d'une préparation de nerfs au Musée Orfila, contenant plus de fils et de ficelles colorés en blanc que de nerfs véritables.

§ 5. — Montage.

Lorsque la préparation est en bon état, c'est-à-dire lorsque les organes sont dans la situation, dans la direction et dans les rapports voulus, on procède à une autre opération.

On la fait monter sur un pied, au moyen de tiges de cuivre, par des hommes habitués à ce genre de travaux. A Paris, on s'adresse à la maison Vasseur-Tramond.

§ 6. — Peinture.

La pièce étant montée, il s'agit de la peindre. Pour cela, on se procure, chez un marchand de couleurs, des pinceaux dont deux ou trois très fins, et de la peinture à l'huile, *bleue* pour les veines, *rouge* pour les artères, *jaune* ou *verte* pour les conduits excréteurs, *rouge brun* pour les muscles, *blanche* pour les nerfs. Ces peintures sont enfermées dans de petits sacs en étain, qui se vendent de 30 à 60 centimes.

Il faut s'exercer à peindre les pièces; il est rare qu'on soit satisfait de son premier essai. On emploie d'abord la couleur qui prédomine dans la pièce, c'est presque toujours celle des muscles. On a soin de passer une légère teinte blanche sur les tendons, et de fondre insensiblement les deux couleurs vers la terminaison des tendons sur les muscles. Le plus souvent, quand on commence à préparer des pièces, on emploie beaucoup trop de peinture : il en faut à peine.

Généralement, on ne peint pas les aponévroses; dans quelques pièces, on peut se passer de colorer les tendons.

Lorsqu'on peint les vaisseaux, les nerfs et les conduits excréteurs, il faut prendre des pinceaux fins, surtout pour les petits rameaux, en évitant de salir les parties voisines. On y arrive facilement en plaçant, sous l'organe à peindre, une feuille de papier ou de carton. Si, malgré les précautions qu'on aura pu prendre, ou tache les organes voisins, on recouvrira cette tache avec la peinture de l'organe sali, lorsque la peinture sera sèche. Enfin, il est facile d'enlever la peinture sur un organe quelconque, en le frottant avec un pinceau imbibé d'essence de térébenthine.

§ 7. — Vernissage.

Lorsque la pièce est peinte, on la soumet de nouveau à la dessiccation en l'exposant pendant quelques jours dans une chambre dont on ouvre toutes les issues, afin d'établir un courant d'air. Au bout d'une semaine environ, au moment où la peinture ne salit plus les doigts, on procède au vernissage de la préparation.

On vernit les pièces pour donner du brillant à la préparation, pour empêcher la poussière d'y adhérer, pour éviter l'action des insectes et celle de l'humidité, et pour donner une certaine transparence aux parties.

Trois espèces de vernis sont principalement employées ; chacune d'elles est mieux appropriée à certaines parties : c'est le vernis à l'essence, le vernis à l'alcool et le vernis de copal, qu'on se procure chez les marchands de couleurs.

Le *vernis à l'alcool* sèche rapidement et donne beaucoup de brillant aux pièces ; mais il ne peut pas être employé pour les parties flexibles ni pour celles dont on doit se servir souvent. On réserve son emploi pour les organes volumineux, pour les pièces à corrosion et pour les os. Il est cassant.

Le *vernis à l'essence* est plus souple, mais il sèche un peu plus lentement que le vernis à l'alcool.

Le *vernis de copal*, le meilleur de tous, est souple, flexible et dure longtemps. Il sèche lentement. On l'emploie de préférence sur les organes flexibles et qui doivent être maniés. Il a l'inconvénient de brunir un peu les préparations ; mais cet inconvénient est sans importance, à moins qu'il ne s'agisse d'organes qui doivent rester blancs comme les nerfs.

Pour vernir une pièce, on commence par passer une couche du vernis dont on a fait choix. On laisse sécher complètement cette première couche, puis on en applique une seconde, une troisième, etc., jusqu'à ce que la préparation ait acquis le brillant qu'on veut lui donner.

Lorsqu'on emploie le vernis à l'alcool, il faut avoir soin de ne pas respirer sur la préparation, parce que l'eau précipite la résine du vernis et ternit la surface de la préparation.

Il faut passer le pinceau toujours dans le même sens, à grands traits et non par saccades et en barbouillant ; on évite ainsi la production de bulles d'air qui dégradent la surface de la préparation.

Procédé de Jallet pour la préparation des pièces sèches.

Nous ne pouvons passer sous silence le procédé très ingénieux du professeur adjoint d'anatomie de l'École de Poitiers ; nous avons visité son musée anatomique au moment où il était dans toute sa splendeur, et nous devons à la vérité de dire que Jallet a trouvé le moyen de conserver aux muscles desséchés leur volume normal, aux organes creux leur forme et leurs dimensions naturelles, et de dégraisser les pièces sèches.

Le but de cet anatomiste distingué était de conserver pour les études de l'été les pièces que les élèves avaient disséquées pendant l'hiver. Ceux qui ont pu admirer les belles préparations obtenues par le procédé de Jallet peuvent dire s'il a réussi.

1° *Pour conserver leur volume aux muscles des préparations et empêcher leur aplatissement par la dessiccation,* Jallet les sature d'alun cristallisé, *sulfate d'alumine et de potasse.*

Si la pièce à préparer ne renferme aucun vaisseau injecté au suif, on la plonge à cinq reprises différentes, pendant trois minutes chaque fois, dans une *solution saturée d'alun et bouillante,* en ayant soin de la laisser refroidir avant de la plonger de nouveau. Ensuite, lorsque la solution saturée d'alun est complètement refroidie, on y place la pièce qu'on laisse en *macération pendant plusieurs mois,* trois mois au moins. Les préparations à chaud ont l'avantage de faire pénétrer dans les muscles des quantités considérables d'alun.

Pendant la macération dans la solution d'alun, la graisse finit par disparaître à peu près complètement.

Si la pièce contient des vaisseaux pleins de matière à injection, on supprime les préparations à chaud ; on se contente alors de la macération à froid, qui doit durer plus longtemps.

Si la solution se trouve trop sale au bout d'un certain temps, il est avantageux de la renouveler.

2° *Pour conserver aux organes creux leur forme et leurs dimensions naturelles, il faut les remplir de sable fin, tamisé et lavé.*

C'est ainsi que doivent être préparés le cœur, les artères, les veines, les gaines aponévrotiques. Il pourrait paraître difficile de remplir une artère ou le cœur de sable ; voici comment procède Jallet : il délaye le sable avec de l'eau, puis il l'introduit sous forme de pâte molle avec un entonnoir ou une seringue. Lorsque la préparation est sèche, il suffit de la secouer pour rejeter complètement le sable.

Lorsque des coupes doivent être pratiquées sur les organes

creux, on les remplit de plâtre fin, délayé dans beaucoup d'eau. On enlève ce plâtre après dessiccation, au moment où l'on fait les coupes.

3° *Pour enlever la graisse d'une préparation en voie de dessiccation*, il faut recouvrir les parties grasses *d'amidon délayé dans l'eau froide* et formant une pâte épaisse. Cette pâte étant étendue, on expose la pièce au soleil, qui détermine l'évaporation de l'eau; l'amidon absorbe la graisse, dont il se charge pendant que l'eau s'évapore. On renouvelle ces couches de pâte d'amidon à froid autant de fois que cela paraît nécessaire, puis, lorsque la graisse ne les salit plus, on enlève l'amidon au moyen de la brosse.

En ce qui concerne les autres détails relatifs à la préparation des pièces, dessiccation, vernissage, montage, peinture, Jallet suit les procédés ordinaires, avec cette différence toutefois : il passe une couche de couleur blanche sur la préparation entière, puis il donne à chaque organe la couleur qui lui convient.

DEUXIÈME PARTIE

MYOLOGIE ET APONÉVROLOGIE

La myologie est cette partie de l'anatomie qui s'occupe de l'étude des muscles. Nous avons vu, dans le premier volume, que ces organes sont très répandus dans le corps de l'homme, et qu'on les divise en deux espèces : les muscles de la vie animale et ceux de la vie organique.

Les muscles de la vie animale, ou muscles extérieurs, sont les seuls dont on s'occupe ordinairement en myologie. Nous avons déjà décrit l'anatomie générale et l'histologie du système musculaire (voy. page 147, t. Ier) ; nous nous occuperons ici de la description des muscles en particulier.

Nous étudierons les muscles d'après l'ordre indiqué dans le tableau suivant :

Art. 1er. Muscles et aponévroses de la tête.
Art. 2. Muscles et aponévroses du cou.
Art. 3. Muscles extérieurs du tronc et aponévroses
Art. 4. Muscles intérieurs du tronc et aponévroses.
Art. 5. Muscles et aponévroses du membre supérieur.
Art. 6. Muscles et aponévroses du membre inférieur.

ARTICLE PREMIER

MUSCLES ET APONÉVROSES DE LA TÊTE.

On peut diviser ces muscles en deux groupes :

1° Les muscles à insertions osseuses. Ces derniers, décrits encore sous le nom de *muscles masticateurs*, sont situés sur les parties latérales de la tête ; ils s'attachent au squelette par leurs deux extrémités.

2° Muscles peauciers, c'est-à-dire muscles dont l'une des extrémités s'attache à la face profonde de la peau.

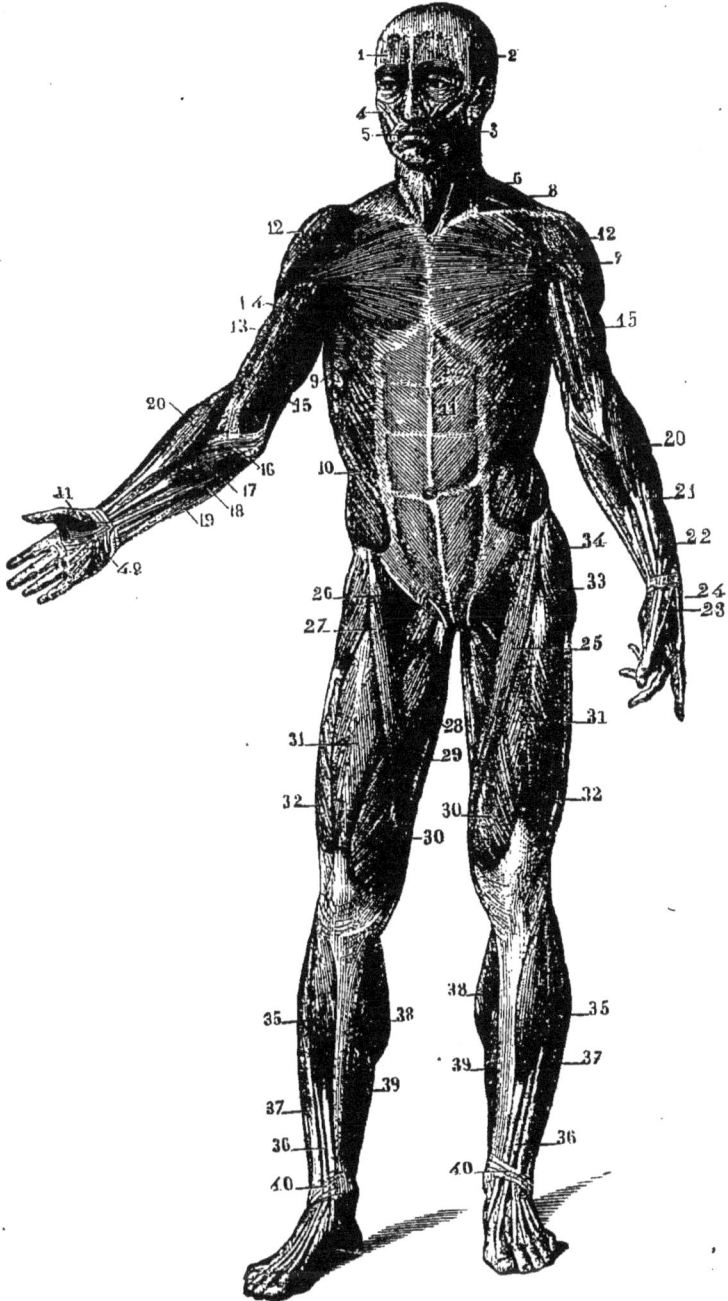

FIG. 5. — Système musculaire.

1. Frontal. — 2 Auriculaire supérieur. — 3. Masséter. — 4. Zygomatique. — 5. Orbiculaire des lèvres. — 6. Sterno-mastoïdien. — 7. Grand pectoral. — 8. Trapèze. — 9. Grand dentelé. — 10. Grand oblique. — 11. Droit de l'abdomen. — 12, 12. Deltoïde. — 13. Brachial antérieur. — 14. Biceps. — 15, 15. Triceps. — 16. Rond pronateur. — 17. Grand palmaire. — 18. Petit palmaire. — 19. Cubital antérieur. — 20, 20. Long supinateur. — 21. Premier radial externe. — 22 Long abducteur du pouce. — 23. Court extenseur du pouce. — 24. Extenseur de l'index. — 25 Droit antérieur. — 26. Tenseur du fascia lata. — 27. Couturier. — 28. Premier adducteur. — 29. Droit interne. — 30, 30. Vaste interne — 31, 31. Droit antérieur. — 32, 32. Vaste externe. — 33. Moyen fessier. — 34. Tenseur du facia lata. — 35, 35. Jambier antérieur. — 36, 36. Extenseur propre du gros orteil. — 37, 37. Extenseur commun des orteils. — 38, 38. Jumeau interne. —· 39, 39. Soléaire. — 40, 40. Ligament annulaire antérieur du tarse. — 41. Eminence thénar. — 42. Eminence hypothénar.

§ 1er. — Muscles masticateurs.

Ces muscles sont au nombre de quatre :

Masséter ;

Temporal ;

Ptérygoïdien interne ;

Ptérygoïdien externe.

I. — MASSÉTER ET RÉGION MASSÉTÉRINE.

Dissection. — Faites avec précaution une incision verticale dépassant en haut l'arcade zygomatique, et en bas le bord inférieur du maxillaire. Une autre incision, perpendiculaire, s'étendra de l'apophyse orbitaire externe du frontal au conduit auditif externe, le long du bord supérieur de l'arcade zygomatique. Cette dernière incision peut être faite également au-dessous du maxillaire et parallèlement à son bord inférieur, 4, 3, comme on peut le voir dans la figure 8.

Je m'empresse de dire à cette occasion que la position et le nombre des incisions n'ont rien d'absolu ; l'important est qu'on découvre complètement le muscle à étudier, et que les incisions soient disposées de telle façon que le muscle puisse être recouvert facilement par les lambeaux cutanés.

Disséquez les lambeaux, mais avec la plus grande précaution, pour ménager les organes importants qui recouvrent le muscle : canal de Sténon, nerf facial, artère transversale de la face, portion antérieure de la parotide.

Pour vous rendre compte des rapports profonds du masséter, détachez l'insertion fixe de ce muscle en faisant passer un trait de scie vertical sur l'arcade zygomatique, à 12 millimètres en avant du tragus, et un autre sur le milieu de l'os malaire.

Portez en bas la partie supérieure du muscle avec l'arcade osseuse détachée, et vous apercevrez le tendon du temporal En agissant avec ménagement, vous conserverez le nerf massétérin et l'artère massétérine, qui se rendent à la face profonde de ce muscle.

Forme et situation. — Ce muscle, quadrilatère, est situé à la partie inférieure, latérale et postérieure de la face. Il forme le relief qui termine la joue en arrière.

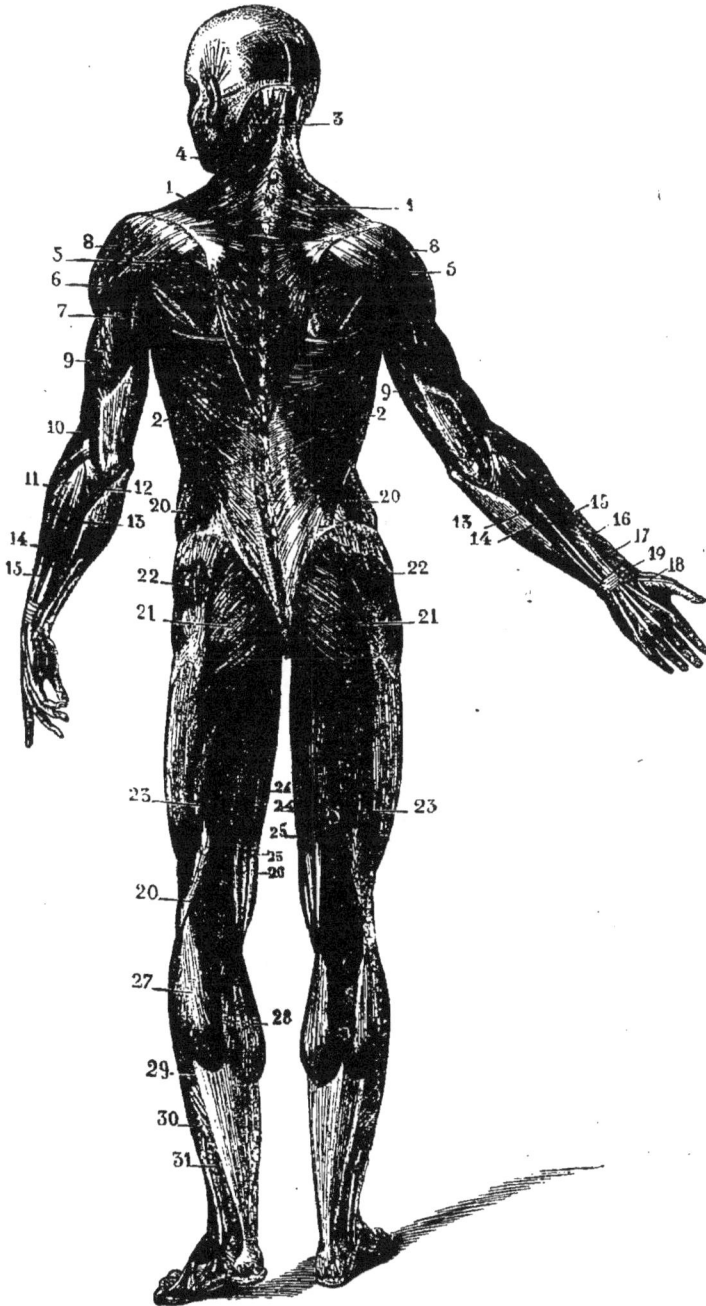

F:G. 6. — Système musculaire.

1, 1. Trapèze. — 2, 2. Grand dorsal. — 3. Splénius. — 4. Sterno-mastoïdien. 5, 5. Sous-épineux. — 6. Petit rond. — 7. Grand rond. — 8, 8. Deltoïde. — 9, 9. Triceps brachial. — 10. Long supinateur. — 11. Premier radial externe. — 12. Anconé. 13, 13. Cubital postérieur. — 14, 14. Extenseur propre du petit doigt. — 15, 15. Extenseur commun des doigts. — 16. Long adducteur du pouce. — 17. Court extenseur du pouce. 18. Long extenseur du pouce. — 19. Ligament annulaire postérieur du carpe. — 20, 20. Grand oblique de l'abdomen. — 21, 21. Grand fessier. — 22, 22. Moyen fessier. 23, 23. Biceps. — 24, 24. Demi-tendineux. — 25, 25. Demi-membraneux. — 26. Droit interne. — 27. Jumeau externe. — 28. Jumeau interne. — 29. Soléaire. — 30. Long péronier latéral. — 31. Court péronier latéral.

Insertions. — 1o *Fixe.* Au bord inférieur, et à une petite étendue de la face interne de l'arcade zygomatique ; presque toujours quelques fibres s'insèrent sur le tendon du temporal. 2o *Mobile.* Sur les trois quarts inférieurs de la face externe de la branche du maxillaire inférieur, et à l'angle de cet os.

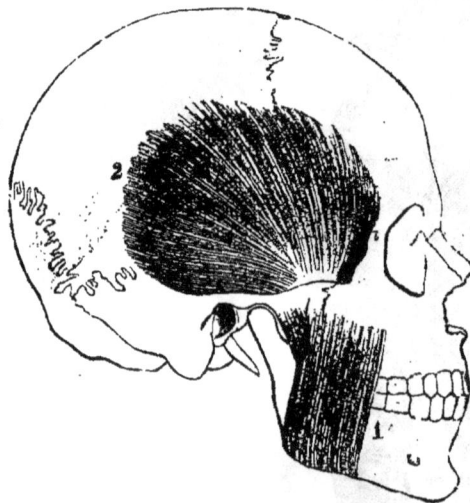

FIG. 7. — Masséter et temporal.

La *direction* des fibres est verticale pour les profondes, oblique en bas et en arrière pour les superficielles.

Rapports. — Le masséter constitue à lui seul la *région massétérine.* On trouve, sur sa face externe, l'aponévrose massétérine qui le recouvre immédiatement, et la peau. Entre la peau et l'aponévrose on rencontre trois organes : 1o l'artère transversale de la face, à 1 centimètre au-dessous de l'arcade zygomatique; 2o le canal de Sténon, facile à découvrir, à 2 centimètres au-dessous de cette arcade ; 3o enfin les ramifications du nerf facial qui recouvrent toute la surface du masséter. Cette face est encore en rapport, dans son tiers postérieur, avec la partie antérieure de la glande parotide qui embrasse le bord postérieur du muscle, et en bas avec la partie postérieure du peaucier. A sa partie antérieure, il recouvre la face externe du buccinateur, et forme avec lui un angle dans lequel s'accumule souvent une masse de tissu cellulo-adipeux, connue sous le nom de *boule graisseuse* de Bichat.

Sa face profonde recouvre la branche du maxillaire et le tendon du temporal.

Action. — Il applique l'arcade dentaire inférieure contre la supérieure, et concourt ainsi à la mastication.

Rien n'est plus illogique que de dire: *le masséter élève la mâchoire inférieure*. En effet, la mâchoire inférieure se porte en haut sans le secours de la contraction musculaire ; la *tonicité* des muscles distendus par l'abaissement suffit à relever le maxillaire lorsque les muscles abaisseurs ont cessé de se contracter. Cette réflexion s'applique aux muscles suivants.

Vaisseaux et nerfs. — Le masséter reçoit deux *artères:* l'une de la faciale, l'autre de la maxillaire interne. Le *nerf* massétérin vient du maxillaire inférieur.

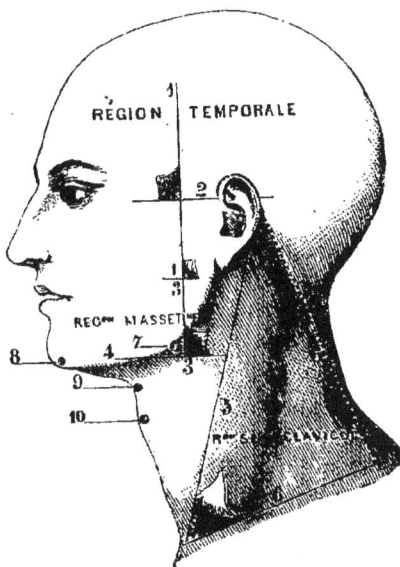

Fig. 8. — Incisions pour la dissection des régions temporale, massétérine et sus-claviculaire.

1° *Région temporale* : 1-1. Incision verticale. — 2. Incision horizontale.

2° *Région massétérine* : 2-3. Incision verticale. — 2. Incision horizontale supérieure. — 4. Incision horizontale inférieure.

Région sus-claviculaire : 5. Incision antérieure sur le sterno-mastoïdien. — 6. Incision inférieure sur la clavicule. — 6'. Ligne ponctuée vers laquelle le lambeau doit être rejeté.

7. Bourse séreuse sous-cutanée de l'angle du maxillaire. — 8. Bourse séreuse de la symphyse du menton. — 9. Bourse séreuse située entre l'os hyoïde et la membrane thyro-hyoïdienne. — 10. Bourse séreuse au-devant de la saillie du cartilage thyroïde.

$\frac{4}{5}$ Incision pour découvrir le canal de Sténon.

L'*aponévrose massétérine*, recouvrant immédiatement le masséter, présente les mêmes insertions que ce muscle; en avant, elle se confond avec l'aponévrose buccinatrice, en arrière elle passe sous la parotide, pour se fixer au bord postérieur de la branche du maxillaire.

II. — TEMPORAL ET RÉGION TEMPORALE (fig. 7).

Dissection. — Prolongez jusque vers le sommet du crâne l'incision verticale du masséter. Faites une incision perpendiculaire d'avant en arrière, de l'apophyse orbitaire externe à la base de l'apophyse mastoïde, en passant par-dessus le conduit auditif. Disséquez avec précaution les quatre lambeaux, en ayant soin de ménager l'artère temporale superfi- cielle et le nerf auriculo-temporal avec leurs ramifications, organes situés dans le tissu cellulaire sous-cutané, et dont le tronc passe dans le sillon qui sépare le tragus du tubercule zygomatique, à 5 ou 6 millimètres de l'un et de l'autre. Après avoir étudié ces organes et relevé l'aponévrose épicrânienne, on rencontre l'aponévrose temporale.

Pour voir le muscle et son tendon, sciez l'arcade zygomatique, comme il a été dit pour le masséter, relevez l'arcade avec l'aponévrose temporale en vous aidant du scalpel.

Forme. — Le muscle temporal occupe toute l'étendue de la fosse de même nom, et présente une forme rayonnée, triangu- laire, à sommet inférieur.

Insertions. — 1º *Fixe.* A toute l'étendue des deux tiers supé- rieurs de la fosse temporale et à la moitié supérieure de la face profonde de l'aponévrose temporale. 2º *Mobile.* Au sommet et à la face interne de l'apophyse coronoïde du maxillaire inférieur, par un tendon très puissant.

La *direction* des fibres est divergente de l'insertion mobile vers les insertions fixes du muscle. Le temporal est charnu à sa base ; son sommet est formé par un tendon qui s'enfonce dans l'épais- seur de la portion charnue.

Rapports. — A lui seul, ce muscle constitue la région tempo- rale. On trouve sur sa face externe l'aponévrose temporale et la peau, entre lesquelles on rencontre les ramifications de l'artère temporale superficielle et du nerf auriculo-temporal, ainsi que le prolongement latéral de l'aponévrose épicrânienne.

La face externe de ce muscle est séparée de l'aponévrose tem- porale par une couche de tissu cellulo-graisseux. Ce tissu déter- mine par sa disparition une excavation très marquée chez les personnes amaigries.

La face profonde du temporal recouvre les os et les organes profonds, vaisseaux et nerfs, qui se rendent à ce muscle.

Action. — Il agit dans la mastication en appliquant l'arcade dentaire inférieure contre la supérieure.

Vaisseaux et nerfs. — Ce muscle reçoit l'artère temporale pro- fonde antérieure et l'artère temporale profonde postérieure, branches de la maxillaire interne, et la temporale profonde moyenne fournie par la temporale superficielle. Il reçoit le nerf temporal profond antérieur du buccal, le temporal profond moyen du maxillaire inférieur, et le temporal postérieur du massétérin.

L'*aponévrose temporale*, très épaisse, est une membrane fibreuse tendue à la surface du temporal. Elle s'insère sur les limites de la fosse temporale, arcade zygomatique, apophyse orbitaire externe du frontal, ligne courbe de la face externe du pariétal, et elle sépare du muscle temporal, situé plus profondément, les vaisseaux et nerfs superficiels, les muscles auriculaires et l'aponévrose épicrânienne.

III. — Ptérygoïdien interne (fig. 9).

Dissection. — On prépare en même temps les deux ptérygoïdiens ; cette préparation se fait de plusieurs manières :

1° Faites passer un trait de scie vertical et transversal entre le corps et les branches du maxillaire ; rejetez en avant le corps de l'os, vous apercevrez le bord antérieur des ptérygoïdiens avec le tendon du temporal et les organes en rapport avec ces muscles.

2° Faites la coupe du pharynx (voy. *Pharynx*), vous préparerez ainsi la partie postérieure des deux ptérygoïdiens.

3° Enlevez le masséter avec l'arcade zygomatique, coupez le tendon du temporal, et passez un trait de scie vertical depuis l'échancrure sigmoïde jusqu'à 2 centimètres au-dessus du bord inférieur. Faites sauter les dernières molaires, sciez la partie antérieure de la branche du maxillaire en rasant le bord alvéolaire. Vous aurez enlevé, de la sorte, la moitié antérieure de la branche, et si le masséter et le buccinateur ont été préalablement enlevés, vous apercevrez la partie antérieure des deux ptérygoïdiens avec leurs rapports.

4° Faites une coupe antéro-postérieure de la tête, les deux muscles pourront être préparés sur chacune des deux moitiés.

Forme et situation. — Ce muscle, de forme quadrilatère, est situé en dedans de la branche du maxillaire.

Insertions. — 1° *Fixe.* Dans la fosse ptérygoïde, et particulièrement à l'aile externe de l'apophyse. 2° *Mobile.* A l'angle du maxillaire inférieur et à toute la partie de la face interne de la branche située au-dessous de l'orifice du canal dentaire.

La *direction* des fibres est oblique de haut en bas et de dedans en dehors.

Rapports. — Il est en rapport : *en dedans,* avec le pharynx et le muscle péristaphylin externe ; *en dehors,* avec le ptérygoïdien externe et la branche du maxillaire dont il est séparé par un espace triangulaire qui contient le ligament sphéno-maxillaire, les vaisseaux et nerf dentaires inférieurs ; *en arrière,* avec la glande parotide. A la partie supérieure, il est séparé de la trompe d'Eustache par le péristaphylin externe.

Action. — Il applique le maxillaire inférieur contre le supérieur, et agit ainsi dans la mastication. Lorsque les deux muscles

se contractent alternativement, ils concourent aux mouvements
de diduction de la mâchoire (trituration).

Vaisseaux et nerfs. — Ce muscle reçoit une artère de la maxillaire interne. Ses rameaux nerveux sont fournis par le maxillaire
inférieur.

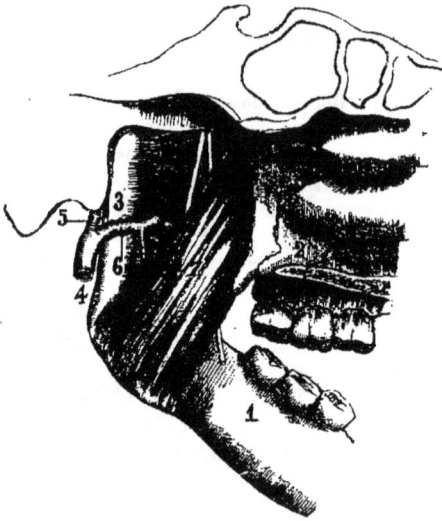

FIG. 9. — Muscles ptéry-
goïdiens du côté gauche,
vus par leur face in-
terne.

1. Face interne du maxillaire
inférieur. — 2. Maxillaire supérieur. — 3. Col du condyle du
maxillaire inférieur. — 4. Terminaison de l'artère carotide externe. — 5. Artère temporale
superficielle. — 6. Artère maxillaire interne. — 7. Ptérygoïdien
interne. — 8. Ptérygoïdien externe. On voit entre les deux
muscles les nerfs buccal et dentaire inférieur.

IV. — PTÉRYGOÏDIEN EXTERNE.

Forme et situation. — Il présente la forme d'un triangle
dont le sommet est dirigé en dehors. Il est situé dans la fosse zygomatique, en dehors et au-dessus du ptérygoïdien interne.

Insertions. — 1° *Fixes.* Par deux faisceaux, l'un à la face
externe de l'apophyse ptérygoïde, et l'autre à la portion de la
grande aile du sphénoïde située au-dessus. 2° *Mobile.* A la partie
antérieure et interne du col du condyle, et par quelques fibres au
ligament interarticulaire de l'articulation temporo-maxillaire.

La *direction* générale des fibres est oblique de dedans en dehors
et d'avant en arrière ; les fibres inférieures se portent en outre en
haut et en dehors ; les supérieures sont horizontales.

Rapports. — *En bas,* ce muscle est en rapport avec le ptérygoïdien interne, dont il est séparé par les vaisseaux et le nerf
dentaires inférieurs et le ligament sphéno-maxillaire ; *en haut,*
avec la base du crâne ; *en dedans,* avec l'apophyse ptérygoïde ;
en dehors, avec le col du condyle et l'articulation ; *en avant,* avec
le tendon du temporal et l'insertion postérieure du buccinateur ;

en arrière, avec les branches du nerf maxillaire inférieur, l'artère méningée moyenne et la glande parotide. Il est traversé par l'artère maxillaire interne, qui sépare les deux faisceaux du muscle.

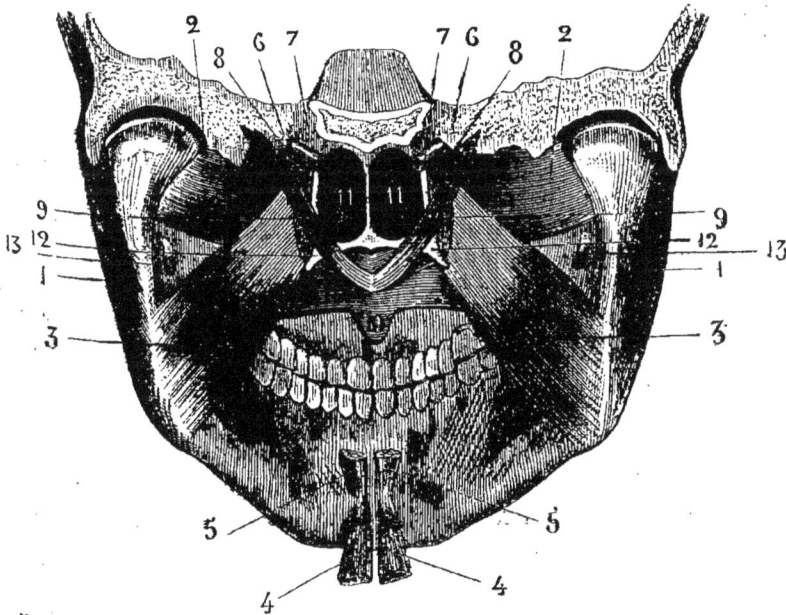

Fᴵɢ. 10. — Muscles ptérygoïdiens et muscles du voile du palais vus par la partie postérieure.

1, 1. Masséter. — 2, 2. Ptérygoïdien externe. — 3, 3. Ptérygoïdien interne. — 4, 4. Génio-hyoïdiens. — 5, 5. Génio-glosses. — 6, 6. Coupe du sommet du rocher, au-dessous duquel on aperçoit la trompe d'Eustache 7, 7. — 8, 8. Péristaphylin externe — 9, 9. Péristaphylin interne. — 10. Luette. — 11, 11. Orifice postérieur des fosses nasales. — 12, 12. Crochet de l'aile interne de l'apophyse ptérygoïde servant de poulie de réflexion au péristaphylin externe. — 13, 13. Orifice du canal dentaire.

Action. — Lorsque les deux muscles se contractent *en même temps*, ils portent en avant les condyles du maxillaire, en même temps qu'ils concourent à l'abaissement du corps de l'os. S'ils se contractent *alternativement,* ils concourent aux mouvements de diduction, et alors le menton se porte du côté opposé au muscle qui se contracte; dans ce mouvement, le ptérygoïdien externe porte en avant le condyle correspondant, qui sort momentanément de la cavité glénoïde. Si ces deux muscles se contractent en même temps, et que les muscles élévateurs de la mâchoire soient dans un état de demi-contraction, le maxillaire sera porté en avant, et les dents inférieures dépasseront les supérieures de plusieurs millimètres.

Vaisseaux et nerfs. — L'artère maxillaire interne abandonne
quelques rameaux à ce muscle au moment où elle le traverse. Il
reçoit son nerf du buccal, branche du maxillaire inférieur.

*Tous les nerfs des muscles masticateurs sont fournis par la por-
tion motrice du trijumeau.*

Pathologie.

On ne connaît pas de lésions particulières aux muscles masticateurs, mais ils jouent un rôle important dans certaines maladies.
Ces muscles sont les premiers atteints de la contracture dans le
tétanos ; on donne le nom de *trismus* à cette contracture, qui
peut n'affecter que ces muscles.

Dans les *fractures* du corps du maxillaire inférieur, les muscles
temporal, masséter et ptérygoïdien interne s'opposent au déplacement du fragment postérieur, qu'ils appliquent contre la mâchoire
supérieure.

§ 2. — Muscles peauciers.

Ces muscles occupent la voûte du crâne et la face ; ils sont au
nombre de vingt, non compris les *muscles auriculaires*, qui seront
décrits avec l'oreille.

Crâne, 2. . . .	Occipito-frontal.
	Temporal superficiel.
Orbite, 2. . . .	Sourcilier,
	Orbiculaire des paupières.
Nez, 4. . . .	Pyramidal.
	Transverse du nez.
	Myrtiforme ou constricteur des narines
	Dilatateur des narines.
Lèvres, 12. . .	Buccinateur.
	Orbiculaire des lèvres.
	Canin.
	Elévateur commun de l'aile du nez et de la lèvre su-périeure.
	Elévateur propre de la lèvre supérieure.
	Grand zygomatique.
	Petit zygomatique.
	Muscle de la houppe du menton.
	Carré du menton.
	Triangulaire des lèvres.
	Risorius de Santorini.
	Transverse du menton.

Dissection. — On trouve peu de sujets propres à l'étude de ces muscles ; on ne peut les bien étudier que sur les hommes très robustes, et

encore ! On peut les disséquer, soit par leur face superficielle, ce qui est difficile, parce qu'ils s'insèrent tous à la peau, soit par leur face profonde, en décollant le périoste des os. On se sert avec avantage d'eau aiguisée d'acide nitrique. Ce liquide ramollit le tissu cellulaire en durcissant la fibre charnue.

Les muscles de la face ne doivent point être étudiés isolément. Leur étude n'est profitable qu'autant qu'on les prépare avec les autres organes de la région. On devra donc les disséquer sur des sujets injectés et préparer en même temps les vaisseaux et les nerfs de la face.

I. — OCCIPITO-FRONTAL, PEAUCIER DU CRANE.

Ce muscle occupe toute la surface de la voûte crânienne.

C'est un muscle digastrique [1] aplati, dont la partie postérieure constitue le muscle occipital et la partie antérieure le muscle frontal. Le tendon intermédiaire aplati constitue l'aponévrose épicrânienne.

A. — *Occipital.*

Insertions. — *Fixe :* il s'insère aux trois quarts externes de la lèvre supérieure de la ligne courbe supérieure de l'occipital. *Mobile :* au bord postérieur de l'aponévrose épicrânienne, qui s'avance entre les deux portions du muscle sous forme de languette.

Rapports. — Il recouvre l'occipital et le pariétal, dont il est séparé par le péricrâne et une couche de tissu cellulaire. Il est recouvert par le cuir chevelu, les ramifications de l'artère occipitale et du nerf occipital.

Action. — Il tend l'aponévrose épicrânienne, entraîne le cuir chevelu en arrière, et efface en partie les rides du front.

B. — *Frontal.*

Ce muscle occupe toute la région du front.

Insertions. — *Fixe :* au bord antérieur de l'aponévrose épicrânienne, qui s'insinue entre les deux moitiés du muscle sous forme de languette. *Mobile :* à la face profonde de la peau de l'espace intersourcilier et des sourcils, en entre-croisant ses fibres avec celles du pyramidal, du sourcilier et de l'orbiculaire des paupières. Le frontal est formé de deux moitiés tout à fait distinctes.

---

1. On appelle digastrique un muscle dont les deux extrémités ou *ventres* charnues sont séparées par un tendon intermédiaire, comme on le voit pour l'occipito-frontal, l'omoplat-hyoïdien et le digastrique proprement dit.

Rapports. — Il est séparé de l'os frontal par le péricrâne et une couche de tissu cellulaire. Sa face superficielle adhère à la peau, dont elle est séparée par des ramifications de l'artère temporale superficielle, du nerf sus-orbitaire et de l'artère sus-orbitaire.

Action. — Ce muscle élève les sourcils et détermine des *rides transversales* sur le front. La contraction alternative de l'occipital et du frontal produit un mouvement de locomotion du cuir chevelu dans le sens antéro-postérieur.

Il est commode, pour la description, de réunir l'occipital et le frontal, mais on doit reconnaître que l'action des deux muscles est souvent complètement indépendante.

C. — *Aponévrose épicrânienne.*

L'aponévrose épicrânienne est un tendon aplati, étendu entre les deux muscles, et formé principalement par des fibres antéro-postérieures. Cette membrane envoie une languette aponévrotique sur la ligne médiane, entre les deux muscles frontaux, et une languette temporale à l'autre, entre les deux portions de l'occipital. Ses fibres antéro-postérieures sont croisées par des fibres transversales moins nombreuses allant d'une région à celle du côté opposé.

L'aponévrose épicrânienne, que l'on peut comparer au centre phrénique, donne insertion à des fibres musculaires sur presque tous les points de sa périphérie : frontal, occipital, auriculaires supérieurs (ces derniers muscles paraissent compris dans un dédoublement de l'aponévrose).

Cete membrane est en rapport, par sa face profonde, avec une couche celluleuse qui la sépare du péricrâne et de l'aponévrose temporale. Par sa face superficielle, elle est adhérente au cuir chevelu, dont elle est séparée par les ramifications des artères temporales superficielles et occipitales et des nerfs frontaux, temporaux superficiels et occipitaux.

II. — TEMPORAL SUPERFICIEL.

Sappey décrit sous ce nom une couche musculaire, extrêmement mince et mal limitée, adhérant par ses deux faces à l'aponévrose épicrânienne et au cuir chevelu, entre lesquels elle est située. Ce muscle se trouve à la partie antérieure de la région temporale, en arrière du frontal, en avant de l'auriculaire supérieur, au-dessus de l'arcade zygomatique.

III. — SOURCILIER.

Ce muscle, *situé* dans la région sourcilière, s'insère, par son point *fixe*, sur la partie interne de l'arcade sourcilière. Ses fibres se dirigent en dehors et en haut pour s'insérer à la face profonde du derme, après avoir parcouru un trajet de 3 à 4 centimètres et s'être entre-croisées avec celles du frontal et de l'orbiculaire. Son *action* est de rapprocher les sourcils et de déterminer la formation de *rides verticales* sur la ligne médiane.

IV. — ORBICULAIRE DES PAUPIÈRES.

Ce muscle est *situé* autour de l'orifice palpébral.

Insertions. — *Fixes*. Cette insertion se fait à la partie interne de la base de l'orbite par quatre faisceaux qui embrassent la surface du sac lacrymal :

1º Par un tendon principal ou *tendon direct*, au bord antérieur de la gouttière lacrymale et sur l'apophyse montante du maxillaire supérieur ; ce tendon croise la face antérieure du sac lacrymal ;

2º Par un faisceau plus petit, ou *tendon réfléchi*, sur le bord postérieur de la même gouttière, c'est-à-dire sur la crête de l'os unguis ;

3º Par un faisceau charnu, à l'apophyse orbitaire interne du frontal, à la partie supérieure de la gouttière lacrymale, et sur le fond du sac lacrymal ;

4º Par un dernier faisceau, sur le plancher de l'orbite, près de l'orifice supérieur du canal nasal, et sur la paroi externe du sac lacrymal.

Mobile. A la face profonde de la peau située à la partie externe de la région orbitaire, directement en dehors de la commissure externe des paupières.

La direction des fibres est celle de courbes dont la concavité embrasse l'ouverture palpébrale. Quelques fibres de la paupière supérieure passent dans l'inférieure sans prendre d'insertions à la partie externe de la région.

Structure et division du muscle. — On considère trois portions à ce muscle : les portions *orbitaire*, *palpébrale* et *ciliaire*.

La portion orbitaire est plus épaisse et d'une coloration plus foncée ; elle est située autour de l'orbite. La portion palpébrale, plus pâle, forme une couche plus mince dans l'épaisseur des paupières. La portion ciliaire, qui n'a que 2 ou 3 millimètres de largeur, est située au voisinage des cils.

Rapports. — Dans ses trois portions, le muscle orbiculaire est situé sous la peau ; sa face profonde recouvre les ligaments larges des paupières et les cartilages tarses, et dans sa portion orbitaire la base de l'orbite, où il s'entre-croise avec les fibres du sourcilier, du frontal et des zygomatiques. Son tendon embrasse le sac lacrymal par ses quatre faisceaux. On voit à travers la peau le faisceau antérieur, ou tendon direct, qui part de la commissure interne des paupières, où il se bifurque, et passe au-devant du sac lacrymal pour se porter à l'apophyse montante du maxillaire supérieur. C'est sur ce tendon et ses deux branches de bifurcation que prennent naissance la plupart des fibres musculaires.

Action. — 1º Quand l'orbiculaire se contracte sous l'influence de la volonté, il ferme l'orifice palpébral et porte la commissure externe en dedans ;

2º Quand l'élévateur de la paupière supérieure cesse de se contracter, le muscle orbiculaire ferme les paupières par sa tonicité (clignements) [Sappey] ;

3º Par les fibres qui s'insèrent sur le sac lacrymal, il le dilate et en fait une sorte de pompe aspirante qui appelle les larmes dans la cavité du sac.

Muscle de Horner. — On désigne sous ce nom un petit muscle, long de 5 à 6 millim., situé derrière le sac lacrymal et le tendon de l'orbiculaire.

Ce muscle est décrit ordinairement avec l'orbiculaire des paupières. Il est extrêmement petit ; pour l'apercevoir, il faut renverser les paupières de dehors en dedans, après les avoir séparées des régions environnantes.

Il s'insère, *en dedans*, sur le tendon réfléchi de l'orbiculaire, et *en dehors*, en arrière des points lacrymaux. Leur insertion externe est divergente comme les deux branches de bifurcation du tendon de l'orbiculaire.

Lorsqu'il se contracte, il tire les points lacrymaux en arrière et en dedans ; il tend à dilater l'orifice des conduits lacrymaux, en même temps qu'il les fait plonger dans le sac lacrymal. Il facilite par conséquent l'écoulement des larmes dans le sac lacrymal.

<h2 style="text-align:center">V. — PYRAMIDAL.</h2>

Petit muscle situé entre les deux sourcils, à la racine du nez, et décrit par plusieurs auteurs sous le nom de *pilier du frontal.*

Insertions. — En bas sur le bord inférieur des os propres du nez et sur les cartilages latéraux du nez.

Il se dirige en haut et va s'insérer à la peau de la région intersourcilière, en entre-croisant ses fibres avec celles du frontal.

Action. — Il abaisse la peau de la région intersourcilière et la plisse transversalement ; il est donc antagoniste du frontal.

VI. — TRANSVERSE DU NEZ.

Ce muscle a la forme d'un triangle, dont le sommet correspond à la partie postérieure de l'aile du nez, et la base, à la face dorsale de la portion cartilagineuse du nez. On l'appelle aussi *triangulaire du nez*.

Insertions. — Son extrémité antérieure se confond avec celle du côté opposé ; elle est constituée par une mince aponévrose, d'où partent les fibres charnues qui se dirigent en bas, en arrière et en dehors. Elles s'attachent à la peau qui recouvre la partie postérieure de l'aile du nez, et quelques-unes se continuent avec le bord externe du myrtiforme, en s'insinuant au-dessous des muscles élévateurs de la lèvre supérieure.

Action. — Il plisse la peau du nez en travers. Il déprime en même temps l'aile du nez lorsque celle-ci est fixée par son abaissement.

VII. — MYRTIFORME OU CONSTRICTEUR DES NARINES.

Situé au-dessous des narines.

Insertions. — En bas, dans la fossettte myrtiforme du maxillaire supérieur, et à la saillie que forme la canine ; en haut, par deux faisceaux, à la sous-cloison et à la partie postérieure de l'aile du nez.

Action. — Il porte en bas et en avant les parties sur lesquelles il s'insère et rétrécit la narine.

VIII. — DILATATEUR DES NARINES.

Petit muscle extrêmement mince, situé dans l'épaisseur de l'aile du nez.

Insertions. — Il s'attache en arrière à la face profonde de la peau qui recouvre le bord postérieur du cartilage de l'aile du nez. Ses fibres se portent en avant et en bas, en décrivant une courbe à concavité inférieure et antérieure. En avant, ce muscle s'insère à la face profonde de la peau qui forme le bord externe de la narine.

Action. — Il porte l'aile du nez en dehors, et dilate ainsi la narine. Ce mouvement est surtout marqué à la partie postérieure de l'aile du nez. Quelques personnes ont la faculté de contracter volontairement ce muscle.

IX. — BUCCINATEUR.

Muscle aplati, rectangulaire, situé dans l'épaisseur de la joue.

Insertions. — Les insertions *fixes* sont multiples ; elles se font : 1° sur la partie externe du bord alvéolaire de la mâchoire supérieure, un peu au-dessus du collet des trois grosses molaires ; 2° sur la partie externe et postérieure du bord alvéolaire de la mâchoire inférieure ; 3° sur le sommet de l'aile interne de l'apophyse ptérygoïde, et sur le ligament ptérygo-maxillaire, étendu du sommet de cette apophyse à l'épine osseuse située à l'entrée du canal dentaire. De ces divers points, les fibres convergent vers les commissures des lèvres.

Les insertions *mobiles* se font, en avant, à la face profonde de la muqueuse buccale, en s'entremêlant à celles de l'orbiculaire des lèvres.

(Le buccinateur et l'orbiculaire ne peuvent plus être considérés comme un seul muscle ; l'électricité et l'anatomie démontrent que ces deux muscles sont indépendants, de même que le pyramidal et le frontal sont deux muscles également indépendants, contrairement à ce que l'on croyait autrefois.)

Rapports. — Le buccinateur est en rapport, en dedans, avec la muqueuse de la joue à laquelle il adhère ; en dehors, il est en rapport, d'arrière en avant, avec l'apophyse coronoïde et le tendon du temporal, avec la partie antérieure du masséter, le canal de Sténon, quelques glandules salivaires, et la boule graisseuse de Bichat, qui est séparée du muscle par l'aponévrose buccinatrice.

On trouve encore sur sa face externe l'artère et la veine faciales, l'artère transversale de la face, des ramifications du nerf facial et le nerf buccal, qui pénètre dans le muscle à la partie postérieure de sa face externe.

Vers la deuxième grosse molaire supérieure, ce muscle est traversé par le canal de Sténon. Au niveau de son bord postérieur, on voit une partie de ses fibres s'entre-croiser avec le constricteur supérieur du pharynx sur le ligament ptérygo-maxillaire, qui leur sert de point d'insertion commun.

Action. — Le buccinateur tire de son côté la commissure des lèvres ; si les deux muscles se contractent ensemble, les deux lèvres s'allongent transversalement.

Par sa tonicité, *et non par sa contraction,* le buccinateur ramène sous les dents les aliments qui tombent entre les arcades dentaires et les joues.

Aponévrose buccinatrice. — Aponévrose mince, ayant la même étendue que la face externe du buccinateur, sur laquelle elle est appliquée. Elle s'attache en haut et en bas sur les maxillaires, comme le muscle ; en avant, elle se perd au point d'insertion du muscle à la muqueuse ; en arrière, elle se divise en deux feuillets très minces, qui embrassent le bord antérieur du masséter ; l'externe se confond avec l'aponévrose massétérine, et l'interne s'attache au bord antérieur de l'apophyse coronoïde.

X. — ORBICULAIRE DES LÈVRES.

L'orbiculaire des lèvres entoure l'orifice buccal ; latéralement, il se confond avec l'extrémité antérieure des muscles buccinateurs. Cette apparence de continuité entre les fibres de l'orbiculaire et celles du buccinateur explique pourquoi on les a souvent considérées comme faisant partie du même muscle.

L'orbiculaire est formé de deux moitiés, le demi-orbiculaire supérieur et le demi-orbiculaire inférieur.

Insertions. — *A. Demi-orbiculaire supérieur.* — Il est situé dans l'épaisseur de la lèvre supérieure, dont il occupe toute la hauteur et toute la longueur.

Sa *portion principale* est formée par des fibres arciformes qui occupent principalement le bord de la lèvre. Ces fibres s'insèrent à la face profonde de la muqueuse labiale ; de chaque côté elles descendent au niveau de la commissure des lèvres, adhèrent à la face profonde de la muqueuse, où elles croisent les fibres du demi-orbiculaire inférieur, et semblent se continuer avec la partie inférieure du buccinateur.

Sa *portion accessoire* est constituée : 1° par un petit faisceau qui part de la peau de la sous-cloison du nez, et se porte à droite et à gauche, pour se confondre avec la portion principale ; 2° par un faisceau beaucoup plus petit, qui part de la partie interne de la fossette myrtiforme, et se porte en avant à la face profonde de la peau, où il s'insère.

B. Demi-orbiculaire inférieur. — Ce muscle occupe toute la hauteur et toute l'épaisseur de la lèvre inférieure.

Sa *portion principale* est formée de fibres arciformes qui s'atta-

2***

chent à la face profonde de la muqueuse du bord libre de la lèvre, et qui se portent vers les commissures, en remontant légèrement pour s'entre-croiser avec celles du demi-orbiculaire supérieur. En dehors, elles s'attachent à la face profonde de la muqueuse des commissures, où elles semblent se confondre avec la partie supérieure du buccinateur.

Sa *portion accessoire* est représentée par un tout petit faisceau qui part du maxillaire inférieur, près de la symphyse du menton, et se porte en dehors pour se confondre avec la portion principale.

Rapports. — Les deux muscles demi-orbiculaires sont très épais au niveau du bord libre des lèvres, ils s'amincissent vers le bord adhérent. Sur le bord libre, ils sont recouverts uniquement par une muqueuse mince et transparente, qui permet d'en apercevoir la couleur.

En arrière, ils sont en rapport avec une couche de glandules en grappe, qui les sépare de la muqueuse. En avant, ils sont en rapport avec divers muscles de la face qui vont se fixer à la face profonde de la peau.

Action. — Les deux demi-orbiculaires forment par leur réunion un muscle sphincter, antagoniste des muscles buccinateurs et de tous les muscles qui tendent à écarter les deux lèvres, élévateurs, zygomatiques, etc. Ce sphincter agit en resserrant l'ouverture de la bouche, comme dans l'action de siffler, de donner un baiser ou de sucer, etc.

Ces muscles concourent avec la langue à maintenir les aliments entre les arcades dentaires.

On pourrait trouver quatre portions dans l'orbiculaire des lèvres, car on peut avec l'électricité déterminer la contraction isolée de la moitié droite ou de la moitié gauche de chacun des demi-orbiculaires.

XI. — CANIN.

Ce muscle est situé dans la fosse canine.

Insertions. — A la partie supérieure de la fosse canine, au-dessous du trou sous-orbitaire. De là, il descend verticalement, pour s'insérer à la face profonde de la peau de la lèvre supérieure, au-devant de l'orbiculaire, où il paraît se continuer avec le triangulaire des lèvres.

Rapports. — Ce muscle recouvre le maxillaire ; il est recouvert par les vaisseaux et le nerf sous-orbitaires et les muscles élévateur propre de la lèvre supérieure, élévateur commun de l'aile du nez et de la lèvre supérieure.

XII. — Élévateur commun de l'aile du nez et de la lèvre supérieure.

Muscle situé dans le sillon qui sépare le nez de la joue.

Insertions. — Ce muscle s'insère en haut sur les os propres du nez, et principalement sur l'apophyse montante du maxillaire supérieur.

Ses fibres les plus externes descendent verticalement, et s'attachent à la face profonde de la peau de la lèvre supérieure, en avant de l'orbiculaire. Ses fibres internes décrivent une courbe à concavité antérieure, et se fixent à la partie postérieure de l'aile du nez.

Le nom de ce muscle indique son *action*.

XIII. — Élévateur propre de la lèvre supérieure.

Ce muscle est situé en avant du canin et en dehors du précédent.

Insertions. — Il s'insère, en haut, à la partie inférieure du rebord orbitaire, au-dessus du trou sous-orbitaire, dans une étendue de 2 à 3 centimètres.

De là, il se dirige en bas et en dedans et va s'insérer à la face profonde de la peau de la lèvre supérieure.

Quelques-unes des fibres internes s'attachent au bord postérieur de l'aile du nez, ce qui a fait donner à ce muscle le nom d'*élévateur commun profond*, par Sappey.

Son nom indique son *action*.

XIV. — Grand zygomatique.

Muscle étendu de la pommette à la lèvre supérieure.

Il s'insère, en haut, à la partie postérieure de la face externe de l'os malaire, et se dirige en bas et en dedans pour s'insérer à la face profonde de la peau et de la muqueuse de la commissure.

Il tire la commissure en haut et en arrière.

XV. — Petit zygomatique.

Ce muscle est parallèle au précédent, en dedans duquel il est situé. Il s'insère, en haut, à la partie inférieure de la face ex-

terne de l'os malaire, et en bas, à la face profonde de la peau
de la lèvre supérieure, près de la commissure.

La direction de ce muscle est sensiblement la même que celle
de l'élévateur propre de la lèvre supérieure, dont il partage l'action.

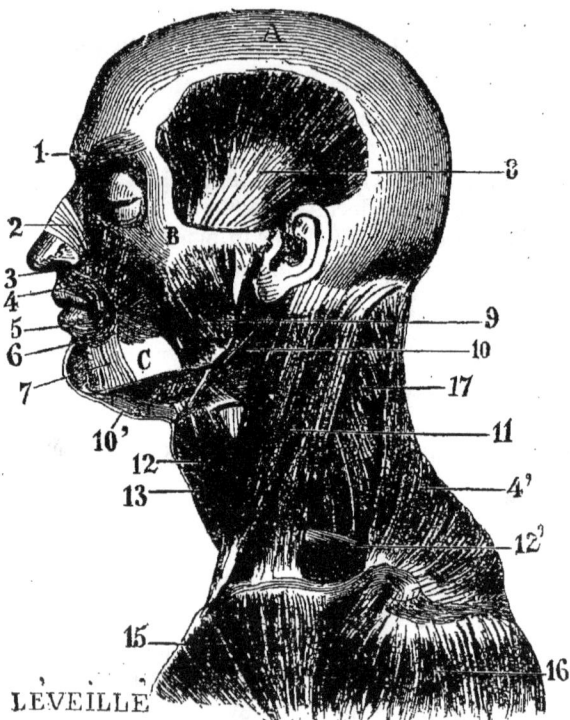

FIG. 11. — Muscles de la tête et du cou ; triangle sus-claviculaire.

A. Voûte crânienne. — B. Arcade zygomatique. — C. Maxillaire inférieur. — 1. Sourcilier. — 2. Transverse du nez. — 3. Élévateur propre de la lèvre supérieure. —
4. Zygomatique. — 5. Orbiculaire des lèvres. — 6. Buccinateur traversé par le canal de
Sténon. — 7. Carré du menton. — 8. Temporal. — 9. Masséter. — 10. Ventre postérieur du digastrique. — 10'. Ventre antérieur. — 11. Sterno-cléido-mastoïdien. —
12'. Omoplat-hyoïdien. — 13. Sterno-hyoïdien. — 14. Trapèze limitant le triangle sus-
claviculaire avec le sterno-mastoïdien et la clavicule. — 15. Grand pectoral. —
16. Deltoïde. — 17. Splénius.

XVI. — MUSCLE DE LA HOUPPE DU MENTON.

Il s'insère, en haut, dans la fossette du maxillaire inférieur,
située de chaque côté de la symphyse. Il descend pour s'insérer à
la face profonde de la peau du menton.

Action. — Il élève la lèvre inférieure et applique les téguments du menton contre la mâchoire. C'est ce muscle qui se contracte dans les mouvements précipités de la lèvre inférieure, qu'on observe dans le marmottement.

XVII. — CARRÉ DU MENTON.

Muscle quadrilatère, qui s'insère, en bas, sur le tiers antérieur de la ligne oblique externe du maxillaire inférieur, où il reçoit plusieurs fibres du peaucier du cou, et se porte en haut à la face profonde de la peau de la lèvre inférieure.

Il abaisse la lèvre inférieure et la porte un peu en dehors.

XVIII. — TRIANGULAIRE DES LÈVRES.

Ce muscle, de forme triangulaire, est situé sous la peau du menton, en avant du carré du menton, de l'orbiculaire et du buccinateur.

Par sa base, il s'attache au tiers antérieur de la ligne oblique externe du maxillaire inférieur, un peu plus bas que le carré.

Ses fibres se portent en haut et en dehors, en sens inverse de celles du carré, et convergent vers la commissure des lèvres.

Par son sommet, il s'attache à la face profonde de la peau de la commissure, où il semble se continuer avec le grand zygomatique.

Il abaisse la commissure des lèvres.

XIX. — RISORIUS DE SANTORINI.

Petit faisceau musculaire, de volume variable, situé le long du bord postérieur du peaucier du cou, dont il constitue une portion, selon la plupart des auteurs.

Il s'attache en arrière sur la couche cellulo-fibreuse qui recouvre la parotide. En avant, il se fixe à la face profonde de la peau des commissures, qu'il tire en arrière lorsqu'il se contracte.

XX. — TRANSVERSE DU MENTON.

Ce muscle est un petit faisceau musculaire, souvent à peine visible, situé sur la ligne médiane, au niveau du sommet du menton, entre la peau et les fibres les plus internes du peaucier du cou. Par ses deux extrémités, il se confond avec l'angle interne du triangulaire.

Il concourt à appliquer la peau du menton contre le maxillaire.

Vaisseaux et nerfs des muscles de la face.

Les muscles de la face reçoivent une grande quantité de vaisseaux et de nerfs. Les *artères* sont : la faciale et ses nombreuses divisions, la transversale de la face, la mentonnière, la sous-orbitaire, la sus-orbitaire et la branche frontale de la temporale. Toutes ces artères sont accompagnées par des veines qui portent le même nom que les artères correspondantes.

Les *nerfs* sont tous fournis par le facial.

Des *nerfs vaso-moteurs* fort nombreux s'observent sur les artères de la face; la plupart viennent du plexus intercarotidien du grand sympathique. L'abondance de ces nerfs et la grande quantité de fibres musculaires dont les artères sont pourvues expliquent les phénomènes si rapides de rougeur et de pâleur qu'on observe dans la peau du visage à l'état physiologique et à l'état pathologique.

Pathologie.

Les muscles de la face sont sujets à la paralysie et aux convulsions. Dans la *paralysie faciale,* la cause réside dans le système nerveux, mais les symptômes siègent dans les muscles. Les muscles du côté sain, ayant conservé leur tonicité, entraînent de leur côté les muscles paralysés. Il en résulte une déviation des traits de la face. Le muscle orbiculaire du côté malade n'est plus apte à clore les paupières et à protéger l'œil. Pendant le sommeil, le courant d'air expirateur soulève la joue malade, par suite de la paralysie du buccinateur, et sort avec bruit; on dit alors que le malade *fume la pipe.* La paralysie peut être légère ou intense ; de là dépend l'intensité des symptômes.

Les muscles sont affectés de *mouvements convulsifs* dans la maladie appelée *tic de la face.* Ces tics sont presque toujours partiels et dépendent du système nerveux.

ARTICLE DEUXIÈME

MUSCLES ET APONÉVROSES DU COU.

(*Région cervicale.*)

Couche superficielle.	Latérale.	Peaucier. Sterno-cléido-mastoïdien.
	Médiane.	Muscles de la région hyoïdienne.

		Scalène antérieur.
	Latérale.	Scalène postérieur.
Couche profonde.		Droit latéral.
		Intertransversaires du cou.
	Médiane.	Muscles de la région prévertébrale.

§ 1. — Muscles superficiels latéraux.

Dissection. — Placez un billot sous les épaules du sujet pour tendre e cou, et faites incliner légèrement la tête du côté opposé à celui que vous voulez disséquer. Faites les trois incisions indiquées figure 12 : une verticale 1-1, sur la ligne médiane, de la lèvre inférieure au tiers supé-

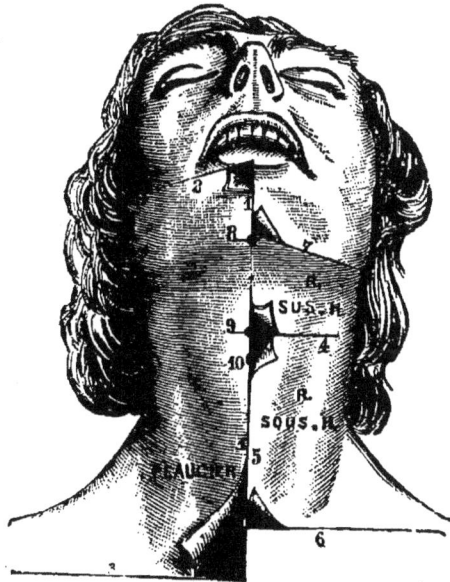

FIG. 12. — Incisions pour la dissection du peaucier du cou et des régions sus-hyoïdienne et sous-hyoïdienne.

1° *Peaucier :* 1. Incision interne. — 2. Incisiou supérieure. — 3. Incision inférieure.

2° *Région sus-hyoïdienne :* 4. Incision inférieure le long de l'os hyoïde. — 7. Incision supérieure le long du maxillaire inférieur. — 8, 9. Incision interne.

3° *Région sous-hyoïdienne :* 4. Incision supérieure. — 6. Incision inférieure, au niveau de la clavicule. — 5. Incision interne, sur la ligne médiane. 8. Bourse séreuse sous la peau du menton. — 9. Bourse séreuse sous l'os hyoïde. — 10. Bourse séreuse sur le cartilage thyroïde.

rieur du sternum ; deux horizontales, partant des extrémités de a pre mière, et se portant, l'une, 2, vers la partie postérieure de l'apophyse mastoïde, l'autre, 3, vers l'épaule.

Disséquez la peau de dedans en dehors avec ménagement, et prenez soin de ne point enlever le peaucier, qui est quelquefois extrêmement mince Dirigez le tranchant du scalpel parallèlement aux fibres du muscle, et renversez la peau en dehors en détachant le pavillon de l'oreille, en coupant d'un coup de scalpel la portion cartilagineuse du conduit auditif.

Pour préparer le *sterno-mastoïdien*, il suffit de diviser le peaucier transversalement à sa partie moyenne et d'en renverser les deux moitiés en haut et en bas, en prenant la précaution de ménager la veine jugulaire externe et les nerfs du plexus cervical, situés entre es deux muscles.

Etudiez avec soin les insertions et les rapports superficiels du sterno-mastoïdien avant de passer aux rapports profonds.

Pour les rapports profonds, faites la coupe suivante : enlevez avec une petite scie la portion de clavicule et de sternum qui donne insertion au muscle, *non pas dans toute l'épaisseur de l'os, mais dans sa moitié superficielle seulement*. Il faut vous aider de la gouge et du maillet au besoin. Il vous suffira ensuite, pour examiner les rapports profonds, de soulever ces insertions osseuses et le muscle dans toute sa longueur.

Cette préparation offre l'avantage de remettre tous les organes en place, avec leurs rapports exacts. Si l'on prend soin de fixer avec de petits clous les portions osseuses enlevées, il semble que les organes n'ont pas été déplacés.

I. — PEAUCIER.

Muscle large, très mince, situé sur les parties latérale et antérieure du cou.

Insertions. — Il s'insère, en bas, à la face profonde de la peau qui recouvre le deltoïde et la partie supérieure du grand pectoral.

Ses fibres, parallèles, se dirigent en haut, en avant et en dedans.

Il se termine en haut de plusieurs manières : 1° les fibres les plus internes s'entre-croisent avec celles du côté opposé et forment une sorte de raphé médian qui s'attache à la peau, depuis les muscles de la houppe jusqu'à 2 centimètres au-dessous de la symphyse du menton ; 2° en dehors des précédentes, on voit des fibres du peaucier s'attacher à la ligne oblique externe du maxillaire inférieur (quelques-unes semblent se continuer avec celles du carré du menton) ; 3° plus en dehors, il existe trois faisceaux distincts : l'interne passe sous le triangulaire, et forme le bord externe du carré du menton ; le moyen s'accole au bord postérieur du triangulaire, et le plus externe constitue le risorius de Santorini, qui a déjà été étudié.

Rapports. — Il est recouvert par la peau et situé dans un dédoublement du tissu cellulaire sous-cutané ; il recouvre, au niveau de la face, le masséter, la parotide, le maxillaire inférieur et le buccinateur ; au niveau du cou, le sterno-cléido-mastoïdien, l'omoplat-hyoïdien, le mylo-hyoïdien, le ventre antérieur du digastrique, les branches superficielles du plexus cervical et la veine jugulaire externe ; au niveau du thorax, la clavicule, la partie supérieure du grand pectoral et du deltoïde.

Ce muscle est animé par le *nerf facial*.

Action. — Abaisseur de la lèvre inférieure, qu'il porte un peu en dehors.

D'après Foltz, de Lyon, le peaucier aurait encore pour fonction de contre-balancer l'action de la pression atmosphérique, de manière à assurer la continuité et la régularité de la circulation veineuse du cou. Il agirait principalement sur la **jugulaire ex-terne**.

II. — STERNO-CLÉIDO-MASTOÏDIEN (fig. 11).

Allongé, obliquement étendu sur les côtés du cou.

Insertions. — 1° *Fixes*. Il s'insère par deux faisceaux à la clavicule et au sternum. Le *faisceau sternal*, arrondi, s'insère à la partie supérieure de la face antérieure du sternum, en s'entre-croisant avec celui du côté opposé et avec les fibres du grand pectoral.

Le *faisceau claviculaire*, large et aplati d'avant en arrière, s'insère sur le quart interne de la face supérieure de la clavicule.

2° *Mobiles*. Au bord antérieur et à la face externe de l'apophyse mastoïde, ainsi qu'aux deux tiers externes de la ligne courbe supérieure de l'occipital.

Les fibres se dirigent parallèlement en haut, en arrière et en dehors. Chez quelques sujets, on voit la séparation des deux fais-ceaux se continuer jusqu'à l'apophyse mastoïde.

Rapports. — Ce muscle est en rapport : 1° avec des os : il recouvre le sternum, la clavicule et l'apophyse mastoïde ; 2° avec une articulation : il recouvre l'articulation sterno-claviculaire ; 3° avec des muscles : il est recouvert par le peaucier, dont les fibres croisent sa direction ; il recouvre le sterno-cléido-hyoïdien, le sterno-thyroïdien, l'omoplat-hyoïdien, le digastrique, les sca-lènes, la partie supérieure de l'angulaire et du splénius ; 4° avec des vaisseaux : la veine jugulaire externe le recouvre et le sépare du peaucier ; il recouvre l'artère carotide primitive, dont il est le muscle satellite, l'artère carotide interne et la carotide externe, la veine jugulaire interne ; 5° avec des nerfs : il recouvre le plexus cervical profond. Son bord postérieur est en rapport avec les cinq branches nerveuses qui composent le plexus cervical super-ficiel. Le nerf spinal traverse ce muscle de dedans en dehors. Il recouvre de plus l'anse nerveuse du grand hypoglosse. Son bord postérieur forme le bord interne du triangle sus-claviculaire. A la partie inférieure du muscle, on remarque un triangle rempli de tissu cellulaire, qui sépare les deux insertions claviculaire et sternale ; au fond de ce triangle, on trouve le muscle sterno-cléido-hyoïdien, et derrière lui l'artère carotide primitive.

Action. — Lorsque ces deux muscles se contractent, ils sont fléchisseurs de la tête. Lorsque la tête est fortement renversée en arrière, ils sont extenseurs.

Si un muscle se contracte isolément, il incline la tête de son côté et porte la face du côté opposé.

Dans les inspirations forcées, les muscles sterno-mastoïdiens se contractent énergiquement et concourent à élever le thorax.

Structure. — Ce muscle est revêtu d'une aponévrose résistante dépendant de l'aponévrose cervicale ; lorsqu'elle est intacte, le muscle est aplati, quadrilatère, forme qui est due, comme le fait parfaitement observer Richet, à des prolongements fibreux de cette aponévrose, *aponévrose d'insertion faciale* de Richet, qui vont se confondre avec celle qui recouvre la glande parotide. Ces faisceaux fibreux une fois divisés, le muscle prend une forme arrondie que plusieurs auteurs considèrent à tort comme la forme normale du muscle.

Les deux faisceaux de ce muscle ont été décrits par Albinus comme deux muscles distincts, le sterno-mastoïdien et le cléido-mastoïdien.

Le sterno-mastoïdien reçoit deux *artères* principales : la sterno-mastoïdienne supérieure, de l'occipitale, et la sterno-mastoïdienne inférieure, de la thyroïdienne inférieure.

Les nerfs viennent du *plexus cervical profond* et du *spinal*.

Pathologie.

Le sterno-mastoïdien est fréquemment le siège de *torticolis* (*inclinaison vicieuse de la tête sur le cou*). Cette maladie est due quelquefois à l'action du froid ; le muscle devient douloureux et se raccourcit (*contracture*) de manière à incliner la tête du même côté que le muscle malade ; parfois il se développe des symptômes fébriles. Huit jours suffisent pour la guérison. Une variété de torticolis plus durable, plus grave, et qui nécessite le plus souvent la division du muscle par le chirurgien, est produite par la *rétraction permanente* du muscle. Enfin, il arrive que le torticolis reconnaît pour cause la paralysie de ce muscle ; dans ce cas, la tête est inclinée du côté opposé à celui de la paralysie, parce qu'elle subit l'action du muscle resté sain.

§ 2. — Muscles superficiels médians ou muscles hyoïdiens.

Ils sont divisés en deux groupes contenant chacun quatre muscles, et séparés par l'os hyoïde.

Premier groupe, ou muscles de la région sus-hyoïdienne :

1. Digastrique.
2. Stylo-hyoïdien.
3. Mylo-hyoïdien.
4. Génio-hyoïdien.

Deuxième groupe, ou muscles de la région sous-hyoïdienne :

5. Sterno-cléido-hyoïdien.
6. Omoplat-hyoïdien.
7. Sterno-thyroïdien.
8. Thyro-hyoïdien.

Dissection. — Pour disséquer les muscles médians, on place un billot sous la nuque du sujet, ou mieux sous les épaules. On incise la peau le

Fig. 13. — Incisions pour la dissection du peaucier du cou et des régions sus-hyoïdienne et sous-hyoïdienne.

1° *Peaucier* 1. Incision interne. — 2. Incision supérieure. — 3. Incision inférieure

2° *Région sus-hyoïdienne :* 4. Incision inférieure le long de l'os hyoïde. — 7. Incision supérieure le long du maxillaire inférieur. — 8, 9. Incision interne.

3° *Région sous-hyoïdienne :* 4. Incision supérieure. — 6. Incision inférieure, au niveau de la clavicule. — 5. Incision interne, sur la ligne médiane.

8. Bourse séreuse sous la peau du menton. — 9. Bourse séreuse sous l'os hyoïde. — 10. Bourse séreuse sur le cartilage thyroïde.

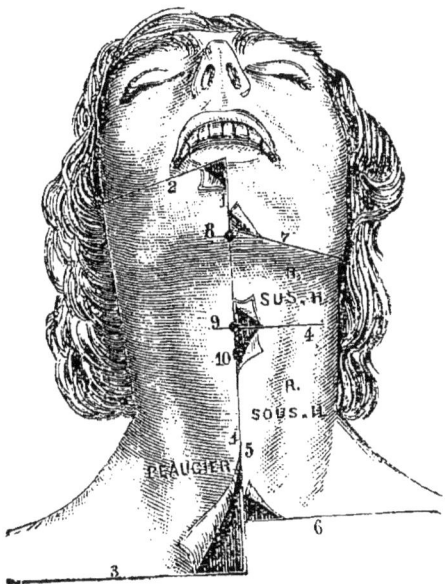

long du maxillaire inférieur et des clavicules ; on réunit ces deux incisions par une autre verticale et médiane, et l'on rejette de chaque côté la peau et le peaucier. (Il est préférable d'étudier ces muscles après le sterno-mastoïdien, qui les masque en partie et qu'il faudrait sacrifier.)

1· *Pour la région sus-hyoïdienne*, disséquez ces muscles très lentement, et conservez tous les vaisseaux et nerfs que vous rencontrez. Si vous enlevez les glandes parotide et sous-maxillaire et les nerfs nombreux qui se rencontrent dans cette région, vous faites un mauvais travail. On ne saurait trop répéter que l'étude isolée des muscles de cette région n'est d'aucune utilité. *On doit procéder à la dissection de la région entière*, et couche par couche.

Après avoir enlevé la peau et le peaucier, vous trouverez l'aponévrose cervicale superficielle, et vous verrez l'enveloppe fibreuse qu'elle envoie autour de la glande sous-maxillaire. Etudiez d'abord cette glande et constatez ses rapports avec l'artère et la veine faciales, avec l'artère et la veine sous-mentales, avec les ganglions sous-maxillaires et avec le muscle mylo-yoïdien situé profondément. La glande rejetée en dehors et maintenue au moyen d'une érigne sur la face externe du maxillaire, mettez à nu le digastrique, en conservant l'expansion que son tendon envoie au corps de l'os hyoïde.

Le stylo-hyoïdien sera préparé en même temps que le ventre postérieur du digastrique. Divisez ensuite le digastrique à son insertion sur le maxillaire, la surface du mylo-hyoïdien se trouvera découverte. Vous constaterez : 1° la présence du nerf myloïdien dans le sillon formé par le maxillaire et la face inférieure du muscle, nerf qui arrive jusqu'au ventre antérieur du digastrique ; 2° l'entre-croisement médian des deux muscles mylo-hyoïdiens ; 3° le rapport du bord postérieur de ce muscle avec la glande sous-maxillaire qui l'embrasse.

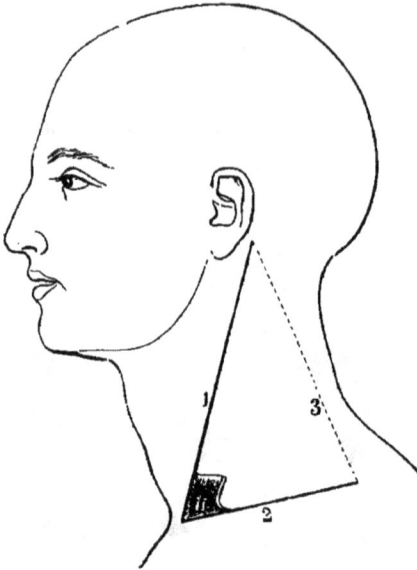

FIG. 14. — Ligne de dissection pour la préparation du triangle sus-claviculaire.

Pour voir le génio-hyoïdien, faites une coupe qui sert aussi pour l'étude des muscles de la langue, et en particulier du génio-glosse, de l'hyo-glosse et du stylo-glosse. Sciez le maxillaire verticalement : 1° à un centimètre de la ligne médiane, 2° immédiatement en avant du masséter. Renversez la portion d'os comprise entre les deux traits de scie, enlevez les gencives et la muqueuse du plancher de la bouche, vous apercevrez le génio-hyoïdien le canal de Warthon, les nerfs grand hypoglosse et lingual, et le muscle hyo-glose, sous lequel s'engage l'artère linguale.

2° *Pour disséquer la région sous-hyoïdienne* (fig. 13), il faut commencer par étudier le peaucier et le sterno-mastoïdien. Tous les muscles sous-hyoïdiens se trouvent alors découverts. Etudiez ces muscles sans les soulever, afin de constater leur connexion avec l'aponévrose cervicale moyenne, avec l'artère carotide primitive, la veine jugulaire interne et l'anse nerveuse du grand hypoglosse, située sur ces vaisseaux. Ces rapports peuvent être constatés sans enlever es muscles. Détachez ensuite à leurs insertions supérieures le sterno-hyoïdien et l'omoplat-hyoïdien, puis le sterno thyroïdien ; la trachée et le corps thyroïde se montrent alors.

Étudiez le thyro-hyoïdien, le nerf laryngé supérieur, situé au-dessous de lui, et les artères thyroïdiennes. Du côté de la trachée, vous constaterez ses rapports avec l'artère carotide et les nerfs récurrents situés sur les côtés.

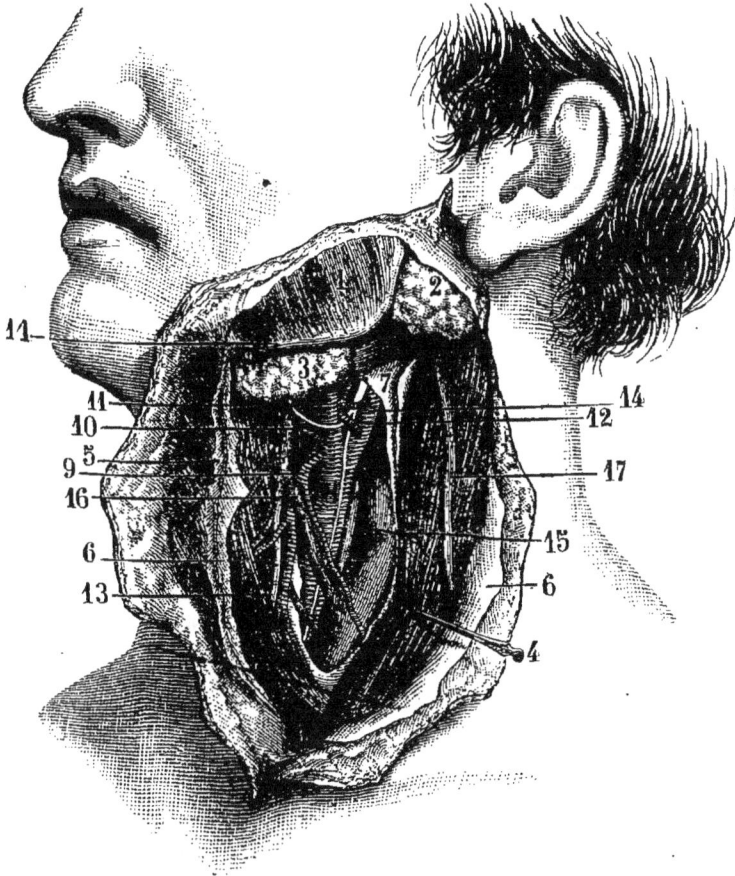

FIG. 15. — Région latérale du cou.

1. Masséter. — 2. Glande parotide. — 3. Glande sous-maxillaire. — 4. Sterno-cléido-mastoïdien. — 5. Coupe du muscle peaucier. — 6, 6. Aponévrose cervicale superficielle. — 7. Feuillet fibreux de la gaine des vaisseaux du cou. — 8. Carotide primitive. — 9. Thyroïdienne supérieure avec un petit rameau anormal descendant. — 10. Linguale. — 11, 11. Faciale. — 12. Branche artérielle anormale. — 13. Muscle omoplat-hyoïdien. — 14. Carotide interne. — 15. Jugulaire interne. — 16. Portion de veine faciale se jetant dans la jugulaire interne. — 17. Veine jugulaire externe.

Voyez ensuite les carotides et la jugulaire, que vous poursuivrez en haut avec les nerfs qui accompagnent ces vaisseaux à la partie supérieure. Cette étude doit être complétée par celle de la région parotidienne. (Voy. Parotide.)

On ne peut choisir un moment plus opportun pour étudier le larynx et le pharynx.

3° *Pour la dissection des muscles médians et profonds, ou prévertébraux*, il faut enlever le pharynx, le larynx, la trachée, l'œsophage, ou mieux, faire la coupe du pharynx. (Voy. *Pharynx*.)

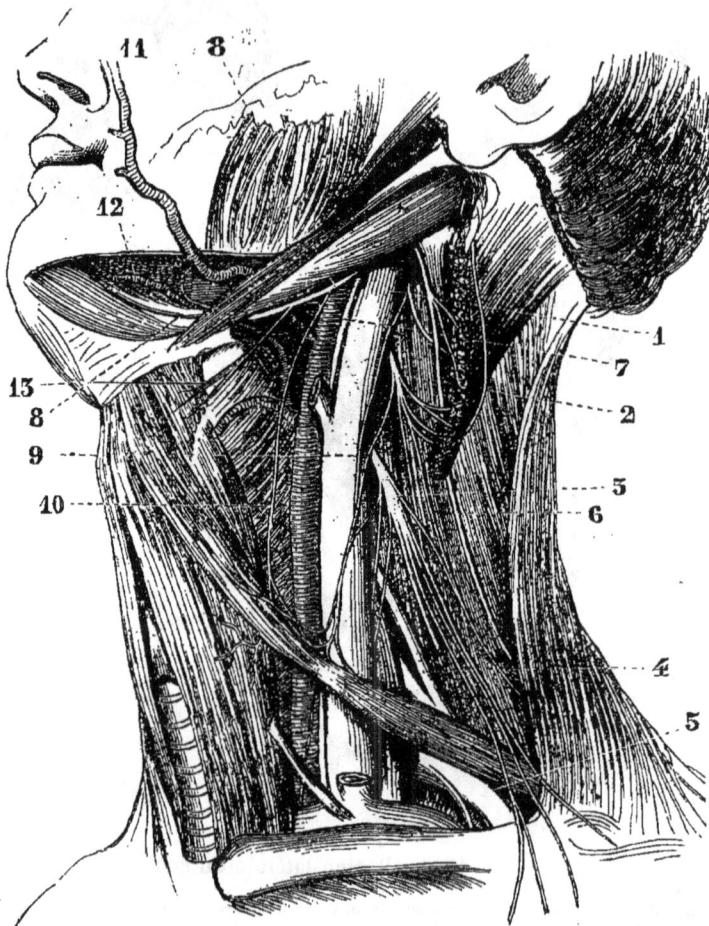

FIG. 16. — Régions antérieure et latérale du cou. (Figure d'ensemble.) Les chiffres indiquent les vaisseaux et les nerfs. On voit, en outre, le digastrique dans la région sus-hyoïdienne, la coupe du sterno-cléido-mastoïdien dans la région mastoïdienne, le scalène antérieur en avant de l'artère sous-clavière, les muscles de la nuque à droite de la figure, et les muscles sous-hyoïdiens à gauche.

1. Jugulaire interne. — 2, 3. Branches profondes du plexus cervical. — 4, 5. Nerfs du plexus brachial. — 6. Branche externe du spinal. — 7. Pneumogastrique. — 8. Hypoglosse. — 9. Branche descendante interne du plexus cervical. — 10. Branche descendante du grand hypoglosse. — 11. Artère faciale. — 12. Artère linguale. — 13. Nerf du muscle thyro-hyoïdien.

4° En dernier lieu, on doit étudier dans le cou les *muscles latéraux profonds*. Les scalènes se trouvent préparés lorsqu'on a enlevé le sterno-mastoïdien. On peut étudier les muscles intertransversaires du cou et le droit latéral, en suivant le même procédé que pour les muscles prévertébraux.

5° Le sterno-mastoïdien, le trapèze et la clavicule limitent le triangle sus-claviculaire. Lorsqu'on veut préparer avec soin ce triangle avec ses vaisseaux et ses nerfs, il faut faire les incisions indiquées dans la figure 14, et relever le lambeau en haut et en arrière.

I. — DIGASTRIQUE (fig. 16 et 17).

Comme son nom l'indique, ce muscle est formé de deux parties charnues, ou ventres, séparées par un tendon intermédiaire.

Insertions. — En arrière, dans la rainure digastrique de l'apophyse mastoïde; en avant, dans la fossette digastrique du maxillaire inférieur.

Rapports. — 1° Le tendon intermédiaire aux deux parties charnues du muscle traverse ordinairement le tendon du stylo-hyoïdien, et se fixe à l'os hyoïde par une expansion aponévrotique qui se réunit à celle du côté opposé.

2° Le ventre antérieur est recouvert par le peaucier et recouvre le mylo-hyoïdien.

3° Le ventre postérieur, accolé au stylo-hyoïdien, recouvre les artères carotide externe, linguale, faciale et carotide interne, la veine jugulaire interne et le nerf grand hypoglosse.

4° Ce muscle forme avec l'os maxillaire un triangle dans l'aire duquel on trouve la glande sous-maxillaire, les ganglions lymphatiques sous-maxillaires, l'artère et la veine sous-mentales.

5° Le tendon, placé à 5 millimètres au-dessus de la grande corne de l'os hyoïde, forme une courbe dont l'extrémité antérieure correspond au bord postérieur du mylo-hyoïdien. Cette courbe est située à 6 millimètres au-dessous du grand hypoglosse, dont elle est séparée par un espace triangulaire. Cet espace, en arrière du mylo-hyoïdien, est rempli par les fibres de l'hyo-glosse, qu'il suffit d'exciser à ce niveau pour trouver l'artère linguale, également distante du nerf grand hypoglosse et du tendon du digastrique (voy. la figure de l'artère linguale).

II. — STYLO-HYOÏDIEN (fig. 17).

Mince, grêle, ce muscle est un des organes du bouquet de Riolan.

Insertions. — En haut, à la face postérieure de l'apophyse styloïde; en bas, à la petite corne et au bord supérieur de l'os hyoïde. Son extrémité inférieure est presque toujours traversée par le tendon du muscle digastrique.

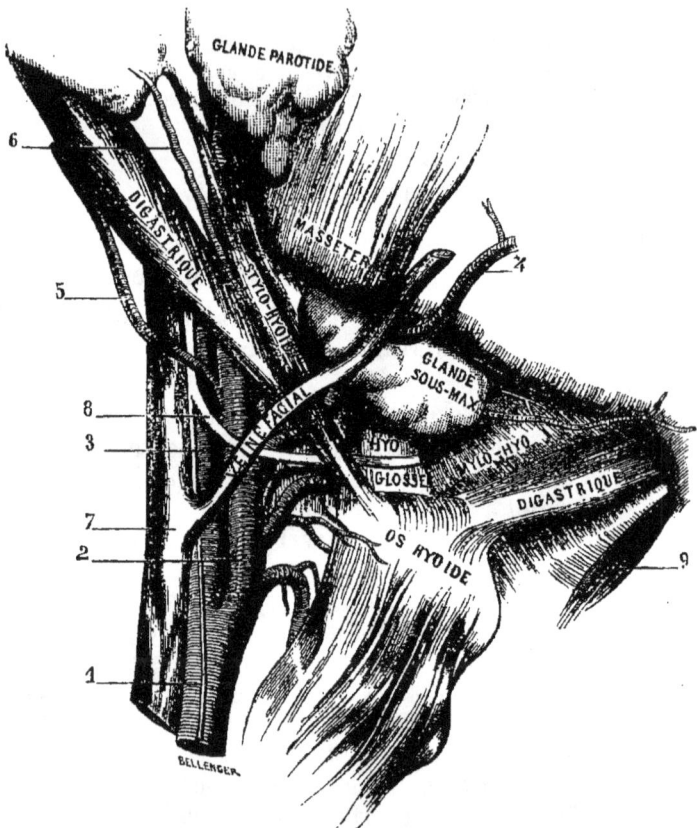

FIG. 17. — Région sus-hyoïdienne (côté droit)

1. Artère carotide primitive. — 2. Carotide externe. — 3. Carotide interne. — 4. Faciale. — 5. Occipitale. — 6. Auriculaire postérieure. — 7. Veine jugulaire interne. — 8. Nerf grand hypoglosse. Il suffit de jeter un coup d'œil sur la figure pour connaître le nom des autres organes.

Il a la même direction et les mêmes rapports que le ventre postérieur du digastrique, sur la face interne duquel il est accolé.

III. — MYLO-HYOÏDIEN (fig. 17 et 18).

Muscle mince, large, formant la principale partie du plancher de la bouche.

Insertions. — En haut, sur toute l'étendue de la ligne myloï-dienne ou oblique interne du maxillaire inférieur. De là, ses fibres se dirigent obliquement en arrière et en dedans et s'insè-rent : 1° les fibres externes, au bord supérieur de l'os hyoïde;

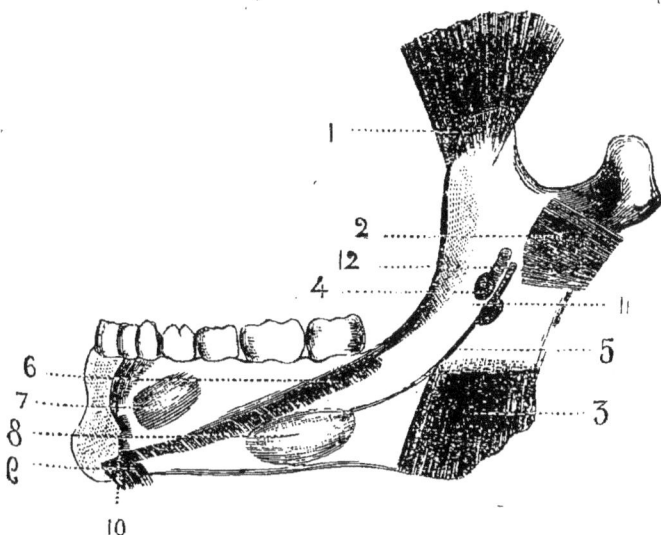

FIG. 18. — Insertions du mylo-hyoïdien, du digastrique et du génio-hyoïdien sur le maxillaire. (Moitié droite du maxillaire vue par sa face interne.)

1. Muscle temporal. — 2 Muscle ptérygoïdien externe. — 3 Muscle ptérygoïdien interne. — 4. Trou dentaire avec l'artère dentaire inférieure et le nerf dentaire inférieur. — 5. Nerf myloïdien venu du dentaire. — 6. Ligne myloïdienne et muscle mylo-hyoïdien. — 7. Fossette sublinguale. — 8. Fossette sous-maxillaire — 9. Insertion du digastrique dans la fossette digastrique. — 10. Apophyses géni avec les muscles génio-glosses et génio-hyoïdiens. — 11. Epine de Spyx. — 12. Artère dentaire inférieure.

2° les fibres internes, sur la ligne médiane, à un raphé fibreux formé par l'entre-croisement des deux muscles.

Rapports. — 1° Il est recouvert par le digastrique, l'artère et la veine sous-mentales, le nerf myloïdien, les ganglions sous-maxil-laires, la glande sous-maxillaire, le peaucier et l'aponévrose cervi-cale superficielle; 2° il recouvre le génio-hyoïdien, l'hyo-glosse, la glande sublinguale, le canal de Warthon, le nerf grand hypoglosse, le nerf lingual et la muqueuse buccale. Le bord postérieur de ce muscle ne présente aucune insertion, il est embrassé par la glande sous-maxillaire.

3*

IV. — Génio-hyoïdien.

Petit muscle situé au-dessous du précédent.

Insertions. — En avant, aux apophyses géni inférieures, et en arrière au bord supérieur de l'os hyoïde.

Rapports. — Formés de fibres antéro-postérieures, les deux muscles génio-hyoïdiens sont en contact sur la ligne médiane. Ils sont recouverts par les mylo-hyoïdiens. Ils recouvrent les muscles génio-glosses, la muqueuse linguale et la glande sublinguale.

V. — Sterno-cléido-hyoïdien (fig. 16 et 19).

Insertions. — Ce muscle, long et mince, s'insère en bas à la partie interne du bord postérieur de la clavicule, et par quelques fibres au ligament postérieur de l'articulation sterno-claviculaire, au premier cartilage costal et à la face postérieure du sternum.

Ses fibres se portent en haut et un peu en dedans, pour s'insérer au bord inférieur du corps de l'os hyoïde, où les deux muscles sont en contact.

Rapports. — Il est recouvert par la peau et le sterno-cléido-mastoïdien. Il recouvre le thyro-hyoïdien, le sterno-thyroïdien et le corps thyroïde.

VI. — Omoplat-hyoïdien, ou scapulo-hyoïdien (fig. 16 et 19).

Ce muscle, très long et grêle, est situé sur les parties latérales du cou, et présente deux ventres charnus et un tendon intermédiaire.

Insertion. — Il s'insère, en bas, au bord supérieur de l'omoplate, en dedans et en arrière de l'échancrure coracoïdienne ; de là, il se dirige en avant et en dedans, en décrivant une courbe à concavité externe et supérieure, pour s'insérer au bord inférieur de l'os hyoïde, en dehors du sterno-cléido-hyoïdien.

Rapports. — Il est recouvert, d'arrière en avant, par le sus-épineux, le trapèze, le peaucier, l'aponévrose cervicale superficielle, la veine jugulaire externe et le sterno-cléido-mastoïdien. Il recouvre les scalènes, les nerfs du plexus brachial, les vaisseaux sous-claviers, l'artère carotide primitive et la veine jugulaire interne. Il est réuni à celui du côté opposé par l'aponévrose cervicale moyenne.

Le ventre postérieur de ce muscle est séparé du bord postérieur de la clavicule par un intervalle de 5 à 8ᵐᵐ. Il est accompagné par l'artère scapulaire supérieure, et croisé à sa face superficielle par les branches sus-claviculaire et sus-acromiale du plexus cervical.

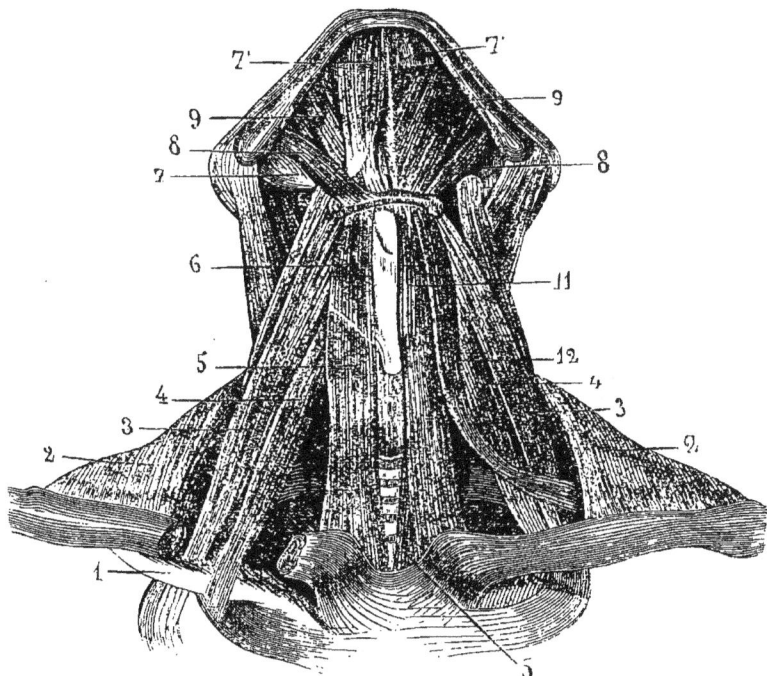

FIG. 19. — Muscles des régions sus-hyoïdienne et sous-hyoïdienne.

1. Muscle sous-clavier. — 2, 2. Trapèze. — 3, 3. Scalène postérieur. — 4, 4. Scalène antérieur. — 5, 5. Sterno-thyroïdien. — 6. Thyro-hyoïdien. — 7. Ventre postérieur du digastrique. — 7' 7'. Ventre antérieur. — 8, 8. Stylo-hyoïdien. — 9, 9. Mylo-hyoïdien. — 11. Sterno-hyoïdien. — 12. Omoplat-hyoïdien.

VII. — Sterno-thyroïdien (fig. 19).

Ce muscle, situé au-dessous du sterno-cléido-hyoïdien, a la même forme que ce dernier, mais il est plus court et beaucoup plus large.

Insertions. — En bas, à la partie supérieure de la face postérieure du sternum, où les deux muscles sont en contact, et au premier cartilage costal ; en haut, à la corde fibreuse située sur les faces latérales du cartilage thyroïde.

Rapports. — Il est recouvert par le sterno-cléido-hyoïdien et un peu par l'omoplat-hyoïdien. Il recouvre le corps thyroïde, la trachée et, en dehors, l'artère carotide primitive et la veine jugulaire interne.

VIII. — Thyro-hyoïdien (fig. 19).

Insertions. — Ce muscle, aplati, s'insère, en bas, à l'arcade fibreuse des parties latérales du cartilage thyroïde; en haut, au bord inférieur de l'os hyoïde et à une partie de la grande corne.

Rapports. — Il est recouvert par le sterno-cléido-hyoïdien. Il recouvre le cartilage thyroïde, la membrane thyro-hyoïdienne, les vaisseaux et nerfs laryngés supérieurs.

Vaisseaux et nerfs des muscles hyoïdiens.

L'*artère* sous-mentale, le rameau hyoïdien de la linguale, le rameau myloïdien de la dentaire inférieure, se rendent aux muscles sus-hyoïdiens. Ceux de la région sous-hyoïdienne reçoivent des rameaux des thyroïdiennes et de leurs branches, ainsi que de la scapulaire supérieure.

Les *nerfs* de ces muscles viennent de plusieurs sources : du trijumeau, du facial, du glosso-pharyngien et du grand hypoglosse.

Le *trijumeau* agit sur le *mylo-hyoïdien* et le *ventre antérieur du digastrique* par le nerf myloïdien, rameau du dentaire inférieur.

Le *facial* anime le *ventre postérieur du digastrique* et le *stylo-hyoïdien*.

Le *glosso-pharyngien* donne aussi des filets au *ventre postérieur du digastrique* et au *stylo-hyoïdien*.

Le *grand hypoglosse* fournit le nerf du *génio-glosse*, du *thyro-hyoïdien*, et un rameau, *branche descendante de l'hypoglosse*, qui se jette dans les autres muscles de la région sous-hyoïdienne.

Action des muscles hyoïdiens.

Les *muscles sus-hyoïdiens* agissent sur l'os hyoïde et sur le maxillaire. Le *digastrique* est un abaisseur du maxillaire ; on peut s'en rendre compte en plaçant le doigt sur ce muscle, qui durcit au moment où l'on abaisse la mâchoire. Les autres muscles agissent dans la déglutition, à la fin du premier temps ; ils forment un plan résistant à la langue, au moment où le bol alimentaire va franchir l'isthme du gosier. Alors le *stylo-hyoïdien* fixe l'os hyoïde en le portant en haut et en arrière ; le *mylo-*

hyoïdien et le *génio-hyoïdien* constituent spécialement le plan résistant dont je viens de parler.

Il n'est pas démontré que le ventre postérieur du digastrique soit extenseur de la tête.

Les *muscles sous-hyoïdiens* abaissent l'os hyoïde, et, par son intermédiaire, ils peuvent concourir à l'abaissement du maxillaire.

D'après Guyon (*Archives de physiologie*), ces muscles auraient une action spéciale pendant le phénomène de l'effort : ils appliqueraient le corps thyroïde contre la carotide primitive, dont ils intercepteraient ainsi plus ou moins complètement la circulation en comprimant ce vaisseau contre la colonne vertébrale. Le but de cette compression serait d'empêcher l'afflux d'une trop grande quantité de sang artériel vers la tête. Le lecteur doit savoir que, pendant l'effort, le sujet ne respire pas, il est en expiration ; or, pendant l'expiration, le cours du sang veineux se ralentit. Si le sang arrive au cerveau en aussi grande quantité que dans les conditions normales, et si, d'un autre côté, le sang veineux ne s'écoule pas librement, il en résultera une accumulation du sang dans la tête, et par conséquent dans le cerveau, ce qui constitue un danger. Telle est, en résumé, la théorie de Guyon. Il est incontestable que les pulsations des artères fournies par les carotides sont considérablement affaiblies, et même nulles, pendant les grands efforts auxquels se livre une femme au moment de l'accouchement.

Selon Richet, les muscles *omoplat-hyoïdiens* seraient des muscles inspirateurs ; ils agiraient en exerçant une traction sur les bords latéraux de l'aponévrose cervicale moyenne. De cette traction résulterait la tension de l'aponévrose et, par conséquent, la dilatation, l'élargissement des diverses veines du cou qui traversent cette aponévrose pour se rendre dans le thorax. C'est ainsi que, d'après le même auteur, l'action de ces muscles favoriserait l'entrée du sang dans les veines divisées pendant les opérations pratiquées sur le cou. (Voyez page 92, *Aponévrose cervicale moyenne.*)

Dans les maladies qui s'accompagnent de difficulté de respiration, *dyspnée,* les muscles sous-hyoïdiens concourent évidemment à l'inspiration ; on les voit tendus comme des cordes sur le cou des malades amaigris.

§ 3. — Muscles profonds latéraux.

Dissection. — Voyez page 75.

I. — SCALÈNE ANTÉRIEUR (fig. 19, 20 et 21).

Ce muscle est situé profondément sur les côtés du cou.

Insertions. — 1° En bas, au bord interne et à la face supérieure de la première côte, sur le tubercule de Lisfranc.

2° En haut, il s'attache par quatre tendons aux tubercules antérieurs des apophyses transverses des cinq dernières vertèbres cervicales, excepté de la septième.

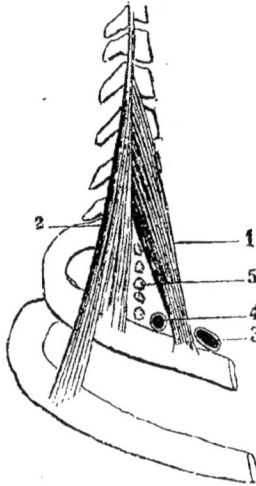

FIG. 20. — Schéma des deux scalènes (côté droit).

1. Scalène antérieur. — 2. Scalène postérieur. — 3. Veine sous-clavière.—4. Artère sous-clavière. — 5. Les cinq nerfs du plexus brachial.

Rapports. — Il est en rapport, en avant et en dehors, avec la clavicule, la veine sous-clavière, qui le sépare du muscle sous-clavier, le sterno-cléido-mastoïdien, l'omoplat-hyoïdien, l'artère cervicale ascendante et le nerf diaphragmatique ; en arrière, avec le scalène postérieur, dont il est séparé par un triangle à base inférieure, dans lequel on trouve l'artère sous-clavière et les nerfs du plexus brachial. Il sépare, à son insertion inférieure, l'artère sous-clavière de la veine.

Action. — Il élève la première côte, et par conséquent le thorax. Le thorax étant fixé, il incline les vertèbres cervicales de son côté.

II. — SCALÈNE POSTÉRIEUR (fig. 20).

Muscle allongé, situé en arrière du précédent.

Insertions. — Il s'insère en bas par deux faisceaux : 1° sur la première côte, en arrière de la dépression qui répond à l'artère sous-clavière ; 2° au bord supérieur de la deuxième côte.

En haut, il s'insère par six faisceaux aux apophyses transverses de l'atlas et de l'axis, et aux tubercules postérieurs des apophyses transverses des quatre vertèbres cervicales suivantes.

Rapports. — En avant, il est en rapport avec l'artère sous-clavière et le plexus brachial, qui le séparent du scalène anté-

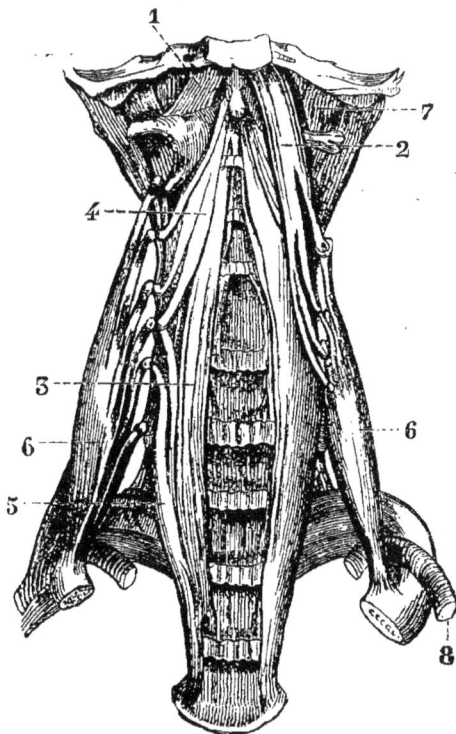

FIG. 21. — Muscles prévertébraux.

1. Petit droit antérieur. — 2. Grand droit antérieur. — 3. Faisceaux longitudinaux du long du cou. — 4. Faisceaux obliques supérieurs.— 5. Faisceaux obliques inférieurs. — 6, 6. Scalène antérieur. — 7. Droit latéral. — 8. Artère sous-clavière passant sur la première.

rieur ; en arrière, avec les muscles sacro-lombaire, transversaire du cou, splénius et angulaire ; en dehors, avec la partie supérieure du grand dentelé, le sterno-cléido-mastoïdien ; en dedans, avec les apophyses transverses, les muscles intertransversaires du cou, les deux premières côtes, le premier espace intercostal.

Action. — La même que celle du précédent.

Les deux scalènes sont animés par le *plexus brachial*, rarement par le plexus cervical.

III. — Droit latéral de la tête (fig. 21).

Petite languette charnue, considérée comme le premier muscle intertransversaire du cou. Il s'insère en haut à l'apophyse jugulaire de l'occipital, et porte verticalement en bas sur l'apophyse transverse de l'atlas. Il sépare la veine jugulaire interne de l'artère vertébrale qui est placée sur la face postérieure du muscle.

Il est animé par le *plexus cervical profond*.

IV. — Intertransversaires du cou.

Languettes charnues disposées par paires, et analogues aux muscles interépineux. Au nombre de deux pour chaque espace, et désignés sous le nom d'*antérieur* et de *postérieur*, ces muscles commencent à se montrer entre la deuxième et la troisième vertèbre cervicale jusqu'à la septième. Ils s'insèrent, en bas aux bords antérieur et postérieur de l'apophyse transverse de la vertèbre sous-jacente, et en haut aux bords correspondants de l'apophyse située au-dessus. Séparés l'un de l'autre par les nerfs cervicaux, ils sont en rapport en dedans avec l'artère vertébrale, en avant et en arrière avec des muscles.

§ 4. — Muscles profonds médians, ou région prévertébrale.

Dissection. — Voyez page 75.

I. — Grand droit antérieur de la tête (fig. 21).

Ce muscle, allongé, s'attache en haut à l'apophyse basilaire de l'occipital. Il se dirige en bas et en dehors, et s'insère aux tubercules antérieurs des apophyses transverses des cinq dernières cervicales, excepté de la septième. Il est recouvert par le pharynx, l'artère carotide interne et la veine jugulaire interne, par les nerfs grand sympathique et pneumogastrique. Il recouvre les vertèbres, le long du cou, et le petit droit antérieur.

Il est fléchisseur de la tête.

III. — Petit droit antérieur de la tête (fig. 21).

C'est un petit muscle qui s'insère, en haut, à la surface basilaire de l'occipital, entre le grand droit et le trou occipital. Il se dirige très obliquement en dehors et en bas, et s'insère à la base de l'apophyse transverse de l'atlas. Il est placé au-dessous du grand droit et recouvre l'articulation occipito-atloïdienne.

Il est fléchisseur de la tête.

III. — LONG DU COU (fig. 21).

Mince et aplati, ce muscle s'étend de l'atlas aux trois premières vertèbres dorsales. Il se compose de trois ordres de faisceaux :

1° De faisceaux supérieurs qui s'insèrent en haut au tubercule antérieur de l'atlas et à la partie moyenne du corps de l'axis, et se dirigent en bas et en dehors pour s'insérer aux tubercules antérieurs des apophyses transverses des cinq dernières vertèbres cervicales, excepté de la septième, comme le grand droit antérieur ;

2° De faisceaux inférieurs qui s'insèrent en bas à la face antérieure du corps des trois premières vertèbres dorsales, et se dirigent en haut et en dehors pour s'insérer aux tubercules antérieurs des apophyses transverses des mêmes vertèbres cervicales.

3° De faisceaux moyens acriformes, qui ne prennent aucune insertion sur les apophyses transverses, et qui réunissent les insertions extrêmes des deux faisceaux supérieur et inférieur. Ces faisceaux s'insèrent, en haut, sur la face antérieure du corps de l'axis et sur le tubercule antérieur de l'atlas, et en bas, après avoir décrit une courbe à concavité interne, au corps des trois premières vertèbres dorsales.

Ce muscle est recouvert par le pharynx, l'artère carotide primitive et la veine jugulaire interne, par les nerfs grand sympathique et pneumogastrique. Il est appliqué contre les vertèbres.

Les muscles prévertébraux sont animés par le *plexus cervical profond*.

§ 5. — Aponévroses du cou.

La diposition des aponévroses du cou est présentée d'une manière différente par chaque auteur ; il est impossible de trouver deux descriptions qui se ressemblent. Cela prouve qu'il règne une assez grande obscurité sur ce sujet. Notre description se rapproche beaucoup de celle de Richet, qui a présenté ces feuillets aponévrotiques, dans leurs rapports avec la physiologie et la chirurgie. La coupe des aponévroses de la figure 22 est donc en partie schématique.

Nous décrirons les aponévroses les plus importantes, celles qui se trouvent situées dans les régions antérieure et latérale du cou.

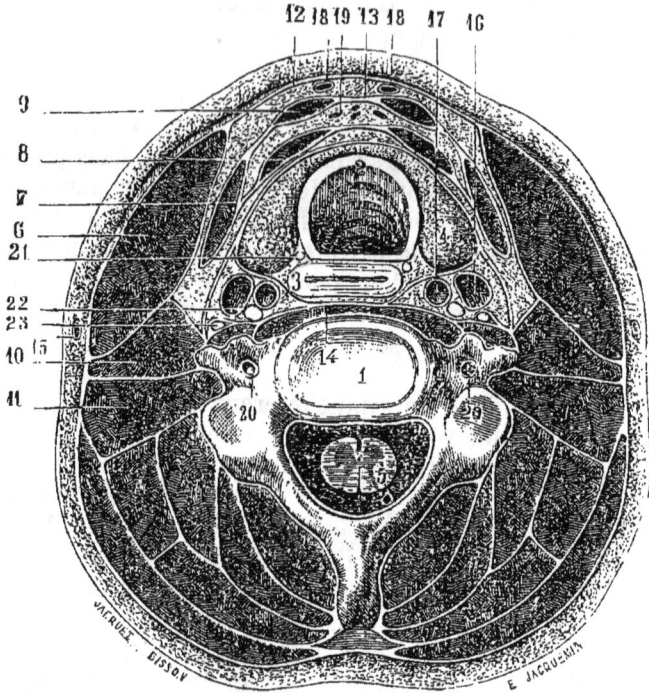

FIG. 22. — Coupe du cou au niveau de la quatrième vertèbre cervicale. (On voit la surface inférieure de la section [1].)

1. Corps de la vertèbre. — 2. Trachée. — 3. Œsophage débordant la trachée à gauche. — 4. Corps thyroïde. — 5. Moelle épinière. — 6. Sterno-cléido-mastoïdien. — 7. Omoplat-hyoïdien. — 8. Sterno-thyroïdien. — 9. Sterno-cléido-hyoïdien. — 10. Scalène antérieur. — 11. Scalène postérieur. — 12. *Aponévrose cervicale superficielle* se dédoublant sur le sterno-mastoïdien. — 13. *Aponévrose cervicale moyenne* se dédoublant sur les muscles sous-hyoïdiens. — 14. *Aponévrose cervicale profonde* ou *prévertébrale* (les intervalles qui séparent les muscles et les aponévroses sont remplis de tissu cellulo-graisseux). — 15. Veine jugulaire externe ; l'appliquer par la pensée contre l'aponévrose sous le peaucier. — 16. Veine jugulaire interne. — 17. Artère carotide primitive. — 18, 18. Veines jugulaires antérieures. — 19. Veinules non constantes. — 20, 20. Artère vertébrale. — 21. Nerf récurrent. — 22. Nerf pneumogastrique. — 23. Nerf grand sympathique. En arrière, on voit la coupe des muscles de la nuque et leurs aponévroses d'enveloppe.

On y trouve trois aponévroses cervicales : la *surperficielle*, la *moyenne* et la *profonde*.

---

1. Il semble qu'il soit inutile d'indiquer quelle est la surface de section qu'on étudie dans une coupe. Souvent, en effet, il en est ainsi, mais quelquefois, comme dans ce cas, l'observation est extrêmement importante ; ainsi, dans la surface de section tenant à la tête, l'œsophage *déborderait la trachée à droite*.

I. — Aponévrose cervicale superficielle.

Continue *en arrière* avec les aponévroses d'enveloppe des muscles superficiels de la nuque, cette aponévrose recouvre le triangle sus-claviculaire, se dédouble au niveau du sterno-cléido-mastoïdien pour lui former une gaine fibreuse, et se termine *en avant* en formant une cloison qui sépare les muscles peauciers des parties profondes. Cette aponévrose, épaisse et résistante, s'insère en haut sur le corps du maxillaire inférieur, et en bas

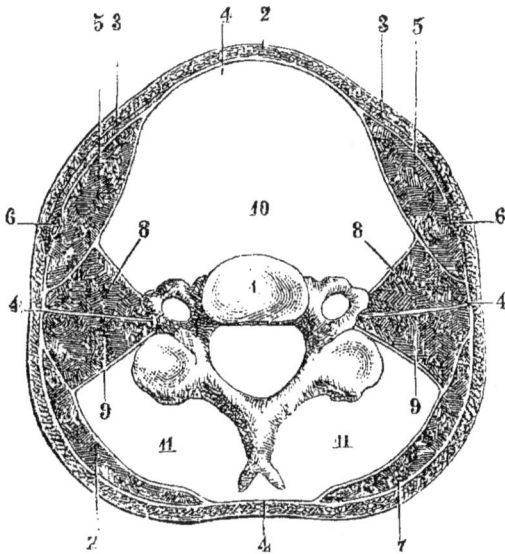

Fig. 23. — Coupe du cou pour montrer l'aponévrose cervicale superficielle et les loges musculaires formées par son dédoublement.

1. Corps de la sixième vertèbre cervicale. — 2. Peau. — 3, 3. Fascia superficialis. — 4, 4. Aponévrose cervicale. — 5, 5. Sterno-mastoïdiens. — 6, 6. Veine jugulaire externe. — 7, 7. Trapèze. — 8. Scalène antérieur. — 9. Scalène postérieur. — 10. Loge antérieure. — 11, 11. Loge postérieure.

sur le bord antérieur de la clavicule et de la fourchette du sternum. Elle constitue donc, *dans la région sous-hyoïdienne*, un plan fibreux vertical, situé entre les peauciers et les muscles sous-hyoïdiens.

Sur les parties latérales du cou, elle donne deux cloisons fibreuses verticales qui se fixent sur la bifurcation des apophyses transverses des vertèbres cervicales, en embrassant les deux scalènes.

Elle adhère à l'os hyoïde. *Dans la région sus-hyoïdienne*, elle se comporte de la manière suivante : partie de la ligne médiane, elle enveloppe le ventre antérieur du digastrique ; elle adhère au tendon de ce muscle, qu'elle fixe à l'os hyoïde et qu'elle réunit au tendon du côté opposé. Elle enveloppe dans un dédoublement la glande sous-maxillaire et se fixe au maxillaire inférieur. Elle envoie à l'angle de la mâchoire une lamelle qui se renverse en dedans et qui limite en bas l'excavation parotidienne. C'est à la partie postérieure de cette région que se trouve l'*aponévrose d'insertion faciale*, qui se porte du sterno-mastoïdien à l'aponévrose parotidienne et à l'angle du maxillaire. Les muscles génio-hyoïdiens et mylo-hyoïdiens sont entourés d'une gaine celluleuse plutôt qu'aponévrotique.

II. — Aponévrose cervicale moyenne.

Richet la décrit sous le nom d'*aponévrose omo-claviculaire ;* elle constitue les feuillets profonds de l'aponévrose superficielle de quelques auteurs.

De forme triangulaire, elle s'insère, en haut, à l'os hyoïde ; en bas, au bord postérieur de la clavicule et de la fourchette du sternum, et sur les côtés, sur les muscles omoplat-hyoïdiens. Elle est ordinairement peu résistante. Elle se dédouble au niveau des muscles sterno-thyroïdiens et sterno-hyoïdiens qu'elle enveloppe.

Sa face antérieure est séparée de l'aponévrose cervicale superficielle par une couche celluleuse. La face postérieure ou profonde est en rapport avec le larynx, la trachée, le corps thyroïde. A la partie inférieure de la région, on voit partir de cette face une foule de prolongements cellulo-fibreux qui se jettent sur les troncs veineux brachio-céphaliques droit et gauche, et qui les fixent à l'orifice supérieur du thorax. On voit d'autres tractus fibreux très résistants se jeter sur les veines sous-clavières et les fixer à la clavicule et à la première côte. A la partie inférieure, les veines jugulaires antérieure et externes, au moment où elles se jettent dans la sous-clavière, sont entourées également par du tissu fibreux.

On voit, en résumé, que les veines jugulaires antérieures et externes perforent une aponévrose avant de se rendre dans le thorax et que les troncs veineux brachio-céphaliques peuvent être considérés comme traversant aussi une aponévrose, puisqu'ils adhèrent à de nombreux prolongements fibreux.

Or, si l'on se rappelle l'insertion fixe de la base de cette aponévrose au sternum et aux clavicules et celle du sommet à l'os hyoïde, on comprendra facilement la principale action des muscles omoplat-hyoïdiens, sur lesquels sont insérés les bords latéraux. En effet, ces muscles, en se contractant, redressent leur courbe et sont, par conséquent, *tenseurs* de cette aponévrose. Celle-ci, tendue, agit à son tour sur les troncs veineux qui la traversent, en dilatant, pour ainsi dire, la cavité de ces vaisseaux. Ces muscles ne se contractant que *pendant l'inspiration*, on voit que le moment de la dilatation de ces veines coïncide précisément avec le moment où le thorax, en se dilatant, attire le sang vers lui. Cette disposition des veines, nécessaire pour la respiration, explique la facilité avec laquelle l'air s'introduit dans ces vaisseaux, lorsqu'ils sont divisés sur le vivant.

L'aponévrose cervicale moyenne est plutôt une lame celluleuse résistante qu'une véritable aponévrose ; elle jouit d'une certaine élasticité. Vers ses bords latéraux, on pourrait à la rigueur la faire continuer au delà des muscles omoplat-hyoïdiens, mais à ce niveau elle se confond avec le tissu cellulaire de la région.

III. — Aponévrose cervicale profonde ou prévertébrale.

Cette aponévrose, tendue au-devant de la colonne vertébrale, recouvre immédiatement les muscles prévertébraux et forme une gaine à chacun d'eux. Elle est en rapport en avant avec le pharynx, dont elle est séparée par le tissu cellulaire rétro-pharyngien. Les limites de cette aponévrose sont celles des muscles qu'elle recouvre.

———

Entre les trois aponévroses que nous venons de décrire, il existe deux loges : l'*antérieure*, remplie de tissu cellulaire et située entre le feuillet antérieur et le moyen ; la *postérieure*, située entre le feuillet moyen ou omo-claviculaire, et l'aponévrose prévertébrale. Dans cette loge, qui n'existe que dans la portion sous-hyoïdienne de la région, nous trouvons le larynx, la trachée, le corps thyroïde, le pharynx, l'œsophage, les vaisseaux et les nerfs réunis en faisceaux sur les côtés de ces organes.

Des feuillets pseudo-aponévrotiques semblent partir des parties latérales de l'aponévrose prévertébrale, pour former à l'artère carotide primitive, à la veine jugulaire interne et au nerf pneumogastrique, une *gaine fibro-celluleuse* continue à une autre gaine commune qui enveloppe le larynx, le pharynx, la trachée, l'œsophage et le corps thyroïde. A la gaine vasculaire et nerveuse est accolé le nerf grand sympathique. Il ne faut pas oublier que toutes ces gaines ne sont pas aponévrotiques, mais simplement celluleuses et assez denses. Elles se comportent cependant comme les aponévroses ; et les abcès de cette région fusent dans le médiastin, en suivant le tissu qui entoure la trachée et les bronches.

ARTICLE TROISIÈME

MUSCLES EXTÉRIEURS DU TRONC ET APONÉVROSES.

Ces muscles constituent quatre régions :

1. Muscles de la région thoracique antérieure.
2. Muscles de la région thoracique latérale.
3. Muscles de la paroi abdominale.
4. Muscles de la région postérieure du tronc.

§ 1. — Muscles de la région thoracique antérieure.

Ces muscles sont au nombre de trois : grand pectoral, petit pectoral, sous-clavier.

Dissection. — Après avoir lu les muscles grand pectoral, petit pectoral et sous-clavier, placez un billot sous le dos du sujet, et écartez le bras du côté où vous voulez faire la préparation. Faites une incision verticale, comprenant seulement la peau, sur la ligne médiane, depuis la fourchette du sternum jusqu'à 5 ou 6 centimètres au-dessous de l'appendice xiphoïde. Des extrémités de cette incision verticale, faites partir deux incisions horizontales, l'une au niveau de la clavicule, se prolongeant jusqu'au moignon de l'épaule, l'autre au-dessous de la mamelle. Une quatrième incision, partant de l'extrémité externe de la supérieure et se dirigeant vers la partie moyenne du bras, complétera les lignes de dissection du grand pectoral. Quelques auteurs recommandent deux incisions seulement : la verticale médiane, et une incision oblique allant du milieu de celle-ci au moignon de l'épaule ; elles sont toujours insuffisantes et ne permettent pas de découvrir le tendon du muscle.

Disséquez avec soin le lambeau circonscrit par les incisions ; vous trouverez dans le tissu cellulaire sous-cutané, au-dessous de la clavicule, les insertions inférieures du peaucier et la terminaison des branches inférieures du plexus cervical superficiel. Enlevez ensuite l'aponévrose superficielle du *grand pectoral*, en dirigeant le tranchant du scalpel parallèlement à ses fibres.

Quand ce muscle sera étudié, il faudra l'enlever en le détachant de ses insertions fixes. On procédera avec soin à cette opération ; en rejetant le muscle en dehors, on constatera la présence d'une aponévrose très épaisse sur sa face profonde, et l'on trouvera, vers la partie moyenne du muscle, des branches artérielles de l'acromio-thoracique et son nerf, qui vient du plexus brachial, en passant sous la clavicule.

Avant de détacher ce muscle à ses insertions fixes, il faut étudier ses rapports avec le deltoïde, la veine céphalique et l'artère acromio-thoracique, contenues dans le sillon qui sépare ces deux muscles. Chez la femme, il faudra étudier la mamelle, située entre ce muscle et la peau.

Le grand pectoral étant renversé, vous apercevrez la face superficielle du *petit pectoral* et ses insertions. Constatez la présence d'une aponévrose

(clavi-axillaire) qui descend de la face inférieure de la clavicule, se dédouble sur le petit pectoral, et se fixe en bas à l'aponévrose du creux de
l'aisselle. Enlevez le tissu
cellulo-graisseux qui se trouve
dans un triangle limité par le
petit pectoral en bas, le sous-
clavier en haut, les parois
thoraciques en dedans. Dans
cet espace, vous verrez le
nerf du grand pectoral, et
au fond, la veine axillaire,
en arrière de laquelle se
trouve l'artère.

Dans la même préparation
et sans autre opération, étudiez le *sous-clavier*. Ce
muscle est assez difficile à
découvrir pour les débutants,
parce qu'il est entouré d'une
aponévrose épaisse, qui cache
la couleur des fibres musculaires ; il est donc indispensable de l'avoir étudié avant
de le disséquer.

En détachant le petit pectoral à ses insertions sur le
thorax, et en le rejetant en
haut et en dehors, on dé-
couvre les organes contenus
dans le creux axillaire, vaisseaux, nerfs, coraco-brachial
et courte portion du biceps.
(Voy. *Creux axillaire*.)

Fig. 24. — Dissection des
pectoraux.

1, 2, 3. Les trois incisions de
la peau pour découvrir le muscle.

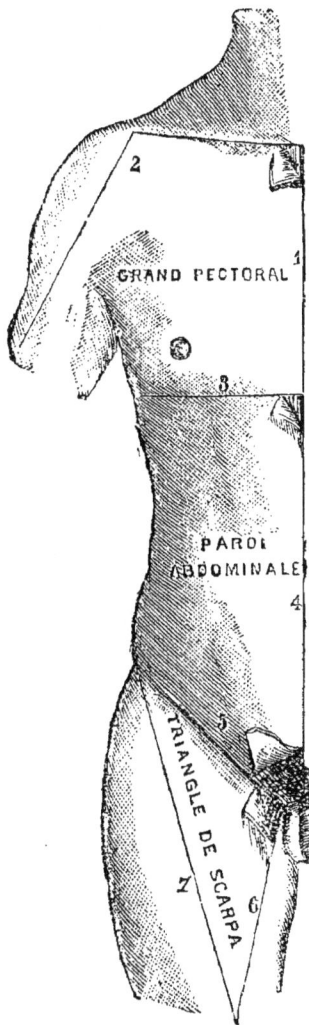

1. — GRAND PECTORAL (fig. 25).

Muscle large, épais, triangulaire, situé à la partie antérieure
et supérieure du thorax.

Insertions. — 1° *Fixes*. Aux deux tiers internes du bord
antérieur de la clavicule ; 2° à toute l'étendue de la face anté-

rieure du sternum, où ses fibres tendineuses s'entre-croisent avec celles du côté opposé; 3° à la face antérieure des six premiers cartilages costaux; 4° à la face externe de la septième côte; 5° à la ligne blanche abdominale, par un petit faisceau.

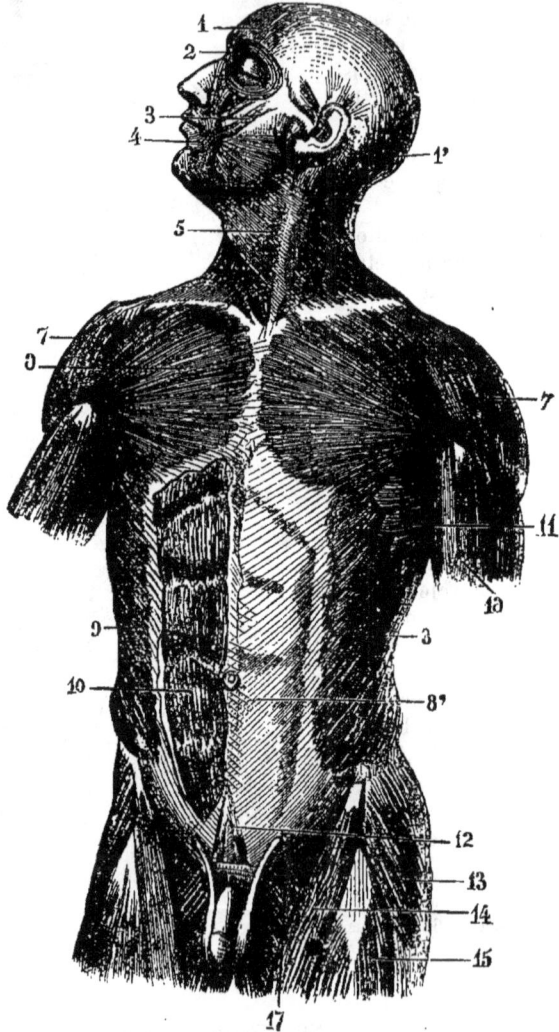

FIG. 25. — Muscles de la partie antérieure du tronc, du cou et de la face.

1. Frontal. — 1'. Occipital. — 2. Orbiculaire des paupières. — 3. Zygomatiques. — 4. Orbiculaire des lèvres. — 5. Peaucier. — 6. Grand pectoral. — 7, 7. Deltoïde. — 8. Grand oblique de l'abdomen. — 8. Aponévrose du grand oblique. — 9. Grand oblique droit divisé à sa partie interne pour montrer le muscle droit de l'abdomen, 10. — 11 Grand dentelé. — 12. Pyramidal. — 13. Tenseur du fascia lata. — 14. Couturier. — 15. Droit antérieur. — 16. Coupe du biceps. — 17. Pectiné.

2° *Mobiles*. A la lèvre antérieure de la coulisse bicipitale.

Rapports. — 1° Le muscle est recouvert dans presque toute son étendue par l'aponévrose et la peau, en haut par le peaucier, en bas par la glande mammaire, dont il est séparé par un tissu cellulaire très lâche chez les femmes qui ont les mamelles très volumineuses (Chassaignac y a trouvé plusieurs fois une bourse séreuse). Vers sa partie externe, la face antérieure du muscle est recouverte par le deltoïde et par la veine céphalique, logée dans le tissu cellulaire qui remplit l'interstice de ces muscles.

2° Il recouvre le petit pectoral, le sous-clavier, la partie antérieure du grand dentelé, les côtes et les intercostaux. Il forme avec le petit pectoral la paroi antérieure du creux de l'aisselle, et là il recouvre les deux portions du biceps et le coraco-brachial, les vaisseaux axillaires et les nerfs du plexus brachial.

3° Son bord externe est souvent appliqué contre le bord du deltoïde, mais, le plus souvent, il en est séparé par un espace celluleux, dans lequel on voit l'artère acromio-thoracique et la veine céphalique qui suit le bord deltoïdien, en se portant au-devant du tendon du grand pectoral.

4° Son bord antérieur forme le bord antérieur du creux axillaire ; il est recouvert par l'aponévrose et la peau.

Structure. — Ce muscle est divisé en deux portions par une ligne celluleuse correspondant à l'articulation des deux premières pièces du sternum. La portion supérieure ou claviculaire se dirige en dehors et en bas, passe au-devant des fibres inférieures et va former la partie inférieure du tendon. La portion inférieure ou thoracique se dirige en haut, contourne les fibres supérieures en passant par derrière, et va former la partie supérieure du tendon.

Action. — Il porte l'humérus en avant et en dedans, il est un peu rotateur de l'humérus en dedans. Si le bras est élevé, il abaisse l'humérus. Si l'humérus est fixé, il est légèrement inspirateur.

II. — PETIT PECTORAL.

Petit muscle triangulaire, situé au-dessous du précédent.

Insertions. — 1° *Fixes*. A la face externe et au bord supérieur des troisième, quatrième et cinquième côtes. 2° *Mobiles*. Au bord antérieur de l'apophyse coracoïde, où il se confond avec le coraco-brachial et la courte portion du biceps.

Rapports. — 1° Il est recouvert par le grand pectoral, et, à

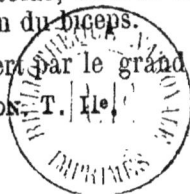

son sommet, par le deltoïde ; 2° il recouvre les côtes, les muscles
intercostaux, le grand dentelé, et il forme avec le grand pectoral
la paroi antérieure du creux de l'aisselle. Son bord supérieur est
séparé du sous-clavier par un espace triangulaire, au fond duquel
on voit les vaisseaux et les nerfs du creux axillaire.

Action. — Ce muscle prend son point fixe sur les côtes, il
porte le moignon de l'épaule en bas, en avant et en dedans, en
agissant sur l'omoplate. Lorsque l'omoplate est fixée par les
muscles, le petit pectoral élève les côtes ; il est alors inspirateur.

III. — SOUS-CLAVIER.

Petit muscle triangulaire, allongé, situé au-dessous de la clavicule.

Insertions. — En bas, il s'insère par un tendon au bord supérieur du premier cartilage costal. De là, il se dirige en haut et
en dehors, pour s'insérer à toute l'étendue de la gouttière sous-
clavière.

Rapports. — Recouvert par le grand pectoral, il recouvre la
veine et l'artère sous-clavières. Son bord inférieur forme, avec le
bord supérieur du petit pectoral et les côtes, un triangle au fond
duquel on pratique la ligature de l'artère axillaire dans son tiers
supérieur.

Ce muscle est entouré d'une aponévrose très résistante, qui se
continue en bas avec le *ligament suspenseur* de Gerdy.

Action. — Il abaisse la clavicule, et il ne peut, dans aucun
cas, élever la première côte.

Les trois muscles de la région thoracique antérieure reçoivent
leurs nerfs du *plexus brachial.*

§ 2. — Aponévroses de la région thoracique antérieure et creux axillaire.

1° Aponévroses. — Ces aponévroses doivent être préparées
en même temps que les muscles de cette région. On en trouve
deux. La plus superficielle forme au grand pectoral une gaine
cellulo-fibreuse ; elle envoie des prolongements dans son épaisseur. Elle se comporte d'une manière toute spéciale à la partie
externe du muscle : 1° elle glisse de la face antérieure du grand
pectoral sur le bord inférieur qui borde le creux de l'aisselle ;
elle se contourne pour se porter sur le bord inférieur du grand

dorsal en formant la cavité; 2° elle se continue en dehors avec l'aponévrose du muscle deltoïde.

L'aponévrose profonde est importante à connaître pour le chirurgien. Elle s'insère en haut sur la face inférieure de la clavicule, où elle se dédouble pour former au sous-clavier une gaine fibreuse résistante. De là, elle descend verticalement et embrasse, en se dédoublant de nouveau, le petit pectoral. Elle continue sa

FIG. 26. — Coupe antéro-postérieure de la clavicule et des muscles de la paroi antérieure de l'aisselle. On voit en haut la coupe de la clavicule et du muscle sous-clavier ; à droite, celle du grand pectoral et de son aponévrose ; en bas, celle de la base du creux axillaire ; à gauche, celle du petit pectoral et du *ligament suspenseur*, qui se dédouble au niveau de ce muscle. (Figure schématique).

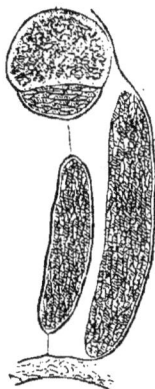

marche descendante et vient se fixer à l'aponévrose citée plus haut, et qui forme le creux de l'aisselle. Elle se fixe en dehors sur l'apophyse coracoïde et sur le biceps. Ce feuillet aponévrotique est appliqué à la face postérieure du grand pectoral. C'est lui qui détermine la concavité de la base de l'aisselle par son adhérence à l'aponévrose tendue entre le grand pectoral et le grand dorsal. C'est lui encore qui augmente la concavité du creux de l'aisselle quand on élève le moignon de l'épaule. C'est pour ces raisons que Gerdy appelait *ligament suspenseur de l'aisselle* la portion de cette aponévrose située au-dessous du petit pectoral.

2° Creux axillaire. — Dissection. — Le creux axillaire doit être étudié après les muscles de la région thoracique antérieure.

Après avoir disséqué les pectoraux comme il a été dit plus haut, continuez à détacher la peau du côté du creux axillaire, et pratiquez-y une ou deux incisions, si cela est nécessaire.

Enlevez ensuite le tissu cellulaire et les ganglions lymphatiques, de manière à dégager les vaisseaux, les nerfs et les muscles contenus dans la cavité.

Si les muscles thoraciques n'étaient pas préparés préalablement, vous pourriez pénétrer dans la région en pratiquant trois incisions à la base de l'aisselle, deux le long du bord inférieur du grand pectoral et du grand dorsal se réunissant vers le bras, une troisième rejoignant les deux précédentes, à la partie supérieure et latérale du thorax. Vous auriez alors une préparation semblable à celle de la figure 27.

Si vous éprouvez trop de difficultés dans la dissection du contenu, dé-tachez les pectoraux, préalablement disséqués, à leurs insertions fixes, et rejetez-les en dehors.

Il est un peu long d'enlever la totalité du tissu cellulo-adipeux de cette région, mais cette opération est indispensable pour arriver à étudier l'en-semble de la région.

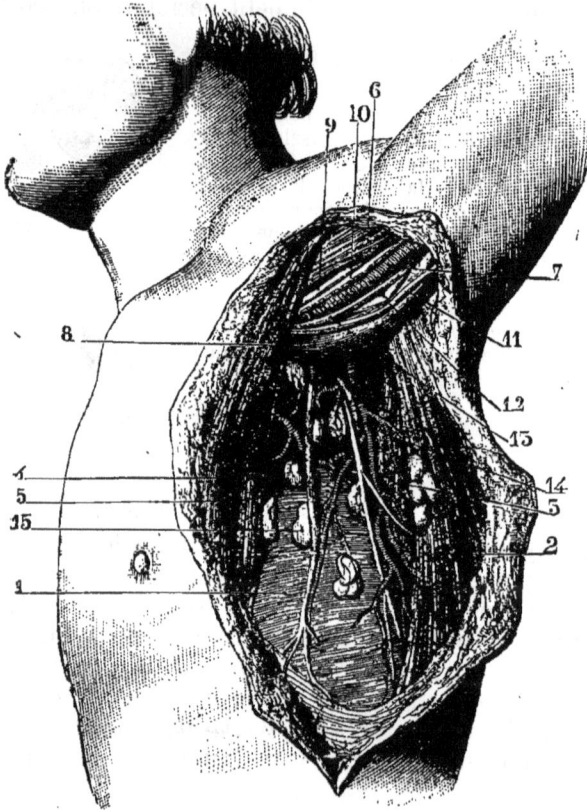

FIG. 27. — Creux axillaire.

1. Grand dentelé, paroi interne. — 2. Grand dorsal, paroi postérieure. — 3. Grand rond, paroi postérieure. — 4. Grand pectoral, paroi antérieure. — 5. Petit pectoral, paroi antérieure. — 6. Coraco-brachial et courte portion du biceps. — 7. Artère axillaire. — 8. Veine axillaire. — 9. Nerf musculo-cutané. — 10. Nerf médian. — 11. Brachial cutané interne. — 12. Nerf radial, porté un peu en dedans par un fil. — 13. Nerf cubital. — 14. Artère scapulaire inférieure. — 15. Ganglions lymphatiques.

On voit en outre, dans cette figure, l'artère et la veine thoraciques inférieures et le nerf du grand dorsal.

De la description des muscles des régions thoraciques antérieure et latérale du dos et de l'épaule, il résulte que tous ces muscles limitent une cavité profonde, située au-dessous de la racine du membre supérieur, *en dedans de l'articulation qui en est complè-tement séparée.*

Cette cavité a la forme d'une pyramide triangulaire, creuse, dans laquelle passent principalement des vaisseaux et des nerfs. Ces organes déterminent la direction de la cavité, qui est oblique de haut en bas et de dedans en dehors [1].

Le creux de l'aisselle offre une paroi antérieure, une paroi postérieure, une paroi interne, un bord antérieur, un bord postérieur, un bord externe, une base, un sommet et un contenu.

1° Paroi antérieure. — Verticale, elle sépare la fosse sous-claviculaire du creux axillaire. Elle est formée par le grand pectoral et le petit pectoral. Le premier de ces muscles forme seul le bord inférieur de cette paroi.

2° Paroi postérieure. — Verticale aussi, cette paroi est formée par le bord externe de l'omoplate et les muscles qui s'insèrent à la petite tubérosité de l'humérus et à la lèvre postérieure de la coulisse bicipitale qui lui fait suite. Ces muscles sont : le grand rond, le grand dorsal et le sous-scapulaire. Ce dernier muscle occupe la partie la plus élevée de cette paroi ; les deux autres, la partie inférieure. Le grand rond et le grand dorsal constituent aussi le bord inférieur de cette paroi, au niveau de laquelle le grand dorsal contourne le grand rond en spirale.

Les parois antérieure et postérieure du creux de l'aisselle sont doublées, l'antérieure par la partie antérieure du deltoïde, la postérieure par la partie postérieure du deltoïde, par la longue portion du triceps qui est accolée à la face postérieure du grand rond, et par le petit rond qui est placé derrière le triceps.

3° Paroi interne. — Convexe, cette paroi est formée uniquement par le muscle grand dentelé, qui est appliqué sur les côtes et les muscles intercostaux.

4° Bord antérieur. — Mince, il résulte de l'accolement du grand pectoral et du petit pectoral au grand dentelé. A son niveau, on peut séparer ces muscles jusqu'aux insertions des pectoraux.

5° Bord postérieur. — Analogue au précédent, il est formé par l'accolement du sous-scapulaire au grand dentelé ; on peut séparer les deux muscles jusqu'au bord de l'omoplate.

6° Bord externe. — Ce bord est formé par la coulisse bicipitale, à laquelle s'insèrent le grand pectoral de la paroi antérieure, le

1. La plupart des auteurs décrivent à l'aisselle quatre parois, mais cette manière de voir ne me paraît pas conforme à la disposition de cette région. On peut s'en assurer en jetant les yeux sur la figure 28.

grand rond et le grand dorsal de la paroi postérieure. La longue portion du biceps y est contenue et peut être comprise dans la cavité même de la région.

7° *Base*. — La base est formée par la peau, doublée d'une aponévrose résistante.

8° *Sommet*. — Le sommet est situé en haut et en dedans ; il est triangulaire, et limité par le premier espace intercostal, la clavicule et le bord supérieur du sous-scapulaire. Il est fermé par les vaisseaux sous-claviers et les nerfs du plexus brachial.

Le *contenu* du creux de l'aisselle est constitué : 1° par le coraco-brachial et la courte portion du biceps, accolés à la paroi

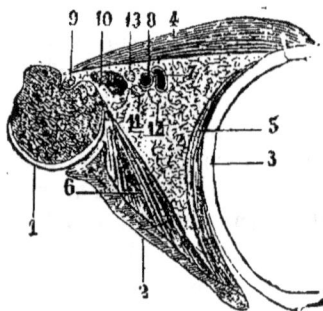

FIG. 28. — Coupe transversale du creux axillaire du côté gauche, un peu au-dessus de la base.

1. Extrémité supérieure de l'humérus. — 2. Omoplate. — 3. Côtes. — 4. Grand pectoral, paroi antérieure. — 5. Grand dentelé, paroi interne. — 6. Sous-scapulaire, paroi postérieure. — 7. Veine axillaire. — 8. Artère axillaire. — 9. Tendon de la longue portion du biceps dans la coulisse bicipitale. — 10. Courte portion du biceps et coraco-brachial. — 11, 12, 13. Branches terminales du plexus brachial.

antérieure et près du bord externe ; 2° par les nerfs du plexus brachial qui descendent obliquement du sommet à la base, où ils se séparent ; 3° par les vaisseaux axillaires, obliques dans le même sens ; 4° par des vaisseaux et des ganglions lymphatiques nombreux ; 5° par un tissu cellulaire abondant qui réunit entre eux ces nombreux organes, et qui se prolonge, en haut, du côté du thorax et du cou, avec les nerfs et les vaisseaux, en bas avec les nerfs et les vaisseaux du côté du bras, en avant et en arrière avec les interstices celluleux qui séparent les muscles.

De nombreuses *aponévroses* entrent dans la constitution de cette région. A la partie inférieure, ou base, on trouve une aponévrose horizontalement étendue et qui se confond : en dehors, avec l'aponévrose brachiale ; en dedans, avec la lamelle celluleuse qui recouvre le grand dentelé, tandis qu'en avant et en arrière elle contourne le bord inférieur des muscles grand pectoral et grand dorsal pour se confondre avec l'aponévrose superficielle de ces muscles, dont la contraction détermine sa tension. L'aponévrose clavi-axillaire déjà décrite, et connue dans sa moitié inférieure, depuis Gerdy, sous le nom de *ligament suspenseur de l'aisselle*, est située derrière le grand pectoral ; elle descend de la clavicule, et, après avoir enveloppé dans son dédoublement le petit pectoral,

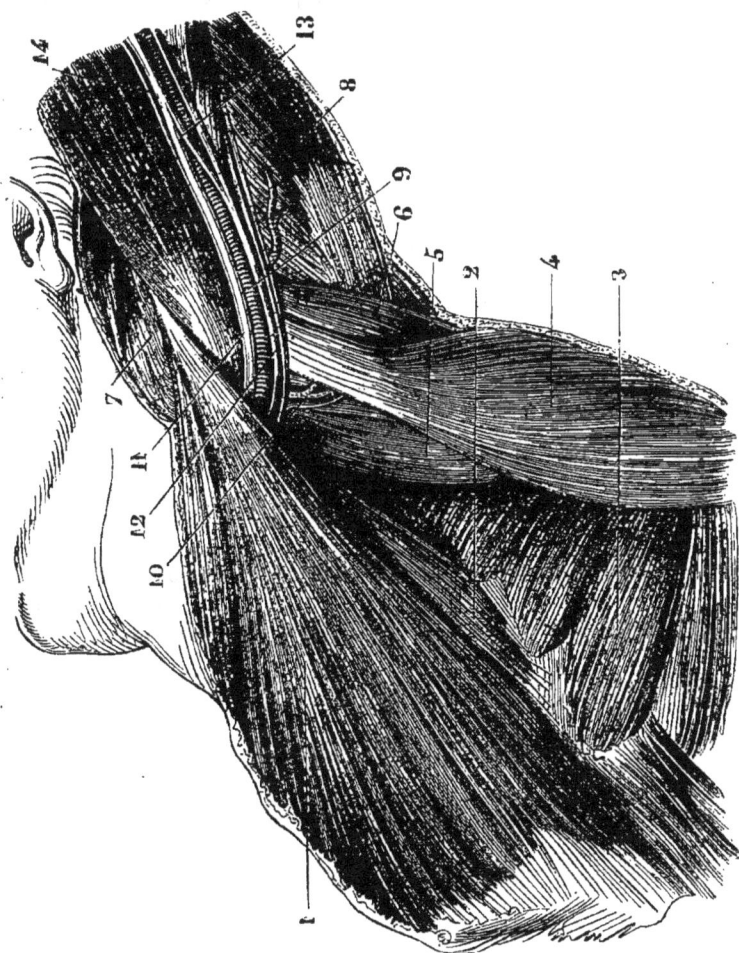

Fig. 29. — Creux axillaire.

1. Grand pectoral. — 2. Petit pectoral. — 3. Grand dentelé. — 4. Grand dorsal. — 5. Sous-scapulaire. — 6. Grand rond. — 7. Partie antérieure du deltoïde. — 8. Longue portion du triceps. — 9. Artère axillaire. — 10. Vaisseaux et nerfs circonflexes. — 11. Tronc commun d'origine du nerf musculo-cutané et de la racine externe du médian. — 12. Tronc commun d'origine de la racine interne du médian, du cubital et du brachial cutané interne. — 13. Racine interne du médian. — 14. Nerf musculo-cutané.

elle s'insère perpendiculairement sur la face supérieure de l'aponévrose de la base de cette cavité.

§ 3. — Muscles de la région thoracique latérale.

Ces muscles sont : le grand dentelé, les intercostaux, les sur-costaux et les sous-costaux.

Dissection. — Le muscle *grand dentelé* ne peut être étudié qu'après les muscles de la région antérieure du thorax. Lorsque ces derniers ont été détachés, comme il a été dit précédemment, à leurs insertions fixes, on procède à l'étude de l'artère axillaire et de ses branches, de la veine axillaire et des nerfs du plexus brachial. On fait une incision verticale sur la peau, depuis les dernières fausses côtes jusqu'au creux axillaire, où elle vient rejoindre celle qui avait été faite préalablement pour la dissection du grand pectoral. On dissèque la peau en dehors et en dedans, et l'on a bien soin de conserver les ramifications de l'artère mammaire externe et du nerf du grand dentelé, qui descendent sur la face externe de ce muscle. En soulevant la peau vers les digitations du grand dentelé, il faut prendre garde d'enlever les branches perforantes latérales des deuxième nerfs et troisième intercostaux, qui vont s'anastomoser avec le plexus brachial. On examine les rapports de la partie supérieure de ces muscles avec les organes du creux axillaire et avec le sous-scapulaire.

Ensuite, on divise la clavicule à sa partie moyenne par un trait de scie, et l'on renverse en arrière le membre supérieur avec l'épaule. Par ce mouvement, on sépare le sous-scapulaire du grand dentelé. Pour voir la face profonde de ce muscle et ses rapports avec les muscles intercostaux, on le détache à ses insertions sur l'omoplate et on le rejette en avant, en mettant ainsi à découvert les côtes et les intercostaux externes.

Les muscles *intercostaux externes* se trouvent préparés lorsqu'on a enlevé le grand dentelé. Il est inutile de les découvrir dans toute l'étendue du thorax, attendu qu'ils ont partout la même disposition. Cependant, si on voulait faire une préparation spéciale des muscles intercostaux, on serait obligé d'enlever aussi les pectoraux, les muscles de l'abdomen et les petits dentelés postérieurs. L'intercostal externe étant connu, on incise le bord supérieur de ce muscle en rasant avec précaution le bord inférieur de la côte. On renverse ce muscle en bas, et l'on constate de bas en haut le nerf intercostal, l'artère et la veine intercostales. En incisant ensuite de la même manière le muscle *intercostal interne*, on arrive sur la plèvre.

Les muscles *sous-costaux* ne peuvent être étudiés qu'à l'intérieur du thorax ; il suffit, pour les préparer, d'enlever la plèvre et l'aponévrose qui la double. On peut aussi, de cette manière, étudier les *intercostaux internes*.

Les muscles *sur-costaux* doivent être étudiés après les muscles de la région du dos, car à ce moment ils se trouvent complètement découverts.

I. — GRAND DENTELÉ (fig. 30).

Muscle large, quadrilatère, appliqué sur les parties latérales du thorax.

Insertions. — 1° *Fixes*. Aux neuf ou dix premières côtes, par autant de digitations qui s'entre-croisent avec celles du grand oblique de l'abdomen. 2° *Mobiles*. A la lèvre antérieure du bord spinal de l'omoplate, dans toute son étendue, et par deux faisceaux à la surface triangulaire située en avant des angles supérieur et inférieur de cet os.

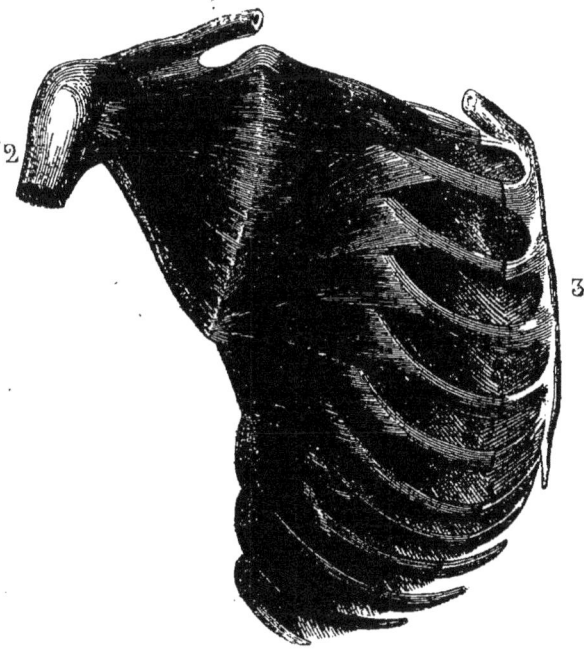

Fig. 30. — Face latérale droite du thorax ; l'omoplate est rejetée en arrière.

1. Clavicule. — 2. Humérus. — 3. Sternum. — 4. Sous-scapulaire. — 5. Faisceau supérieur du grand dentelé. — 6. Faisceau moyen. — 7. Faisceau inférieur. — 8, 8. Extrémité antérieure de l'intercostal externe. — 9, 9. Extrémité antérieure de l'intercostal interne.

Division du muscle et direction des fibres. — On considère au grand dentelé trois portions ou faisceaux : la *portion supérieure*, 5, est formée par un faisceau très épais, qui naît des deux premières côtes, et qui se dirige en haut et en arrière pour s'attacher à la surface triangulaire située en avant de l'angle supérieur de l'omoplate.

La *portion moyenne*, 6, descend en bas et en arrière ; elle est constituée par les digitations de la deuxième et de la troisième côte ; elle s'insère en arrière à toute l'étendue du bord spinal de l'omoplate.

La *portion inférieure*, 7, comprend toutes les autres digitations, cinq à sept. Toutes les fibres de cette portion convergent vers l'angle inférieur de l'omoplate, en avant duquel elles s'insèrent; elles forment un muscle rayonné.

Rapports. — 1° Il est recouvert, dans ses deux tiers inférieurs, par la peau, dont il est séparé par les ramifications du nerf du grand dentelé et de l'artère mammaire externe, en haut et en arrière par le sous-scapulaire, en haut et en avant par le grand et le petit pectoral; en haut et au milieu, où il constitue la paroi interne du creux axillaire, il est recouvert par les nerfs du plexus brachial et les vaisseaux axillaires. Le grand dentelé est séparé de tous ces organes par une grande quantité de tissu cellulaire. 2° Il recouvre les côtes et les intercostaux externes, dont il est séparé par du tissu cellulaire lâche.

Action. — Ordinairement, ce muscle prend *son point fixe sur le thorax.* Il fait glisser l'omoplate en avant, en dehors et un peu en haut. Ce dernier mouvement s'explique par la prédominance d'action de sa portion inférieure. Dans ce mouvement, l'angle supérieur de l'omoplate est à peu près immobile, l'angle inférieur se porte en avant et en dehors, tandis que l'angle externe s'élève.

L'*omoplate étant fixée*, le grand dentelé devient inspirateur par sa portion supérieure, et surtout par sa portion inférieure, tandis qu'il devient expirateur par sa portion moyenne, dont les fibres se dirigent en sens inverse des autres.

Le grand dentelé agit énergiquement lorsqu'on pousse un corps lourd devant soi avec l'épaule (Duchenne).

Il reçoit un nerf particulier du *plexus brachial*.

II. — INTERCOSTAUX (fig. 30 et 31).

Au nombre de deux pour chaque espace, ces muscles sont divisés en interne et externe.

Ils remplissent l'espace intercostal correspondant ; mais chaque muscle isolé est un peu plus court que l'espace. En effet, le muscle interne s'étend de l'angle des côtes au sternum, tandis que l'externe se porte de la colonne vertébrale aux articulations des côtes avec leur cartilage.

1° Le *muscle intercostal interne*, étendu de l'angle des côtes au sternum, est formé de fibres dirigées de haut en bas et d'avant en arrière. Il s'insère en haut à la lèvre interne de la gouttière costale, sur la face interne de la côte, et en bas au bord supérieur de la côte qui est au-dessous.

2º Le *muscle intercostal externe*, étendu de la colonne aux cartilages costaux, est formé de fibres dirigées de haut en bas et d'arrière en avant. Il s'insère en haut à la lèvre externe de la gouttière costale, qui forme le bord inférieur de la côte, et en bas, au bord supérieur de la côte qui est au-dessous.

Rapports. — L'interne est en rapport en dedans avec la plèvre, l'externe est recouvert par les grands muscles qui entourent le thorax. Entre les deux muscles et la gouttière costale, il existe un canal prismatique et triangulaire, dans lequel on trouve de haut en bas la veine intercostale, l'artère intercostale, le nerf intercostal. Une aponévrose mince fait suite en avant à l'intercostal externe, qu'elle prolonge jusqu'au sternum. Une autre semblable fait suite à l'intercostal interne, qu'elle prolonge jusqu'à la colonne.

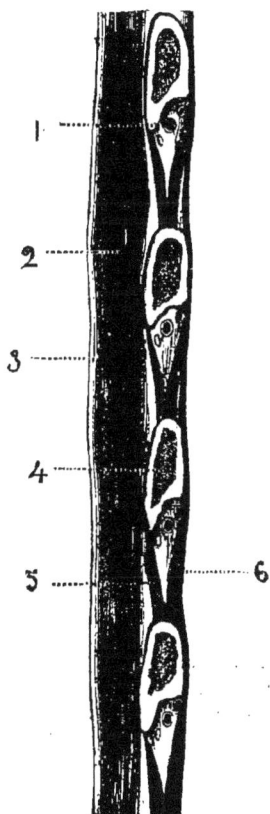

Fig. 31. — Coupe verticale d'une portion de la paroi thoracique du côté droit, pour montrer les rapports des muscles intercostaux.

1. Bord inférieur de la côte, avec sa gouttière qui reçoit le nerf et les vaisseaux intercostaux. — 2, 3, 4. Coupe de la paroi thoracique. — 5. Coupe de l'intercostal externe. — 6. Coupe de l'intercostal interne.

Action. — Toutes les hypothèses ont été émises sur l'action de ces muscles. Longet les dit expirateurs; Duchenne en fait des inspirateurs; Cruveilhier les considère comme des ligaments sans action; Béclard affirme que les internes sont expirateurs et les externes inspirateurs ; Sappey n'est point affirmatif, mais il penche vers l'opinion de Duchenne, que je partage également.

Ils sont animés uniquement par les *nerfs intercostaux*.

III. — SOUS-COSTAUX.

Variables en nombre et en volume, ces muscles ne sont autre chose que des languettes musculaires qui passent en dedans des côtes, d'un muscle intercostal interne au muscle intercostal interne voisin.

IV. — SUR-COSTAUX.

Muscles triangulaires, petits, au nombre de douze, situés en arrière du thorax. Ils s'insèrent par leur base sur le bord supérieur de la côte, entre la tête et la tubérosité, et en haut, par leur sommet, à l'apophyse transverse de la vertèbre qui est au-dessus. Le premier s'insère à la septième vertèbre cervicale et à la première côte.

§ 4. — Muscles de l'abdomen.

Deux longs : Droit de l'abdomen, pyramidal.
Trois larges : Grand oblique, petit oblique, transverse.

Dissection. — Placez un billot sous les reins du sujet. Faites trois incisions comme dans la figure 32 : une incision verticale, 4, étendue du sternum à la symphyse du pubis ; une horizontale, 3, partant de l'extrémité supérieure de la précédente, et une oblique, 5, parallèle à l'arcade crurale.

Le *grand oblique* étant étudié, pratiquez sur ce muscle une incision verticale et renversez ses deux moitiés.

On reconnaît le *petit oblique*, sous-jacent, à la direction de ces fibres en sens inverse de celles du grand oblique.

On procède de même pour étudier le muscle *transverse*, le plus profondément situé.

Il ne faut pas inciser le transverse, afin de mieux étudier le muscle *droit*, qui est situé sur les côtés de la ligne médiane. On peut étudier ce muscle, soit en suivant les feuillets aponévrotiques qui partent des trois muscles larges déjà disséqués, soit en incisant directement les aponévroses qui recouvrent le muscle droit. On voit alors les intersections fibreuses de ce muscle, les anastomoses de l'artère épigastrique et de l'artère mammaire interne dans sa gaine, et on constate l'absence de gaine fibreuse à sa partie inférieure et postérieure.

Une grande patience et une dissection minutieuse sont nécessaires pour l'étude des aponévroses de cette région. Il est bon, avant de les disséquer, de les étudier complètement, car il nous paraît absolument impossible d'y rien voir, si l'on ne connaît pas préalablement la région.

On facilitera la dissection de ces muscles en distendant l'intestin avec de l'air qu'on insuffle avec un soufflet par le rectum.

Une coupe transversale bien faite au niveau des vertèbres lombaires montre les trois aponévroses du transverse, qui se fixent sur la colonne, et leurs rapports avec le carré des lombes et les muscles spinaux. Faite au niveau de l'ombilic, cette coupe montre les rapports du muscle droit de l'abdomen avec les aponévroses (fig. 33).

I. — DROIT DE L'ABDOMEN (fig. 25 et 34).

Situé de chaque côté de la ligne blanche, ce muscle a la forme d'une bande étendue verticalement de la poitrine au bassin.

Insertions. — 1º En haut, il s'insère au bord inférieur et à la face antérieure des cinquième, sixième et quelquefois septième cartilages costaux, et par quelques fibres sur les côtés de la face antérieure du sternum.

2º En bas, il s'attache par un tendon court et aplati à la lèvre postérieure de l'espace qui sépare l'angle de l'épine du pubis (important).

Rapports. — Dans les quatre cinquièmes supérieurs, ce muscle est contenu dans une gaine fibreuse qui lui forme l'aponévrose du muscle petit oblique. Dans le cinquième inférieur, ce muscle est en rapport, en avant, avec l'aponévrose du muscle transverse, en arrière avec le péritoine, dont il est séparé par du tissu cellulaire et les vaisseaux épigastriques. C'est dans l'intérieur de la gaine fibreuse de ce muscle, sur la face postérieure du muscle, que s'anastomosent l'artère épigastrique et l'artère mammaire interne.

Structure. — Ce muscle est formé de fibres verticales, interrompues par trois ou quatre intersections aponévrotiques en forme de zigzags, au niveau desquelles la gaine fibreuse contracte une adhérence plus intime.

II. — PYRAMIDAL (fig. 25).

Petit muscle dont l'existence n'est pas constante, situé à la partie inférieure de la paroi abdominale. Il s'insère en bas, sur le pubis, immédiatement en avant du muscle droit, s'accole à la face antérieure de ce muscle, et se termine en pointe par un petit tendon qui va s'insérer sur la ligne blanche, au-dessous de l'ombilic, à une distance variable. Il recouvre la paroi antérieure de la gaine du muscle droit.

II. — GRAND OBLIQUE (fig. 25 et 34).

Le plus externe des muscles larges. Aplati, musculeux en haut et en arrière, aponévrotique en bas et en avant.

Insertions.—1° D'une part, il s'insère à la face externe et au bord inférieur des sept ou huit dernières côtes, par autant de digitations qui s'entre-croisent avec celles du muscle grand dorsal et du muscle grand dentelé.

De là, ses fibres se dirigent en bas en s'irradiant ; les supérieures sont horizontales, les inférieures verticales, les moyennes obliques.

2° D'autre part, il s'insère à toute l'étendue de la ligne blanche, à l'angle et à l'épine du pubis, au bord antérieur de l'arcade fémorale et aux deux tiers antérieurs de la lèvre externe de la crête iliaque.

L'insertion de ce muscle au pubis et à l'arcade fémorale présente quelques particularités. On remarque, en effet, que l'insertion des fibres aponévrotiques du grand oblique se fait par plusieurs faisceaux, entre lesquels se trouvent des ouvertures qui laissent passer certains organes.

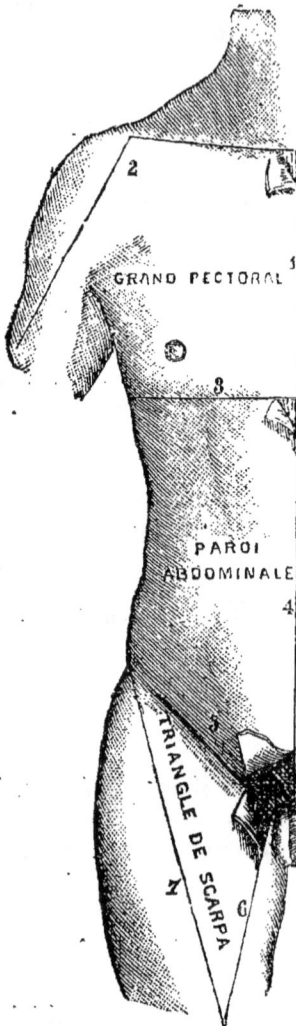

FIG. 32. — Dissection de la paroi abdominale.

3. Incision horizontale supérieure. — 4. Incision verticale. — 5. Incision oblique.

1° Au niveau du pubis, un faisceau de ce muscle s'insère à

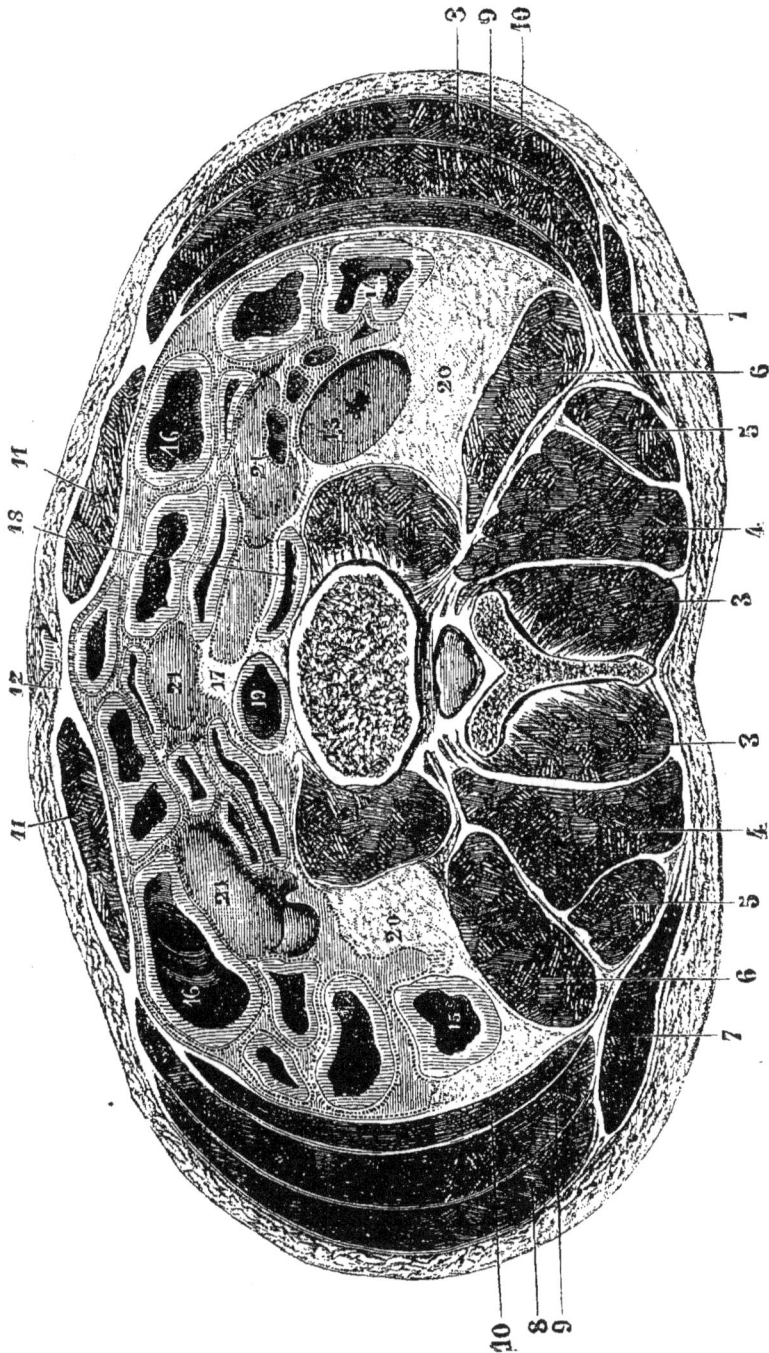

Fig. 33. — Coupe horizontale du tronc au niveau de la troisième vertèbre

lombaire. (On voit la surface inférieure de la section.) Ce dessin, très exact, a été fait d'après nature, par M. Léveillé. La préparation a été faite au Val-de-Grâce, à l'aide de la scie et du couteau, sur le cadavre congelé d'un soldat, pendant le siège de Paris et par une température de 16° au-dessous de 0. [1]

1, 2. Troisième vertèbre lombaire. — 3, 3. Partie interne de la masse commune, transversaire épineux. — 4, 4. Partie moyenne, long dorsal. — 5, 5. Partie externe sacro-lombaire. — 6, 6. Carré des lombes. — 7, 7. Partie inférieure du grand dorsal. — 8, 8. Grand oblique de l'abdomen. — 9, 9. Petit oblique. — 10, 10. Transverse. — 11, 11. Droit de l'abdomen. — 12. Ligne blanche. — 13. Coupe du rein droit. — 14. Coupe du côlon ascendant. — 15. Coupe du côlon descendant. — 16, 16. Diverses anses de l'intestin grêle divisées. — 17. Coupe du mésentère. — 18. Veine cave inférieure. — 19. Artère aorte. — 20, 20. Masse du tissu graisseux placé en arrière du rein et du péritoine. — 21, 21. Anses intestinales non divisées.

l'angle du pubis. Il est connu sous le nom de *pilier interne* de l'anneau inguinal ; un second faisceau s'insère à l'épine du pubis : c'est le *pilier externe* de l'anneau inguinal. L'*anneau inguinal* est l'ouverture limitée par ces deux faisceaux. En dedans du pilier interne, il existe un autre faisceau qui va s'insérer sur le pubis du côté opposé, immédiatement au-devant du tendon du muscle droit. Ce faisceau, connu sous le nom de *ligament de Colles* ou de *pilier postérieur* de l'anneau inguinal, situé derrière le pilier interne du côté opposé, s'amincit peu à peu en se rapprochant de l'épine du pubis.

2° Au niveau de l'arcade fémorale, les fibres aponévrotiques du muscle grand oblique ne font que s'accoler au bord antérieur de cette arcade. Celles de la moitié externe vont ensuite s'insérer sur l'aponévrose du muscle psoas-iliaque, avec laquelle elles se confondent. Celles de la moitié interne glissent au-dessous de l'arcade et se réunissent pour former deux faisceaux : l'un interne ou *ligament de Gimbernat*, qui s'insère sur la crête pectinéale ; l'autre externe, *bandelette ilio-pectinée*, qui s'insère sur l'éminence ilio-pectinée. Entre ces deux faisceaux, l'arcade fémorale et le pubis, on trouve une ouverture connue sous le nom d'*orifice supérieur de la gaine des vaisseaux fémoraux*.

On voit, d'après ce qui précède, que l'arcade fémorale n'est pas le vrai point d'insertion de l'aponévrose du muscle grand oblique. Son vrai point d'insertion est constitué par le bord antérieur de l'os coxal ; mais toutes ses fibres ne peuvent pas s'insérer sur cet os à cause de la présence du muscle psoas-iliaque en dehors, des

1. Cette figure d'ensemble est destinée à montrer les proportions et les rapports des différents organes. Les deux surfaces noires placées sur les côtés de la vertèbre représentent la coupe des muscles psoas. On voit très distinctement les aponévroses autour du muscle droit, entre les muscles abdominaux et à la partie postérieure. On distingue autour des viscères une ligne ponctuée, qui indique le péritoine viscéral et le péritoine pariétal. Quant à la position des organes, nous la garantissons exacte ; la pièce étant dure comme une pierre, aucun déplacement n'a pu se produire.

vaisseaux fémoraux au milieu, et du cordon spermatique en dedans. C'est pour cette raison qu'on les voit se grouper et former quatre faisceaux : la *bandelette ilio-pectinée*, le *ligament de Gimbernat*, le *pilier interne* et le *pilier externe* du canal inguinal (fig. 34).

Quelques auteurs font terminer les fibres du grand oblique à l'arcade crurale, et considèrent le ligament de Gimbernat et la bandelette ilio-pectinée comme des dépendances de l'arcade. L'appréciation seule diffère ; cela ne change rien à la disposition des organes.

Rapports. — Ce muscle, recouvert par la peau, recouvre le petit oblique dans toute son étendue.

IV. — PETIT OBLIQUE (fig. 34).

Large, mince et aplati, situé au-dessous du précédent.

Insertions. — D'une part, il s'insère : 1º Aux apophyses épineuses des deux dernières vertèbres lombaires, et à la partie postérieure de la crête iliaque par un feuillet aponévrotique ; 2º aux deux tiers antérieurs de l'interstice de la crête iliaque ; 3º au tiers externe de la face supérieure de l'arcade fémorale.

De là, ses fibres se portent en haut et en dedans, en s'irradiant en sens inverse de celles du grand oblique ; les postérieures se dirigent verticalement en haut, les moyennes obliquement en haut et en dedans, et les antérieures horizontalement vers la ligne médiane.

D'autre part, ce muscle s'insère : 1º au bord inférieur des quatre derniers cartilages costaux ; 2º à la ligne blanche, dans toute son étendue ; 3º au pubis ; 4º sur la tunique fibreuse des bourses, où il concourt à la formation du muscle crémaster.

Rapports. — Recouvert par le muscle grand oblique dans toute son étendue, il recouvre le muscle transverse. Au niveau du muscle droit de l'abdomen, son aponévrose se dédouble en deux feuillets qui embrassent ce muscle et lui forment une gaine fibreuse. Dans le cinquième inférieur de la paroi abdominale, ce dédoublement n'existe pas, et le muscle droit est dépourvu de gaine fibreuse à sa face postérieure.

V. — TRANSVERSE (fig. 35).

Ce muscle, le plus large de tous, occupe les parties latérale, antérieure et postérieure de l'abdomen.

Insertions. — D'une part, ce muscle s'insère : 1° à la face interne des six ou sept dernières côtes, par autant de digitations qui

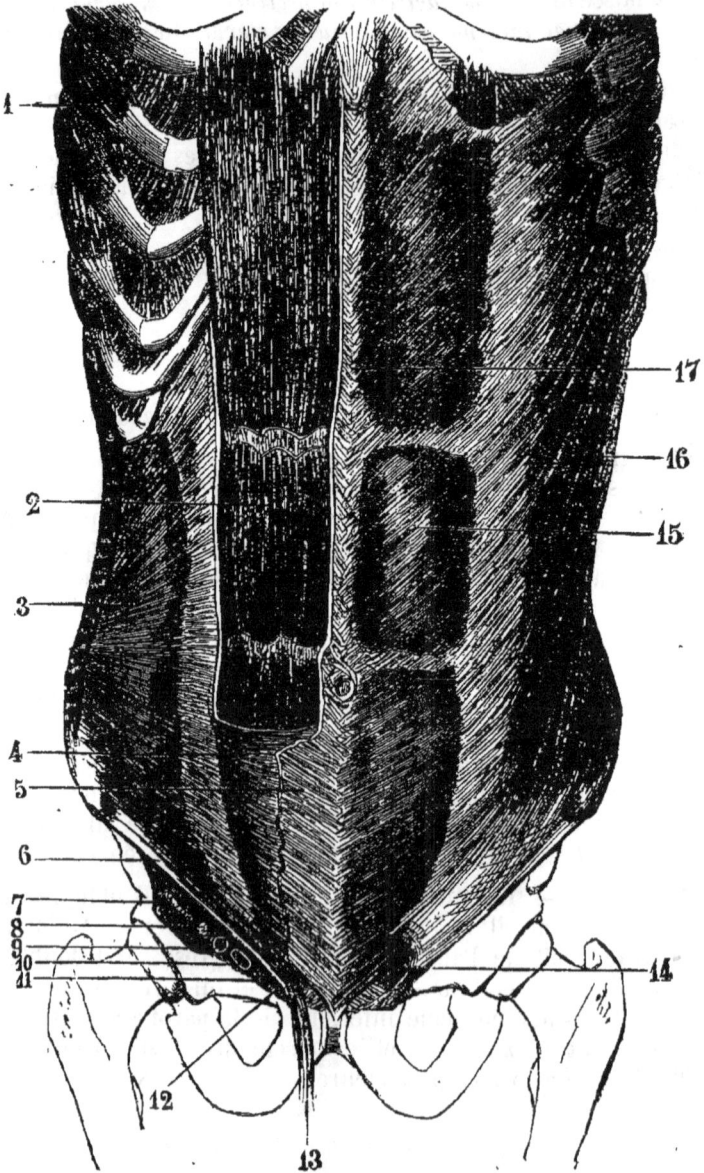

FIG. 34. — Muscles de la paroi abdominale.

1. Grand dentelé. — 2. Droit de l'abdomen. — 3. Petit oblique. — 4. Feuillet antérieur du petit oblique passant au-devant du droit. — 5. Aponévrose du grand oblique

incisée pour montrer ses rapports. — 6. Arcade crurale. — 7. Coupe du psoas-iliaque.
— 8. Coupe du nerf crural. — 9. Coupe de l'artère fémorale. — 10. Coupe de la veine
fémorale. — 11. Coupe des lymphatiques fémoraux; ces vaisseaux sont contenus dans
un orifice triangulaire, anneau crural. — 12. Ligament de Gimbernat. — 13. Muscle
crémaster. — 14. Anneau inguinal avec ses piliers. — 15. Aponévrose du grand oblique
permettant d'apercevoir le muscle droit. — 16. Portion charnue du grand oblique. —
17. Ligne blanche.

s'entre-croisent avec celles du muscle diaphragme ; 2° à la colonne
vertébrale, par trois feuillets aponévrotiques. L'*antérieur* sépare
le muscle carré des lombes du muscle psoas et du rein, et s'insère

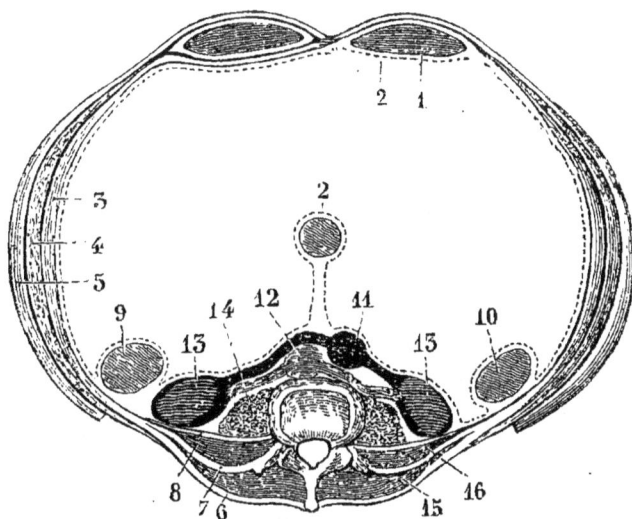

FIG. 35. — Coupe horizontale du tronc au niveau de la deuxième vertèbre
lombaire, pour montrer les rapports des muscles et des aponévroses (à
droite, la section du muscle droit est supposée faite à la partie inférieure).

1. Coupe du muscle droit, montrant les rapports de ce muscle dans le cinquième inférieur. — 2, 2. Péritoine. — 3. Coupe du transverse. — 4. Petit oblique. — 5. Grand
oblique. — 6. Feuillet postérieur de l'aponévrose du transverse. — 7. Feuillet moyen. —
8. Feuillet antérieur. — 9. Coupe du côlon descendant. — 10. Coupe du côlon ascendant. — 11. Veine cave inférieure. — 12. Aorte. — 13, 13. Reins. — 14. Coupe du
psoas — 15. Coupe des muscles spinaux. — 16. Coupe du carré des lombes.

à la base des apophyses transverses des vertèbres lombaires. Son
bord supérieur, épaissi, constitue le ligament cintré du muscle
diaphragme. Le feuillet *moyen* se place entre le muscle carré des
lombes et les muscles spinaux, et s'insère au sommet des apophyses transverses des vertèbres lombaires. Le feuillet *postérieur*
s'attache au sommet des apophyses épineuses des mêmes vertèbres, en concourant à former l'aponévrose lombaire ; 3° aux trois

quarts antérieurs de la crête iliaque et au tiers externe de la face supérieure de l'arcade fémorale.

De là, les fibres se dirigent transversalement vers la ligne blanche ; les inférieures sont obliques en bas et en dedans.

D'autre part, il s'insère à toute l'étendue de la ligne blanche abdominale, et à la tunique fibreuse des bourses par quelques fibres qui descendent le long de l'arcade, et sortent par l'anneau inguinal pour concourir à la formation du muscle crémaster.

Rapports. — Recouvert par le petit oblique, le muscle transverse recouvre le péritoine, dont il est séparé à la partie inférieure par le fascia transversalis. Au niveau du muscle droit, son aponévrose passe derrière ce muscle dans ses quatre cinquièmes supérieurs, et au-devant de lui dans son cinquième inférieur. Au niveau de son insertion à la colonne vertébrale, ses trois feuillets forment deux gaines pour le carré des lombes et pour les muscles spinaux. De plus, le feuillet antérieur est en rapport en avant avec le rein et le muscle psoas, le feuillet postérieur est en rapport en arrière avec les aponévroses des muscles petit oblique, petit dentelé inférieur et grand dorsal, dont les feuillets superposés constituent l'aponévrose lombaire.

Action. — Les muscles de l'abdomen sont *expirateurs*. Ils agissent en comprimant les viscères abdominaux, qui refoulent le diaphragme ; ils aident ainsi au retrait du poumon. (Rappelons ici que les expirations ordinaires se font sans le secours des muscles, par la seule élasticité des organes.)

Le muscle droit fléchit le bassin sur le thorax, et le thorax sur le bassin, selon qu'il prend son point d'insertion fixe en haut ou en bas.

Tous les muscles de la paroi abdominale reçoivent leurs nerfs des *nerfs intercostaux*.

§ 5. — Aponévroses de la région abdominale antérieure.

On donne le nom d'aponévroses d'insertion aux tendons des muscles larges de l'abdomen. Ces muscles sont enveloppés d'une couche celluleuse appelée *aponévrose d'enveloppe*, par opposition à l'*aponévrose d'insertion*, qui représente le vrai tendon.

Les aponévroses d'insertion des trois muscles larges s'entrecroisent sur la ligne médiane pour former la ligne blanche.

Si l'on considère la ligne blanche comme point de départ, on voit partir de chaque côté quatre feuillets aponévrotiques, dont deux passent en avant du muscle droit : c'est l'*aponévrose du muscle grand oblique*, doublée du *feuillet antérieur de l'aponévrose du petit oblique*. Les deux autres passent derrière le muscle droit : c'est *l'aponévrose du transverse*, doublée du *feuillet postérieur du petit oblique*.

Cette disposition n'existe pas à la partie inférieure de la paroi abdominale. A ce niveau, le petit oblique n'est pas dédoublé, et tous les muscles passent devant le muscle droit.

A l'étude des aponévroses de cette région se rapporte celle de la *ligne blanche*, de l'*ombilic*, de l'*arcade fémorale*, du *fascia transversalis* et du *canal inguinal*.

I. — LIGNE BLANCHE.

Raphé fibreux formé par l'entre-croisement des aponévroses des muscles larges de l'abdomen. Elle s'insère en haut à l'appendice xiphoïde, et en bas à la symphyse pubienne.

Sa largeur est déterminée par l'espace qui sépare les deux muscles droits. Elle est presque linéaire dans le tiers inférieur, où les muscles droits sont très rapprochés, large de 2 ou 3 centimètres en haut. Dans une foule de points, la ligne blanche présente de petits orifices losangiques qui donnent passage à des vaisseaux et à des nerfs. Parmi ces orifices, le plus remarquable est constitué par l'anneau ombilical.

II. — OMBILIC.

L'ombilic, ou anneau ombilical, est situé sur la ligne blanche, à l'union du tiers inférieur et des deux tiers supérieurs.

1° De l'ombilic chez l'adulte. — Selon qu'on l'examine par sa face postérieure ou sa face antérieure, il a une forme différente : 1° par devant, il a la forme d'un losange dont les quatre côtés sont formés par les faisceaux aponévrotiques entre-croisés des muscles de l'abdomen ; 2° par derrière, l'ombilic a la forme d'une boutonnière dirigée transversalement, et formée de deux lèvres courbes qui se regardent par leur concavité. Le pourtour de l'ombilic est complètement fibreux.

Rapports. — La peau de cette région est rétractée, elle forme des plis et une dépression profonde ; le tissu cellulaire sous-cutané s'amincit et devient très dense à ce niveau, il adhère intimement à la peau et au pourtour fibreux de l'ombilic, de sorte que dans cette région la peau est très peu mobile. Sur la face postérieure de l'ombilic, on constate aussi une adhérence considérable du péritoine.

4*

Chez les sujets bien musclés, et chez l'homme surtout, Richet a décrit et figuré une lamelle fibreuse connue sous le nom de *fascia umbilicalis*. Cette lamelle, triangulaire, a une face postérieure couverte par le péritoine, une face antérieure séparée de la ligne blanche par un espace rempli de graisse, deux bords latéraux qui s'insèrent sur la face postérieure de la gaine fibreuse du muscle droit, une base qui se perd insensiblement à 4 ou 5 centimètres au-dessus de l'ombilic, et un sommet qui correspond à la partie inférieure de l'anneau ombilical.

Ce que l'on trouve dans l'anneau ombilical, chez l'adulte. — L'ombilic est divisé en deux parties bien distinctes. La moitié inférieure est fermée par un tissu de cicatrice qui réunit entre eux l'ouraque et les cordons fibreux qui remplacent les artères ombilicales. La moitié supérieure contient la veine ombilicale et une certaine quantité de tissu graisseux qui communique en avant avec le tissu graisseux sous-cutané, et en arrière avec l'espace situé entre la ligne blanche et le fascia umbilicalis. Cet espace, désigné par Richet sous le nom de *gouttière ombilicale*, renferme la veine ombilicale, qui se porte vers le foie.

2° De l'ombilic chez le fœtus. — Chez le fœtus, il existerait, d'après Richet, au pourtour de l'anneau ombilical, du côté du péritoine, un relief rougeâtre composé de fibres musculaires lisses et de fibres élastiques, auquel cet auteur donne le nom de *sphincter ombilical*. A cet âge, l'ombilic n'est pas déprimé, il est large et arrondi. La veine ombilicale, les artères ombilicales et l'ouraque le traversent et le ferment complètement. C'est par suite du développement que se montre le tissu graisseux qui existe chez l'adulte.

Modifications de l'ombilic à la naissance. — A la naissance, le sphincter ombilical se contracte, exerce une constriction sur les vaisseaux qui traversent l'ombilic, et, agissant à la manière d'un fil à ligature, détermine la chute du cordon.

Les artères ombilicales et la veine ombilicale oblitérées se transforment en cordons fibreux qui font l'office de ligaments. Ces cordons sont au nombre de quatre : trois se portent en bas sur la vessie : ce sont les artères ombilicales et l'ouraque ; un seul se porte en haut vers le foie, c'est la veine ombilicale. A mesure que l'enfant se développe, la cavité abdominale s'agrandit, le foie et le bassin s'écartent. En s'écartant, ils exercent sur l'ombilic une traction plus ou moins considérable au moyen des cordons fibreux : or, ces cordons étant au nombre de trois du côté du petit bassin, on comprend que l'anneau ombilical sera tiré vers le bassin avec une force bien plus considérable que celle qui tirera l'anneau en haut, où il n'existe qu'un cordon fibreux. Cette traction différente, exercée par ces cordons sur les deux moitiés de l'anneau ombilical, explique le relâchement de la partie supérieure qui se remplit de tissu graisseux, et la résistance de la partie inférieure, contre laquelle adhèrent l'ouraque et les artères ombilicales.

Pathologie.

L'ombilic est le siège de fistules et de hernies.

Les fistules peuvent être séreuses ou urinaires.

Les *fistules séreuses* laissent écouler de la sérosité qui vient du péritoine à travers une fissure de cette membrane (rares).

Les *fistules urinaires* s'observent plus souvent; l'urine suinte par l'ombilic, elle passe par l'ouraque, qui est resté perméable.

Les *hernies ombilicales* ont toutes un *sac*, c'est-à-dire une enveloppe péritonéale; cela n'est plus discutable aujourd'hui. On doit distinguer les hernies congénitales, celles du nouveau-né et celles de l'adulte.

La hernie ombilicale *congénitale* existe avant la naissance; les viscères sortent par l'ouverture ombilicale. La tumeur paraît formée de trois lobes, parce que la veine et les artères ombilicales forment trois sillons à sa surface, et qu'elles viennent se réunir à son sommet, d'où semble partir le cordon ombilical. Comme la peau n'existe pas au niveau de la tumeur (puisque celle-ci empêche la formation de l'ombilic), le péritoine forme la seule enveloppe, ce qui rend le pronostic de cette hernie extrêmement grave.

La hernie *du nouveau-né* se produit au moment de la naissance, ou peu de temps après; la cicatrice ombilicale est déjà formée, et l'intestin passe par la moitié supérieure de l'anneau, partie la plus faible. Cette hernie est ordinairement petite, et on la guérit assez facilement, pourvu qu'elle soit maintenue par un bandage convenable (l'anneau se rétrécissant pendant la croissance).

La hernie *de l'adulte* guérit difficilement; elle se fait également par la portion supérieure de l'anneau.

L'*étranglement* des hernies ombilicales est très grave; rarement l'opération est suivie de guérison. On débride en haut sur la ligne blanche, pour éviter la veine ombilicale, qui reste perméable dans quelques cas.

III. — ARCADE FÉMORALE.

Encore appelée *arcade crurale, ligament de Fallope, ligament de Poupart*, l'arcade fémorale est une bandelette fibreuse, étendue obliquement de haut en bas et de dehors en dedans, et un peu d'arrière en avant. Sa forme est celle d'une gouttière à concavité supérieure. Elle décrit une légère courbe à convexité inférieure. On peut, pour faciliter la description, lui considérer deux extrémités, deux faces et deux bords.

Extrémité interne.— Elle s'insère sur l'épine du pubis, en se confondant avec le pilier externe de l'anneau inguinal.

Extrémité externe. — Elle s'insère sur l'épine iliaque antérieure et supérieure.

Face supérieure.— En forme de gouttière, cette face, dans le tiers externe, donne insertion aux fibres des muscles petit oblique et transverse. Elle constitue dans ses deux tiers internes la paroi inférieure du canal inguinal.

Face inférieure. — La face inférieure, convexe, forme, avec le bord antérieur de l'os coxal, un espace triangulaire qui fait communiquer la cavité abdominale avec les parties profondes de la cuisse. Le muscle psoas-iliaque passe dans la moitié externe de cet espace et adhère intimement à l'arcade fémorale. La moitié interne correspond à la bandelette ilio-pectinée et au ligament de Gimbernat, ainsi qu'à l'orifice supérieur de la gaine des vaisseaux fémoraux, placé entre la bandelette et le ligament. Au niveau de cet orifice, les vaisseaux fémoraux touchent l'arcade.

Bord antérieur. — Le bord antérieur donne attache à l'aponévrose du muscle grand oblique par sa lèvre supérieure, et à l'aponévrose fémorale par sa lèvre inférieure.

Bord postérieur. — Il donne insertion au fascia transversalis.

Structure. — L'arcade crurale est formée de deux parties : la portion directe, et la portion réfléchie.

1o *Portion directe.* — C'est un simple ligament, qui s'insère par son extrémité externe à l'épine iliaque antérieure et supérieure, et par son extrémité interne à l'épine du pubis.

2o *Portion réfléchie.* — La portion réfléchie de l'arcade crurale est formée par la terminaison des fibres aponévrotiques du muscle grand oblique sur la portion directe. Ces fibres, comme nous l'avons déjà dit plus haut, contractent une adhérence intime avec le bord antérieur de l'arcade crurale, pour aller se terminer ensuite, les externes sur l'aponévrose du muscle psoas-iliaque, avec laquelle elles se confondent; les moyennes, sur l'éminence iliopectinée, par un faisceau appelé *bandelette ilio-pectinée;* les internes, sur la crête pectinéale, par un faisceau considérable appelé *ligament de Gimbernat*.

Bandelette ilio-pectinée. — Elle divise l'espace compris entre l'arcade crurale et l'os coxal en deux parties : l'une externe, dans laquelle passent le muscle psoas-iliaque et le nerf crural ; l'autre interne, qui constitue l'orifice supérieur de la gaine des vaisseaux fémoraux, ou *anneau crural* de quelques auteurs. Cette bandelette paraît s'insérer en haut sur le milieu de l'arcade fémorale, et s'attache en bas sur l'éminence ilio-pectinée. Au premier aspect, on dirait qu'elle n'est autre chose qu'une portion épaissie de l'aponévrose du muscle psoas.

Ligament de Gimbernat. — Il constitue un faisceau fibreux de forme triangulaire, situé à la partie la plus interne de l'espace compris entre l'arcade crurale et l'os coxal. Ce ligament présente :

1° Une *face inférieure* (qu'on est toujours tenté d'appeler antérieure, parce que l'on ne se rappelle pas assez l'inclinaison considérable du bassin sur la colonne vertébrale), en rapport avec du tissu cellulaire.

2° Une *face supérieure*, qui regarde la cavité abdominale et qui est recouverte par le péritoine.

3° Un *bord antérieur*, confondu avec la partie interne de l'arcade crurale.

4° Un *bord postérieur*, qui s'insère sur la partie interne de la crête pectinéale. Au niveau de cette crête, le ligament de Gimbernat confond ses insertions avec le ligament de Colles, avec le bord supérieur de l'aponévrose pelvienne, avec l'aponévrose d'enveloppe du muscle pectiné, et avec le feuillet profond de l'aponévrose fémorale pour former le *ligament pubien* de Cooper.

5° Un *bord externe* concave, base du triangle ; il forme l'angle interne de l'anneau crural.

6° Un *sommet* qui répond à l'épine du pubis, au point d'insertion de l'arcade fémorale.

(Nous avons déjà dit que le ligament de Gimbernat et la bandelette ilio-pectinée sont considérés par quelques auteurs comme une dépendance directe de l'arcade fémorale.)

Pathologie.

On croyait autrefois que les hernies crurales s'étranglaient sur le ligament de Gimbernat ; aussi cherchait-on à lever l'étranglement en incisant ce ligament. Ce n'est que très exceptionnellement que l'étranglement a lieu à ce niveau ; c'est presque toujours à l'une des ouvertures du fascia crebriformis.

IV. — FASCIA TRANSVERSALIS.

Entre le péritoine et le muscle transverse, il existe une couche celluleuse appelée *fascia propria*. A mesure qu'on se rapproche de la partie inférieure de la paroi abdominale, cette couche celluleuse s'épaissit et constitue une aponévrose qui double la face postérieure du canal inguinal ; cette aponévrose s'appelle *fascia transversalis*.

Le fascia transversalis se présente différemment selon les sujets. Chez les uns, il forme seulement une lamelle celluleuse ; chez les autres, une couche fibreuse. Dans la majorité des cas, comme le fait observer Richet, il présente la disposition suivante : il est formé de deux lamelles, l'une fibreuse accolée à la face postérieure du muscle transverse, c'est le *fascia transversalis fibreux* de Richet, ou le *vrai fascia transversalis* de Thompson ; l'autre celluleuse, située entre la précédente et le péritoine, c'est le *fascia transversalis celluleux* de Richet ou le *fascia transversalis* de Thompson.

1° Fascia transversalis fibreux. — C'est une lamelle fibreuse, triangulaire, formée de fibres verticales et horizontales entre-croisées. On peut lui considérer trois bords et deux faces.

Bord supérieur. — Il se confond insensiblement avec le fascia propria.

Bord interne. — Il s'insère sur le bord externe du muscle droit, et, pour mieux dire, sur le bord externe de la gaine fibreuse de ce muscle ; il y a donc un fascia à droite et un fascia à gauche.

Bord externe ou inférieur. — Il s'insère sur le bord postérieur de l'arcade fémorale. (Selon Thompson, ce bord ne ferait que s'accoler à l'arcade. Sa moitié externe s'insérerait sur l'aponévrose du muscle psoas-iliaque, tandis que sa moitié interne glisserait sous l'arcade pour aller tapisser la face profonde de la paroi antérieure de la gaine des vaisseaux fémoraux.) La partie la plus interne de ce bord, au lieu de se terminer à l'arcade fémorale, se porte sur le pubis pour former sur l'anneau crural une lamelle fibreuse que, en 1817, Jules Cloquet décrivit sous le nom de *septum crurale*.

Face postérieure. — Elle est en rapport avec le fascia transversalis celluleux, qui la sépare du péritoine (fig. 38).

Face antérieure. — Elle est en rapport avec la partie inférieure du muscle transverse, et *constitue la paroi postérieure du canal inguinal*.

2° Fascia transversalis celluleux. — C'est une couche celluleuse située entre le péritoine et le fascia transversalis fibreux. Elle n'a pas de limites précises comme la couche fibreuse, et son existence n'est pas constante. L'artère épigastrique est logée dans l'épaisseur de cette membrane, qui se confond en haut avec le fascia propria, comme le fascia fibreux. Elle passe derrière les muscles droits, qu'elle sépare du péritoine. Elle se confond en bas et en dehors avec le tissu cellulaire sous-péritonéal de la fosse iliaque et du petit bassin. C'est cette couche celluleuse sous-péritonéale qui facilite le glissement du péritoine, lorsque celui-ci est entraîné dans la formation des hernies.

V. — Région ilio-inguinale et canal inguinal.

La *région ilio-inguinale* représente un triangle limité en bas par l'arcade crurale, en dedans par le bord externe du muscle droit de l'abdomen, en haut par une ligne étendue horizontalement de l'épine iliaque antérieure et supérieure au muscle droit. On y trouve d'avant en arrière : 1° la peau; 2° le tissu cellulaire sous-cutané; 3° l'aponévrose d'enveloppe du muscle grand oblique; 4° l'aponévrose d'insertion du même muscle; 5° la partie inférieure des muscles petit oblique et transverse; 6° le fascia transversalis fibreux; 7° le fascia transversalis celluleux; 8° le péritoine, doublé du tissu cellulaire sous-péritonéal.

C'est entre ces diverses couches qu'est placé le *canal inguinal*. On donne ce nom impropre à un trajet oblique situé dans la région ilio-inguinale, immédiatement au-dessus de l'arcade crurale.

Le canal inguinal suit la direction de l'arcade fémorale, c'est-à-dire qu'il se dirige en bas, en dedans et en avant. Selon J. Cloquet et Richet, il est de 4 ou 5 millimètres plus long chez la femme que chez l'homme, sa longueur moyenne étant de 5 centimètres et demi, mesurée au niveau de l'arcade crurale.

Ce canal présente à étudier deux orifices, trois parois et un contenu.

Dissection. — Pour préparer le canal inguinal, faites une incision un peu en dehors de la ligne médiane, depuis le pubis jusqu'à un point voisin de l'ombilic; une incision oblique, le long de l'arcade crurale, partira de l'extrémité inférieure de la précédente. Vous relèverez le lambeau limité par ces deux incisions jusqu'à une hauteur de 8 à 10 centimètres. Mettez à nu les fibres blanches du grand oblique et une portion du cordon spermatique à sa sortie de l'anneau inguinal. Pour voir le contenu du canal et les parois postérieure et inférieure, il suffit d'inciser la paroi antérieure obliquement en haut et en dehors, et de renverser cette paroi en bas.

Orifice cutané. — Appelé encore *superficiel* ou *anneau inguinal*, cet orifice, de forme ovalaire, est situé au-dessus du corps du
pubis, en avant du muscle droit. Son grand diamètre, oblique en
bas et en dedans, a une longueur de 2 centimètres et demi à 3
centimètres. Il est limité en dedans par le *pilier interne* ou *supérieur*, dépendance du grand oblique, qui s'insère par quelques
fibres à l'angle du pubis, les autres fibres allant concourir à la
formation du ligament antérieur de la symphyse du pubis. En

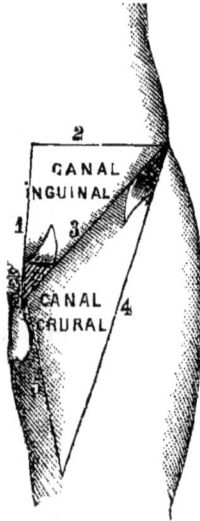

FIG. 36. — Dissection du
canal inguinal et du
canal crural (côté gau-
che).

1, 2. Incisions interne et inférieure pour le canal inguinal. —
3. Limite au niveau de laquelle
le lambeau cutané doit être relevé. — 4. Incision supérieure
et externe pour le canal crural et
le triangle de Scarpa. — 5. Limite au niveau de laquelle le
lambeau cutané doit être renversé.

dehors, il est limité par le *pilier externe* ou *inférieur*, dépendance
du grand oblique, qui s'insère par quelques fibres à l'épine pubienne, les autres fibres s'entre-croisant au-devant de la symphyse
pubienne avec celles du côté opposé. En bas, il est limité par l'espace qui sépare l'angle de l'épine du pubis et par le *ligament de
Colles*, ou *pilier postérieur*, qui s'y insère. En haut, il est limité par
des fibres aponévrotiques minces, venues du grand oblique du
côté opposé; ces fibres, qui décrivent des courbes convexes en bas
et en dedans, sont désignées sous le nom de *fibres intercolonnaires*
ou de *fibres en sautoir*. Elles préviennent l'écartement des deux
piliers interne et externe (fig. 37).

Cet orifice est placé sous la peau. Il est traversé par les éléments
du cordon spermatique. L'aponévrose d'enveloppe du muscle
grand oblique se jette sur le cordon, qu'elle accompagne jusqu'au
fond des bourses, où elle constitue la tunique celluleuse.

Orifice péritonéal (fig. 38). — Appelé aussi *profond*, il est situé sur le milieu d'une ligne qui irait directement de l'épine iliaque supérieure à l'épine pubienne, à 2 centimètres au-dessus de l'arcade fémorale.

Le nom d'*orifice* est impropre; il n'y a pas d'ouverture à ce niveau, attendu que le fascia transversalis est très adhérent aux organes qui viennent du canal inguinal, et qui se séparent sous

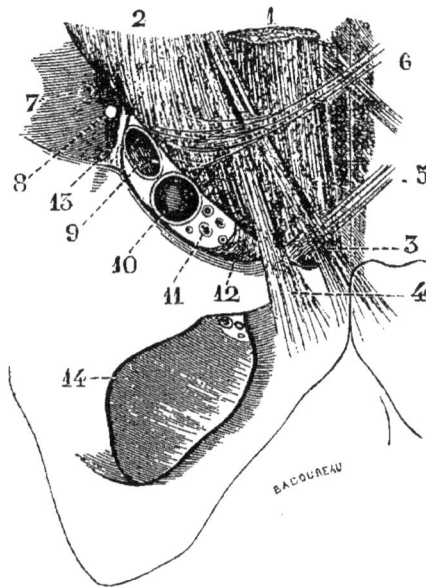

FIG. 37. — Canal inguinal et anneau crural (côté droit).

1. Muscle droit. — 2. Grand oblique. — 3. Pilier interne de l'anneau inguinal (faisceau du grand oblique). — 4. Pilier externe (faisceau du grand oblique). — 5. Pilier postérieur ou ligament de Colles venu du grand oblique du côté opposé. — 6, Faisceau venu du côté opposé pour former les fibres arciformes de l'anneau inguinal, orifice limité par les faisceaux fibreux 3, 4, 5 et 6. — 7. Coupe du psoas-iliaque. — 8. Coupe du nerf crural situé dans le muscle. — 9. Artère fémorale. — 10. Veine fémorale. — 11. Lymphatiques. Ces trois sortes de vaisseaux sont contenus dans l'anneau crural, anneau dont l'angle interne est limité par le ligament de Gimbernat, 12, le côté externe par la bandelette ilio-pectinée, 13. — 14. Membrane obturatrice, échancrée à la partie supérieure pour le passage du nerf et des vaisseaux obturateurs.

le péritoine pour se porter dans diverses directions : vaisseaux spermatiques, canal déférent. Lorsqu'on renverse la paroi abdominale sur les cuisses du sujet, on voit cependant une légère dépression, *fossette inguinale externe,* qui correspond à ce point.

Au moment de la naissance, cette ouverture existe, elle est l'orifice péritonéal d'un petit canal, *canal vagino-péritonéal,* qui fait communiquer le péritoine avec la tunique vaginale; mais ce canal s'oblitère bientôt après, le péritoine disparaissant, et le prolongement, que le fascia transversalis envoie aux organes du canal inguinal, se resserrant sur eux.

En examinant avec soin le point où le canal déférent traverse le fascia transversalis pour se porter dans le petit bassin, on remarque une sorte de croissant fibreux, à concavité externe et supérieure, embrassant le canal déférent et paraissant formé par le tiraillement exercé par celui-ci sur le bord de l'ouverture.

Paroi antérieure. — Rigide, épaisse et résistante, elle est formée par l'aponévrose d'insertion du muscle grand oblique.

Paroi postérieure. — Plus ou moins résistante selon les sujets, cette paroi est formée par le fascia transversalis fibreux, et au niveau de l'orifice cutané, par la face antérieure du muscle droit.

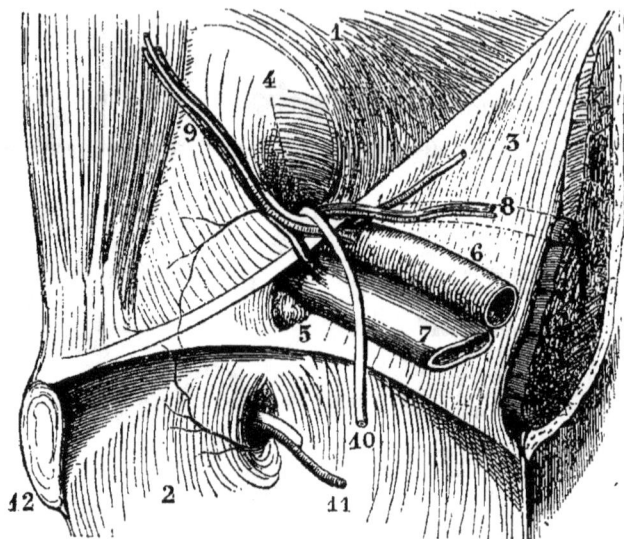

FIG. 38. — Canal inguinal du côté droit, vu du côté du péritoine.

1. Bord supérieur du fascia transversalis. — 2. Obturateur interne. — 3. Fosse iliaque et artère circonflexe iliaque. — 4. Orifice péritonéal du canal inguinal. On y voit le canal déférent, 10, qui se porte vers le petit bassin, et les vaisseaux spermatiques, 8, qui glissent sur la face antérieure du psoas-iliaque pour se porter vers la région lombaire. — 5. Anneau crural. En dedans de cet anneau on voit le ligament de Gimbernat. — 6. Artère iliaque externe. — 7. Veine iliaque externe. — 8. Vaisseaux spermatiques. — 9. Vaisseaux épigastriques ; l'artère, à son origine, embrasse la concavité du canal déférent. — 10. Canal déférent. — 11. Vaisseaux et nerf obturateurs. — 12. Pubis.

Paroi inférieure. — Concave, très étroite, cette paroi est constituée par la face supérieure de l'arcade fémorale.

La paroi inférieure est intimement confondue avec l'antérieure et la postérieure ; mais ces deux dernières ne se réunissent pas en haut : elles sont séparées par le bord inférieur des muscles petit oblique et transverse, qui plongent dans l'intérieur du canal et qui sortent par l'anneau inguinal avec les éléments du cordon, pour concourir à la formation du muscle crémaster. Ces muscles peuvent être considérés comme faisant partie du contenu du canal, puisqu'ils sont situés entre les parois antérieure et postérieure.

Contenu. — Ce sont les éléments du cordon spermatique ; on y trouve : le *canal déférent*, l'*artère spermatique*, l'*artère déférentielle* d'Astley Cooper, les *veines spermatiques*, les *vaisseaux lymphatiques*, le *plexus spermatique*, le *plexus déférentiel*. Tous ces organes sont enveloppés immédiatement, dans l'intérieur du canal, par une *couche fibreuse* dépendant du fascia transversalis, et plus superficiellement par les *fibres musculaires* inférieures des muscles petit oblique et transverse. L'*artère funiculaire*, branche de l'épigastrique et des *filets nerveux* du grand abdomino-génital et du petit abdomino-génital, branches collatérales du plexus lombaire, se distribuent aux enveloppes du cordon.

Chez la femme, le canal inguinal renferme seulement le ligament rond, ainsi qu'un prolongement du péritoine qui s'enfonce dans la grande lèvre et qu'on appelle *canal de Nuck*.

Rapports. — Le canal inguinal est recouvert par la peau en avant, et par le fascia transversalis celluleux et le péritoine en arrière. On trouve sur sa face postérieure l'*artère épigastrique*, qui croise sa direction et qui sépare deux dépressions. L'une de ces dépressions, située en dehors de l'artère, correspond à l'orifice péritonéal du canal inguinal et porte le nom de *fossette inguinale externe*. L'autre, située en dedans de l'artère, correspond à l'orifice cutané et porte le nom de *fossette inguinale interne*. En bas, le canal inguinal est en rapport avec l'anneau crural, l'artère et la veine fémorales.

Développement. — Jusqu'au septième mois de la vie intra-utérine, le canal inguinal n'est qu'une ouverture ; à cette époque, les deux orifices sont situés en face l'un de l'autre. A partir du septième mois, le testicule traverse cette ouverture et entraîne le péritoine, qui doit former plus tard la tunique vaginale. Le canal séreux inclus dans le canal inguinal, et qui fait communiquer le péritoine avec la tunique vaginale, est connu sous le nom de *canal vagino-péritonéal*. Les deux orifices s'écartent par suite du développement du bassin et de la paroi abdominale, et à la naissance le canal de communication des deux séreuses s'oblitère dans la majorité des cas.

Pathologie.

Les *hernies inguinales* se montrent toutes à l'orifice cutané du canal inguinal, et se portent ensuite vers le scrotum.

La variété la plus commune est la *hernie inguinale externe* : l'intestin refoule le péritoine au niveau de la fossette inguinale externe, s'en forme une enveloppe, et parcourt toute la longueur du canal inguinal avant de sortir par l'anneau inguinal. Dans cette variété de hernie, le *collet* (ouverture établissant la séparation entre la cavité du péritoine et celle du sac) est situé en dehors de l'artère épigastrique.

Si le canal vagino-péritonéal n'est pas oblitéré et si cette hernie se montre, il n'y a pas de *sac*, et l'intestin pénètre directement dans la tunique vaginale ; c'est la *hernie inguinale congénitale*.

La *hernie inguinale interne* est formée par l'intestin refoulant directement la paroi postérieure du canal inguinal au niveau de la fossette inguinale interne, et passant par l'anneau inguinal. Ici, le *collet* de la hernie est situé en dedans de l'artère épigastrique.

Par exception, l'intestin qui doit former la hernie inguinale peut refouler le péritoine dans la fossette vésico-pubienne, entre l'ouraque et l'artère ombilicale oblitérée, et se diriger ensuite en bas et en dehors pour sortir par l'anneau inguinal : c'est la *hernie inguinale oblique interne* de Velpeau.

§ 6. — Muscles de la région postérieure du tronc.

1° DOS : 4 COUCHES.		2° NUQUE : 3 COUCHES	
1°	Trapèze.	1°	Splénius.
			Angulaire de l'omoplate.
2°	Rhomboïde		Grand complexus.
	Grand dorsal.	2°	Petit complexus.
	Petit dentelé postérieur et supérieur.		Transversaire du cou.
3°			Grand droit postér. de la tête.
	Petit dentelé postérieur et inférieur.		Petit droit postér. de la tête.
	Sacro-lombaire.	3°	Grand oblique.
4°	Long dorsal.		Petit oblique.
	Transversaire épineux.		Interépineux.

Dissection et généralités. — Cette région, limitée en haut par la ligne courbe supérieure de l'occipital, en bas par la crête iliaque et le sommet du coccyx, sur les côtés par le bord externe du muscle grand dorsal inférieurement et celui du trapèze supérieurement, prend le nom de *nuque* à la partie supérieure, et de *dos* à la partie inférieure. Le dos et la nuque se confondent par les extrémités des muscles qui se portent d'une région à l'autre. On trouve, de chaque côté de la ligne médiane, dix muscles dans la nuque et huit dans le dos. Ils se superposent par couches, comme l'indique le tableau ci-dessus, dont l'étude facilitera la connaissance des rapports qu'ils affectent entre eux. Ces couches sont désignées sous les noms de première, deuxième, troisième, en allant de la peau vers les os.

Placez un billot sous la poitrine du sujet. Faites trois incisions : une verticale, étendue de la protubérance occipitale externe au coccyx ; deux transversales, la supérieure, 14, allant de la septième vertèbre cervicale à l'acromion, l'inférieure du milieu de la colonne lombaire, 15, à la crête iliaque. Disséquez les trois lambeaux. Cette dissection est facile.

À la nuque, cependant, il faut prendre quelques précautions : on trouve quelques fibres du trapèze adhérentes à la peau et difficiles à séparer. Les muscles sous-jacents se trouvent naturellement préparés, quand on enlève

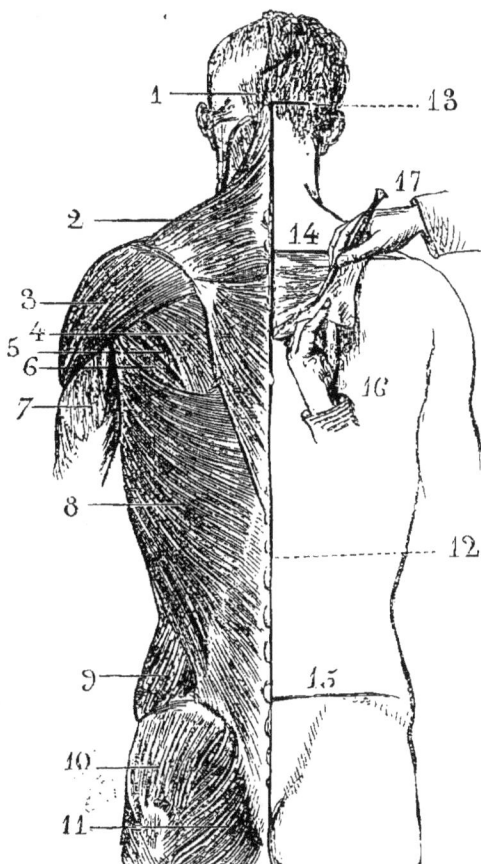

Fig. 39. — Muscles du dos.

1. Occipital. — 2. Trapèze. — 3. Deltoïde. — 4. Sous-épineux. — 5. Petit rond. — 6. Grand rond. — 7. Triceps. — 8. Grand dorsal. — 9. Grand oblique de l'abdomen. — 10. Moyen fessier. — 11. Grand fessier. — 12, 13, 15. Incision verticale pour la dissection des muscles du dos et de la nuque. — 14. Incision horizontale au niveau de laquelle on commence la dissection. — 16. Main gauche soulevant un lambeau de peau — 17. Main droite portant le tranchant du scalpel au fond de l'angle formé par la peau et l'aponévrose.

avec soin ceux qui les recouvrent immédiatement. A la nuque, le splénius glisse sous le sterno-cléido-mastoïdien, qu'il faut soulever de bas en haut après l'avoir incisé.

1° Muscle du dos.

I. — T R A P È Z E (fig. 39).

Muscle large, mince, triangulaire, situé sous la peau, en partie dans la nuque, en partie dans le dos.

Insertions. — 1° *Fixes*. Sur le tiers interne de la ligne courbe supérieure de l'occipital, sur la protubérance occipitale externe, sur le raphé médian postérieur ; sur les apophyses épineuses des sixième et septième vertèbres cervicales, sur celles des dix premiers ou des douze vertèbres dorsales et sur les ligaments inter-épineux correspondants. 2° *Mobiles*. L'insertion mobile du trapèze se fait : 1° au tiers externe du bord postérieur de la clavicule, par les fibres situées au-dessus de la septième vertèbre cervicale ; 2° à toute l'étendue de la lèvre supérieure et de l'interstice de la crête de l'omoplate, par les fibres situées au-dessous de la septième vertèbre.

Les fibres supérieures de ce muscle se dirigent en bas et en dehors, les inférieures en haut et en dehors, les moyennes transversalement.

Rapports. — 1° Il est recouvert par la peau et l'aponévrose. 2° Il recouvre à la nuque le grand complexus, le splénius et l'angulaire ; au dos, le rhomboïde, le grand dorsal, le petit dentelé postérieur et supérieur ; à l'épaule, le sus-épineux et le sous-épineux. 3° Son bord externe et supérieur forme le côté postérieur du triangle sus-claviculaire.

Structure. — Charnu dans presque toute son étendue, ce muscle est aponévrotique : 1° à son extrémité inférieure, dans un petit espace triangulaire ; 2° vers les deux dernières vertèbres cervicales et la première dorsale, où les deux muscles réunis constituent l'*ellipse aponévrotique* du trapèze ; 3° dans un petit espace triangulaire, au niveau du point où ses fibres vont s'insérer sur le tubercule de l'épine de l'omoplate. Cette aponévrose est séparée par une *bourse séreuse* de la surface triangulaire qui réunit l'épine de l'omoplate au bord interne et sur laquelle elle glisse. Elle reçoit les fibres venues des apophyses épineuses situées au-dessous de la troisième dorsale.

Action. — Lorsque toutes les fibres se contractent, les épaules sont portées en arrière et rapprochées de la ligne médiane.

Les fibres moyennes, se contractant isolément, produisent le même effet.

Les fibres supérieures, qui se rendent à la clavicule et à l'acromion, élèvent directement le moignon de l'épaule.

Les fibres inférieures élèvent aussi le moignon, tout en abaissant le point sur lequel elles s'insèrent, car l'omoplate tourne autour de la clavicule comme sur un pivot; toute puissance qui abaisse le corps de l'omoplate tend à élever le moignon de l'épaule, tandis que celui-ci est abaissé lorsque le corps de l'omoplate s'élève.

La physiologie et des faits cliniques ont démontré à Duchenne (de Boulogne) : 1° que le trapèze concourt avec le grand dentelé à maintenir le bord spinal de l'omoplate appliqué sur les côtes; 2° que les omoplates ne peuvent pas être rapprochées de la ligne médiane, lorsque ce muscle est atrophié; 3° que cette atrophie explique la faiblesse de l'élévation du bras qui se montre alors; 4° qu'en vertu de sa richesse nerveuse, le tiers supérieur du trapèze est la partie du muscle qui reste le plus longtemps contractile après la mort : elle est l'*ultimum moriens* du trapèze.

II. — GRAND DORSAL (fig. 39 et 40).

Muscle large, triangulaire, mince en dedans, épais en dehors.

Insertions. — 1° *Fixes*. 1° Aux apophyses épineuses des six dernières vertèbres dorsales et aux ligaments interépineux correspondants; 2° aux apophyses épineuses des vertèbres lombaires; 3° à la crête sacrée et au coccyx; 4° à la partie postérieure de la lèvre externe de la crête iliaque ; 5° par trois ou quatre digitations à la face externe et au bord supérieur des trois ou quatre dernières côtes; 6° quelquefois par un faisceau à l'angle inférieur de l'omoplate. 2° *Mobiles*. Dans la profondeur de la coulisse bicipitale, par un large tendon aplati.

Les fibres supérieures, transversales, se dirigent en dehors; les inférieures, verticales, en haut; les moyennes, obliques, en haut et en dehors.

Rapports. — 1° Il est recouvert par la partie inférieure du trapèze et la peau; 2° il recouvre le petit dentelé postérieur et inférieur, les muscles spinaux, les intercostaux externes, les côtes; 3° au niveau de l'épaule, il recouvre d'abord la partie interne du grand rond, contourne ensuite le bord inférieur de ce muscle, et se place enfin sur sa face antérieure, du côté du creux de l'aisselle, au moment de son insertion; ils constituent ensemble la paroi postérieure du creux axillaire. Son bord externe est saillant sur la peau à sa partie supérieure, tandis qu'en bas il entre-croise ses digitations avec celles du grand oblique de l'abdomen;

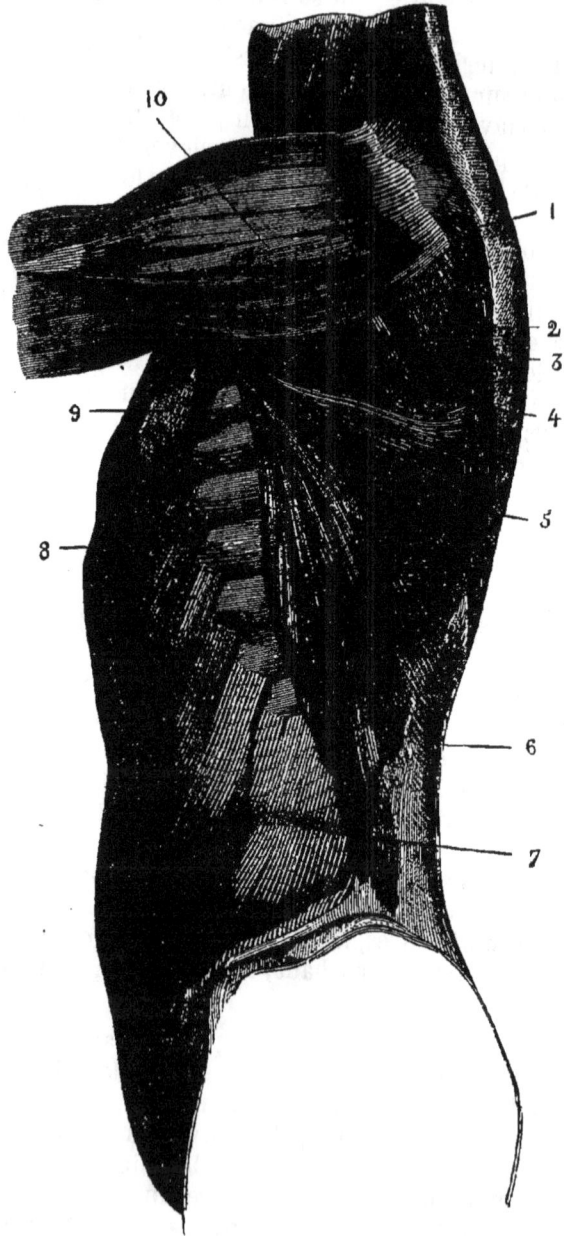

FIG. 40. — Muscles du dos.

1. Trapèze. — 2. Sous-épineux. — 3. Petit rond. — 4. Grand rond. — 5. Grand dorsal.—
6. Aponévrose lombaire.— 7. Grand oblique de l'abdomen. — 8. Grand dentelé.— 9. Grand
pectoral, dont quelques fibres se continuent avec celles du grand oblique. — 10. Deltoïde.

4° lorsque le bras est pendant, le grand dorsal recouvre la partie inférieure de l'omoplate, du sous-épineux et du rhomboïde.

Structure. — Les fibres musculaires se contournent au moment où elles atteignent le grand rond ; les inférieures passent au-devant des autres pour former la portion supérieure du tendon, tandis que sa partie inférieure est représentée par les autres fibres qui passent derrière. Le tendon est mince et accolé à celui du grand rond, dont il est quelquefois séparé par une *bourse séreuse*. L'insertion de ce muscle à la région lombaire, à la région sacrée et à la crête iliaque, se fait par l'intermédiaire de l'aponévrose lombaire, dont la description est placée à la fin de ce chapitre.

Action. — Il porte l'humérus en bas, en arrière et en dedans. Il est en même temps rotateur en dedans de l'humérus : c'est le *scalptor ani* des anciens anatomistes.

III. — RHOMBOÏDE (fig. 41).

Muscle losangique, aplati, situé à la partie supérieure du dos.

Dissection. — Pour préparer le rhomboïde, il suffit de détacher les insertions claviculaire et scapulaire du trapèze, et de les renverser en dedans.

Insertions. — 1° *Fixes*. Il s'insère à la partie inférieure du raphé médian cervical postérieur, aux apophyses épineuses des sixième et septième vertèbres cervicales et à celles des cinq ou six premières dorsales. Ses fibres, parallèles, se portent en bas et en dehors. 2° *Mobiles*. Sur un ligament étendu le long du bord interne de l'omoplate, dans toute la partie située au-dessous de l'épine.

Rapports. — 1° Il est recouvert par le trapèze, et quelquefois, à sa partie inférieure, par le grand dorsal ; 2° il recouvre le petit dentelé postérieur et supérieur, la partie inférieure du splénius, les muscles spinaux, et lorsque l'omoplate s'éloigne de l'axe du tronc, les côtes et les intercostaux externes.

Souvent les faisceaux supérieurs du muscle sont séparés du reste du muscle par une ligne celluleuse, et désignés sous le nom de muscle *petit rhomboïde*.

Action. — Par sa force tonique, le rhomboïde concourt faiblement à maintenir le bord spinal de l'omoplate rapproché de la ligne médiane. Lorsqu'il se contracte sans effort, il concourt à l'élévation volontaire de l'épaule. Il peut abaisser le bras au-dessous de la position horizontale (Duchenne).

Il faut, pour comprendre cette action, se souvenir du mode d'articulation de l'acromion avec la clavicule, et savoir que ce dernier os est une sorte de pivot autour duquel tourne l'omoplate,

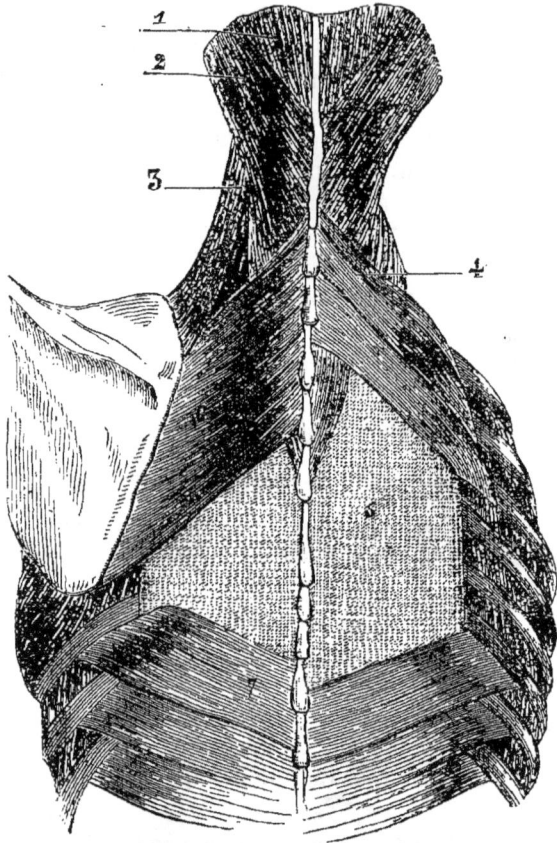

Fig. 41. — Muscles du dos et de la nuque.

1. Grand complexus. — 2. Splénius. — 3. Angulaire de l'omoplate. — 4. Petit dentelé postérieur et supérieur. — 5. Aponévrose intermédiaire aux deux petits dentelés. — 6. Rhomboïde. — 7. Petit dentelé postérieur et inférieur.

de sorte que le moignon de l'épaule s'abaisse lorsque le rhomboïde, fortement contracté, élève et porte en dedans la partie inférieure et interne de l'omoplate.

IV. — Petit dentelé postérieur et supérieur (fig. 41).

Petit muscle quadrilatère, situé sous le rhomboïde, à la partie supérieure du dos, mince et aponévrotique en dedans, charnu en dehors.

Dissection. — Le petit dentelé postérieur et supérieur est mis à nu lorsqu'on a détaché le rhomboïde à son insertion scapulaire et qu'on a renversé le muscle en dedans. On préparera de même le petit dentelé inférieur et l'aponévrose intermédiaire à ces deux muscles, en rejetant le grand dorsal en dedans.

Insertions. — 1º *Fixes*. A la partie inférieure du raphé médian cervical postérieur, aux apophyses épineuses des sixième et septième vertèbres cervicales et des trois premières dorsales. 2º *Mobiles*. A la face externe et au bord supérieur des deuxième, troisième, quatrième et quelquefois cinquième côtes.

Les fibres se dirigent parallèlement en bas et en dehors.

Rapports. — 1º Recouvert par le rhomboïde et le trapèze, et lorsque l'omoplate est rapprochée de la ligne médiane, par le grand dentelé ; 2º il recouvre le splénius, les muscles spinaux, les intercostaux externes et les côtes.

Action. — Il agit dans les mouvements d'extension du cou sur le thorax et dans les mouvements d'équilibration latérale de la colonne vertébrale. Son action peut être considérée comme nulle dans l'inspiration.

V. — PETIT DENTELÉ INFÉRIEUR (fig. 41).

Petit muscle quadrilatère, analogue au précédent, aponévrotique en dedans, charnu en dehors, situé à la partie inférieure du tronc.

Insertions. — 1º *Fixes*. Aux apophyses épineuses des deux dernières vertèbres dorsales et des trois premières lombaires, et aux ligaments interépineux correspondants. 2º *Mobiles*. A la face externe et au bord inférieur des quatre dernières côtes, par autant de digitations.

Ses fibres se portent parallèlement en haut et en dehors.

Rapports. — 1º Recouvert par le grand dorsal ; 2º il recouvre les muscles spinaux, les côtes et les intercostaux externes.

Action. — Il est expirateur.

Aponévrose intermédiaire aux deux dentelés (fig. 41).

Cette aponévrose est quadrilatère et formée de fibres verticales minces et entre-croisées.

Elle s'insère en bas au bord supérieur du petit dentelé inférieur ; en haut, elle glisse sous le petit dentelé supérieur pour recouvrir le muscle splénius, sur lequel elle se perd ; en dedans, elle s'in-

sère aux apophyses épineuses des vertèbres dorsales et au ligament interosseux correspondant; en dehors, elle prend insertion
sur l'angle des côtes. Cette aponévrose complète en partie la gaine
ostéo-fibreuse dans laquelle sont contenus les muscles spinaux.
Elle est destinée à offrir une certaine résistance à ces muscles,
lorsqu'ils se contractent.

Muscles spinaux.

Dissection. — Lorsqu'on a étudié et enlevé le grand dorsal et le petit dentelé postérieur et inférieur, lorsqu'on a constaté le prolongement
de l'aponévrose du petit oblique de l'abdomen et du feuillet postérieur du transverse sur la masse commune, cette masse se trouve découverte.

Il est difficile de séparer les muscles sacro-lombaire, long dorsal, transversaire épineux, dans la région lombaire ; une ligne jaunâtre, formée de
tissu cellulaire, divise cette masse en deux moitiés, le sacro-lombaire en
dehors et le long dorsal en dedans. Le transversaire épineux est complètement caché par le long dorsal à ce niveau.

Plus haut, ces trois muscles s'entre-croisent avec ceux de la nuque.

Le *sacro-lombaire* peut être étudié lorsqu'on a enlevé les deux petits
dentelés, et par conséquent le rhomboïde ; il en est de même du *long
dorsal*, situé en dedans du sacro-lombaire. Le *transversaire épineux* doit
être étudié après la dissection complète de la plupart des muscles de la
nuque, et en particulier du splénius et des complexus. Quand on enlève
les muscles sacro-lombaire et long dorsal, on constate la présence des muscles *sur-costaux*.

Au nombre de trois, ces muscles sont constitués de dehors en
dedans par le *sacro-lombaire*, le *long dorsal* et le *transversaire
épineux*. Ils s'étendent de la partie inférieure à la partie supérieure du tronc. Ils constituent la couche profonde du dos, et sont
par conséquent appliqués sur les os.

Confondus en bas en un seul tronc connu sous le nom de *masse
commune*, ces trois muscles se séparent en haut et présentent des
insertions distinctes. On voit donc que les noms sacro-lombaire,
long dorsal et transversaire épineux ne s'appliquent qu'aux divisions supérieures de la masse commune.

Pour comprendre les nombreuses insertions de ces muscles, il
suffit de se rappeler la disposition des apophyses épineuses et des
apophyses transverses des vertèbres et la situation de l'angle des
côtes.

Masse commune aux muscles spinaux. — Sous le nom de
masse commune, ces muscles s'insèrent en bas sur la face postérieure du sacrum, sur les épines lombaires et sacrées, à la partie
postérieure de la crête iliaque et à la tubérosité iliaque, enfin à la
face antérieure de l'aponévrose lombaire.

Cependant on peut dire que le muscle *sacro-lombaire* prend plus particulièrement ses insertions sur la *tubérosité iliaque* et à la *partie externe de l'aponévrose lombaire*, et le muscle *long dorsal* à la *partie interne de cette même aponévrose* et à la *crête sacrée*. L'origine du *transversaire épineux* parait se faire en avant des deux autres, sur la *face postérieure du sacrum*. Il est, en effet, complètement caché à son origine par les muscles sacro-lombaire et long dorsal.

Nous étudierons maintenant les divisions supérieures comme des muscles distincts.

VI. — MUSCLE SACRO-LOMBAIRE (fig. 42, 5).

Il prend naissance, en bas, à la partie externe de la masse commune, et s'insère plus particulièrement à la tubérosité iliaque et à la partie externe de l'aponévrose lombaire ; de là, ces fibres se dirigent en haut, et se terminent en se divisant en six faisceaux tendineux, petits et minces, qui s'insèrent à l'angle des six dernières côtes. Toutefois, le faisceau qui va à la douzième côte est très large.

Ce muscle constitue le sacro-lombaire proprement dit ou *portion d'origine*. Il ne se termine pas à la sixième côte, mais il s'accole à un autre muscle qui le prolonge jusqu'à la troisième vertèbre cervicale, et qu'on appelle *portion de renforcement* du muscle sacro-lombaire ou *muscle cervical descendant*. Cette portion de renforcement prend naissance sur les tubercules postérieurs des apophyses transverses des cinq dernières vertèbres cervicales. Ces faisceaux se dirigent en bas en se confondant, pour se diviser de nouveau en autant de petits faisceaux tendineux qu'il y a de côtes. Ils s'insèrent sur l'angle de chacune d'elles. Les faisceaux qui s'insèrent aux six dernières côtes se placent en dedans des faisceaux d'origine, qu'ils croisent à angle aigu.

A tous ces faisceaux se joignent encore six petits tendons partis de l'angle des six premières côtes, et descendant dans l'épaisseur du muscle. Il y a donc dans ce muscle vingt-neuf faisceaux, six appartenant à la portion d'origine, les autres à la portion de renforcement. Parmi ceux-ci, il y en a cinq d'origine à la région cervicale, six d'origine aux six premières côtes, et douze de terminaison à toutes les côtes ; chaque côte est donc pourvue de deux faisceaux.

En résumé, le muscle sacro-lombaire se porte de la partie externe de la masse commune aux six dernières côtes ; il est renforcé par des faisceaux de renforcement qui partent des tubercules postérieurs des apophyses transverses des cinq dernières

4***

cervicales, et qui se rendent aux angles de toutes les côtes.

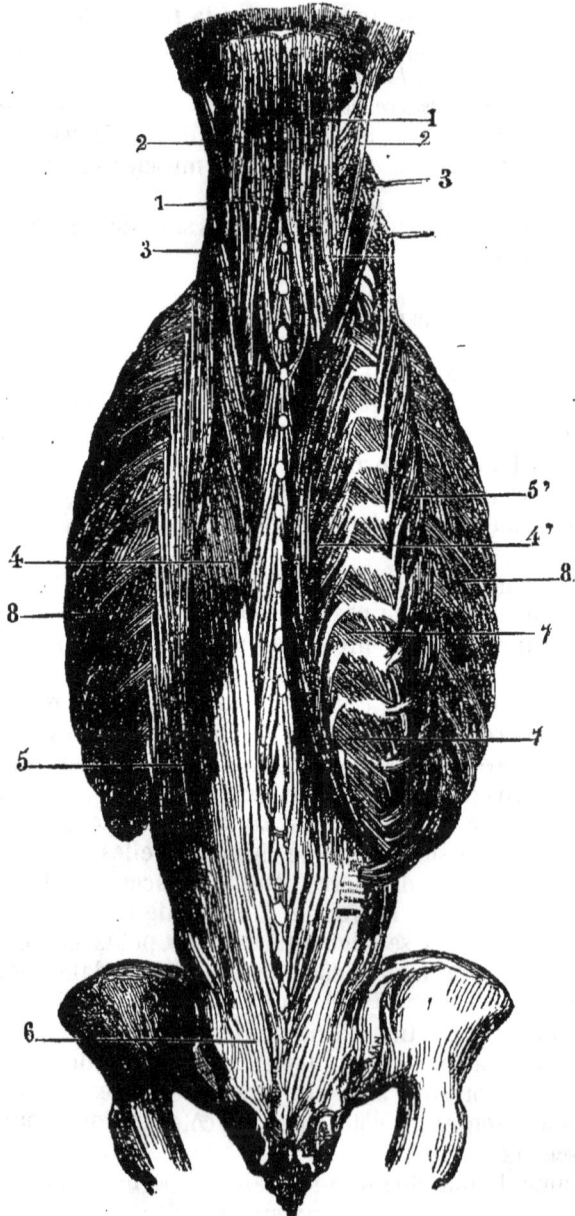

FIG. 42. — Muscles du dos et de la nuque.

1, 1. Grand complexus. — 2, 2. Petit complexus. — 3, 3. Transversaire du cou, se confondant en bas avec le long dorsal, 4, 4'. — 4. Long dorsal gauche découvert. —

4'. Long dorsal droit renversé en dedans. — 5. Sacro-lombaire avec ses faisceaux de renforcement. — 5'. Sacro-lombaire avec ses faisceaux de renforcement renversés en dehors. — 6. Masse commune des muscles spinaux. — 7, 7. Fibres des intercostaux externes.

Le transversaire épineux n'est pas numéroté. On peut le voir sur la figure entre le muscle long dorsal, 4, et les apophyses épineuses des vertèbres.

VII. — LONG DORSAL (fig. 42, 4, 4).

Il est constitué par la partie interne et postérieure de la masse commune. Séparé en bas du muscle sacro-lombaire par un interstice celluleux, il se porte verticalement en haut jusqu'à la première côte, où il se termine.

Insertions. — Il s'insère : 1° en bas, à la face antérieure de l'aponévrose lombaire, aux épines sacrées et lombaires ; 2° en haut, par deux ordres de faisceaux : des faisceaux externes, qui vont s'insérer au sommet des apophyses transverses des vertèbres lombaires, et sur les côtes au milieu de l'espace qui sépare l'angle de la côte de la tubérosité ; des faisceaux internes, s'insérant aux tubercules apophysaires des vertèbres lombaires et au sommet des apophyses transverses des vertèbres dorsales. Comme nous savons que l'angle de la côte se rapproche de l'apophyse transverse à mesure qu'on monte vers la première côte, nous devons comprendre la diminution insensible de ce muscle et sa terminaison en pointe à la première côte.

Indépendamment de ces faisceaux, les auteurs décrivent à ce muscle des faisceaux internes épineux. Il est plus simple de considérer ces faisceaux isolément et d'en faire un petit muscle isolé, connu depuis Winslow sous le nom de *long épineux* du dos. Ce muscle est formé de faisceaux arciformes, qui partent des apophyses épineuses des trois ou quatre premières vertèbres dorsales et qui viennent s'insérer, en décrivant une courbe à concavité interne, aux sixième, septième, huitième et quelquefois neuvième vertèbres dorsales, en se confondant avec les fibres internes de l'aponévrose lombaire.

VIII. — TRANSVERSAIRE ÉPINEUX.

Parfaitement distinct dans toute son étendue, couché dans la gouttière vertébrale, qu'il remplit ; plus mince à la région dorsale qu'aux régions cervicale et lombaire, ce muscle se continue en haut jusqu'à l'axis. Il ne faudrait pas croire que ce muscle envoie vers les parties supérieures des faisceaux allongés, comme le sacro-lombaire ; il est constitué dans toute son étendue par une série de petits muscles juxtaposés, qui traversent obliquement la gouttière vertébrale.

Insertions. — Ces petits muscles, très nombreux, prennent naissance : 1° à la région sacrée, sur les tubercules qui représentent les apophyses transverses des vertèbres sacrées ; 2° à la région lombaire, sur les tubercules apophysaires ; 3° à la région dorsale, sur les apophyses transverses ; 4° à la région cervicale, aux apophyses articulaires des cinq dernières vertèbres cervicales. De ces divers points d'insertion, ces petits muscles se dirigent en dedans et en haut, en s'appliquant aux lames des vertèbres, et ils viennent s'insérer au sommet des apophyses épineuses de toutes les vertèbres jusqu'à celles de l'axis, où s'insère le faisceau le plus volumineux.

Rapports des muscles spinaux. — 1° A *la partie inférieure*, la masse commune est recouverte par l'aponévrose lombaire et le feuillet postérieur de l'aponévrose du muscle transversé de l'abdomen. Elle recouvre les vertèbres et le muscle carré des lombes, dont elle est séparée par le feuillet moyen de l'aponévrose du muscle transverse.

2° A *la partie supérieure*, les muscles, en se séparant, affectent de nouveaux rapports. Le *transversaire épineux*, qui glisse le long de la gouttière vertébrale, recouvre les lames vertébrales et les ligaments jaunes ; il est recouvert de bas en haut par le muscle long dorsal, le long épineux du dos (de Winslow), le transversaire du cou et les complexus. Le *long dorsal* et le *sacro-lombaire* restent accolés, le sacro-lombaire recouvrant le long dorsal. Ils s'insinuent en haut entre les muscles de la nuque, où ils sont séparés du transversaire épineux par la deuxième couche de cette région, transversaire du cou, grand et petit complexus. Ils sont recouverts, de bas en haut, par le petit dentelé postérieur et inférieur, l'aponévrose intermédiaire aux deux dentelés, le grand dorsal, le splénius, le rhomboïde, le petit dentelé postérieur et supérieur, et ils recouvrent les côtes, les muscles intercostaux externes et les sur-costaux.

Action. — Ces muscles sont extenseurs de la colonne vertébrale. Ils l'inclinent latéralement, lorsqu'ils se contractent d'un seul côté.

2° Muscles de la nuque.

1. — SPLÉNIUS (fig. 41).

Muscle aplati, mince, allongé.

Dissection. — Faites les mêmes incisions que pour la préparation du trapèze ; de plus, faites partir une incision horizontale de la protubérance occipitale externe à la partie supérieure du conduit auditif externe. Disséquez la peau de la ligne médiane vers les parties latérales, et vous mettrez successivement à nu, de dedans en dehors, le trapèze, le splénius et le sterno-cléido-mastoïdien. Pour découvrir complètement le splénius, enlevez le trapèze et soulevez l'extrémité supérieure du sterno-cléido-mastoïdien. Du même coup, on prépare le splénius et l'angulaire.

Insertions. — 1° *Fixes*. A la moitié inférieure du raphé médian cervical postérieur, aux apophyses épineuses des sixième et septième vertèbres cervicales, des cinq ou six premières dorsales et aux ligaments interépineux correspondants. 2° *Mobiles*. Par deux faisceaux distincts : l'un, qui constitue le *splenius capitis* des anciens, s'insère aux deux tiers externes de la ligne courbe supérieure de l'occipital et à la moitié inférieure de la face externe de l'apophyse mastoïde ; l'autre qui constitue le *splenius cervicis*, va s'insérer par deux faisceaux volumineux aux apophyses transverses de l'atlas et de l'axis.

Les fibres de ce muscle sont dirigées obliquement en haut et en dehors.

Rapports. — 1° Il est recouvert, de haut en bas, par le sterno-cléido-mastoïdien, l'angulaire, le trapèze, le petit dentelé supérieur et le rhomboïde ; 2° il recouvre les muscles de la deuxième couche, le long dorsal et le sacro-lombaire.

Action. — Extenseur de la tête ; quand un seul splénius se contracte, il est rotateur de la tête et porte la face de son côté.

II. — ANGULAIRE DE L'OMOPLATE (fig. 41).

Muscle long, aplati, situé sur les parties latérales de la nuque.

Insertions. — 1° *Fixes*. Par cinq faisceaux tendineux, aux apophyses transverses de l'atlas et de l'axis, et aux tubercules postérieurs des apophyses transverses des deux ou trois vertèbres suivantes. 2° *Mobile*. A l'angle supérieur de l'omoplate et à toute la partie du bord spinal située au-dessus de l'épine. Ses fibres se dirigent en bas et un peu en dehors.

Rapports. — 1° Il est recouvert par le trapèze, le sterno-cléido-mastoïdien et la peau ; 2° il recouvre le splénius, le sacro-lombaire, le transversaire du cou et le petit dentelé supérieur.

Action. — Il élève l'angle supérieur de l'omoplate, et abaisse par conséquent le moignon de l'épaule.

III. — GRAND COMPLEXUS (fig. 41 et 42).

Dissection. — Pour préparer le grand complexus, on enlève le trapèze, qu'on renverse du côté opposé, et les insertions spinales du splénius, qu'on porte en haut. En écartant ensuite le long dorsal et le sacro-lombaire, on voit la partie inférieure du complexus qui sépare ces muscles du transversai e épineux. Le transversaire du cou se trouve ainsi préparé. Il en est de même du petit complexus, pour lequel il aurait suffi d'enlever le splénius.

Insertions. — 1° *Fixe*. Par une dizaine environ de petits faisceaux tendineux allongés, aux tubercules postérieurs des apophyses transverses des cinq dernières vertèbres cervicales et aux apophyses transverses des cinq premières dorsales. 2° *Mobile*. Au tiers interne de l'espace rugueux qui sépare les deux lignes courbes de l'occipital.
Ses fibres se dirigent en haut et un peu en dedans.

Rapports. — 1° Il est recouvert, de haut en bas, par le trapèze, le splénius, le petit complexus, le transversaire du cou et le long dorsal ; 2° il recouvre les muscles droits et obliques de la couche profonde et le transversaire épineux.

Action. — Extenseur de la tête. Quand un seul complexus se contracte, il est rotateur de la tête et porte la face du côté opposé.

IV. — PETIT COMPLEXUS (fig. 42).

Situé sur les côtés de la nuque, ce muscle représente la portion cervicale du grand complexus.

Insertions. — 1° *Fixe*. Aux tubercules postérieurs des apophyses transverses des cinq dernières vertèbres cervicales. 2° *Mobile*. Au sommet de l'apophyse mastoïde et à la partie externe de l'espace rugueux qui sépare les deux lignes courbes de l'occipital.

Rapports. — 1° Il est recouvert par le transversaire du cou, l'angulaire et le splénius ; 2° il recouvre la portion cervicale du grand complexus, et les muscles petit oblique et grand oblique à leur partie externe.

Action. — Il incline la tête de son côté.

V. — TRANSVERSAIRE DU COU (fig. 42).

Allongé, situé à la partie inférieure de la nuque et supérieure du dos, ce muscle est formé de faisceaux arciformes.

Insertions. — 1° *Fixe.* Aux apophyses transverses des cinq premières vertèbres dorsales. De là ses fibres se portent verticalement en haut, en décrivant une courbe à concavité interne. 2° *Mobile.* Aux tubercules postérieurs des apophyses transverses des cinq dernières vertèbres cervicales.

Rapports. — 1° Il est recouvert par le splénius, l'angulaire, le sacro-lombaire et le long dorsal ; 2° il recouvre les deux complexus, sur lesquels il est immédiatement appliqué.

Action. — Extenseur du cou.

VI. — Grand droit postérieur de la tête (fig. 43).

Dissection. — Les muscles profonds de la nuque, obliques et droits, se trouvent presque naturellement préparés lorsqu'on enlève le complexus et le splénius. Il est bon de les préparer sur les deux côtés de la ligne médiane en même temps. Il faut conserver la branche postérieure du premier nerf cervical, qui se trouve dans un triangle formé par le grand droit, le grand oblique et le petit oblique, et étudier les rapports de ces muscles avec l'artère vertébrale, qui passe vers leur partie profonde et externe.

Les muscles interépineux, pour être aperçus, nécessitent l'étude préalable et l'arrachement des transversaires épineux.

Ce petit muscle, fusiforme, s'insère *en bas* à l'apophyse épineuse de l'axis, et se dirige en haut et en dehors, pour s'insérer sur la ligne courbe inférieure de l'occipital. Il est recouvert par le petit oblique à sa partie supérieure, et par le grand complexus. Il recouvre les os et les articulations.

Il est extenseur de la tête. Quand un seul se contracte, il porte la face de son côté.

VII. — Petit droit postérieur de la tête (fig. 43).

Ce petit muscle, triangulaire, s'insère par son sommet sur le tubercule postérieur de l'atlas, et par sa base sur la dépression située à côté de la crête occipitale externe, au-dessous de la ligne courbe inférieure. Il est recouvert par le grand complexus ; il recouvre l'articulation occipito-atloïdienne. Il est extenseur de la tête.

VIII. — Grand oblique (fig. 43).

Appelé aussi oblique inférieur, ce muscle, fusiforme, s'étend de l'apophyse épineuse de l'axis, au-dessous du grand droit, à l'apophyse transverse de l'atlas. Recouvert par les complexus, il recouvre l'articulation atloïdo-axoïdienne. Il est rotateur de la tête, il porte la face de son côté.

IX. — Petit oblique (fig. 43).

Appelé aussi oblique supérieur, ce muscle s'insère en bas à l'apophyse transverse de l'atlas, et en haut à la ligne courbe inférieure de l'occipital, où il recouvre l'insertion supérieure du grand

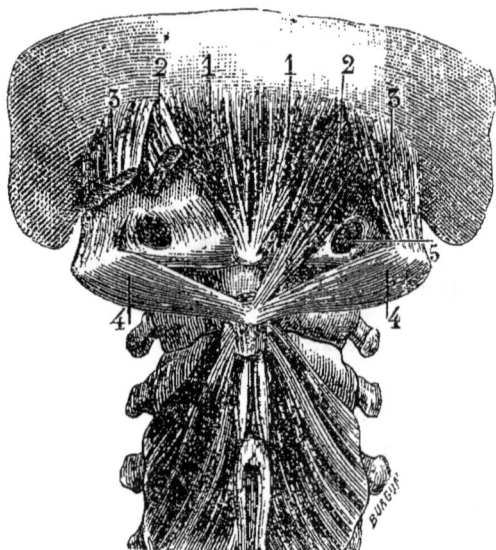

Fig. 43. — Muscles profonds de la nuque.

1, 1. Petits droits postérieurs de la tête. — 2, 2. Grands droits postérieurs. — 3, 3. Petits obliques. — 4, 4. Grands obliques. — 5. Orifice d'entrée de l'artère vertébrale dans le crâne.

droit. Placé au-dessous du splénius, ce muscle est extenseur de la tête et non *rotateur*, car l'articulation occipito-atloïdienne, qui appartient aux condyliennes, ne peut présenter de rotation.

Les muscles obliques et le muscle grand droit forment un triangle équilatéral, au milieu duquel on aperçoit la branche postérieure du premier nerf cervical, qui anime les quatre muscles profonds, et l'artère vertébrale. Les deux muscles grands droits forment, en se réunissant, un triangle dont la base est formée par la ligne courbe inférieure de l'occipital. Les deux muscles petits droits forment un triangle, plus petit, inscrit dans le triangle des muscles grands droits.

X. — INTERÉPINEUX.

Petits muscles disposés par paires, formant des languettes charnues étendues, des deux tubercules de l'apophyse épineuse de la
vertèbre qui est au-dessus, aux deux tubercules de la vertèbre qui
est au-dessous. Ils sont au nombre de dix en général, cinq de
chaque côté : la première paire est située entre l'axis et la troisième vertèbre cervicale. Du tissu cellulaire sépare les deux
muscles d'une même paire ; le transversaire épineux est situé en
dehors.

Vaisseaux et nerfs des muscles de la région postérieure du tronc.

Les *artères* viennent principalement des lombaires, des intercostales, des scapulaires, des vertébrales et de l'occipitale.

Les *nerfs* viennent des branches postérieures des *nerfs rachidiens.* En outre, le trapèze reçoit un rameau du *plexus cervical* et
un du *spinal ;* le rhomboïde et le grand dorsal sont animés tantôt
par le *plexus cervical,* tantôt par le *plexus brachial.*

§ 7. — Aponévroses de la région postérieure du tronc.

1º *Région cervicale postérieure ou nuque.* — On y remarque un
ligament, *raphé médian cervical postérieur,* étendu de la protubérance occipitale externe à l'apophyse épineuse de la sixième vertèbre cervicale, et formé par l'entre-croisement des aponévroses
des muscles trapèze, splénius, petit dentelé et rhomboïde d'un
côté, avec celles des muscles du côté opposé. De ce raphé, on voit
partir une lamelle fibreuse qui se dirige en avant, sépare les deux
muscles grands complexus, et fournit une lamelle fibreuse entre
le grand et le petit droit postérieur. Au niveau du raphé, les
muscles de la nuque, excepté ceux de la couche profonde, ne
prennent aucune insertion sur les apophyses épineuses.

2º *Région dorsale.* — La plupart des aponévroses des muscles
d'un côté s'entre-croisent avec celles du côté opposé, et forment
les ligaments interépineux.

3º *Région lombaire.* — On y trouve deux aponévroses : 1º l'aponévrose lombaire ; 2º l'aponévrose du muscle transverse de l'abdomen, formant ensemble l'aponévrose abdominale postérieure.

L'aponévrose lombaire, ou *aponévrose du grand dorsal,* triangulaire, blanche, très épaisse, occupe la région lombaire et la
région sacrée. Son bord interne, le plus long, correspond à la
ligne médiane, où il est confondu avec celui du côté opposé. Son

bord inférieur et externe s'insère sur la moitié postérieure de la lèvre externe de la crête iliaque, où elle se confond avec les insertions du muscle grand fessier. Son bord supérieur et externe donne naissance aux fibres charnues du muscle grand dorsal. Sa face postérieure est en contact avec la peau ; sa face antérieure, confondue avec l'aponévrose des muscles spinaux, *aponévrose spinale,* donne insertion aux fibres charnues des muscles spinaux.

Cette aponévrose est formée par l'accolement de plusieurs feuillets aponévrotiques difficiles à séparer. De la superficie vers la profondeur, ces feuillets sont : 1° l'aponévrose d'insertion du grand dorsal ; 2° celle du petit dentelé inférieur ; 3° celle du petit oblique de l'abdomen ; 4° le feuillet postérieur de l'aponévrose du muscle transverse ; 5° l'aponévrose spinale.

L'aponévrose du muscle transverse est divisée dans cette région en trois feuillets verticaux. Le feuillet postérieur concourt à former l'aponévrose lombaire. Le feuillet moyen s'insère au sommet des apophyses transverses des vertèbres lombaires, et forme avec le postérieur une gaine qui renferme les muscles spinaux. Le feuillet antérieur s'insère à la base des apophyses transverses des mêmes vertèbres, et forme avec le moyen une gaine dans laquelle est contenu le muscle carré des lombes (fig. 33 et 35).

ARTICLE QUATRIÈME

MUSCLES INTÉRIEURS DU TRONC.

Diaphragme.
Psoas-iliaque.
Petit psoas.
Carré des lombes.
Intertransversaires des lombes.
Triangulaire du sternum.

Dissection. — Pour préparer le diaphragme, il importe que l'une des cavités thoracique ou abdominale ne soit pas ouverte; sans cette précaution, le muscle s'affaisse. Il vaut donc mieux, si cela se peut, étudier ce muscle sur deux sujets : d'un côté, on étudiera la face supérieure; de l'autre, la face inférieure. Il faut dans cette étude examiner les organes qui traversent les orifices du diaphragme, et les arcades situées entre ses points d'insertion, sur la colonne et sur les côtes.

Le psoas se trouve naturellement préparé quand on a enlevé les viscères de l'abdomen. Étudiez surtout son aponévrose, les rapports qu'elle affecte avec un grand nombre d'organes. Suivez ce muscle dans la cuisse ; constatez la manière dont il contourne la tête et le col du fémur pour aller au petit trochanter.

I. — Diaphragme (fig. 44).

Muscle mince, membraneux, concave inférieurement et formant

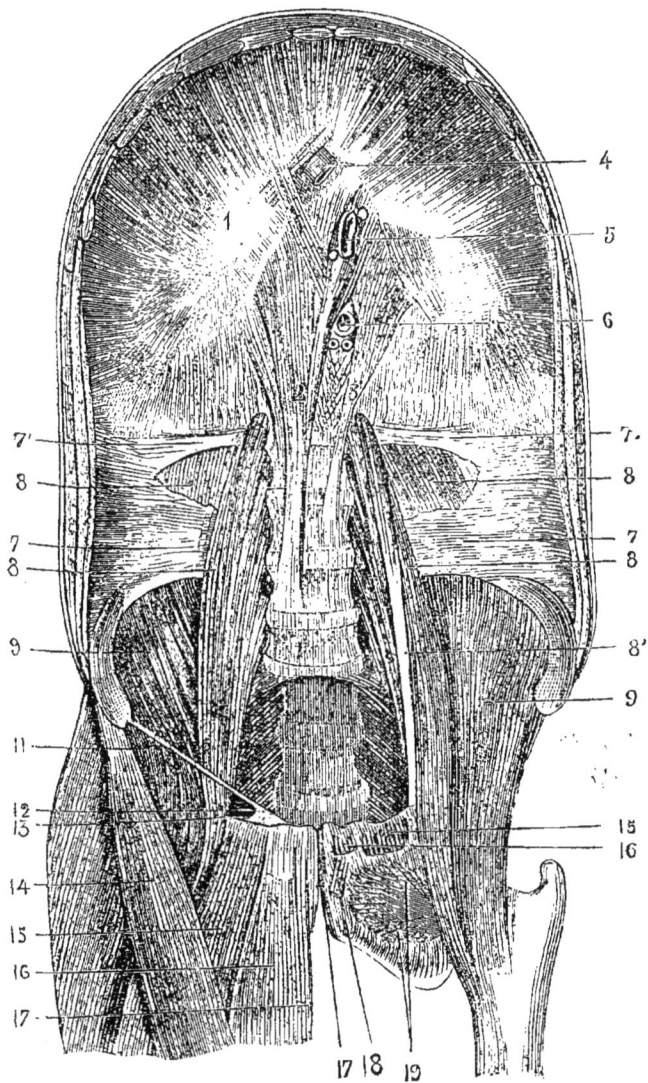

FIG. 44. — Diaphragme et psoas-iliaque.

1. Diaphragme. — 2, 3. Piliers du diaphragme. — 4. Orifice de la veine cave. —
5. Orifice œsophagien avec l'œsophage et les deux nerfs pneumogastriques. — 6. Orifice
aortique vec l'aorte, la veine azygos et le canal thoracique. — 7, 7. Feuillet antérieur

de l'aponévrose du muscle transverse recouvrant le carré des lombes. — 7', 7'. Ligament cintré du diaphragme ou arcade du carré des lombes, portion epaissie du feuillet 7, 7. — 8, 8. Psoas ; au-dessus, on trouve encore un chiffre indicateur 8, 8, qui montre une échancrure de l'aponévrose du transverse et le carré des lombes. — 8' Petit psoas. — 9, 9. Iliaque. — 11. Arcade crurale — 12. Anneau crural. — 13 Ligament de Gimbernat. — 14. Couturier. — 15. 15. Pectiné. — 16, 16. Premier adducteur limitant le triangle de Scarpa avec l'arcade crurale et le couturier. — 17, 17. Droit interne. — 18. Deuxième adducteur. — 19. Insertions de l'obturateur externe.

une cloison mobile, plus élevée à droite qu'à gauche, séparant la cavité thoracique de la cavité abdominale.

Insertions. — Ce muscle s'insère sur toute la circonférence de la base du thorax : 1° en avant et sur les côtés, à l'appendice xiphoïde, à la face interne et au bord supérieur des six ou sept dernières côtes, par des digitations qui s'entre-croisent avec celles du muscle transverse de l'abdomen ; 2° en arrière, sur le corps des vertèbres lombaires, l'apophyse transverse de la première lombaire et le ligament cintré du diaphragme.

L'insertion aux corps des vertèbres se fait par deux faisceaux appelés *piliers* du diaphragme, *jambes* ou *appendices*. Ces deux piliers sont constitués par une foule de petits faisceaux, dont les tendons s'insèrent directement sur le corps des vertèbres et sur les ligaments. Le pilier droit, plus long, s'insère sur les trois ou quatre premières vertèbres lombaires. Le pilier gauche, plus court, ne s'insère que sur les deux ou trois premières. Les piliers se dirigent en haut et un peu en avant, et s'envoient réciproquement un faisceau qui s'entre-croise sur la ligne médiane avec celui du côté opposé. Celui qu'envoie le pilier droit se place en avant de l'autre ; il est plus gros ; les deux faisceaux réunis séparent les deux *orifices* œsophagien et aortique.

Indépendamment des faisceaux que chaque pilier envoie sur la ligne médiane, il en existe un second qui se porte en dehors pour aller s'insérer au sommet de l'apophyse transverse de la première vertèbre lombaire, en formant une arcade sous laquelle passe l'extrémité supérieure du muscle psoas, et qu'on désigne sous le nom d'*arcade du psoas*.

Le *ligament cintré* du diaphragme, encore appelé *arcade du carré des lombes*, parce qu'elle est placée en avant du muscle carré des lombes, est une bandelette fibreuse étendue du sommet de l'apophyse transverse, où se termine l'arcade du psoas, au sommet de la douzième côte. Cette bandelette *n'est autre chose que le bord supérieur du feuillet antérieur de l'aponévrose du muscle transverse*, qui s'épaissit à ce niveau et donne naissance à des fibres musculaires du diaphragme.

Direction. — Les fibres du diaphragme, venues de tous les points de la circonférence de la base du thorax, se dirigent en haut, et convergent vers une aponévrose centrale située sur la direction de l'axe du tronc et appelée *centre phrénique*.

Rapports. — 1° *Face supérieure.* — Elle est tapissée au milieu par le péricarde, qui la sépare du cœur, et sur les côtés par la plèvre, qui la sépare du poumon. Chez le fœtus, le péricarde peut être séparé du centre phrénique ; chez l'adulte, au contraire, du tissu fibreux unit intimement ces deux membranes.

2° *Face inférieure.* — Elle est tapissée par le péritoine, excepté au niveau du bord postérieur du foie, qui est en contact direct avec le diaphragme, et des piliers, qui sont recouverts par le pancréas et la troisième portion du duodénum. Dans sa moitié droite, la face inférieure est en rapport avec le foie, qui refoule le diaphragme dans la partie droite de la cavité thoracique. A gauche, elle est en rapport avec la grosse tubérosité de l'estomac et avec la rate. La partie postérieure de la face inférieure est aussi en rapport avec l'extrémité supérieure des reins ; ce rapport est immédiat, sans intermédiaire de péritoine.

Les piliers du diaphragme recouvrent la colonne vertébrale et sont en rapport, en avant, avec le pancréas et la troisième portion du duodénum, sans intermédiaire de péritoine, et avec le mésocôlon transverse.

L'arcade du psoas recouvre l'extrémité supérieure du muscle psoas, dont l'aponévrose d'enveloppe se confond avec le tissu cellulaire sous-diaphragmatique, de telle sorte que l'arcade du psoas forme avec cette aponévrose un entonnoir ouvert du côté de la cavité thoracique et prêt à recevoir les collections purulentes, qui glissent le long de la région dorsale de la colonne vertébrale.

L'arcade du carré des lombes recouvre le muscle de même nom.

Le diaphragme affecte des rapports avec les côtes. Le pourtour de sa face supérieure recouvre la face interne de ces os dans une étendue plus considérable pendant l'expiration. Le sommet de la voûte formée par le diaphragme peut arriver jusqu'à la quatrième côte dans l'expiration forcée. Dans une profonde inspiration, le sommet de la voûte n'arrive qu'à la dixième côte, et, lorsque le muscle est à l'état de repos, le sommet de la voûte correspond à la septième côte du côté droit et à la huitième côte du côté gauche.

Le diaphragme est traversé par plusieurs organes : 1° la veine cave inférieure traverse l'orifice du centre phrénique ; 2° l'œsophage et les deux nerfs pneumogastriques traversent l'orifice œsophagien du diaphragme ; 3° l'artère aorte, la grande veine azygos, le canal thoracique traversent l'orifice aortique, situé entre les deux piliers et la colonne vertébrale.

Structure. — Pour faciliter l'étude de ce muscle, nous avons considéré les insertions osseuses et les insertions au centre phrénique comme les extrémités de ses fibres; mais il faut bien se convaincre qu'il n'en est réellement pas ainsi. En effet, chaque fibre du diaphragme est un muscle digastrique, dont les deux ventres charnus s'insèrent sur deux points opposés de la circonférence du thorax, et dont la partie intermédiaire, tendineuse, correspond à l'axe du tronc : c'est l'ensemble de ces tendons entre-croisés sur la ligne médiane qui constitue le centre phrénique.

Le *centre phrénique*, appelé aussi *trèfle aponévrotique* du diaphragme, formé par la réunion des tendons de tous ces petits muscles digastriques, très résistant, est formé de trois folioles : la plus grande est à gauche, la moyenne au milieu, et la petite à droite.

Entre la foliole droite et la foliole moyenne du centre phrénique, on voit l'*orifice de la veine cave inférieure*, fibreux, quadrilatère, situé à quelques centimètres à droite et un peu en avant des orifices aortique et œsophagien.

Ces derniers orifices sont situés sur la ligne médiane. L'*orifice aortique* est placé entre la colonne vertébrale et les deux piliers du diaphragme ; il est bordé d'un peu de tissu fibreux, qui n'empêche pas la compression de l'aorte pendant la contraction du muscle, et ce qui le prouve, c'est l'altération fréquente des parois du vaisseau à ce niveau, ainsi que la fréquence des anévrysmes.

L'*orifice œsophagien* est placé aussi sur la ligne médiane, et séparé de l'orifice aortique par les deux faisceaux que s'envoient les piliers du diaphragme ; son pourtour est pourvu aussi de tissu fibreux, qui forme à l'œsophage un petit canal. A droite et à gauche, on voit un petit faisceau musculaire descendre du pourtour de l'orifice œsophagien et se porter sur la portion terminale de l'œsophage. Ce faisceau a été décrit par Santorini.

Ce muscle reçoit deux *artères diaphragmatiques inférieures,* branches de l'aorte abdominale, et deux *artères diaphragmatiques supérieures,* branches de la mammaire interne; elles s'anastomosent dans l'épaisseur de ce muscle. Il reçoit en outre, sur ses limites, des ramifications des dernières intercostales.

Les *veines diaphragmatiques* suivent le trajet des artères. Les *supérieures* vont se jeter dans les troncs veineux brachio-céphaliques, et sont au nombre de une ou deux pour chaque artère. Les *inférieures*, au nombre de deux pour chaque artère, vont se terminer dans la veine cave inférieure. Celles qui naissent sur les limites du muscle se jettent dans les veines intercostales.

Les *lymphatiques* forment quatre troncs principaux : 1° *deux antérieurs,* qui traversent les ganglions situés en avant et sur les côtés de la base du péricarde, pour accompagner ensuite les vaisseaux mammaires internes; 2° *deux postérieurs*, qui se portent en bas, en arrière et en dedans, pour traverser l'un des ganglions lymphatiques qui entourent l'œsophage et se jeter dans le canal thoracique.

Les *nerfs* proviennent principalement du *nerf phrénique*, l'une des branches descendantes du plexus cervical profond. Le *grand sympathique* envoie aussi à ce muscle des rameaux sous le nom de *plexus diaphragmatique inférieur*. Ces derniers accompagnent les artères de même nom, et s'anastomosent par quelques filets avec le nerf phrénique dans l'épaisseur du muscle.

Action. — Le diaphragme est le muscle inspirateur le plus important.

Ce muscle, assez mince, interposé aux viscères thoraciques et abdominaux, est adhérent au péricarde par le centre phrénique. Lorsqu'il se contracte, sa portion charnue descend vers la cavité abdominale, entraînant la base du poumon, qui est extensible, et refoulant vers les parties inférieures les viscères abdominaux. Ce mouvement se traduit à la vue par une proéminence de la paroi abdominale au moment de l'inspiration (cette saillie du ventre est due aux viscères refoulés par le diaphragme, qui diminue momentanément la capacité de la cavité abdominale).

En même temps que ce muscle augmente le diamètre vertical de la cavité thoracique par son abaissement, il augmente aussi les diamètres transversal et antéro-postérieur, en élevant les côtes ; voici comment : au moment où le muscle se contracte, les fibres charnues, qui décrivent une courbe à concavité inférieure, prennent un point d'appui sur les viscères abdominaux, sur lesquels elles glissent pendant leur contraction. Comme le péricarde fixe en partie le centre phrénique, il en résulte que les côtes, étant plus mobiles, se soulèvent. Or, si les côtes inférieures s'élèvent, elles portent le sternum en avant, et elles se portent elles-mêmes en dehors, ce qui résulte évidemment de la disposition anatomique des articulations costo-vertébrales.

Le diaphragme, en se contractant, comprime modérément l'œsophage. Il comprime aussi légèrement la veine cave inférieure. L'aorte elle-même n'est pas à l'abri de cette compression.

Pathologie.

Les côtes s'élèvent beaucoup plus qu'à l'état normal chez les sujets dont le centre phrénique ne peut pas facilement s'abaisser, comme on le voit dans la *grossesse*, l'*ascite*, les *kystes de l'ovaire*, et après un repas copieux.

Le *hoquet* est produit par une contraction brusque, spasmodique, du diaphragme ; le bruit résulte de la vibration des cordes vocales, sous l'influence du courant d'air qui se précipite dans la poitrine.

Dans les *lésions profondes de la moelle* siégeant un peu au-dessous de la troisième vertèbre cervicale, tous les muscles inspirateurs sont paralysés, excepté le diaphragme, dont le nerf prend naissance sur la moelle, au niveau de cette vertèbre. On voit alors le diaphragme se contracter énergiquement, pour suppléer à l'action des autres muscles, les *côtes s'élever* et le *sternum se porter en avant*.

Lorsque le diaphragme est *paralysé* (il est quelquefois atteint de dégénérescence graisseuse), il se produit un phénomène inverse de celui que l'on constate à l'état normal : les autres muscles inspirateurs dilatent le thorax, et le diaphragme, inactif, de même que les viscères abdominaux, *est attiré vers le thorax*, de sorte que *le ventre se creuse en bateau*, au lieu de faire saillie, à chaque inspiration.

II. — PSOAS-ILIAQUE.

Ce muscle, formé de deux portions, le psoas et l'iliaque, est situé en partie dans la cavité abdominale, en partie dans la cuisse.

Insertions. — 1º *Fixes.* 1º Pour la portion *psoas*, à la base des apophyses transverses de la dernière vertèbre dorsale et des quatre premières lombaires, sur le bord inférieur du corps de la douzième vertèbre dorsale, sur les bords supérieur et inférieur du corps des quatre premières vertèbres lombaires, et sur les disques fibreux intervertébraux correspondants ; 2º pour la portion *iliaque*, à toute l'étendue de la fosse iliaque interne, jusqu'à la lèvre interne de la crête. 2º *Mobile.* Sur le petit trochanter, par un gros faisceau arrondi. Quelques fibres vont s'attacher à la ligne étendue du petit trochanter à la ligne âpre du fémur.

Les fibres de la portion psoas forment un faisceau allongé, qui descend obliquement de haut en bas, de dedans en dehors, d'arrière en avant, et qui se réfléchit sur le bord antérieur de l'os coxal pour se porter vers le petit trochanter. Les fibres de la portion iliaque se dirigent toutes en bas, en dedans et en avant, et se rendent, comme les barbes d'une plume sur leur tige, au bord externe de la portion psoas. Les plus externes des fibres du muscle iliaque vont s'insérer directement au petit trochanter et descendent parallèlement à celles du psoas.

Rapports. — 1° *Avec les os.* — Ce muscle recouvre la dernière vertèbre dorsale, les cinq vertèbres lombaires, la fosse
illiaque interne, le bord antérieur de l'os coxal et la capsule fibreuse de l'articulation coxo-fémorale, sur laquelle il glisse au
moyen d'une *bourse séreuse* qui communique quelquefois avec la
synoviale de l'articulation. Ce muscle contourne la partie inférieure de l'articulation pour se porter au petit trochanter.

2° *Avec les muscles.* — Dans l'abdomen, l'extrémité supérieure
du psoas est située sous l'arcade du diaphragme ; il est recouvert
par le petit psoas. Dans la cuisse, il est en rapport en dedans et
au-dessous avec le pectiné, en arrière avec l'obturateur externe,
en avant avec le couturier, en dehors avec le droit antérieur du
triceps.

3° *Avec les aponévroses.* — Ce muscle est recouvert dans toute
son étendue par une aponévrose qui sera décrite avec la structure du muscle. Il passe sous l'arcade fémorale, à laquelle il est
très adhérent. Il reçoit là l'insertion du fascia transversalis et de
l'aponévrose du muscle grand oblique. Dans la cuisse, il est recouvert en dedans par le feuillet profond de l'aponévrose fémorale, et forme la paroi postérieure et externe de la portion dilatée
de la gaine des vaisseaux fémoraux. Entre l'arcade crurale et
l'éminence ilio-pectinée, il est très adhérent à la bandelette ilio-
pectinée. Il est inutile de dire que ces rapports se font par l'intermédiaire de l'aponévrose iliaque qui recouvre ce muscle.

4° *Avec les vaisseaux.* — L'artère et la veine iliaques externes
longent le bord interne du muscle psoas, auquel elles sont accolées par un dédoublement de l'aponévrose iliaque. L'artère spermatique et les veines spermatiques, qui forment le plexus pampiniforme, longent la face antérieure du muscle psoas, sur lequel
elles sont accolées. L'artère circonflexe iliaque parcourt la limite d'insertion de la portion iliaque à la crête de même nom. Les
artères lombaires, branches de l'aorte, passent sur les côtés des
vertèbres, dans la gouttière transversale du corps, sous les arcades
fibreuses que forme le psoas en s'insérant sur la colonne. L'artère ilio-lombaire, branche de l'hypogastrique, remonte sous le
muscle psoas et sous le muscle iliaque. Les vaisseaux rénaux
croisent la face antérieure du psoas. A la cuisse, l'artère fémorale est en rapport avec la terminaison du psoas-iliaque, dont
elle est séparée par le feuillet profond de l'aponévrose fémorale.
Des ganglions (ganglions iliaques) et des vaisseaux lymphatiques
nombreux entourent les vaisseaux iliaques externes, sur le bord
interne du psoas.

5° *Avec les nerfs.* — Les nerfs qui constituent le plexus lombaire sont situés dans l'épaisseur du muscle psoas. Ils sortent de

ce muscle à diverses hauteurs. Le nerf obturateur le quitte immédiatement pour se porter dans le bassin. Le nerf crural descend sous l'aponévrose de ce muscle, entre la gouttière que forment la portion psoas et la portion iliaque, passe sous l'arcade fémorale et perfore l'aponévrose de ce muscle à 2 centimètres au-dessous, pour se distribuer à la cuisse. Le nerf fémoro-cutané perfore à la partie supérieure l'aponévrose iliaque, glisse sous le péritoine et sort entre les deux épines iliaques antérieures. Le nerf génito-crural quitte le muscle psoas à sa partie moyenne et antérieure, et s'accole à l'artère iliaque externe. Le grand nerf abdomino-génital et le petit nerf abdomino-génital ne font que traverser le muscle pour glisser en dehors, sous le péritoine.

6º Le *péritoine* recouvre la portion abdominale du psoas-iliaque, dont il est séparé par une couche de tissu cellulaire.

7º De plus, le psoas est croisé obliquement par l'*uretère*. L'iliaque est recouvert immédiatement par le *cæcum* à droite, tandis qu'à gauche il est recouvert par l'*S iliaque* du côlon, dont il est séparé par le mésocôlon iliaque. Le hile du rein est en rapport avec le psoas.

Action. — Il est fléchisseur, abducteur et rotateur de la cuisse en dehors. Quand le fémur est fixé, il fléchit le tronc sur les membres inférieurs. Si un seul de ces muscles se contracte isolément en prenant son point fixe sur le fémur, mouvement assez fréquent chez les danseurs, il imprime au tronc un mouvement de rotation en vertu duquel la face antérieure du tronc est tournée du côté du muscle qui se contracte.

Structure. — Le muscle psoas-iliaque est formé de fibres musculaires fines, réunies par un tissu cellulaire très fin. Il est entouré d'une aponévrose appelée *lombo-iliaque*.

Les *artères* du muscle psoas-iliaque viennent de l'ilio-lombaire, des lombaires et de la circonflexe iliaque ; les *nerfs* sont fournis par le *crural*.

Aponévrose lombo-iliaque. — Appelée aussi *fascia iliaca*, cette aponévrose a les mêmes insertions que le muscle qu'elle recouvre, excepté en haut, où elle se continue avec la face inférieure du diaphragme. Elle s'insère, par conséquent, au corps et aux apophyses transverses des quatre premières vertèbres lombaires et de la dernière dorsale, ainsi qu'à la lèvre interne de la crête iliaque. En dedans du psoas, elle se continue avec l'aponévrose pelvienne. Elle accompagne le muscle psoas-iliaque sous l'arcade fémorale jusqu'à son insertion au petit trochanter. Depuis l'arcade jusqu'au petit trochanter, elle enveloppe complètement le muscle, et forme une espèce de cornet aponévrotique dont le sommet correspond au petit trochanter, et dont la base, ouverte du côté de l'abdomen, reçoit les fibres de ce muscle.

Cette aponévrose, formée de fibres verticales et transversales entre-croisées, est mince et celluleuse à la partie supérieure du psoas, épaisse et résistante à la partie inférieure du même muscle et sur l'iliaque. Cette épaisseur est surtout considérable dans la portion du muscle située dans la cuisse. L'aponévrose lombo-iliaque est séparée du muscle proprement dit par une mince couche de tissu cellulaire. Elle est séparée du péritoine, qui la recouvre, par une couche de tissu cellulaire beaucoup plus épaisse. Sur le bord interne du psoas, l'aponévrose se dédouble et enveloppe les vaisseaux iliaques externes, qui lui sont accolés. Au niveau de l'arcade crurale, elle adhère à sa face inférieure et se confond avec quelques fibres du fascia transversalis et du grand oblique qui la renforcent. Les autres rapports de l'aponévrose sont les mêmes que ceux qui ont été indiqués à l'occasion du muscle.

Pathologie.

Les *abcès de la fosse iliaque* sont superficiels ou profonds. Les premiers, *abcès sous-péritonéaux*, se développent entre le péritoine et l'aponévrose du muscle iliaque ; ils font saillie à la région ilio-inguinale, et ils soulèvent le péritoine en arrière du fascia transversalis. On les ouvre avec précaution à un travers de doigt au-dessus de la moitié externe de l'arcade crurale. Les *abcès sous-aponévrotiques* ou profonds se portent dans la cuisse ; ils sont, le plus souvent, symptomatiques d'une *carie vertébrale*.

La disposition du fascia iliaca explique pourquoi ces abcès sous-aponévrotiques de la fosse iliaque et les *abcès ossifluents* du corps des vertèbres lombaires et dorsales viennent faire une saillie à la partie externe du pli de l'aine. En effet, si le pus vient des parties latérales du corps des vertèbres lombaires, il s'infiltre entre les fibres du muscle psoas et descend insensiblement jusqu'au petit trochanter. S'il vient des vertèbres dorsales, il se porte le plus souvent sur les côtés de la colonne, derrière l'arcade que le diaphragme fournit au psoas ; et comme en cet endroit l'extrémité supérieure du psoas est dépourvue d'aponévrose, le pus s'infiltre entre les fibres musculaires avec autant de facilité que dans le cas précédent ; ces abcès dissèquent les fibres musculaires du psoas-iliaque et viennent former au pli de l'aine une tumeur liquide, résistante, dont la paroi est constituée par le fascia iliaca. Ces abcès par congestion sont réductibles par la pression.

III. — PETIT PSOAS.

Ce muscle n'existe pas toujours. On donne ce nom à un faisceau étendu du corps de la douzième vertèbre dorsale à l'éminence ilio-pectinée. Il est situé au-devant du grand psoas, sous le péritoine.

IV. — MUSCLES INTERTRANSVERSAIRES DES LOMBES.

Ce sont de petites languettes charnues, réunissant entre elles les apophyses transverses des vertèbres lombaires, et situées derrière le muscle psoas.

V. — CARRÉ DES LOMBES (fig. 45).

Muscle quadrilatère, situé de chaque côté de la colonne vertébrale, entre la dernière côte et la crête iliaque.

Dissection. — La préparation de la face antérieure de ce muscle se fait en enlevant le rein, le côlon, le psoas et le feuillet antérieur de l'aponévrose du transverse, de même que la partie postérieure du diaphragme. Pour préparer la face postérieure, il suffit d'enlever les muscles spinaux.

Insertions. — Il s'insère sur le bord inférieur de la dernière côte, sur le quart postérieur de l'interstice de la crête iliaque, sur le ligament ilio-lombaire et sur la face antérieure des apophyses transverses de toutes les vertèbres lombaires.

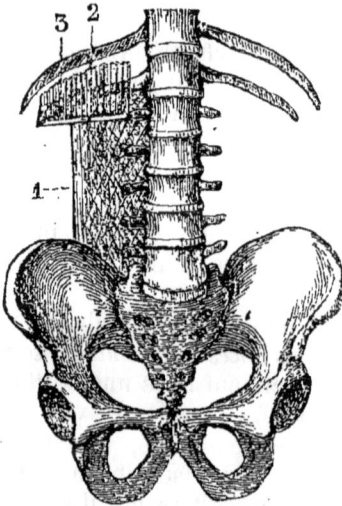

Fig. 45. — Carré des lombes.

1. Carré des lombes. On voit la direction des trois sortes de fibres. — 2. Fibres du diaphragme insérées sur le ligament cintré ou arcade du carré des lombes, 3.

Ces insertions se font au moyen de trois ordres de faisceaux : les uns, faisceaux *ilio-costaux*, descendent verticalement de la douzième côte à la crête iliaque et au ligament ilio-lombaire ; les autres, faisceaux *transverso-iliaques*, se portent des apophyses transverses des quatre premières vertèbres lombaires à la crête iliaque (ce sont les plus volumineux) ; les troisièmes faisceaux, *transverso-costaux*, se portent des apophyses transverses des quatre dernières vertèbres lombaires à la dernière côte.

Rapports. — En avant, il est en rapport avec le feuillet antérieur de l'aponévrose du muscle transverse, qui le sépare du rein, du côlon et du psoas, et tout à fait en haut avec le ligament cintré du diaphragme ; en arrière, avec le feuillet moyen de l'aponévrose du muscle transverse, qui le sépare des muscles spinaux, et avec les artères lombaires.

Action. — Il abaisse la dernière côte. Il est, par conséquent, expirateur. S'il prend son point fixe en haut, il incline le bassin de son côté.

Il est animé par les nerfs du plexus lombaire.

VI. — TRIANGULAIRE DU STERNUM.

Petit muscle triangulaire, situé dans le thorax, derrière le sternum, de chaque côté de la ligne médiane.

Dissection. — Pour préparer ce muscle, on renverse la paroi antérieure du thorax et on enlève la plèvre pariétale.

Insertions. — 1o *Fixe*. A la face postérieure et aux bords du sternum, dans leur moitié inférieure. Les fibres inférieures sont horizontales, les supérieures sont obliques en haut et en dehors. 2o *Mobile*. Aux cartilages des troisième, quatrième, cinquième et sixième côtes.

Rapports. — En avant, il est en rapport avec les cartilages costaux, le sternum et les vaisseaux mammaires internes ; en arrière, avec le péricarde et la plèvre.

Action. — Expirateur.

ARTICLE CINQUIÈME

MUSCLES DU MEMBRE SUPÉRIEUR ET APONÉVROSES.

§ 1. — Muscles de l'épaule.

Les muscles de l'épaule sont au nombre de six :

1 supérieur. .	Deltoïde.	
1 antérieur. .	Sous-scapulaire.	
4 postérieurs. .	Sus-épineux. Sous-épineux. Petit rond. Grand rond.	

Les quatre derniers sont situés sur la face postérieure de l'omoplate; le sous-scapulaire est situé sur sa face antérieure, et le deltoïde les recouvre tous. Ces muscles, qu'on pourrait appeler *scapulo-huméraux*, se portent de l'omoplate à l'humérus; le deltoïde seul empiète un peu sur la clavicule.

Dissection.— L'étude des muscles de cette région doit être précédée, autant que possible, de celle des muscles du thorax et du dos. On continue à séparer la peau de haut en bas, après avoir pratiqué sur la face externe de l'épaule une incision verticale, de l'acromion au milieu de la face externe du bras.

Si l'on veut commencer à disséquer les muscles de l'épaule avant d'avoir étudié les muscles du thorax, il faut faire trois incisions : l'une dans toute l'étendue de la partie antérieure de la clavicule ; une autre partant de l'extrémité externe de la première et se rendant vers la colonne vertébrale, en passant par l'épine de l'omoplate ; une troisième, verticale, partant du point de réunion des précédentes vers l'acromion, et descendant jusqu'au milieu de la face externe du bras.

Le deltoïde découvert et ses insertions bien étudiées, on examine les rapports qu'il affecte au niveau de ses bords, et l'on divise ce muscle à son tiers inférieur par une section horizontale. On étudie alors ses rapports profonds, en ayant soin de ménager le nerf circonflexe, qui se rend à ce muscle après avoir contourné en arrière le col de l'humérus. Avant de

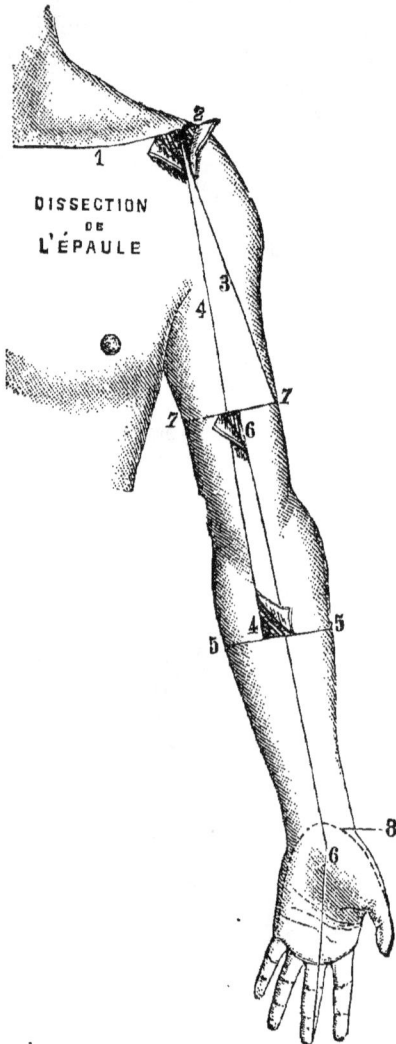

Fɪɢ. 46. — Dissection de l'épaule.

1. Ligne horizontale au niveau de la clavicule. —
2. Extrémité interne de l'incision postérieure. —
3. Incision externe. L'incision 4 appartient à la dissection des muscles du bras.

passer à l'étude des autres muscles de cette région, il est utile de nettoyer avec soin la préparation, c'est-à-dire d'enlever la quantité considérable de tissu cellulo-adipeux qui les masque.

Le *sus-épineux* sera étudié en enlevant le trapèze ; le *sous-épineux* et le *petit rond* sont à découvert quand on a relevé le deltoïde et abaissé le grand dorsal. Le *grand rond* doit être considéré en même temps que le grand dorsal, avec lequel il contracte des rapports intimes. En étudiant ces muscles, il faut conserver avec soin les rapports qu'affectent les bords correspondants du petit rond et du grand rond avec l'humérus et la longue portion du triceps, les vaisseaux et nerf circonflexes qui passent entre ces organes pour contourner en arrière le col chirurgical de l'humérus. Le *sous-scapulaire* ne peut être préparé que du côté de la face antérieure. Il est bon de l'étudier après le grand dentelé (voyez la *Dissection* des muscles latéraux du thorax), et de conserver les rapports qu'il affecte en avant avec tous les organes contenus dans le *creux axillaire*. On se trouvera bien aussi d'étudier en même temps les insertions de ces divers muscles à la tête de l'humérus, où ils contractent des adhérences avec la capsule fibreuse de l'articulation.

Il est indispensable d'étudier les articulations de l'épaule après ces muscles.

I. — DELTOÏDE.

Muscle très épais, de forme triangulaire, concourant à former le moignon de l'épaule.

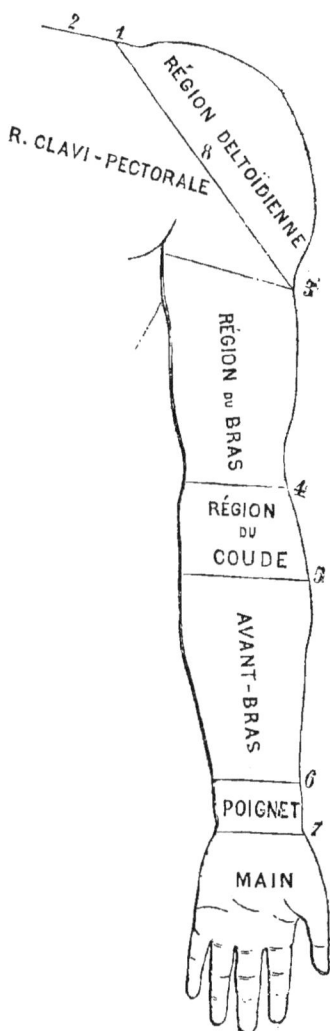

FIG. 47. — Limites des diverses régions du membre supérieur.

Insertions. — 1° *Fixes*. Au tiers externe du bord antérieur de la clavicule, au bord externe de l'acromion, et à toute l'étendue de la lèvre inférieure du bord postérieur de l'épine de l'omoplate. 2° *Mobiles*. A l'empreinte deltoïdienne de l'humérus, par trois tendons qui se réunissent pour former un V à sommet inférieur.

Les fibres convergent vers le point de réunion du tiers supérieur avec le tiers moyen de l'humérus. Les moyennes descendent verticalement, les antérieures obliquement en bas, en arrière et en dehors, les postérieures en bas, en avant et en dehors.

Rapports. — Il est recouvert par la peau et l'aponévrose. Il recouvre l'articulation scapulo-humérale, la grosse tubérosité de

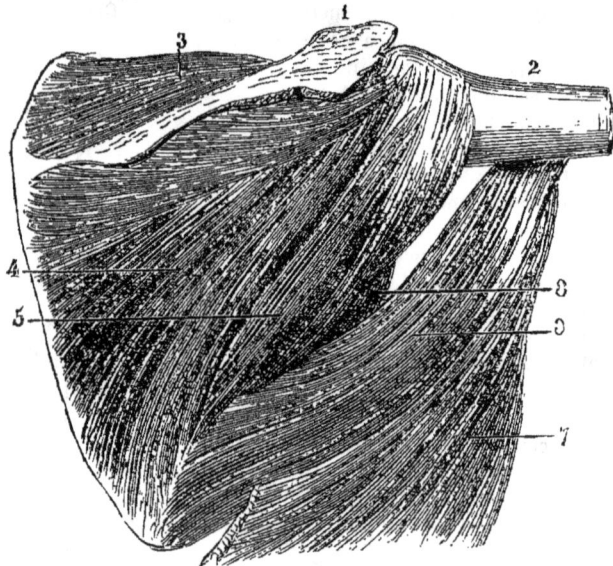

Fig. 48. — Muscles de l'épaule, vus par la face postérieure (côté droit).

1. Acromion. — 2. Humérus. — 3. Sus-épineux. — 4. Sous-épineux. — 5. Petit rond. — 6. Grand rond. — 7. Grand dorsal. — 8. Bord inférieur ou externe du sous-scapulaire.

l'humérus, dont le sépare une bourse séreuse, les tendons des muscles sous-scapulaire, sus-épineux, sous-épineux et petit rond. Il recouvre, en arrière, le grand rond et la longue portion du triceps ; il recouvre, en avant, le tendon du grand pectoral, l'apophyse coracoïde et les trois muscles qui s'y insèrent ; dans l'interstice celluleux qui sépare son bord antérieur du grand pectoral, on trouve la veine céphalique et l'artère acromio-thoracique.

Action. — Il élève le bras ; par ses fibres antérieures, il concourt à porter l'humérus en avant, et par ses fibres postérieures, en arrière. L'élévation du bras est portée jusqu'à la direction horizontale. Pour que le bras soit élevé plus haut, il est nécessaire

que le grand dentelé se contracte, pour imprimer à l'angle inférieur de l'omoplate un mouvement qui le porte en avant. On
peut se rendre compte de ce mouvement sur soi-même, en pla-

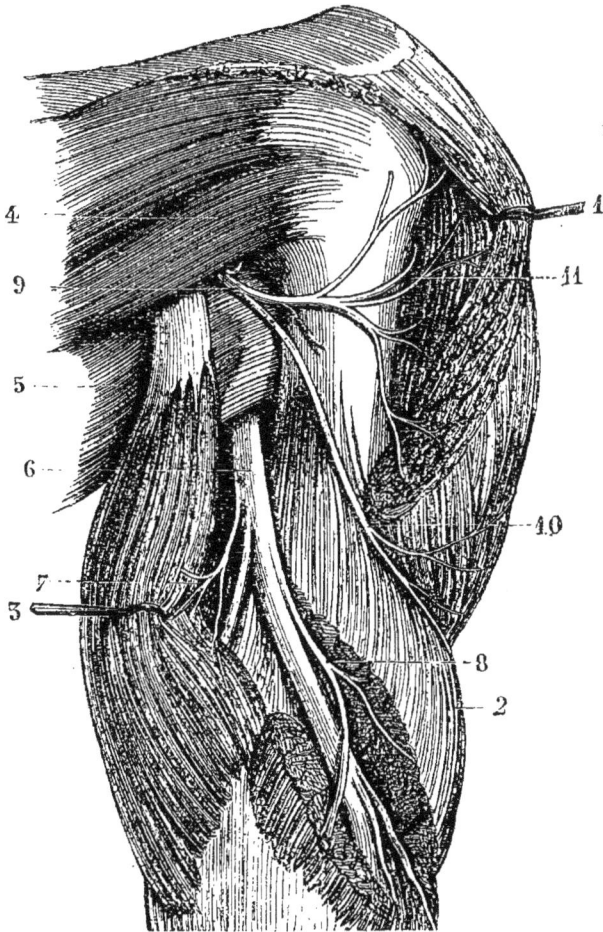

Fig 49. — Muscles de l'épaule vus en arrière (côté droit).

1. Crochet soulevant la partie postérieure du deltoïde — 2. Vaste externe du triceps. —
3. Longue portion du triceps écartée avec un crochet. — 4. Sous-épineux et petit rond. —
5. Grand rond. — 6. Nerf radial. — 7. Rameau nerveux pour la longue portion du triceps.
— 8. Rameau nerveux pour le vaste interne et pour le vaste externe — 9. Nerf circonflexe.
—10. Rameau cutané de ce nerf. — 11. Rameaux deltoïdiens et articulaires du même nerf.

çant la main sur l'angle inférieur de l'omoplate. L'élévation du
bras est plus complète lorsque l'humérus est dans la rotation en
dehors (Duchenne).

II. — SOUS-SCAPULAIRE.

Ce muscle, de forme triangulaire, est situé dans la fosse sous-scapulaire.

Dissection. — Pour préparer ce muscle, il faut inciser le petit pectoral et le grand pectoral, diviser la clavicule à sa partie moyenne et rejeter l'épaule en arrière.

Insertions. — 1º *Fixe.* A toute l'étendue de la fosse sous-

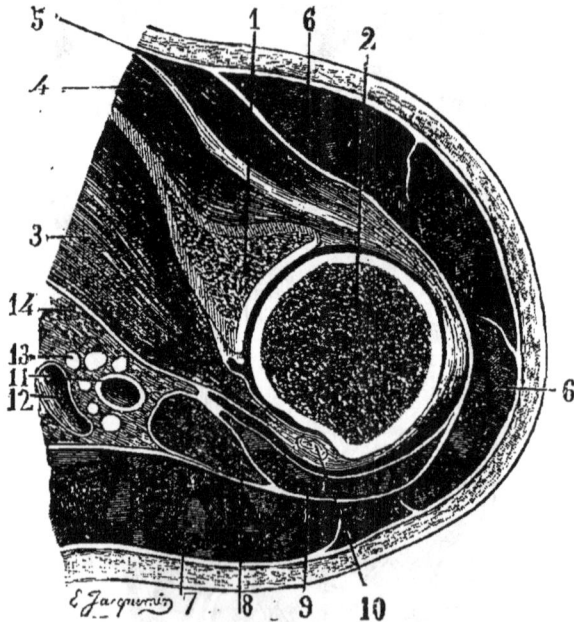

FIG. 50. — Coupe horizontale de l'épaule et de l'aisselle passant par le centre de la tête de l'humérus et de la cavité glénoïde de l'omoplate.

1. Coupe de l'omoplate au niveau de la cavité glénoïde. — 2. Coupe de la tête de l'humérus. — 3. Sous-scapulaire. — 4, 5. Sous-épineux. — 6, 6, 7. Deltoïde. — 8. Coraco-brachial. — 9. Courte portion du biceps. — 10. Longue portion du biceps. — 11. Artère axillaire. — 12. Veine axillaire. — 13. Plexus brachial. — 14. Tissu cellulo-graisseux de l'aisselle et ganglions.

scapulaire, par des cloisons fibreuses qui s'insèrent sur les crêtes osseuses que l'on y trouve. 2º *Mobile.* A la petite tubérosité de l'humérus.

Ses fibres convergent vers la base de l'apophyse coracoïde, où elles forment un gros faisceau qui glisse sous cette apophyse au

moyen d'un prolongement de la synoviale de l'articulation scapulo-humérale.

Rapports — Il est en rapport, en arrière, avec l'omoplate et
l'articulation ; son bord inférieur est placé au-devant du petit
rond et de la longue portion du triceps. Il est en rapport, en
avant et de dedans en dehors, avec le grand dentelé, dont il se
sépare en se portant en dehors ; avec le tissu cellulaire du creux
axillaire, l'artère et la veine axillaire, le plexus brachial, la
courte portion du biceps, le coraco-brachial et le deltoïde.

Action. — Rotateur de l'humérus en dedans, il concourt à
appliquer la tête de l'humérus contre la cavité glénoïde. L'étendue
du mouvement de rotation de l'humérus en dedans, par l'action
du sous-scapulaire, est d'un quart de cercle, quelle que soit l'attitude du membre (Duchenne).

III. — SUS-ÉPINEUX (fig. 48 et 51).

Petit muscle pyriforme, situé dans la fosse sus-épineuse et au-
dessus de l'articulation scapulo-humérale.

Dissection. — Lorsqu'on a enlevé le trapèze et le deltoïde, ce muscle
se trouve préparé.

Insertions. — 1° *Fixe.* Aux deux tiers internes de la fosse
sus-épineuse et à l'aponévrose qui les recouvre. 2° *Mobile.* A la
facette supérieure de la grosse tubérosité de l'humérus, où il confond ses fibres avec celles de la capsule fibreuse.

Rapports. — Il est recouvert par le trapèze, la voûte acromio-claviculaire, le ligament acromio-coracoïdien et le deltoïde.
Il recouvre l'omoplate, l'insertion fixe de l'omoplat-hyoïdien, le
nerf et les vaisseaux sus-scapulaires et l'articulation scapulo-
humérale.

Action. — Élévateur du bras, il concourt à maintenir la tête
humérale contre la cavité glénoïde. Le sus-épineux élève l'humérus avec plus de force qu'on ne l'a dit. Il est l'auxiliaire du
deltoïde. Son concours lui est nécessaire pendant l'élévation du
bras pour maintenir la tête de l'humérus solidement appliquée
contre la cavité glénoïde. Le concours du grand dentelé lui est
nécessaire pendant l'élévation du bras , comme au deltoïde
(Duchenne).

IV. — SOUS-ÉPINEUX (fig. 48 et 49).

Le muscle sous-épineux est de forme triangulaire ; il occupe la
fosse sous-épineuse.

Dissection. — Ce muscle est préparé lorsqu'on a enlevé le deltoïde et le trapèze.

Insertions. — 1° *Fixe.* Aux deux tiers internes de la fosse sous-épineuse, à l'aponévrose qui le recouvre, et à la cloison aponévrotique qui le sépare en bas du petit rond et du grand

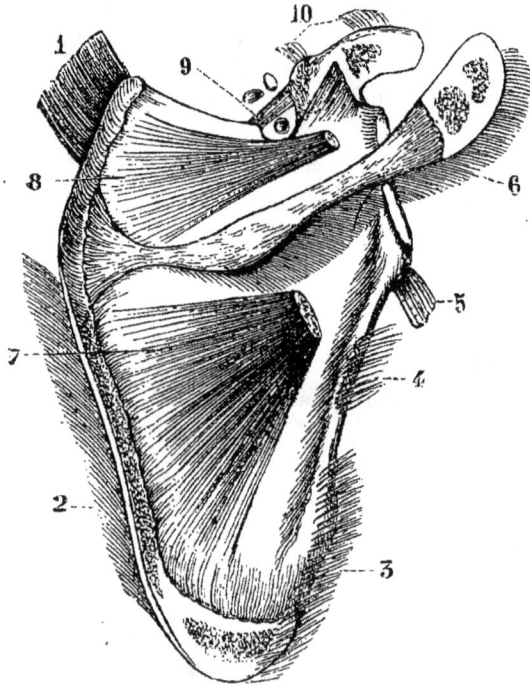

FIG. 51. — Insertions des muscles de l'épaule sur l'omoplate droite.

1. Insertion de l'angulaire. — 2. Du rhomboïde. — 3. Du grand rond. — 4. Du petit rond. — 5. De la longue portion du triceps. — 6. Du deltoïde. — 7 Du sous-épineux. — 8. Du sus-épineux. — 9. Ligament coracoïdien. — 10. Ligaments coraco-claviculaires.

rond. 2° *Mobile.* A la facette moyenne de la grosse tubérosité de l'humérus, où les fibres du tendon se confondent en partie avec celles de la capsule fibreuse.

Les fibres convergent vers le bord externe de l'épine de l'omoplate, sous lequel elles glissent au moyen d'une séreuse.

Rapports. — Il est en rapport, en arrière, avec le trapèze, le deltoïde et la peau ; en avant, avec l'omoplate et l'articulation. Son bord inférieur est en rapport avec le petit rond et le grand rond.

Action. — Rotateur de l'humérus en dehors, il concourt à fixer la tête de l'humérus contre la cavité glénoïde. L'étendue du mouvement de rotation de l'humérus en dehors, par l'action du sous-épineux et du petit rond, est d'un quart de cercle, quelle que soit l'attitude du membre (Duchenne).

V. — PETIT ROND (fig. 48 et 49).

Muscle très petit, situé immédiatement au-dessous du sous-épineux, dont il semble faire partie.

Insertions. — 1° *Fixe*. A la moitié supérieure de la face rugueuse qui longe la partie postérieure du bord axillaire de

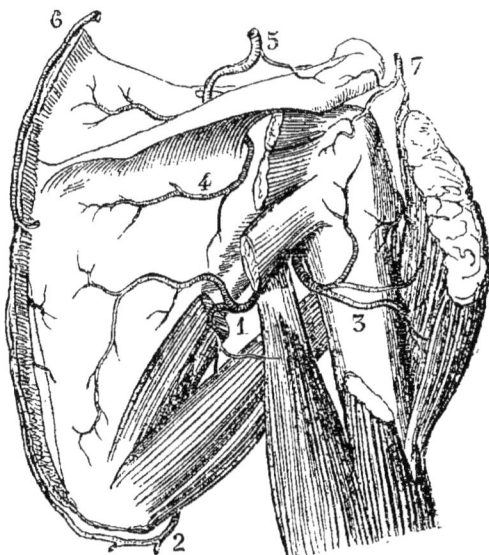

FIG. 52. — Rapports des muscles petit rond, grand rond et triceps.

1. Triangle limité en bas par le grand rond, en haut par le petit rond, et en dehors par le triceps. On y voit l'artère scapulaire inférieure. — 2. Insertion fixe du grand rond et terminaison de l'artère scapulaire inférieure. — 3. Artère circonflexe postérieure traversant un espace quadrilatère limité par l'humérus, la longue portion du triceps, le petit rond et le grand rond. — 4, 5. Artère scapulaire supérieure. — 6. Artère scapulaire postérieure. — 7. Artère acromiale.

l'omoplate, à l'aponévrose qui le sépare du sous-épineux et à celle qui le sépare du grand rond. 2° *Mobile*. A la facette inférieure de la grosse tubérosité de l'humérus et sur une ligne rugueuse située au-dessous, dans une étendue de 2 centimètres environ.

Les fibres de ce muscle ont la même direction que celles du sous-épineux ; en réalité, ces deux muscles n'en forment qu'un seul.

Rapports. — En arrière, avec le deltoïde et la peau ; en avant, avec l'omoplate, l'articulation et le bord inférieur du sous-scapulaire, dont le sépare la longue portion du triceps.

Action. — Rotateur de l'humérus en dehors.

VI. — Grand rond (fig. 48 et 49).

Muscle cylindrique, situé dans la paroi postérieure du creux axillaire.

Dissection. — Lorsque le grand dorsal est enlevé, le grand rond est découvert. On peut l'étudier par sa face antérieure, en se comportant comme pour le sous-scapulaire.

Insertions. — 1° *Fixe*. A la moitié inférieure de la facette allongée et rugueuse que l'on trouve derrière le bord axillaire de l'omoplate, et à la cloison aponévrotique qui le sépare du sous-épineux qui est au-dessus ; de là, ses fibres se dirigent un peu obliquement en haut et en dehors. 2° *Mobile*. Par un tendon aplati, très mince et très large, à la lèvre postérieure ou interne de la coulisse bicipitale.

Rapports. — Il est recouvert par l'aponévrose et la peau ; il recouvre l'omoplate et le bord inférieur du sous-scapulaire. Au niveau de l'humérus, il est placé en avant de la longue portion du triceps, en arrière du tendon du grand dorsal et au-dessous du petit rond.

Deux rapports particuliers méritent d'être signalés : l'un est celui qu'il affecte avec le petit rond, l'autre avec le grand dorsal.

1° Il forme avec le petit rond un triangle dont le sommet est en dedans et la base en dehors ; ce triangle est limité en bas par le grand rond, en haut par le petit rond, en dehors par l'humérus ; il est divisé par la longue portion du triceps en deux figures géométriques : l'une triangulaire, qui est en dedans ; l'autre quadrilatère, qui est en dehors. La figure triangulaire est limitée en dehors par la longue portion du triceps : on voit au fond de ce triangle l'artère scapulaire inférieure. La figure quadrilatère est limitée en dedans par le tendon du triceps, en dehors par l'humérus, en haut par le petit rond, en bas par le grand rond. Dans ce quadrilatère passent les vaisseaux circonflexes postérieurs et le nerf circonflexe.

2° Le grand dorsal contourne le grand rond ; il est placé en arrière à la partie interne, au-dessous vers sa partie moyenne, et au niveau du creux de l'aisselle il se trouve en avant de ce muscle.

Action. — Le grand rond rapproche l'humérus de l'omoplate; mais il ne peut fixer le bras contre le tronc qu'avec le concours du rhomboïde. Pas plus que la portion inférieure du grand dorsal, il ne peut remplir la fonction d'*ani scalptor* qui lui a été attribuée ; celle-ci est exécutée par l'action synergique du tiers postérieur du deltoïde et du sous-scapulaire. Lorsque l'humérus est élevé, l'action du grand rond, qui abaisse cet os, est très limitée, en raison du défaut de fixité des angles externe et inférieur de l'omoplate (Duchenne).

Vaisseaux et nerfs des muscles de l'épaule.

Les *artères* sont fournies par les scapulaires supérieure et postérieure, branches de la sous-clavière, par la scapulaire inférieure, l'acromio-thoracique et les circonflexes, branches de l'axillaire.

Les *nerfs* sont fournis par le *plexus brachial*. Le *nerf circonflexe* se rend au deltoïde et au petit rond, le *nerf sus-scapulaire* anime le sus-épineux et le sous-épineux des branches collatérales du plexus se rendent au sous-scapulaire et au grand rond.

§ 2. — Aponévroses de l'épaule.

Les muscles de l'épaule sont revêtus d'aponévroses qui sont en connexion les unes avec les autres, et qui affectent de tels rapports avec celles des régions voisines. Contrairement à ce que j'ai fait dans la précédente édition, j'ai décrit le creux axillaire avec les muscles du tronc, ce qui m'a paru plus commode pour la dissection.

On trouve dans l'épaule les aponévroses deltoïdienne, sus-épineuse, sous-épineuse et sous-scapulaire.

L'*aponévrose deltoïdienne* est formée de deux feuillets, entre lesquels le deltoïde est situé. Le feuillet superficiel s'insère en haut aux insertions fixes du muscle; il se continue en bas avec l'aponévrose brachiale, en arrière avec l'aponévrose sous-épineuse, et en avant avec celle qui recouvre le grand pectoral. Le feuillet profond, presque celluleux, se continue aussi en arrière avec l'aponévrose sous-épineuse, et se fixe en avant à la courte portion du biceps.

L'*aponévrose sus-épineuse*, très résistante, s'insère en dedans, en haut et en bas, aux limites de la fosse sus-épineuse, et forme au sus-épineux une loge ostéo-fibreuse. En dehors, elle se confond avec le ligament acromio-coracoïdien.

· *L'aponévrose sous-épineuse*, résistante aussi, donne insertion, comme la précédente, à un grand nombre de fibres du muscle sous-jacent. Elle s'insère aussi aux limites de la fosse sous-épineuse, et recouvre les muscles sous-épineux, petit rond et grand rond. Elle fournit deux cloisons fibreuses : l'une entre le muscle sous-épineux et les deux autres, l'autre entre le petit rond et le grand rond. Tous ces muscles prennent des insertions sur ces cloisons fibreuses. Vers la partie externe du muscle, cette aponévrose se dédouble pour se continuer avec l'aponévrose deltoïdienne.

L'aponévrose sous-scapulaire n'est qu'une lame celluleuse.

§ 3. — Muscles du bras.

Ces muscles sont au nombre de quatre :

Région antérieure.	{	Biceps.
		Brachial antérieur.
		Coraco-brachial.
Région postérieure.		Triceps.

Dissection. — Cette préparation est des plus simples. Le plus souvent il suffit de continuer l'incision verticale qu'on a faite pour les muscles de l'épaule jusqu'à 6 ou 7 centimètres au-dessous de l'épicondyle, et de faire une incision circulaire à l'extrémité inférieure de la première.

Si vous n'avez pas disséqué préalablement l'épaule, faites une incision verticale 4-4, étendue de l'acromion à la face antérieure de l'avant-bras, à 6 ou 7 centimètres au-dessous du pli du coude. A l'extrémité supérieure de cette incision, faites-en une horizontale 1-2, au niveau de la clavicule, jusqu'à la partie postérieure de l'acromion. Faites une dernière incision circulaire 5-5, à l'extrémité inférieure (fig. 53).

Disséquez en dehors et en dedans les deux lambeaux, et étudiez l'aponévrose brachiale avec les nerfs et les vaisseaux qui la traversent. Il est bon, dans cette préparation, de conserver les veines sous-cutanées et les nerfs, qu'on ne peut étudier qu'avec l'aponévrose. L'aponévrose, ses prolongements, son mode de continuité avec celle de l'aisselle et de l'épaule en haut, et de l'avant-bras en bas, étant connus, il faut l'enlever et procéder à l'étude des muscles, qui se trouvent préparés et qu'on n'a plus qu'à séparer. Après l'étude de l'aponévrose, avoir soin de détacher le tiers antérieur du deltoïde de la clavicule et de le rejeter en dehors, pour découvrir le biceps et le coraco-brachial.

Nous ne saurions trop recommander ici aux élèves une manière de procéder qu'ils n'emploient pas ordinairement. Pour étudier les nombreux rapports de ces muscles, il faut les diviser, pour chacun d'eux, s'il y a lieu, en trois parties : 1° rapports des muscles à l'épaule ; 2° rapports des muscles au bras ; 3° rapports des muscles à l'avant-bras. Ce conseil s'applique également à l'étude de tous les autres muscles qui occupent plusieurs régions à la fois. Les auteurs suivent bien cette marche, mais ils ne font as assez remarquer aux élèves, à notre avis du moins, qu'il est important de procéder ainsi quand on veut retenir les rapports des muscles que l'on dissèque.

Lorsqu'on dissèque une région d'une étude aussi facile que celle dont il s'agit, on doit étudier la région entière et conserver tous les organes du bras. On ne doit abandonner cette portion du membre supérieur qu'après avoir complètement étudié les *muscles*, les *veines*, les *artères* et les *nerfs* qui la constituent.

I. — BICEPS (fig. 54).

Le plus superficiel des muscles de la région, bifurqué en haut, simple en bas; c'est le muscle satellite de l'artère humérale.

Insertions. — 1° *Fixes*. 1° Par sa courte portion, au sommet de l'apophyse coracoïde, en se confondant avec le tendon du coraco-brachial; 2° par sa longue portion, à la partie supérieure de la cavité glénoïde de l'omoplate. 2° *Mobiles* A la tubérosité bicipitale du radius dans sa moitié postérieure (son tendon glisse au moyen d'une séreuse

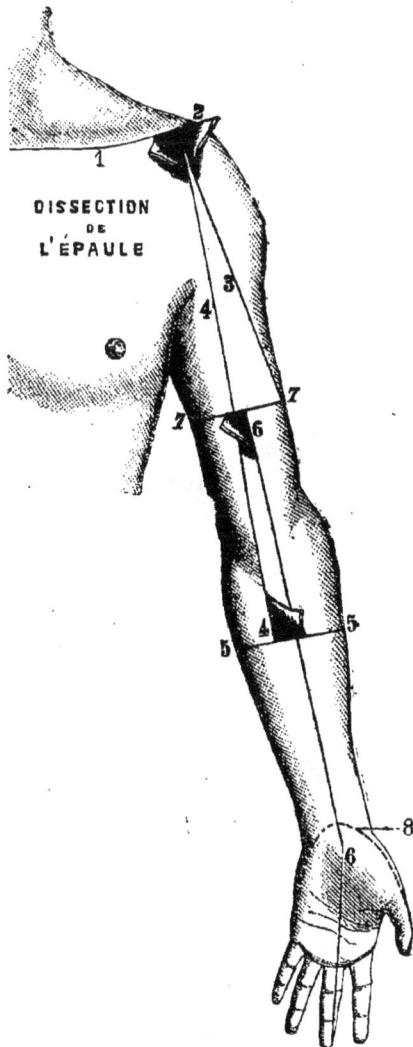

FIG. 53. — Dissection du bras et de l'avant-bras.

1° *Bras :* 1-2. Incision horizontale courbe. — 4-4. Incision verticale. — 5-5. Incision circulaire. 2° *Avant-bras :* 6-6. Incision verticale. — 7-7. Incision horizontale supérieure.

sur la moitié antérieure de la tubérosité), et par une expansion fibreuse de son tendon à la partie interne et supérieure de l'aponévrose antibrachiale.

Les fibres de la courte portion se portent verticalement en bas. Quant à la longue portion, son tendon, long et grêle, contourne la tête de l'humérus en la recouvrant, et vient glisser dans la coulisse bicipitale ; les fibres se dirigent ensuite verticalement et se confondent avec celles de la courte portion.

Rapports. — 1° *Au niveau de l'épaule.* — La courte portion est parallèle au coraco-brachial. Elle est placée en avant du sous-scapulaire, des tendons du grand dorsal et du grand rond, en arrière du grand pectoral et du deltoïde, sur le même plan que le petit pectoral.

La longue portion est située dans l'articulation même, puis dans la coulisse bicipitale, où elle glisse, au moyen d'une expansion séreuse de la synoviale articulaire, entre les tendons du grand dorsal et du grand rond qui sont en arrière, et du grand pectoral situé en avant.

En dedans, les deux portions sont en rapport avec les vaisseaux et les nerfs du creux axillaire.

2° *Au bras,* le biceps est en rapport : *en avant,* avec l'aponévrose et la peau ; *en arrière,* avec le brachial antérieur, dont il est séparé par le nerf musculo-cutané, et en dedans par l'artère humérale, les veines humérales,

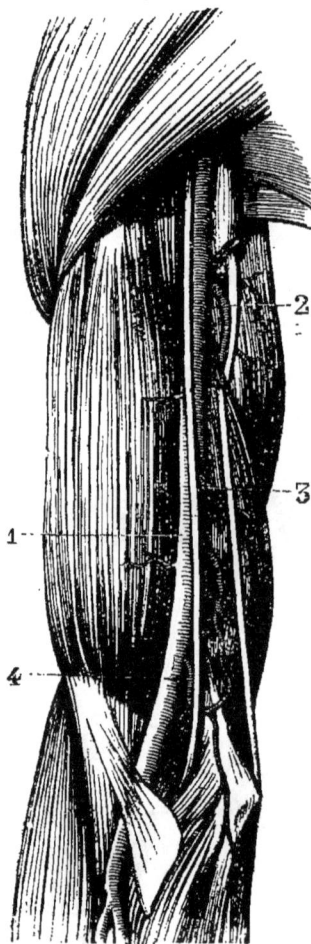

Fig. 54. — Biceps et vaisseaux des muscles du bras (côté droit).

1. Artère humérale, située sur le bord interne du biceps. — 2. Artère humérale profonde. — 3. Artère du vaste interne. — 4. Artère collatérale interne.
Le biceps occupe toute la partie de la figure située à gauche de l'artère humérale. Il est recouvert par le deltoïde à la partie supérieure.

et le nerf médian ; il recouvre aussi l'humérus. *En dehors,* il est en rapport avec l'aponévrose, la peau et la veine céphalique,

qui longe son bord externe ; *en dedans,* avec l'aponévrose, la
peau et la veine basilique, qui longe son bord interne.

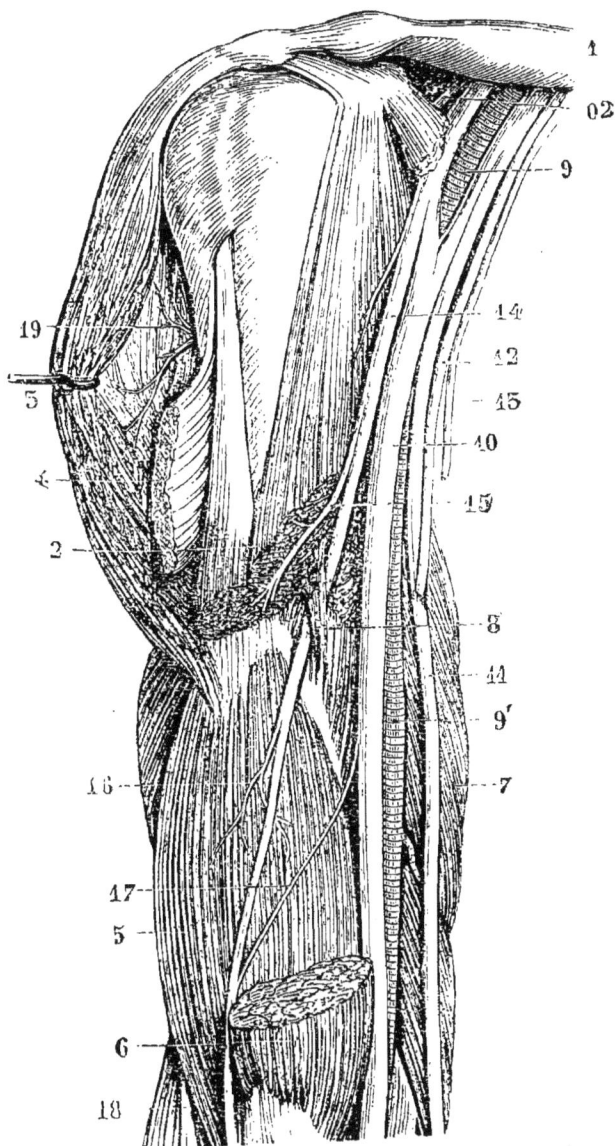

FIG. 55. — Muscles et nerfs du bras (côté droit).

1 Clavicule. — 2 Extrémité supérieure du biceps. — 3. Partie antérieure du deltoïde
soulevée — 4. Coupe du tendon du grand pectoral renversé en dehors — 5. Brachial

antérieur. — 6. Extrémité inférieure du biceps. — 7. Vaste interne. — 8. Coraco-brachial, traversé par le nerf musculo-cutané. — 9. Artère axillaire. — 10. Nerf médian. — 11. Nerf cubital. — 12. Nerf brachial cutané interne. — 13. Accessoire du brachial cutané interne. — 14. Nerf musculo-cutané. — 15. Rameau fourni par ce nerf au biceps. — 16. Rameau du brachial antérieur. — 17. Anastomose entre le médian et le musculo-cutané. — 18. Nerf radial. — 19. Terminaison du nerf circonflexe, dont on voit l'origine au numéro 20.

Les rapports du biceps avec le faisceau vasculo-nerveux du bras sont variables : chez les sujets bien musclés, ils sont tels que nous les avons décrits ; chez les vieillards et les sujets dont les muscles sont peu développés, les vaisseaux sont placés en dedans du biceps, et l'artère bat en dedans, sous la peau.

3° *A l'avant-bras*, le biceps s'enfonce entre les muscles de la région antérieure, qui sont en dedans, et les muscles de la région externe, qui sont en dehors. — Là, il est en rapport : en dedans, avec le rond pronateur, le fléchisseur commun superficiel des doigts ; en dehors, avec le long supinateur et le court supinateur ; en avant, avec l'interstice celluleux qui sépare le rond pronateur du long supinateur ; en arrière, avec le tendon du brachial antérieur.

Superficiellement, le biceps est séparé : en dehors, du long supinateur par la veine médiane céphalique ; en dedans, du rond pronateur par la veine médiane basilique.

Profondément, on trouve en dedans de son tendon l'artère humérale, la veine humérale, le nerf médian, au moment où ces organes passent dans l'avant-bras ; l'expansion aponévrotique de son tendon sépare l'artère humérale de la veine médiane basilique.

Action. — Il agit principalement sur l'avant-bras, qu'il fléchit sur le bras. Il porte le radius dans la supination. Par sa courte portion, il est abducteur du bras, et par sa longue portion, élévateur.

II. — Brachial antérieur (fig. 55).

Situé au-dessous du précédent.

Insertions. — 1° *Fixe*. Il s'insère en haut sur l'humérus, au-dessous de l'empreinte deltoïdienne, qu'il embrasse ; à la face externe de l'humérus, à sa face interne et aux cloisons aponévrotiques qui le séparent, en dedans et en dehors, du triceps. 2° *Mobile*. A la face inférieure de l'apophyse coronoïde du cubitus.

Rapports. — *En avant*, avec le biceps, dont il est séparé par le nerf musculo-cutané ; les veines humérales, l'artère humérale et le nerf médian sont en dedans et en avant ; *en arrière* avec l'humérus, l'articulation huméro-cubitale et le triceps qui déborde de chaque côté ; *en dehors*, à la partie supérieure, avec l'aponévrose et la peau, et à la partie inférieure avec le long

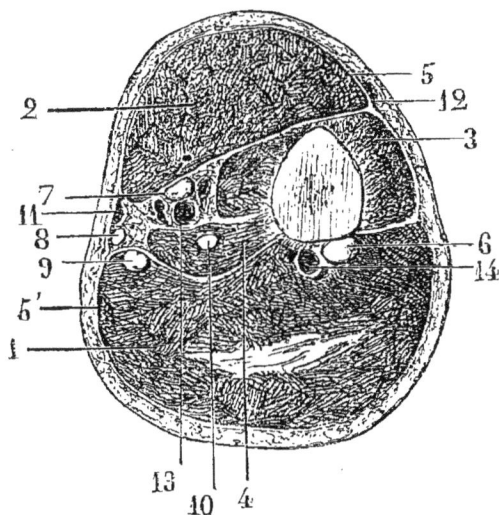

FIG. 56. — Coupe du bras à la partie moyenne.

1. Triceps. — 2. Biceps. — 3. Brachial antérieur qui contourne les parties externe, antérieure et interne de l'humérus. — 4. Coraco-brachial. — 5', 5'. Aponévrose brachiale. — 6. Nerf radial, dans la gouttière de torsion de l'humérus. — 7 Nerf médian en avant de l'artère humérale. — 8. Nerf brachial cutané interne. — 9 Nerf cubital dans la gaine du triceps. — 10. Nerf musculo-cutané, au milieu du coraco-brachial. — 11. Veine basilique, dans la gaine du brachial cutané interne. — 12. Veine céphalique, sous la peau. — 13. Artère humérale avec les deux veines humérales. — 14. Artère humérale profonde accompagnant le nerf radial.

supinateur, dont il est séparé par le nerf radial et l'artère humérale profonde ; *en dedans*, avec le coraco-brachial, l'aponévrose et la peau.

Action. — Fléchisseur de l'avant-bras.

III. — CORACO-BRACHIAL (fig. 55).

Muscle allongé, situé à la partie interne et supérieure du bras.

Insertions. — 1° *Fixe*. Au sommet de l'apophyse coracoïde, en se confondant avec la courte portion du biceps. 2° *Mobile*. A la partie moyenne de la face interne de l'humérus, sur une surface rugueuse, ordinairement peu marquée.

Rapports. — Contenu, comme la courte portion du biceps, dont il partage les rapports, dans le creux de l'aisselle, il est tra-

versé par le nerf musculo-cutané, d'où le nom de *muscle perfore
de Casserius*. Il est en rapport: *en avant*, avec le deltoïde en haut,
avec le grand pectoral en bas; *en arrière*, avec les tendons du
sous-scapulaire, du grand dorsal et du grand rond; *en dedans*,
avec les vaisseaux et les nerfs du creux axillaire.

Action. — Le coraco-brachial agit d'une manière analogue à
celle du grand rond et de la longue portion du triceps, en rapprochant l'humérus de l'omoplate (Duchenne).

IV. — TRICEPS (fig. 49 et 52).

Ce muscle occupe seul la région postérieure du bras.

Insertions. — 1° *Fixes.* En haut, il se divise en trois portions : 1° la longue portion s'insère au-dessous de la cavité glénoïde de l'omoplate, sur une surface triangulaire rugueuse. 2° La
portion moyenne, à toute la face postérieure de l'humérus, dans
la partie située au-dessus de la gouttière de torsion, et sur la cloison aponévrotique externe qui la sépare du brachial antérieur et
du deltoïde : c'est le *vaste externe*. 3° La courte portion s'insère à
toute la partie de la face postérieure de l'humérus située au-dessous de la gouttière de torsion, et à la cloison aponévrotique qui
la sépare du brachial antérieur. Cette portion constitue le *vaste
interne*.

2° *Mobile.* Les fibres de ce muscle se dirigent en bas et convergent vers un gros tendon aplati, qui s'insère à la face postérieure
de l'olécrâne et sur les deux bords rugueux de cette apophyse.
On trouve là deux bourses séreuses: l'une, plus petite, entre le
tendon et l'olécrâne, l'autre entre le tendon et la peau.

Rapports. — 1° *A l'épaule,* il est situé en avant du petit
rond, en arrière du grand. Il sépare le triangle interne, au fond
duquel sont les vaisseaux sous-scapulaires, du quadrilatère qui
loge les vaisseaux circonflexes. A ce niveau, il est recouvert par
le deltoïde.

2° *Au bras,* il est en rapport: *en arrière*, avec l'aponévrose et
la peau ; *en avant*, avec l'humérus, le nerf radial et l'artère
humérale profonde, avec le brachial antérieur et le long supinateur qui débordent l'humérus en dehors, et le brachial antérieur
qui le déborde en dedans. Le nerf cubital est situé dans sa gaine,
derrière la cloison aponévrotique interne.

Action. — Par sa longue portion le triceps brachial, comme
le grand rond, rapproche l'humérus du tronc; son action est plus
faible. Il est utile, pendant l'abaissement du bras, pour maintenir

la tête de l'humérus appliquée contre la cavité glénoïde. Il est extenseur de l'avant-bras par le vaste interne et le vaste externe, moins par la longue portion (Duchenne).

Vaisseaux et nerfs des muscles du bras.

Les *artères* des muscles du bras sont fournies par les branches de l'humérale; les *nerfs* viennent du *radial* pour le triceps, et du *musculo-cutané* pour tous les autres.

§ 4. — Aponévrose du bras.

L'aponévrose brachiale forme une gaine commune aux muscles du bras. Elle est plus épaisse en dehors qu'en dedans.

Face superficielle. — Elle est en rapport avec le tissu cellulaire sous-cutané. On y trouve, en avant, en dedans et dans la moitié inférieure, la veine basilique et le nerf brachial cutané interne, qui perforent l'aponévrose au milieu du bras; dans toute son étendue, la veine céphalique est placée en avant et en dehors.

Face profonde. — Elle envoie des prolongements qui forment des gaines complètes aux muscles biceps, brachial antérieur, coraco-brachial et triceps d'une part, et aux vaisseaux et nerfs du bras d'autre part. La gaine cellulo-fibreuse qui renferme les vaisseaux et le nerf médian fait communiquer le tissu cellulaire du pli du coude avec celui de l'aisselle; elle est l'analogue de la gaine des vaisseaux fémoraux. Parmi les cloisons qui se détachent de l'aponévrose brachiale pour séparer les muscles, on en remarque deux principales: la cloison *intermusculaire externe* et la cloison *intermusculaire interne*. La première se détache de l'aponévrose brachiale et se porte sur le bord externe de l'humérus. Elle est épaisse à la partie inférieure, où elle sépare le long supinateur et le brachial antérieur du triceps, auquel elle fournit des insertions. En haut, elle se perd insensiblement et se termine, selon Cruveilhier, sur la lèvre externe de la coulisse bicipitale. La seconde, analogue à la précédente, se détache de l'aponévrose et se fixe au bord interne de l'humérus. Elle est aussi très épaisse en bas, et se perd insensiblement en haut sur la lèvre interne de la coulisse bicipitale. Elle donne insertion, en bas, au brachial antérieur et au triceps. Sa face postérieure est côtoyée par le nerf cubital. Les deux cloisons et l'aponévrose brachiale divisent le bras en deux loges musculaires: l'une postérieure pour le triceps, l'autre antérieure pour les autres muscles du bras.

Extrémité supérieure. — Elle se confond avec l'aponévrose deltoïdienne en dehors, avec l'aponévrose de la base du creux de l'aisselle en dedans, avec l'aponévrose sous-épineuse en arrière, et avec celle du grand pectoral en avant.

Extrémité inférieure. — Elle se confond avec l'aponévrose antibrachiale, et elle s'attache à l'épitrochlée et à l'épicondyle.

La *structure* de l'aponévrose brachiale comprend deux ordres de fibres : des fibres verticales nombreuses, et des fibres circulaires plus rares ; elles s'entre-croisent régulièrement.

§ 5. — Muscles de l'avant-bras.

Ces muscles sont au nombre de vingt. On les divise en trois régions : externe, antérieure et postérieure.
Ces muscles sont superposés.

RÉGION EXTERNE, 4 MUSCLES.

Long supinateur, premier radial externe, deuxième radial externe court supinateur.

RÉGION ANTÉRIEURE, 8 MUSCLES, DIVISÉS EN 4 COUCHES.

Première couche. — Rond pronateur, grand palmaire, petit palmaire, cubital antérieur.
Deuxième couche. — Fléchisseur superficiel des doigts.
Troisième couche. — Fléchisseur profond des doigts, fléchisseur propre du pouce.
Quatrième couche. — Carré pronateur.

RÉGION POSTÉRIEURE, 8 MUSCLES, DIVISÉS EN 2 COUCHES.

Couche superficielle. — Extenseur commun des doigts, extenseur propre du petit do'gt, cubital postérieur, anconé.
Couche profonde. — Long abducteur du pouce, court extenseur du pouce, long extenseur du pouce, extenseur propre de l'index.

Dissection et considérations générales. — Si l'on veut bien fixer ses idées sur les muscles de cette région, il importe, avant de la préparer, d'étudier avec soin les diverses couches qu'ils forment. Cette manière de procéder facilite l'étude des rapports.

Au nombre de vingt, les muscles de l'avant-bras forment trois groupes ou régions. Avant d'indiquer la dissection de ces muscles, nous dirons quelques mots de leur disposition générale qui en rendront l'étude plus facile. On sait que tous les muscles extenseurs se trouvent dans la région postérieure, tandis que les muscles fléchisseurs sont placés en avant. Nous ferons remarquer, pour les régions antérieure et postérieure, que les cinq muscles superficiels de la région antérieure s'insèrent à l'épitrochlée par un tendon commun, et que les quatre muscles superficiels de la région postérieure s'insèrent à l'épicondyle par un tendon commun Les premiers sont connus sous le nom de *muscles épitrochléens*, les autres sont les *muscles épicondyliens*. Le tendon commun de ces deux groupes de muscles se fixe aux tubérosités interne et externe de l'humérus. Il est très fort et s'épanouit en un grand nombre de feuillets qui se dirigent en bas, les uns recouvrant les muscles, les autres s'insinuant entre eux, de sorte qu'on pourrait les comparer à des cornets aponévrotiques dont les sommets seraient confondus à un point osseux. Ces feuillets ne sont que des cloisons aponévrotiques donnant insertion aux fibres des muscles correspondants, qui, trop nombreux pour s'insérer ensemble à l'os, s'implantent sur les faces de ces feuillets.

De même que pour le bras (fig. 53), après avoir pratiqué une incision verticale et séparé la peau de toute la surface de l'avant-bras, on doit étudier en premier lieu l'aponévrose antibrachiale. dont la connaissance approfondie aide considérablement à la description des muscles. Il faut, autant que possible, conserver avec elle les vaisseaux et nerfs nombreux qui recouvrent sa couche superficielle, surtout au pli du coude (voyez *Aponévrose antibrachiale*). Celle-ci étant connue, pour procéder à la dissection des parties profondes, il faut bien être convaincu de ces mots : *cette région est une de celles où les muscles ne sont qu'accolés*. Il suffit donc de les séparer, ni plus ni moins. Ici, le manche du scalpel et le doigt de l'anatomiste sont beaucoup plus utiles que le tranchant de l'instrument. Il ne faut pas non plus enlever l'aponévrose antibrachiale à la partie supérieure, ni séparer les muscles à ce niveau, car ceux-ci prennent de nombreuses insertions sur l'aponévrose antibrachiale et sur les cloisons qui les séparent les uns des autres. On doit disséquer avec soin les gaines fibreuses qui recouvrent les tendons de ces muscles, examiner celles qui sont plus ou moins résistantes, communes à plusieurs tendons ou propres à un seul. On pourra étudier les séreuses, qui facilitent le glissement des tendons au niveau du poignet, avec l'insufflation, et mieux avec des injections colorées. Enfin, dans la dissection de l'avant-bras, il faut conserver les nerfs et les vaisseaux. Il est facile de suivre ce conseil ; on y trouve plusieurs avantages, entre autres celui d'avoir toujours ces organes sous les yeux pendant qu'on étudie les muscles, celui d'avoir une préparation plus complète, etc., etc.

1° *Région externe.*

Dissection. — Les quatre muscles de la région externe sont superposés ; le plus long est le plus superficiel ; ils diminuent de longueur à mesure qu'on se rapproche du squelette. Les deux radiaux sont situés entre les deux supinateurs. Les muscles de cette région forment la saillie externe qu'on remarque sur l'avant-bras et qui empiète un peu sur la partie externe du bras. Quand la peau et l'aponévrose sont enlevées à leur niveau, il suffit de rejeter en dehors le long supinateur pour mettre à découvert l'artère radiale, cachée par un mince feuillet aponévrotique.

La région externe doit être étudiée isolément, la première ; elle est presque indépendante des autres régions. Il suffit d'enlever la peau, au-dessous de laquelle on trouve les ramifications du nerf musculo-cutané et la veine radiale. On enlève aussi l'aponévrose dans toute l'étendue de l'avant-bras. Le long supinateur est ainsi à découvert; on le coupe par sa partie moyenne pour étudier les radiaux. On se comporte de même avec ceux-ci pour l'étude du court supinateur.

I. — LONG SUPINATEUR (fig. 57 et 58).

Ce muscle est le plus superficiel et le plus long des muscles externes de l'avant-bras.

Insertions. — 1° *Fixe*. Son insertion fixe se fait sur le *bord externe de l'humérus*, depuis la gouttière de torsion jusqu'à 2 centimètres au-dessus de l'épicondyle. Il s'insère aussi à la cloison intermusculaire externe qui le sépare du vaste externe du triceps. 2° *Mobile*. Son tendon inférieur s'insère à la base de l'*apophyse styloïde du radius*.

Structure et direction des fibres. — Ce muscle s'insère à l'humérus par des fibres musculaires qui se portent en bas, en formant une masse charnue assez considérable. Son tendon, aplati de dehors en dedans, occupe le tiers inférieur du muscle; il prend naissance sur la face profonde de la portion charnue.

Rapports. — Le long supinateur est recouvert par la peau, l'aponévrose et les organes contenus à son niveau dans le tissu cellulaire sous-cutané. Il est immédiatement appliqué sur les radiaux, qui abandonnent la face profonde de son tendon, vers le quart inférieur de l'avant-bras, pour se porter sur la face postérieure du radius. En ce point, le tendon du long supinateur est immédiatement appliqué sur le bord antérieur du radius, dont il est séparé par la branche superficielle du nerf radial.

Le *bord externe* du long supinateur est séparé du vaste externe du triceps, au niveau du bras, par une cloison fibreuse. A l'avant-bras, il recouvre le premier radial.

Son *bord interne* présente des rapports importants. A sa partie supérieure il forme, avec le biceps et le brachial antérieur, un sillon oblique, du milieu du pli du coude vers le bord externe du bras, à 6 ou 7 centimètres au-dessus de l'épicondyle. C'est au fond de ce sillon, très profondément, qu'on trouve le nerf radial, et, au même niveau, la veine médiane céphalique qui est sous cutanée.

Plus bas, au pli du coude, le bord interne du long supinateur est en contact avec le tendon du biceps.

Dans la région antibrachiale, ce bord décrit une courbe à convexité interne. A ce niveau, il recouvre l'artère radiale, dont il est séparé par une lame fibreuse assez mince. Ce rapport a fait donner à ce muscle le nom de *satellite de l'artère radiale*, parce qu'il sert de guide au chirurgien pour la ligature de ce vaisseau.

Un peu plus bas, ce bord recouvre le rond pronateur, et plus bas encore, le fléchisseur superficiel des doigts.

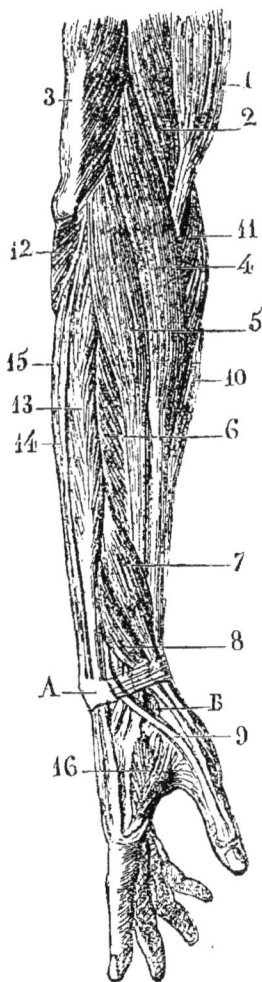

FIG. 57. — Région externe de l'avant-bras (côté droit).

1. Biceps. — 2. Brachial antérieur. — 3. Triceps. — 4. Long supinateur. — 5. Premier radial externe. — 6. Deuxième radial externe. — 7. Long abducteur du pouce. — 8. Court extenseur du pouce. — 9. Long extenseur du pouce. — 10. Grand palmaire. — 11. Rond pronateur. — 12. Anconé. — 13. Extenseur commun des doigts. — 14. Extenseur propre du petit doigt. — 15 Cubital postérieur. — 16. Premier interosseux dorsal.

A. Ligament annulaire postérieur. — B. Tabatière anatomique.

Au niveau de sa portion tendineuse, le bord interne du long supinateur se porte en dehors, et l'artère radiale, dégagée de sa face profonde, se place entre le long supinateur et le grand palmaire.

A sa partie terminale, l'insertion inférieure de ce muscle est

recouverte par le long abducteur et le court extenseur du
pouce.

Action. — Le long supinateur fléchit l'avant-bras sur le bras.
Il concourt aussi au mouvement de pronation : c'est donc un fléchisseur pronateur (Duchenne).

II. — PREMIER RADIAL EXTERNE (fig. 57).

Ce muscle, plus court que le long supinateur et plus long que
le second radial, est situé entre ces deux muscles.

Insertions. — 1° *Fixe*. Il s'insère au *bord externe de l'humérus*, dans une étendue de 2 à 3 centimètres, et à l'*épicondyle*.
2° *Mobile*. Son point d'insertion mobile est la partie postérieure
et externe de l'extrémité supérieure du *deuxième métacarpien*.

Rapports. — La moitié supérieure charnue est recouverte par
le long supinateur, et en arrière par la peau et l'aponévrose ; elle
recouvre le second radial.

III. — DEUXIÈME RADIAL EXTERNE (fig. 57).

Conformé comme le précédent, le second radial externe s'insère par son *point fixe* à l'épicondyle, et par son *point mobile* à
la partie postérieure et externe de l'extrémité supérieure du troisième métacarpien.

Rapports. — Dans les quatre cinquièmes supérieurs, ce muscle est immédiatement recouvert par le premier radial, avec lequel il semble confondu, ce qui explique la difficulté qu'on éprouve
quelquefois à les séparer.

Dans le cinquième inférieur, le tendon se dégage de la face
profonde de celui du premier radial pour se porter en dedans vers
le métacarpe. Sa face profonde recouvre de haut en bas le court
supinateur, le tendon du rond pronateur, le bord externe du fléchisseur propre du pouce, et, dans sa partie inférieure, il contourne le radius jusqu'à la gouttière qui lui est destinée.

Rapports communs aux deux radiaux. — Ces deux muscles
superposés forment deux lames musculaires, interposées aux deux
muscles supinateurs. Le bord antérieur ou interne de ces deux
muscles, situé au-dessous de celui du long supinateur, recouvre
avec lui une portion des muscles antérieurs de l'avant-bras. La
partie tendineuse de ces deux muscles est aplatie, amincie et difficile à séparer. Vers le quart inférieur, les deux tendons se séparent à angle aigu, glissent en arrière de l'extrémité inférieure du

radius dans une gouttière commune, et recouvrent les articulations du carpe. Dans ce trajet de leur quart inférieur, les deux tendons passent de haut en bas sous les muscles long abducteur, court extenseur et long extenseur du pouce. Le premier radial, à ce niveau, est parallèle à l'artère radiale, située sur son bord externe. Est-il nécessaire de dire que les gaines des radiaux sont sous-jacentes à celles des autres tendons de la même région ?

Action. — Ces muscles sont extenseurs de la main sur l'avant-bras. De plus, le premier radial est un peu abducteur.

IV. — COURT SUPINATEUR.

Le plus profond de la région externe, ce muscle se trouve découvert lorsqu'on a enlevé les radiaux et l'extenseur commun des doigts.

Insertions. — 1° *Fixes*. Ce muscle s'insère à l'*épicondyle* avec les autres muscles épicondyliens. Cette insertion se continue sur le ligament externe du coude, sur la partie externe et postérieure du ligament annulaire du radius, et sur la surface triangulaire allongée et rugueuse située au-dessous de la petite cavité sigmoïde du *cubitus*. Ces insertions se font sur le trajet d'une ligne de 4 centimètres d'étendue environ, dirigée obliquement de haut en bas et de dehors en dedans. 2° *Mobile*. Les fibres musculaires descendent et contournent la face postérieure du *radius*, pour s'insérer sur le tiers supérieur de la face externe de cet os, jusqu'aux limites du fléchisseur sublime, inséré au bord antérieur du radius, et du rond pronateur, inséré sur le milieu de la face externe.

Rapports. — Il recouvre l'articulation du coude à sa partie externe, le ligament annulaire du radius et le radius lui-même. Il est recouvert en arrière par l'extenseur commun des doigts, l'extenseur propre du petit doigt et le cubital postérieur, en dehors par le second radial. En dedans, il est en rapport avec le tendon du biceps, qui effleure son bord antérieur, et avec l'insertion radiale du fléchisseur superficiel. Ce muscle est traversé à sa partie supérieure par la branche profonde du nerf radial, dont la branche superficielle descend entre le court supinateur et le deuxième radial.

Action. — Il porte l'avant-bras dans la supination.

Vaisseaux et nerfs des muscles de la région externe de l'avant-bras.

Les *artères* des muscles de la région externe de l'avant-bras sont fournies par la terminaison de la collatérale externe et par les récurrentes radiales antérieure et postérieure.

Les *rameaux nerveux* viennent du tronc du *radial* pour les trois muscles superficiels, et de la branche profonde de ce nerf pour le court supinateur.

2° *Région antérieure.*

Dissection. — Les muscles de la région antérieure doivent être étudiés, lorsque cela est possible, après ceux de la région externe, car ces derniers les recouvrent en partie. Après avoir enlevé la peau (fig. 53) et étudié les ramifications nerveuses et les veines sous-cutanées, on détache l'aponévrose antibrachiale. Cette opération est facile sur les deux tiers inférieurs de la région ; mais, au tiers supérieur, les muscles prennent des insertions sur la face profonde de cette membrane, qu'il faut respecter en ce point. Vers la partie inférieure de l'avant-bras, l'aponévrose s'épaissit et adhère fortement aux quatre apophyses du carpe, où elle constitue le *ligament annulaire antérieur*, qu'on laissera en place. La couche superficielle se trouve ainsi préparée, à l'exception du tendon du grand palmaire qui glisse au-devant des os du carpe dans une gaine isolée, située profondément. Pour l'étude du fléchisseur superficiel, on peut le découvrir en divisant les muscles précédents vers leur partie moyenne, mais il est préférable de ne point faire cette section. On a l'habitude d'étudier les tendons des fléchisseurs en même temps que la région de la paume de la main. Pour découvrir les fléchisseurs de la troisième couche, on détache les insertions du fléchisseur superficiel au bord antérieur du radius, et l'on enlève d'un trait de scie l'épitrochlée et les cinq muscles qui s'y fixent. On renverse en dehors l'épitrochlée, on détache l'insertion cubitale du fléchisseur superficiel, et l'on met complètement à découvert les muscles de la troisième couche. Lorsque cette coupe est bien faite, elle sert à préparer l'artère cubitale, les nerfs médian et cubital. Enfin, pour l'étude du carré pronateur, on doit, si l'on veut voir sa surface entière, écarter le fléchisseur propre du pouce en dehors, le fléchisseur profond des doigts en dedans, ou bien diviser ces deux muscles.

I. — ROND PRONATEUR (fig. 58).

Ce muscle est dirigé obliquement, de la partie interne du coude vers la partie moyenne du bord externe de l'avant-bras.

Insertions. — 1° *Fixes.* Il s'insère sur la partie inférieure du bord interne de l'*humérus*, dans une étendue de 2 centimètres environ, et à la partie supérieure de l'épitrochlée par le tendon commun. Il s'insère aussi par quelques fibres à la face profonde de l'aponévrose antibrachiale, un peu aux cloisons fibreuses qui le séparent des autres muscles, et par un petit faisceau à la partie interne de l'apophyse coronoïde du cubitus. 2° *Mobile.* Par un tendou large et mince, sur la partie moyenne de la face externe du *radius*.

Rapports. — Sa *face antérieure* est recouverte, de haut en

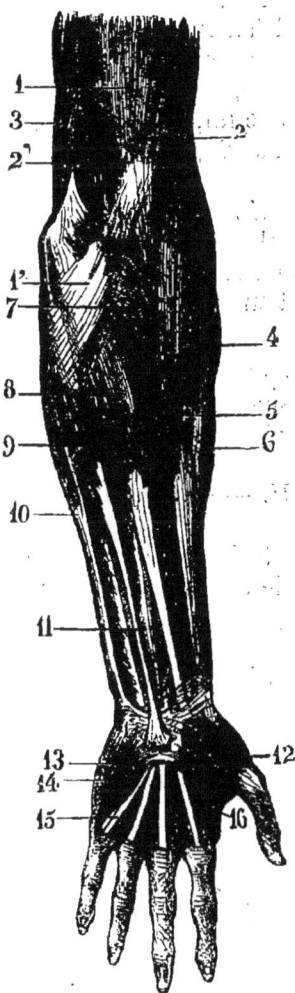

Fig. 58. — Région antérieure de l'avant-bras (côté gauche).

1. Biceps. — 1'. Expansion aponévrotique du biceps. — 2. Brachial antérieur.—2'. Bord interne du même muscle. — 3. Vaste interne. — 4. Long supinateur. — 5. Premier radial externe. — 6. Deuxième radial externe. — 7. Rond pronateur. — 8. Grand palmaire.— 9 Petit palmaire. — 10. Cubital antérieur. — 11. Fléchisseur superficiel des doigts. — 12. Court abducteur du pouce. — 13. Adducteur du petit doigt. — 14. Court fléchisseur du petit doigt. — 15. Lombricaux. — 16. Adducteur du pouce.

bas, par l'expansion aponévrotique du biceps, l'aponévrose, la peau, le bord interne du long supinateur, dont il est séparé par l'artère radiale et la branche superficielle du nerf radial, et au niveau de son tendon par les radiaux.

La *face postérieure* de ce muscle recouvre le fléchisseur superficiel des doigts, et à sa partie inférieure le radius.

Son *bord interne* est en rapport avec une cloison fibreuse et le grand palmaire, dont il se sépare en formant un angle aigu.

Son *bord externe* est en rapport, de haut en bas, avec le brachial antérieur et le nerf médian, qui passe en dedans de son faisceau coronoïdien pour se porter au-dessous du fléchisseur superficiel. Plus bas, ce bord est en rapport, immédiatement au-dessous et en dehors du médian, avec la bifurcation de l'artère humérale, qui l'embrasse, de sorte que l'artère radiale passe au-dessus de lui, tandis que la cubitale passe au-dessous; immédiatement après, avec le tendon du biceps. Le bord externe de ce muscle forme la branche interne d'un V, dont la branche externe est formée par le long supinateur, et l'intervalle rempli par le brachial antérieur et le biceps. C'est le long de ce même bord qu'on trouve la veine médiane basilique et le commencement de la portion antibrachiale du nerf musculo-cutané situés sous la peau.

Action. — Comme son nom l'indique, ce muscle détermine la pronation. Si sa contraction est énergique, il fléchit ensuite l'avant-bras sur le bras.

II. — GRAND PALMAIRE OU RADIAL ANTÉRIEUR (fig. 58).

Muscle étendu obliquement sur la face antérieure de l'avant-bras, de l'épitrochlée au second métacarpien.

Insertions. — 1° *Fixe.* Le point fixe de ce muscle est l'*épitro-chlée*, sur laquelle il s'insère par le tendon commun à tous les muscles épitrochléens; il s'insère aussi à la face profonde de l'aponévrose antibrachiale, et par quelques fibres aux cloisons fibreuses qui le séparent des muscles du voisinage. 2° *Mobile.* A la partie antérieure de l'extrémité supérieure du *deuxième métacarpien.*

Rapports. — Ce muscle est charnu dans sa moitié supérieure, et tendineux dans le reste de son étendue. Au niveau de sa *portion charnue*, il est en rapport : en avant, avec l'aponévrose et la peau; en arrière, avec le fléchisseur superficiel; en dedans, avec le petit palmaire, et en dehors avec le rond pronateur. Sa *portion tendineuse* est en rapport: en avant, avec l'aponévrose et la peau; en arrière, avec le fléchisseur superficiel, et plus bas, avec le tendon du fléchisseur propre du pouce; en dedans, avec le tendon du petit palmaire, dont il est séparé par une petite gouttière de 4 à 5 millimètres; en dehors, avec le tendon du long supinateur, dont il est séparé par une gouttière de 1 cent. 1/2, au milieu de laquelle on trouve l'artère radiale. A sa partie la plus infé-

rieure, le tendon du grand palmaire glisse dans un conduit ostéo-
fibreux formé par le scaphoïde et le trapèze en dehors, et en
dedans par des ligaments qui le séparent du canal radio-carpien.

Action. — Ce muscle fléchit la main sur l'avant-bras et tend
à la porter en pronation.

III. — Petit palmaire (fig. 58).

Ce muscle n'est pas constant. Il forme en dedans du grand
palmaire un petit faisceau charnu, auquel fait suite un tendon
long et grêle qui occupe les quatre cinquièmes inférieurs du
muscle.

Insertions. — 1° *Fixe.* A *l'épitrochlée*, par le tendon commun
aux muscles épitrochléens, à la face profonde de l'aponévrose
antibrachiale, et par quelques fibres aux cloisons fibreuses qui
le séparent des muscles voisins. 2° *Mobile.* Son tendon passe au-
devant du ligament annulaire antérieur du carpe, et s'épanouit
à la paume de la main, où il se confond avec la partie supérieure
de *l'aponévrose palmaire.* Quelquefois, il s'insère sur le ligament
annulaire.

Rapports. — La portion charnue est en rapport : en avant,
avec l'aponévrose et la peau ; en arrière, avec le fléchisseur superficiel des doigts ; en dehors, avec le grand palmaire, auquel
il est contigu ; en dedans, avec le fléchisseur superficiel, qui le
sépare du cubital antérieur. Son tendon suit la direction de celui
du grand palmaire, dont il côtoie le bord interne ; comme ce tendon, il est situé au-dessous de l'aponévrose.

Action. — Fléchisseur de la main, et principalement tenseur
de l'aponévrose palmaire. Lorsqu'il se contracte, il détermine une
forte saillie de la peau au niveau du carpe.

IV. — Cubital antérieur (fig. 58).

Ce muscle est situé à la partie la plus interne de la région antérieure de l'avant-bras. Il semble faire partie de la région postérieure, et dans la dissection on est toujours tenté de le considérer ainsi. Cependant son tendon inférieur se porte en avant.

Insertions. — 1° *Fixes.* Il s'insère à *l'épitrochlée* et à *l'olécrâne*,
par deux faisceaux. Le faisceau épitrochléen s'insère à la partie
la plus interne du tendon commun aux muscles de l'épitrochlée.
Le faisceau olécrânien se fixe au bord interne de l'olécrâne, en
arrière du ligament latéral interne. Ces deux faisceaux sont

réunis par une arcade fibreuse si uée en arrière de l'épitrochlée, et limitant avec la partie postérieure de cette apophyse un canal dans lequel passe le nerf cubital. Ce muscle prend encore de nombreuses insertions fixes sur la face profonde de l'aponévrose antibrachiale dans ses deux tiers supérieurs, et par son intermédiaire, le long du tiers supérieur du bord postérieur du cubitus. 2° *Mobile*. Au *pisiforme*, par un tendon qui se continue en grande partie avec les fibres de l'adducteur du petit doigt.

Le cubital antérieur présente ceci de particulier qu'il est situé à la face interne de l'avant-bras; il est mince et aplati, et ses fibres charnues accompagnent son tendon jusqu'à l'os pisiforme.

Rapports. — Dans toute son étendue, sa *face interne* ou superficielle est recouverte par l'aponévrose antibrachiale et par la peau. A ce niveau, l'aponévrose est très épaisse.

Sa *face externe* ou profonde recouvre, en haut, l'articulation du coude, où il semble se continuer avec des fibres du vaste interne du triceps; plus bas, et dans presque toute son étendue, le fléchisseur profond, qui s'enroule autour de la face interne du cubitus; plus bas encore, la partie interne du fléchisseur superficiel. Le nerf cubital est situé, à sa face profonde, depuis l'extrémité supérieure du muscle jusqu'à la partie inférieure de l'avant-bras, où il se bifurque. L'artère cubitale, au moment où elle quitte l'interstice des deux fléchisseurs communs, c'est-à-dire vers le milieu de l'avant-bras, s'applique à la face profonde du muscle cubital antérieur, pour se placer ensuite sur son bord antérieur, comme la branche palmaire du nerf cubital. Elle l'accompagne, de même que le nerf, jusqu'au pisiforme.

Le *bord antérieur* de ce muscle est indiqué par une ligne étendue de l'épitrochlée au pisiforme, et, comme on se guide sur ce bord pour aller rechercher l'artère, on a donné au muscle le nom de *satellite de la cubitale*. Sous la peau, une ligne blanche, intersection fibreuse épaisse, correspond au bord antérieur du muscle cubital antérieur.

Le *bord postérieur* de ce muscle suit le bord postérieur du cubitus, sur lequel il s'insère. Il décrit une concavité interne comme le bord de cet os. C'est sur ce même bord que l'aponévrose antibrachiale s'insère.

Le cubital antérieur est dépourvu de gaine fibreuse à la partie inférieure de l'avant-bras; il passe, à ce niveau, en avant du bord interne du carré pronateur, parallèlement au fléchisseur superficiel, à l'artère cubitale et au nerf cubital qui sont situés sur son côté externe. Il glisse au-devant de la tête du cubitus, et il

est séparé de l'apophyse styloïde par un intervalle de 1 cent. 1|2
environ.

Action. — Fléchisseur et adducteur de la main.

V. — FLÉCHISSEUR COMMUN SUPERFICIEL DES DOIGTS (fig. 59).

Ce muscle, qui forme une seule couche, est très large ; il est
situé entre les muscles superficiels, qui viennent d'être décrits,
et les muscles fléchisseurs profonds.

Lorsqu'on a enlevé la peau et l'aponévrose, on l'aperçoit entre
les tendons des muscles superficiels ; il proémine surtout entre le
cubital antérieur et le petit palmaire. C'est pour cette raison que
les élèves prennent quelquefois sa partie interne pour le cubital
antérieur.

Insertions. — 1° *Fixes*. Il s'insère à l'*épitrochlée* par le tendon commun aux muscles épitrochléens, et au bord antérieur du
radius dans sa moitié supérieure. Ces insertions sont toutes situées sur le trajet d'une ligne oblique de haut en bas et de dedans
en dehors. Par quelques fibres, il se fixe quelquefois à l'apophyse
coronoïde du cubitus. 2° *Mobiles*. Par quatre tendons bifur-
qués, sur les bords de la *deuxième phalange* des quatre derniers
doigts.

Rapports. — 1° *A l'avant-bras*. Ce muscle, aplati, présente
une *face superficielle* recouverte par le rond pronateur, le petit
palmaire, le grand palmaire et la partie antérieure du cubital
antérieur. Entre ces muscles, trop minces pour le recouvrir à la
partie inférieure de l'avant-bras, elle est en rapport avec l'aponévrose et la peau.

Sa *face postérieure* est en rapport avec le fléchisseur profond
et le fléchisseur propre du pouce. Elle est séparée du fléchisseur
profond par le nerf médian et l'artère du nerf médian, situés sur
la ligne médiane de l'avant-bras ; elle en est séparée aussi par
l'artère et les veines cubitales, qui descendent obliquement, depuis la tubérosité bicipitale du radius jusque vers le milieu de la
face antérieure du cubitus.

Son *bord interne* est recouvert par le bord antérieur du cubital
antérieur, dont il est séparé par un interstice celluleux ; dans
la moitié inférieure de cet interstice, on trouve le nerf cubital et
l'artère cubitale.

Son *bord externe* suit le bord antérieur du radius. A sa partie
supérieure, entre ses insertions cubitale et radiale, il présente
une ouverture analogue à l'anneau du soléaire, située en dedans

de la tubérosité bicipitale et du tendon du biceps, et livrant pas-

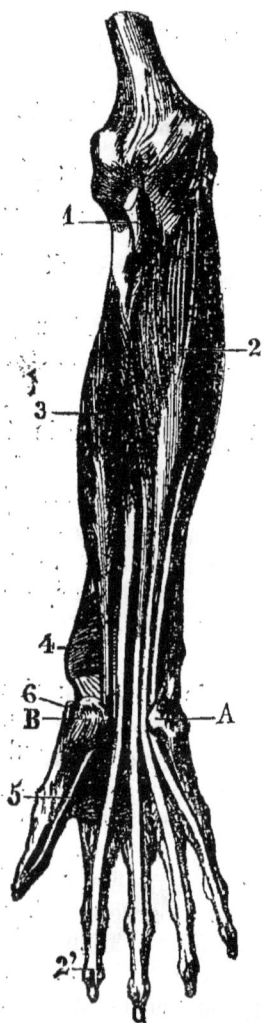

FIG. 59. — Fléchisseur superficiel
des doigts (côté droit).

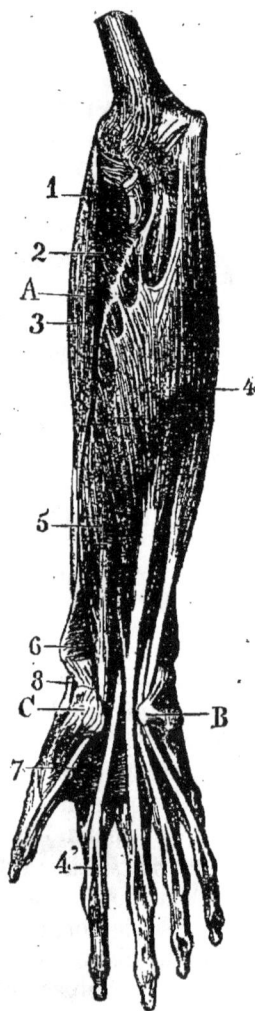

FIG. 60. — Fléchisseur profond
des doigts (côté droit).

FIG. 59. — A. Partie supérieure du bord antérieur du radius. — B. Apophyse de l'os crochu. — C. Apophyse du trapèze. — 1. Tendon du biceps. — 2. Court supinateur. — 3. Deuxième radial externe. — 4. Fléchisseur superficiel des doigts. — 4'. Tendon bifurqué du fléchisseur superficiel. — 5. Fléchisseur propre du pouce. — 6. Carré pronateur. — 7. Adducteur du pouce. — 8. Tendon inférieur du long adducteur du pouce.

FIG. 60. — A. Apophyse de l'os crochu. — B. Apophyse du trapèze. — 1. Tendon du biceps. — 2. Fléchisseur commun profond. — 2'. Tendon du fléchisseur profond. — 3. Fléchisseur propre du pouce. — 4. Carré pronateur. — 5. Adducteur du pouce. — 6. Tendon du long adducteur du pouce.

sage au nerf médian et à l'artère cubitale, qui s'insinuent au-dessous de ce muscle. Il est recouvert par le bord antérieur du muscle long supinateur, dans la partie située plus bas que le rond pronateur. Il est séparé de ce muscle par l'artère radiale. Dans la partie inférieure de l'avant-bras, ce bord s'incline en dedans et l'artère en dehors.

Au même niveau, le nerf médian quitte la face profonde du muscle pour se placer sur son bord externe, en avant du fléchisseur du pouce.

2° *Au carpe.* Le fléchisseur superficiel glisse dans le canal radio-carpien avec le fléchisseur profond, le fléchisseur propre du pouce et le nerf médian. Il est recouvert, à ce niveau, par le ligament annulaire antérieur ; il recouvre le fléchisseur profond. Le nerf médian côtoie son bord externe, tandis que son bord interne est en rapport avec le pisiforme, l'apophyse de l'os crochu, l'artère cubitale et la branche palmaire du nerf cubital.

3° *A la main.* Les tendons du fléchisseur superficiel divergent pour se porter aux quatre derniers doigts. Ils recouvrent les tendons correspondants du fléchisseur profond ; arrivés au niveau de l'articulation métacarpophalangienne, ils s'aplatissent et se bifurquent, en formant une gouttière dont la concavité embrasse la face antérieure du tendon profond. Les deux languettes qui résultent de cette bifurcation se reconstituent en passant en arrière du tendon profond, et forment une nouvelle gouttière dont la conca-

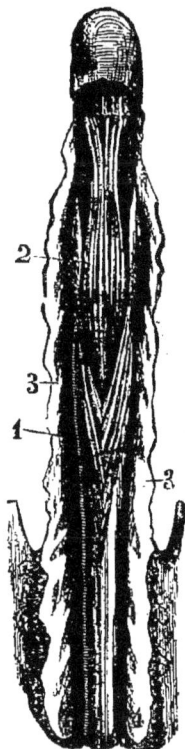

Fig. 61. — Disposition des tendons fléchisseurs dans leur gaine.

1. Tendon bifurqué du fléchisseur superficiel. — 2. Tendon du fléchisseur profond.—3, 3. Bords de la gaine incisée.

vité embrasse la face postérieure ou profonde du fléchisseur profond. Les deux languettes, quoique réunies, conservent cependant une apparence d'indépendance ; elles sont, en effet, séparées par un sillon vertical. Un ou deux centimètres après leur réunion, elles se séparent de nouveau et s'insèrent par deux extrémités sur les bords rugueux de la deuxième phalange. Dans leur trajet palmaire, ces tendons sont situés entre les tendons des fléchisseurs profonds et l'aponévrose palmaire. Ils sont recouverts par l'arcade palmaire superficielle (fig. 61 et 62).

Au niveau des doigts, ils sont situés dans une gaine fibreuse résistante, qui leur est commune avec les tendons du fléchisseur profond.

Le fléchisseur superficiel des doigts se divise en quatre faisceaux comme le fléchisseur profond ; mais comme il est plus large que le canal radio-carpien, par lequel ces faisceaux doivent passer, ceux-ci se superposent de telle sorte, que deux sont superficiels et deux profonds. Dans la moitié inférieure de l'avant-bras, on remarque souvent le faisceau interne de ce muscle faire saillie en dedans du petit palmaire. Quelquefois, il semble complètement séparé du fléchisseur.

Il n'est pas rare de trouver un faisceau musculaire étendu du fléchisseur superficiel au profond.

Action. — Ce muscle ne fléchit pas les doigts, comme on l'enseigne ; il fléchit seulement la deuxième phalange. La flexion des doigts est produite par la contraction des interosseux et des lombricaux.

VI. — Fléchisseur commun profond des doigts (fig. 60).

Ce muscle est étendu du cubitus, autour duquel il s'enroule, à la dernière phalange des quatre derniers doigts.

Insertions. — 1° *Fixes*. Il s'insère à la moitié interne de la face antérieure du ligament interosseux ; à la face antérieure du *cubitus*, dans la partie située entre le carré pronateur et l'insertion du brachial antérieur, et à la face interne du même os, dans les deux tiers supérieurs, jusqu'à son bord postérieur. Ces insertions recouvrent toute la surface du cubitus, excepté la face postérieure. 2° *Mobiles*. A l'extrémité supérieure de la *dernière phalange* des quatre derniers doigts, par un tendon unique.

Rapports. — 1° *A l'avant-bras*. Le fléchisseur profond est en rapport, par sa face profonde, avec la moitié interne du ligament interosseux, la face antérieure, le bord antérieur, et la face interne du cubitus ; un peu plus bas, il recouvre le carré pronateur. Sa face superficielle est recouverte, en avant, par le fléchisseur superficiel des doigts, dont elle est séparée par l'artère cubitale, les récurrentes cubitales, l'artère du nerf médian et le nerf médian lui-même. En dedans, cette face est recouverte par le cubital antérieur, dont elle est séparée par le nerf cubital. Son bord externe ou antérieur est en contact avec le fléchisseur propre du pouce qui lui est parallèle avec l'artère interosseuse antérieure et le nerf interosseux situés dans l'interstice de ces deux muscles. Son bord interne, aminci, s'insinue entre le cubitus et la face profonde du cubital antérieur.

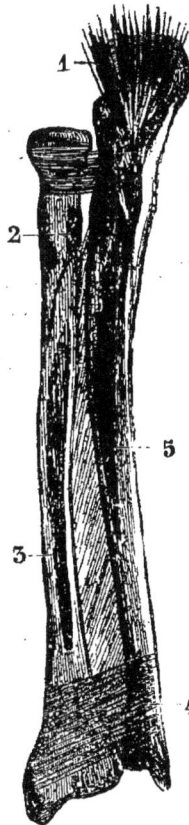

FIG. 62. — Face antérieure des os de l'avant-bras du côté droit avec les insertions musculaires (figure schématique).

1. Tendon du brachial antérieur. — 2. Insertion du biceps à la tubérosité bicipitale du radius. — 3. Insertion supérieure du fléchisseur propre du pouce. — 4. Carré pronateur. — 5. Insertion supérieure du fléchisseur commun profond.

La portion antibrachiale et antérieure du fléchisseur profond est traversée par l'artère nourricière du cubitus, fournie par la cubitale.

2° *Au carpe*. Le fléchisseur profond, qui s'était divisé en quatre faisceaux vers le milieu de l'avant-bras, est situé immédiatement en avant des articulations, et en arrière des tendons du fléchisseur superficiel. Son bord interne passe en dehors du pisiforme et de l'apophyse de l'os crochu ; son bord externe est en rapport avec le tendon du fléchisseur propre du pouce.

3° *A la main*. Chaque tendon du fléchisseur profond est recouvert par le tendon correspondant du fléchisseur superficiel ; ils se portent dans la gaine fibreuse située en avant de la première phalange, traversent l'ouverture des tendons du fléchisseur superficiel, deviennent superficiels à leur tour et vont s'insérer, en conser-

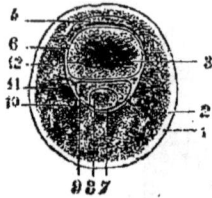

FIG. 63. — Coupe d'un doigt au milieu de la deuxième phalange. Rapports des tendons des fléchisseurs.

1.Coupe de la peau.— 2. Graisse sous-cutanée. — 3. Phalange. — 5. Tendon extenseur. - 6. Périoste se continuant avec la gaine fibreuse des fléchisseurs. — 7. Gaine fibreuse. — 8. Tendon du fléchisseur profond. — 9. Tendon du fléchisseur superficiel. — 10. Nerf collatéral palmaire. — 11. Artère collatérale. — 12. Nerf collatéral dorsal.

vant dans tout le trajet leur forme arrondie, à l'extrémité supérieure de la dernière phalange. Un filament de tissu conjonctif fait adhérer le tendon à la partie profonde de sa gaine fibreuse.

Action. — Il fléchit la dernière phalange et, comme le précédent, agit faiblement sur l'articulation métacarpo-phalangienne

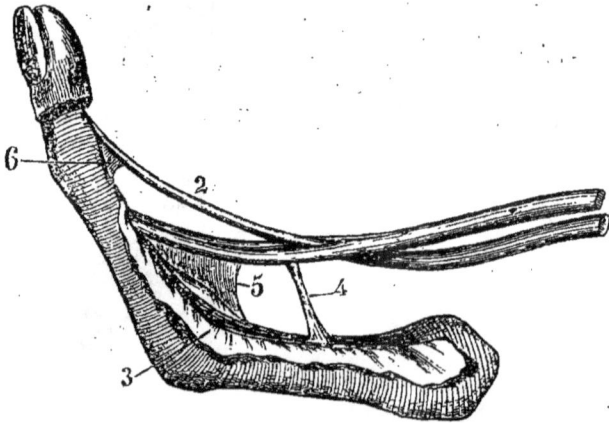

FIG. 64. — Tendons des fléchisseurs dans leur gaine.

2. Tendon du fléchisseur profond. — 3. Bord renversé de la gaine fibreuse des tendons. — 4. Filament conjonctif étendu du tendon profond à la partie profonde de la gaine tendineuse. — 5. Filament de tissu conjonctif étendu de la paroi profonde de la gaine au tendon superficiel. — 6. Filament étendu de la gaine au tendon du fléchisseur profond.

VII. — Fléchisseur propre du pouce.

Ce muscle est situé en avant du radius et de la colonne osseuse qui forme le bord externe de la main jusqu'à la dernière phalange.

Insertions. — 1° *Fixe*. Ce muscle s'insère sur la face antérieure du *radius*, entre la tubérosité bicipitale et le carré pronateur; il s'insère aussi sur la moitié externe du ligament interosseux. 2° *Mobile.* A la partie antérieure et supérieure de la *dernière phalange* du pouce.

Rapports. — 1° *A l'avant-bras.* Sa face profonde recouvre le radius, le ligament interosseux et le carré pronateur. Sa face antérieure est recouverte par le fléchisseur superficiel des doigts. Souvent, vers le quart inférieur de l'avant-bras, le fléchisseur superficiel devient interne et laisse à découvert le fléchisseur du pouce, qui, dans ce cas, est en rapport avec le nerf médian en avant et l'artère radiale en dehors. Son bord interne est en contact avec le bord externe du fléchisseur profond, avec l'artère inter-osseuse antérieure et le nerf interosseux. Son bord externe, aminci, est situé dans l'interstice formé par le bord antérieur du radius et l'insertion du fléchisseur superficiel. A la partie infé-rieure de l'avant-bras, ce bord est séparé du tendon du long su-pinateur par un intervalle de 1 cent. environ; il a en avant de lui le grand palmaire, et en dehors l'artère radiale.

2° *Au carpe.* Le tendon de ce muscle glisse dans la gouttière commune des fléchisseurs, en dehors du fléchisseur profond, en arrière du nerf médian et dans la partie la plus externe de cette gouttière.

3° *A la main.* Il emporte avec lui un prolongement de la gaine séreuse des fléchisseurs, jusqu'à la dernière phalange. Il passe dans l'épaisseur des muscles de l'éminence thénar, dans le court fléchisseur du pouce, au-devant de l'articulation métacarpo-pha-langienne et de la première phalange, où il est maintenu par une gaine fibreuse.

Action. — Il fléchit la dernière phalange du pouce, et n'exerce d'action sur la première que dans des contractions énergiques; encore cette action est-elle très limitée (Duchenne).

VIII. — CARRÉ PRONATEUR.

Ce muscle occupe le cinquième inférieur de la partie antérieure des os de l'avant-bras. Il est dirigé transversalement.

Insertions. — 1° *Fixe.* Il s'insère sur le bord antérieur, la face antérieure du cubitus et le ligament interosseux. 2° *Mobile.* Sur les parties correspondantes du radius.

Rapports. — Sa face postérieure est en contact avec le radius, le cubitus et le ligament interosseux. Sa face antérieure est recouverte par le fléchisseur profond des doigts et le fléchisseur du pouce. Elle déborde ces muscles en dedans et en dehors ; en dehors, elle est recouverte par l'artère radiale, excepté dans quelques cas où la partie charnue du fléchisseur du pouce descend jusqu'au carpe ; en dedans, elle est en rapport avec le cubital antérieur. Son bord inférieur est situé à 1 centimètre de l'articulation radio-carpienne.

Action. — Il fait tourner l'extrémité inférieure du radius autour du cubitus ; il est pronateur.

Ce muscle est recouvert, au niveau de son bord interne, par une aponévrose triangulaire dont le bord interne s'insère au bord antérieur du cubitus, et dont le bord externe, oblique en bas et en dehors, se divise en lanières très étroites sur la surface du muscle.

Vaisseaux et nerfs des muscles de la région antérieure de l'avant-bras.

Les huit muscles de la région antérieure de l'avant-bras reçoivent des ramifications directes et indirectes des *artères radiale* et *cubitale*, mais principalement de cette dernière. Leurs *nerfs* sont fournis par le *médian* et le *cubital*. Tous les muscles épitrochléens et la moitié externe du fléchisseur profond des doigts sont animés par des rameaux du médian : le cubital antérieur et la moitié interne du fléchisseur profond reçoivent des rameaux du nerf cubital.

Gaines fibreuses des muscles de la région antérieure de l'avant-bras.

On ne trouve que deux gaines à la région antérieure de l'avant-bras : l'une, très profonde et très étroite, formée par les gouttières du scaphoïde et du trapèze ; l'autre, très large, formée par tous les os du carpe et le ligament annulaire antérieur. Cette gaine, désignée sous le nom de *canal radio-carpien*, laisse passer les tendons de tous les fléchisseurs et le nerf médian. Le glissement de ces tendons est facilité par une séreuse commune qui n'est quelquefois qu'un tissu cellulaire très lâche. Cette séreuse se montre surtout lorsqu'elle est le siège du développement d'un liquide. Elle forme alors une tumeur en bissac, remontant à 4 ou 5 centimètres au-dessus du ligament annulaire, et descendant à 3 ou 4 centimètres au-dessous. Le ligament annulaire détermine un étranglement vers le milieu de cette tumeur.

Cette séreuse envoie le plus souvent deux prolongements, qui accompagnent les tendons des fléchisseurs du pouce et du petit doigt jusqu'à leur insertion. Au niveau des autres tendons, elle ne se prolonge pas, et ces derniers, pour glisser en avant des doigts correspondants, sont pourvus de gaines isolées qui ne remontent pas, du côté de la main, plus haut que le pli palmaire inférieur.

Il est important de se souvenir de la communication qui existe entre la séreuse générale radio-carpienne et celles du pouce et du petit doigt. En effet, dans les lésions de ces doigts, l'inflammation se propage avec une rapidité effrayante vers le carpe et l'avant-bras, tandis que, pour les autres doigts, elle se limite à leur racine. Aussi, les piqûres et les panaris présentent plus de gravité au pouce et à l'auriculaire. (Voyez le tableau des gaines tendineuses, t. I, *Séreuses*.)

3° *Région postérieure.*

Dissection. — Les muscles de la région postérieure de l'avant-bras, au nombre de huit, sont disposés sur deux couches. La couche superficielle, qui comprend quatre muscles : anconé, cubital postérieur, extenseur propre du petit doigt, extenseur commun des doigts, se porte obliquement en bas et en dedans. Tous ces muscles se fixent à l'épicondyle par leur extrémité supérieure. Les quatre muscles de la couche profonde sont dirigés en sens inverse, de haut en bas et de dedans en dehors ; ils n'arrivent pas jusqu'à l'humérus, et ils sont tous destinés au pouce et à l'index.

Pour les préparer, il faut faire une incision verticale depuis 3 ou 4 centimètres au-dessus de l'olécrâne jusqu'au médius, et disséquer les deux lambeaux, en ménageant les ramifications postérieures des nerfs brachial cutané interne et musculo-cutané. Après avoir étudié ces rameaux nerveux et l'aponévrose antibrachiale, épaisse et résistante à ce niveau, et constaté son adhérence au bord postérieur de l'os, on l'incise de haut en bas, en ayant soin de laisser sur la préparation la portion épaissie de l'aponévrose qui constitue le ligament annulaire postérieur et les gaines fibreuses des tendons ; on laisse aussi les portions d'aponévrose qui donnent insertion aux fibres charnues de la partie supérieure des muscles.

Lorsqu'on enlève l'aponévrose, on constate la disposition des cloisons fibreuses qu'elle envoie entre les divers muscles.

La couche superficielle se trouve ainsi préparée. Pour préparer la couche profonde, on peut faire une coupe qui permettra de préparer en même temps les nerfs et les vaisseaux de la région postérieure de l'avant-bras. Pour cela, on sépare avec un scalpel le premier radial externe de l'extenseur commun des doigts, en dirigeant le tranchant vers l'épicondyle. Ces deux muscles étant séparés, on fait passer un trait de scie entre eux dans l'épaisseur de l'épicondyle, de manière à enlever en même temps une portion de cette apophyse et les quatre muscles épicondyliens de la région postérieure de l'avant-bras. Ensuite, on détache, en partie ou en totalité, l'insertion cubitale de l'anconé ; on détache également, avec le manche du scalpel, l'insertion du cubital postérieur au cubitus, et l'on renverse

cc paquet de muscles en dedans. De cette manière, on met à découvert,
d'un seul coup, les muscles profonds, les vaisseaux et les nerfs qui sont
situés entre les deux couches.

Enfin, on étudie les gaines tendineuses de cette région, qui seront décrites à la fin de cet article.

I. — ANCONÉ (fig. 65).

Petit muscle triangulaire et aminci, situé à la partie supérieure et externe de la région postérieure de l'avant-bras.

Insertions. — 1° *Fixe.* Il s'insère à l'*épicondyle*, par l'intermédiaire du tendon commun des muscles épicondyliens. 2° *Mobile.* Il prend son insertion mobile sur une surface triangulaire
de 4 à 6 centimètres de longueur, située à la partie supérieure
de la face postérieure du *cubitus*.

Rapports. — Il est recouvert par la peau ; il recouvre la partie postérieure des articulations radio-cubitale et huméro-cubitale. Son bord supérieur se confond avec les fibres du vaste externe du triceps. Son bord inférieur ou externe est séparé du
cubital postérieur par une intersection fibreuse, et il recouvre un
peu la partie postérieure du court supinateur.

Action. — Extenseur de l'avant-bras.

II. — CUBITAL POSTÉRIEUR (fig. 65).

Muscle allongé et grêle, dont le trajet est indiqué par une ligne
étendue de l'épicondyle au cinquième métacarpien.

Insertions. — 1° *Fixes.* Il s'insère à l'*épicondyle*, entre l'anconé et l'extenseur du petit doigt, aux cloisons qui le séparent
de l'extenseur du petit doigt en dehors et de l'anconé en dedans;
cette dernière n'existe qu'à la partie supérieure. Il s'insère aussi
à l'aponévrose antibrachiale, et sur les trois quarts supérieurs
de la moitié interne de la face postérieure du cubitus. 2° *Mobile.*
Cette insertion se fait à la partie postérieure de l'extrémité supérieure du *cinquième métacarpien*, sur un tubercule.

Rapports. — 1° *A l'avant-bras.* Il est recouvert par la peau
et l'aponévrose dans toute son étendue. Sa face profonde recouvre
la partie postérieure du court supinateur, la moitié interne de la
face postérieure du cubitus. Son bord interne est en rapport, en
haut, avec l'anconé, et dans le reste de son étendue avec le bord
postérieur du cubitus, qui le sépare du cubital antérieur et du
fléchisseur profond. Son bord externe est accolé à l'extenseur du

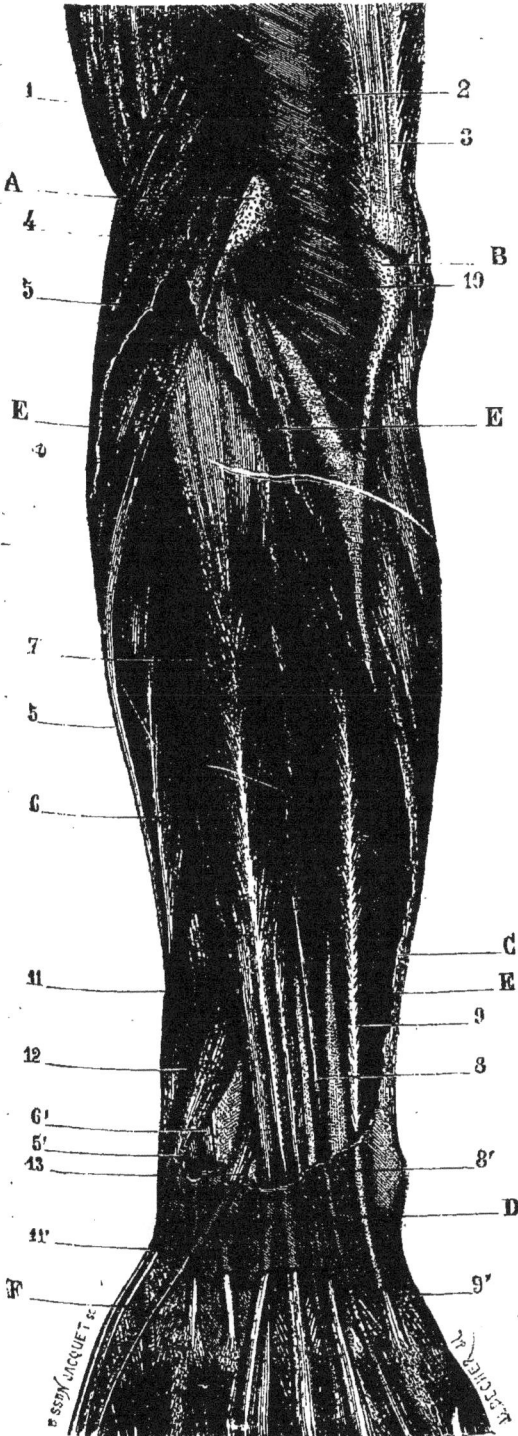

FIG. 65. — Muscles de la région postérieure de l'avant-bras (côté gauche).

A. Epicondyle. — B. Olécrâne. — C. Bord postérieur du cubitus. — D. Ligament annulaire postérieur du carpe, épaississement de l'aponévrose antibrachiale. — E, E, E. Aponévrose antibrachiale. — E. Premier métacarpien.

1. Brachial antérieur. — 2. Vaste externe du triceps. — 3. Tendon du triceps. — 4. Long supinateur. — 5, 5, 5'. Premier radial externe et son tendon. — 6, 6. Second radial externe et son tendon. — 7. Extenseur commun des doigts. — 8, 8'. Extenseur propre du petit doigt et son tendon. — 9, 9'. Cubital postérieur et son tendon. — 10. Anconé. — 11, 11'. Long abducteur du pouce et son tendon. — 12. Court extenseur du pouce. — 13. Long extenseur du pouce.

petit doigt; il effleure, en descendant, l'extrémité supérieure des quatre muscles abducteur et extenseur du pouce et de l'index.

2° *Au carpe*. Son tendon, arrondi, est maintenu, en arrière et en dehors de l'apophyse styloïde du cubitus, par une gaine fibreuse dans laquelle il glisse au moyen d'une séreuse. Il est situé entre la tête de cet os et l'apophyse styloïde, en arrière de l'articulation du cubitus et du pyramidal. A ce niveau, il est séparé du tendon de l'extenseur petit du doigt par toute l'épaisseur de la tête du cubitus, qui forme une saillie. Cette saillie diminue lorsque l'avant-bras est en supination ; elle augmente dans la pronation.

Action. — Adducteur et extenseur de la main.

III. — EXTENSEUR PROPRE DU PETIT DOIGT (fig. 65 et 66).

Insertions. — 1° *Fixe*. Ce muscle, très grêle et très long, s'insère à l'*épicondyle* par le tendon commun des muscles épicondyliens, aux cloisons fibreuses qui séparent ses faces latérales du cubital postérieur et de l'extenseur commun, et à l'aponévrose antibrachiale. 2° *Mobile*. Cette insertion se fait aux deux dernières phalanges du petit doigt, où le tendon se confond avec celui que l'extenseur commun envoie à ce doigt. Il adhère au tissu cellulo-fibreux qui recouvre la face postérieure de la synoviale de l'articulation métacarpo-phalangienne.

Rapports. — 1° *A l'avant-bras*. L'extenseur du petit doigt est recouvert par l'aponévrose et la peau ; il recouvre, de haut en bas, le court supinateur, et successivement la partie supérieure des quatre muscles profonds; il est en rapport, en dehors, avec l'extenseur commun des doigts, et en dedans, avec le cubital postérieur ; il est séparé de ces deux muscles par une intersection fibreuse.

2° *Au carpe*. Il passe au-dessous du ligament annulaire postérieur, en dehors de la tête du cubitus, dans une gaine fibreuse isolée.

3° *A la main*. Il passe sur le quatrième métacarpien et sur le quatrième interosseux dorsal, avant d'arriver sur les phalanges, où il se comporte comme les tendons de l'extenseur commun.

Action. — Ce muscle est extenseur de la première phalange du petit doigt; son action sur les deux dernières phalanges est extrêmement limitée. On sait, du reste, que l'extension des deux dernières phalanges est déterminée par les interosseux et les lombricaux.

IV. — EXTENSEUR COMMUN DES DOIGTS (fig. 65).

Ce muscle est le plus volumineux et le plus externe de la couche superficielle.

Insertions. — 1° *Fixe*. Il s'insère, en haut, sur l'*épicondyle* par le tendon commun des muscles épicondyliens, sur la face profonde de l'aponévrose antibrachiale, sur les cloisons fibreuses qui le séparent de l'extenseur propre du petit doigt en dedans et du second radial en dehors. 2° *Mobile*. En bas, il se divise en quatre faisceaux tendineux, qui se portent aux quatre derniers doigts. Chacun de ces tendons s'aplatit au niveau de l'articulation métacarpo-phalangienne, forme une large bandelette qui recouvre la face dorsale de la première phalange et qui reçoit sur ses bords une partie des tendons des interosseux et des lombricaux, puis se divise en trois languettes dont l'une, moyenne, se fixe à l'extrémité supérieure de la seconde phalange, tandis que les deux autres descendent, en se confondant, pour s'insérer à l'extrémité supérieure de la dernière. En passant sur l'articulation métacarpo-phalangienne, ces tendons adhèrent au tissu cellulo-fibreux qui double la synoviale.

Rapports. — 1° *A l'avant-bras*. Il recouvre les quatre muscles profonds de la région postérieure et le court supinateur. Il est recouvert par l'aponévrose et par la peau. Son bord interne est accompagné dans toute son étendue par l'extenseur propre du petit doigt. Son bord externe est en rapport avec le premier radial.

2° *Au carpe*. L'extenseur commun glisse entre les os du carpe et le ligament annulaire postérieur, dans une gaine qui lui est commune avec l'extenseur de l'index.

3° *Au métacarpe*. Les tendons de ce muscle divergent ; ils sont recouverts par l'aponévrose dorsale de la main, les veines et les nerfs superficiels ; ils recouvrent les os et les muscles interosseux. Dans cette région, ils s'anastomosent par quelques ramifications dont le siège est variable, excepté pour l'une d'elles qui s'étend du tendon de l'annulaire à celui de l'auriculaire, vers l'espace interdigital qui sépare ces deux doigts.

4° *Aux doigts*. Le tendon de l'extenseur est recouvert par la peau ; il est immédiatement appliqué sur le périoste des phalanges et sur les articulations ; il reçoit sur ses bords l'insertion des interosseux et des lombricaux.

Action. — L'extenseur commun des doigts n'a qu'une action très limitée sur l'extension des deux dernières phalanges ; ce mouvement est déterminé par les interosseux et les lombricaux. Par ses adhérences fibreuses à la partie postérieure de la synoviale et à la face dorsale de la première phalange, il est extenseur des premières phalanges. De plus, en se contractant, il écarte légèrement les doigts (Duchenne).

V. — LONG ABDUCTEUR DU POUCE (fig. 65 et 66).

Ce muscle se confond avec les trois suivants, qui appartiennent à la même couche, pour former un gros faisceau charnu se divisant en quatre tendons à la partie inférieure. Cette couche présente une grande analogie avec la couche superficielle. Quoique ces muscles soient confondus, nous devons les décrire séparément.

Ils sont tous dirigés de haut en bas et de dedans en dehors. Ils s'insèrent, en haut, sur le cubitus ; en bas, ils se portent sur le pouce et sur l'index ; les trois premiers se terminent à l'extrémité supérieure des trois os qui sont situés dans le pouce ; le quatrième, sur la dernière phalange de l'index.

Le long abducteur du pouce est le plus élevé des muscles de la couche profonde.

Insertions. — 1° *Fixe.* Il s'insère, en haut, à la face postérieure du *cubitus*, en dehors d'une crête qui le sépare du cubital postérieur, à la face postérieure du ligament interosseux et du *radius*. 2° *Mobile.* En bas, à la partie antérieure et externe de l'extrémité supérieure du *premier métacarpien*.

Rapports. — Ce muscle, dirigé en bas et en dehors, est en rapport, *à l'avant-bras,* avec le cubitus, le ligament interosseux et le radius, qu'il recouvre, et avec les extenseurs des doigts, qui le recouvrent. Au même niveau, il sépare le court extenseur du pouce, qui est en dedans, du court supinateur.

A la partie inférieure de l'avant-bras, ce muscle se dégage de la face profonde de l'extenseur commun et se place entre l'aponévrose et les tendons des radiaux, qu'il recouvre, sur l'extrémité inférieure du radius. C'est en ce point que le muscle forme, sur le bord externe de l'avant-bras, une saillie visible quand on regarde l'avant-bras par sa face antérieure, et que les peintres négligent presque toujours.

Au carpe. Le tendon de ce muscle est devenu externe. Il forme, sur le bord externe du carpe, un cordon étendu de l'apophyse styloïde du radius au premier métacarpien. Il est maintenu sur la face externe de cette apophyse par une gaine fibreuse dans laquelle il glisse. Entre l'apophyse et le métacarpe, il forme un pont tendineux recouvert par l'aponévrose, pont sous lequel s'engage l'artère radiale. Le côté interne ou postérieur de ce tendon est en contact avec celui du court extenseur du pouce.

Action. — Il porte le premier métacarpien en avant et en dehors et l'étend sur le carpe. Si la contraction continue, la main s'infléchit sur l'avant-bras en se portant un peu dans l'abduction (Duchenne).

VI. — COURT EXTENSEUR DU POUCE (fig. 65 et 66).

Le court extenseur est parallèle au long abducteur, qui est plus élevé.

Insertions. — 1o *Fixe*. Il s'insère, en haut, à la face postérieure du *cubitus*, du ligament interosseux et du *radius*, comme le long abducteur du pouce. 2o *Mobile*. A la partie postérieure de l'extrémité supérieure de la *première phalange du pouce*.

Rapports. — Il accompagne le long abducteur du pouce dans toute son étendue, il côtoie son bord interne, et affecte par conséquent les mêmes rapports. Sur la face externe de l'apophyse du radius, il glisse dans une gaine indépendante, et parallèle à celle du long abducteur. Il recouvre aussi les radiaux à la partie inférieure du radius. Il concourt à former le pont tendineux sous lequel passe l'artère radiale, pont qui constitue le bord externe de la *tabatière anatomique*, et dont le bord interne est formé par le long extenseur du pouce.

Action. — Si le pouce et le premier métacarpien se trouvent rapprochés du second métacarpien, à l'instant où l'on fait contracter le court extenseur du pouce, on voit le premier métacarpien se porter directement en dehors, en même temps que la première phalange s'étend sur le premier métacarpien, tandis que la seconde reste fléchie sur la première.

Si la contraction devient énergique, la main suit le mouvement d'abduction du premier métacarpien, mais elle n'est entraînée ni dans la flexion ni dans la supination (Duchenne).

VII. — LONG EXTENSEUR DU POUCE (fig. 65 et 66).

Long et grêle comme les autres muscles de la même couche, ce muscle est étendu de la partie moyenne du cubitus à la dernière phalange du pouce.

Insertions. — 1o *Fixe*. Il s'insère, en haut, sur la face postérieure du cubitus, entre le court extenseur du pouce et l'extenseur de l'index, et sur le ligament interosseux. 2° *Mobile*. A la partie postérieure de l'extrémité supérieure de la dernière phalange du pouce. Il envoie des fibres à la face dorsale de la première phalange, comme les tendons de l'extenseur commun.

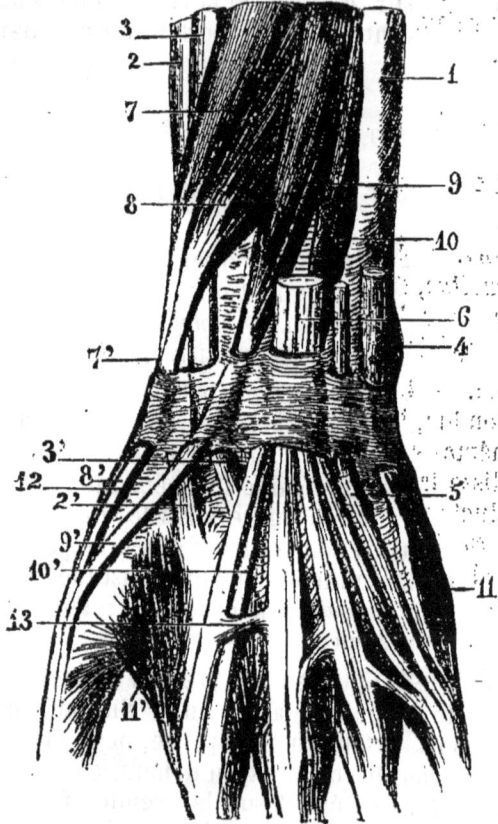

FIG. 66. — Muscles postérieurs de l'avant-bras et gaines tendineuses (côté gauche).

1. Cubitus. — 2, 2'. Tendon du premier radial. — 3, 3'. Tendon du deuxième radial. — 4. Tendon du cubital postérieur. — 5. Tendon de l'extenseur propre du petit doigt. — 6. Tendons de l'extenseur commun des doigts et de l'extenseur de l'index. — 7, 7'. Muscle long abducteur du pouce. — 8, 8'. Court extenseur du pouce. — 9, 9. Long extenseur du pouce. — 10, 10'. Extenseur propre de l'index. — 11. Adducteur du petit doigt. — 11'. Premier interosseux dorsal. — 12. Tabatière anatomique. — 13. Anastomoses entre les tendons de l'extenseur commun.

Rapports. — *A l'avant-bras.* Il recouvre le cubitus, le ligament interosseux et l'extrémité inférieure du radius. Il est recouvert par les extenseurs commun et propre du petit doigt. Son extrémité supérieure est appliquée contre le bord externe du cubital postérieur. Ses bords sont contigus à ceux du court extenseur du pouce et de l'extenseur propre de l'index. A mesure qu'il s'avance vers le carpe, il s'écarte du court extenseur à angle aigu. Dans cet angle, on voit la surface du radius et les tendons des deux radiaux. Plus bas, il glisse dans une gaine propre sur l'extrémité inférieure du radius, creusée, pour recevoir son tendon, d'une gouttière oblique en bas et en dehors.

Plus bas et jusqu'à son insertion inférieure, il est recouvert par l'aponévrose et par la peau, qu'il soulève pendant sa contraction, de manière à rendre visible le bord interne de la *tabatière anatomique*, qu'il concourt à limiter. Dans cette même région, c'est-à-dire du radius à la dernière phalange du pouce, ce muscle recouvre les articulations du carpe, la partie inférieure des tendons des muscles radiaux, le premier muscle interosseux dorsal et la face dorsale du pouce, où il est situé le long du bord interne du court extenseur du pouce.

Action. — Ce muscle est extenseur des deux phalanges du pouce. Lorsque sa contraction est énergique, il renverse le premier métacarpien en arrière et en dedans, de manière à placer la première phalange du pouce sur un plan postérieur à celui des autres doigts (Duchenne).

VIII. — EXTENSEUR PROPRE DE L'INDEX (fig. 65 et 66).

Muscle long et grêle, parallèle au précédent, et situé un peu plus bas.

Insertions. — 1° *Fixe*. Il s'insère, en haut, à la face postérieure du *cubitus*, au-dessous du long extenseur du pouce, et au ligament interosseux. 2° *Mobile*. En bas, à la partie postérieure de l'extrémité supérieure de la *dernière phalange de l'index*.

Rapports. — A l'avant-bras, il est recouvert par les extenseurs commun des doigts et propre du petit doigt ; il recouvre le cubitus, le ligament interosseux et le radius. Plus bas, il se place sur le bord externe de la gaine fibreuse qui lui est commune avec l'extenseur commun des doigts. Plus bas encore, il est situé sous l'aponévrose dorsale du métacarpe, et il croise à angle très aigu le troisième métacarpien, le deuxième interosseux dorsal, pour se porter sur la face dorsale de l'indicateur, où il est situé le long du bord interne du tendon que l'extenseur commun envoie à ce doigt.

Action. — Ce muscle est principalement extenseur de la première phalange de l'index, et accessoirement des deux dernières phalanges.

Vaisseaux et nerfs des muscles postérieurs de l'avant-bras.

Les vaisseaux de ces muscles sont fournis par les collatérales de l'humérale, et surtout par l'interosseuse postérieure.

Tous les muscles de cette région sont animés par la branche

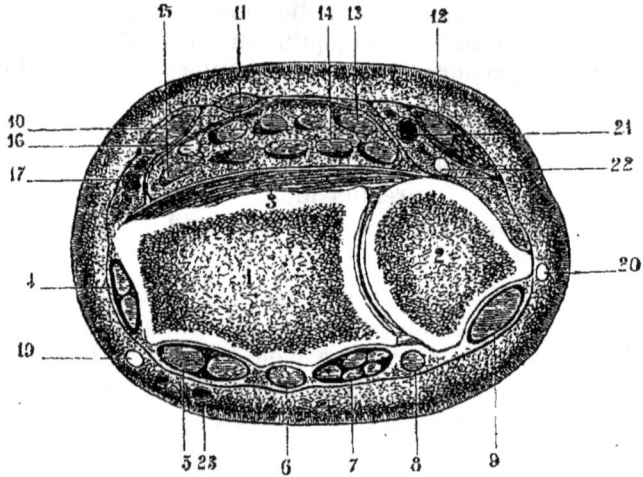

FIG. 67. — Coupe de l'avant-bras droit, 1 centimètre au-dessus de la surface articulaire du radius. On voit la surface supérieure de la section. (Le sujet, femme, était congelé ; la préparation a été faite avec la scie, puis polie avec un couteau bien tranchant.)

1. Radius. — 2. Cubitus. — 3. Carré pronateur. — 4. Gaine des tendons du long abducteur et du court extenseur du pouce. — 5. Gaine des tendons des radiaux. — 6. Gaine du tendon du long extenseur du pouce. — 7. Gaine des tendons de l'extenseur propre de l'index et de l'extenseur commun des doigts. — 8. Gaine du tendon de l'extenseur propre du petit doigt. — 9. Gaine du tendon du cubital postérieur. — 10. Tendon du grand palmaire. — 11. Tendon du petit palmaire. — 12. Cubital antérieur. — 13. Les quatre tendons du fléchisseur superficiel. — 16. Les quatre tendons du fléchisseur profond. — 15. Tendon du fléchisseur propre du pouce. — 16. Nerf médian (13, 14, 15 et 16 sont contenus dans la même gaine). — 17. Artère et veines radiales. — 18. Branche superficielle du nerf radial. — 19. Un rameau du radial. — 20 Branche superficielle du nerf cubital. — 21. Artère et veines cubitales. — 22. Nerf cubital. — 23. Coupe d'une veine sous-cutanée.

profonde du *radial*, qui se place entre les deux couches de muscles, après avoir perforé le court supinateur d'avant en arrière.

Il résulte du mode de distribution des nerfs aux muscles de l'avant-bras que le médian préside au mouvement de pronation de l'avant-bras et à la flexion de la main ; le médian et le cubital réunis, au mouvement de flexion des doigts ; le radial, par les nombreux rameaux qu'il fournit à tous les muscles externes et postérieurs de l'avant-bras, à la supination de l'avant-bras, à l'abduction et à l'extension de la main, enfin à l'extension des doigts. Le radial et le cubital réunis président au mouvement d'adduction de la main.

Des gaines fibreuses de la région postérieure de l'avant-bras.

On trouve à la partie postérieure du carpe *sept gaines fibreuses,* formées par le ligament annulaire postérieur du carpe et par les os de l'avant-bras.

De ces sept gaines, l'une est située en arrière du cubitus : c'est celle du *cubital postérieur,* isolée et séparée de toutes les autres par la tête de cet os, qui est sous-aponévrotique et qui forme en ce point une saillie considérable.

Les autres gaines sont toutes situées sur le radius. En les comptant de dedans en dehors, nous trouvons : 1° une petite gaine isolée pour l'*extenseur du petit doigt* (cette gaine ne forme pas d'empreinte sur le squelette) ; 2° la gaine commune de l'*extenseur commun des doigts et de l'extenseur de l'index ;* 3° une gaine très étroite, sous-jacente à la précédente, qu'elle croise obliquement en bas et en dehors : c'est la gaine du *long extenseur du pouce ;* 4° la gaine des *deux radiaux,* séparée des deux précédentes par une mince cloison ; 5° celle du *court extenseur du pouce ;* et 6° celle du *long abducteur.* Ces deux dernières gouttières, presque confondues, contournent la partie externe et la partie antérieure de l'apophyse styloïde du radius, de telle sorte qu'on les aperçoit en avant. (Voyez le tableau des gaines tendineuses, t. I, *Séreuses.*)

§ 6. — Aponévrose de l'avant-bras et ligaments annulaires.

1° *Aponévrose antibrachiale.*

L'aponévrose antibrachiale forme à l'avant-bras une enveloppe complète. Elle est deux fois plus épaisse sur la face postérieure de l'avant-bras. Elle est formée par des fibres verticales et circulaires, que fortifient en haut plusieurs faisceaux de renforcement.

Son *extrémité supérieure* se confond avec l'aponévrose brachiale, et prend deux points d'insertion, sur l'épitrochlée et sur l'épicondyle. Elle reçoit deux expansions fibreuses parties de ces tubérosités, se dirigeant en bas en s'épanouissant, et l'expansion aponévrotique du biceps, qui part du tendon de ce muscle et se porte à la partie interne et antérieure de l'aponévrose. Elle reçoit aussi une bandelette fibreuse du tendon du brachial antérieur, et une autre du tendon du triceps.

Son *extrémité inférieure* s'épaissit en avant et en arrière du poignet pour former les ligaments annulaires du carpe, qui concourent à former les nombreuses gaines fibreuses dans lesquelles glissent les tendons de la plupart des muscles de cette région (fig. 65).

La *face superficielle* est séparée de la peau par le tissu cellulaire sous-cutané, dans lequel rampent les veines et nerfs superficiels de l'avant-bras.

La *face profonde* recouvre les muscles. A la partie supérieure de l'avant-bras, elle donne insertion aux fibres musculaires de nombreux muscles épitrochléens et épicondyliens, et elle envoie entre ces divers muscles des cloisons fibreuses sur lesquelles ils s'insèrent aussi. Au milieu de cette région, on voit des cloisons nombreuses se détacher de la face interne de l'aponévrose, et séparer les divers muscles de l'avant-bras. Elle adhère intimement au bord postérieur du cubitus, en dedans duquel elle donne des insertions à une grande partie du cubital antérieur.

2° *Ligament annulaire antérieur du carpe.*

L'aponévrose antibrachiale présente à la partie inférieure de l'avant-bras un épaississement assez considérable, maintenant les tendons appliqués contre les os et adhérant sur divers points osseux. La partie antérieure de ce bracelet fibreux, connue sous le nom de ligament annulaire antérieur, est dirigée transversalement au-devant du carpe. Il s'insère par son extrémité interne sur l'os pisiforme et sur l'apophyse de l'os crochu ; son extrémité externe est fixée sur les apophyses du scaphoïde et du trapèze. Il mesure de 3 centimètres et demi à 4 centimètres transversalement, et de 2 et demi à 3 de haut en bas. Son épaisseur est de 2 à 3 millimètres.

Le ligament annulaire antérieur est recouvert par le petit pal-

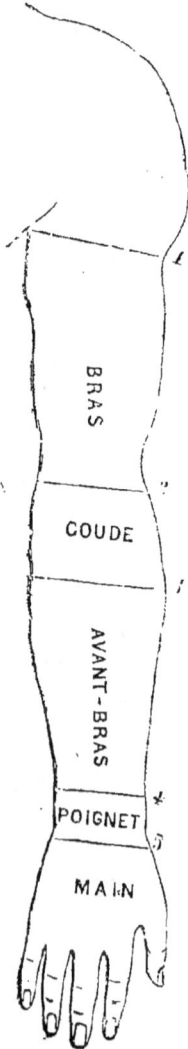

FIG 68. — Limites des régions du membre supérieur.

maire et par la peau. Sa face antérieure donne insertion, vers les deux extrémités du ligament, à une partie des muscles des éminences thénar et hypothénar ; il est en rapport, en arrière, avec la gouttière du carpe, qu'il transforme en canal. Dans ce canal glissent les tendons de tous les fléchisseurs et le nerf médian. Une séreuse considérable facilite le glissement de ces tendons. A son extrémité interne, il est traversé par l'artère cubitale et le nerf cubital, qui deviennent superficiels. Son bord supérieur se continue avec l'aponévrose antibrachiale, et son bord inférieur avec l'aponévrose palmaire.

Comme l'aponévrose, dont il est une dépendance, il est formé de fibres transversales et verticales entre-croisées.

3° Ligament annulaire postérieur du carpe.

Le ligament postérieur est constitué par la partie postérieure du bracelet fibreux que forme la partie inférieure de l'aponévrose antibrachiale. Il est dirigé obliquement de haut en bas et de dehors en dedans, c'est-à-dire du radius au cubitus.

Son extrémité externe s'insère sur la partie inférieure du bord externe du radius. Son extrémité interne, située plus bas, se fixe sur l'extrémité inférieure du cubitus, sur le pisiforme et le pyramidal. Sa face superficielle est en rapport avec la peau et avec les rameaux dorsaux ou superficiels du nerf radial et du nerf cubital. Sa face profonde envoie sur les os de l'avant-bras des cloisons qui séparent les gaines tendineuses. Pour parler un autre langage, nous dirons que les tendons glissent dans les gaines formées par le ligament annulaire postérieur et par les os. Son bord supérieur se continue insensiblement avec l'aponévrose antibrachiale, et son bord inférieur avec l'aponévrose dorsale du métacarpe.

§ 7. — Région du coude.

Limites. — Le coude, région intermédiaire au bras et à l'avant-bras, présente des limites artificielles qu'on est convenu de fixer : 1° en haut, à une ligne horizontale passant à 2 centimètres au-dessus du pli du coude ; 2° en bas, à une autre ligne horizontale parallèle à la précédente, et passant à 4 centimètres au-dessous du même point.

Division. — Deux lignes verticales, passant par l'épitrochlée et par l'épicondyle, divisent cette région en deux parties : 1° la face postérieure ; 2° la face antérieure.

A. — *Face postérieure du coude.*

Nous décrirons dans cette région les parties molles qui recouvrent le squelette, renvoyant le lecteur à l'arthrologie pour l'étude de l'articulation.

Dissection. — Faites deux incisions horizontales et parallèles, passant, l'une à 4 centimètres au-dessus de l'olécrâne, l'autre à 4 centimètres au-dessous. Ces incisions seront étendues en dedans et en dehors jusqu'à une ligne verticale élevée au niveau de l'épicondyle et de l'épitrochlée. Faites une incision verticale et médiane réunissant les deux incisions horizontales. Relevez ensuite les deux lambeaux de peau, et renversez-les en dedans et en dehors.

Cette dissection doit être faite de manière à conserver tous les organes, les rameaux nerveux superficiels de chaque côté, les tendons du triceps, du cubital antérieur, de l'anconé et des autres muscles épicondyliens, ainsi que le nerf cubital.

Formes extérieures. — Chez tous les sujets, même chez ceux qui sont pourvus d'un embonpoint considérable, il est facile de constater dans cette région la présence de trois saillies osseuses : l'olécrâne, l'épitrochlée et l'épicondyle. Il est utile de se rappeler les rapports de ces trois apophyses dans les diverses positions, si l'on ne veut pas s'exposer à commettre de graves erreurs de diagnostic dans les fractures et les luxations du coude.

Dans l'extension du coude, ces trois apophyses sont sur la même ligne transversale.

L'épitrochlée, un peu plus saillante que l'épicondyle, est séparée de l'olécrâne par un sillon très profond, au fond duquel on constate, par la pression, la présence d'un cordon (nerf cubital). L'épicondyle est séparé de l'olécrâne par un intervalle un peu plus considérable dans lequel on constate la présence d'une saillie osseuse arrondie qui répond à la partie postérieure du condyle de l'humérus.

Immédiatement au-dessous de la saillie qui sépare l'olécrâne de l'épicondyle, on constate une légère saillie qui roule sous le doigt dans les mouvements de pronation et de supination : c'est la tête du radius.

Dans la flexion, le condyle de l'humérus est beaucoup plus saillant, et la tête du radius, qui s'est portée en avant de lui, peut encore être sentie avec les doigts.

Pendant que le coude se fléchit, on voit l'olécrâne quitter la ligne horizontale qu'il forme avec les deux autres apophyses, et descendre insensiblement jusqu'au moment où il forme, au sommet du coude, une saillie située à 2 centimètres au-dessous des deux autres.

La *peau* est mince dans cette région; elle est adhérente à l'olé-crâne, à l'épitrochlée et à l'épicondyle par des cloisons cellu-leuses plus ou moins résistantes. Le *tissu cellulaire sous-cutané* ne devient jamais le siège d'une accumulation considérable de graisse. On trouve, entre la peau et l'olécrâne, une bourse séreuse très développée. En arrière de l'épitrochlée, on rencontre une ou plusieurs ramifications nerveuses du brachial cutané interne.

L'*aponévrose brachiale* est épaisse à ce niveau. Elle prend des insertions sur l'olécrâne, l'épitrochlée et l'épicondyle. Entre ces trois saillies, elle se continue avec l'aponévrose antibrachiale, en recouvrant le vaste interne du triceps et le cubital antérieur en dedans, le vaste externe et l'anconé en dehors.

Les *muscles* forment deux régions séparées par l'olécrâne. Entre l'olécrâne et l'épitrochlée, on trouve les deux faisceaux supé-rieurs du cubital antérieur réunis par une arcade tendineuse. Au-dessus de ces tendons, on voit les fibres inférieures du muscle vaste interne qui semblent se continuer avec le cubital antérieur. C'est au-dessous de ces muscles, au fond du sillon formé par l'épitrochlée et l'olécrâne, qu'on trouve le nerf cubital.

Entre l'olécrâne et l'épicondyle, on trouve l'anconé, dont les fibres supérieures, horizontales, recouvrent la partie postérieure du condyle de l'humérus et se continuent avec les fibres les plus inférieures du vaste externe. Il n'existe pas un sillon au niveau de l'anconé, comme on l'observe en dedans de l'olécrâne, et la tête du radius détermine la saillie de ce muscle.

Au-dessus de l'olécrâne, on trouve le tendon élargi du triceps, formant une dépression visible du côté de la peau, pendant la contraction de ce muscle.

B. — *Face antérieure ou pli du coude.*

De même que pour la face postérieure, nous décrirons ici les parties molles qui sont situées en avant du coude.

Dissection. — Faites deux incisions horizontales et parallèles, à 5 centimètres au-dessus et au-dessous du pli du coude. Prolongez ces deux incisions jusqu'à une ligne verticale passant par l'épicondyle et par l'épi-trochlée, et réunissez-les par une troisième, verticale et médiane. Renver-sez les deux lambeaux de peau et disséquez avec soin la couche sous-cutanée, dans laquelle vous rencontrerez les veines superficielles, le nerf musculo-cutané et le brachial cutané interne.

Pour préparer les parties profondes, on sépare l'aponévrose des muscles, on conserve l'expansion du tendon du biceps, on écarte le long supina-teur en dehors, le rond pronateur en dedans, et l'on prépare le nerf ra-dial, situé entre le long supinateur et le brachial antérieur, ainsi que le

nerf médian, situé, de même que l'artère humérale, entre le rond pronateur et le tendon du biceps, au-dessous de l'expansion,

Si l'on voulait montrer complètement, dans une autre dissection, le pli
du coude, on procéderait de la manière suivante : après avoir préparé les
vaisseaux et nerfs superficiels, on ferait une ouverture à l'aponévrose, immédiatement au-dessus de l'expansion du biceps, pour préparer le nerf
médian et l'artère humérale. Du côté externe, on enlèverait une portion
de l'aponévrose au niveau du sillon qui sépare le long supinateur du brachial antérieur, et l'on ferait au long supinateur une échancrure profonde
permettant d'apercevoir le nerf radial (fig. 69).

Formes extérieures. — Lorsqu'on regarde la région du coude
par devant, on constate, sur son côté interne, la présence de l'épitrochlée ; l'épicondyle est caché par la saillie des muscles de la
région externe. Trois saillies existent dans cette région : 1° la
saillie externe, très considérable, formée par le long supinateur
et remontant sur le bord externe du bras jusqu'à 5 ou 6 centimètres ; 2° la saillie interne, peu accusée, et formée par les muscles épitrochléens ; 3° enfin, une sorte de saillie moyenne située
au milieu des deux autres, entre lesquelles elle descend sous
forme de pointe pour se terminer à 1 centimètre au-dessous
d'une ligne horizontale réunissant l'épitrochlée et l'épicondyle ;
elle est constituée par le biceps et le brachial antérieur.

Au niveau de ces saillies musculaires, on trouve deux sillons
qui se réunissent en bas en formant un V, entre les branches
duquel sont situés le biceps et le brachial antérieur. La branche
externe du V forme un sillon très profond, limité par le long
supinateur et le biceps, dans lequel on rencontre la veine
médiane céphalique. Ce sillon s'étend du milieu du pli du coude
à 6 ou 7 centimètres au-dessus. La branche interne, plus courte,
monte à 2 ou 3 centimètres au-dessus du pli du coude ; elle contient la veine médiane basilique. Si l'on place le doigt vers le
milieu de ce dernier sillon en faisant contracter le biceps, on sent
un bord rigide et concave, regardant en dedans et en haut, et formé
par le bord interne de l'expansion aponévrotique du biceps. Enfin,
en explorant cette région, on sent les battements de l'artère
humérale, qui pénètre dans ce sillon de haut en bas, pour s'engager au-dessous de l'expansion du biceps.

Peau et couche sous-cutanée. — La peau de cette région
est très mince. Elle présente ordinairement deux plis horizontaux, résultant de la flexion répétée du coude. Dans le tissu sous-
cutané, on trouve des veines et des nerfs.

Les veines sont nombreuses. On y voit la *médiane*, la *cubitale*,
la *radiale* et les *médianes basilique* et *céphalique*, les plus importantes de la région. Ces deux dernières veines sont situées dans

les sillons qui constituent les deux branches du V dont je viens de parler. La veine médiane céphalique est située dans la branche externe, contre l'aponévrose. La médiane basilique est placée, au

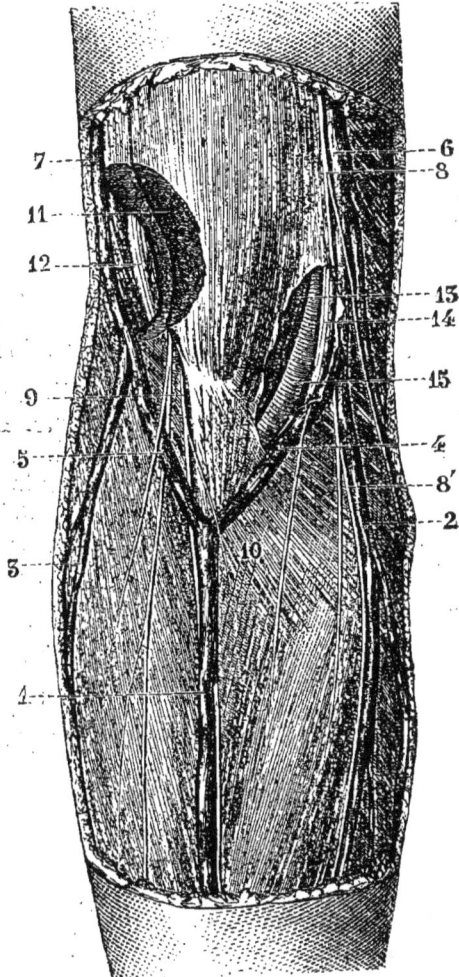

FIG. 69. — Région du coude du côté droit (face antérieure), préparée par Mlle Mary Putnam.
Cette préparation montre les organes sous-cutanés de la région, ainsi que les aponévroses. Deux ouvertures ont été pratiquées, en 11 et 15, pour montrer les parties sous-aponévrotiques dans les points où elles affectent les rapports les plus importants.

1 Veine médiane. — 2. Veine cubitale. — 3. Veine radiale. — 4. Veine médiane basilique. — 5. Veine médiane céphalique. — 6. Veine basilique. — 7. Veine céphalique. — 8. Nerf brachial cutané interne. — 9. Portion cutanée du nerf musculo-cutané. — 10. Expansion aponévrotique du biceps, dont les fibres s'entre-croisent avec celles de l'aponévrose antibrachiale. — 11. Echancrure sur les muscles biceps et brachial antérieur. — 12. Nerf radial entre ces muscles et le long supinateur. — 13. Bord interne du biceps. — 14. Nerf médian. — 15. Artère humérale.

contraire, sur la branche interne, dans l'épaisseur même du tissu sous-cutané. Elle est plus apparente que la médiane céphalique, mais il faut se garder d'y pratiquer la saignée, à cause des rapports importants qu'elle affecte.

Les nerfs sont le *brachial cutané interne* et le *musculo-cutané*. Le cutané interne descend avec la veine basilique et donne des rameaux dont la plupart passent en arrière de la médiane basi-

lique ; quelques-uns passent en avant. Le musculo-cutané traverse
l'aponévrose en dehors du tendon du biceps, au-dessus de la médiane céphalique, et se divise, comme le cutané interne, en plusieurs rameaux qui passent en avant et en arrière de la médiane céphalique.

Aponévroses. — Les aponévroses de cette région présentent
une certaine épaisseur. L'aponévrose brachiale descend du biceps
sur les muscles externes et antérieurs de l'avant-bras, en recouvrant les sillons qui constituent le V dont nous avons déjà parlé.
Au niveau de ces sillons, l'aponévrose envoie des feuillets aponévrotiques peu considérables entre les divers muscles de la région.
Deux orifices existent sur l'aponévrose du pli du coude ; ce sont
ceux qui livrent passage au nerf musculo-cutané et à une branche
qui part du point de réunion des veines médianes basilique et
céphalique, pour se porter dans les veines profondes.

Muscles. — Nous avons déjà dit que les *muscles externes de*
l'avant-bras forment la saillie externe. Les *muscles épitrochléens*
constituent la saillie interne. Ces deux saillies sont séparées du
biceps et du brachial antérieur par les deux sillons déjà mentionnés. Le *long supinateur* borde en dehors le *sillon externe ;* en
le suivant avec le doigt, on voit qu'il recouvre le *rond pronateur*,
qui borde en dedans le *sillon interne.* Les deux muscles du bras
descendent entre les deux sillons ; mais le biceps étant beaucoup
plus étroit que le brachial antérieur, il en résulte que ce dernier
muscle forme le fond des deux sillons.

Le sillon interne étant disséqué, on y constate : 1° le tendon du
biceps, qui forme sa lèvre externe ; 2° l'*artère* et les *veines humé-*
rales, contre le tendon ; 3° le *nerf médian,* à 12 millimètres en
dedans de l'artère et contre le rond pronateur, qui forme la lèvre
interne. Les organes contenus dans ce sillon reposent sur le brachial antérieur ; ils sont recouverts par l'expansion aponévrotique du biceps.

Le sillon externe disséqué laisse voir seulement le bord interne
du *long supinateur,* le bord externe du *biceps* et la surface du
brachial antérieur. Mais si l'on soulève le long supinateur et si on
le sépare du brachial antérieur, on trouve le *nerf radial* au fond
de ce sillon, contre l'humérus.

A leur partie la plus inférieure, les fibres du biceps et celles du
brachial antérieur changent de direction. Ce dernier muscle s'insère par un gros faisceau sur la face antérieure de l'apophyse
coronoïde du cubitus, tandis que le tendon du biceps, long et un
peu aplati, se porte en bas et en dehors vers la tubérosité bicipitale du radius. Immédiatement après avoir fourni son expansion

fibreuse, ce tendon s'aplatit et se renverse, de manière à présenter une face interne en rapport avec le rond pronateur, et une
face externe en rapport avec le bord antérieur du court supinateur et de la tubérosité bicipitale, dont le sépare une séreuse.

Vaisseaux et nerfs. — Les vaisseaux sont *l'artère humérale*
et quelques anastomoses des collatérales de l'humérale avec les
récurrentes radiale et cubitale antérieures. L'humérale, située
entre les deux veines qui l'accompagnent, décrit une courbe à
concavité postérieure et externe, en suivant le brachial antérieur, pour s'enfoncer vers le sommet du V du pli du coude. A ce
niveau, elle est placée entre le brachial antérieur et l'expansion
du biceps, en dedans du tendon du biceps, contre lequel elle est
appliquée, en dehors du médian, situé à 12 millimètres en dedans
de l'artère. Elle croise à ce niveau la veine médiane basilique,
dont la sépare l'expansion du biceps. Plus bas, vers le sommet
du V, elle se bifurque.

Les *veines* médianes céphalique et basilique ont déjà été étudiées.

Les *nerfs* sont le musculo-cutané, le cutané interne, le médian
et le radial. Nous connaissons les deux premiers, que nous avons
trouvés dans le tissu sous-cutané. Nous avons vu que le radial
est placé très profondément dans le sillon qui sépare le long
supinateur du brachial antérieur. Le nerf médian est situé contre
le bord externe du rond pronateur, sous lequel il s'enfonce, à
12 millimètres en dedans du tendon du biceps, en avant
du brachial antérieur, en arrière de l'expansion fibreuse de ce
muscle.

§ 8. — Muscles de la main.

Au nombre de dix-neuf, ces muscles occupent trois régions :

1° Région moyenne, 11 :
- 4 lombricaux.
- 3 interosseux palmaires.
- 4 interosseux dorsaux.

2° Région externe ou éminence thénar, 4 :
- Court abducteur du pouce.
- Court fléchisseur du pouce.
- Opposant.
- Adducteur du pouce.

3° Région interne ou éminence hypothénar, 4 :
- Adducteur du petit doigt.
- Court fléchiss. du p. doigt.
- Opposant.
- Palmaire cutané.

Dissection. — Faites une incision circulaire autour du poignet, et
deux incisions obliques partant de la précédente, se dirigeant vers le pouce
et le petit doigt. Séparez avec soin la peau des muscles, au niveau des

deux éminences qui précèdent le pouce et le petit doigt (thénar et hypothénar). Une dissection lente conduit toujours ici à un bon résultat.

Pour préparer les muscles du milieu de la main, il est bon d'avoir
deux mains, l'une sur laquelle on conserve tous les rapports de ces muscles
avec les tendons des muscles de l'avant-bras, les nerfs et les vaisseaux
(elle doit être préparée immédiatement après l'avant-bras) ; l'autre sur
laquelle on ne conservera que les muscles de la main. Pour les préparer, on enlèvera l'aponévrose palmaire, les nerfs sous-jacents et les tendons du fléchisseur superficiel des doigts, que l'on coupera au point où ils
sont traversés par les tendons du fléchisseur profond. Ces derniers seront
réservés pour l'étude des muscles lombricaux. Enlevez aussi les tendons
des extenseurs des doigts jusqu'au milieu des métacarpiens, et vous verrez à nu la face dorsale des interosseux.

Il est important de disséquer avec grand soin la acc dorsale de la première phalange des doigts. et ses bords, pour bien étudier la disposition
des tendons des lombricaux et des interosseux. Il est indispensable, avant
de faire une seule incision à la main, d'étudier cette région difficile, pour
se faire une idée des rapports qu'affectent entre eux les nombreux organes
qui y sont contenus.

1° Région moyenne.

1. — LOMBRICAUX.

Petits muscles vermiformes, au nombre de quatre, appelés premier, deuxième, troisième et quatrième, en comptant de dehors
en dedans.

Ils sont situés devant les muscles interosseux, sur le même plan
que les tendons du fléchisseur profond des doigts.

Insertions. — 1° *En haut*, ils s'insèrent sur les tendons du
fléchisseur profond, au moment où ils se séparent après avoir
franchi la gouttière du carpe. Cette insertion se fait sur les deux
tendons correspondants, excepté pour le premier lombrical, qui
s'insère sur le bord externe du tendon qui va à l'index.

2° *En bas*, leur tendon, effilé, se porte sur le côté externe de
l'articulation métacarpo-phalangienne des quatre derniers doigts.
Ce tendon est parallèle à celui de l'interosseux, qui est situé sur
un plan un peu postérieur. Vers le milieu de la première phalange, quelques-unes de ses fibres se portent sur la face dorsale
du tendon de l'interosseux et de l'extenseur commun des doigts,
tandis que les autres se confondent avec le faisceau longitudinal
de l'interosseux et le bord correspondant de l'extenseur commun,
pour se porter à l'extrémité supérieure de la dernière phalange
des quatre derniers doigts.

Le troisième lombrical présente quelques variétés : on le voit quelquefois se porter sur le côté interne du médius, ou se bifurquer pour donner la moitié de son tendon au médius et la moitié à l'annulaire.

Rapports. — Les lombricaux sont situés sur le même plan que les tendons du fléchisseur profond des doigts ; ils constituent des languettes rouges alternant avec les cordons blancs formés par les tendons. Ils sont recouverts par les rameaux des nerfs médian et cubital, par les artères interosseuses palmaires superficielles, et par une couche de tissu cellulo-graisseux qui les sépare de l'aponévrose palmaire.

Profondément, ils sont en rapport avec les interosseux ; les deux premiers recouvrent l'adducteur du pouce. Vers la partie inférieure, ces muscles sont séparés des tendons des interosseux par le ligament transversal, qui réunit les articulations métacarpo-phalangiennes des quatre derniers doigts. Ils se réfléchissent sur le bord inférieur de ce ligament comme sur une poulie, puis ils longent le côté externe du doigt.

Action. — Les recherches récentes de Duchenne (de Boulogne) ont jeté la lumière sur ce point obscur de physiologie. On admet généralement aujourd'hui que les lombricaux renforcent les interosseux et qu'ils ont le même usage. Ils sont extenseurs des deux dernières phalanges et fléchisseurs de la première. Cette dernière action ne se manifeste qu'après l'extension complète des dernières phalanges.

Il est facile de se rendre compte de cette action. Disséquez un doigt et le métacarpien correspondant, conservez tout l'appareil tendineux qui recouvre sa face dorsale, exercez une traction sur le lombrical dans la direction de son axe, et vous verrez les deux dernières phalanges se porter dans l'extension forcée. Si vous continuez la traction en laissant libre le tendon de l'extenseur, vous verrez que la première phalange s'inclinera rapidement vers la paume de la main.

II. — INTEROSSEUX

Les muscles interosseux remplissent les espaces qui séparent les métacarpiens.

Il y en a sept, dont quatre dorsaux et trois palmaires.

Ils ont tous pour caractère commun de présenter leur point fixe sur les métacarpiens, et leur point mobile sur les phalanges.

A. — *Interosseux palmaires* (fig. 70).

Dissection. — Pour préparer les interosseux palmaires, on enlève tous les muscles des éminences thénar et hypothénar, y comprenant l'adducteur du pouce : on enlève aussi les tendons fléchisseurs des doigts et les lombricaux. Les interosseux palmaires sont ainsi préparés. Ensuite, il faut suivre leurs tendons sur la face dorsale des doigts, vers le tendon de l'extenseur.

Les interosseux palmaires sont moins volumineux que les dorsaux, ils ne remplissent que la moitié de l'espace interosseux : aussi, après la dissection de la paume de la main, aperçoit-on en même temps les palmaires et les dorsaux.

Il y a trois interosseux palmaires, situés dans les deuxième, troisième et quatrième espaces interosseux.

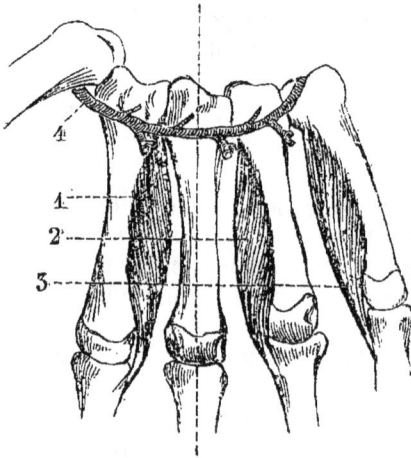

Fig. 70. — Interossseux palmaires et arcade palmaire profonde (main droite).

1. Premier interosseux palmaire.—2. Deuxième.—3. Troisième. On voit que le troisième métacarpien et le médius, axe de la main, en sont dépourvus. — 4. Arcade palmaire profonde, terminaison de l'artère radiale.

Insertions. — 1° *Fixe*. Ils s'insèrent sur toute la longueur de la face du métacarpien qui regarde l'axe de la main. 2° *Mobile*. Leur insertion mobile se fait sur le côté du doigt qui regarde l'axe de la main, c'est-à-dire le médius.

Cette insertion sera décrite avec les interosseux dorsaux, qui se comportent de la même manière.

Il résulte de ces insertions que le *premier* interosseux palmaire s'insère sur la face interne du deuxième métacarpien et sur le bord interne du doigt correspondant (index); que le *deuxième* interosseux palmaire s'insère sur la face externe du quatrième métacarpien et sur le bord externe de l'annulaire, et que le *troisième* interosseux palmaire s'étend de la face externe du cinquième métacarpien au bord externe de l'auriculaire.

Le troisième métacarpien et le médius qui lui correspond n'ont pas d'interosseux palmaire.

Rapports. — Les interosseux palmaires représentent des lan-

guelles charnues, dirigées verticalement le long du métacarpien
et du doigt correspondant. Ils sont charnus dans leur portion métacarpienne, et tendineux dans leur portion digitale. A la paume
de la main, ils sont situés dans l'angle rentrant formé par le
muscle interosseux dorsal et le métacarpien. En avant d'eux, on
trouve les tendons du fléchisseur profond et les lombricaux. Le
premier interosseux est situé en arrière de l'adducteur du pouce.
Au niveau de la racine du doigt, l'interosseux palmaire est parallèle au dorsal ; il passe en arrière du ligament transversal qui
réunit les ligaments antérieurs des articulations métacarpo-
phalangiennes et se place ensuite sous la peau, en se confondant
avec le lombrical correspondant et avec le tendon de l'extenseur
commun.

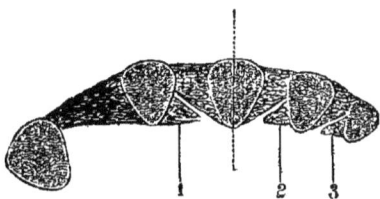

Fig. 71. — Coupe des interosseux et des métacarpiens
de la main droite, pour
montrer le volume des interosseux palmaires et dor-
saux, ainsi que les points
d'insertion de ces muscles.
La ligne sans chiffre passe
dans l'axe de la main.

1. Insertion du premier interosseux palmaire — 2. Deuxième interosseux palmaire. —
3. Troisième interosseux palmaire.

Action. — Les interosseux palmaires sont extenseurs des deux
dernières phalanges et fléchisseurs de la première, comme les
lombricaux et les interosseux dorsaux ; mais ils possèdent une
autre action. Indépendamment des mouvements de flexion et
d'extension, les doigts présentent des mouvements de latéralité.
L'adduction est le mouvement qui rapproche les doigts de l'axe de
la main, du médius ; l'abduction est le mouvement opposé, c'est-
à-dire celui qui écarte les doigts de l'axe.

Les interosseux palmaires sont tous adducteurs ; leur situation
et leurs insertions font prévoir cette action.

B. — *Interosseux dorsaux* (fig. 73).

Dissection. — Les interosseux dorsaux seront facilement préparés.
Pour y arriver, on enlèvera les tendons de la face dorsale du métacarpe,
les vaisseaux, les nerfs et l'aponévrose de cette région. Il faut avoir soin de
conserver le tendon depuis le tiers inférieur des métacarpiens jusqu'à
l'extrémité du doigt. On disséquera avec soin la couche tendineuse qui recouvre les doigts jusqu'à la dernière phalange.

Au nombre de quatre, les interosseux dorsaux sont désignés ;

comme les palmaires, sous les noms de premier, deuxième, etc., en comptant de dehors en dedans.

Insertions. — 1° *Fixe.* Ces muscles prennent leur point d'insertion fixe sur les deux métacarpiens qui limitent l'espace interosseux, mais inégalement sur ces deux os. Ils s'insèrent sur toute l'étendue de la face du métacarpien opposée à celle qui regarde l'axe de la main, et en partie seulement sur l'autre qui donne attache aux interosseux palmaires. 2° *Mobile.* Les fibres des interosseux dorsaux, venues des deux métacarpiens, se portent vers un tendon allongé. Ce tendon se place sur le côté de l'articulation métacarpo-phalangienne correspondant à la face qui donne les

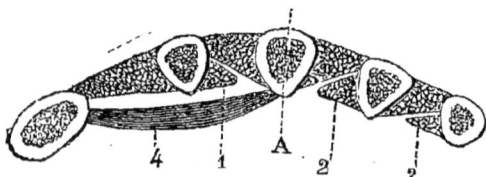

Fig. 72. — Coupe transversale des muscles interosseux et de l'adducteur du pouce.

1, 2, 3. Les trois interosseux palmaires. — 4. Adducteur du pouce. — A. Axe de la main.

insertions les plus étendues, puis il se porte un peu en arrière, vers la phalange et le tendon de l'extenseur commun. Les interosseux dorsaux présentent deux faisceaux : l'un d'eux s'insère sur le côté de l'extrémité supérieure de la phalange opposé à celui qui regarde l'axe de la main ; l'autre contourne le précédent en passant au-dessous de lui, puis il s'épanouit sur le côté de la première phalange, pour s'insérer sur le tendon de l'extenseur commun.

Jusqu'ici les interosseux dorsaux se comportent d'une manière différente des interosseux palmaires ; mais au-dessous de ce point, leur mode de terminaison est le même, de sorte que les deux côtés des doigts présentent la même disposition lorsqu'ils ont été disséqués.

Examinons comment se terminent tous les interosseux, ou plutôt la manière dont se fait leur insertion mobile.

Lorsque le tendon de l'interosseux a quitté l'espace interosseux, ses fibres s'épanouissent pour former un triangle sur le côté de la première phalange. Les plus *postérieures* des fibres du tendon se portent sur le bord correspondant du tendon de l'extenseur commun des doigts pour s'y insérer en partie, et pour se confondre en partie avec celles du côté opposé, sur la face dorsale du tendon, de manière à brider celui-ci, à le fixer contre la face dorsale de la première phalange et à former à cet os un surtout ligamenteux qui glisse avec facilité sur lui. Les plus antérieures des fibres du tendon des interosseux constituent un faisceau qui se confond avec le tendon du lombrical correspondant, s'il en existe, et qui se porte avec lui jusqu'à la partie postérieure de l'extrémité supérieure de la troisième phalange. Cette dernière portion du tendon des interosseux forme une bandelette mince, effilée, de couleur

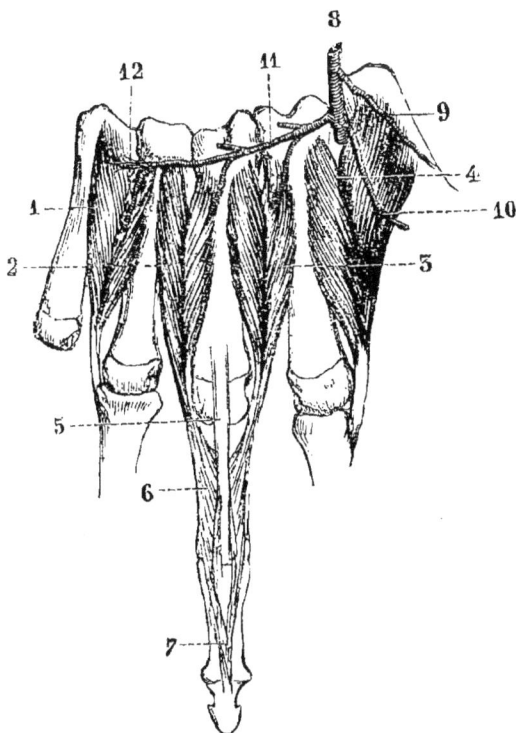

FIG. 73. — Interosseux dorsaux et terminaison de l'artère radiale (main droite).

1. Quatrième interosseux dorsal. — 2. Troisième. — 3. Deuxième. — 4. Premier. — 5. Tendon de l'extenseur sur le médius, axe de la main. — 6. Bandelette fibreuse étendue de l'interosseux au tendon extenseur. — 7. Terminaison de l'extenseur, de l'interosseux et du lombrical. — 8. Artère radiale traversant d'arrière en avant le premier espace interosseux. — 9. Artère dorsale du pouce. — 10. Artère du premier espace interosseux. — 11. Artère dorsale du carpe.

blanche et resplendissante, dans laquelle on distingue la fusion des fibres de l'interosseux, du lombrical et du faisceau que l'extenseur commun fournit sur les côtés du doigt, après s'être inséré par une languette médiane à la partie supérieure de la deuxième phalange (fig. 74).

Il résulte de la description précédente :

1° Que le premier interosseux dorsal s'insère par son point *fixe* à une partie du premier métacarpien et à toute la longueur du deuxième, et par son point *mobile*, sur le côté externe de l'extrémité supérieure de la première phalange au moyen du court fais-

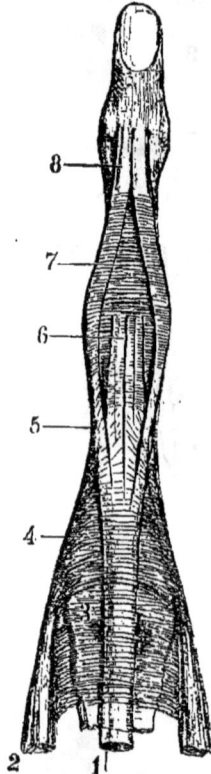

Fig. 74. — Face dorsale d'un doigt avec son appareil tendineux complet Préparation faite par le Dr Constantinescu.

1. Tendon de l'extenseur. — 2. Extrémité de l'interosseux. — 3. Bandelette fibreuse étendue entre les deux interosseux du même doigt, et passant en partie seulement sur le tendon de l'extenseur ; l'autre portion de la bandelette se fixe sur les bords du tendon. — 4. Bandelette triangulaire terminant l'interosseux sur le tendon de l'extenseur ; quelques fibres passent sur le tendon. — 5. Fusion des tendons interosseux et lombricaux avec les parties latérales du tendon de l'extenseur. — 6. Faisceau moyen du tendon de l'extenseur commun s'insérant à la deuxième phalange. — 7. Bandelette fibreuse fixant les tendons sur les os. — 8. Insertion des bandelettes latérales de l'extenseur, confondues avec les interosseux et les lombricaux.

ceau et sur le bord externe du tendon de l'extenseur commun, situé sur l'index, jusqu'à la dernière phalange, en se confondant avec le premier lombrical au moyen de la longue bandelette tendineuse [1].

2° Que le deuxième interosseux dorsal s'insère, par son point *fixe*, à la moitié du deuxième métacarpien, qui ne donne pas attache au premier interosseux palmaire, et à toute l'étendue du troisième métacarpien ; et par son point *mobile*, de la même

---

1. Les deux faisceaux sont plus distincts sur ce muscle, parce qu'il est le plus volumineux.

manière que le précédent, au côté externe de l'extrémité supérieure de la première phalange du médius, et le long du bord externe du tendon de l'extenseur commun.

3° Que le troisième interosseux dorsal s'insère, par son point *fixe*, incomplètement sur la face externe du quatrième métacarpien, et complètement sur la face interne du troisième ; et par son point *mobile*, sur le côté interne de l'extrémité supérieure de la première phalange du médius, et sur le bord interne du tendon correspondant de l'extenseur commun.

4° Que le quatrième interosseux dorsal s'insère, par son point *fixe*, incomplètement sur la face externe du cinquième métacarpien, et complètement sur la face interne du quatrième ; par son point *mobile*, sur le côté interne de l'extrémité supérieure de la première phalange de l'annulaire, et sur le bord interne du tendon correspondant de l'extenseur commun.

Rapports. — Les interosseux dorsaux sont beaucoup plus volumineux que les palmaires. Lorsqu'on a enlevé sur une main toutes les parties molles, en laissant les interosseux, on peut apercevoir à la face palmaire les interosseux palmaires et dorsaux, tandis qu'à la face dorsale les dorsaux sont seuls apparents.

Du côté de la face dorsale de la main, ils sont en rapport avec les tendons de l'extenseur commun et l'aponévrose. Du côté de la face palmaire, ils sont en rapport avec les interosseux palmaires, l'adducteur du pouce, les lombricaux et les tendons du fléchisseur profond des doigts. A leur extrémité supérieure, ces muscles sont en rapport avec les artères perforantes et avec l'arcade palmaire profonde. Les artères interosseuses dorsales et palmaires profondes sont aussi en rapport avec ces muscles.

Au niveau des doigts, le tendon des interosseux se confond avec celui des lombricaux et le faisceau correspondant de l'extenseur commun des doigts. Il est séparé des phalanges et des articulations phalangiennes par un tissu cellulaire lâche, qui facilite son glissement. Il est recouvert, au niveau de la deuxième phalange, par une bandelette fibreuse, mince et aplatie, qui prend naissance sur le côté interne de l'articulation de la première avec la deuxième phalange et sur la gaine fibreuse des fléchisseurs. Cette bandelette paraît avoir pour usage de maintenir ces tendons contre la face dorsale des phalanges.

Au niveau de l'articulation métacarpo-phalangienne, l'interosseux est séparé du lombrical par le ligament transversal, qui unit les ligaments antérieurs des articulations métacarpo-phalangiennes des quatre derniers doigts. On voit partir du bord

postérieur du muscle une bandelette fibreuse, à fibres transversales très manifestes, se portant sur la face dorsale de l'articulation métacarpo-phalangienne et du tendon extenseur, de
manière à constituer à l'articulation une sorte de capsule
fibreuse au-dessous de laquelle glisse librement la tête du métacarpien.

Par les descriptions qui précèdent, nous voyons que, depuis le
tiers inférieur du métacarpien jusqu'à la troisième phalange, le
doigt est recouvert d'une enveloppe fibreuse et tendineuse continue, qui glisse sur la face dorsale des os au moyen d'un tissu
cellulaire lâche. Cette enveloppe est constituée, au niveau de
l'articulation métacarpo-phalangienne, par une membrane
fibreuse qui unit les interosseux situés de chaque côté de l'articulation, et par le tendon de l'extenseur. Sur la première phalange, l'enveloppe fibreuse est formée par le tendon aplati de l'extenseur et par l'épanouissement des tendons des interosseux et des
lombricaux. Sur l'articulation de la première avec la deuxième
phalange, elle est composée, au milieu, par la languette
moyenne de l'extenseur, et sur les côtés par les bandelettes confondues de l'extenseur commun, du lombrical et de l'interosseux.
Enfin, sur la deuxième phalange, ces bandelettes convergent pour
former une seule membrane fibreuse qui se rétrécit à mesure
qu'elle descend (fig. 74).

Sur toute l'étendue de cette enveloppe tendineuse, on remarque
des fibres transversales superficielles qui constituent une membrane très mince.

Action. — Les interosseux dorsaux, par le tendon qui se
porte à la phalange, sont abducteurs des doigts, c'est-à-dire qu'ils
les écartent de l'axe de la main. Le médius reçoit deux interosseux dorsaux : aussi ce doigt reste-t-il dans l'immobilité lorsque
les deux muscles se contractent en même temps ; il ne devient
mobile que si leur contraction est alternative.

Ils ont une autre action, qu'ils partagent avec les interosseux
palmaires et les lombricaux : ils étendent les deux dernières
phalanges, et ils fléchissent ensuite la première. Cette action est
des plus faciles à constater quand on exerce des tractions sur les
tendons d'un sujet dont on a disséqué les doigts.

Pathologie.

Duchenne (de Boulogne) a étudié avec un soin particulier l'atrophie des muscles interosseux. On sait que cette atrophie peut être
limitée à ces muscles, ou bien être le début d'une atrophie musculaire progressive. Lorsque les muscles ont subi une dégéné-

rescence complète, on observe une attitude spéciale de la main, dépendant du défaut d'action des interosseux. Les premières phalanges, ayant perdu leurs fléchisseurs, sont étendues, tandis que les deux autres sont fléchies ; cette attitude particulière rappelle la griffe de certains animaux. Duchenne la caractérise sous le nom de *main en griffe*.

Remarque. — J'aurais voulu être plus bref sur la description des muscles lombricaux et interosseux ; mais ces organes jouent un rôle si considérable dans les mouvements des doigts, leurs fonctions sont si souvent méconnues ou confondues avec celles des fléchisseurs et extenseurs des doigts ; enfin, ils ont été l'objet d'études si intéressantes de la part de plusieurs savants, que nous n'avons pu nous dispenser d'entrer dans les détails précédents.

Cette description est le résumé de dissections nombreuses et variées que j'ai faites sur le cadavre après avoir lu les recherches de Bouvier [1] et Duchenne (de Boulogne)[2].

2° *Région externe* (éminence thénar).

Les muscles de la région externe paraissent confondus. Cependant, on parvient à les isoler et à constater l'indépendance de quatre muscles distincts, qui sont : l'opposant, le court abducteur du pouce, le court fléchisseur et l'adducteur.

Nous connaissons aujourd'hui d'une manière complète les insertions précises et l'action si importante de ces divers muscles, grâce aux récents travaux de Duchenne, qui a donné, des divers mouvements du pouce, des explications physiologiques basées sur la pathologie.

I. — OPPOSANT (fig. 75).

Petit muscle triangulaire, formant la couche profonde de l'éminence thénar.

Insertions. — Par son point fixe, il s'insère au trapèze et à la partie externe et inférieure du ligament annulaire antérieur du carpe. Les fibres se dirigent en bas et en dehors, et s'insèrent à toute l'étendue du bord externe et de la face antérieure du premier métacarpien.

Rapports. — Il est recouvert par le court fléchisseur et par le

1. Bouvier, *Bulletins de l'Académie de médecine*, t. XVII.
2. Duchenne (de Boulogne), *Physiologie des mouvements*.

court abducteur du pouce ; il recouvre l'articulation trapézo-méta-carpienne.

Action. — Il fléchit légèrement le premier métacarpien sur le carpe, et il porte en même temps cet os dans l'abduction (Duchenne).

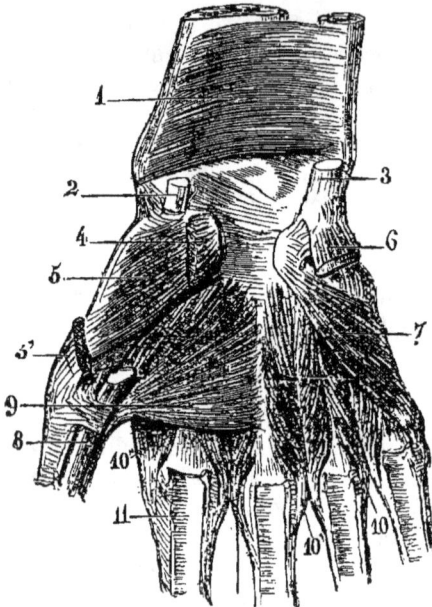

Fig. 75. — Muscles de la main (côté droit).

1. Carré pronateur. — 2. Tendon du grand palmaire. — 3. Tendon du cubital antérieur. — 3'. Tendon inférieur du court abducteur et du court fléchisseur du pouce.—4. Coupe de la partie supérieure des mêmes muscles. — 5. Opposant du pouce. — 6. Coupe de l'adducteur du petit doigt. — 7. Opposant et court fléchisseur : la ligne de séparation n'est pas indiquée. — 8. Tendon du fléchisseur propre du pouce. — 9. Adducteur du pouce. — 10. Quatrième interosseux dorsal. — 10'. Troisième interosseux dorsal. — 10". Premier interosseux dorsal. — 11. Gaine des fléchisseurs ouverte.

II. — COURT ABDUCTEUR DU POUCE.

C'est le plus superficiel des muscles de l'éminence thénar : on le sépare difficilement du court fléchisseur et de l'opposant.

Insertions. — Par son point fixe, il s'insère à la partie externe et antérieure du scaphoïde, à la partie antérieure et externe du ligament annulaire antérieur du carpe. Les fibres se dirigent en bas et en dehors, se portent sur l'os sésamoïde externe, et vont s'insérer sur le bord externe de la première phalange et sur le bord externe du tendon du long extenseur du pouce.

La portion du court abducteur qui se porte sur le long extenseur est une expansion tendineuse, triangulaire, analogue à celle que les interosseux envoient sur les tendons extenseurs des doigts. Une portion de cette expansion accompagne le tendon extenseur jusqu'à la dernière phalange.

Rapports. — Ce muscle recouvre l'opposant et le court fléchisseur ; il est recouvert par la peau et l'aponévrose.

Action. — Ce muscle agit sur le métacarpien, sur la première et sur la seconde phalange du pouce. Duchenne a remarqué qu'il porte le métacarpien en avant et un peu en dedans, la main étant supposée dans l'attitude naturelle. En même temps, il agit sur la première phalange, qui se fléchit en exécutant sur son axe un mouvement de rotation qui oppose sa face antérieure à la face palmaire des autres doigts. Enfin il agit en même temps sur la deuxième phalange, dont il détermine l'extension. Pour se faire une idée de ces mouvements, il suffit de diriger la pulpe du pouce sur la partie antérieure de la racine de l'annulaire, la main restant dans l'extension.

III. — COURT FLÉCHISSEUR DU POUCE.

Le court fléchisseur comprend toute la portion charnue située entre les muscles précédents et l'adducteur. Le tendon du fléchisseur propre du pouce passe au-devant de lui, et le divise en deux portions qui se rendent chacune à un côté du pouce. A l'exemple de Duchenne, nous distinguerons les faisceaux interne et externe du court fléchisseur.

Insertions. — Il s'insère, par son point fixe, à la partie antérieure du trapèze, et à la partie externe du ligament annulaire antérieur du carpe. Les fibres se dirigent en bas et en dehors, et se terminent sur deux tendons. L'externe se porte à l'os sésamoïde externe, s'insère en partie sur le côté externe de l'extrémité supérieure de la première phalange du pouce, et envoie une expansion fibreuse, analogue à celle du court abducteur, sur le bord externe du tendon du long extenseur du pouce (Duchenne). Le faisceau interne se porte sur l'os sésamoïde interne et se comporte comme l'autre, c'est-à-dire qu'il se fixe en partie au côté interne de la première phalange du pouce, et en partie au côté interne du tendon du long extenseur.

Rapports. — Il est recouvert par l'aponévrose, par le tendon du fléchisseur propre du pouce et un peu par le court abducteur. Il recouvre la partie supérieure de l'opposant et du premier interosseux dorsal. Son bord interne est en rapport avec l'adducteur, et son bord externe avec l'opposant et le court abducteur.

Action. — Les deux portions de ce muscle ont une action distincte. Les faisceaux externes perfectionnent les mouvements im-

7.

primés par le court abducteur. Ils opposent la pulpe du pouce aux deuxièmes phalanges des quatre derniers doigts, tandis que l'abducteur l'oppose aux dernières phalanges. Du reste, ils déterminent le même mouvement du métacarpien et des deux phalanges. Les faisceaux internes portent le premier métacarpien dans l'adduction.

IV. — ADDUCTEUR DU POUCE (fig. 76).

Muscle triangulaire, situé à la partie externe de la région palmaire.

Ses insertions ont une certaine analogie avec celles des interosseux palmaires. Il est animé par le même nerf. Il a la même action

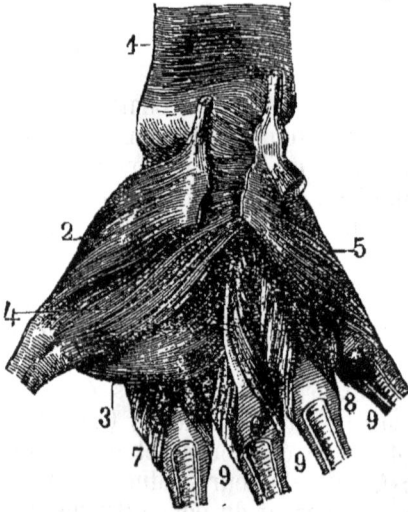

FIG. 76. — Muscles de la main.

1. Carré pronateur. — 2. Court abducteur du pouce. — 3. Adducteur du pouce. — 4. Court fléchisseur du pouce. — 5. Adducteur du petit doigt. — 6 Médius, axe de la main avec les deuxième et troisième interosseux dorsaux. — 7. Premier interosseux dorsal. — 8. Quatrième interosseux dorsal. — 9, 9, 9. Les tendons des trois interosseux palmaires.

que les interosseux palmaires. Le premier espace interosseux est dépourvu de muscle palmaire. Enfin, il est évident que ce muscle doit être plus volumineux, plus considérable que les autres, puisqu'il est destiné aux mouvements si énergiques et si fréquents du pouce. Pour toutes ces raisons, nous le considérons comme l'interosseux palmaire du premier espace.

Insertions. — Son insertion *fixe* se fait sur toute la longueur du bord antérieur du troisième métacarpien, et sur la partie inférieure et antérieure du grand os. Son insertion *mobile* est le bord interne de la première phalange du pouce. Dans l'épaisseur de son tendon, on trouve un os sésamoïde. De plus, ce tendon envoie, comme les interosseux, une large expansion fibreuse sur le bord interne du long extenseur du pouce.

Rapports. — La *face postérieure* de ce muscle est en rapport, de dedans en dehors, avec le deuxième interosseux dorsal, le premier interosseux palmaire, le deuxième métacarpien et le premier interosseux dorsal. Sa *face antérieure* est recouverte par les deux premiers lombricaux, les tendons des fléchisseurs communs qui se rendent à l'index et au médius. Son *bord inférieur*,

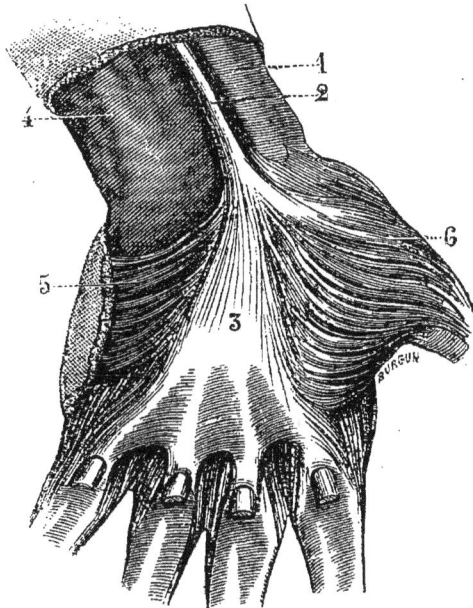

FIG. 77. — Aponévrose palmaire et muscle palmaire cutané.

1. Aponévrose antibrachiale recouvrant le tendon du grand palmaire. — 2. Tendon du petit palmaire. — 3. Aponévrose palmaire. — 5. Palmaire cutané. — 6. Court abducteur du pouce.

un peu oblique en dehors et en haut, est sous-cutané, et forme le bord concave qui sépare le pouce de l'index. Son *bord supérieur* ou externe est en rapport avec le tendon du fléchisseur propre du pouce et avec le bord interne du court fléchisseur du pouce, qui le recouvre.

Action. — Il porte le pouce en dedans et un peu en avant.

Remarque. — On voit, par cette description, que l'articulation métacarpo-phalangienne du pouce est recouverte d'un appareil tendineux identique à celui des autres doigts, qui glisse sur la tête du métacarpien pendant la flexion du pouce. Cet appareil est formé, sur le milieu de la face dorsale, par le tendon de l'extenseur, et sur les côtés, par les expansions que les muscles de l'éminence thénar envoient de chaque côté de l'extenseur.

3° *Région interne* (éminence hypothénar).

Les muscles de cette région sont au nombre de quatre : palmaire cutané, opposant, adducteur, court fléchisseur.

I. — PALMAIRE CUTANÉ.

Petit muscle de forme quadrilatère, de volume variable suivant les sujets, et situé à la partie supérieure de l'éminence hypothénar.

Il s'insère, par son point fixe, sur le bord interne de l'aponévrose palmaire, et sur le bord inférieur du ligament annulaire antérieur du carpe. Par son insertion mobile, il s'insère à la face profonde du derme. Il est sous-cutané. Lorsqu'il se contracte, il fronce la peau de la région.

II. — OPPOSANT DU PETIT DOIGT.

Le plus profond des muscles de l'éminence hypothénar.

Insertion. — Il s'insère sur l'apophyse de l'os crochu et à la partie interne et inférieure du ligament annulaire antérieur. Les fibres se portent en bas et en dedans, pour se fixer au bord antérieur du cinquième métacarpien, dans toute son étendue.

Rapports. — Il est recouvert par le court fléchisseur et l'adducteur ; il recouvre l'articulation unci-métacarpienne.

Action. — Il porte le dernier métacarpien en avant et un peu en dedans.

III. — ADDUCTEUR DU PETIT DOIGT.

Insertion. — Ce muscle, le plus interne de ceux de la région, s'insère par son point fixe à l'os pisiforme, où il se continue avec quelques fibres du cubital antérieur, et, par son point mobile, sur le bord interne de la première phalange du petit doigt. La plupart de ses fibres tendineuses se prolongent sur la face dorsale de la première phalange, pour s'insérer sur le bord interne du tendon que l'extenseur commun des doigts envoie à l'auriculaire, et se comporter comme les fibres tendineuses des interosseux.

Rapports. — Il est recouvert par l'aponévrose ; il recouvre l'opposant. Son bord interne est sous-cutané ; son bord externe est placé contre le court fléchisseur, dont il est séparé, à sa partie supérieure, par les vaisseaux et nerf cubitaux.

Action. — Il est adducteur du petit doigt, et il agit aussi à la manière des interosseux, en fléchissant la première phalange et en déterminant l'extension des deux autres.

IV. — Court fléchisseur du petit doigt.

Insertions. — Situé sur le même plan que le précédent et en dehors de lui, le court fléchisseur s'insère, par son point fixe, à l'apophyse de l'os crochu et à la partie interne du ligament annulaire. Par son extrémité inférieure ou mobile, il se confond avec l'adducteur, c'est-à-dire qu'il s'insère en partie sur le bord interne de la première phalange, et en partie sur le bord interne du tendon extenseur, qu'il accompagne jusqu'à la dernière phalange.

Rapports. — Recouvert par la peau et l'aponévrose, le court fléchisseur recouvre le dernier interosseux palmaire et le cinquième métacarpien. Il est situé en dehors de l'adducteur, dont il est séparé par l'artère cubitale et le nerf cubital, qui se portent dans la partie profonde de la région palmaire.

Action. — La même que celle du précédent.

Remarque, — Avant de quitter ce sujet, nous donnerons, en peu de mots, des moyens que nous croyons utiles pour graver dans l'esprit des élèves la disposition des muscles des éminences thénar et hypothénar.

Examinez la main d'un squelette, vous voyez sur les bords de cette main une colonne osseuse : l'une du côté du pouce, formée de haut en bas par le scaphoïde, le trapèze, le premier métacarpien et les phalanges ; l'autre du côté du petit doigt, formée de haut en bas par le pisiforme, l'os crochu, le cinquième métacarpien et les phalanges. Les os de chaque colonne correspondent exactement à ceux du côté opposé : le scaphoïde correspond au pisiforme, le trapèze à l'os crochu, le métacarpien au métacarpien, etc. Or, il existe trois muscles qui s'insèrent sur chacune de ces colonnes osseuses (fig. 78).

Trois muscles de l'éminence hypothénar correspondent aux trois muscles de l'éminence thénar, non seulement par leurs noms, mais encore par leur situation sur la partie antérieure, et surtout par leurs insertions (sont exceptés l'adducteur du pouce et le palmaire cutané) [fig. 78].

Comparez l'opposant du pouce à l'opposant du petit doigt : vous

voyez même situation profonde, même volume, mêmes insertions
sur le métacarpien et l'os du carpe le plus voisin (fig. 78).

Le *court fléchisseur du pouce* confond son insertion supérieure
avec celle de l'opposant, de sorte qu'il forme avec lui un
muscle biceps, dont la courte portion est représentée par l'opposant. De plus, ce muscle se rend du trapèze à la phalange, en
passant sur le métacarpien, sans y prendre insertion. Le *court
fléchisseur du petit doigt* confond son insertion supérieure avec

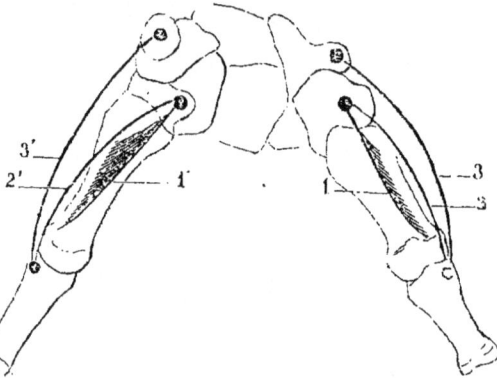

Fig. 78. — Figure schématique montrant les insertions des muscles
des éminences thénar et hypothénar (main gauche).

1. Opposant du pouce. — 1'. Opposant du petit doigt. — 2. Court fléchisseur du
pouce. — 2'. Court fléchisseur du petit doigt. — 3. Court abducteur du pouce. —
3'. Adducteur du petit doigt.

celle de l'opposant, et forme aussi avec lui un biceps dont l'opposant représente la courte portion. Ce muscle s'étend de l'os
crochu, qui correspond au trapèze, à la phalange. Comme celui
du pouce, il passe sur le métacarpien sans y prendre aucune insertion.

L'*abducteur du pouce* présente autant d'analogie avec l'*adducteur du petit doigt*. En effet, ils sont superficiels. Ils sont les
plus longs dans les deux régions. Ils s'étendent de l'os le plus
élevé de la colonne osseuse qui leur correspond à la phalange.
Ils se confondent en bas avec le court fléchisseur correspondant,
et constituent avec lui un biceps dont ils forment la longue portion.

Si l'on considère les insertions supérieures et inférieures des
trois muscles dans chaque éminence, on voit qu'une ligne passant
par l'axe de ces muscles forme la lettre N, dont la branche profonde est courte et la branche superficielle longue. En effet, l'opposant est court, le fléchisseur un peu plus long, et l'abducteur

plus long encore; il en est de même du côté de l'éminence hypothénar.

Ce moyen est excellent, je crois, pour aider la mémoire. Il est
vrai que l'adducteur et le palmaire cutané n'y trouvent pas leur
place. Mais l'adducteur, véritable interosseux, présente un type
particulier; on retient facilement ce muscle. Il en est de même du
palmaire cutané.

Vaisseaux et nerfs des muscles de la main.

Les muscles de la main sont recouverts et traversés par des
artères nombreuses qui leur fournissent des rameaux. Les interosseux reçoivent plus particulièrement des branches des interosseuses et des perforantes; les muscles de l'éminence thénar
sont pourvus de branches qui naissent de la radio-palmaire, et de
quelques autres collatérales de la radiale. C'est la cubitale qui
donne des rameaux aux muscles de l'éminence hypothénar.

Tous les muscles de la main sont animés par deux nerfs seulement : le *cubital* et le *médian.* Le nerf médian anime les muscles
de l'éminence thénar, moins l'adducteur; il anime encore les premier et deuxième lombricaux. Le nerf cubital anime tous les
autres muscles, c'est-à-dire les muscles de l'éminence hypothénar,
les troisième et quatrième lombricaux, tous les interosseux et
l'adducteur du pouce.

§ 9. — Aponévrose de la main.

Ces aponévroses se rencontrent à la face dorsale et à la face
palmaire de la main. Elles se continuent en haut avec les ligaments annulaires antérieur et postérieur du carpe, qui seront étudiés avec les articulations.

1° *Aponévrose dorsale du métacarpe.* — On appelle ainsi l'aponévrose du dos de la main. Elle est mince, et située entre les
tendons des extenseurs et les vaisseaux et nerfs sous-cutanés.
Elle se continue en haut avec le ligament annulaire postérieur
du carpe, et se termine insensiblement en bas et sur les côtés.

2° *Aponévrose palmaire* (fig. 80). — Cette aponévrose, qui
occupe la paume de la main, présente trois portions : une portion
externe assez mince, qui recouvre l'éminence thénar, dont elle enveloppe chaque muscle; une portion interne, semblable à la précédente et qui se comporte de même avec les muscles de l'éminence hypothénar; une portion moyenne ou aponévrose palmaire
proprement dite.

Cette aponévrose est triangulaire et occupe le milieu de la

paume de la main. Sa *face antérieure* est en rapport avec la peau,

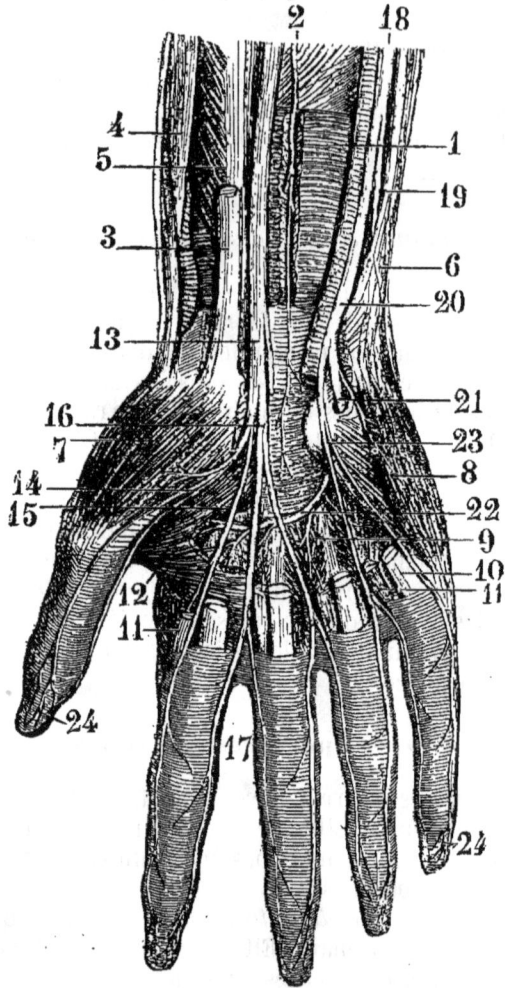

FIG. 79. — Région de la main. (Vaisseaux et nerfs.)

1. Artère cubitale. — 2. Nerf interosseux. — 3. Grand palmaire. — 4. Long supinateur. — 5. Fléchisseur propre du pouce. — 6. Cubital antérieur. — 7. Muscles de l'éminence thénar. — 8. Muscles de l'éminence hypothénar. — 9. Interosseux. — 10. Tendons coupés des fléchisseurs. — 11, 11. Tendons coupés des lombricaux. — 12 Adducteur du pouce. — 13. Nerf médian. — 14 Branches du médian pour les muscles de l'éminence thénar et pour la peau de la face antérieure du pouce. — 15. Nerf destiné au premier lombrical et au côté externe de l'index. — 16. Rameaux nerveux complétant les collatéraux palmaires de l'index, et formant ceux du médius et l'externe de l'annulaire. — 17. Nerfs collatéraux. — 18. Tronc du nerf cubital. — 19. Branche dorsale. — 20. Branche palmaire. — 21. Rameau profond de la branche palmaire, fournissant les rameaux moteurs de l'éminence thénar. — 22. Arcade nerveuse formée par ce même rameau profond, fournissant les nerfs des interosseux, de l'adducteur du pouce, et ici, par exception, des trois derniers lombricaux. — 23. Rameau superficiel de la branche palmaire, fournissant les nerfs collatéraux de l'auriculaire et le collatéral interne de l'annulaire. — 24. Terminaison des nerfs collatéraux.

à laquelle elle adhère par des prolongements fibreux très résistants. Sa *face postérieure* recouvre les nerfs cubital et médian, les tendons des fléchisseurs, les lombricaux et l'arcade palmaire super-

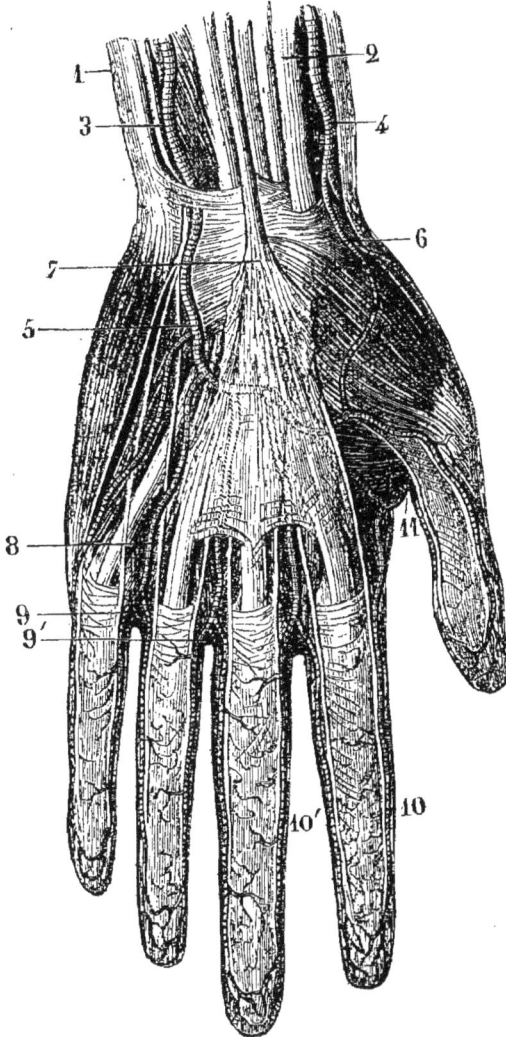

Fig. 80. — Région palmaire. (Cette préparation montre l'aponévrose palmaire, les muscles, les vaisseaux et les nerfs de la région, d'après une préparation de Gros, mon élève.)

1. Tendon du cubital antérieur. — 2. Grand palmaire. — 3. Artère cubitale et nerf cubital. — 4. Artère radiale. — 5. Arcade palmaire superficielle. — 6. Artère radio-palmaire. — 7. Aponévrose palmaire. — 8. Artères interosseuses palmaires superficielles. — 9, 9'. Artères collatérales des doigts. — 10, 10'. Nerfs collatéraux.

ficielle. Le *sommet* de cette aponévrose est situé en haut, où il se confond avec les fibres du tendon du petit palmaire et du ligament annulaire antérieur du carpe. La *base* correspond à une ligne qui réunirait l'extrémité inférieure des quatre derniers méta-carpiens. Là, elle se divise en huit languettes, qui se portent sur les côtés de l'articulation métacarpo-phalangienne des quatre derniers doigts et se confondent en partie avec les ligaments laté-raux. Ces languettes forment à ce niveau sept arcades, quatre au niveau de la racine des doigts pour laisser passer les tendons des fléchisseurs, et trois au niveau des espaces interdigitaux pour laisser passer les vaisseaux et nerfs collatéraux des doigts. Les *bords latéraux* se recourbent en arrière, et séparent les organes de la région palmaire moyenne de ceux des régions palmaires interne et externe.

Cette aponévrose est formée de fibres dirigées du sommet à la base, et de quelques fibres transversales. Ces dernières sont nom-breuses au niveau de la base de l'aponévrose : les unes s'étendent d'une extrémité à l'autre de cette base; les autres, plus courtes et plus profondes, sont étendues entre deux languettes voisines, comme pour les brider.

ARTICLE SIXIÈME

MUSCLES DES MEMBRES INFÉRIEURS ET APONÉVROSES

§ I. — Muscles de la fesse.

Grand fessier.
Moyen fessier.
Petit fessier.
Pyramidal.
Jumeau supérieur.
Obturateur interne. ⎫
Jumeau inférieur. ⎬ Muscles pelvi-trochantériens de Bichat.
Carré crural. ⎭
Obturateur externe.

Dissection. — Tendez la région en plaçant un billot sous le bassin du sujet et en dirigeant la pointe du pied en dedans, afin de tendre les muscles. Faites une incision courbe, étendue de la partie la plus reculée de la crête iliaque, et même de la crête sacrée, jusqu'à l'épine iliaque antérieure et supérieure, ou mieux une incision horizontale 4, au niveau de la crête iliaque. Une autre incision, 6-6, sera pratiquée vers le milieu de la cuisse, dans le sens transversal. Réunissez ces deux incisions par une troisième verticale, 4-5. Disséquez ensuite les deux lambeaux, en les rejetant en dedans et en dehors.

Après avoir étudié le *grand fessier* et ses nombreuses insertions, coupez-le par une incision oblique en bas et en dedans, c'est-à-dire perpendiculairement à ses fibres. Renversez les deux lambeaux et procédez alors au nettoyage des parties sous-jacentes, qui consiste uniquement à enlever le tissu cellulo-graisseux.

Gardez-vous, ici surtout, d'enlever les vaisseaux et les nerfs. La dissection de cette région et son étude sont si faciles, qu'on peut connaître tous ces organes en même temps.

L'incision du muscle par le milieu est indiquée par les auteurs ; c'est là une mauvaise pratique : le muscle est trop épais, il ne peut être suffisamment écarté. Voici le procédé que je recommande à mes élèves : *détachez le grand fessier à ses insertions fixes ; enlevez-le complètement à ce niveau, et rejetez-le en dehors.* On peut ainsi préparer les vaisseaux et les nerfs que ce muscle reçoit par sa face profonde.

Procédez ensuite à l'étude du *moyen fessier*. Ce que je viens de dire s'applique encore bien plus au moyen fessier, qu'il faut détacher avec soin de son insertion à l'os coxal et renverser en dehors.

Ce muscle étant rejeté en dehors, on a sous les yeux une couche régulière, formée de haut en bas par tous les autres muscles de la région, deux exceptés, et cachée dans une grande étendue par le nerf grand sciatique. Ces muscles étant connus dans leurs rapports et dans leurs insertions, il faut procéder à l'étude de *l'obturateur externe*. Or, pour découvrir ce muscle, il faut détacher les insertions fixes des deux jumeaux, du carré crural, et le tendon de l'obturateur interne qui le cachent en arrière.

La coupe suivante permet d'examiner avec soin tous les détails de cette région, les organes qui passent par les échancrures sciatiques et les insertions des muscles obturateurs à la membrane obturatrice. Elle consiste à scier le fémur à sa partie moyenne, à diviser le bassin en deux parties symétriques par un trait de scie vertical sur le sacrum et la symphyse pubienne, et à séparer les muscles qui descendent de l'abdomen sur la crête iliaque.

I. — GRAND FESSIER.

Muscle large, épais, quadrilatère, recouvrant toute la région.

Insertions. — 1° *Fixe*. Le grand fessier s'insère : 1° à la moitié postérieure de la lèvre externe de la crête iliaque ; 2° au tiers postérieur de la fosse iliaque externe et à la tubérosité iliaque ; 3° au bord inférieur de l'aponévrose lombaire ; 4° à la face postérieure du coccyx. 2° *Mobile*. Par une série de petits tendons, ce muscle s'implante aux tubercules que l'on trouve sur la branche de bifurcation qui se dirige de la ligne âpre vers le grand trochanter. Ces tendons se confondent pour former une sorte d'aponévrose épaisse, qui prend aussi de nombreux points d'insertion sur l'aponévrose fémorale.

Ses fibres, parallèles, forment de gros faisceaux se dirigeant obliquement de haut en bas et de dedans en dehors.

Rapports. — 1º Il est recouvert par la peau et l'aponévrose; 2º il recouvre le moyen fessier, le pyramidal, les jumeaux, l'obturateur interne et le carré crural. Il recouvre aussi les muscles biceps, demi-tendineux et demi-membraneux, qui s'insèrent à l'ischion. Il est séparé de l'ischion et du grand trochanter par une bourse séreuse. On trouve encore au-dessous de ce muscle le grand ligament sacro-sciatique, les vaisseaux et les nerfs qui sortent par la grande échancrure sciatique. Le bord inférieur est marqué sur la peau par une dépression qui porte le nom de *pli fessier*.

Action. — Il est rotateur en dehors et extenseur de la cuisse. Lorsqu'il prend son point fixe sur le fémur, il imprime au tronc un mouvement de rotation en vertu duquel la face antérieure est portée du côté opposé.

Duchenne a démontré par l'exploration directe qu'aucun des faisceaux du grand fessier n'est adducteur de la cuisse.

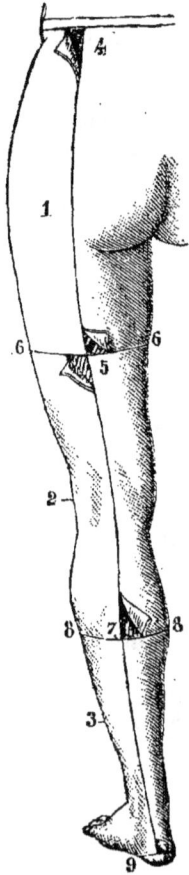

Fig. 81. — Dissection de la région fessière.

1. Région de la fesse. — 4. Incision horizontale supérieure, au niveau de la crête iliaque. — 6-6. Incision horizontale inférieure au milieu de la cuisse. — 4-5. Incision verticale.

II. — MOYEN FESSIER (fig. 82).

Muscle triangulaire, à base supérieure, à sommet inférieur.

Insertions. — 1º *Fixe*. Le moyen fessier s'insère sur la fosse iliaque externe, entre les deux lignes courbes. Il s'insère aussi à la moitié antérieure de la lèvre externe de la crête iliaque. 2º *Mobile*. Il se termine par un tendon large et aplati sur la face externe du grand trochanter, et sur une ligne rugueuse de la face externe. La ligne d'insertion de ce tendon est continuée en arrière par celle du carré crural.

Le tubercule situé à la partie postérieure et supérieure du grand trochanter donne attache à la partie principale du tendon du moyen fessier.

Ses fibres convergent vers le grand trochanter, les moyennes verticalement, les antérieures obliquement en bas et en arrière, les postérieures obliquement en bas et en avant.

Rapports. — 1° Il est recouvert par le grand fessier, l'aponévrose, la peau et le tenseur du fascia lata ; 2° il recouvre la fosse iliaque externe, le petit fessier et le grand trochanter, dont il est séparé par une bourse séreuse. Son bord inférieur est contigu au bord supérieur du pyramidal, de sorte que ces deux muscles semblent n'en former qu'un seul.

Action. — En tirant en haut le grand trochanter, il porte la cuisse dans l'abduction. Il est, de plus, faiblement rotateur en dehors par ses fibres postérieures, et fortement rotateur en dedans par ses fibres antérieures. Quand le col du fémur est fracturé, le muscle concourt à élever le fragment inférieur.

III. — Petit fessier.

Petit muscle triangulaire, situé au-dessous du précédent.

Dissection. — Pour découvrir ce muscle, il faut détacher le moyen fessier à ses insertions sur l'os coxal, dans toute son étendue, et le déjeter en dehors. Il faut aussi, préalablement, détacher l'insertion iliaque du tenseur du fascia lata.

Insertions. — 1° *Fixe.* A la partie antérieure de la fosse iliaque externe, au-dessous de la ligne courbe antérieure. Ses fibres convergent vers un tendon extrêmement épais, qui s'épanouit élégamment sur le tiers inférieur de la face superficielle du muscle. Elles représentent un éventail dont le sommet serait sur le grand trochanter et la base sur la fosse iliaque externe. 2° *Mobile.* Le tendon de ce muscle se fixe à la moitié antérieure du bord supérieur du grand trochanter, au-dessous du moyen fessier, et en avant du faisceau formé par les nombreux tendons de la cavité digitale.

Rapports. — Recouvert entièrement par le moyen fessier, il recouvre immédiatement l'articulation coxo-fémorale, sur laquelle il se moule par sa face profonde.

Action. — La même que celle du muscle précédent. Ce muscle est doué d'une puissance considérable, de même que le moyen fessier.

IV. — PYRAMIDAL (fig. 82).

Muscle triangulaire, étendu de la face antérieure du sacrum au grand trochanter.

Dissection. — La portion intra-pelvienne du pyramidal doit être préparée par une coupe antéro-postérieure du bassin. La portion fessière se trouve préparée lorsqu'on a enlevé le grand fessier. On voit par le même procédé les jumeaux, l'obturateur interne et le carré crural.

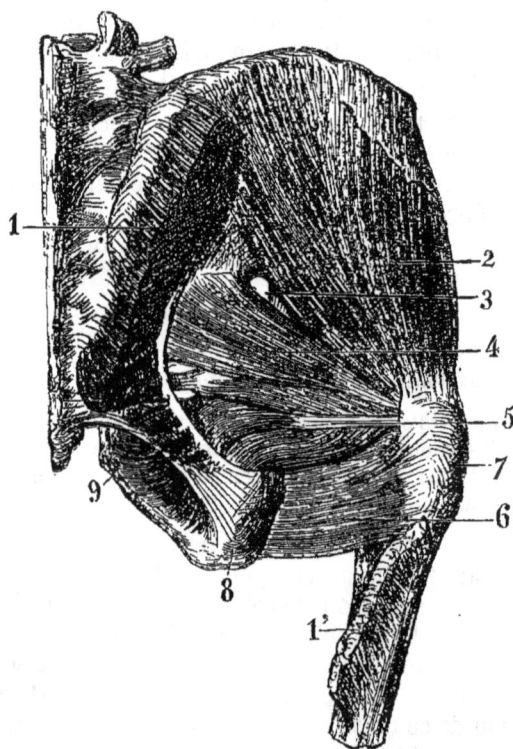

FIG. 82. — Muscles de la fesse (côté droit).

1. Coupe de l'extrémité supérieure du grand fessier. — 1'. Extrémité inférieure du grand fessier. — 2. Moyen fessier. — 3. Partie supérieure de la grande échancrure sciatique, livrant passage au nerf et aux vaisseaux fessiers. — 4. Pyramidal. — 5. Tendon de l'obturateur interne situé entre les deux jumeaux. — 6. Carré crural. — 7. Grand trochanter. — 8. Ischion. — 9. Insertion fixe de l'obturateur interne.

Insertions. — 1° *Fixe*. A la face antérieure du sacrum, par trois ou quatre digitations qui s'insèrent entre les trous sacrés antérieurs. 2° *Mobile*. L'insertion mobile se fait à la partie antérieure de la cavité digitale, en se confondant avec le petit fessier, qui est en avant, et le jumeau supérieur, qui se trouve en arrière.

Rapports. — 1° *Dans le bassin*, il est situé en avant du sacrum, en arrière du plexus sacré et des vaisseaux hypogastriques.

2° *Hors du bassin*, il est situé au-dessous du grand fessier, en arrière de l'os coxal et de la capsule fibreuse de l'articulation coxofémorale. Entre son bord supérieur et la partie supérieure de la grande échancrure sciatique sortent les vaisseaux et nerf fessiers. Au-dessous de lui, on voit sortir du bassin le grand nerf sciatique, l'artère ischiatique, les vaisseaux et nerf honteux internes.

Il est intermédiaire au moyen fessier, qui est au-dessus, et au jumeau supérieur, qui est situé plus bas.

Action. — Rotateur de la cuisse en dehors. Lorsque sa contraction est énergique, il concourt aussi à l'extension et à l'abduction du membre abdominal. Quand il prend son point fixe sur le fémur, il imprime au tronc un mouvement de rotation en vertu duquel la face antérieure est portée du côté opposé.

V. — JUMEAU SUPÉRIEUR.

Petit muscle horizontal et vermiforme. Il s'insère, en dedans, sur la face externe de l'épine sciatique; en dehors, au fond de la cavité digitale, où il se confond avec le pyramidal, le jumeau inférieur et les obturateurs, qui s'insèrent dans cette cavité par un faisceau unique.

Rapports. — Ce muscle est en rapport, en avant, avec l'articulation; en arrière, avec le grand fessier, dont il est séparé par le grand nerf sciatique, le petit nerf sciatique et les vaisseaux ischiatiques. Il est situé au-dessous du pyramidal et au-dessus de l'obturateur interne.

Action. — Rotateur de la cuisse en dehors.

VI. — JUMEAU INFÉRIEUR.

Ce muscle s'insère, en dedans, à la partie supérieure et postérieure de l'ischion; en dehors, il se confond avec le jumeau supérieur, les deux obturateurs et le pyramidal, qui s'insèrent avec lui au fond de la cavité digitale. Ce muscle a le même volume, la même forme, les mêmes rapports et la même action que le muscle précédent. Vers son extrémité externe, il se confond avec lui et forme une gouttière dans laquelle est situé le tendon de l'obturateur interne.

VII. — OBTURATEUR INTERNE.

L'obturateur interne occupe l'intérieur du bassin et la région de la fesse.

Dissection. — La portion fessière de ce muscle se prépare comme les muscles précédents, mais sa portion intra-pelvienne nécessite une coupe antéro-postérieure du bassin. Après cette coupe, il faut enlever le releveur de l'anus.

Il est préférable d'étudier les deux obturateurs après avoir enlevé les adducteurs et le pectiné, et détaché la moitié du bassin avec une portion du fémur, comme lorsqu'on veut préparer l'articulation coxo-fémorale.

Insertions. — 1° *Fixe*. Ce muscle s'insère à la face interne de la membrane obturatrice, autour du trou obturateur. 2° *Mobile*. L'insertion mobile se fait au fond de la cavité digitale, où elle se confond avec les tendons des muscles voisins.

Ses fibres se dirigent en arrière, vers l'échancrure qui sépare l'ischion de l'épine sciatique. Elles forment un faisceau qui glisse dans cette échancrure, convertie en trou par les grand et petit ligaments sacro-sciatiques.

Rapports. — 1° Dans le bassin, il recouvre la membrane obturatrice et le pourtour du trou obturateur; il est recouvert par l'aponévrose pelvienne, le muscle releveur de l'anus et l'artère honteuse interne, qui lui est accolée. Il forme la paroi externe du creux ischio-rectal. Il est perforé, à sa partie supérieure, par les vaisseaux et nerf obturateurs, qui sortent du bassin.

2° A son point de réflexion, il est séparé de l'ischion par une bourse séreuse. Il passe, avec les vaisseaux et nerf honteux internes, dans le trou que lui constituent les deux ligaments sacro-sciatiques. Au moment où ce muscle se réfléchit sur la poulie qui lui forme la petite échancrure sciatique, on voit son tendon s'épanouir sur sa face profonde jusque dans sa portion pelvienne. Ce tendon semble plissé, et présente à sa face profonde des stries étendues transversalement.

3° Dans la fesse, il se place dans la gouttière que lui forment les deux muscles jumeaux, et affecte les mêmes rapports que ces muscles.

Action. — Comme les précédents, il est rotateur de la cuisse en dehors, et quand il prend son point fixe sur le fémur, il est encore rotateur du tronc. Ce muscle est doué d'une grande force, car il est pourvu d'un grand nombre de fibres. Nous trouvons encore ici un exemple de muscle réfléchi, et nous voyons que son action est la même que si son insertion fixe était à l'ischion.

VIII. — Obturateur externe (fig. 83).

Muscle pyriforme, qui contourne en arrière et en bas l'articulation coxo-fémorale. Il se comporte, au-dessous et en arrière du fémur, comme le psoas-iliaque en avant.

Insertions. — 1° *Fixe*. Ce muscle s'insère à la face externe de la membrane obturatrice et autour du trou obturateur. Ses fibres se dirigent et convergent en bas, en arrière et en dehors,

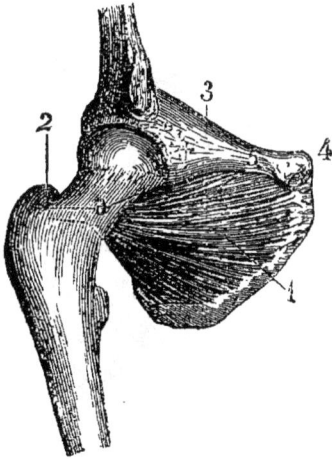

Fig. 83. — Obturateur externe (côté droit).

1. Insertion fixe de l'obturateur externe. — 2. Grand trochanter. — 3. Eminence iliopectinée.— 4. Angle du pubis.— 5. Branche horizontale du pubis. — 6. Tendon ponctué de l'obturateur externe, passant en arrière du col du fémur.

en contournant le col du fémur, pour se terminer par un tendon arrondi. 2° *Mobile*. Son insertion mobile se fait dans la cavité digitale du grand trochanter, en arrière des cinq muscles précédents, avec les tendons desquels il se confond.

L'insertion mobile des muscles petit fessier, pyramidal, jumeau supérieur, obturateur interne, jumeau inférieur et obturateur externe, forme une couronne tendineuse qui embrasse la partie supérieure et postérieure du col du fémur, dans la cavité digitale, au niveau du point où la capsule fibreuse de l'articulation fait défaut.

Rapports. — 1° Dans sa moitié interne, ce muscle recouvre la membrane obturatrice et le pourtour du trou obturateur. Il est recouvert par le pectiné et les trois adducteurs, qui l'entourent. Le pectiné est placé au-devant de lui, le premier et le second adducteurs sont situés en dedans, le troisième adducteur au-dessous. 2° Dans sa moitié externe, il est en contact avec la partie infé-

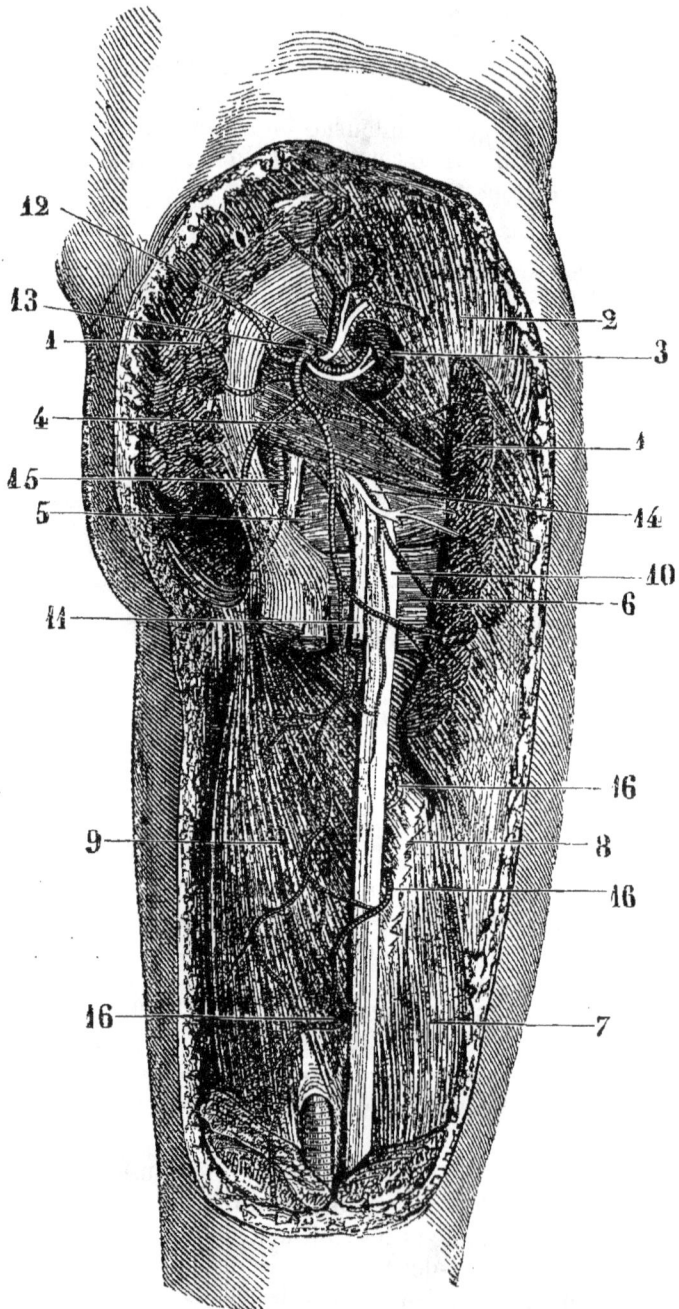

FIG. 84. — Région de la fesse. (Muscles, vaisseaux et nerfs.)

1, 1. Grand fessier. — 2. Moyen fessier. — 3. Echancrure faite sur le moyen fessier pour montrer les vaisseaux et nerfs fessiers. — 4. Pyramidal. — 5. Jumeaux et tendon de l'obturateur interne. — 6. Carré crural. — 7. Courte portion du biceps. — 8. Bord postérieur du fémur. — 9ª Grand adducteur. — 10. Nerf grand sciatique. — 11. Nerf petit sciatique. — 12. Nerf fessier supérieur. — 13. Artère fessière. — 14. Artère ischiatique. — 15. Artère honteuse interne. — 16, 16, 16. Artères perforantes.

rieure et postérieure de la capsule fibreuse de l'articulation. Il est recouvert à ce niveau par le carré crural.

Action. — Rotateur de la cuisse en dehors.

IX. — CARRÉ CRURAL (fig. 82 et 84).

Petit muscle quadrilatère, situé en arrière de l'articulation coxo-fémorale.

Insertions. — 1º *Fixe.* A la lèvre externe de la tubérosité de l'ischion. 2º *Mobile.* Sur le bord postérieur du grand trochanter et sur la ligne qui prolonge ce bord vers le petit trochanter. Ses fibres se portent parallèlement en dehors.

Rapports. — En avant de ce muscle, on trouve l'obturateur externe et l'articulation ; en arrière, le grand fessier, dont il est séparé par le grand nerf sciatique, le petit nerf sciatique, les vaisseaux ischiatiques ; en haut, le jumeau inférieur ; en bas, le grand adducteur. Il est situé sur le même plan que ces deux muscles.

Action. — Rotateur de la cuisse en dehors.

Vaisseaux et nerfs des muscles de la fesse.

Les *artères* sont fournies par la fessière, l'ischiatique, la honteuse interne, l'obturatrice et les circonflexes. Les *nerfs* viennent du plexus sacré, excepté ceux de l'obturateur externe, qui sont fournis par le nerf obturateur. Les nerfs du grand fessier viennent du fessier inférieur ou petit sciatique. Ceux du moyen et du petit fessier sont fournis par le nerf fessier supérieur. Les autres muscles reçoivent du plexus sacré des rameaux qui portent les noms des muscles auxquels ils se rendent.

§ 2. — **Muscles de la cuisse**.

RÉGION ANTÉRIEURE : 3. — Couturier, droit antérieur du triceps, tenseur de la synoviale du genou.

RÉGION POSTÉRIEURE : 3. — Biceps, demi-tendineux, demi-membraneux.

RÉGION EXTERNE : 2. — Tenseur du fascia lata, vaste externe du triceps.

Région interne : 6. — Vaste interne du triceps, droit interne, pectiné, premier, deuxième et troisième adducteurs.

Considérations générales.

La division de la cuisse en quatre régions est parfaitement justifiée, surtout pour la région interne et la région postérieure.

Il est à remarquer que les trois muscles de la région postérieure se confondent en haut à l'ischion, qu'ils sont contenus dans une même gaine aponévrotique, et qu'en s'écartant en bas, ils forment les côtés supérieurs du *creux poplité*.

Tous les muscles adducteurs, y compris le pectiné, s'insèrent en haut tout autour des insertions fixes de l'obturateur externe, qu'ils semblent protéger ; ils viennent tous aussi en bas, en formant deux plans minces et superposés, s'insérer à la ligne âpre du fémur et à ses deux branches de bifurcation internes, supérieure et inférieure.

Trois muscles de la cuisse se réunissent à la partie supérieure de la face interne du tibia, où ils s'insèrent en s'épanouissant et se superposant pour former la *patte d'oie*. Ce sont : le couturier, de la région antérieure ; le droit interne, de la région interne, et le demi-tendineux, de la région postérieure (fig. 88).

Région antérieure.

Dissection. — Pour préparer les muscles de la région antérieure de la cuisse, il faut, après avoir placé un billot sous le bassin du sujet, faire une incision oblique, 1, dans toute l'étendue de l'arcade crurale, et une autre horizontale, 2, à 4 centimètres *au-dessous de la tubérosité antérieure du tibia*. On réunit ces deux incisions par une troisième, longue et verticale, 1-2, passant sur le milieu de la cuisse et sur la rotule.

On dissèque les deux lambeaux, 3, 4, en dedans et en dehors, en conservant le tissu sous-cutané, dans lequel on étudie les nerfs superficiels, *fémoro-cutané* et *branches perforantes du crural ;* les veines superficielles, *saphène interne, sous-cutanée abdominale* et *honteuses externes ;* enfin les nombreux *ganglions* du triangle de Scarpa. Il

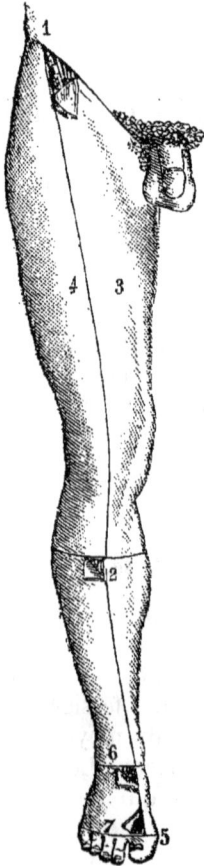

FIG. 85. — Dissection des muscles de la cuisse.

1. Incision oblique le long de l'arcade crurale. — 2. Incision horizontale à 4 centimètres au-dessous de la tubérosité antérieure du tibia. — 1-2. Incision verticale. — 3, 4. Les deux lambeaux.

faut disséquer avec précaution les ganglions, en dedans de la veine fémorale, pour éviter d'enlever le *fascia cribriformis*.

Pour enlever *l'aponévrose*, il est préférable de commencer au niveau du couturier. Du côté interne, il faut découvrir les vaisseaux fémoraux et les adducteurs ; du côté externe, il faut *s'arrêter au tendon du tenseur du fascia lata*, parce que ce tendon est confondu avec l'aponévrose.

On peut, dans la même préparation, étudier la région du canal crural.

L'aponévrose enlevée, on voit le *couturier* dans toute son étendue. Il est inutile de diviser ce muscle lorsqu'on l'a étudié, car il peut être facilement déjeté en dedans ou en dehors.

Le *droit antérieur* se trouve préparé en même temps.

Quant au *tenseur de la synoviale*, il sera étudié avec le vaste interne, dont il fait partie.

I. — COUTURIER.

Le couturier est le plus long de tous les muscles.

Insertions. — 1° *Fixe*. La partie fixe de ce muscle s'insère au sommet de l'épine iliaque antérieure et supérieure. 2° *Mobile*. Son extrémité mobile s'insère à la partie supérieure de la face interne du tibia. Là, son tendon s'épanouit sous la peau et recouvre ceux du droit interne et du demi-tendineux, avec lesquels il constitue la *patte d'oie;* puis il se termine à la crête du tibia.

Au moment où les trois tendons de la patte d'oie s'épanouissent et se superposent, on voit partir de leur bord postérieur et inférieur des fibres tendineuses très nombreuses, qui se confondent en s'entre-croisant avec celles de l'aponévrose jambière (fig. 88).

Ses fibres se dirigent en bas et en dedans, croisent obliquement la face antérieure de la cuisse, et se portent derrière le condyle interne du fémur, pour se terminer ensuite par un tendon aplati.

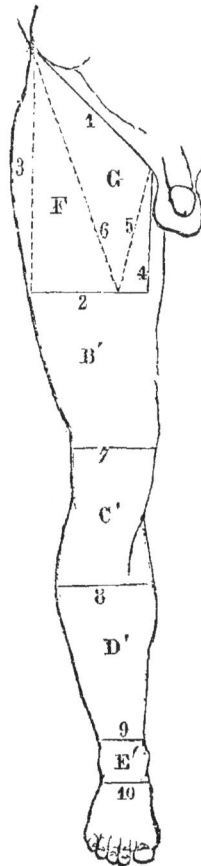

Fig. 86. — Régions du membre inférieur.

1, 2, 3, 4. Limites de la région inguino-crurale. — 5, 6. Les deux incisions latérales limitant le triangle de Scarpa, G, B', C', D', E'. Régions de la cuisse, du genou, de la jambe et du cou-de-pied. — 7, 8, 9, 10. Incisions limitant ces région.

Rapports. — Dans toute son étendue, ce muscle est contenu dans un dédoublement de l'aponévrose fémorale, et il est recouvert par la peau. Par sa face profonde, il est en rapport avec l'artère fémorale, qu'il croise et dont il est le *muscle satellite*. La veine saphène interne longe son bord postérieur jusqu'au moment où elle se jette dans la veine fémorale. Il forme le bord externe du triangle de Scarpa, dont les deux autres côtés sont formés par l'arcade crurale et le premier adducteur. Il recouvre, de haut en bas, la partie supérieure du droit antérieur, le psoas-iliaque, le premier adducteur et le vaste interne. Il se porte à la partie interne du genou. Il contourne la partie postérieure du condyle interne du fémur et de la tubérosité interne du tibia. Au niveau des tendons épanouis de la patte d'oie, le tendon du couturier recouvre ceux du droit antérieur et du demi-tendineux, dont il est séparé par une séreuse tendineuse vésiculaire.

Action. — Il est fléchisseur de la jambe sur la cuisse, fléchisseur de la cuisse sur le bassin, rotateur de la cuisse en dehors. Selon Duchenne, il est un peu rotateur de la jambe en dedans, lorsque le genou est fléchi. Il n'est point abducteur, comme on l'a dit. Pendant leur contraction, les muscles de la patte d'oie tendent l'aponévrose jambière dans sa portion postérieure et interne.

II. — DROIT ANTÉRIEUR [triceps] (fig. 87).

Ce muscle constitue la longue portion du triceps crural. Il est fusiforme, très épais à la partie moyenne.

Insertions. — 1° *Fixes*. Son extrémité fixe s'insère par un *tendon direct*, volumineux et arrondi, à l'épine iliaque antérieure et inférieure, et par un *tendon réfléchi*, mince et membraneux, à la gouttière sus-cotyloïdienne. 2° *Mobile*. Son extrémité mobile s'insère par un tendon épais, aplati d'avant en arrière, à la base de la rotule. Quelques-unes de ses fibres descendent le long de la face antérieure de la rotule, pour se continuer avec le tendon rotulien jusqu'à la moitié inférieure de la tubérosité antérieure du tibia.

Ses fibres se dirigent verticalement en bas, et les fibres tendineuses s'épanouissent sur la face antérieure de la portion charnue ; celles du tendon inférieur s'épanouissent sur sa face postérieure.

Rapports. — Il est recouvert par la peau et l'aponévrose, et croisé obliquement par le couturier. A sa partie supérieure, le psoas-iliaque est placé en dedans de lui ; il est situé en avant du

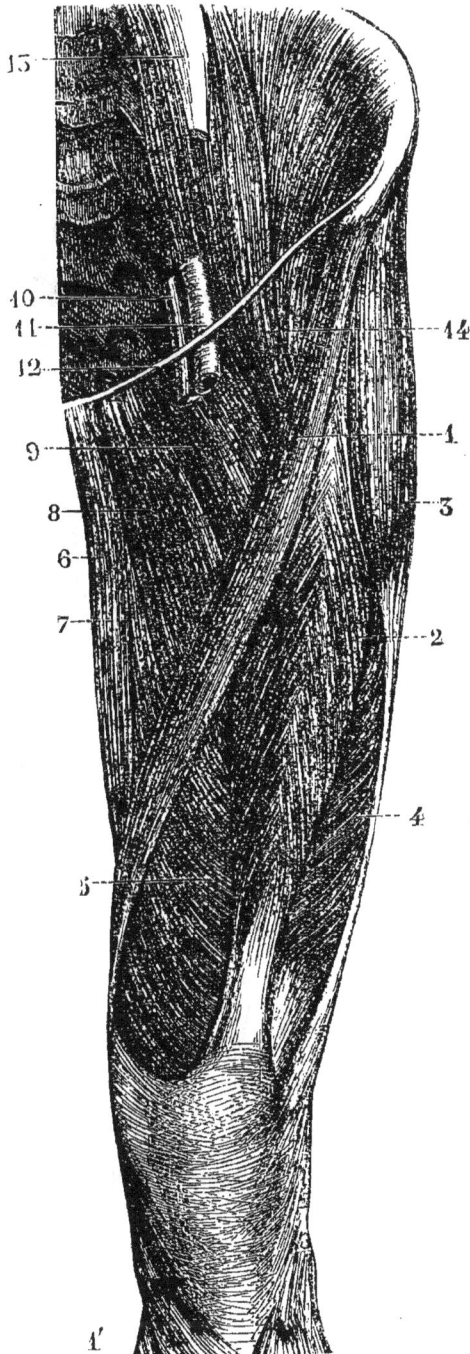

FIG. 87. — Muscles de la région antérieure de la cuisse (côté gauche).

1. Couturier. — 1'. Tendon du couturier à la patte d'oie. —2. Droit antérieur. — 3. Tenseur du fascia lata. — 4. Vaste externe.— 5. Vaste interne — 6. Droit interne. — 7. Troisième adducteur. — 8. Premier adducteur. — 9. Pectiné. — 10. Veine iliaque externe.— 11. Artère iliaque externe —12. Arcade crurale. — 13. Psoas. — 14. Psoas-iliaque.

vaste interne, et, par les bords de son tendon inférieur, il reçoit l'insertion d'un certain nombre de fibres musculaires du vaste interne et du vaste externe.

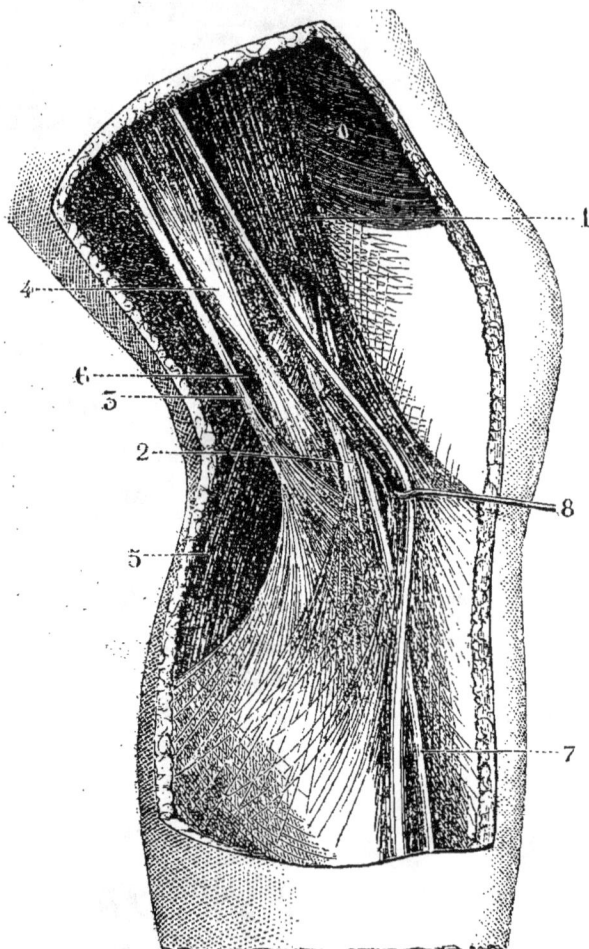

FIG. 88. — Patte d'oie (jambe gauche).

1. Partie inférieure du couturier, échancrée à son bord postérieur pour laisser voir le nerf saphène interne et le tendon du droit interne. — 2. Tendon du droit interne. — 3. Tendon du demi-tendineux. — 4. Tendon du demi-membraneux. — 5. Jumeau interne. — 6. Bourse séreuse commune au jumeau interne et au demi-membraneux. — 7. Nerf saphène interne. — 8. Veine saphène interne, portée un peu en avant par un crochet.

Action. — Ce muscle est extenseur de la jambe sur la cuisse, fléchisseur de la cuisse sur le bassin.

III. — TENSEUR DE LA SYNOVIALE DU GENOU.

On donne improprement le nom de muscle à un petit faisceau musculaire très profondément situé, qui naît de la face profonde du vaste interne, glisse le long de la face antérieure du fémur, et va s'insérer au prolongement que la synoviale du genou envoie entre le droit antérieur et le fémur. Il a pour but de tirer en haut cette portion de synoviale et d'empêcher son pincement pendant les mouvements de l'articulation.

Ce faisceau varie considérablement: le plus souvent, il est constitué par quelques fibres isolées qui se détachent de la face profonde du vaste interne, pour s'insérer irrégulièrement sur le cul-de-sac sous-tricipital de la synoviale.

Vaisseaux et nerfs.

Les muscles de la région antérieure de la cuisse sont animés par le *nerf crural*. Les *artères* qu'ils reçoivent viennent de la fémorale sous le nom d'artère musculaire superficielle.

Région postérieure.

Dissection. — On prépare les muscles postérieurs de la cuisse après avoir étudié ceux de la région fessière. Dans ce cas, on prolonge l'incision verticale et on fait l'incision horizontale inférieure. Si ces derniers n'ont pas été étudiés, on place la cuisse sur un billot, afin que la jambe, par son propre poids, mette le genou dans l'extension et tende les muscles postérieurs de la cuisse.

On fait ensuite une incision horizontale, 4, au niveau de la crête iliaque. Une autre incision horizontale, 8-8, est faite à quelques centimètres au-dessous du genou. Ces deux incisions sont réunies par une troisième verticale, 4-7.

Il faut disséquer les deux lambeaux de peau, en conservant le tissu cellulaire sous-cutané, dans lequel on trouvera les nombreuses ramifications que le *nerf petit sciatique* fournit à la peau, après s'être dégagé du bord inférieur du grand fessier.

Ensuite, on relève le grand fessier en détachant ses insertions au fémur; les muscles postérieurs de la cuisse sont découverts. Pour étudier leurs rapports, nous conseillons aux élèves d'enlever avec un trait de scie la portion d'ischion qui donne attache à ces trois muscles; on peut ainsi les replacer et les soulever à volonté.

I. — BICEPS (fig. 90).

Muscle bifide supérieurement, simple inférieurement.

Insertions. — 1° *Fixes*. L'extrémité supérieure s'insère par sa longue portion à la partie postérieure de la tubérosité de l'ischion, en se confondant avec le demi-tendineux ; et par sa courte portion, dans une étendue assez considérable, sur la partie inférieure de l'interstice de la ligne âpre du fémur, sur la branche de bifurcation inférieure et externe de cette ligne, et sur la cloison aponévrotique qui la sépare du vaste externe.

Toutes les fibres, dirigées de haut en bas et de dedans en dehors, convergent vers un tendon épanoui à la face postérieure du muscle.

2° *Mobile*. Le biceps s'insère, par son point mobile, à l'apophyse styloïde du péroné, qu'il embrasse en dehors et en arrière de l'insertion du ligament latéral externe du genou.

Au moment où ce tendon s'insère sur le péroné, il fournit par son bord postérieur une grande quantité de fibres, qui se confondent avec l'aponévrose de la face postérieure de la jambe, en décrivant des courbes à concavité interne et supérieure dans la partie correspondant au jumeau externe.

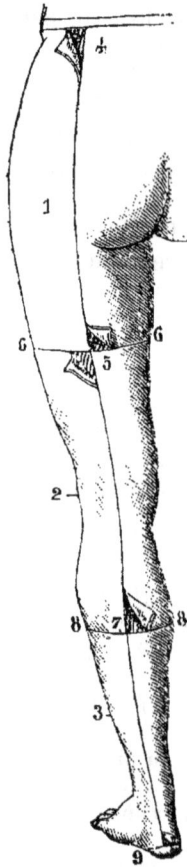

FIG. 89. — **Dissection des muscles postérieurs de la cuisse.**

4. Incision horizontale supérieure au niveau de la crête iliaque. — 8-8. Incision horizontale inférieure. — 4-7. Incision verticale.

Rapports. — 1° La longue portion est recouverte en haut par le grand fessier, et dans ses trois quarts inférieurs par l'aponévrose et la peau ; elle recouvre le grand adducteur, le grand nerf sciatique, qui la croise, et le bord postérieur du fémur. En dehors, elle est en rapport avec l'aponévrose et la peau, et en dedans avec le demi-tendineux, dont elle se sépare en bas.

2° La courte portion occupe le tiers inférieur de la cuisse et se réunit à la longue portion. Elle est située derrière le vaste externe du triceps, dont elle est séparée par la cloison aponévrotique externe, qui lui fournit des insertions, en dehors du demi-tendineux ; elle est recouverte par l'aponévrose et la peau au niveau de sa face externe.

3° Au moment où il s'insère sur le péroné, le biceps glisse derrière le ligament externe de l'articulation du genou, en arrière et en dehors du condyle externe du fémur, dont il est séparé par une séreuse.

Action. — Fléchisseur de la jambe sur la cuisse, extenseur de la cuisse sur le bassin. Il est rotateur de la jambe en dehors lorsque celle-ci est dans la demi-flexion. Lorsqu'il se contracte, il détermine la tension de l'aponévrose jambière à la face postérieure de la jambe.

II. — DEMI-TENDINEUX (fig. 88 et 91).

Muscle allongé, situé sur le côté postérieur et interne de la cuisse.

Insertions. — 1° *Fixe.* Ce muscle s'insère à la tubérosité de l'ischion, où il se confond avec la longue portion du biceps.

2° *Mobile.* Son tendon inférieur, très grêle, recouvrant à peine le cinquième de la surface du demi-membraneux, s'insère à la partie supérieure de la face interne du tibia et à la tubérosité antérieure de cet os. Il concourt à la formation de la patte d'oie, et fournit, de même que le couturier et le droit interne, des fibres tendineuses qui se confondent avec celles de l'aponévrose jambière.

Ses fibres sont dirigées verticalement en bas; au niveau du genou, elles décrivent des courbes à concavité antérieure, qui embrassent le condyle interne du fémur et la tubérosité interne du tibia.

Rapports. — Dans les trois quarts supérieurs, il recouvre le demi-membraneux : il est recouvert par le grand fessier en haut, l'aponévrose et la peau en bas; il est en rapport en dedans avec l'aponévrose et la peau, et en dehors avec le biceps, dont il se sépare à la partie inférieure.

Au niveau du genou, le demi-tendineux forme un tendon arrondi, qui glisse en arrière du condyle interne du fémur dans une gaine fibreuse, au moyen d'une séreuse; il se porte ensuite obliquement en bas et en avant en s'épanouissant à la partie supérieure de la face interne du tibia, où il est recouvert par le

tendon du couturier, dont le sépare une séreuse tendineuse vésiculaire. Le tendon du droit interne est placé plus bas et semble le
continuer.

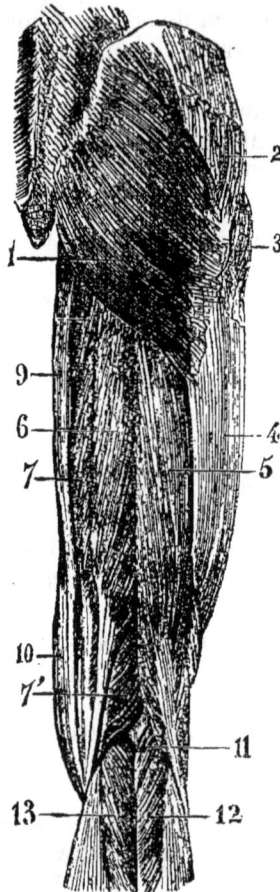

Fig. 90. — Muscles de la région postérieure de la cuisse (côté droit).

1. Grand fessier. — 2. Moyen fessier. — 3. Tenseur du fascia lata. — 4. Aponévrose fémorale
recouvrant le vaste externe. — 5. Biceps. —
6. Demi-tendineux. — 7. Demi-membraneux. —
7'. Sa portion inférieure charnue dans le creux
poplité. — 9. Droit interne. — 10. Vaste interne.
— 11. Plantaire grêle. — 12. Jumeau externe. —
13. Jumeau interne.

Action. — Fléchisseur
de la jambe, extenseur de
la cuisse. Il est rotateur
de la jambe en dedans
lorsque celle-ci est dans
la demi-flexion.

III. — DEMI-MEMBRANEUX.

Muscle long, situé au-
dessous du précédent.

Insertions. — 1° *Fixe*.
Ce muscle s'insère à la
tubérosité de l'ischion,
au-dessous et en avant du
demi-tendineux et du bi-
ceps, par un tendon aplati
et mince qui occupe le
tiers supérieur de la longueur du muscle, et qui
s'épanouit sur la face
postérieure des fibres
charnues.

2° *Mobiles*. Il s'insère
en bas par un tendon ar-
rondi, qui prend nais-
sance sur la face posté-
rieure du muscle, à la
partie postérieure de la
tubérosité interne du ti-
bia, où il se divise en trois
faisceaux : un inférieur,
qui se fixe à la partie inférieure et postérieure de
la même tubérosité ; un
interne, qui glisse dans la
gouttière horizontale de
la tubérosité, sous le ligament latéral interne du genou ; un
externe, qui se porte en haut, renforce le ligament postérieur

du genou, et s'insère en arrière et au-dessus du condyle externe du fémur.

Dans ses deux tiers inférieurs, ce muscle est très épais et charnu. Il a une direction verticale.

Rapports. — Recouvert par le demi-tendineux, il recouvre le grand adducteur. Il est en rapport, en dedans, avec l'aponévrose et la peau ; en dehors, avec la longue portion du biceps. En bas, il forme avec le demi-tendineux le côté interne et supérieur du creux poplité. Là, il recouvre les vaisseaux poplités. Son tendon, situé en dehors de celui du demi-tendineux, glisse derrière le condyle interne du fémur, au moyen d'une séreuse qui est souvent commune à ce muscle et au jumeau interne, et se place en dedans du jumeau interne.

Action. — Fléchisseur de la jambe, extenseur de la cuisse.

Vaisseaux et nerfs.

Les muscles de la région postérieure de la cuisse reçoivent l'artère ischiatique de l'hypogastrique, et les perforantes de la fémorale profonde.

Ils sont animés par le grand nerf sciatique.

Région externe.

Dissection. — Lorsqu'on a étudié les régions antérieure et postérieure, la région externe se trouve préparée. Veut-on faire une préparation isolée des muscles externes ? On fait une incision verticale, étendue de l'épine iliaque supérieure au tiers supérieur du tibia, et réunissant deux incisions horizontales de peu d'étendue. On renverse les deux lambeaux de peau avec le tissu cellulaire sous-cutané, et l'aponévrose est mise à nu. L'aponévrose ne sera pas enlevée, car le tendon du tenseur du fascia lata s'entrecroise avec les fibres de l'aponévrose fémorale. On commence par étudier la portion supérieure ou charnue de ce muscle ; on fait ensuite une incision sur l'un des bords de son tendon, et l'on prépare le vaste externe, en portant l'aponévrose d'un côté et le tendon de l'autre.

I. — TENSEUR DU FASCIA LATA (fig. 90).

Muscle allongé, charnu dans son cinquième supérieur, aponévrotique dans ses quatre cinquièmes inférieurs.

Insertions. — 1° *Fixe*. Ce muscle s'insère à la lèvre externe de l'épine iliaque antérieure et supérieure, et un peu à la crête iliaque.

2° *Mobile*. Son point d'insertion mobile est le tubercule du jambier antérieur, sur la tubérosité externe du tibia par la plus grande partie de ses fibres.

Vers la partie inférieure de ce tendon, on voit se détacher de son bord antérieur une certaine quantité de fibres. Ces fibres se portent au-dessous de la rotule, et concourent à former la capsule fibreuse qui entoure l'articulation du genou ; elles décrivent des courbes à concavité antérieure, embrassant le bord externe de la rotule. Il résulte de cette disposition de l'insertion inférieure du muscle tenseur du fascia lata, que le tendon de ce muscle s'épanouit sur le côté externe du genou, en formant une membrane triangulaire très résistante.

Ce muscle se dirige verticalement en bas et un peu en arrière.

Rapports. — Recouvert dans toute son étendue par la peau, le tenseur du fascia lata recouvre le moyen fessier et le vaste externe.

Son tendon est aplati et épais ; il est contenu entre deux feuillets de l'aponévrose fémorale, auxquels il adhère, sans confondre complètement ses fibres avec celles de l'aponévrose.

Action. — Extenseur de la jambe, il concourt à la flexion et à l'abduction de la cuisse. Il s'oppose, en outre, aux déplacements du vaste externe.

Lorsque la jambe est dans l'extension, les fibres courbes articulaires de la partie inférieure du muscle sont relâchées, tandis qu'elles sont tendues pendant la flexion. Elles protègent la partie externe de l'articulation en formant sur elle une paroi rigide.

II. — Vaste externe [triceps] (fig. 90).

Portion externe du triceps fémoral. Ce muscle est épais, et forme presque à lui seul la région externe de la cuisse.

Insertions. — 1° *Fixe.* Le vaste externe prend son point fixe au bord inférieur et au bord antérieur du grand trochanter, à la lèvre externe de la ligne âpre, à la face externe du fémur dans presque toute son étendue, et à la cloison aponévrotique qui le sépare du biceps.

2° *Mobile.* Son point d'insertion mobile se fait au bord externe de la rotule et au bord externe du tendon du droit antérieur.

Rapports. — Le vaste externe est en rapport : en avant, avec le droit antérieur, la peau et l'aponévrose ; en arrière, avec le biceps ; en dedans, avec le fémur et le vaste interne ; en dehors, avec le tenseur du fascia lata, la peau et l'aponévrose.

Action. — Il est extenseur de la jambe. En raison de son obliquité, il tend à faire disparaître l'angle que forme le tendon rotulien avec le droit antérieur, et à luxer ainsi la rotule en dehors.

Vaisseaux et nerfs.

Le tenseur du fascia lata reçoit des branches terminales de la *fessière* et un rameau du *nerf fessier supérieur*. Le vaste externe est animé par le *crural*, et il reçoit des branches des *perforantes*, des *circonflexes*, et principalement de la *musculaire superficielle*.

Région interne.

Dissection. — Après la dissection des régions antérieure et postérieure, les muscles de la région interne sont mis à découvert. Ils constituent une masse charnue, étendue de la partie latérale et antérieure du petit bassin à la partie interne et postérieure du fémur. Lorsqu'on veut faire de ces muscles internes une préparation spéciale, on place le bassin sur un billot, et l'on écarte le membre sur lequel on veut disséquer. On fait les mêmes incisions que pour la région antérieure. Ensuite, on rejette le couturier en dehors, pour découvrir le *vaste interne*.

En soulevant ce dernier et en le portant en avant, on voit une *gouttière* située entre ce muscle et les adducteurs, et *contenant les vaisseaux fémoraux*. Au fond de cette gouttière se trouvent trois muscles, échelonnés de haut en bas : le plus supérieur est le *pectiné* ; le second est le *premier adducteur* ; enfin le plus inférieur est le *troisième adducteur*, vu dans sa partie inférieure seulement.

En enlevant le pectiné et le premier adducteur, on met à découvert l'*obturateur externe*, l'*artère obturatrice*, le *nerf obturateur*, le second *adducteur* et l'*artère fémorale profonde*.

I. — Vaste interne (triceps).

Le vaste interne forme la portion interne du triceps. Ce muscle a des insertions fixes très multipliées sur le fémur.

Insertions. — 1° *Fixe*. Il s'insère : à la lèvre interne de la ligne âpre, dans toute son étendue, et sur la ligne rugueuse qui prolonge cette lèvre jusqu'au col du fémur; à la face interne, à la face antérieure, au bord externe et à une portion de la face externe du fémur. Ces insertions se continuent sur presque toute l'étendue du fémur. 2° *Mobile*. L'insertion mobile se fait au bord interne de la rotule, au bord interne du tendon du droit antérieur, et par quelques faisceaux isolés à la tubérosité antérieure du tibia.

Ces fibres convergent vers la partie interne du genou; la plus grande partie se porte sur le tendon du droit antérieur. Un bon nombre s'insèrent sur le bord interne de la rotule par des fibres tendineuses. Enfin, les plus inférieures se portent au-dessous de la rotule, sur laquelle elles ne prennent aucune insertion, pour aller se fixer au tendon rotulien jusqu'à la tubérosité du tibia.

Rapports. — Ce muscle enveloppe presque complètement le fémur. Il est recouvert en dehors par le vaste externe, en avant par le droit antérieur et le couturier. Il est en rapport en dedans avec le droit interne et en arrière avec tous les adducteurs. Il forme avec ces muscles une gouttière dans laquelle sont contenues l'artère et la veine fémorales.

Action. — Il est extenseur de la jambe.

Triceps crural ou fémoral. — Autrefois, on décrivait au triceps trois portions : l'externe était le vaste externe, l'interne le vaste interne, et la moyenne, à laquelle on donnait le nom de crural, était la portion antérieure du vaste interne. On décrivait le droit antérieur séparément.

Cependant, comme ces muscles, ainsi que le droit antérieur, se confondent à leur insertion inférieure, et comme, d'autre part, il n'y a aucune ligne de démarcation entre le vaste interne et le crural, nous imiterons le professeur Cruveilhier en faisant rentrer dans le vaste interne le crural des anciens, et en décrivant le droit antérieur comme la portion moyenne du triceps.

Ce muscle est donc formé du vaste externe, du vaste interne et du droit antérieur, dont nous connaissons les insertions. Ces trois derniers se réunissent en bas, et s'insèrent à la base et aux deux bords de la rotule. Une grande partie de leurs fibres ne font qu'adhérer à la rotule et vont former le tendon rotulien, qui s'insère à la moitié inférieure de la tubérosité antérieure du tibia. Ce tendon, long de 5 à 6 centimètres, large de 1 centimètre 1/2, épais de 4 à 5 millimètres, est un peu oblique en bas et en dehors. Il est recouvert par la peau; il recouvre le paquet graisseux de l'articulation du genou et la tubérosité antérieure du tibia, dont il est séparé par une bourse séreuse.

La rotule peut être considérée comme un os sésamoïde développé dans l'épaisseur du tendon du triceps.

Action. — Ce muscle, dans son ensemble, est extenseur de la jambe. Il est doué d'une force considérable ; il peut, dans une contraction violente, fracturer la rotule.

II. — DROIT INTERNE (fig. 91).

Ce muscle est le plus superficiel et le plus interne de la région.

Dissection. — Si on voulait le préparer isolément, il suffirait d'enlever la peau sur le trajet d'une ligne étendue de la symphyse pubienne à la tubérosité antérieure du tibia, en passant en arrière du condyle interne du fémur. Lorsqu'on l'étudie en même temps que les autres muscles de la cuisse, ce qui est le cas le plus fréquent, on prolonge en dedans la dissection du lambeau interne, déjà disséqué pour les muscles antérieurs.

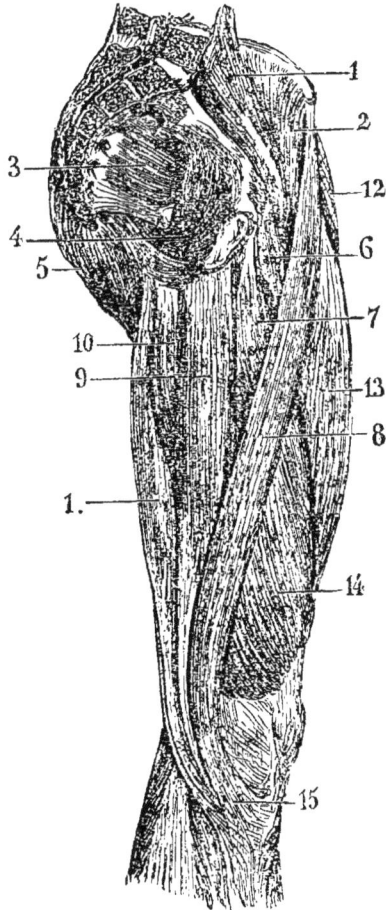

Fig. 91. — Muscles internes de la cuisse (côté gauche).

1. Psoas. — 2. Iliaque. — 3. Pyramidal. — 4. Obturateur interne. — 5. Grand fessier. — 6. Pectiné. — 7. Premier adducteur. — 8. Couturier. — 9. Droit interne. — 10. Grand adducteur. — 11 Demi-tendineux. — 12. Tenseur du fascia lata. — 13. Droit antérieur. — 14. Vaste interne. — 15. Patte d'oie.

Insertions. — 1° *Fixe*. Il s'insère sur le corps du pubis, entre la symphyse et le deuxième adducteur, par un tendon aplati dont l'insertion se fait d'avant en arrière. 2° *Mobile*. Son extrémité inférieure s'insère à la partie supérieure de la face interne du tibia et à la tubérosité antérieure de cet os. Il concourt à former la patte d'oie, et il envoie sur l'aponévrose jambière des fibres nombreuses qui partent du bord postérieur de son tendon épanoui (voyez *Couturier* et fig. 90).

Rapports. — 1° A la cuisse, sa face interne est recouverte par la peau. Sa face externe ou profonde recouvre le bord interne du grand adducteur ; à la partie supérieure, elle recouvre l'insertion du second adducteur. Son bord antérieur est recouvert par l'aponévrose et la peau dans la moitié supérieure ; mais dans sa moitié inférieure, il est en rapport avec le bord interne du couturier, qui l'accompagne jusqu'au tibia. Son bord postérieur, à sa partie supérieure, est séparé du demi-membraneux et du demi-tendineux par un espace triangulaire rempli par le grand adducteur. A sa partie inférieure, il est en rapport avec le demi-tendineux, qui l'accompagne aussi jusqu'au tibia.

2° Au genou, il glisse derrière le condyle interne du fémur dans une gaine fibreuse, et s'épanouit à la partie supérieure du tibia. Au niveau du genou, il est situé en arrière du couturier, en avant du demi-tendineux. Sur le tibia, il est recouvert par le couturier, et il est placé sur le même plan que le demi-tendineux, mais plus haut.

Action. — Ce muscle est fléchisseur de la jambe, adducteur de la cuisse. Il est rotateur de la jambe en dedans, lorsqu'elle est dans la demi-flexion. De plus, il tend l'aponévrose jambière sur sa face postérieure.

III. — PECTINÉ (fig. 92).

Dissection. — Pour préparer ce muscle, enlevez l'aponévrose du triangle de Scarpa, et rejetez en dehors les vaisseaux fémoraux à leur partie supérieure, ainsi que le couturier.

Insertions. — 1° *Fixe*. Le pectiné s'insère à la surface pectinéale, à la crête pectinéale et à l'épine du pubis. 2° *Mobile*. Il s'insère au fémur, sur la crête étendue du petit trochanter à la ligne âpre.

Les fibres se portent parallèlement en bas, en dehors et en arrière, et constituent un muscle aplati, ayant 8 à 10 centimètres de longueur, 4 à 5 de largeur et 1 d'épaisseur.

Rapports. — La *face antérieure* du pectiné est en rapport, de dedans en dehors, avec les lymphatiques fémoraux, la veine et l'artère fémorales. Elle forme la paroi postérieure du canal crural, dont elle est séparée par le feuillet profond de l'aponévrose fémorale. La *face postérieure* est en rapport avec le muscle obturateur externe, dont elle est séparée à sa partie supérieure et interne par les vaisseaux et par le nerf obturateurs. Plus bas, elle est en rapport avec la partie supérieure du grand adducteur. Son *bord interne* est parallèle au bord externe du premier adducteur, qu'il accompagne dans toute son étendue, de sorte que les deux muscles, situés sur le même plan, semblent n'en former qu'un seul. Son *bord externe* est parallèle au bord interne du psoas-iliaque, qui suit la même direction. Son extrémité supérieure forme le bord postérieur de l'anneau crural.

Action. — Le pectiné est adducteur. et rotateur du fémur en dehors.

IV. — PREMIER OU MOYEN ADDUCTEUR.

Les adducteurs sont au nombre de trois. Ces muscles, superposés, sont désignés, d'après leur position, sous le nom de premier, deuxième et troisième. Le premier est plus volumineux que le deuxième et moins que le troisième.

Dissection. — Lorsqu'on a enlevé les muscles postérieurs de la cuisse, la face postérieure du grand adducteur se trouve découverte. Pour préparer les muscles adducteurs par leur face antérieure, il faut enlever le couturier, le droit interne et le vaste interne. On voit alors les vaisseaux fémoraux

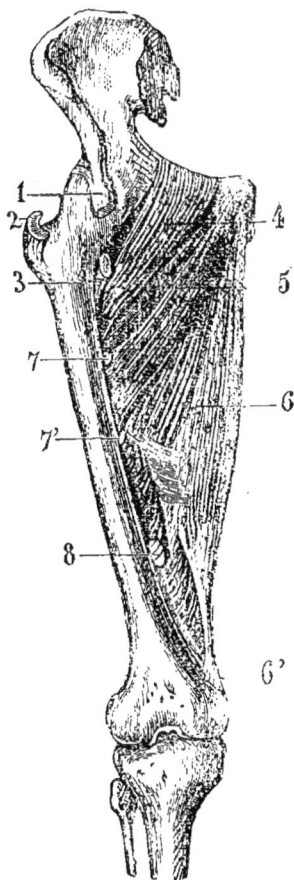

FIG. 92. — Muscles pectiné et adducteurs vus en avant (côté droit).

. Tendon du droit antérieur. — 2. Insertion du moyen fessier. — 3. Insertion du psoas-iliaque. — 4. Pectiné. — 5. Premier adducteur. — 6. Grand adducteur. — 6'. Insertion inférieure du tendon du grand adducteur. — 7, 7'. Petits orifices sur le point d'insertion du grand adducteur, pour le passage des artères perforantes. — 8. Anneau du grand adducteur.

recouvrant les adducteurs. Le premier est situé sur le même plan que le pectiné. Le deuxième est complètement recouvert par le premier, de sorte qu'il faut détacher celui-ci de haut en bas pour le découvrir. Les adducteurs sont remarquables par leur insertion fémorale, où ils se confondent pour s'insérer tous sur l'interstice de la ligne âpre.

Le premier adducteur est aplati, et présente la forme d'un triangle à sommet supérieur.

Insertions. — 1° *Fixe.* Il s'insère en haut, par un gros faisceau tendineux, à l'épine du pubis et à la partie supérieure du corps du pubis. 2° *Mobile.* Il prend ses insertions inférieures sur l'interstice de la ligne âpre, au-dessous du pectiné.

Le tendon de ce muscle s'épanouit sur sa face antérieure, et ses fibres se dirigent en bas, en arrière et en dehors.

Rapports. — La *face antérieure* du premier adducteur est en rapport, de haut en bas, avec l'aponévrose et la peau, les vaisseaux fémoraux et le vaste interne. Sa *face postérieure* recouvre, de haut en bas, l'obturateur externe, dont elle est séparée par les branches du nerf obturateur, le deuxième adducteur et une partie du troisième. Son *bord externe* accompagne le bord interne du pectiné. Son *bord interne* se sépare du droit interne en formant un angle dans lequel on trouve le grand adducteur. Le premier adducteur forme le bord interne du *triangle de Scarpa.*

Action. — Il est adducteur, et rotateur du fémur en dehors.

V. — DEUXIÈME OU PETIT ADDUCTEUR.

Muscle triangulaire et aplati, situé en arrière du précédent.

Dissection. — Pour obtenir une belle préparation de ce muscle et du grand adducteur, détachez avec la scie les insertions fixes du pectiné et du premier adducteur. Pour y parvenir, ce qui est très facile, sciez d'avant en arrière sur l'éminence ilio-pectinée jusqu'à une profondeur de 5 millimètres, et transversalement de la symphyse pubienne vers l'éminence ilio-pectinée, pour rejoindre le premier trait de scie. Dans cette préparation, la scie passe au milieu de la branche horizontale du pubis.

Insertions. — 1° *Fixe.* Il s'insère, en haut, sur le corps du pubis. Son insertion est située entre celle de l'obturateur externe, du droit interne, du premier et du troisième adducteurs. 2° *Mobile.* A sa partie inférieure, il s'insère sur l'interstice de la ligne âpre, immédiatement en arrière du précédent.

Ses fibres se dirigent de haut en bas et de dedans en dehors.

Rapports. — La *face antérieure* du deuxième adducteur est en rapport avec le premier adducteur, dont elle est séparée par le nerf obturateur. Sa *face postérieure* recouvre le grand adducteur. Son *bord externe* est en contact avec l'obturateur externe. Son *bord interne* est en rapport en haut avec le droit interne.

Quelquefois, ce muscle est placé sous la peau, dans une étendue de 2 à 3 centimètres, au niveau du pubis, entre le droit interne et le premier adducteur.

Action. — Il est adducteur.

VI. — TROISIÈME OU GRAND ADDUCTEUR.

Ce muscle, triangulaire, est très étendu; il occupe l'espace triangulaire situé entre l'ischion et toute l'étendue du fémur.

Insertions. — 1° *Fixe*. Ce muscle s'insère, en haut, à la face externe de la tubérosité et de la branche ascendante de l'ischion, par un gros faisceau charnu. 2° *Mobile*. Il s'insère, en bas, sur toute l'étendue de l'interstice de la ligne âpre du fémur, sur la branche inférieure et interne de bifurcation de la ligne âpre, et sur un tubercule situé à la partie postérieure, supérieure et interne du condyle interne du même os. L'insertion fémorale présente des arcades tendineuses qui limitent avec le fémur des ouvertures dans lesquelles passent les artères perforantes. Parmi ces ouvertures, il en existe une très volumineuse, qui laisse passer les vaisseaux fémoraux. Cette ouverture, appelée *anneau du grand adducteur*, est située à 8 centimètres environ au-dessus du condyle interne. Elle représente un vrai canal et non un anneau, canal limité en arrière par le grand adducteur, et en avant par une aponévrose étendue de ce muscle au vaste interne. La portion de muscle qui s'insère au condyle est un gros faisceau tendineux, dont on peut aisément sentir le relief sous la peau.

Rapports. — La *face antérieure* du grand adducteur est en rapport, de haut en bas, avec le deuxième adducteur, le premier adducteur et le vaste interne. Elle est en rapport, à sa partie externe, avec l'artère fémorale profonde, qui sépare ce muscle des deux autres adducteurs et qui s'épuise en perforantes; plus bas, entre le premier adducteur et l'anneau, elle est séparée du vaste interne par les vaisseaux fémoraux.

Sa *face postérieure* forme un large triangle, recouvert de dedans en dehors par le demi-membraneux et la longue portion du biceps, dont il est séparé par le grand nerf sciatique. Enfin, le grand fessier recouvre la partie supérieure de cette face.

Son *bord externe* ou supérieur est parallèle au bord inférieur du carré crural, qui paraît être la continuation du grand adducteur.

8*

Son *bord interne* est en rapport, de haut en bas, avec l'aponévrose et la peau, le droit interne qui le croise, et le couturier qui le recouvre à sa partie inférieure.

Action. — Il est adducteur et un peu rotateur du fémur en dehors.

Vaisseaux et nerfs.

Les muscles de la région interne reçoivent des branches des *artères musculaire superficielle, fémorale profonde* et *obturatrice*. Les nerfs sont fournis par le *crural*, qui anime le vaste interne, le pectiné et le premier adducteur, et par l'*obturateur*, qui se rend au droit interne et aux trois adducteurs. Le premier adducteur reçoit par conséquent des rameaux de deux sources.

§ 3. — Triangle de Scarpa.

Dissection. — Faites une incision oblique, 8, parallèle à l'arcade crurale ; une seconde incision, 7, oblique, vers le tiers inférieur de la cuisse. Soulevez le lambeau limité par ces deux incisions, et disséquez-le jusqu'à la ligne ponctuée, 9.

On donne ce nom à une région triangulaire située à la partie supérieure et antérieure de la cuisse, immédiatement au-dessous de l'arcade crurale.

Cette région est décrite par quelques auteurs sous les noms de *creux inguinal, triangle inguinal, pli de l'aine, région inguino-crurale*.

La forme de cette région est régulièrement arrondie lorsque le membre inférieur est dans l'extension ; cependant, elle s'aplatit légèrement à mesure qu'on se rapproche de l'arcade crurale. Dans la flexion, elle est un peu concave, par suite de la saillie des muscles qui en constituent les côtés.

Limites. — Cette région est limitée : en haut par l'arcade crurale, en dehors par le couturier, en dedans par le premier adducteur. Les épines pubienne et iliaque supérieure forment les angles latéraux de ce triangle. Son angle inférieur est formé par le point de réunion du couturier et du premier adducteur.

Division. — Le triangle de Scarpa est divisé en deux parties. La portion externe, occupée par le psoas-iliaque qui forme une saillie, est étendue de la moitié externe de l'arcade crurale jusqu'au petit trochanter : c'est ce que Richet appelle *canal iliaque*. En effet, le fascia iliaca forme un véritable canal dans lequel viennent se rendre les fibres du psoas-iliaque. La portion interne, qui contient les vaisseaux fémoraux, descend verticalement au-

dessous de l'anneau crural ; elle est située en dedans du psoas-
iliaque : Richet donne à cette partie le nom de *région fémorali-*
vasculaire.

Aire du triangle. — Lorsqu'on dissèque cette région, on constate que la
peau contracte quelques adhérences
à la partie interne ; toutefois, on peut
la séparer par la dissection.

Le *tissu cellulaire sous-cutané* est
chargé de graisse et renferme un grand
nombre de vaisseaux et de ganglions
lymphatiques superficiels. La présence
de ces ganglions donne à cette couche
une grande épaisseur ; c'est pour cette
raison que les battements de l'artère
fémorale ne sont pas très faciles à percevoir, malgré la position superficielle
de ce vaisseau. Au-dessous des ganglions et du tissu sous-cutané, on trouve
l'aponévrose fémorale.

L'*aponévrose fémorale* est étendue du
couturier au premier adducteur. Elle
s'insère en haut sur l'arcade crurale.
Entre ces trois bords du triangle, auxquels elle adhère, elle recouvre : en
dehors, le psoas-iliaque et son aponévrose propre ; en dedans, le pectiné ;
entre le psoas et le pectiné, l'artère fémorale, la veine fémorale et les lymphatiques fémoraux.

Cette aponévrose est tendue dans
l'extension de la cuisse ; elle se relâche
dans la flexion. De sa présence sur le
psoas-iliaque, il résulte que ce muscle
est séparé de la peau par deux feuillets aponévrotiques. Elle recouvre aussi
les vaisseaux fémoraux, et au niveau
des lymphatiques, elle est réduite à
une lame mince percée de trous : c'est

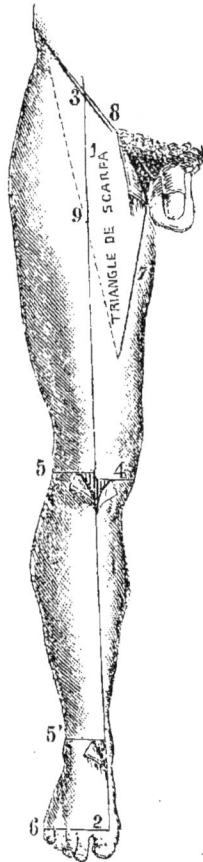

FIG. 93. — Dissection du
triangle de Scarpa.

7. Incision interne. — 8. Incision supérieure. — 9. Ligne
ponctuée indiquant la limite de
dissection du lambeau.

le *fascia cribriformis*, qui sera décrit plus loin. L'aponévrose fémorale envoie un feuillet qui s'insinue entre le pectiné et les
vaisseaux fémoraux, et qui forme la paroi postérieure du canal
crural, canal dans lequel sont contenus les vaisseaux lymphatiques fémoraux.

Les *muscles* du triangle de Scarpa sont au nombre de deux. Le psoas-iliaque occupe la moitié externe, où il forme un relief assez considérable se terminant par une pointe inférieure, entre le couturier et l'artère fémorale. Le pectiné est situé au côté interne.

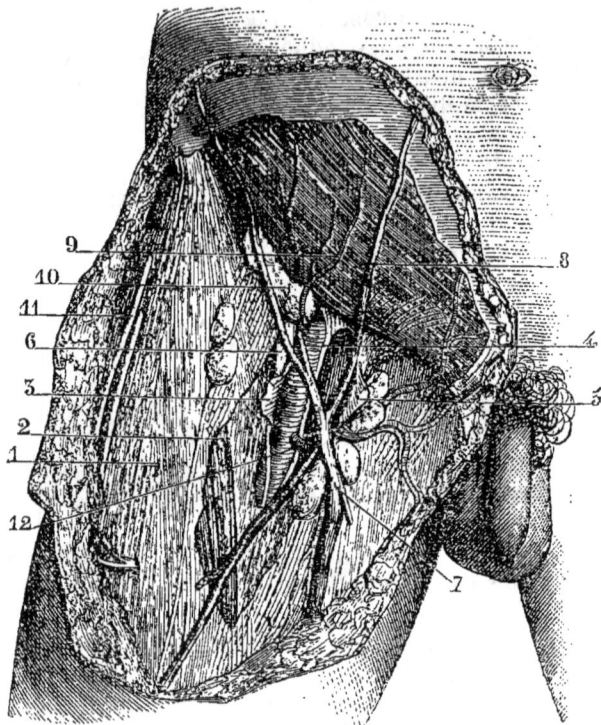

FIG. 94. — Triangle de Scarpa ; aponévrose et couche sous-cutanée.

1. Aponévrose fémorale. — 2. Bord interne du couturier, en dedans du bord disséqué de l'aponévrose. — 3. Portion d'aponévrose détachée au-devant de l'artère fémorale. — 4. Mince feuillet fibreux entre l'artère et la veine. — 5. Portion de l'aponévrose recouvrant la veine et déjetée en dedans. — 6. Saillie du psoas-iliaque. — 7. Veine saphène interne recevant plusieurs petites veines. — 8. Veine sous-cutanée abdominale — 9. Artère sous-cutanée abdominale. — 10. Un des nombreux ganglions lymphatiques superficiels de la région. — 11. Branche fémorale du nerf fémoro-cutané. — 12. Artères honteuses internes se dirigeant vers le pubis.

Ces deux muscles forment une gouttière dans laquelle glissent les vaisseaux fémoraux, qui en sont séparés par le feuillet profond de l'aponévrose fémorale.

Vaisseaux et nerfs. — On trouve dans cette région : 1° l'artère fémorale, qui descend de la réunion du tiers interne avec le tiers moyen de l'arcade crurale vers le sommet du triangle ; 2° les deux artères honteuses externes, nées de la fémorale et se portant vers le scrotum ou la grande lèvre ; 3° l'artère sous-cutanée abdominale,

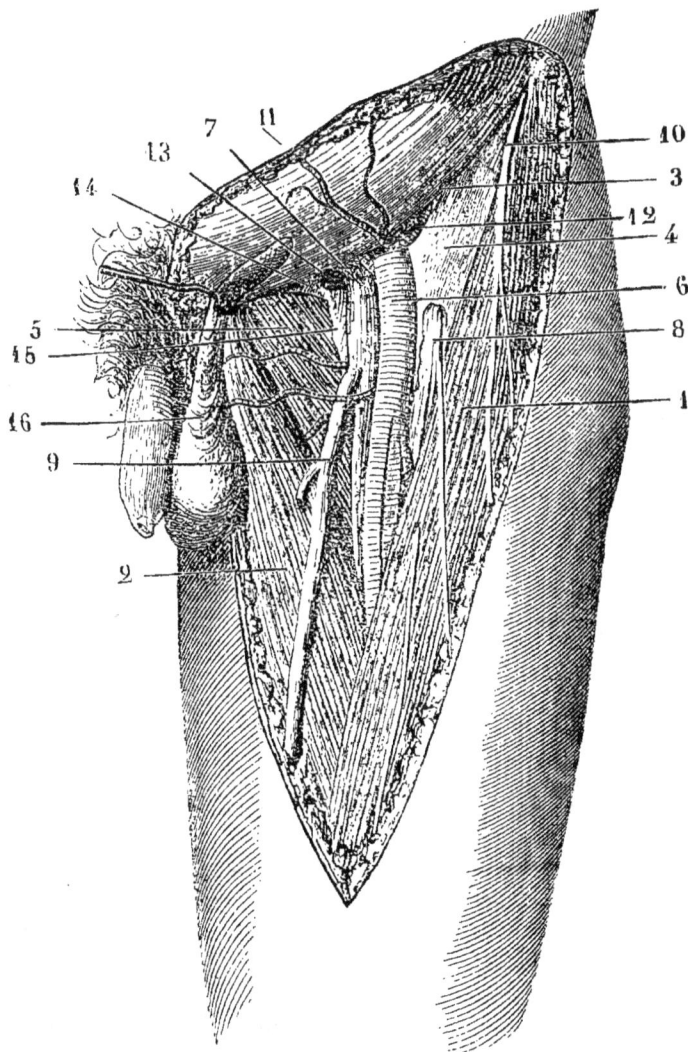

FIG. 95. — Triangle de Scarpa ; organes profonds (préparé par Petit).

1. Couturier. — 2. Premier adducteur. — 3. Arcade crurale. — 4. Psoas-iliaque recouvert de son aponévrose. — 5. Pectiné. — 6. Artère fémorale. — 7. Veine fémorale. — 8. Nerf crural. — 9. Veine saphène interne. — 10 Nerf fémoro-cutané. — 11. Artère sous-cutanée abdominale. — 12. Artère circonflexe iliaque — 13. Anneau crural. — 14. Ligament de Gimbernat. — 15. Portion du feuillet profond de l'aponévrose fémorale, recouvrant le pectiné, formant la paroi postérieure du canal crural, et se confondant avec le ligament de Gimbernat et le ligament pubien. — 16. Cordon spermatique au-dessous duquel passent les artères honteuses externes.

qui se dirige vers l'ombilic en passant sous la peau ; 4° l'origine de la fémorale profonde et de l'artère du triceps ; 5° quelquefois l'origine de l'artère épigastrique et de la circonflexe iliaque, qui passent par l'anneau crural ; 6° la veine fémorale, située en dedans de l'artère qu'elle accompagne ; 7° la veine saphène interne, qui vient se jeter dans la veine fémorale, à 2 centimètres ou 2 centimètres 1/2 au-dessous de l'arcade crurale ; 8° les veines sous-cutanée abdominale et honteuses externes, qui se jettent dans la saphène interne ; 9° enfin, les lymphatiques fémoraux, situés en dedans de la veine et pénétrant, par la partie interne de l'anneau crural, entre la veine fémorale et le ligament de Gimbernat.

Les *ganglions lymphatiques* sont divisés en *profonds* et *superficiels*. Les premiers sont situés en arrière du fascia cribriformis, en avant du pectiné, en dedans de la veine fémorale. Ils communiquent avec les superficiels par des vaisseaux de communication qui traversent les orifices du fascia cribriformis. Nous avons vu que les superficiels sont situés dans la couche sous-cutanée. Les uns sont inférieurs ; dirigés verticalement, ils reçoivent les lymphatiques du membre inférieur. Les autres sont situés au-dessous de l'arcade crurale ; leur direction est parallèle à celle de cette arcade. Ils reçoivent les lymphatiques des organes génitaux qui se rendent aux ganglions les plus internes, ceux de la région de l'anus et de la fesse qui se rendent aux ganglions externes, et ceux de la portion sous-ombilicale de la paroi abdominale.

§ 4. — Aponévrose de la cuisse.

L'aponévrose de la cuisse, *aponévrose fémorale*, forme aux muscles de cette région une enveloppe solide et résistante, beaucoup plus épaisse en dehors, où elle est connue sous le nom de *fascia lata*. Elle est formée de fibres verticales et transversales entre-croisées, et présente à étudier deux extrémités et deux faces.

L'*extrémité inférieure* se confond avec les plans fibreux qui entourent l'articulation du genou et avec l'aponévrose jambière.

L'*extrémité supérieure* s'insère sur le bord antérieur de l'arcade crurale en avant, sur le corps du pubis et la branche descendante du pubis en dedans, tandis qu'en arrière et en dehors elle se porte à la crête iliaque et au bord inférieur de l'aponévrose lombaire.

La *face superficielle* est en rapport avec le tissu cellulaire sous-cutané, dans lequel on trouve : 1° la *veine saphène interne*, qui longe le bord postérieur du couturier, qu'elle quitte en haut pour se jeter dans la veine fémorale, à 2 ou 3 centimètres au-dessous de l'arcade crurale ; 2° des *vaisseaux lymphatiques super-*

ficiels, qui rampent sous la peau le long de la veine saphène interne; 3° des *ganglions lymphatiques superficiels* nombreux. plongés au milieu d'un tissu cellulo-graisseux abondant dans le triangle de Scarpa (fig. 95); 4° des *nerfs superficiels* nombreux : le fémoro-cutané, les perforants supérieur et moyen et le génito-crural en avant; le petit sciatique et l'obturateur interne en arrière et en dedans.

A la partie supérieure de cette face, on voit, au-dessus de l'embouchure de la veine fémorale, une petite portion de l'aponévrose percée d'un grand nombre de trous laissant passer les vaisseaux lymphatiques qui vont des ganglions superficiels aux ganglions profonds. C'est cette portion d'aponévrose qu'on appelle, depuis J. Cloquet, *fascia cribriformis* (voy. fig. 100).

La *face profonde* de l'aponévrose fémorale envoie des prolongements fibreux. Les uns, considérables, se portent sur le fémur : ce sont les *cloisons intermusculaires ;* d'autres forment aux divers muscles des enveloppes fibreuses; d'autres enfin enveloppent les vaisseaux fémoraux. La plupart de ces prolongements aponévrotiques méritent, à cause de leur importance en applications chirurgicales, des descriptions séparées. Nous décrirons donc ici les *cloisons intermusculaires,* la *gaine des vaisseaux fémoraux,* le *canal crural* et ses dépendances : *anneau crural; septum crurale* et *fascia cribriformis.*

1° Cloisons intermusculaires. — Au nombre de deux, l'interne et l'externe. La *cloison intermusculaire interne* se détache de la partie interne de l'aponévrose fémorale et va s'insérer à la lèvre interne de la ligne âpre du fémur, en prolongeant ses insertions jusqu'au petit trochanter et jusqu'au condyle interne du fémur. Cette cloison, épaisse, sépare le vaste interne, qui est en avant et qui y prend quelques insertions, des adducteurs qui sont en arrière. Cette cloison présente plusieurs trous au niveau de son insertion à la ligne âpre, pour le passage de vaisseaux. La *cloison intermusculaire externe* se détache, comme la précédente, de l'aponévrose fémorale pour se porter à la lèvre externe de la ligne âpre, en prolongeant ses insertions jusqu'au grand trochanter et jusqu'au condyle externe du fémur. Résistante aussi, elle est située entre le vaste externe, qui y prend de nombreuses insertions, et le biceps, dont la courte portion s'y fixe en partie.

Ces deux cloisons forment au-dessus du genou deux cordes rigides facilement senties sous la peau.

2° Gaine des vaisseaux fémoraux. — On sait que dans les diverses régions du corps, et ceci est évident aux membres, les organes sont entourés d'une gaine celluleuse ou fibreuse dépendant de l'aponévrose générale d'enveloppe. A la cuisse, les divers muscles et les vaisseaux présentent aussi leur gaine ; mais comme celle des vaisseaux offre quelques particularités, on est dans l'habitude d'en faire une description complète.

Rappelons en deux mots, pour être parfaitement compris, la disposition des muscles dans le *triangle de Scarpa* ou *creux inguino-crural* de Richet. La base du triangle est formée par l'arcade crurale, son bord externe par le couturier, et son bord interne par le premier adducteur. Dans l'aire de ce triangle sont situés deux muscles, le psoas-iliaque en dehors, et le pectiné en dedans ; ces deux muscles sont revêtus de leurs aponévroses propres. Le psoas-iliaque, qui sort au-dessous de l'arcade crurale, est épais et arrondi ; il forme avec le pectiné, qui est très mince, une gouttière à concavité antérieure, dans laquelle sont reçus les vaisseaux fémoraux. Ces vaisseaux viennent de l'abdomen, ils passent au-dessous de l'arcade crurale, au-devant du pectiné, en dedans du psoas-iliaque, et glissent de haut en bas le long de la gouttière que leur forment, en avant le vaste interne et le couturier, en arrière les adducteurs. Ces vaisseaux sont ainsi placés : l'artère est en dehors, contre le psoas, la veine est en dedans de l'artère et située en avant du pectiné, et les lymphatiques sont placés en dedans de la veine.

Ces dispositions étant connues, il est facile d'étudier la *gaine des vaisseaux fémoraux*.

Prenons l'aponévrose fémorale au niveau du muscle couturier et suivons-la dans le triangle de Scarpa. Elle se dédouble au niveau du couturier et lui fournit un feuillet superficiel et un feuillet profond. Au niveau du bord interne du couturier, ces deux feuillets se réunissent de nouveau et recouvrent le psoas-iliaque. Un peu plus en dedans, l'aponévrose fémorale arrive au contact des vaisseaux fémoraux, elle se dédouble à leur niveau comme au niveau du couturier, et ses deux feuillets se réunissent après avoir enveloppé les vaisseaux. Le feuillet qui passe devant est appelé *feuillet superficiel* de l'aponévrose fémorale, celui qui passe derrière est appelé *feuillet profond*. Ces deux feuillets ont une insertion bien différente à la partie supérieure : le feuillet superficiel s'insère au bord antérieur de l'arcade fémorale, et le feuillet profond vient se fixer sur la crête pectinéale en recouvrant le pectiné. Ces insertions des deux feuillets de l'aponévrose fémorale étant fixes, on conçoit l'existence à ce niveau d'une ouverture béante dans laquelle pénètrent les vaisseaux fémoraux. La gaine aponévrotique se prolonge sur les vaisseaux jusqu'à l'anneau du troisième adducteur. Elle présente donc deux ouverlures : l'inférieure est l'anneau du troisième adducteur; la supé-

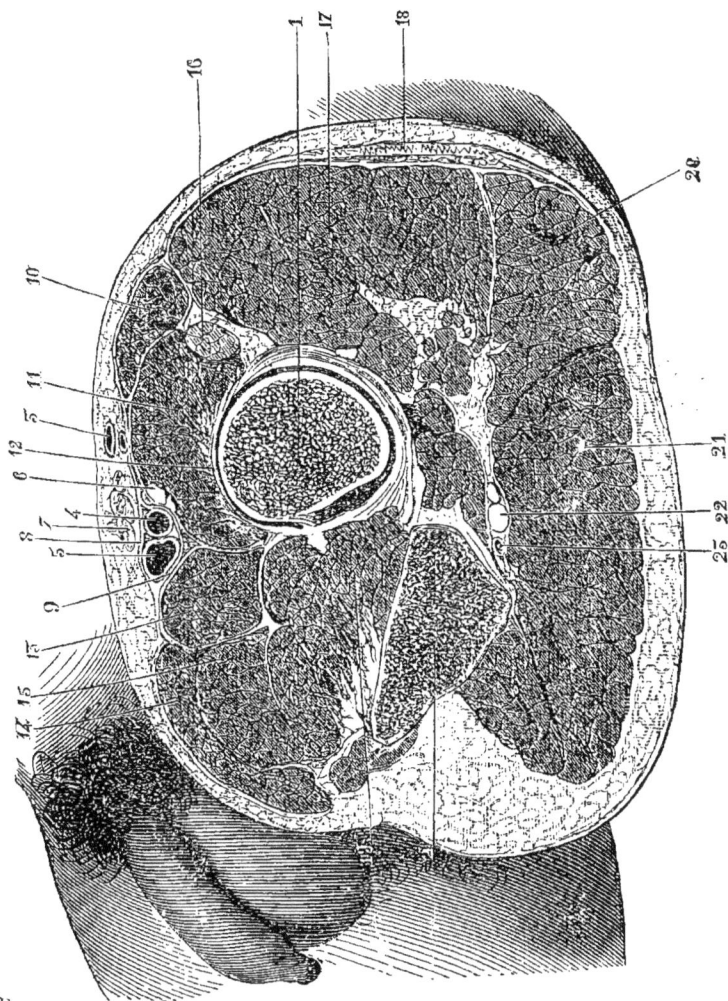

FIG. 96. — Coupe de la cuisse (côté gauche) à sa racine, immédiatement au-dessous de l'arcade crurale et parallèlement à cette arcade.
Cette préparation a été faite avec la scie et polie ensuite avec un couteau bien tranchant, sur le cadavre d'un soldat congelé par une température de 18° au-dessous de 0 (au Val-de-Grâce, pendant le siège de Paris).
1. Section de la tête du fémur. — 2. Section de l'ischion. — 3. Veine saphène interne. — 4. Artère fémorale. — 5. Veine fémorale. — 6. Nerf crural. — 7. Ganglions lymphatiques. — 8. Feuillet superficiel de la gaine des vaisseaux fémoraux. — 9. Feuillet profond de la même gaine. — 10. Coupe du muscle couturier. — 11. Psoas–iliaque. — 12. Capsule fibreuse de l'articulation coxo-fémorale. — 13. Pectiné. — 14. Droit interne et premier adducteur. — 15. Deuxième adducteur. — 16. Tendon du psoas. — 17. Vaste externe. — 18. Tenseur du fascia lata. — 19. Grand adducteur. — 20, 21. Grand fessier. — 22. Grand nerf sciatique et petit nerf sciatique. — 23. Artère ischiatique.

rieure est celle qui vient d'être décrite et qui est formée par l'insertion supérieure des deux feuillets aponévrotiques.

Dans presque toute son étendue, la gaine des vaisseaux fémoraux ne présente rien de remarquable ; mais dans le triangle de Scarpa, on constate les particularités suivantes :

1° La portion supérieure de la gaine des vaisseaux fémoraux est dilatée en haut, à cause de l'écartement des deux feuillets qui s'insèrent à l'arcade crurale et à la crête pectinéale, et à cause de la présence des vaisseaux lymphatiques qui forment un petit faisceau en dedans de la veine fémorale.

3° Dans cette portion dilatée de la gaine, Thompson décrit deux cloisons : l'une entre l'artère et la veine, et l'autre entre la veine et les lymphatiques. Ces cloisons, à la vérité, ne sont guère visibles, à moins qu'il n'existe une hernie crurale ancienne.

3° Dans cette portion dilatée de la même gaine, on voit qu'il existe trois parois, c'est-à-dire que la gaine est triangulaire. La *paroi antérieure* est formée par le feuillet superficiel de l'aponévrose fémorale, qui sépare les vaisseaux fémoraux de la peau. Au niveau du point où il recouvre les lymphatiques, ce feuillet est percé d'un grand nombre de petits trous et il est très mince. La *paroi postérieure* est formée par le feuillet profond de l'aponévrose qui double le pectiné. La *paroi externe* est formée par le même feuillet profond que le muscle psoas-iliaque pousse en avant et en dedans. S'il existe donc là une paroi externe, cela tient uniquement à la présence du psoas qui fait saillie dans la gaine. On comprend par cette raison pourquoi cette paroi n'existe que dans une très petite étendue au-dessous de l'arcade crurale ; en effet, à mesure que ce muscle abandonne la gaine qui lui était contiguë pour se porter en dehors et en arrière, la paroi externe diminue et finit par ne plus exister.

4° Les vaisseaux lymphatiques, qui forment un faisceau indépendant de la veine fémorale, et qui sont situés en dedans de ce vaisseau, se jettent sur les vaisseaux fémoraux, qu'ils entourent, à 2 ou 3 centimètres au-dessous de l'arcade fémorale.

Quelques auteurs ayant donné le nom d'anneau crural à l'orifice supérieur de la gaine des vaisseaux fémoraux, nous allons le décrire séparément.

Orifice supérieur de la gaine des vaisseaux fémoraux, ou anneau crural de quelques auteurs. — L'orifice supérieur de la gaine des vaisseaux fémoraux offre trois bords et trois angles.

Bord antérieur. — L'arcade crurale forme le bord antérieur.

Bord postérieur. — C'est la crête pectinéale, recouverte d'un ligament de 2 millimètres d'épaisseur, de 3 à 4 centimètres de longueur, et connue sous le nom de *ligament pubien de A. Cooper.*

Ce ligament est constitué par la réunion d'une foule de feuillets fibreux : il est formé par le bord postérieur du ligament de Gimbernat qui se prolonge sur lui, par l'extrémité externe du ligament de Colles, par l'insertion du pectiné et du feuillet profond de l'aponévrose fémorale, par le bord supérieur de l'aponévrose pelvienne, par quelques fibres du fascia iliaca et par le septum crurale.

FIG. 97. — Canal inguinal et anneau crural (côté droit).

1. Muscle droit. — 2. Grand oblique. — 3. Pilier interne de l'anneau inguinal (faisceau du grand oblique). — 4. Pilier externe (faisceau du grand oblique). — 5. Pilier postérieur ou ligament de Colles, venu du grand oblique du côté opposé — 6. Faisceau venu du côté opposé pour former les fibres arciformes de l'anneau inguinal, orifice limité par les faisceaux fibreux 3 4, 5 et 6. — 7. Coupe du psoas-iliaque. — 8. Coupe du nerf crural situé dans le muscle. — 9. Artère fémorale. — 10. Veine fémorale. — 11. Lymphatiques fémoraux passant par l'anneau crural. — 12. Ligament de Gimbernat. — 13. Bandelette ilio-pectinée. — 14. Membrane obturatrice, échancrée à la partie supérieure pour le passage du nerf et des vaisseaux obturateurs.

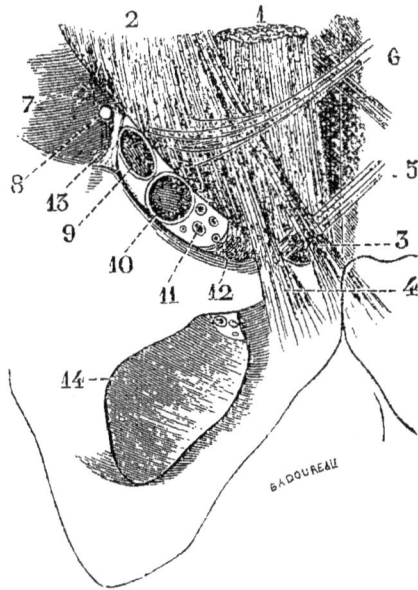

Le ligament pubien de A. Cooper bride, pour ainsi dire, l'ouverture, de sorte que, selon Verpillat, sa section dilate cette ouverture.

Bord externe. — Il est formé par la bandelette ilio-pectinée et par le psoas-iliaque, sur lequel elle est appliquée.

Angle antérieur, angle postérieur. — Ils sont formés par la réunion du bord externe aux bords antérieur et postérieur.

Angle interne. — Cet angle est arrondi, il est formé par la base du ligament de Gimbernat.

Organes qui traversent cette ouverture. — Elle est traversée par l'artère fémorale en dehors, la veine fémorale au milieu et les lymphatiques en dedans. L'artère et la veine contractent une adhérence très solide avec le pourtour de l'ouverture; il est excessivement rare de voir l'intestin former une hernie à leur niveau. Mais les lymphatiques sont très lâchement unis aux bords de l'anneau et n'en remplissent pas complètement la portion interne. Aussi les hernies crurales sont-elles, à ce niveau, d'une fréquence extrême.

Puisque l'anneau crural et le canal crural n'ont d'importance qu'au point de vue des hernies crurales, il est juste de réserver le nom d'*anneau crural* uniquement à la portion qui laisse passer l'intestin dans la production des hernies.

3° Canal crural. — Le canal crural est encore décrit par quelques auteurs sous les noms d'*infundibulum*, d'*entonnoir crural*.

Dissection. — Pour préparer le canal crural, faites une incision de la peau, 3, le long de l'arcade crurale. De l'extrémité externe de cette incision faites-en partir une seconde, 4, que vous dirigerez vers le milieu de la face antérieure de la cuisse. Disséquez le lambeau de dehors en dedans jusqu'à la ligne 5 ; vous trouverez là le canal crural et tous les organes du triangle de Scarpa.

Vous prendrez les plus grandes précautions pour disséquer le *fascia cribriformis*, qu'on enlève presque toujours. Ce fascia occupe un petit espace triangulaire de 3 centimètres de hauteur et de 2 centimètres de largeur, espace limité en haut par l'arcade crurale, en bas par la veine saphène interne, et en dehors par la veine fémorale. Pour le conserver, il faut donc *ne mettre à nu que la moitié externe de la face antérieure de la veine, et ne point découvrir sa face interne depuis l'arcade crurale jusqu'à la veine saphène*. La peau, les ganglions et le tissu graisseux sous-cutané étant enlevés, il reste une mince membrane, sorte de reticulum mélangé de tissu graisseux et criblé de petits interstices : c'est le fascia cribriformis qui forme la paroi antérieure du canal crural.

Il comprend la portion la plus interne de la partie supérieure dilatée de la gaine des vaisseaux fémoraux, celle qui correspond aux vaisseaux lymphatiques.

Il est *situé* immédiatement au-dessous de l'arcade crurale, en dedans de la veine fémorale.

Sa *direction* est à peu près verticale ; cependant, elle offre une légère obliquité, de telle sorte que son extrémité inférieure se porte un peu en avant et en dehors, mais principalement en avant.

Ses *limites* correspondent : en haut à l'arcade crurale, en bas à l'embouchure de la veine saphène interne dans la fémorale (fig. 103).

La *longueur* du canal crural est donc égale à l'intervalle qui sépare l'arcade crurale de l'embouchure de la saphène interne ; elle est ordinairement de 2 centimètres à 2 centimètres 1/2, mais elle peut être moins considérable, rarement plus.

Sa *largeur* est un peu variable ; elle diminue à mesure qu'on se rapproche de l'extrémité inférieure ; elle est, en moyenne, de 6 à 7 millimètres, un peu plus considérable chez la femme que chez l'homme.

Sa *forme* est différemment appréciée aujourd'hui ; les uns le considèrent comme un canal ayant deux ouvertures aux extrémités (J. Cloquet, Malgaigne) ; les autres, comme un cul-de-sac, un entonnoir, un infundibulum, ayant son embouchure du côté de la cavité abdominale (A. Cooper, Thompson, Richet).

Le canal crural est, en effet, un véritable cornet ouvert en haut.

Description des différentes parties qui constituent le canal crural.

Le canal crural offre un cul-de-sac inférieur, une embouchure supérieure ou *anneau crural*, trois parois : antérieure, postérieure, externe, et trois bords.

Cul-de-sac. — Le cul-de-sac est le fond de l'entonnoir, du cornet : il correspond au point où la veine saphène s'ouvre dans la veine fémorale ; c'est la veine saphène qui ferme, pour ainsi dire, le canal à sa partie inférieure.

Embouchure, anneau crural. — L'embouchure, véritable *anneau crural*, est l'ouverture que forme l'extrémité supérieure du canal crural ; elle a une forme triangulaire. Cet anneau, qui regarde directement en haut, le sujet étant supposé debout, offre trois bords et trois angles : un *bord antérieur* formé par l'arcade crurale, un *bord postérieur* par la crête pectinéale, et un *bord externe* par la paroi de la veine fémorale. Les trois angles résultent de la réunion des bords ; on comprend que la veine, par son adhérence à l'arcade crurale et au pubis, détermine la formation de deux angles, antérieur et postérieur. Mais le seul important des trois angles est l'interne ; il est arrondi et formé par la base du ligament falciforme ou de Gimbernat.

L'anneau crural offre à peu près la même largeur que le canal, 6 à 7 millimètres.

Il n'est pas ouvert du côté de la cavité abdominale, il

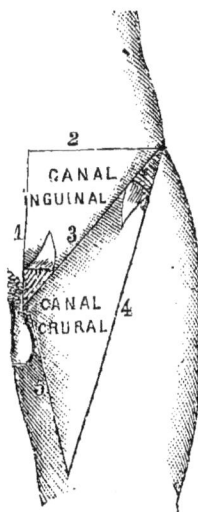

Fig. 98. — Dissection du canal crural.

3. Incision supérieure. — 4. Incision externe. — 5. Limite au niveau de laquelle le lambeau doit être rejeté.

y est recouvert par le péritoine, doublé du *septum crurale*.

Le péritoine est déprimé à ce niveau ; la dépression, appelée *fossette crurale*, se voit du côté de la cavité abdominale ; elle est située immédiatement en dedans de la saillie formée par la veine iliaque externe et au-dessous de la fossette inguinale interne.

Le *septum crurale* est situé entre le péritoine et l'anneau crural. C'est une membrane fibreuse, d'épaisseur variable, que nous

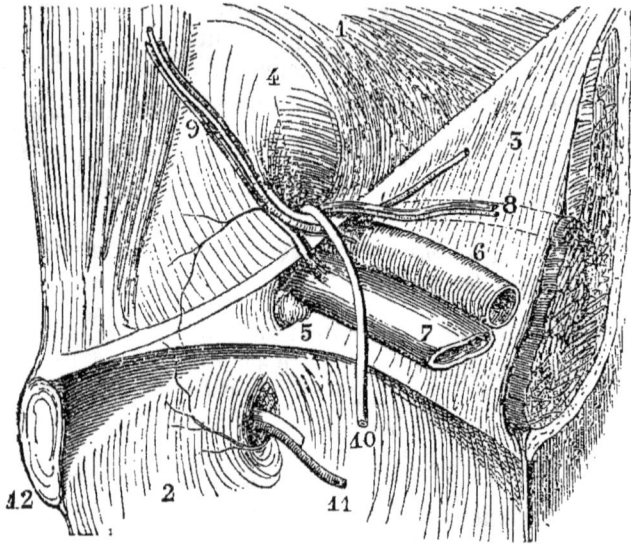

Fig. 99. — Anneau crural vu du côté de la cavité abdominale ; face postérieure du canal inguinal (le péritoine a été enlevé) [côté droit].

1. Fascia transversalis. — 2. Obturateur interne. — 3. Fosse iliaque et artère circonflexe iliaque. — 4. Orifice péritonéal du canal inguinal. On y voit le canal déférent, 10, qui se porte vers le petit bassin, et les vaisseaux spermatiques, 8, qui glissent sur la face antérieure du psoas-iliaque pour se porter vers la région lombaire. — 5. Anneau crural. En dedans de cet anneau on voit le ligament de Gimbernat. — 6. Artère iliaque externe. — 7. Veine iliaque externe. — 9. Vaisseaux épigastriques. L'artère, à son origine, embrasse la concavité du canal déférent. — 11. Vaisseaux et nerf obturateurs. — 12. Pubis.

avons vue précédemment (voy. *Canal inguinal*), *formée par une dépendance du fascia transversalis*. Le septum crurale adhère aux bords de l'anneau : ligament de Gimbernat, arcade crurale, veine fémorale, crête pectinéale. Cette membrane fibreuse, découverte en 1817 par J. Cloquet, est percée d'une grande quantité de petits trous, comme le fascia cribriformis ; elle est traversée par des vaisseaux lymphatiques, et il n'est pas rare de trouver dans son épaisseur un *ganglion lymphatique profond*.

Paroi antérieure. — La paroi antérieure du canal crural est formée par le *fascia cribriformis*, mince feuillet fibreux dépendant de l'aponévrose fémorale. *C'est la partie la plus interne du feuillet superficiel de l'aponévrose, passant au-devant des vaisseaux fémoraux.* Le fascia cribriformis est étendu, en largeur, de la face antérieure de la veine fémorale à la face antérieure du pectiné, et en longueur, de l'embouchure de la saphène interne, à laquelle il adhère, à l'arcade crurale, sur laquelle il s'insère. Le fascia

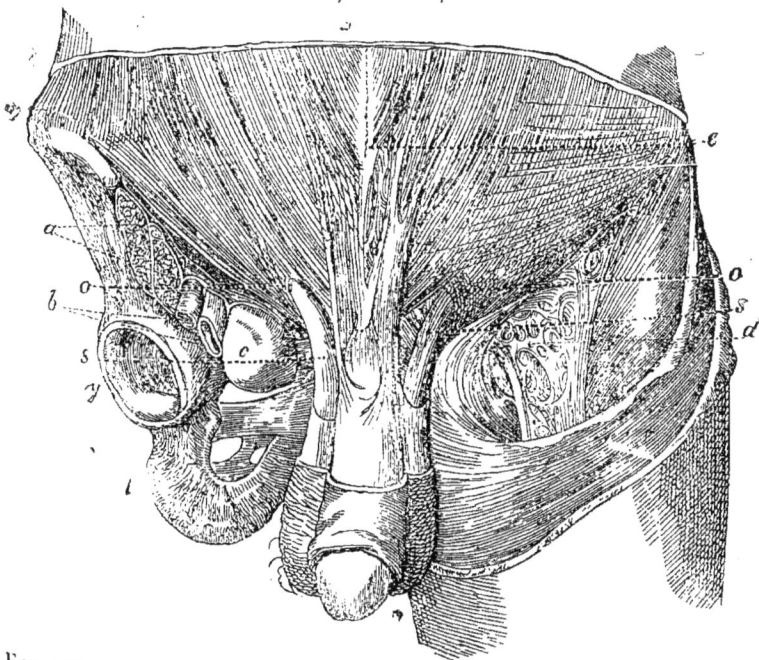

FIG. 100. — On voit à droite, sur cette figure, le fascia cribriformis ; à gauche, l'anneau crural avec les vaisseaux fémoraux et une pointe de hernie.

1° *Côté gauche :* o. Fibres arciformes de l'anneau inguinal. — s. Cordon spermatique. — d. Fascia cribriformis avec ses nombreux orifices.
2° *Côté droit :* s. Cordon spermatique. — a. Coupe du psoas-iliaque. — b. Artère et veine fémorales. — c. Hernie crurale.

cribriformis *est criblé de petites ouvertures* qui lui ont fait donner son nom, ouvertures qui sont traversées par différents rameaux vasculaires et nerveux, et principalement par des vaisseaux lymphatiques mettant en communication les ganglions superficiels avec les ganglions profonds.

Il ne faut pas voir dans le fascia cribriformis une membrane séparée, c'est une portion de l'aponévrose fémorale, mais une portion mince, criblée d'orifices, adhérant à la couche sous-cutanée au moyen des organes qui la traversent, et par conséquent difficile à préparer.

Si l'on considérait le fascia cribriformis comme une membrane indépendante, *on dirait* qu'il s'insère en dehors sur la veine fémorale, et en dedans sur le pectiné.

Paroi postérieure. — Le pectiné constitue la paroi postérieure du canal crural. Il serait peut-être préférable de dire que cette paroi est formée par le feuillet profond de l'aponévrose fémorale, qui recouvre le pectiné, car le canal crural est situé, comme les

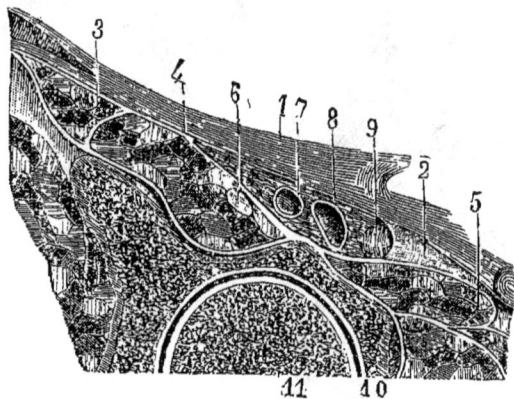

FIG. 101. — Coupe transversale du triangle de Scarpa passant par la tête fémorale. (Côté gauche.)

1. Couches superficielles. — 2. Ligament de Gimbernat. — 3. Couturier. — 4. Aponévrose fémorale se dédoublant pour entourer les vaisseaux fémoraux. — 5. Muscles. — 6. Nerf crural dans le psoas-iliaque. — 7. Artère fémorale. — 8. Veine fémorale. — 9. Ganglion lymphatique au niveau de l'anneau crural. — 10, 11. Tête du fémur et cavité cotyloïde.

vaisseaux fémoraux, dans le dédoublement de l'aponévrose fémorale. En suivant le feuillet profond jusqu'à l'anneau crural, on voit qu'il se confond sur la crête pectinéale avec le ligament pubien.

Paroi externe. — La veine fémorale forme la paroi externe.

Les *bords* sont situés au point de réunion des parois : le *bord interne* résulte de la réunion du pectiné et du fascia cribriformis ; le *bord antérieur* est situé au point de réunion de la veine fémorale et du fascia cribriformis ; le *bord postérieur* est formé par l'adhérence de la veine fémorale au pectiné.

Rapports du canal crural.

La connaissance de ces rapports découle de la description précédente ; il nous suffit de les résumer pour la plupart. Le canal est situé immédiatement au-dessous de l'arcade crurale, au-dessus de la veine saphène, en dedans de la veine fémorale. Les battements de l'artère fémorale se font sentir à 1 centimètre 1/2 en dehors du canal crural.

Quoique situé entre les deux feuillets de l'aponévrose fémorale, le canal crural se trouve à une assez grande profondeur ; la couche de graisse et de ganglions lymphatiques qui le sépare de la peau est quelquefois considérable ; il faut donc, pour préparer le canal, se guider absolument sur les vaisseaux fémoraux.

FIG. 102. — Anomalies d'origine de l'artère obturatrice. Ces figures montrent l'arcade crurale, l'anneau crural et le ligament de Gimbernat du côté droit, vus du côté de l'abdomen.

1. Artère iliaque externe. — 2. Veine iliaque externe. — 3. Tronc commun de l'épigastrique et de l'obturatrice, ayant une longueur de 10 à 12 millimètres. — 4. Epigastrique. — 5. Obturatrice passant sur le ligament de Gimbernat. — 6. Ligament de Gimbernat. — 7. Orifice péritonéal du canal inguinal.

FIG. 102 bis. — Dans cette figure, le tronc commun de l'épigastrique et de l'obturatrice est plus court. L'obturatrice, 5, descend en croisant la veine iliaque externe, en dehors du point de l'anneau crural, où se produisent ordinairement les hernies.

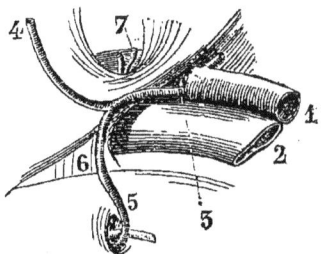

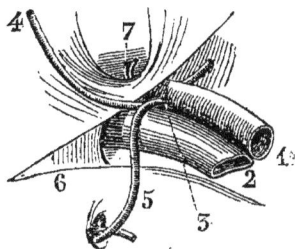

Les rapports de l'anneau crural sont importants à étudier, à cause des vaisseaux qu'on y rencontre et des opérations qu'on est quelquefois obligé d'y pratiquer. Nous savons jusqu'à présent qu'il est séparé de la cavité abdominale par le péritoine et le septum crurale. Il existe, en outre, des vaisseaux autour de lui. En dehors, se trouve la veine fémorale ; en haut, l'artère spermatique, qui en est séparée par l'arcade crurale ; en dedans, le ligament de Gimbernat.

D'après ces rapports, il semblerait qu'on pût aisément porter un instrument tranchant sur l'angle interne de cette embouchure. La main du chirurgien se trouve arrêtée par cette hypothèse qu'une artère anormale peut contourner l'angle interne de l'anneau crural, en passant sur le ligament de Gimbernat, pour descendre ensuite dans le bassin : c'est l'*artère obturatrice*, qui naît

par anomalie de l'épigastrique, une fois sur trois, selon J. Cloquet ; une fois sur deux environ, d'après Richet. Dans les cas où
cette anomalie existe, il arrive que l'artère obturatrice se trouve
encore éloignée de l'embouchure du canal crural. Nous devons à
la vérité de dire qu'on s'est beaucoup exagéré les craintes que
doit inspirer une semblable disposition anatomique.

Contenu. — Deux ou trois ganglions et des vaisseaux lymphatiques forment le contenu du canal crural. Les lymphatiques passent du canal vers les ganglions iliaques, en traversant le septum
crurale.

L'anneau crural est beaucoup plus grand que ne le comporte le
volume des vaisseaux lymphatiques qui le traversent : aussi existe-
t-il là un point peu résistant, qui se laisse facilement déprimer.
C'est précisément par là que passe l'intestin dans la formation de
la hernie crurale.

Un mot sur l'historique du canal crural.

La découverte du fascia cribriformis par J. Cloquet, en 1817,
est venue modifier l'idée qu'on se faisait du canal crural, ainsi
que de la formation et de l'étranglement de la hernie crurale.

1° Avant J. Cloquet, le fascia cribriformis n'étant pas connu, on
ne pouvait se figurer le canal crural tel que nous l'avons décrit ;
on connaissait seulement l'*anneau crural*. La portion sous-jacente
était considérée comme beaucoup moins importante ; on la décrivait cependant sous le nom de *fosse ovale*, de *gouttière ovale*
(fig. 103). On décrivait même sous le nom de *ligament falciforme*
le bord que formait l'aponévrose fémorale sur les limites de la
fosse ovale, fosse étendue en hauteur de l'arcade crurale à la
veine saphène, et en largeur de la veine fémorale au ligament
falciforme. Ce ligament falciforme, qui a été décrit par Allan
Burns, était fait par le scalpel au moment où le fascia cribriformis
était enlevé par la dissection. On lui donnait la forme d'un croissant à concavité externe, dont la corne supérieure s'attachait à
l'arcade crurale, l'autre se confondant avec l'aponévrose fémorale, en passant au-dessous de la veine saphène interne.

Dans l'article AINE du *Dictionnaire de Médecine*, P. Bérard n'a-
joute aucune importance à la fosse ovale, et ne décrit que l'anneau crural. A cette époque, on ne comptait qu'avec l'anneau, et
nullement avec le canal dans l'étude des hernies.

2° La découverte du fascia cribriformis faisait disparaître du
même coup la fosse ovale et le ligament falciforme. Un véritable
canal faisait suite à l'anneau, la fosse ovale était convertie en
canal triangulaire par le fascia cribriformis. Depuis cette époque,

tous les auteurs admettent le canal crural, les uns avec un orifice

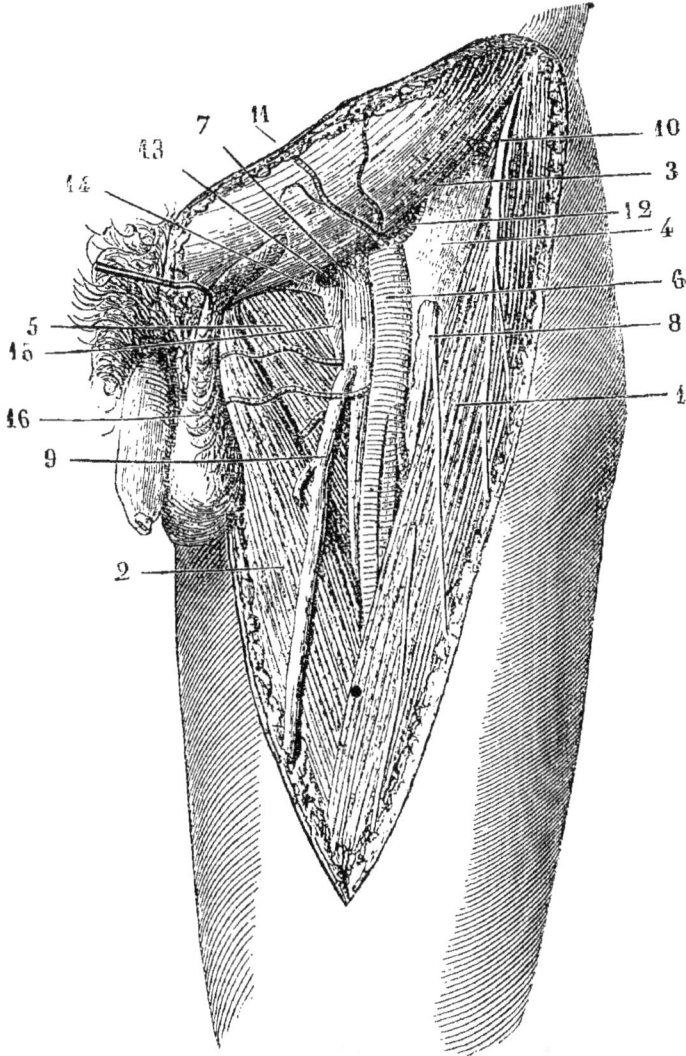

FIG 103. — Creux inguinal, vaisseaux fémoraux, anneau crural, fosse ovale.

1. Couturier. — 2. Premier adducteur. — 3 Arcade crurale. — 4. Psoas-iliaque recouvert de son aponévrose. — 5. Pectiné. — 6. Artère fémorale. — 7, Veine fémorale formant le bord externe de la fosse ovale. — 8. Nerf crural. — 9. Veine saphène interne. — 10. Nerf fémoro-cutané. — 11. Artère sous-cutanée abdominale. — 12. Artère circonflexe iliaque. — 13. Anneau crural. — 14 Ligament de Gimbernat. — 15. Fond de la fosse ovale, faisant suite à l'anneau crural, et recouvert par le feuillet profond de l'aponévrose fémorale. — 16. Cordon spermatique au-dessous duquel passent les artères honteuses externes.

inférieur, les autres sans orifice ; le canal serait, avec raison, pour ces derniers, un véritable infundibulum, un cul-de-sac, un cornet.

Pathologie.

Dans la hernie crurale, l'intestin s'échappe par l'anneau crural, il refoule le péritoine et le septum crurale dans le canal, en arrière du fascia cribriformis : c'est là le *premier degré* de la hernie crurale.

Dans un *deuxième degré,* l'intestin presse les parois du canal, il finit par franchir l'une des ouvertures du fascia cribriformis, paroi la plus faible ; la hernie se trouve alors sous la peau, dans la couche graisseuse sous-cutanée.

Enfin, la hernie devenant ancienne acquiert lentement ce qu'on est convenu d'appeler le *troisième degré.* L'intestin remonte insensiblement en dehors et en haut, parallèlement à l'arcade crurale, dans la direction de l'épine iliaque antéro-supérieure. Les hernies très anciennes atteignent seules le troisième degré.

Autrefois, lorsqu'une hernie crurale s'étranglait, on levait l'étranglement en débridant sur l'anneau crural ; la crainte d'une anomalie artérielle retenait souvent le chirurgien. Aujourd'hui, il est démontré que l'anneau crural n'est point le siège ordinaire de l'étranglement : *c'est l'une des ouvertures du fascia cribriformis.*

§ 5. — Région poplitée.

La région poplitée, ou *creux poplité,* est une région losangique située à la partie postérieure du genou. Elle est limitée par des muscles ; elle contient des vaisseaux et des nerfs dont il est important de bien connaître les rapports.

Dissection. — Faites trois incisions : deux horizontales, réunies par une troisième verticale. Les deux premières seront faites au tiers inférieur de la cuisse et au tiers supérieur de la jambe ; elles comprendront la moitié postérieure de la circonférence du membre. L'incision verticale suivra l'axe du membre en arrière.

Formes extérieures. — Vue extérieurement, le membre étant placé dans l'extension, cette région est à peine accusée ; elle détermine une saillie qui se continue insensiblement avec celles de la cuisse et de la jambe. Mais, dans la flexion du genou, le creux poplité prend la forme d'un triangle dont la base est formée par le pli articulaire, et les côtés par la saillie des tendons inférieurs des muscles de la cuisse.

Peau et tissu cellulaire sous-cutané. — La peau est fine dans cette région. Le tissu cellulaire, qui présente une certaine laxité, renferme la veine saphène externe dans la moitié inférieure de la région, et le nerf accessoire du saphène externe dans la partie externe. Souvent ces organes sont si-tués sous l'aponévrose.

Aponévrose. — L'aponévrose du creux poplité présente un certain de-gré de résistance. Sa face superficielle est recouverte par le tissu cellulaire sous-cutané et les organes qui y sont contenus ; sa face profonde recouvre les vaisseaux poplités, les nerfs scia-tiques poplités interne et externe, et quelques-unes de leurs branches.

Cette aponévrose se continue avec l'aponévrose fémorale par son extré-mité supérieure, et avec l'aponévrose jambière par son extrémité inférieure. Les deux bords de l'aponévrose se portent sur les muscles qui limitent le creux poplité, pour les envelopper et leur constituer des gaines fibreuses, disposition manifeste pour les deux côtés supérieurs du creux poplité.

Muscles. — Les muscles de cette ré-gion sont au nombre de sept. L'un d'eux, le muscle poplité, est situé au fond de la région, tandis que les autres en constituent les bords. Or, il y a quatre bords ou côtés au creux po-plité ; ces bords forment un losange. Les deux côtés inférieurs pénètrent entre les deux supérieurs, qui s'écar-tent pour les recevoir : de telle sorte que, si l'on divise ce losange en deux triangles par une ligne horizontale, on voit que le triangle supérieur est beau-coup plus grand que l'inférieur.

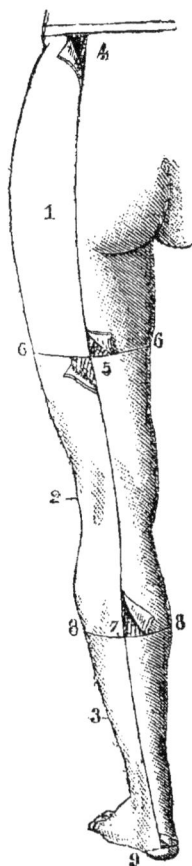

Fig. 104.

6-6. Incision horizontale supé-rieure. — 8-8. Incision horizon-tale inférieure. — 5-7. Incision verticale.

Le côté *inférieur et interne* est formé par le jumeau interne. Le côté *inférieur et externe* est constitué par le plantaire grêle, qui borde le jumeau externe. Ces deux côtés limitent un espace anguleux fort étroit qui termine l'angle inférieur de la région.

Le côté *supérieur et interne* est formé par deux muscles super-posés : le demi-membraneux, situé profondément, et le demi-tendineux. Ce dernier constitue à ce niveau un tendon grêle, qui recouvre le demi-membraneux, charnu jusqu'au-dessus de l'articulation. Le côté *supérieur et externe* est représenté par le tendon du biceps. Il est facile de distinguer tous ces tendons par le toucher : lorsqu'on fléchit la jambe sur la cuisse, ils déterminent la saillie de la peau. Ces mêmes muscles, qui constituent les bords supérieurs du creux poplité, sont les muscles rotateurs de la jambe, lorsque le genou est fléchi.

Le muscle poplité est situé très profondément. Etendu de la partie postérieure et externe du condyle externe du fémur à la face postérieure du tibia, ce muscle est adhérent au ligament postérieur de l'articulation par sa face antérieure ; il est recouvert par les vaisseaux poplités.

Séreuses tendineuses. — Elles sont nombreuses dans cette région (voyez le *Tableau des séreuses tendineuses*). On en trouve une communiquant toujours avec la synoviale du genou, au-dessous du tendon du poplité ; une au-dessous du tendon du biceps ; une autour du tendon du demi-tendineux ; une dernière, enfin, entre les tendons du demi-membraneux et du jumeau interne.

Vaisseaux et nerfs. — Ces organes, si importants, sont plongés au milieu d'un tissu graisseux abondant, qui remplit le creux poplité.

L'*artère poplitée* est oblique en bas et en dehors dans sa moitié supérieure, et verticale dans le reste de son étendue. Elle recouvre, de haut en bas, le fémur, le ligament postérieur de l'articulation et le poplité. Elle est recouverte de haut en bas par le demi-membraneux, le tissu graisseux et le jumeau interne.

La *veine poplitée* lui est accolée ; elle est située sur son côté postérieur et externe ; on sépare difficilement ces deux vaisseaux.

Les *artères articulaires* de la poplitée, au nombre de quatre, deux supérieures, deux inférieures, se portent sur les côtés de l'articulation. Les deux supérieures, interne et externe, sont situées à la surface de l'os, au-dessous des muscles et des autres organes. Les articulaires inférieures se dirigent horizontalement et passent au-dessous du ligament latéral correspondant. Elles sont séparées de l'articulation par le muscle poplité. Toutes les articulaires sont accompagnées par deux veines correspondantes. Les *artères jumelles* descendent de la partie moyenne de la poplitée vers les muscles jumeaux, à la face profonde desquels elles se rendent. L'*articulaire moyenne*, formée de plusieurs rameaux, traverse le ligament postérieur de l'articulation, pour se porter à la synoviale et à l'extrémité inférieure du fémur.

Les nerfs sciatiques poplités interne et externe, branches terminales du grand sciatique, passent dans le creux poplité. Le *sciatique poplité interne* descend verticalement de l'angle supérieur à l'angle inférieur du creux poplité. Séparé de la partie supérieure

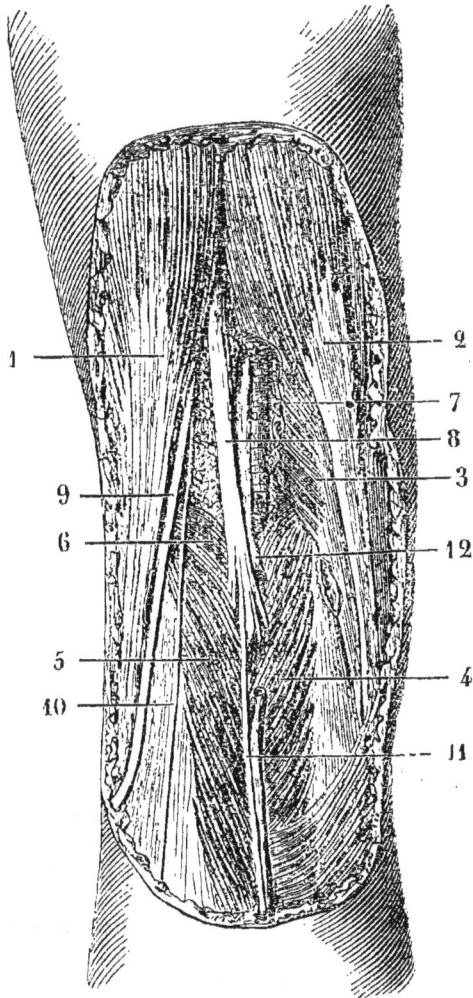

FIG. 105. — Région poplitée (côté gauche). [Préparée par Santos, mon élève.]

1. Biceps. — 2. Demi-tendineux. — 3. Demi-membraneux. — 4. Jumeau interne. — 5. Jumeau externe. — 6. Plantaire grêle. — 7. Echancrure du demi-membraneux pour montrer les vaisseaux poplités. — 8. Nerf sciatique poplité interne et vaisseau poplité. — 9. Nerf sciatique poplité externe. — 10. Nerfs accessoires du saphène externe. — 11. Nerf saphène externe avec la veine saphène externe. — 12. Terminaison de la saphène externe dans la veine poplitée ; un fragment de cette veine a été enlevé.

des vaisseaux poplités par un angle ouvert en haut, il est immédiatement appliqué sur le côté externe et postérieur de la veine, à sa partie inférieure. Cet organe est donc plus superficiel que les vaisseaux. Dans son trajet, ce nerf, placé immédiatement au-dessous de l'aponévrose poplitée, donne plusieurs rameaux, dont d'un descend entre l'aponévrose et l'interstice des deux jumeaux sous le nom de nerf saphène externe.

Le *nerf sciatique poplité externe* accompagne le côté postérieur et interne du tendon du biceps ; il est aussi sous-aponévrotique, et il quitte la région au niveau de la partie inférieure du biceps. Dans ce trajet, il fournit la branche cutanée péronière et l'accessoire du saphène externe, qui perforent l'aponévrose pour se porter dans le tissu cellulaire sous-cutané de la jambe.

§ 6. — Muscles de la jambe.

RÉGION ANTÉRIEURE : 4.

Jambier antérieur, extenseur propre du gros orteil, extenseur commun des orteils, péronier antérieur.

RÉGION EXTERNE : 2.

Long péronier latéral, court péronier latéral.

RÉGION POSTÉRIEURE : 8.

Couche superficielle : Jumeau interne, jumeau externe, soléaire, plantaire grêle.

Couche profonde : Poplité, jambier postérieur, fléchisseur commun des orteils, fléchisseur propre du gros orteil.

Dissection. — Placez la jambe dans l'extension. Faites une incision le long du bord antérieur du tibia, depuis la rotule jusqu'au premier orteil. Des deux extrémités de cette incision faites-en partir trois autres, qui arriveront à la tubérosité externe du tibia, à la malléole externe et au dernier orteil.

Il est plus commode et plus utile de préparer en même temps la région antérieure de la jambe et la région dorsale du pied.

On dissèque les lambeaux de peau ainsi limités, on les rejette en dehors, en ayant soin de ménager le nerf musculo-cutané, qui traverse l'aponévrose jambière à son tiers inférieur.

Le nerf et l'aponévrose étant étudiés, on détache l'aponévrose du bord antérieur du tibia ; on la renverse en dehors, en prenant soin de conserver le ligament annulaire, qu'elle constitue. On la laisse en place au tiers supérieur, car les muscles prennent des insertions sur sa face profonde. L'aponévrose enlevée, on voit deux muscles, le *jambier antérieur* et l'*extenseur commun des orteils*, entre lesquels on aperçoit l'*extenseur propre du gros orteil* vers la partie inférieure de la jambe. Il suffit d'écarter le jambier antérieur de l'extenseur commun pour trouver au fond de cet interstice celluleux le nerf et les vaisseaux tibiaux antérieurs.

Il est bon de disséquer les muscles de la région postérieure en commençant par le tendon d'Achille, sur lequel convergent les quatre muscles superficiels. On enlève d'un trait de scie la partie du calcanéum sur laquelle s'insère ce tendon, on la relève, et l'on a sous les yeux tous les muscles de la couche profonde.

I. — JAMBIER ANTÉRIEUR.

Muscle allongé, situé à la partie interne de la région antérieure.

Insertions. — 1° *Fixe*. Il s'insère, en haut, au tiers supérieur de la face externe du tibia, à la moitié interne du ligament inter-osseux, au tubercule du jambier antérieur, et à l'aponévrose jambière qui le recouvre. 2° *Mobile*. A la face inférieure du premier cunéiforme, et par une expansion fibreuse à l'extrémité postérieure du premier métatarsien.

Ses fibres se dirigent verticalement, et se terminent à un tendon qui se porte en bas et en dedans vers le bord interne du pied.

Rapports. — 1° A la jambe, il est en rapport, en dedans, avec le tibia ; en dehors, avec l'extenseur commun des orteils et l'extenseur propre du gros orteil ; en avant, avec l'aponévrose et la peau ; en arrière, avec le ligament interosseux. Les vaisseaux et nerf tibiaux antérieurs sont couchés sur le ligament interosseux, en dehors du jambier antérieur. Il est le muscle *satellite* de l'artère tibiale antérieure. 2° Au pied, il passe devant l'articulation tibio-tarsienne, où il glisse dans une gaine fibreuse au moyen d'une séreuse et descend sur le bord interne du pied, au-dessous de l'aponévrose.

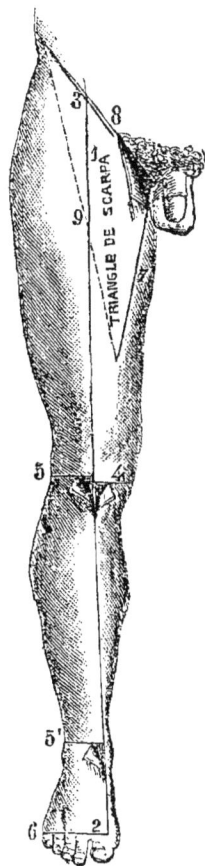

FIG. 106. — Dissection des muscles antérieurs de la jambe et de la région pédieuse.

2-4. Incision verticale. — 5, 5', 6'. Incisions transversales.

La gaine fibreuse lui est fournie par le ligament annulaire antérieur du tarse.

Action. — Le jambier antérieur relève d'abord le bord interne du pied, puis il fléchit le pied sur la jambe. Il est légèrement adducteur du pied.

Sa contraction tend à effacer la voûte plantaire.

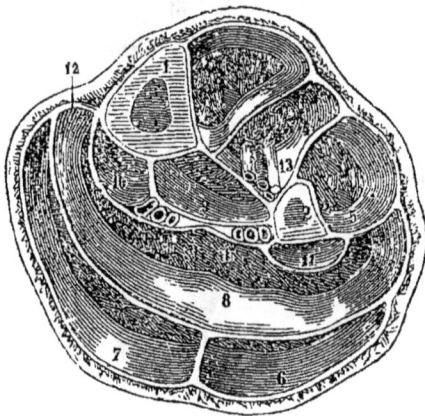

FIG. 107. — Coupe de la jambe au tiers supérieur. (Côté droit, surface inférieure de la section.) On a eu soin de faire ressortir les cloisons fibreuses, afin de montrer la disposition des gaines musculaires.

1. Tibia. — 2. Péroné. — 3. Jambier antérieur. — 4. Extenseur commun des orteils. — 5. Long péronier latéral. — 6. Jumeau externe. — 7. Jumeau interne. — 8. Soléaire. — 9. Jambier postérieur. — 10. Extenseur commun des orteils. — 11. Extenseur propre du gros orteil. — 12. Bord interne du soléaire. — 13. Vaisseaux et nerf tibiaux antérieurs.

La flexion directe du pied sur la jambe résulte de la contraction simultanée du jambier antérieur et de l'extenseur commun des orteils, qui le porte un peu dans l'abduction. Lorsque le jambier antérieur est paralysé, le pied se trouve dans l'abduction (en valgus), pendant la marche et la station, et le malade butte souvent en marchant, parce qu'il ne peut fléchir le pied qu'avec l'extenseur commun des orteils, qui est un peu abducteur du pied (Duchenne).

II. — EXTENSEUR PROPRE DU GROS ORTEIL.

Long et grêle, ce muscle occupe la moitié inférieure de la jambe et le bord interne de la face dorsale du pied.

Insertions. — 1° *Fixe.* Il s'insère en haut à la partie inférieure de la face interne du péroné et au ligament interosseux. 2° *Mobile.* A l'extrémité postérieure de la dernière phalange du gros orteil. Le long de la face dorsale de la première phalange, le tendon de ce muscle présente sur ses bords une expansion fibreuse résistante, qui va se fixer sur les bords de la phalange.

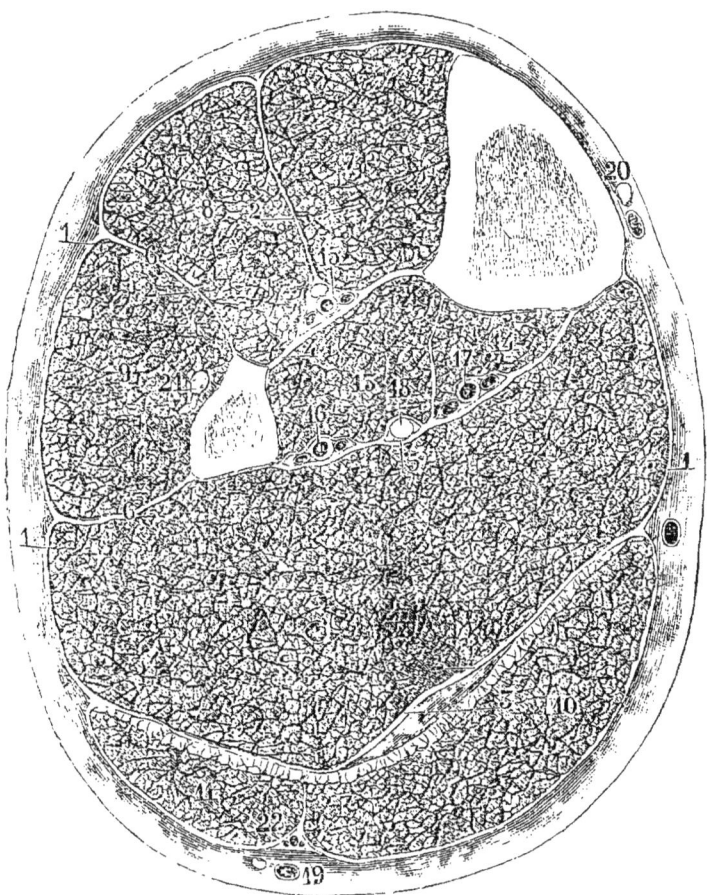

FIG. 108. — Coupe de la jambe au tiers supérieur, destinée à montrer les rapports exacts de tous les organes de la jambe. (Jambe gauche, vue de la surface inférieure de la section.) Ce dessin, de grandeur naturelle, est de la plus grande exactitude. Comme un certain nombre d'autres dessins, il a été fait au Val-de-Grâce, pendant le siège de Paris, sur un sujet congelé par une température de 16° au-dessous de 0. La préparation a été faite avec la scie et polie avec un couteau bien tranchant. La surface des préparations ainsi faites offre le brillant d'une plaque de marbre polie.

1, 1, 1. Coupe de l'aponévrose jambière. — 2. Mince cloison séparant le jambier antérieur de l'extenseur commun. — 3. Séparation du soléaire et des jumeaux ; entre les deux lignes blanches se trouve du tissu adipeux ; la ligne blanche épaisse limitant les jumeaux indique la section du tendon d'Achille, épanoui à la face profonde de ces muscles. — 4. Ligament interosseux. — 5. Cloison fibreuse séparant le soléaire des muscles profonds

— 6, 6. Cloisons intermusculaires antérieure et postérieure. — 7. Jambier antérieur. — 8. Extenseur commun. — 9. Long péronier latéral. — 10. Jumeau interne. — 11. Jumeau externe. — 12. Soléaire ; l'orifice qui se trouve au milieu du muscle est la coupe d'une veine musculaire. — 13. Jambier postérieur. — 14. Fléchisseur commun des orteils. — 15. Vaisseaux et nerf tibiaux antérieurs. — 16. Vaisseaux péroniers. — 17. Vaisseaux tibiaux postérieurs. — 18. Nerf tibial postérieur. — 19. Veine saphène externe et nerf saphène externe. — 20. Veine saphène interne et nerf saphène interne. — 21. Nerf musculo-cutané [1].

Ses fibres se dirigent un peu obliquement en bas et en dedans, pour se réfléchir sous le ligament annulaire antérieur du tarse et longer le bord interne de la face dorsale du pied.

Rapports. — 1º A la jambe, il est en rapport : en dedans, avec le jambier antérieur ; en dehors, avec le péroné et l'extenseur commun des orteils ; son extrémité supérieure est cachée entre ces deux muscles. 2º Au pied, il glisse sous le ligament annulaire antérieur du tarse, dans la même gaine que les vaisseaux et nerfs tibiaux antérieurs, et quelquefois dans une gaine séparée ; puis il se place sur le côté interne du pédieux, où il est recouvert par l'aponévrose et par la peau qu'il sépare des os et des articulations.

Les vaisseaux tibiaux antérieurs sont placés en dedans de lui à la jambe, et en dehors à la face dorsale du pied, après avoir croisé sa face postérieure au niveau de l'articulation tibio-tarsienne.

Action. — Ce muscle est un bien faible auxiliaire du jambier antérieur dans la flexion du pied. Il est extenseur de la première phalange du gros orteil par les faisceaux fibreux que son tendon fournit à cet os. Il n'a aucune action sur la deuxième phalange, qui reste fléchie par son fléchisseur, pendant que l'extenseur propre se contracte (Duchenne.).

III. — EXTENSEUR COMMUN DES ORTEILS.

Situé à la partie externe de la région antérieure de la jambe.

Insertions. — 1º *Fixe*. Il s'insère, en haut, à la partie supérieure de la face interne du péroné, au tubercule antérieur de la tête du même os, à la moitié externe du ligament interosseux, à l'aponévrose jambière qui le recouvre, et au feuillet aponévro-

---

1. Nous ferons remarquer que le sujet était bien musclé, car au niveau de chaque muscle on voit une convexité du côté de la peau. L'orifice situé à droite du jumeau interne appartient à une grosse collatérale de la saphène interne. L'extenseur propre du gros orteil ne se trouve pas dans la figure, parce que la coupe a été faite un peu au-dessus de son extrémité supérieure. On voit que les faisceaux vasculaires sont entourés d'une mince enveloppe fibreuse.

tique qui le sépare du long péronier latéral. 2° *Mobile*. Aux quatre derniers orteils, par trois languettes fibreuses qui s'insèrent sur les phalanges, à la manière de l'extenseur commun des doigts. La languette moyenne se fixe à l'extrémité postérieure de la deuxième phalange. Les deux languettes latérales se portent en avant et se confondent pour s'insérer à l'extrémité postérieure de la troisième phalange.

Au niveau de la première phalange, ces tendons envoient des brides fibreuses sur cet os, et ils reçoivent sur leurs bords les tendons des interosseux et des lombricaux.

Ce muscle se dirige verticalement en bas jusqu'au ligament annulaire antérieur du tarse, où il se réfléchit pour glisser sur la face dorsale du pied.

Avant d'arriver au ligament annulaire, il se divise en cinq faisceaux qui descendent parallèlement, passent dans la même gaine fibreuse, et divergent ensuite pour se porter aux quatre derniers orteils et à l'extrémité postérieure du cinquième métatarsien. Ce dernier faisceau constitue le muscle *péronier antérieur*.

Rapports. — 1° A la jambe, il est en rapport : en dedans, avec le jambier antérieur et l'extenseur propre du gros orteil ; en dehors, avec les péroniers latéraux ; en avant, avec l'aponévrose jambière ; en arrière, avec le ligament interosseux et le péroné. 2° Au pied, il glisse dans une gaine fibreuse que lui forme le ligament annulaire antérieur du tarse, et se place

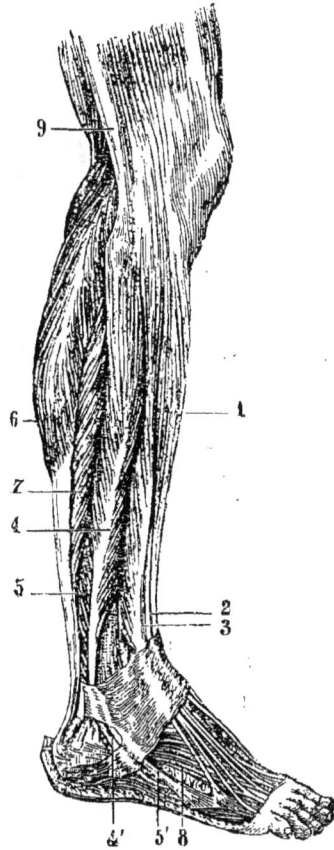

Fig. 109. — Muscles antérieurs et externes de la jambe (côté droit).

1. Jambier antérieur. — 2. Extenseur propre du gros orteil. — 3. Extenseur commun des orteils. — 4. Long péronier latéral. — 4'. Son tendon. — 5. Court péronier latéral. — 5'. Son tendon. — 6. Jumeau externe — 7. Bord externe du soléaire. — 8. Pédieux. — 9. Biceps.

ensuite entre le muscle pédieux et l'aponévrose dorsale du pied.

Action. — Ce muscle est fléchisseur du pied, comme le jambier antérieur; mais il est un peu antagoniste de ce dernier, qui porte le pied dans l'adduction, tandis que l'extenseur commun le porte dans l'abduction. La flexion directe du pied résulte de l'action

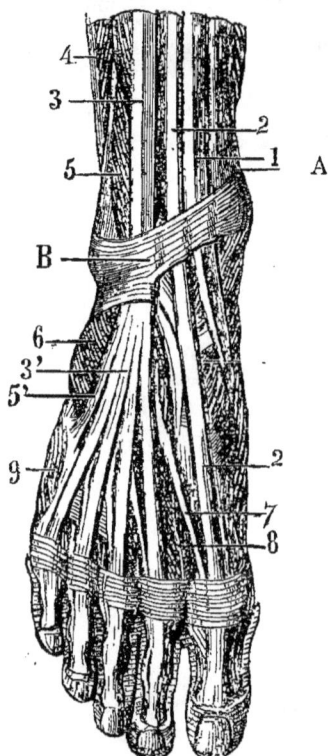

FIG. 110. — Muscles de la partie antérieure de la jambe et de la face dorsale du pied (côté droit).

A, B. Ligament annulaire antérieur du tarse. — 1. Tendon du jambier antérieur. — 2, 2. Tendon de l'extenseur propre du gros orteil. — 3, 3'. Tendon de l'extenseur commun des orteils. — 4. Tendon du long péronier latéral. — 5. Tendon du péronier antérieur. — 6. Muscle pédieux. — 7. Tendon interne du pédieux confondu avec l'extenseur propre. — 8. Premier interosseux dorsal. — 9. Court fléchisseur du petit orteil.

simultanée de ces deux muscles. Lorsqu'il agit sur les orteils, il étend la première phalange, pendant que les deux derniers se fléchissent sous l'influence de leurs fléchisseurs. Si, pendant que les orteils sont ainsi étendus sur le cadavre, on coupe les tendons fléchisseurs, aussitôt les dernières phalanges se redressent vigoureusement (Duchenne).

IV. — PÉRONIER ANTÉRIEUR.

On donne ce nom au faisceau externe de l'extenseur commun des orteils qui, après avoir traversé la même gaine fibreuse que ce muscle, vient s'insérer à la partie supérieure de l'extrémité postérieure du cinquième métatarsien par un tendon large et aplati. Il concourt à fléchir le pied sur la jambe et n'est pas spécialement destiné, comme on le croit, à relever le bord externe du pied, car, lorsque ce muscle manque, la contraction de l'extenseur commun suffit pour relever le bord externe du pied (Duchenne).

Vaisseaux et nerfs des muscles de la région antérieure.

L'artère tibiale antérieure fournit des ramifications à ces muscles. Ils sont tous animés par le nerf tibial antérieur.

Région externe.

Dissection. — Cette région, limitée à la face externe du péroné, est formée par les deux péroniers latéraux. Pour la préparer, on fait une longue incision qui dépasse la tête du péroné et la malléole externe de quelques centimètres. De l'extrémité inférieure de cette incision, on en fait partir une deuxième qui se porte jusqu'à la partie moyenne du cinquième métatarsien.

La peau étant disséquée, on étudie la disposition de l'aponévrose, les rapports des muscles péroniers en avant et en arrière, et les gaines fibreuses qui les maintiennent contre les os, à la partie inférieure.

Pour séparer les deux péroniers, qui glissent dans la même gaine, en arrière de la malléole externe, il faut se rappeler que ces deux muscles, superposés, sont intimement unis.

La portion du tendon qui passe dans la région plantaire sera étudiée avec la plante du pied.

I. — Long péronier latéral.

Insertions. — 1° *Fixe.* Il s'insère au tiers supérieur de la face externe du péroné, à l'aponévrose jambière qui le recouvre, et aux cloisons aponévrotiques qui le séparent des muscles de la région antérieure et de ceux de la région postérieure. 2° *Mobile.* Son point d'insertion mobile est le tubercule qui se trouve au-dessous de l'extrémité postérieure du premier métatarsien.

Ses fibres se portent en bas, sur un tendon un peu aplati à la jambe, arrondi au pied. Ce tendon, né sur la face externe du muscle, se réfléchit une première fois derrière la malléole externe, une deuxième fois sur le tubercule de la face externe du calcanéum, une troisième fois sur la face inférieure du cuboïde, pour se diriger enfin en dedans et un peu en avant, en croisant la plante du pied.

Rapports. — Ce muscle est en rapport : 1° A la jambe : en dehors, avec l'aponévrose jambière ; en dedans, avec le péroné au tiers supérieur, et le court péronier dans les deux tiers inférieurs ; en avant, avec l'extenseur commun des orteils et le péronier antérieur ; en arrière, avec le soléaire et le fléchisseur propre du gros orteil. Le soléaire recouvre sa moitié supérieure, tandis que le fléchisseur propre est en contact avec sa moitié inférieure. Dans son trajet, le tendon s'accole à celui du court péronier, dont on le sépare difficilement.

2° Au cou-de-pied : il glisse derrière la malléole externe, avec le tendon du court péronier latéral, dans une gaine fibreuse commune pourvue d'une séreuse, et passe sur le ligament latéral externe de l'articulation. Dans cette gaine, le court péronier est le plus profond.

3° Au pied : il occupe d'abord la face externe, où il est maintenu au-devant du tubercule du calcanéum par une gaine fibreuse pourvue d'une séreuse. La peau le recouvre, puis il se place à la face inférieure du pied, contre les os et les articulations, qu'il sépare des muscles. Là, il glisse au moyen d'une séreuse dans la gouttière de la face inférieure du cuboïde, convertie en canal par le ligament calcanéo-cuboïdien. La partie supérieure de ce muscle est traversée par les nerfs jambier antérieur et musculo-cutané.

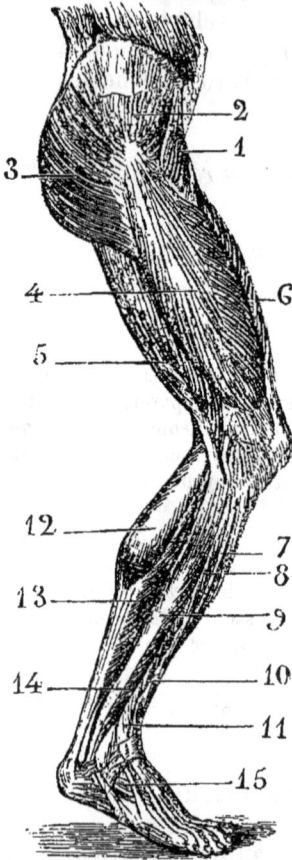

Fig. 111. — Muscles de la face latérale du membre inférieur.

1. Tenseur du fascia lata. — 2. Moyen fessier. — 3. Grand fessier. — 4. Vaste externe. — 5. Biceps. — 6 Droit antérieur. — 7. Jambier antérieur. — 8. Extenseur commun des orteils. — 9. Long péronier latéral. — 10 Extenseur propre du gros orteil. — 11 Péronier antérieur. — 12 Jumeau externe. — 13. Soléaire. — 14. Court péronier latéral.

Action. — Ce muscle abaisse puissamment le bord interne du pied ; il agit faiblement comme extenseur et comme abducteur du pied.

La contracture de ce muscle détermine la production d'un pied *creux valgus*.

Lorsqu'il est paralysé, le jambier antérieur, son antagoniste principal, relève le bord interne du pied, d'où il résulte un pied plat. Il est difficile, dans le cas de paralysie de ce muscle, de se tenir sur la pointe du pied. Ce muscle est un ligament actif qui maintient la concavité de la voûte du pied.

La physiologie de ces muscles fait comprendre pourquoi on pratique la ténotomie du jambier antérieur lorsque le péronier est devenu graisseux, et celle du péronier lorsque la dégénérescence affecte le jambier antérieur (Duchenne).

II. — COURT PÉRONIER LATÉRAL.

Situé au-dessous du précédent.

Insertions. — 1º *Fixe*. Il s'insère, en haut, aux deux tiers inférieurs de la face externe du péroné et à la cloison aponévrotique qui le sépare du muscle fléchisseur propre du gros orteil. 2º *Mobile*. Son tendon s'insère en bas au tubercule qui termine l'extrémité postérieure du cinquième métatarsien.

Ses fibres se dirigent en bas et en arrière, et forment un tendon qui se réfléchit une première fois derrière la malléole interne, une deuxième fois en arrière du tubercule de la face externe du calcanéum, pour se porter en bas et en avant.

Rapports. — 1º A la jambe, il recouvre le péroné, dont il suit la face externe jusqu'à la malléole ; il est recouvert par le long péronier latéral ; il répond aux deux cloisons aponévrotiques qui le séparent des muscles antérieurs et postérieurs.

2º Au cou-de-pied et au pied, il glisse derrière la malléole externe dans la même gaine fibreuse que le long péronier, passe sur le ligament latéral externe de l'articulation tibio-tarsienne, et se place en arrière du tubercule de la face externe du calcanéum, dans une gaine fibreuse indépendante de celle du long péronier. Il est recouvert par la peau et l'aponévrose.

Action. — Ce muscle est abducteur du pied, et concourt à l'extension du pied sur la jambe.

Vaisseaux et nerfs des muscles de la région externe.

Ces muscles reçoivent des rameaux artériels de la *tibiale antérieure* et de la *péronière*. Ils reçoivent leurs nerfs du *musculo-cutané*.

Région postérieure.

Dissection. — Le sujet étant placé sur le ventre, on fait une incision verticale, étendue de quelques centimètres au-dessus du genou jusqu'à la face postérieure du calcanéum. Une deuxième incision horizontale est faite à l'extrémité supérieure de la première, dans une étendue de 8 à 10 centimètres. On dissèque les deux lambeaux de peau avec ménagement, et l'on étudie les organes qui sont situés dans la couche sous-cutanée : nerf saphène externe et veine saphène externe, sur la ligne médiane; nerf accessoire du saphène externe sur le jumeau externe.

Les *jumeaux* étant étudiés, on détache leur face profonde du soléaire, on les incise à la partie inférieure de leur portion charnue, et après les avoir relevés, on étudie le *plantaire grêle* et le *soléaire*. Ensuite on enlève d'un trait de scie la partie postérieure du calcanéum sur laquelle s'insère le tendon d'Achille, ou bien on fait une section du tendon d'Achille, qu'on relève vers la cuisse, en détachant avec le doigt sa face profonde, et en séparant ses insertions au péroné. Ce muscle étant relevé et disséqué, on aperçoit l'anneau du soléaire avec les organes qui le traversent, et plus bas, les muscles profonds recouverts par les vaisseaux et nerf de cette région. Le *fléchisseur du gros orteil* est situé contre le péroné, il est très épais ; le *fléchisseur commun des orteils*, contre le tibia ; le *jambier postérieur*, contre le ligament interosseux. Le muscle *poplité* est situé plus haut que le soléaire, en arrière du tibia et de l'articulation du genou. Les tendons inférieurs de ces muscles seront étudiés avec le pied.

I. — JUMEAU EXTERNE.

Les deux jumeaux, ou *gastrognémiens*, forment avec le soléaire la saillie du mollet. Le jumeau externe est plus prononcé que l'interne à sa partie supérieure. Ces deux muscles concourent à limiter le creux poplité.

Insertions. — 1° *Fixe.* Il s'insère en haut par un gros faisceau à une dépression que l'on trouve à la partie postérieure et supérieure du condyle externe du fémur, et à une capsule fibreuse qui recouvre la partie postérieure du condyle externe du fémur, en renforçant le ligament postérieur de l'articulation du genou. 2° *Mobile.* Ses fibres se portent en bas et en dedans, pour se terminer sur la face postérieure d'un tendon aplati qui se condense pour former le tendon d'Achille, tendon commun aux jumeaux et au soléaire.

Rapports. — Le jumeau externe est recouvert par l'aponévrose et par la peau, par les nerfs cutané péronier et accessoire du saphène externe, et en haut par le tendon du biceps et le nerf sciatique poplité externe. Il recouvre l'articulation, le muscle poplité et le soléaire. Son bord interne est en rapport avec le plantaire grêle, les vaisseaux poplités et le nerf sciatique poplité interne.

Action. — Ce muscle est extenseur du pied et un peu fléchisseur de la jambe.

II. — JUMEAU INTERNE.

Le plus superficiel et le plus interne des muscles postérieurs de la jambe.

Insertions. — 1° *Fixe.* Le jumeau interne s'insère, en haut, par un gros faisceau sur une dépression située à la partie postérieure, supérieure et interne du condyle interne du fémur. Il s'insère aussi à une capsule fibreuse qui recouvre la partie postérieure du condyle interne. 2° *Mobile.* Il s'insère, en bas, à la face postérieure d'une aponévrose qui se condense pour concourir à la formation du tendon d'Achille.

Le tendon supérieur des deux jumeaux s'épanouit sur leur face postérieure.

Rapports. — Ce muscle est en rapport, par sa face superficielle, avec l'aponévrose et la peau. La face profonde recouvre l'articulation, le poplité, le soléaire et le plantaire grêle. Son bord interne, débordé par le soléaire, est placé sous la peau, et à la partie supérieure il est séparé du tendon du demi-membraneux par une bourse séreuse. Son bord externe forme le côté inférieur et interne du creux poplité ; il est en rapport avec les vaisseaux poplités, le nerf sciatique poplité interne et le plantaire grêle. Il est séparé du jumeau externe par une mince cloison fibreuse. On trouve, en arrière des deux jumeaux, sous l'aponévrose et entre les deux muscles, la veine saphène externe, le nerf saphène externe et une artériole.

Action. — Comme le précédent, il est extenseur du pied et un peu fléchisseur de la jambe.

III. — PLANTAIRE GRÊLE.

Mince et allongé, situé entre les jumeaux et le soléaire, ce muscle manque quelquefois.

Insertions. — 1° *Fixe.* Il s'insère en haut sur le condyle externe du fémur, immédiatement en dedans du tendon du jumeau externe, avec lequel il se confond. 2° *Mobile.* Son tendon, très grêle, se confond quelquefois avec le bord interne du tendon d'Achille, dont il partage les insertions ; souvent il va s'insérer directement au calcanéum.

Il se dirige obliquement en bas et en dedans, et devient tendineux après 5 à 7 centimètres de trajet.

Rapports. — Recouvert par les jumeaux, il recouvre le soléaire. En haut, il est appliqué sur le côté interne du jumeau externe, et forme avec lui le côté externe et inférieur du creux poplité. A ce niveau, il est en rapport avec les vaisseaux poplités et le nerf sciatique poplité interne.

Action. — La même que celle des jumeaux.

IV. — SOLÉAIRE.

Le soléaire est un muscle de forme irrégulière, situé entre les jumeaux et les muscles profonds de la jambe.

Insertions. — 1° *Fixes.* Il s'insère, en haut, au tubercule postérieur de la tête du péroné, au tiers supérieur de la face postérieure du même os, à la ligne oblique du tibia et sur une petite portion de la face postérieure du tibia, au-dessous de la ligne oblique. 2° *Mobile.* Il s'insère en bas, par l'intermédiaire du tendon d'Achille, à la moitié inférieure de la face postérieure du calcanéum.

Le tendon s'épanouit sur sa face postérieure, de sorte que le tendon d'Achille se divise en trois feuillets, pour la face profonde des deux jumeaux et pour la face superficielle du soléaire.

Rapports. — La *face postérieure* est recouverte par les jumeaux et le plantaire grêle. Elle dépasse la partie inférieure des deux jumeaux pour se placer sous l'aponévrose et la peau.

La *face antérieure* ou *profonde* recouvre le tiers supérieur du péroné, une petite étendue du tibia, et plus bas, de dehors en dedans, les muscles long péronier latéral, court péronier latéral, fléchisseur propre du gros orteil (qui le sépare des trois quarts inférieurs du jambier postérieur), la partie supérieure du jambier postérieur, le fléchisseur commun des orteils. Elle est séparée du fléchisseur commun par les vaisseaux et nerf tibiaux postérieurs et par l'artère tibio-péronière. La partie supérieure des vaisseaux péroniers la sépare de la partie supérieure du jambier postérieur.

Son *bord interne* est placé sous la peau et l'aponévrose ; il forme, vers la partie moyenne de la jambe, en arrière du tibia, une saillie considérable pendant sa contraction.

Son *bord externe* est également situé sous l'aponévrose et la peau, entre le jumeau externe et les péroniers.

Son *bord supérieur*, oblique, sépare le bord inférieur du poplité de l'extrémité supérieure des trois autres muscles profonds. À ce niveau, le soléaire présente un anneau fibreux entre le tibia et le péroné : c'est l'*anneau soléaire* dans lequel passent les vaisseaux poplités et le nerf sciatique poplité interne, qui prend, en passant dans l'anneau, le nom de tibial postérieur.

Le *tendon d'Achille*, tendon commun au soléaire, aux deux ju-

Fig. 112. — Coupe de la jambe à 3 centimètres au-dessus de la base des malléoles, (côté gauche, surface inférieure de la section). Ce dessin est très exact ; il a été pris sur un sujet congelé par un froid intense de 18° au-dessous de 0, pendant le siège de Paris, au Val-de-Grâce.

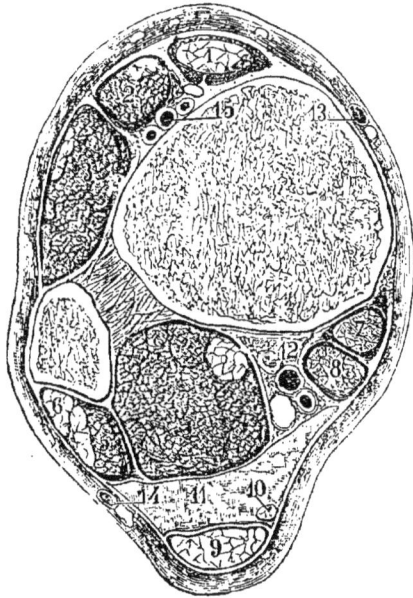

1. Tendon du jambier antérieur. — 2. Extenseur propre du gros orteil. — 3. Extenseur commun des orteils. — 4. Fléchisseur propre du gros orteil. — 5. Court péronier latéral. — 6. Long péronier latéral. — 7. Jambier postérieur. — 8. Fléchisseur commun des orteils. — 9. Tendon d'Achille. — 10. Plantaire grêle. — 11. Tissu graisseux intermédiaire au tendon d'Achille et aux muscles profonds. — 12. Gaine des vaisseaux et nerfs tibiaux postérieurs. — 13. Veine saphène interne et nerf saphène interne. — 14. Veine saphène externe et nerf saphène externe. — 15. Vaisseaux et nerf tibiaux antérieurs étalés.

(On voit nettement dans cette figure l'aponévrose jambière, les cloisons fibreuses et le volume relatif de chaque muscle.)

meaux et quelquefois au plantaire grêle, occupe le tiers inférieur de la jambe. Il est plus ou moins étendu, selon les individus, et constitue avec les muscles du mollet le *triceps sural*. Ce tendon présente une largeur de 1 centimètre 1/2 à 2 centimètres, et une épaisseur de 4 à 5 millimètres ; il s'élargit vers la partie supérieure. Il est entouré d'une gaine celluleuse condensée. Il est en rapport : 1° en avant, avec le fléchisseur propre du gros orteil, dont il se sépare pour se porter à la face postérieure du calcanéum ; entre le tendon et le muscle fléchisseur on trouve du tissu graisseux ; 2° en arrière, avec l'aponévrose et la peau ; 3° en dedans, avec la malléole interne, dont il est séparé par une gouttière au fond de laquelle on trouve, en procédant de dedans en dehors, le jambier postérieur dans sa gaine fibreuse, le fléchisseur commun des orteils dans sa gaine fibreuse, les vaisseaux et nerf tibiaux postérieurs dans le tissu cellulaire sous-aponévrotique; 4° en dehors, avec la malléole externe, dont il est séparé par les tendons des péroniers et leur gaine commune. Les deux gouttières situées de chaque côté du tendon correspondent à une grande quantité de tissu graisseux qui s'engage profondément au-dessous du tendon d'Achille. Chez les individus amaigris, ces gouttières se dépriment considérablement et donnent à la partie inférieure de la jambe une forme prismatique et triangulaire.

Action. — Le soléaire est extenseur du pied. Ce muscle, de même que les jumeaux, agit puissamment dans la marche.

V. — POPLITÉ.

Muscle triangulaire, aplati, situé entre l'articulation du genou et les vaisseaux poplités.

Insertions. — 1° *Fixe*. Il s'insère en haut, par un fort tendon, dans la gouttière que l'on trouve à la partie postérieure et externe du condyle externe du fémur. 2° *Mobile*. A la lèvre interne de la ligne oblique du tibia et à toute la portion de la face postérieure de cet os située au-dessus de la ligne oblique.

Ses fibres se dirigent obliquement en bas et en dedans.

Rapports. — Il recouvre l'articulation du genou et le tibia. Il est recouvert par les vaisseaux poplités et par le nerf sciatique poplité interne, par les deux jumeaux et le plantaire grêle. A son extrémité supérieure, le tendon glisse sur le condyle externe du fémur au moyen d'une séreuse qui communique avec la synoviale du genou.

Le poplité est un muscle articulaire qui renforce le ligament postérieur de l'articulation, contre lequel il est immédiatement appliqué.

Action. — Fléchisseur de la jambe sur la cuisse. Lorsque la jambe est fléchie, il concourt à la porter dans la rotation en dedans.

VI. — JAMBIER POSTÉRIEUR.

Muscle allongé, situé en arrière du ligament interosseux du tibia.

Insertions. — 1° *Fixes*. Il s'insère, en haut, à la lèvre externe de la ligne oblique du tibia, à la face postérieure du ligament interosseux, jusqu'à son extrémité supérieure; à la face interne du

péroné, dans la partie qui est située en arrière de la crête destinée au ligament interosseux, et un peu à la face postérieure du
tibia. 2° *Mobile.* Au tubercule du scaphoïde, au niveau duquel il

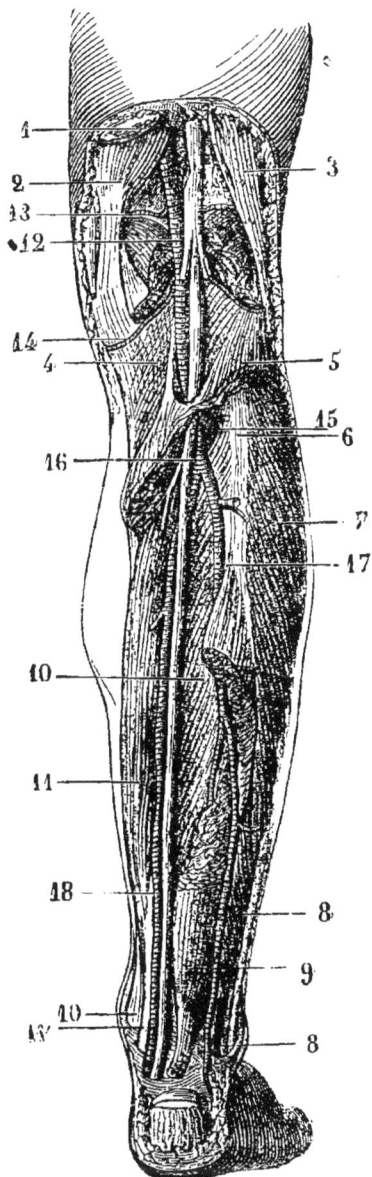

Fig. 113. — Région posté-
rieure et profonde de la
jambe (muscles, vais-
seaux et nerfs), prépa-
rée par Santos, mon
élève.

1. Coupe du demi-tendineux.
— 2. Demi-membraneux. —
3. Biceps. — 4. Poplité. —
5. Coupe du soléaire à son insertion supérieure ; on voit l'anneau
du soléaire traversé par l'artère
et le nerf. — 6. Face postérieure
du péroné, dont on a enlevé le
soléaire. — 7. Long péronier latéral. — 8. Court péronier latéral. — 9. Fléchisseur propre du
gros orteil. — 10. Jambier postérieur. — 10' Son tendon. —
11. Fléchisseur commun des orteils. — 11'. Son tendon. —
12. Artère poplitée. — 13. Artère
articulaire supérieure et interne.
— 14. Artère articulaire inférieure et interne. — 15. Artère
tibiale antérieure avant son passage à travers le ligament interosseux. — 16. Artère tibio-péronière. — 17. Artère péronière.
— 18. Artère tibiale postérieure.

présente souvent un os sésamoïde et une expansion fibreuse pour le premier cunéiforme.

Ce muscle se dirige un peu obliquement en bas et en dedans, vers la gouttière située en arrière de la malléole interne, pour passer ensuite en dedans de l'articulation tibio-tarsienne.

Rapports. — 1° A la jambe, il est en rapport : en avant, avec le ligament interosseux, le tibia et le péroné; en arrière, avec le soléaire, dont il est séparé par les vaisseaux et nerf tibiaux postérieurs, par un feuillet aponévrotique, et plus bas par le fléchisseur commun; en dedans, avec le fléchisseur commun des orteils; en dehors, avec le fléchisseur propre du gros orteil. Dans le tiers inférieur de la jambe, il s'insinue au-dessous du fléchisseur commun, et se place entre ce muscle et le tibia jusqu'à la malléole interne. 2° Au pied, après avoir glissé derrière la malléole interne avec le fléchisseur commun des orteils au moyen d'une séreuse, dans une gaine distincte de celle de ce muscle et située plus profondément, il se place entre le ligament interne de l'articulation tibio-tarsienne et le ligament annulaire interne. Ce tendon est aplati et beaucoup plus volumineux que celui du fléchisseur commun, qui est plus superficiel et qui le croise de haut en bas et de dedans en dehors.

Au niveau de son insertion, sur le tubercule saillant du scaphoïde, il est séparé de la peau par une bourse séreuse.

Action. — Ce muscle est fortement adducteur du pied; il concourt aussi à son extension. Par son mouvement d'adduction, il est antagoniste du court péronier, qui est abducteur.

VII. — Fléchisseur commun des orteils.

Ce muscle est situé en arrière du tibia.

Insertions. — 1° *Fixe*. Il s'insère, en haut, à la lèvre externe de la ligne oblique du tibia et à la face postérieure du même os. 2° *Mobile*. Aux quatre derniers orteils, de la même manière que le fléchisseur commun des doigts s'insère aux doigts, c'est-à-dire à l'extrémité postérieure de la dernière phalange, après avoir traversé les tendons du fléchisseur plantaire, qui se comporte comme le fléchisseur superficiel des doigts.

Ses fibres se dirigent verticalement en bas, et forment un gros tendon qui passe derrière la malléole interne, dans une gaine fibreuse distincte de celle du jambier postérieur, et qui se porte obliquement en avant et en dehors vers les quatre derniers orteils.

Rapports. — 1° A la jambe, il est en rapport: en avant, avec le tibia et la moitié inférieure du jambier postérieur; en arrière, avec le soléaire dans sa moitié supérieure, et plus bas avec l'aponévrose et la peau; en dedans, avec l'aponévrose et la peau ; en dehors, avec le jambier postérieur, qu'il recouvre en bas et qu'il croise en passant sur son côté externe. 2° Au pied : après avoir quitté la gouttière du bord postérieur de la malléole interne, il passe entre le ligament annulaire interne et le ligament latéral interne de l'articulation, pour pénétrer ensuite dans la grande ouverture, limitée par le bord interne des os du pied et la face supérieure de l'adducteur du gros orteil. Au niveau de cette ouverture, on trouve, d'avant en arrière, les tendons du jambier postérieur, du fléchisseur commun des orteils et du fléchisseur propre du gros orteil. Il croise obliquement la région plantaire, située entre le court fléchisseur plantaire qui est superficiel, et les abducteurs du gros orteil qui sont profonds. Il est croisé par le tendon du fléchisseur propre du gros orteil, qui est plus profond.

Action. — Il est fléchisseur des orteils ; il concourt à l'extension du pied.

VIII. — Fléchisseur propre du gros orteil.

Ce muscle est le plus volumineux des muscles profonds; il est placé en arrière du péroné et du jambier postérieur.

Insertions. — 1° *Fixe*. Il s'insère, en haut, à la face postérieure du péroné, au-dessous du soléaire. 2° *Mobile*. Son tendon inférieur s'insère à l'extrémité postérieure de la dernière phalange du gros orteil.

Ses fibres se dirigent un peu obliquement en bas et en dedans et forment un tendon qui passe dans une gouttière particulière peu marquée, en arrière de l'extrémité inférieure du tibia, et plus rapproché de la malléole interne que de l'externe; il se réfléchit ensuite dans la gouttière de l'extrémité postérieure de l'astragale, glisse dans le canal ostéo-fibreux formé par la face interne du calcanéum et le ligament annulaire interne du tarse, immédiatement au-dessous de la petite apophyse du calcanéum, et se porte directement en avant.

Rapports. — 1° A la jambe, il est en rapport : en avant, avec le péroné et le jambier postérieur; en arrière, avec le soléaire; en dedans, avec le jambier postérieur, qu'il recouvre en partie. Chez certains sujets, l'artère péronière est contenue dans l'épaisseur de ce muscle, qu'il faut diviser en arrière du péroné, pour pratiquer la ligature de ce vaisseau. A la partie inférieure de sa portion charnue, ce muscle se dégage du soléaire et se place sous l'aponévrose ; au même niveau, il est séparé des péroniers latéraux par un interstice cellulo-fibreux. 2° Au pied, il croise le tendon du fléchisseur commun qui est plus superficiel, et arrive au gros orteil, en passant entre les muscles de la région interne et ceux de la région moyenne du pied.

Action. — Il est fléchisseur du gros orteil ; il concourt à l'extension du pied.

§ 7. — Aponévrose de la jambe et ligaments annulaires du tarse.

1° *Aponévrose.* — L'aponévrose de la jambe, épaisse en avant, plus mince en arrière, entoure complètement les muscles de cette région; mais elle ne passe pas sur la face interne du tibia, si ce n'est en haut et en bas. On la voit, en effet, s'insérer sur le bord antérieur de cet os et contourner les faces antérieure, externe et postérieure de la jambe, pour s'insérer ensuite au bord interne du tibia.

L'extrémité supérieure de cette aponévrose se continue avec le surtout ligamenteux qui entoure le genou. En arrière, cette continuité est manifeste, et l'aponévrose jambière se continue avec la fémorale en fermant le creux poplité. En avant, elle prend insertion à la tête du péroné, aux tubérosités antérieure et externe du tibia. Cette extrémité reçoit des expansions tendineuses des muscles biceps, couturier, demi-tendineux, demi-membraneux et tenseur du fascia lata.

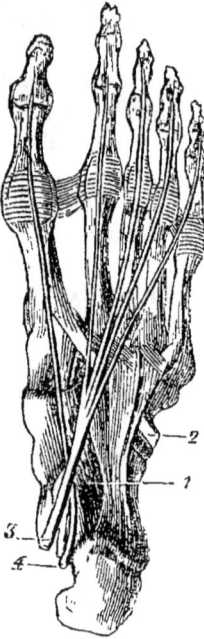

Fig. 114. — Rapports des tendons fléchisseurs.

1. Muscle accessoire. — 2. Tendon du long péronier latéral. — 3. Tendon du long fléchisseur commun des orteils. — 4. Tendon du fléchisseur propre du gros orteil.

L'extrémité inférieure, épaissie, constitue les ligaments annulaires du tarse.

La face superficielle de l'aponévrose jambière est en rapport avec la peau, dont la séparent, en dedans, la veine et le nerf saphène internes : en avant et en bas, le nerf musculo-cutané ; en arrière, la veine saphène externe et le nerf cutané péronier.

La face profonde fournit de nombreuses insertions musculaires à sa partie supérieure, et des cloisons fibreuses qui séparent les muscles.

Deux de ces cloisons principales s'insèrent sur les bords anté-

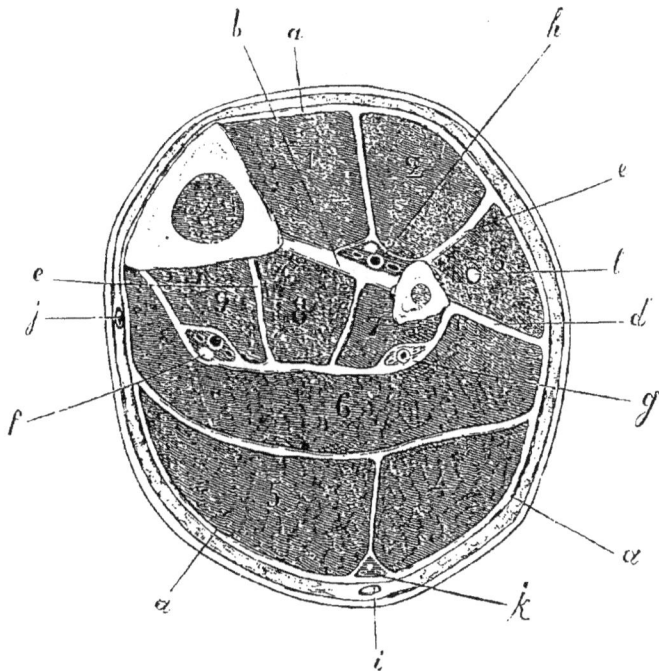

Fig. 115. Schéma de la coupe de la jambe au tiers supérieur, pour montrer la disposition de l'aponévrose jambière et de ses prolongements. (Côté droit. Vue de la surface inférieure de la section.)

a, a, a. Aponévrose jambière. — *b.* Ligament interosseux. — *c.* Cloison intermuscu-laire antérieure. — *d.* Cloison intermusculaire postérieure. — *e.* L'une des nombreuses cloisons secondaires situées entre le jambier postérieur, 8, et le fléchisseur commun des orteils, 9. — *f.* Nerf et vaisseaux tibiaux postérieurs. — *g.* Vaisseaux péroniers. — *h.* Nerf et vaisseaux tibiaux antérieurs. — *i.* Veine saphène externe (sous-cutanée). — *j.* Veine saphène interne (sous-cutanée). — *k.* Nerf saphène externe avec une artériole. — *l.* Nerf musculo-cutané traversant le muscle long péronier latéral.

1. Jambier antérieur. — 2. Extenseur commun des orteils. — 3. Long péronier latéral. — 4. Jumeau externe. — 5. Jumeau interne. — 6. Soléaire. — 7. Fléchisseur propre du gros orteil. — 8. Jambier postérieur. — 9. Fléchisseur commun des orteils.

rieur et externe du péroné: ce sont les cloisons intermusculaires, qui divisent les muscles de la jambe en trois régions distinctes, antérieure, externe et postérieure. Une autre cloison principale passe entre les deux couches des muscles de la région postérieure, et applique les vaisseaux tibiaux postérieurs contre la couche profonde; d'autres cloisons, plus minces, séparent les autres muscles. Enfin, on trouve au fond de la région jambière antérieure, au-devant du ligament interosseux, une membrane fibreuse, qui applique le nerf et les vaisseaux tibiaux antérieurs contre le ligament interosseux.

2° *Ligaments annulaires du tarse.* — Analogues aux ligaments annulaires du carpe, ces ligaments sont constitués par un épaississement de l'aponévrose jambière.

On distingue trois ligaments annulaires : l'antérieur, l'interne et l'externe.

a. Le *ligament annulaire antérieur* ou *dorsal du tarse* est constitué par l'épaississement de la partie inférieure et antérieure de l'aponévrose jambière, doublée, au niveau du cou-de-pied, par des fibres ligamenteuses de direction variable, qui recouvrent l'articulation tibio-tarsienne. Ce ligament annulaire est obliquement étendu de dedans en dehors et de haut en bas. Il adhère, en dedans, à la partie antérieure et interne de l'extrémité inférieure du tibia ; en dehors, il s'insère sur la malléole externe. Son bord supérieur se continue avec l'aponévrose jambière ; son bord inférieur se continue avec l'aponévrose dorsale du pied. Il est recouvert par la peau et le nerf musculo-cutané. Sa face profonde envoie des prolongements qui isolent les organes situés à la partie antérieure de l'articulation tibio-tarsienne, en leur formant des gaines.

La plus interne de ces gaines, et aussi la plus superficielle et supérieure, est celle du tendon du jambier antérieur. La plus externe appartient à l'extenseur commun des orteils et au péronier antérieur réunis. Entre les deux, on trouve une petite gaine fibreuse qui loge le tendon de l'extenseur propre du gros orteil. Les vaisseaux et nerf tibiaux antérieurs passent souvent dans cette gaine en arrière du tendon ; quelquefois, ils en sont séparés par une mince cloison fibreuse.

Le ligament annulaire antérieur, qui présente une hauteur de 3 à 4 centimètres, est destiné à maintenir les tendons appliqués contre l'articulation tibio-tarsienne. Ces organes glissent sur la face profonde du ligament annulaire au moyen de séreuses tendineuses. Ses limites supérieure et inférieure sont difficiles à préciser, car il se confond insensiblement par ses bords avec les aponévroses.

b. Le *ligament annulaire interne du tarse* est étendu du sommet et du bord postérieur de la malléole interne à la partie postérieure, inférieure et interne du calcanéum. Sa direction est oblique de haut en bas et d'avant en arrière. Son bord antérieur se continue avec l'aponévrose de la région interne du pied, tandis que son bord postérieur fait suite à l'aponévrose jambière.

Par sa face superficielle, le ligament annulaire interne est en rapport avec la peau. Sa face profonde transforme la face interne et concave du calcanéum en un canal dans lequel passent plusieurs organes : jambier postérieur, fléchisseur commun des orteils, fléchisseur propre du gros orteil, dans des gaines distinctes ; vaisseaux et nerf tibiaux postérieurs, dans le tissu cellulaire, entre les gaines des fléchisseurs propre et commun.

Par sa partie antérieure et inférieure, le ligament annulaire interne donne insertion à quelques fibres du muscle adducteur du gros orteil.

c. Le *ligament annulaire externe du tarse* s'étend du sommet et du bord postérieur de la malléole externe à la partie externe et inférieure du calcanéum. Elle forme aux péroniers latéraux une gaine commune qui se divise plus bas, à mesure que les muscles se rapprochent de la face externe du calcanéum.

§ 8. — Muscles du pied.

Il y a vingt muscles dans le pied : un à la face dorsale, dix-neuf à la face plantaire.

1º *Région dorsale ou pédieuse.*

La région dorsale ou pédieuse comprend un seul muscle, le pédieux.

Dissection. — Faites quatre incisions comme dans la figure 116 : deux transversales, à la partie antérieure et inférieure de la jambe, et à la base des orteils ; deux longitudinales, étendues des malléoles aux derniers orteils, le long des bords du pied. On peut aussi faire trois incisions circonscrivant un lambeau quadrilatère, que l'on conservera en le rejetant en dedans ou en dehors. Les incisions doivent être faites avec précaution, à cause de la présence d'organes vasculaires et nerveux dans la couche sous cutanée.

Au-dessous de la peau, dans le tissu cellulaire sous-cutané, on trouve le *nerf musculo-cutané*, qui se porte vers les orteils en se ramifiant. Dans cette même couche, on constate la présence de *l'arcade veineuse dorsale* du pied, qui donne naissance, par ses deux extrémités, aux veines saphènes interne et externe. Plus profondément, on voit *l'aponévrose dorsale du pied*, se continuant avec le bord inférieur du ligament annulaire antérieur du tarse. On enlève cette aponévrose, et l'on rencontre au-dessous d'elle, de dedans en dehors : les tendons du *jambier antérieur*, de l'*extenseur propre du gros orteil* et de l'*extenseur commun*. Plus profondément, le muscle *pédieux* forme une couche unique. Dans cette même couche, au-dessous du bord interne du pédieux, l'*artère pédieuse* et le *nerf tibial antérieur* cheminent d'arrière en avant, et de dehors en dedans.

PÉDIEUX.

Le muscle pédieux, situé à la face dorsale du pied, est étendu de l'articulation tibio-tarsienne aux quatre premiers orteils.

Insertions. — 1° *Fixe*. Il s'insère, en arrière, dans le creux

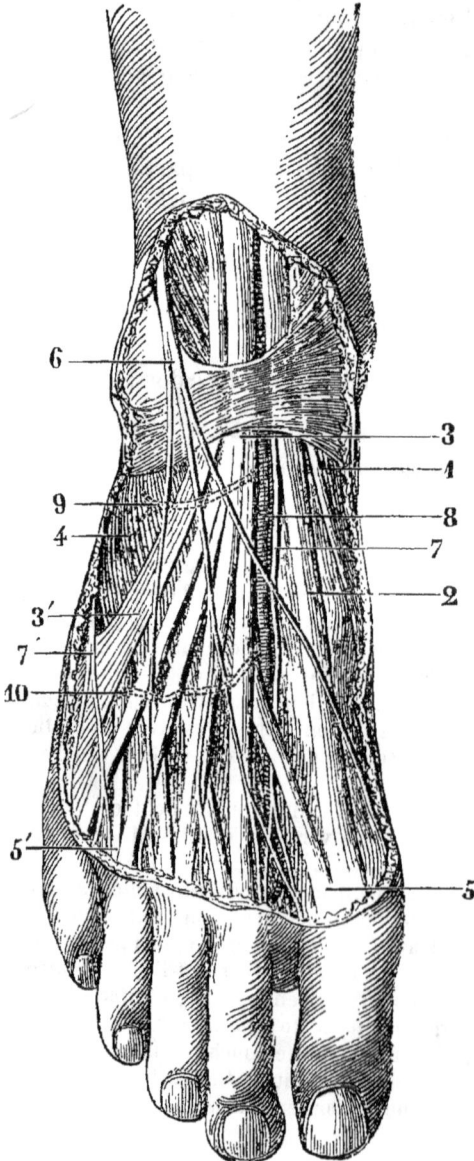

FIG. 116. — Région pédieuse, préparée par Santos. (Cette préparation montre les muscles, les vaisseaux, les nerfs de la région et le ligament annulaire antérieur du tarse.)

1. Tendon du jambier antérieur. — 2. Tendon de l'extenseur propre du gros orteil.—3. Tendons de l'extenseur commun des orteils.— 3'. Tendon externe du même muscle, ou péronier antérieur. — 4. Muscle pédieux. — 5, 5'. Tendons du pédieux se confondant avec les tendons extenseurs. — 6. Nerf musculo-cutané. — 7. Nerf tibial antérieur. — 8. Artère pédieuse. — 9. Artère dorsale du tarse. — 10. Artère dorsale du métatarse.

calcanéo-astragalien, aux deux os et aux ligaments. 2° *Mobiles*. Il s'insère, en avant, par quatre faisceaux distincts, aux quatre premiers orteils. Ces tendons se jettent sur le bord externe des tendons extenseurs, se confondent avec eux et partagent leurs insertions.

Ce muscle est charnu dans sa moitié postérieure ; il est mince et aplati. Il se divise en quatre faisceaux tendineux qui se dirigent obliquement en avant et en dedans.

Rapports. — Le pédieux est immédiatement appliqué sur les os et les articulations du tarse : il recouvre les métatarsiens et les interosseux dorsaux. Il est recouvert par les tendons de l'extenseur commun et l'aponévrose dorsale du pied. Son bord interne est séparé du tendon de l'extenseur propre du gros orteil par un intervalle de quelques millimètres. Il est en rapport avec l'artère pédieuse qui, ordinairement, est en partie recouverte par le bord interne de ce muscle. C'est sur ce bord qu'on se guide pour rechercher l'artère : aussi appelle-t-on ce muscle le *satellite de l'artère pédieuse*.

Lorsqu'il se contracte, il détermine une saillie assez considérable vers sa portion charnue, saillie molle et presque fluctuante, qui peut être la source d'erreur de diagnostic dans certains cas de lésions traumatiques de cette région.

Action. — Il est extenseur des quatre premiers orteils.

Je ferai remarquer que le pédieux est le seul des muscles du pied ayant quatre faisceaux qui se portent aux quatre premiers orteils. Tous les extenseurs et fléchisseurs communs se rendent aux quatre derniers orteils.

Son *nerf* vient du tibial antérieur.

2° *Région plantaire*.

La région plantaire comprend dix-neuf muscles. On la divise en trois régions plus petites, régions plantaires interne, externe et moyenne.

A. Région plantaire interne. { Adducteur du gros orteil.
{ Court fléchisseur du gros orteil.

B. Région plantaire externe. { Abducteur du petit orteil.
{ Court fléchisseur du petit orteil.

C. Région plantaire moyenne comprenant 4 couches.
1re couche. Court fléchisseur plantaire.
2e couche. { Accessoire du long fléchisseur.
{ Lombricaux, au nombre de 4.
{ Abducteur oblique du gr. orteil.
3e couche. { — transverse du gr. ort.
4e couche. { Interosseux plantaires.
{ — dorsaux.

Dissection. — Faites une incision courbe, à concavité antérieure, sur les limites de la plante du pied, incision dont les extrémités arriveront aux premier et cinquième orteils, en suivant les bords du pied. Enlevez la peau très épaisse qui recouvre la région plantaire, vous mettrez à nu tous les muscles superficiels du pied. A la partie antérieure de cette région, il faut enlever avec soin le tissu graisseux, qui est cloisonné par des lamelles fibreuses dépendant de l'aponévrose plantaire ; on découvrira en ce point les nerfs superficiels qui se rendent à la face plantaire des orteils.

Pour préparer les muscles profonds, il faut faire la *coupe du calcanéum.* Pour cela, après avoir découvert les muscles superficiels, on détache avec

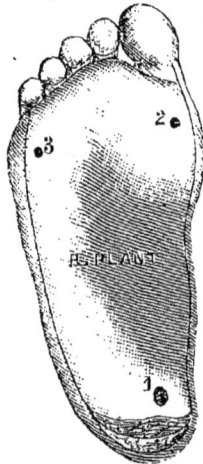

Fig. 117. — Dissection de la région plantaire (pied droit). On voit la ligne courbe que doit suivre le scalpel.

1. Bourse séreuse sous-cutanée au niveau du calcanéum. — 2. Bourse séreuse de la tête du premier métatarsien. — 3. Bourse séreuse de la tête du cinquième métatarsien.

un scalpel les fibres musculaires de la plante du pied qui s'insèrent aux ligaments annulaires interne et externe, en prenant soin de ne point couper le nerf et les vaisseaux tibiaux postérieurs au moment où ils passent dans la région plantaire. Ensuite, on porte la scie sur la face supérieure du calcanéum, entre l'articulation tibio-tarsienne et le tendon d'Achille, en ayant soin de faire tomber le trait de scie à 3 centimètres et demi en avant de la face postérieure du calcanéum. Généralement, en divisant ainsi le calcanéum en deux fragments, antérieur et postérieur, on renverse avec le fragment postérieur les muscles de la couche superficielle qui s'y insèrent. Il reste alors contre les os les muscles profonds, les tendons qui passent de la jambe dans la plante du pied, l'accessoire du long fléchisseur commun, les vaisseaux et les nerfs de la région. (Voy. *Artères plantaires.*)

La *coupe du calcanéum* peut être faite en ménageant le tendon d'Achille. Il faut scier cet os d'arrière en avant, presque horizontalement, de la face postérieure à la face inférieure, en arrière de l'accessoire.

A. Région plantaire interne.

I. — ADDUCTEUR DU GROS ORTEIL.

Ce muscle est le plus superficiel et le plus long des deux muscles de cette région.

Insertions. — 1° *Fixe*. Il s'insère, en arrière, au tubercule interne de la face inférieure du calcanéum, à la face profonde de l'aponévrose plantaire, et à la partie inférieure et antérieure du ligament annulaire interne du tarse. 2° *Mobile*. Son extrémité antérieure s'insère sur le bord interne de la première phalange du gros orteil, par un tendon dans lequel on trouve un os sésamoïde.

Rapports. — Recouvert par l'aponévrose et la peau, ce muscle est en rapport en dehors avec le court fléchisseur plantaire, et plus en avant avec le tendon du fléchisseur propre du gros orteil. Sa face profonde, dans la moitié antérieure ou tendineuse, recouvre le court fléchisseur du gros orteil ; dans sa portion charnue, elle forme avec la voûte du tarse un orifice analogue à celui qui est situé entre l'arcade crurale et le bord antérieur de l'os coxal, dans lequel passent les tendons des muscles fléchisseur commun des orteils, fléchisseur propre du gros orteil, et les vaisseaux et nerf tibiaux postérieurs.

Action. — Ce muscle est fléchisseur et adducteur du gros orteil.

II. — COURT FLÉCHISSEUR DU GROS ORTEIL.

Muscle étendu depuis la deuxième rangée du tarse jusqu'au gros orteil.

Insertions. — 1° *Fixe*. Il s'insère à la face inférieure de la deuxième rangée du tarse, particulièrement sur le scaphoïde, les cunéiformes et les ligaments correspondants. 2° *Mobile*. Sur le bord interne de la première phalange du gros orteil, par un tendon confondu avec celui de l'adducteur.

Rapports. — Il est en rapport, en bas, avec le tendon de l'adducteur, l'aponévrose et la peau. Il recouvre les os et les articulations. Son bord externe est en rapport avec le tendon du fléchisseur propre du gros orteil.

Action. — Fléchisseur du gros orteil, un peu adducteur.

Vaisseaux et nerfs. — Les artères sont fournies par des ramifications de la plantaire interne. Les nerfs viennent du plantaire interne.

Les deux muscles de la région interne forment un muscle biceps, dont l'adducteur représente la longue portion. Nous verrons bientôt que la même disposition existe pour les muscles externes, dont les noms correspondent à ceux que nous venons d'étudier.

B. — Région plantaire externe.

I. — ABDUCTEUR DU PETIT ORTEIL.

Ce muscle représente, pour le côté externe, l'adducteur du gros orteil.

Insertions. — 1° *Fixe*. Il s'insère, en arrière, au tubercule externe de la face inférieure du calcanéum et à l'aponévrose plantaire. 2° *Mobile*. En avant, il s'insère par un tendon allongé sur le bord externe de la première phalange du petit orteil. Souvent il se fixe, par un faisceau postérieur, à l'extrémité postérieure du cinquième métatarsien.

Rapports. — Il est recouvert par l'aponévrose et par la peau ; il recouvre les articulations et les os, le court fléchisseur, le tendon du long péronier latéral. Son bord interne est en rapport avec le court fléchisseur plantaire.

Action. — Abducteur du petit orteil.

II. — COURT FLÉCHISSEUR DU PETIT ORTEIL.

Situé au-dessous du précédent, ce muscle représente le court fléchisseur du gros orteil.

Insertions. — Son insertion *fixe* se fait sur la deuxième rangée du tarse, et principalement sur le cuboïde, sur la gaine du long péronier latéral et sur les ligaments de cette région. Son insertion *mobile* ou antérieure se confond avec celle de l'abducteur du petit orteil.

Rapports. — Il recouvre les os et les articulations correspondantes ; il est recouvert par l'abducteur, par l'aponévrose et par la peau.

Action. — Il est fléchisseur et un peu abducteur du petit orteil.

Vaisseaux et nerfs. — Les artères viennent de la plantaire externe ; les nerfs sont fournis par le plantaire externe.

Ces deux muscles forment, de même que ceux de la région interne, un muscle biceps, dont la longue portion est représentée par l'abducteur du petit orteil.

Il est facile de voir la complète analogie qui existe entre ces deux régions.

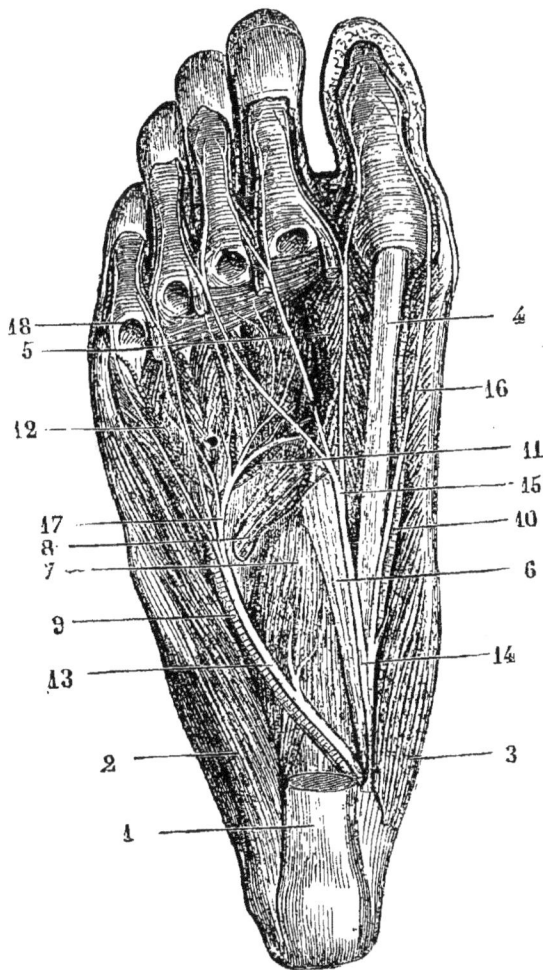

Fig. 118. — Région plantaire (muscles, vaisseaux et nerfs), préparée par Santos. (Pied droit.)

1. Extrémité postérieure du fléchisseur plantaire. — 2. Abducteur du petit orteil. — 3. Adducteur du gros orteil. — 4. Tendon du fléchisseur propre du gros orteil. — 5. Abducteur oblique du gros orteil. — 6 Tendon du fléchisseur commun des orteils. — 7. Accessoire du long fléchisseur. — 8. Tendon du long péronier latéral dans sa gaine fibreuse. — 9. Artère plantaire externe. — 10. Artère plantaire interne. — 11. Arcade artérielle formée par la plantaire externe. — 12. Artère collatérale externe du petit orteil. — 13. Nerf plantaire externe. — 14. Nerf plantaire interne. — 15. Branche externe de ce nerf. — 16. Branche interne ; ces deux dernières sont cutanées. — 17. Arcade nerveuse formée par le plantaire externe. — 18. Orifice de la gaine des tendons fléchisseurs.

C. — Région plantaire moyenne.

I. — COURT FLÉCHISSEUR PLANTAIRE (première couche).

Le plus superficiel des muscles de la région moyenne.

Insertions. — 1° *Fixe*. Il s'insère au tubercule interne de la face inférieure du calcanéum, à l'aponévrose plantaire qui le recouvre, et par quelques fibres aux cloisons fibreuses qui le séparent des muscles internes et externes du pied. 2° *Mobile*. Ce muscle se divise, en avant, en quatre faisceaux qui s'insèrent aux quatre derniers orteils, de la même manière que le fléchisseur superficiel des doigts.

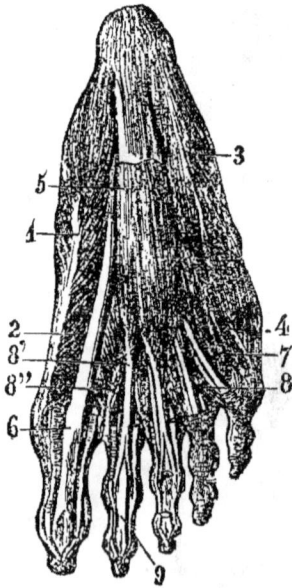

FIG. 119. — Muscles de la région plantaire (couche superficielle). [Pied droit.]

1. Adducteur du gros orteil. — 2. Court fléchisseur du gros orteil. — 3. Abducteur du petit orteil. — 4. Court fléchisseur du petit orteil. — 5. Fléchisseur plantaire. — 6. Tendon du fléchisseur propre du gros orteil. — 7. Abducteur oblique du gros orteil. — 8, 8', 8''. Lombricaux. — 9. Tendon du fléchisseur profond des orteils après son passage au travers du tendon du fléchisseur plantaire.

Rapports. — Recouvert par l'aponévrose et par la peau, il recouvre le muscle accessoire, les tendons du long fléchisseur commun des orteils et les lombricaux. Il recouvre aussi le nerf et les vaisseaux plantaires externes, qui le séparent de l'accessoire. Il est séparé des muscles internes et externes du pied par deux cloisons fibreuses.

Action. — Il est fléchisseur de la deuxième phalange des quatre derniers orteils.

II. — ACCESSOIRE DU LONG FLÉCHISSEUR DES ORTEILS (deuxième couche).

Ce muscle, mince et aplati, de forme irrégulièrement quadrilatère, est situé dans la deuxième couche.

Insertions. — 1° *Fixe*. A la face inférieure du calcanéum, en avant des tubercules de cette face et des muscles qui s'y insèrent. 2° *Mobile*. Sur le bord externe du tendon du long fléchisseur commun des orteils.

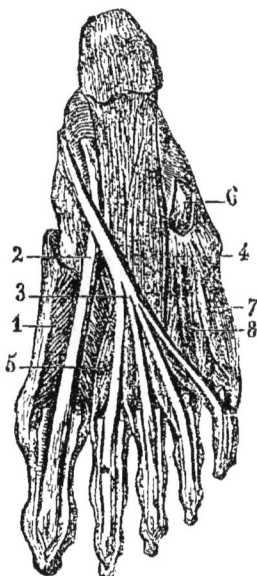

FIG. 120. — Muscles de la région plantaire (couche moyenne). [Pied droit.]

1. Court fléchisseur du gros orteil. — 2. Tendon du fléchisseur propre du gros orteil. — 3. Tendon du long fléchisseur commun des orteils.— 4. Accessoire du long fléchisseur des orteils. — 5. Premier lombrical. — 6. Tendon du long péronier latéral. — 7. Court fléchisseur du petit orteil. — 8. Interosseux du dernier espace.

Rapports. — Les fibres de ce muscle sont dirigées d'arrière en avant et parallèlement. Son bord externe est beaucoup plus long que l'interne. Il est recouvert par le court fléchisseur plantaire, le nerf et les vaisseaux plantaires externes ; il recouvre les os et les articulations.

Action. — Il corrige la direction oblique du long fléchisseur commun des orteils.

III. — LOMBRICAUX (deuxième couche).

Ces muscles sont au nombre de quatre, comme à la main.
On les désigne sous les noms de premier, deuxième, etc., en comptant de dedans en dehors.

Insertions. — En arrière, ils s'insèrent dans les angles de la bifurcation des tendons du fléchisseur profond des orteils, excepté le premier, qui se fixe sur le bord interne du tendon de ce muscle allant à l'index. En avant, les languettes charnues se terminent par de petits tendons qui se portent sur le côté interne de l'articulation métatarso-phalangienne correspondante, pour se comporter ensuite comme ceux des doigts, c'est-à-dire pour se confondre avec les tendons interosseux et extenseurs.

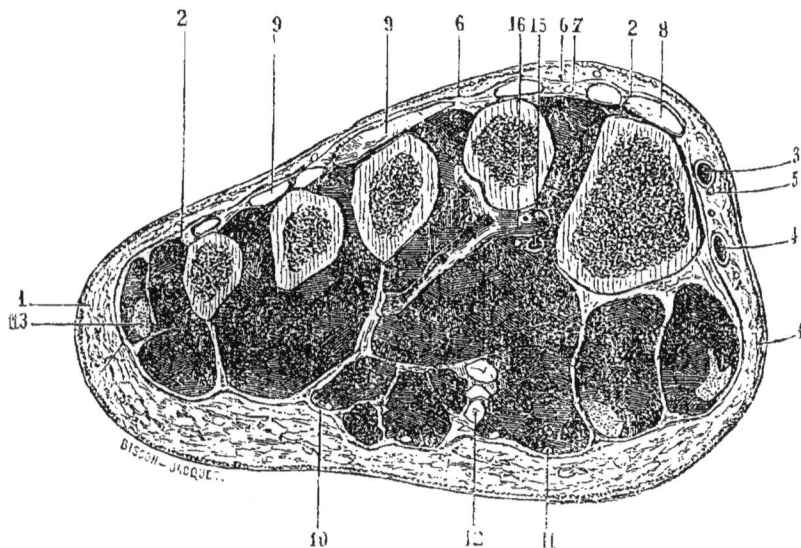

Fig. 121. — Coupe transversale et verticale du pied au niveau des métatarsiens (côté gauche; on voit la surface antérieure de la section).

1, 1. Peau. — 2, 2. Aponévrose dorsale. — 3. Veine saphène interne. — 4. Branche de la saphène. — 5. Nerf saphène interne près de sa terminaison. — 6, 7. L'aponévrose sépare le nerf tibial, qui est profond, du nerf musculo-cutané, qui est superficiel. — 8. Tendon de l'extenseur propre du gros orteil. — 9, 9. Tendons de l'extenseur commun. — 10. Aponévrose plantaire. — 11. Rameau nerveux du plantaire interne. — 12. Faisceaux tendineux du fléchisseur commun. — 13. Tendon dans l'épaisseur de l'abducteur du petit orteil. — 15, 16. Coupe de l'artère plantaire externe et du nerf plantaire près de leur terminaison. Au-dessus d'eux, on voit l'arcade plantaire veineuse ouverte.

Rapports. — Ils sont recouverts par le muscle court fléchisseur plantaire; ils recouvrent les abducteurs, les interosseux et l'arcade plantaire.

Action. — Comme ceux de la main, ils sont fléchisseurs de la première phalange des orteils et extenseurs des deux autres.

IV. — ABDUCTEUR OBLIQUE DU GROS ORTEIL (troisième couche).

Ce muscle forme, avec l'abducteur transverse, un muscle biceps dont la portion commune s'insère sur le côté externe de la première phalange du gros orteil. Ils représentent le premier interosseux plantaire, qui manque, de même que l'adducteur du pouce correspond au premier interosseux palmaire.

Insertions. — Il s'insère, par son *point fixe*, sur la face inférieure du cuboïde et de l'extrémité postérieure des derniers métatarsiens; il s'insère aussi sur tous les ligaments de cette région. Les fibres se dirigent obliquement en avant et en dedans, pour s'insérer sur le bord externe de la première phalange du gros orteil. Son tendon renferme un os sésamoïde.

Rapports. — Il est en rapport, en haut, avec les interosseux, les métatarsiens et l'arcade plantaire. Sa face inférieure est en rapport avec les lombricaux et le tendon du long fléchisseur des orteils.

Action. — Il est abducteur du gros orteil.

V. — ABDUCTEUR TRANSVERSE DU GROS ORTEIL (troisième couche).

Petit muscle transversal, formé par quatre languettes charnues qui s'insèrent au-dessous de la tête des quatre derniers métatarsiens. De là, ces languettes se portent en dedans et se confondent, pour s'insérer par un seul tendon sur le bord externe de la première phalange du gros orteil, en se réunissant au précédent. Ce muscle est en rapport avec les lombricaux et les tendons fléchisseurs par sa face inférieure; sa face supérieure est en rapport avec les interosseux et les métatarsiens.

Il est abducteur du gros orteil.

VI. — INTEROSSEUX (quatrième couche).

Comme à la main, les interosseux sont divisés en dorsaux et plantaires.

Pour les principes généraux de la description des interosseux, nous renvoyons le lecteur à l'étude de la main, nous contentant ici de donner les insertions de ces muscles, sans entrer dans les développements que nous avons donnés pour la main.

L'axe de la main est représenté par le médius ; l'axe du pied est formé par le deuxième orteil. Les interosseux se comportent à l'égard du deuxième orteil comme ceux de la main à l'égard du médius.

1° Interosseux plantaires.

Les interosseux plantaires, au nombre de trois, sont situés dans les trois derniers espaces interosseux.

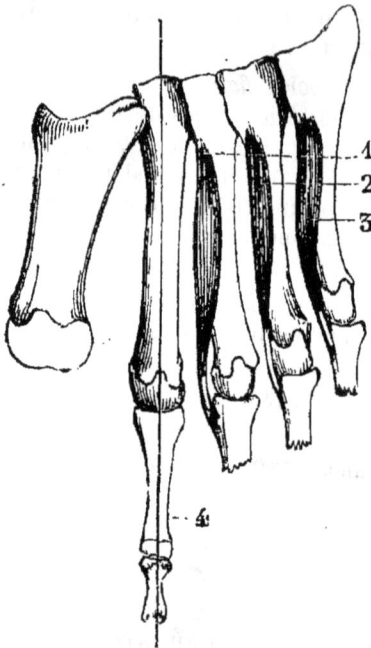

FIG. 122. — Interosseux plantaires.
(Pied droit.)

1. Premier interosseux. — 2. Deuxième. — 3. Troisième. — 4. Axe du pied.

Leur *point fixe* s'insère à la face interne des trois derniers métatarsiens.

Ces muscles se dirigent d'arrière en avant.

Leur *point mobile* se fait comme à la main. Quelques fibres se fixent au tubercule latéral correspondant, qui se trouve à l'extrémité postérieure de la première phalange; mais la plupart des fibres du tendon se portent sur le bord correspondant du tendon de l'extenseur commun, qu'elles accompagnent jusqu'à la dernière phalange. (Voy. *Main*.)

2° Interosseux dorsaux.

Au nombre de quatre, ces muscles sont désignés, comme les plantaires, sous les noms de premier, deuxième, etc., en comptant de dedans en dehors.

Ils *s'insèrent*, en arrière, sur les deux métatarsiens correspondants : 1° entièrement sur la face du métatarsien qui ne donne pas insertion à l'interosseux plantaire ; 2° en partie sur la face opposée, qui donne attache à l'interosseux plantaire.

Ces muscles se portent en avant et viennent se confondre, comme les plantaires, avec le bord correspondant du tendon de l'extenseur commun, sur la face dorsale de la première phalange. De même que ceux de la main, ils fournissent un petit faisceau à l'extrémité postérieure de la première phalange. (Voy. *Main*.)

Il résulte de cette description :

1° Que le premier interosseux plantaire est placé sur le côté interne du troisième métatarsien et du troisième orteil;

2º Que le deuxième est placé sur le côté interne du quatrième métatarsien et du quatrième orteil ;

3º Que le troisième est placé sur le côté interne du cinquième métatarsien et du cinquième orteil ;

4º Que l'axe du pied, comme celui de la main, ne reçoit aucun des interosseux plantaires qui rapprochent les orteils de cet axe ;

5º Que l'axe du pied, comme celui de la main, reçoit deux interosseux dorsaux qui écartent les orteils de cet axe ;

6º Que le premier interosseux dorsal, appliqué sur le côté interne du deuxième orteil, s'insère entièrement sur la face interne du deuxième métatarsien, et incomplètement sur la face externe du premier ;

7º Que le deuxième, appliqué sur le côté externe du deuxième orteil, s'insère entièrement sur la face externe du deuxième métatarsien, et incomplètement sur la face interne du troisième ;

8º Que le troisième et le quatrième, placés sur le côté externe du troisième et du quatrième orteil, s'insèrent entièrement sur la face interne du troisième et du quatrième métatarsien, et incomplètement sur la face interne du quatrième et du cinquième.

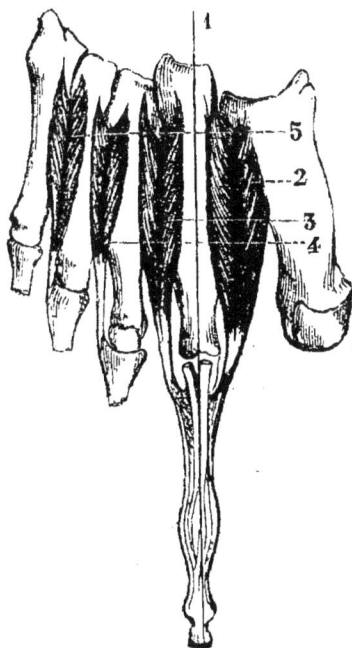

FIG. 123. — Interosseux dorsaux du pied. (Pied droit.)

1. Axe du pied passant par le deuxième orteil. — 2. Premier interosseux dorsal. — 3. Deuxième. — 4. Troisième. — 5. Quatrième.

Rapports. — Les interosseux ont une face dorsale située sur le même niveau que la face dorsale des métatarsiens ; leur face plantaire est en rapport avec les abducteurs, les artères et les nerfs profonds.

Vaisseaux et nerfs de la région plantaire moyenne. — Les artères sont fournies principalement par *l'artère plantaire externe* et par ses branches ; accessoirement, par la *plantaire interne*.

9***

Les *nerfs* sont fournis par les *plantaires*. Le court fléchisseur, l'accessoire, les deux derniers lombricaux, les abducteurs oblique et transverse du gros orteil et tous les interosseux sont animés par le nerf plantaire externe. Les deux premiers lombricaux reçoivent leurs nerfs du plantaire interne.

§ 9. — Aponévrose du pied.

Il existe dans le pied des aponévroses dorsales et des aponévroses plantaires.

1° *Aponévroses dorsales.*

Elles constituent trois couches.

Des parties profondes vers la peau, on trouve : 1° des feuillets aponévrotiques qui recouvrent chaque espace interosseux ; 2° une aponévrose mince, qui, entourant le muscle pédieux, se confond sur les côtés avec l'aponévrose dorsale proprement dite ; 3° l'aponévrose dorsale, résistante, qui présente la plus grande analogie avec l'aponévrose dorsale de la main. Ce feuillet aponévrotique se continue en arrière avec le bord inférieur du ligament annulaire antérieur du tarse; en avant, il se perd vers les extrémités des métatarsiens ; de chaque côté, il adhère aux os qui font saillie sur les bords du pied, et se continue avec les bords de l'aponévrose plantaire. Cette aponévrose recouvre les tendons, les muscles, les vaisseaux et nerf tibiaux antérieurs ; elle est recouverte par les nerfs musculo-cutané, saphène externe et par l'origine des veines saphènes.

2° *Aponévrose plantaire.*

L'aponévrose plantaire est située entre les muscles superficiels de la région plantaire et le tissu cellulo-graisseux sous-cutané. Sa *face superficielle* adhère à ce tissu par de nombreux tractus fibreux. Ses *bords interne* et *externe* se confondent sur les bords du pied avec ceux de l'aponévrose dorsale. Son *extrémité postérieure* s'insère sur le tubercule interne de la face inférieure du calcanéum. Son *extrémité antérieure* se divise, comme nous l'avons vu pour l'aponévrose palmaire, en dix languettes qui se portent vers les tendons fléchisseurs de tous les orteils, et se confondent avec les parties latérales de la gaine de ces tendons et du ligament glénoïdien. Entre ces languettes fournies par l'aponévrose à la gaine des fléchisseurs, on aperçoit quatre arcades, situées entre les orteils, au niveau de leur racine ; sous ces arcades

passent les tendons des lombricaux et des interosseux, les vaisseaux et nerfs plantaires. Sa *face profonde* fournit deux cloisons, qui séparent la région moyenne des régions interne et
externe et qui forment aussi trois gaines:

1° La *gaine interne* est formée par la portion interne de l'aponévrose plantaire et la cloison qu'elle fournit entre les muscles
internes et moyens. A ce niveau, l'aponévrose présente peu
d'épaisseur. Cette gaine contient les muscles adducteur et court
fléchisseur du gros orteil, le nerf plantaire interne et l'artère
plantaire interne.

2° La *gaine externe*, formée par la portion externe de l'aponévrose et par la cloison externe, présente une paroi plus épaisse.
Elle adhère en partie à l'extrémité postérieure du cinquième
métatarsien, et contient dans son épaisseur l'abducteur et le court
fléchisseur du petit orteil.

La gaine interne et la gaine externe sont complètes et étroites
en avant, plus larges et incomplètes en arrière.

3° La *gaine moyenne*, qui sépare les deux autres, est limitée par
l'aponévrose plantaire et par les deux prolongements profonds
qu'elle fournit. A ce niveau, la face profonde de l'aponévrose
plantaire fournit des insertions au court fléchisseur plantaire. Elle
envoie aussi des prolongements qui séparent les divers muscles
de la région. Cette gaine contient le court fléchisseur plantaire,
l'accessoire, les tendons du fléchisseur commun des orteils et du
fléchisseur propre du gros orteil, les lombricaux, les abducteurs
du gros orteil, les vaisseaux et nerf plantaires externes.

TROISIÈME PARTIE

ARTHROLOGIE

En plaçant l'*arthrologie* après la myologie, je m'écarte de la ligne suivie par tous les auteurs; voici quelles raisons m'ont déterminé.

D'abord, il ne faut pas oublier que ce volume est le *Manuel de l'amphithéâtre*, qu'il doit accompagner ordinairement l'élève dans les *dissections*. Or, personne n'ignore qu'à l'amphithéâtre, l'étude des articulations suit celle des muscles; il faudrait faire le sacrifice des muscles du sujet, si l'on voulait disséquer d'abord les articulations. C'est donc par mesure d'économie que je recommande de faire précéder l'étude de l'arthrologie de celle de la myologie.

Une autre raison m'a conduit à modifier l'ordre adopté par les auteurs. Je me suis demandé de quelle utilité est pour un élève l'étude d'une articulation dont il ne peut connaître les mouvements. Comment les connaîtrait-il, puisqu'il n'a pas encore la notion des puissances musculaires qui font mouvoir les os?

Après la myologie, la description des articulations, j'en suis convaincu, paraît moins fastidieuse, moins aride.

Dans la première édition de cet ouvrage, j'ai présenté les articulations d'après la méthode naturelle adoptée pour la description des familles en botanique. Chaque classe d'articulations peut être, en effet, divisée, comme une famille de plantes, en genres, et chaque genre en espèces. Assurément, cette méthode est la meilleure, elle satisfait l'esprit. Mais la routine est souvent plus forte que la logique; ma classification n'a pas été approuvée.

Reprenant donc l'ancien système, j'ai imité Cruveilhier, qui décrit les articulations dans le même ordre que les muscles.

Dans l'étude de chaque articulation, j'ai toujours suivi la même marche, et je conseille aux élèves de l'adopter dans toute description d'articulation:

1° Son *nom;* 2° os qui la constituent; 3° *classe* et *genre* auxquels elle appartient; 4° étude de ses *surfaces articulaires;* 5° des *ligaments* (moyens d'union); 6° de la *synoviale* (moyen de glissement); 7° des *mouvements;* 8° des *vaisseaux* et des *nerfs;* 9° des *rapports.*

CHAPITRE PREMIER.

DES ARTICULATIONS EN GÉNÉRAL. — CLASSIFICATION.

D'après l'étude des mouvements, on a, depuis longtemps, divisé les articulations en trois classes :

1° Les *synarthroses* ou *sutures* : ce sont des articulations immobiles ;

2° Les *diarthroses*, ou articulations mobiles ;

3° Les *amphiarthroses* ou *symphyses*, articulations tenant le milieu entre les deux autres.

—

1re Classe — Synarthroses ou sutures.

L'étude de ces articulations ne présente aucune difficulté ; je me bornerai à une description rapide.

Elles siègent toutes à la tête, et d'après l'aspect des surfaces qui se touchent, on peut les diviser en quatre genres, qui sont :

1° La *suture dentelée;*

2° La *suture écailleuse ;*

3° La *suture harmonique;*

4° La *suture par engrènement.*

Dans ces articulations, il n'existe aucun mouvement ; elles sont dépourvues, par conséquent, de synoviale et de ligaments ; elles présentent à étudier seulement les surfaces articulaires et une couche fibreuse interposée entre elles, le *cartilage sutural.* Cette couche, interposée aux sutures, adhère très intimement, d'une part au périoste, d'autre part à la dure-mère.

1er GENRE. — SUTURES DENTELÉES.

Elles siègent toutes à la voûte du crâne ; elles sont constituées par des dentelures ordinairement profondes, réunies par le cartilage sutural. La *suture frontale,* la *suture bipariétale* ou *sagittale,* la *suture fronto-pariétale* et la *suture lambdoïde* appartiennent à ce genre. Elles sont parfaitement distinctes chez l'adolescent ; mais vers l'âge de trente à quarante ans, l'ossification envahit le cartilage sutural, et tous les os de la voûte se réunissent pour n'en former qu'un seul. En même temps, la circulation, qui était indépendante dans chaque os, devient générale, c'est-à-dire que les *canaux veineux* s'anastomosent entre eux à travers les sutures ossifiées.

2ᵉ Genre. — SUTURES ÉCAILLEUSES.

On les trouve toutes sur les parties latérales, dans la fosse temporale ; elles sont constituées par des bords osseux taillés très obliquement en biseau, en lames minces, ce qui les a fait comparer à des écailles. Les surfaces des bords qui se touchent sont très légèrement dentelées. Il est à remarquer que l'os qui est au-dessous recouvre toujours celui qui est au-dessus. On trouve là les sutures que nous avons déjà indiquées dans la description du crâne.

3ᵉ Genre. — SUTURES HARMONIQUES.

On les rencontre toutes à la base du crâne. On les nomme ainsi parce que la plupart des os de la base se mettent en rapport par des surfaces rugueuses, mais sans engrènement. On trouve encore un cartilage sutural qui réunit ces os. C'est cette même substance qui ferme le trou déchiré antérieur.

4ᵉ Genre. — SUTURES ENGRENÉES.

Certains os de la face s'articulent aussi entre eux et avec ceux du crâne ; leurs surfaces articulaires, excepté pour le maxillaire inférieur, sont formées par des *dentelures qui s'engrènent comme celles des sutures dentelées, mais elles ne sont pas réunies comme ces dernières par un cartilage sutural ;* elles ne deviennent pas le siège d'ossification chez le vieillard. Pour faire entrer ces sutures dans la classification, je leur donne le nom de *sutures par engrènement.*

——

2ᵉ Classe. — Diarthroses.

D'après la configuration des surfaces articulaires, Cruveilhier a divisé cette classe d'articulations en six genres. Ces genres sont les suivants :

1º *Enarthroses ;*
2º *Emboîtement réciproque ;*
3º *Condyliennes ;*
4º *Trochléennes ;*
5º *Trochoïdes ;*
6º *Arthrodies.*

CARACTÈRES GÉNÉRAUX DES DIARTHROSES.

Nous avons dit que les diarthroses sont des articulations mobiles ; leurs surfaces sont contiguës. Elles présentent à étudier :

1° Les *surfaces articulaires;*

2° Les *ligaments,* moyens d'union ;

3° Les *synoviales,* moyens de glissement;

4° Les *mouvements* et les muscles qui les produisent;

5° Les *vaisseaux* et les *nerfs;*

6° Les *rapports.*

Surfaces articulaires. — Les surfaces articulaires des os sont très variées, et revêtues d'un cartilage dit *cartilage articulaire.* Cette substance est déposée sous forme de couche, dont l'épaisseur est en raison directe de la pression que supporte la surface articulaire (Sappey).

La surface libre du cartilage regarde la cavité articulaire qu'il concourt à former. Il est *à nu* dans l'articulation et baigné par la synovie. Sa surface adhérente est intimement *unie à l'os sans intermédiaire d'aucune substance;* elle présente de petits mamelons qui s'enfoncent dans des dépressions de la substance osseuse.

Les cartilages articulaires sont d'un blanc bleuâtre, *élastiques,* fermes et résistants. L'instrument tranchant qu'on y enfonce est repoussé par leur élasticité.

Lorsqu'on les brise, la surface brisée est striée d'une face vers l'autre, ce qui leur donne une apparence fibreuse ; mais ils ne contiennent aucune fibre. Leur substance est une matière amorphe, au sein de laquelle sont creusées de petites cavités : *cavités de cartilage, chondroplastes* de Robin. Les chondroplastes sont tapissés par une mince membrane et contiennent plusieurs petites cellules, appelées *cellules de cartilage,* qu'il ne faut pas confondre avec les chondroplastes.

Aucun vaisseau, aucun nerf n'existe dans les cartilages articulaires. (Voy. t. I, *Système cartilagineux.*)

Sur la couche de revêtement des extrémités articulaires et des synoviales. — Renaut (de Lyon), s'étant mis dans les meilleures conditions pour cette étude histologique, a constaté les faits suivants :

Dans toute leur portion centrale, les cartilages articulaires sont limités par une couche mince, molle comme un vernis de gélatine et qui se détache du cartilage subjacent avec facilité, au bout de quelques minutes d'immersion dans l'eau distillée, quand on racle la surface articulaire avec un scalpel. Cette couche, dont l'existence a été signalée par Luschka, est formée par une bande régulière de substance cartilagineuse, devenue molle comme une gelée, très réfringente, et qui renferme des capsules cartilagineuses de grand diamètre et aplaties tangentiellement. Vue de face étalée sur la lame de verre, la *bande de Luschka* se montre semée de groupes de ces grandes cellules cartilagineuses en cours de prolifération.

Le revêtement *épithélioïde* des synoviales répond à une assise de cellules du tissu connectif qui, arrivées à la surface, se gonflent, subissent l'évolution muqueuse, se rompent et se détruisent pour former l'un des éléments de la synovie, exactement à la façon de la couche molle ou bande de Luschka, qui limite les cartilages diarthrodiaux. Toutes les parties de la surface articulaire, dans cette conception, participent donc à la formation de la synovie.

La bande de Luschka, constante chez le fœtus et l'enfant qui n'a pas marché, semble disparaître chez l'adulte, parce que, au fur et à mesure qu'elle se forme à l'état de pellicule molle, les mouvements articulaires la détruisent. Elle reparait, au contraire, quand on soumet l'articulation à un repos prolongé.

Les **fibro-cartilages** des articulations, ceux qui réunissent les corps des vertèbres, les cartilages semi-lunaires du genou, les cartilages interarticulaires des articulations temporo-maxillaire et sterno-claviculaire, renferment une grande quantité de tissu fibreux à fibres entre-croisées. Leur surface est tapissée par une couche très mince et continue de substance cartilagineuse. (Voyez la thèse de Gosselin sur les *Fibrocartilages*, 1843.) Les bourrelets glénoïdien et cotyloïdien présentent la même structure. (Voy. t. I, *Fibro-cartilages*.)

Ligaments. — Les ligaments, dont l'étude constitue la *syndesmologie*, sont les moyens d'union des os. Ils se présentent sous des formes différentes, tantôt à l'état de capsule fibreuse, tantôt à l'état de simple bandelette, tantôt à l'état de cordon. Quelle que soit leur forme, les ligaments ont deux extrémités qui s'implantent directement sur les surfaces osseuses, *sans intermédiaire d'aucune autre substance*, une face interne ou articulaire *revêtue par la synoviale*, et une face externe en rapport avec les organes du voisinage.

Ils sont résistants, inextensibles, et ne reprennent pas leur forme primitive quand ils ont été allongés sous l'influence des maladies. Leur insertion à l'os est très solide; il est plus facile de rompre l'os que de détruire l'adhérence du ligament.

Les ligaments sont formés de tissu fibreux; ils contiennent des artères, des veines très ténues, qui rampent dans les interstices des faisceaux fibreux; ils reçoivent également des filaments nerveux. On n'y a pas encore démontré l'existence de lymphatiques. (Voy. t. I, *Tissu fibreux*.)

Synoviales. — Les synoviales sont des membranes séreuses qui tapissent incomplètement les cavités des articulations.

Ces membranes ne sont pas isolables, ce qui veut dire qu'on devrait plutôt les appeler « *surfaces synoviales* ».

Les synoviales existent à la face interne des ligaments; les surfaces articulaires en sont complètement dépourvues, et ne sont recouvertes chez le fœtus que par une couche d'épithélium pavimenteux, qui disparaît chez l'adulte. D'après Sappey, cette couche épithéliale n'existerait pas dans la seconde moitié de la vie intra-utérine; on ne doit l'admettre qu'avec réserve.

Ces membranes sont formées de deux couches : l'une profonde, formée de tissu conjonctif à fibres entre-croisées, adhérente aux ligaments; l'autre superficielle, qui regarde la cavité de l'articulation, formée d'épithélium pavimenteux. On distingue les synoviales à l'état de membrane, au niveau des ouvertures que présentent les capsules fibreuses articulaires. Là, en effet, elles envoient des prolongements qui facilitent le glissement des muscles voisins, au niveau desquels elles remplissent le rôle de bourses séreuses.

On n'y trouve pas de glandes; Weber et Gosselin y ont étudié des dépressions folliculiformes, sous le nom de *follicules synoviaux*.

Elles sont vasculaires et contiennent quelques filets nerveux.

Un liquide, connu depuis Paracelse sous le nom de *synovie*, baigne constamment leur surface et facilite le glissement des surfaces articulaires. Il est onctueux et transparent ; il est formé par de l'eau et de l'albumine. (Voy. t. I, *Système séreux*.)

Mouvements. — Les mouvements sont très étendus dans les diarthroses, et ils varient avec chaque genre. On en compte six : 1° flexion; 2° extension ; 3° adduction ; 4° abduction; 5° circumduction ; 6° rotation. On peut y ajouter le mouvement de glissement.

Ces mouvements sont placés sous l'influence des muscles fléchisseurs, extenseurs, adducteurs, etc.

Rapports. — La plupart des diarthroses sont entourées de tendons, d'artères, de veines, de nerfs. Les tendons qui entourent les articulations se réfléchissent sur les extrémités osseuses qui les constituent et s'insèrent sur ces extrémités. Les artères et les veines volumineuses se placent toujours dans le sens de la flexion. Les petites ramifications artérielles qui partent du tronc principal, au niveau de la flexion, viennent former des anastomoses du côté de l'extension (genou, coude).

Comme il existe des saillies osseuses autour des principales articulations, on trouve là des bourses séreuses sous-cutanées, et des bourses séreuses tendineuses qui facilitent le glissement des tendons sur les saillies.

Vaisseaux et nerfs. — Les articulations reçoivent en général peu de vaisseaux ; ces derniers se distribuent à la synoviale, aux ligaments et aux extrémités des os.

Les nerfs s'y rencontrent en petit nombre, et se distribuent comme les vaisseaux.

CARACTÈRES GÉNÉRIQUES DES DIARTHROSES.

Cette classification est basée sur le mode de conformation des surfaces articulaires, qui entraîne avec lui une forme spéciale de ligaments et des mouvements à peu près invariables pour le même genre.

1er Genre. — ÉNARTHROSES.

Le genre *énarthrose* présente comme caractères :

1° Du côté des *surfaces articulaires*, une tête articulaire et une cavité articulaire sur l'os voisin ;

2° Du côté des *moyens d'union*, une capsule fibreuse, un ligament interarticulaire, et un bourrelet fibreux qui borde la cavité articulaire ;

3° Du côté de la *synoviale*, des prolongements que la synoviale émet à travers les ouvertures de la capsule fibreuse ;

4° Du côté des *mouvements* : flexion, extension, adduction, abduction, circumduction, rotation.

Dans ce genre, on rencontre deux espèces : *l'articulation scapulo-humérale*, *l'articulation coxo-fémorale*.

2e Genre. — EMBOITEMENT RÉCIPROQUE.

1° Du côté des *surfaces articulaires*, concavité et convexité en sens inverse. La concavité de l'un des os correspond à la convexité de l'autre ; on dirait l'emboîtement d'un cavalier sur une selle ;

2° Du côté des *moyens d'union*, capsule fibreuse, souvent irrégulière, ou bien deux ou quatre ligaments ;

3° La *synoviale* ne présente rien de particulier ;

4° Du côté des *mouvements*, les mêmes que dans les énarthroses, moins la rotation.

Ce genre comprend quatre espèces : 1° *l'articulation sterno-claviculaire* ; 2° *l'articulation trapézo-métacarpienne* ; 3° *l'articulation calcanéo-cuboïdienne* ; 4° *l'articulation du corps de l'axis et de la troisième vertèbre cervicale*.

3e Genre. — CONDYLIENNES.

Les condyliennes sont des articulations qui présentent les caractères suivants :

1° Du côté des *surfaces articulaires*, une tête allongée sur l'un des os, on la nomme ordinairement *condyle*; et une cavité allongée elliptique, sur l'os opposé, c'est la *cavité glénoïde*;

2° Du côté des *moyens d'union*, quatre ligaments: un antérieur, un postérieur, deux latéraux;

3° La *synoviale* ne présente rien de particulier;

4° Du côté des *mouvements*, tous les mouvements des énarthroses, moins la rotation. Dans ce genre, il y a toujours deux mouvements principaux : par conséquent, les autres mouvements sont bornés.

Dans les condyliennes, il existe quelques articulations qui ont des caractères particuliers: ce sont les *doubles condyliennes*, articulations formées par deux condyles appartenant au même os. Dans l'articulation temporo-maxillaire, par exemple, on trouve deux condyles appartenant au maxillaire inférieur. Or, les deux articulations étant solidaires l'une de l'autre, les ligaments sont modifiés. Il en est de même pour l'articulation occipito-atloïdienne et pour l'articulation fémoro-tibiale, qui représentent véritablement une double condylienne, et non une trochléenne, comme le disent la plupart des auteurs.

Sept espèces se rencontrent dans les condyliennes : 1° *l'articulation temporo-maxillaire*; 2° *l'articulation occipito-atloïdienne*; 3° *l'articulation radio-carpienne* ; 4° *l'articulation fémoro-tibiale*; 5° *les articulations métacarpo-phalangiennes* ; 6° *les articulations métatarso-phalangiennes* ; 7° *l'articulation astragalo-scaphoïdienne*.

4e Genre. — TROCHLÉENNES.

(Ginglyme angulaire des anciens.)

Ce genre renferme beaucoup d'articulations, et les caractères qu'il présente sont très tranchés :

1° Du côté des *surfaces articulaires*, on trouve sur l'un des os une poulie ou trochlée; sur l'os opposé, une crête correspondant à la gorge de la poulie, et deux facettes correspondant aux parties latérales de la trochlée;

2° Du côté des *moyens d'union*, on trouve constamment quatre ligaments, dont les deux latéraux sont toujours plus forts ;

3° Du côté des *moyens de glissement*, une synoviale très serrée;

4° Du côté des *mouvements*, la flexion et l'extension.

Les trochléennes comprennent : 1° l'*articulation huméro-cubitale* ; 2° l'*articulation tibio-tarsienne* ; 3° les *articulations des phalanges* entre elles.

5ᵉ Genre. — TROCHOIDES.

(Ginglyme latéral des anciens.)

Ces articulations ont les caractères suivants :

1° Du côté des *surfaces articulaires*, un cylindre osseux et un anneau ostéo-fibreux, dans lequel le cylindre osseux tourne sur son axe ;

2° Du côté des *moyens d'union*, un ligament annulaire qui entoure le cylindre osseux ;

3° Du côté des *moyens de glissement*, une synoviale circulaire ;

4° Du côté des *mouvements*, la rotation.

On ne trouve que deux espèces dans ce genre : 1° l'*articulation atloïdo-odontoïdienne* ; 2° l'*articulation radio-cubitale*.

6ᵒ Genre. — ARTHRODIES.

Dans ce genre, dont les espèces sont très nombreuses, on trouve comme caractères :

1° Des *surfaces articulaires* planes ou presque planes ;

2° Des *ligaments*, ordinairement irréguliers, autour de l'articulation ;

3° Une *petite synoviale* ;

4° Un seul *mouvement*, le glissement.

Ce genre comprend toutes les articulations mobiles qui ne font pas partie des cinq premières : 1° *articulations des apophyses articulaires des vertèbres entre elles* ; 2° *articulations costo-vertébrales* ; 3° *articulations transverso-costales* ; 4° *articulation acromio-claviculaire* ; 5° *articulation costo-claviculaire* ; 6° *articulation coraco-claviculaire* ; 7° *articulations carpo-métacarpiennes* ; 8° *articulations de quelques os du carpe entre eux* ; 9° *articulations de quelques os du tarse entre eux* ; 10° *articulation tibio-péronière supérieure* ; 11° *articulations tarso-métatarsiennes* ; 12° *articulations cunéo-scaphoïdiennes*, etc.

3e Classe. — **Amphiarthroses ou symphyses.**

CARACTÈRES GÉNÉRAUX.

Les amphiarthroses sont des articulations dont les surfaces, en partie contiguës et en partie continues, sont unies dans la portion continue par un tissu fibreux interarticulaire. On les appelle aussi *symphyses*.

Les *moyens d'union* sont constitués par des ligaments périphériques, variables avec chaque articulation, et par un ligament interosseux. Le ligament interosseux est formé de tissu fibreux. Dans certaines articulations, il forme un ménisque plus ou moins épais, dont les faces adhèrent aux surfaces articulaires; exemple: corps des vertèbres; dans les autres, ce sont des faisceaux fibreux étendus directement entre les deux surfaces articulaires.

La *synoviale* manque dans ces articulations; dans quelques-unes cependant, dans celle des corps vertébraux entre eux, par exemple, il existe au centre du disque fibreux une substance molle qui représente une synoviale.

Les *mouvements* sont ici peu marqués: tantôt ce sont des mouvements de glissement très limités, tantôt des mouvements d'inclinaison; plusieurs sont déterminés par la compression du tissu inter-articulaire, comme cela se voit dans les mouvements des corps vertébraux.

Les amphiarthroses sont les articulations suivantes: 1° *l'articulation du corps des vertèbres*; 2° *l'articulation sacro-iliaque*; 3° *l'articulation sacro-vertébrale*; 4° *l'articulation sacro-coccygienne*; 5° *l'articulation du pubis*; 6° *l'articulation tibio-péronière inférieure*; 7° *l'articulation de quelques os du carpe entre eux*; 8° *l'articulation de quelques os du tarse entre eux*; 9° *l'articulation des métacarpiens entre eux, ainsi que celle des métatarsiens*.

Pathologie.

Les maladies des articulations sont nombreuses et se montrent fréquemment. Les *lésions traumatiques* les plus communes sont l'*entorse*, les *luxations*, les *plaies*. Les lésions vitales ordinaires sont l'*arthrite*, l'*hydarthrose*, la *tumeur blanche*, les *corps mobiles articulaires*, l'*ankylose*.

Il est à remarquer que les diarthroses seules sont affectées de ces maladies.

Entorse. — Lorsqu'un *mouvement anormal* se produit dans

une articulation mobile, lorsqu'un *mouvement normal est exagéré*, il peut en résulter une distension des ligaments, avec déchirure de quelques fibres ou arrachement d'un ligament, *sans changement de rapports dans les surfaces articulaires*. Il y a alors entorse.

Luxations. — Si une violence extérieure amène les résultats précédents, mais *avec déplacement des surfaces articulaires*, il y a luxation. Si les surfaces articulaires ne conservent aucun rapport, la luxation est *complète* ; si elles sont encore en contact par une de leurs parties, la luxation est *incomplète*.

Les luxations précédentes sont dites *traumatiques*, mais il y a aussi des *luxations spontanées*, consécutives à certaines maladies, et se produisant sans violence extérieure.

Lorsque deux os se séparent, il est d'usage de dire que l'os le plus éloigné du tronc est luxé sur l'autre ; ainsi on dit luxation de l'humérus, lorsque l'épaule est le siège de la lésion.

Plaies. — Toute blessure, au niveau d'une articulation, n'arrivant pas à la synoviale est une *plaie non pénétrante*. Pour qu'il y ait *plaie pénétrante*, il faut que la synoviale soit atteinte ; ces dernières sont beaucoup plus graves que les autres.

Kystes synoviaux et corps mobiles (voy. t. Ier, *Système séreux*).

Arthrite. — On donne ce nom à l'inflammation de la synoviale ; il y a plusieurs espèces d'arthrites, dépendant de causes diverses : *arthrite rhumatismale, blennorrhagique*, etc., etc.

Hydarthrose. — Inflammation légère de la synoviale avec accumulation de liquide séreux dans la cavité articulaire. La synoviale est distendue, forme des saillies et tend à écarter les surfaces articulaires.

Tumeur blanche. — Destruction des tissus constituant l'articulation. Cette destruction de la synoviale, des cartilages et des os, est déterminée par des végétations bourgeonnantes, *fongosités*, qui sont le résultat d'une inflammation de la synoviale. Il y a presque toujours du pus dans les tumeurs blanches.

Ankylose. — On donne ce nom à la *perte des mouvements articulaires*. Si l'articulation est tout à fait immobile, l'ankylose est *complète* ; si quelque mouvement peut s'y produire, elle est *incomplète*. La cause qui immobilise l'articulation peut siéger dans les tissus constituants de l'articulation ou en dehors d'eux.

Quoique ces définitions soient brèves, je crois qu'elles remplissent le but que je me propose, *initier les élèves aux éléments de la pathologie*. Pour plus de détails, on consultera ma *Pathologie et Clinique chirurgicales*.

———

CHAPITRE II.

DES ARTICULATIONS EN PARTICULIER.

Dissection. — 1° *Articulations fraîches.* — Les articulations doivent être disséquées immédiatement après les muscles.

Sciez les os à une certaine distance de l'articulation que vous voulez préparer, conservez au moins 10 centimètres de chaque os, si c'est possible, afin de manier facilement la préparation.

Détachez complètement les muscles, et ne laissez que 1 ou 2 centimètres des tendons qui se confondent avec les ligaments (autrefois il était d'usage de conserver les muscles).

Débarrassez les ligaments du tissu cellulo-graisseux qui les recouvre ; agissez de même au niveau des culs-de-sac des synoviales, *sans ouvrir l'articulation.*

Ruginez les os jusqu'à une très petite distance de l'insertion des ligaments.

Il est avantageux de préparer les articulations des deux côtés en même temps ; l'une sert à étudier les ligaments, avec leurs insertions ; l'autre montre l'intérieur de l'articulation.

2° *Articulations sèches.* — On les prépare comme les précédentes ; il faut seulement conserver la souplesse des ligaments, ce qu'on obtient par l'un des moyens suivants : 1° *macération dans une solution concentrée de sel de cuisine et d'alun* ; 2° *solution concentrée de carbonate de potasse.* Lorsque la pièce se dessèche, il faut lui imprimer des mouvements fréquents, afin de faire tomber les cristaux et de donner de la souplesse aux ligaments. Il est encore plus avantageux de remplacer ces solutions salines par la *glycérine phéniquée* ou la *glycérine chloralée*, d'après les formules que j'ai données dans le premier volume, en traitant des dissections en général.

Les sujets qui sont préférables pour préparer les articulations sont les cadavres d'adultes à charpente osseuse développée, maigres et un peu infiltrés.

ARTICLE PREMIER

ARTICULATIONS DE LA TÊTE.

La tête offre à considérer les sutures des divers os qui les constituent, et l'articulation temporo-maxillaire.

Les sutures ont été suffisamment décrites avec les os de la tête et avec la classification des articulations ; il est inutile d'y revenir.

ARTICULATION TEMPORO-MAXILLAIRE.

Cette articulation est formée par le temporal et le maxillaire inférieur ; c'est une double condylienne.

Dissection. — Prenez une tête ouverte ou entière, sciez verticalement, sur la ligne médiane, le crâne et la face, le maxillaire inférieur compris. On peut avoir une préparation moins volumineuse en conservant seulement la branche du maxillaire inférieur et la région du temporal ; pour cela il est nécessaire d'ajouter quatre traits de scie : un horizontal au tiers inférieur de la fosse temporale, deux transversaux en arrière de l'apophyse mastoïde et à la partie antérieure de l'os malaire, enfin un quatrième au niveau des grosses molaires du maxillaire inférieur, comme dans la figure 124.

Lorsque c'est possible, il vaut mieux faire la préparation des deux côtés de la tête ; d'un côté on étudiera les ligaments sans ouvrir l'articulation, de l'autre on verra le fibro-cartilage et les synoviales.

1° Pour préparer les ligaments, enlevez complètement le temporal, le masséter et les ptérygoïdiens ; mettez à nu le ligament externe, la capsule fibreuse et les ligaments internes (toutes les fibres musculaires doivent être enlevées) ; ruginez les os à partir du point d'insertion des ligaments, qu'il faut respecter.

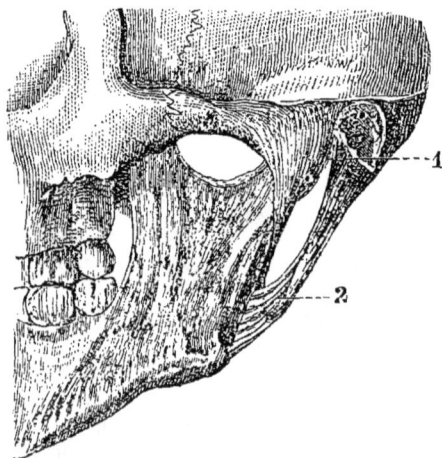

Fig. 124. — Articulation temporo-maxillaire du côté gauche, vue par sa face externe.

1. Ligament latéral externe. — 2. Ligament stylo-maxillaire vu par son bord externe.

2° Pour préparer l'intérieur de l'articulation, conservez de même les ligaments, puis faites passer la scie au milieu de l'articulation. Si vous sciez de dehors en dedans, c'est-à-dire verticalement et transversalement, vous verrez la disposition du fibro-cartilage, des deux synoviales, du condyle et du fond de la cavité glénoïde. Ce trait de scie est plus facile que le suivant, *qui montre plus complètement* toutes les parties que je viens d'indiquer.

Il vaut mieux, en général, scier l'articulation d'avant en arrière, le tranchant de la scie étant dirigé en bas. Prenez pour cela une scie à lame fine et sciez de haut en bas, de manière à diviser l'articulation, puis le condyle, en deux parties égales. Lorsque vous serez arrivé au col du condyle, au-dessous de l'insertion du ligament externe, faites éclater le côté externe du condyle. Vous pourrez constater alors la disposition des deux synoviales, l'épaisseur et la forme du fibro-cartilage, tout en conservant les ligaments à peu près intacts. Cette coupe est représentée dans la figure 126.

Nota. — Il est de toute nécessité de lire avec soin la description de l'articulation avant de commencer la dissection.

L'articulation temporo-maxillaire, formée par le temporal et le maxillaire inférieur, est une *double condylienne*.

Surfaces articulaires. — Le condyle du maxillaire est logé dans la cavité glénoïde ; celle-ci est deux fois plus considérable que ne le comporte le volume du condyle.

Les surfaces articulaires offrent dans cette articulation une conformation spéciale : le sommet du condyle et la partie la plus profonde de la cavité glénoïde sont dépourvus de cartilage ; celui-ci n'existe qu'à *la partie antérieure du condyle et sur la racine transverse* de l'apophyse zygomatique. Il résulte de cette disposition que l'articulation *est formée par deux surfaces convexes* roulant l'une sur l'autre.

Moyens d'union. — Il existe un fibro-cartilage interarticulaire et des ligaments.

Le *fibro-cartilage interarticulaire* est un ménisque de forme bi-concave (fig. 126, 7), très mince au centre, où il est quelquefois percé d'un trou qui fait communiquer les deux synoviales. Ce fibro-cartilage est elliptique, à grand diamètre transversal.

Par sa concavité supérieure, il se moule sur la racine transverse de l'apophyse zygomatique ; par sa concavité inférieure, il recouvre la convexité du condyle.

Son bord postérieur est plus élevé que l'antérieur ; il est situé au fond de la cavité glénoïde, en avant de la scissure de Glaser. Son bord antérieur, situé plus bas, correspond à la partie inférieure et antérieure de la racine transverse.

La circonférence du fibro-cartilage est adhérente aux ligaments périphériques et au muscle ptérygoïdien externe.

Les *ligaments* de l'articulation sont représentés par une *capsule fibreuse*, un *ligament latéral externe* et des *ligaments internes*.

La capsule fibreuse s'insère, en haut, sur les limites du cartilage articulaire, c'est-à-dire au bord antérieur de la racine transverse, au tubercule zygomatique, au fond de la cavité glénoïde, en avant de la scissure de Glaser, et un peu en dehors de l'épine du sphénoïde. En bas, la capsule s'attache au col du condyle. Elle enveloppe le fibro-cartilage et les deux synoviales.

10*

Cette capsule n'est pas décrite ordinairement, mais il suffit de disséquer convenablement l'articulation pour constater sa présence (fig. 125).

Le *ligament latéral externe* est un faisceau fibreux très fort, qui renforce la partie externe de la capsule. Il est dirigé oblique-

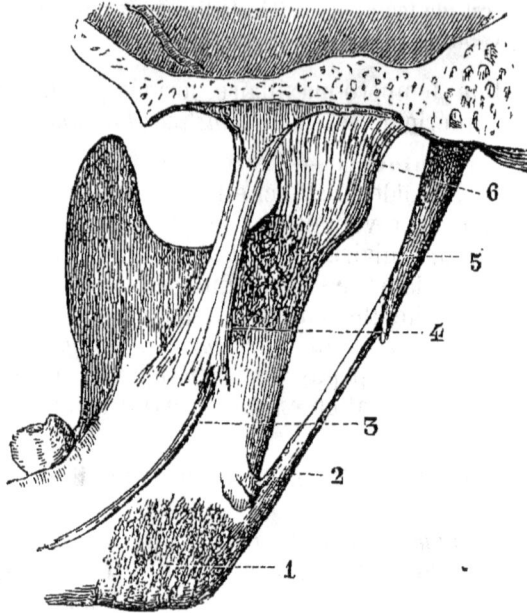

FIG. 125. — Articulation temporo-maxillaire du côté droit, vue par sa face interne

1. Rugosités pour l'insertion du ptérygoïdien interne. — 2. Ligament stylo-maxillaire vu de profil. — 3. Gouttière myloïdienne. — 4. Ligament latéral interne ou sphéno-maxillaire. — 5. Rugosités pour l'insertion du ptérygoïdien externe. — 6. Ligament postérieur qui, réuni au ligament latéral externe, forme une sorte de capsule.

ment de haut en bas, d'avant en arrière et de dehors en dedans. Il s'attache en haut au tubercule zygomatique, et en bas à la partie externe du col du condyle. Ce ligament adhère par sa face interne au fibro-cartilage interarticulaire.

Les *ligaments internes* sont au nombre de deux : le sphéno-maxillaire et le stylo-maxillaire.

Le *ligament sphéno-maxillaire* est mal délimité; il part de l'épine du sphénoïde, et se dirige en bas et en dehors, en se divisant en deux faisceaux : le faisceau supérieur s'attache au col du condyle, où il se confond avec la partie interne de la capsule, tandis que le faisceau inférieur se fixe à l'épine de Spyx, qui borde l'ou-

verture du canal dentaire. Ce dernier faisceau sépare les vaisseaux
et nerf dentaires du muscle ptérygoïdien interne.

Le *ligament stylo-maxillaire* n'appartient pas, à proprement
parler, à l'articulation ; c'est une bandelette aponévrotique servant à des insertions musculaires. Elle se porte de l'apophyse
styloïde à l'angle du maxillaire inférieur.

Fig. 126, — Coupe verticale et
antéro-postérieure de l'articulation temporo-maxillaire du
côté droit.

1. Apophyse mastoïde. — 2. Col du
condyle. — 3. Apophyse styloïde. —
4. Ptérygoïdien externe. — 5. Coupe de la
racine transverse de l'apophyse zygomatique. — 6. Partie postérieure de la capsule
fibreuse. — 7. Coupe du fibro-cartilage
interarticulaire. — 8. Synoviale située
entre le fibro-cartilage et la racine transverse. — 9. Synoviale située entre le
fibro-cartilage et le condyle.

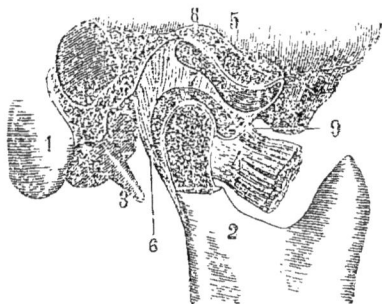

Moyens de glissement. — On trouve ici deux synoviales :
l'une très petite, placée entre le condyle et le disque interarticulaire ; l'autre, beaucoup plus lâche, située entre la cavité glénoïde
et le disque fibreux. Elles communiquent entre elles lorsque celui-
ci est percé d'un trou au centre.

Rapports. — Nombreux et très importants. Les muscles masticateurs entourent cette articulation ; le tendon du temporal est
placé en avant, le masséter en dehors, le ptérygoïdien externe en
dedans. La glande parotide est placée immédiatement au-dessous
de l'articulation. Des nerfs et des vaisseaux l'avoisinent aussi. Le
nerf facial est situé en arrière et au-dessous, le nerf auriculo-
temporal contourne la partie postérieure du col du condyle et remonte ensuite en dehors de l'articulation. L'artère temporale superficielle est placée en arrière et en dehors ; l'artère maxillaire
interne, en dedans et en bas.

Vaisseaux et nerfs. — Les *artères* de cette articulation viennent de la temporale superficielle et de la maxillaire interne. Les
nerfs sont fournis par le nerf auriculo-temporal et par le nerf massétérin, branches du trijumeau.

Mouvements. — Cette articulation présente des mouvements
d'abaissement, d'élévation, de projection en avant, de projection
en arrière et de latéralité ou diduction. (Voyez les *Muscles masticateurs.*)

1° *Abaissement et élévation*. — Ici, le centre de mouvement ne se trouve pas, comme cela se voit ailleurs, dans l'articulation même; mais il est représenté par un axe fictif passant un peu au-dessus de l'orifice des canaux dentaires, près du centre des branches du maxillaire inférieur. En effet, quand le corps du maxillaire se porte en bas, le condyle se porte en avant, et la partie centrale de la branche est immobile. Le contraire a lieu dans l'élévation, qui n'est que le retour de l'os dans la cavité glénoïde.

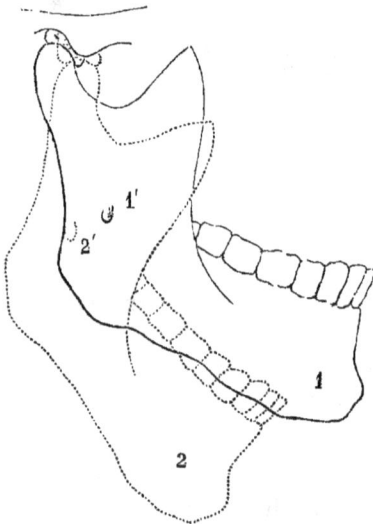

Fig. 127. — Abaissement du maxillaire inférieur.

1. Maxillaire inférieur en position naturelle, le condyle étant séparé de la cavité glénoïde par le disque interarticulaire. — 1'. Position de l'orifice du canal dentaire.— 2. Maxillaire abaissé : le condyle et le fibro-cartilage se sont portés au-dessous de la racine transverse, et l'orifice du canal dentaire, 2', s'est porté en bas et en arrière.

Le mouvement d'*abaissement* est déterminé par les muscles des régions sus-hyoïdienne et sous-hyoïdienne, ainsi que par les muscles ptérygoïdiens externes qui, par leur contraction simultanée, sollicitent le condyle à se porter en avant. Dans ce mouvement, le condyle sort de la cavité glénoïde glissant au-dessous de la racine transverse de l'apophyse zygomatique, qu'il n'abandonne pas.

Il est facile de s'assurer du déplacement du condyle en appliquant le doigt en avant du conduit auditif externe. Le fibro-cartilage, plus adhérent au condyle, suit ce dernier pendant l'abaissement; mais si le mouvement devient assez étendu pour permettre la luxation, il abandonne le condyle et conserve ses rapports avec la racine transverse.

Le mouvement d'*élévation* se fait naturellement par l'élasticité des muscles qui cessent de se contracter, et aussi par l'élasticité de la peau des joues. Les muscles élévateurs, temporal, masséter et ptérygoïdien interne, ne se contractent que dans l'élévation forcée, pendant la mastication.

2º *Projection en avant et en arrière.* — La *projection en avant* consiste dans un mouvement du maxillaire, qui se porte en avant sans abandonner les dents de la mâchoire supérieure. Dans ce mouvement, qui peut porter les incisives inférieures à un centimètre en avant des supérieures, les condyles sortent de leur cavité, comme dans l'élévation, et glissent au-dessous de la racine transverse, où on peut les sentir. Ce mouvement est déterminé par la contraction simultanée des deux ptérygoïdiens externes. Pour qu'il puisse s'effectuer, il faut que la mâchoire inférieure soit maintenue appliquée contre la supérieure par un certain degré de contraction des muscles élévateurs; car si ces muscles étaient inactifs, le maxillaire serait abaissé.

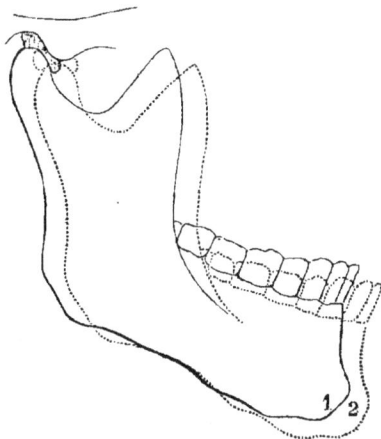

FIG. 128. — Projection du maxillaire en avant.

1. Position naturelle. — 2. Projection en avant : le condyle et le fibro-cartilage se sont portés au-dessous de la racine transverse.

Dans le mouvement de *projection en arrière*, les muscles cessent de se contracter, et les condyles rentrent dans les cavités glénoïdes par la seule élasticité des parties molles.

3º *Mouvements de latéralité ou de diduction.* — Ce sont les mouvements latéraux de la mâchoire inférieure, dans lesquels le menton est porté alternativement à droite et à gauche. Dans ces mouvements, l'un des condyles quitte la cavité glénoïde, glisse au-dessous de la racine transverse de l'apophyse zygomatique, et tend à tourner autour de l'autre condyle qui, lui servant de pivot, reste à peu près immobile au fond de la cavité glénoïde. Dans ce mouvement, le menton se porte du côté du condyle immobile. Deux muscles le déterminent : ce sont les ptérygoïdiens interne et externe; mais il faut, pour que ces mouvements se produisent, que les muscles d'un côté restent immobiles, pendant que ceux de l'autre côté fonctionnent. Le ptérygoïdien externe seul suffit à produire ce mouvement, lorsqu'il se contracte indépendamment de celui du côté opposé.

Pathologie.

L'articulation temporo-maxillaire est très rarement le siège d'*ankylose*. Il est assez fréquent de voir cette jointure atteinte de douleurs *rhumatismales*. La *luxation* y est très fréquente ; un seul condyle peut se luxer, le plus souvent les deux se luxent en même temps. Une seule variété est possible : c'est la *luxation en avant*. Elle est produite par un écartement exagéré des mâchoires ; le condyle dépasse la racine transverse et glisse sur le plan incliné qui lui fait suite : il est maintenu dans cette nouvelle position par les muscles contractés.

ARTICLE DEUXIÈME

ARTICULATIONS DE LA COLONNE VERTÉBRALE.

Ces articulations se divisent naturellement en deux groupes : A. les intrinsèques ; B. les extrinsèques.

A. Les articulations intrinsèques comprennent :

1° Les articulations des corps des vertèbres ; 2° les articulations des lames ; 3° les articulations des apophyses articulaires ; 4° les articulations des apophyses épineuses ; 5° l'articulation de la cinquième vertèbre lombaire avec le sacrum ; 6° l'articulation du sacrum avec le coccyx.

B. Les articulations extrinsèques comprennent :

1° Les articulations de la colonne vertébrale avec la tête ; 2° les articulations de la colonne avec les côtes ; 3° l'articulation de la colonne avec l'os coxal.

Dissection. — On commencera par isoler la colonne vertébrale de toutes les parties molles qui l'entourent. Cette dissection se fera avec soin pour éviter d'intéresser le ligament commun antérieur et les ligaments qui unissent les apophyses articulaires ; à la région cervicale, on conservera, en séparant les muscles, le cordon fibreux, qui est chez l'homme le rudiment du ligament cervical postérieur des quadrupèdes. On séparera le rachis du bassin au niveau des articulations sacro-iliaques. A l'aide de la scie, on enlèvera toute la portion de la tête qui se trouve en avant de la colonne cervicale, et, en arrière, toute celle qui déborde les apophyses articulaires, ne conservant qu'un segment destiné à montrer l'articulation de la colonne avec la tête.

Par un trait de scie vertical, partant des pédicules de la dernière vertèbre lombaire, pour remonter jusqu'aux dernières cervicales. où la section portera sur les lames, on obtiendra deux longs segments : l'un formé par les corps des vertèbres et les ligaments qui les unissent ; l'autre qui embrassera la série des apophyses articulaires, des lames et des apophyses épineuses.

Sur le premier segment on pourra étudier, après avoir détaché avec soin la moelle et ses enveloppes, le ligament commun postérieur et les ligaments qui unissent les corps entre eux ; sur le second, on verra les ligaments jaunes, surtout visibles par leur face antérieure, les ligaments interépineux et surépineux.

Pour étudier les disques intervertébraux ou ligaments interosseux, on les soumettra à des coupes transversales et verticales ; les coupes verticales comprendront le corps de l'os, afin qu'on puisse apprécier l'épaisseur de ces fibro-cartilages. Si on voulait les séparer entièrement de l'os, il suffirait de les plonger pendant quelques jours dans une solution d'acide chlorhydrique, qui désagrège le tissu osseux et facilite leur séparation, laquelle s'opère par arrachement ou spontanément.

A. — ARTICULATIONS INTRINSÈQUES.

1° Articulations des corps vertébraux. — Les corps vertébraux présentent des *surfaces articulaires* dont la forme varie pour chaque région. Ils forment des amphiarthroses, un peu différentes des amphiarthroses en général, en ce que, en aucun point, les surfaces articulaires ne sont en contact, et qu'un disque fibreux les sépare complètement en les éloignant les unes des autres.

Les *moyens d'union* consistent en ligaments interosseux et en ligaments périphériques.

a. Les ligaments interosseux, ou *disques intervertébraux*, ou *ménisques interarticulaires*, sont des fibro-cartilages, d'autant plus épais qu'on les examine plus bas, et de forme variable suivant les régions, comme la face des vertèbres à laquelle ils s'appliquent. On y trouve au centre une pulpe molle, que quelques auteurs considèrent comme un rudiment de synoviale. La partie périphérique du ménisque est formée de tissu fibreux très serré dont les fibres sont entre-croisées et s'étendent obliquement d'une vertèbre à la vertèbre la plus voisine.

b. Les ligaments périphériques sont : 1° des fibres étendues du bord inférieur de la vertèbre qui est au-dessus au bord supérieur de celle qui est au-dessous, en s'entre-croisant sur la ligne médiane ; 2° deux ligaments communs à tous les corps des vertèbres, désignés sous les noms de *ligament vertébral commun antérieur* et *ligament vertébral commun postérieur*.

L'*antérieur* s'étend de l'axis au sacrum. C'est une bandelette qui occupe la face antérieure de la colonne vertébrale et se termine à la base du sacrum ; elle se divise, au niveau de la région dorsale, en trois faisceaux, un médian et deux latéraux, et s'insère sur les disques intervertébraux et sur les deux bords du corps de chaque vertèbre.

Le *postérieur* est plus long que l'antérieur. Il s'étend de la gouttière basilaire de l'occipital au coccyx et s'insère, comme l'antérieur, aux disques fibreux intervertébraux et aux bords des vertèbres. Il présente sur ses bords des dentelures, correspondant chacune à un trou de conjugaison, et dans la concavité desquelles sont logés les pédicules des vertèbres.

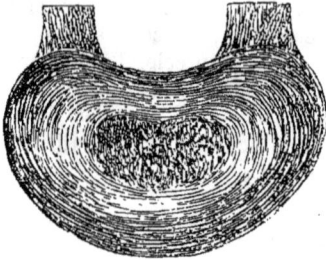

FIG. 129. — Section horizontale d'un disque intervertébral.

Ce ligament est situé entre la face antérieure de la moelle et la face postérieure des corps vertébraux; pour le préparer, il faut faire une section de la colonne au niveau des pédicules des vertèbres (voy. fig. 130).

2° Articulations des lames. — Les lames des vertèbres, en s'articulant entre elles, forment une variété d'articulations un peu analogue à celle des corps. Elles s'articulent au moyen de bandelettes spéciales appelées *ligaments jaunes*, et formées de tissu élastique.

Les ligaments jaunes sont situés entre les lames des vertèbres; le premier est placé entre l'axis et la troisième vertèbre cervicale, le dernier entre la cinquième vertèbre lombaire et le sacrum. Ils s'insèrent par leur bord inférieur sur le bord supérieur de la lame vertébrale qui est au-dessous, et par leur bord supérieur à la face antérieure de la lame qui est au-dessus et qui la recouvre en partie seulement, de telle sorte qu'ils forment une grande partie de la paroi postérieure du canal rachidien.

Les ligaments jaunes varient de forme dans les différentes régions, comme les lames. Disposés par paires, ils sont en contact, sur la ligne médiane, par leur bord interne.

3° Articulations des apophyses articulaires. — Ce sont des arthrodies, dont les surfaces, variables dans chaque région, sont revêtues de cartilages.

Des ligaments irréguliers sont placés autour des surfaces articulaires; ils affectent une disposition capsulaire.

Une synoviale facilite leurs mouvements de glissement.

4° Articulations des apophyses épineuses. — Les apophyses épineuses s'articulent à distance au moyen d'un ligament *surépineux* et d'un ligament *interépineux*.

Le premier est étendu de la sixième vertèbre cervicale à la crête sacrée. Il s'insère au sommet des apophyses épineuses ; il est formé par l'entre-croisement des fibres tendineuses des muscles du dos qui s'implantent sur ces apophyses. Le raphé médian cervical postérieur, qui se porte de la sixième cervicale à la protubérance occipitale externe, continue ces ligaments à la région cervicale.

Le deuxième, ou ligament interépineux, est une lame fibreuse placée verticalement entre les apophyses épineuses ; son bord supérieur s'insère à l'apophyse épineuse qui est au-dessus, son bord inférieur à celle qui est au-dessous. Ce ligament sépare les deux gouttières vertébrales. Le ligament interépineux se tend lorsque le tronc s'infléchit en avant ; il limite alors le degré d'écartement des apophyses épineuses, et vient en aide aux ligaments jaunes des lames, en maintenant leur élasticité dans ses limites naturelles. Le ligament surépineux, qui dans la région cervicale prend le nom de *ligament cervical postérieur*, n'a pas chez l'homme le développement qu'il acquiert chez les grands mammifères : son rôle n'est pas, à cause de la station bipède, aussi important que chez ces animaux où il sert à soutenir la tête.

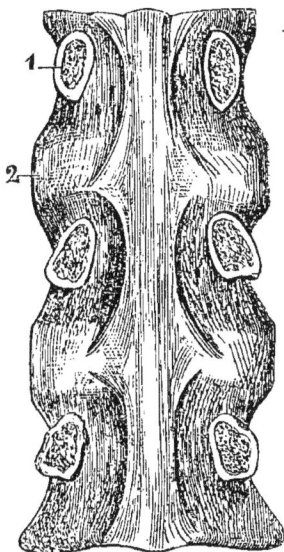

FIG. 13J. — Ligament vertébral commun postérieur.

1. Pédicule des vertèbres divisé verticalement — 2. Disque intervertébral, sur lequel on voit le ligament vertébral commun postérieur s'insérer par de petites dentelures.

5° Articulation sacro-vertébrale. — Cette articulation, qui est une amphiarthrose, ne diffère des autres articulations vertébrales que par une épaisseur plus considérable du disque interarticulaire, marqué surtout à la partie antérieure par l'écartement des apophyses articulaires et par un développement considérable des ligaments jaunes. C'est à son niveau que se termine le ligament vertébral commun antérieur. Un seul ligament est spécial à cette articulation : c'est un gros faisceau fibreux qui se porte de l'apophyse transverse de la cinquième vertèbre lombaire à la base du sacrum, et entre-croisé avec les fibres du ligament sacro-iliaque. Ce ligament est désigné sous le nom de *sacro-vertébral*.

En arrière, elle a encore, comme moyen d'union, le ligament vertébral commun postérieur, qui s'étend jusque sur la paroi antérieure du canal sacré.

La double articulation arthrodiale des apophyses articulaires est analogue à celle des autres vertèbres lombaires; seulement elle est un peu plus écartée.

6° Symphyse sacro-coccygienne. — C'est une amphiarthrose.

Les *surfaces articulaires* sont : du côté du sacrum, une facette ovalaire légèrement convexe ; du côté du coccyx, une autre facette ovalaire légèrement concave.

Il existe un *disque fibro-cartilagineux* entre ces deux surfaces. Ce disque s'amincit avec l'âge, et peut même disparaître, remplacé par l'ossification et la soudure des deux pièces de l'articulation. L'état de ce ligament interarticulaire a de l'importance par les modifications qu'il apporte dans la mobilité de cette articulation, surtout chez la femme, où le coccyx éprouve, pendant l'accouchement, un mouvement de rétropulsion qui augmente d'autant le diamètre antéro-postérieur.

Les *moyens d'union* sont constitués par six ligaments périphériques : l'un, *sacro-coccygien antérieur*, mince, descendant de la face antérieure du sacrum sur la face antérieure du coccyx ; l'autre, *sacro-coccygien postérieur*, plus fort, s'étendant du sacrum au coccyx et fermant la gouttière sacrée ; on le nomme encore *membrane sacro-coccygienne*. Les ligaments latéraux, au nombre de deux pour chaque côté, se distinguent aussi en antérieur et postérieur : le *ligament sacro-coccygien antéro-latéral* s'étend presque transversalement des parties latérales du sommet du sacrum aux parties latérales de la base du coccyx ; le ligament *sacro-coccygien postéro-latéral* s'attache en haut aux cornes du sacrum, en bas aux cornes du coccyx.

Mécanisme de la colonne vertébrale.

On peut considérer à la colonne vertébrale trois attributions principales : elle protège la moelle épinière ; elle soutient les parties qui la surmontent et qui l'entourent ; elle représente le centre des mouvements du tronc.

1° Comme *organe de protection*, la colonne vertébrale protège la moelle contre les corps extérieurs, à la façon d'un arc élastique, résistant et cédant tout à la fois, qui supporterait leur effort en le décomposant en une foule de mouvements partiels finissant par l'absorber. On voit que le rachis réunit la mobilité à la solidité, et cela se comprend : rigide, elle devenait fragile ; élastique et mobile, elle résiste aux chocs, et se dérobe par sa souplesse aux dangers qui peuvent la menacer. La solidité de la colonne est assurée par la multiplicité des vertèbres, par leurs moyens de contiguïté et d'union qui tend à solidariser leur action, par le volume des corps, la nature du tissu osseux des arcs et la résistance des ligaments. Toutes ces parties réunies constituent le canal vertébral, dont la capacité dépasse le volume de la moelle et s'élargit en raison directe de sa mobilité, lui formant ainsi une ligne de défense que viennent compléter, en avant, toute l'épaisseur du tronc ; en arrière, les apophyses épineuses et la masse des muscles spinaux ; à droite et à gauche, les apophyses transverses et la voussure des côtes. L'ensemble de ces moyens de protection semble isoler ce centre nerveux de toutes actions venant de l'extérieur et pouvant lui être nuisibles.

2° Soutenir la tête, supporter le poids des diverses parties qui constituent le tronc, être soutenu à son tour par la base du sacrum, voilà ce qu'il nous faut expliquer pour faire comprendre le *rôle de sustentation* que joue la colonne vertébrale.

La tête s'articule avec l'atlas, qui est le premier anneau osseux du rachis, par deux condyles à direction horizontale. Ces deux surfaces articulaires sont situées à peu près à l'union du tiers postérieur de la tête avec les deux tiers antérieurs ; mais le premier tiers équivaut presque, par son volume et son poids, à celui des deux autres. Il résulte de ces faits, et de la situation des condyles à droite et à gauche du plan médian, que la tête est posée en équilibre sur la colonne vertébrale, que cet équilibre est assuré dans le sens transversal, mais ne l'est qu'incomplètement dans le sens antéro-postérieur ; d'où il résulte qu'abandonnée à son propre poids, elle tend à s'incliner en avant : aussi est-elle maintenue dans l'état de rectitude par deux muscles puissants, les complexus, dont l'action est complétée par le ligament cervical postérieur. La tête, ainsi maintenue, représente un levier du premier genre, dont le point d'appui est situé sur les masses latérales de l'atlas ; la résistance répond à la face, et la puissance aux muscles extenseurs du cou. L'état d'équilibre est donc pour la tête une attitude active.

C'est par un mécanisme analogue que la colonne vertébrale se maintient en équilibre sur le bassin. Les organes qui remplissent les cavités thoracique et abdominale, suspendus à la partie antérieure de la colonne, tendent, par leur poids, à l'infléchir et à la courber de haut en bas ; mais les muscles spinaux, qui s'attachent à l'arc postérieur des vertèbres et à la partie correspondante des côtes, tendent à la ramener en arrière. On voit que, comme la tête, le rachis se trouve placé entre deux forces contraires qui, lorsqu'elles se neutralisent, le tiennent en état d'équilibre. Ce mécanisme s'applique à chacune des pièces qui entrent dans sa composition ; en effet, chaque vertèbre devient un levier du premier genre, qui a pour point d'appui la partie centrale du disque intervertébral, et dans lequel la puissance s'applique à l'apophyse épineuse pour l'attirer en bas, tandis que la résistance est constituée par le poids des viscères qui la sollicitent en sens inverse.

Cette disposition des forces qui concourent à maintenir l'état de rectitude de la colonne nous montre que tout a été prévu pour le maintien de cette attitude, car nous voyons que les deux forces, la résistance et la puissance, ont des bras de levier inégaux. Celui de la résistance est très court : il s'étend de la partie antérieure du corps de la vertèbre à sa partie centrale ; celui de la puissance est trois fois plus long, puisqu'il s'étend de cette partie centrale au sommet de l'apophyse épineuse, ce qui favorise la puissance ; de plus, l'agent de cette puissance est une force active, l'élasticité, propriété du tissu fibreux et musculaire, opposée à la résistance inerte des viscères. Enfin, la forme des disques intervertébraux, dont la partie antérieure est plus épaisse que la postérieure, vient, en s'opposant à l'affaissement de la colonne sollicité par le poids des organes, compléter l'ensemble des moyens mis en jeu par la nature pour l'attitude verticale.

3° La *mobilité de la colonne vertébrale* présente à étudier trois ordres de mouvements, qui sont : les mouvements de totalité, les mouvements propres à chaque région, et les mouvements propres à chaque vertèbre.

A. — *Mouvements de totalité de la colonne.*

Dans son ensemble, le rachis jouit de tous les mouvements : extension, flexion, inclinaison, circumduction et rotation.

1° Le plus étendu est la *flexion*. Dans ce mouvement, la colonne se comporte comme un levier du troisième genre : la résistance est située à son extrémité supérieure ; elle est augmentée par le thorax, qui fait corps avec le rachis ; le point d'appui répond à l'articulation sacro-vertébrale ; la puissance est représentée par l'action des muscles abdominaux, qui est d'autant plus énergique que ces muscles s'insèrent très loin du point d'appui. Dans ce mouvement, qui est très facile, puisqu'il suffit de la détente des muscles spinaux pour le produire, le ligament vertébral commun antérieur est relâché, la partie antérieure des disques interver-tébraux affaissée, tandis que les ligaments vertébral commun pos-térieur, jaunes, interépineux et surépineux, éprouvent une ten-sion proportionnelle au mouvement.

2° Le mouvement d'*extension* est très limité ; comme dans le précédent, la colonne vertébrale offre l'exemple d'un levier du troisième genre, qui a la même résistance et le même point d'ap-pui que pour la flexion, mais dont la puissance est représentée par la contraction des muscles spinaux. Dans ce mouvement, qui est borné par le contact inflexible des apophyses articulaires, tout ce qui est tendu dans la flexion se relâche, et le ligament verté-bral commun antérieur se tend.

3° Dans l'*inclinaison latérale* à droite ou à gauche, le mouve-ment est plus limité encore que dans l'extension ; il s'opère par un mécanisme analogue à celui que nous venons de décrire, mais, à la région dorsale, il est borné par la tête des côtes, qui s'enfoncent à la manière d'un coin entre les vertèbres adjacentes. A la région lombaire, l'obstacle vient des apophyses articulaires, qui basculent très difficilement de haut en bas, les unes sur les autres ; en outre, les muscles qui président à ce mouvement sont beaucoup moins puissants que les muscles extenseurs ou fléchis-seurs du tronc. Ce mouvement est tout entier dans l'affaissement qui se produit sur le côté des disques intervertébraux, affaisse-ment qui a lieu dans le sens de l'inclinaison.

4° Le mouvement de *circumduction* est celui dans lequel le tronc décrit un cône à base supérieure ; il résulte de la combinaison successive des mouvements qui viennent d'être décrits ; son centre d'action est situé dans la colonne lombaire.

5° C'est encore dans cette portion du rachis que s'opère le mou-vement de *rotation*, qui est très obscur, très limité, et qui consiste dans un mouvement de torsion des disques intervertébraux.

Pour ne pas commettre d'erreur et bien comprendre ce qui vient d'être dit, il faut ne pas oublier que nous avons seulement en vue les mouvements de totalité de la colonne vertébrale, qu'il ne faut pas confondre avec ceux du bassin, lesquels s'ajoutent à ceux-ci et en augmentent considérablement l'étendue, le bassin étant beaucoup plus mobile.

B. — *Mouvements considérés dans chaque région de la colonne.*

Chaque région de la colonne vertébrale présente une mobilité qui varie avec chacune d'elles.

1° La région cervicale jouit de tous les mouvements que nous avons étudiés pour la colonne entière. Dans ces mouvements, elle fait corps avec la tête, elle représente un levier du troisième genre, dont cette dernière constituerait la résistance, et qui prendrait son point d'appui sur la première vertèbre dorsale ; sa puissance serait située en avant, en arrière et sur les côtés, suivant la direction du mouvement. Tous les mouvements qui ont pour but le déplacement de la tête sont assez étendus ; un seul est très limité : c'est celui de rotation, qui lui est particulier.

2º La colonne, dans la région dorsale, n'a pas de mobilité qui lui soit propre ; l'enclavement des côtes, l'imbrication des apophyses épineuses s'y opposent. Elle ne recouvre une apparente mobilité que dans les dernières vertèbres dorsales, où s'établit la transition entre des vestiges de mouvement et la plus grande mobilité de la portion lombaire du rachis.

3º La région lombaire présente tous les mouvements que nous avons signalés dans la région cervicale, seulement ils sont moins étendus ; mais elle jouit d'une plus grande mobilité à sa partie supérieure. Ces considérations permettent d'établir que la colonne présente deux points où sa mobilité atteint son maximum : le premier est situé à l'union de la région cervicale et de la région dorsale, le second à l'union de celle-ci avec la région lombaire.

C. — *Mouvements isolés de chaque vertèbre.*

On a pu remarquer que les mouvements généraux du rachis semblent être la résultante de ceux de chacune des pièces qui entrent dans sa composition : d'où l'on pourrait penser que le mécanisme de chacune de ces pièces n'est que la reproduction, dans des limites plus étroites, du mécanisme général, ce qui serait une erreur. Dans ces mouvements, la colonne représente, comme nous l'avons vu, un levier du troisième genre à direction verticale ; chaque vertèbre représente un levier horizontal antéro-postérieur du premier genre. La mobilité de chacun de ces leviers horizontaux et partiels est loin d'être égale ; elle est plus grande dans les deux points que nous avons signalés comme étant les plus mobiles de la colonne vertébrale. Les vertèbres ne peuvent se mouvoir isolément, elles sont solidaires, et ne peuvent effectuer de mouvement que dans le même sens : les agents de leur mobilité sont les faisceaux que chacune d'elles reçoit des muscles qui concourent aux mouvements de totalité.

B. — Articulations extrinsèques.

Nous ne décrirons ici que les articulations de la colonne avec la tête ; celles de la colonne avec les côtes et avec l'os coxal seront décrites avec les articulations du thorax et du bassin.

ARTICULATIONS DE LA COLONNE VERTÉBRALE AVEC LA TÊTE.

Trois os concourent à cette articulation : l'occipital, l'atlas et l'axis. Ces trois os forment plusieurs articulations appartenant à des genres différents de diarthroses. Pour faciliter leur étude, j'examinerai successivement : 1° l'articulation occipito-atloïdienne; 2° l'articulation atloïdo-axoïdienne ; 3° l'articulation occipito-axoïdienne.

Dissection. — Il faut, après avoir enlevé l'encéphale, scier le crâne et ne laisser subsister que le pourtour du trou occipital. Ensuite on dissèque les muscles qui entourent les ligaments, puis on les détache avec soin pour mettre ceux-ci à découvert.

Articulation occipito-atloïdienne.

L'occipital s'articule avec l'atlas par les parties latérales, la partie antérieure et la partie postérieure.

1° Sur les côtés, l'occipital s'articule avec l'atlas au moyen de ses condyles, et constitue une articulation double condylienne, dont les surfaces articulaires sont formées par les condyles de l'occipital et les cavités glénoïdes de l'atlas, dirigés de dehors en dedans et d'arrière en avant. Une capsule fibreuse, ou ligament *occipito-atloïdien latéral,* plus épaisse en avant et en dehors, unit ces deux os; cette capsule est en continuité en avant et en arrière avec les autres ligaments. Une synoviale, lâche en dedans et en arrière, facilite leur glissement.

2° En avant, l'arc antérieur de l'atlas s'articule avec la partie antérieure du trou occipital au moyen d'un ligament *occipito-atloïdien antérieur,* formé d'une couche fibreuse profonde, régulièrement étendue du trou occipital à l'arc antérieur de l'atlas, et de faisceaux fibreux superficiels, qui se portent de la partie moyenne et antérieure du trou occipital au tubercule antérieur de l'atlas ; la portion superficielle de ce ligament a été décrite par quelques auteurs sous le nom de *ligament cervical antérieur*.

3° En arrière, l'arc postérieur de l'atlas s'articule avec la partie postérieure du trou occipital au moyen d'un ligament *occipito-atloïdien postérieur,* mince et assez résistant, étendu de l'un à l'autre de ces points. Il est percé de chaque côté d'un trou à travers lequel l'artère vertébrale pénètre dans le crâne.

Sappey, s'appuyant sur des faits tirés de l'anatomie comparée, considère cette articulation comme une double arthrodie.

Mouvements. — La tête se fléchit et s'étend sur l'atlas; il y a

aussi inclinaison à droite et à gauche, d'où résulte un mouvement
très limité de circumduction. Ces mouvements s'opèrent par suite
du glissement des condyles de l'occipital sur les faces supérieures
des apophyses articulaires de l'atlas.

Articulation atloïdo-axoïdienne.

L'atlas et l'axis s'articulent par les parties latérales, les
parties antérieure et postérieure ; de plus, l'atlas s'articule
avec l'apophyse odontoïde pour former l'articulation *atloïdo-odontoïdienne.*

Dissection. — On fera, à l'aide de la scie, une coupe transversale,
qui enlèvera la partie postérieure du trou occipital, l'arc postérieur de
l'atlas, l'apophyse épineuse et les lames de l'axis et de la troisième vertèbre cervicale ; après, on enlèvera avec soin la moelle, le bulbe et leurs
méninges ; on aura mis à nu par ce procédé le ligament cruciforme. Ce
ligament étudié, on le divisera pour étudier les ligaments odontoïdiens.
Pour se rendre un compte exact de l'union de l'apophyse odontoïde
avec l'atlas, on désarticulera l'occipital.

A. — Articulation atloïdo-axoïdienne proprement dite.

Sur les côtés, l'articulation atloïdo-axoïdienne forme une arthrodie dont les surfaces articulaires, planes ou presque planes,
sont constituées par les facettes articulaires inférieures de l'atlas
et supérieures de l'axis. Elles sont reliées par le *ligament
atloïdo-axoïdien latéral,* ou capsule fibreuse, plus épaisse en
dehors et en avant. Il existe là une synoviale plus lâche en dedans
et en arrière.

En avant, l'atlas et l'axis sont unis par le *ligament ·atloïdo-
axoïdien antérieur,* formé de faisceaux ligamenteux assez considérables, dont les plus superficiels partent du tubercule antérieur
de l'atlas et se continuent avec le ligament vertébral commun
antérieur.

En arrière, l'atlas et l'axis s'articulent au moyen d'un ligament
étendu de l'arc postérieur de l'atlas aux lames de l'axis : c'est le
ligament atloïdo-axoïdien postérieur. Ce ligament se décompose en
deux couches : l'une, superficielle, correspond au ligament interépineux des autres vertèbres ; la profonde, d'un blanc jaunâtre,
correspond aux ligaments jaunes.

B. — Articulation atloïdo-odontoïdienne.

L'articulation *atloïdo odontoïdienne* constitue une trochoïde dont
les surfaces articulaires sont formées, du côté de l'atlas, par une

facette ovalaire située derrière l'arc antérieur de l'atlas ; du côté de l'apophyse odontoïde, par un cylindre osseux présentant en avant une facette articulaire pour l'atlas, et en arrière une facette

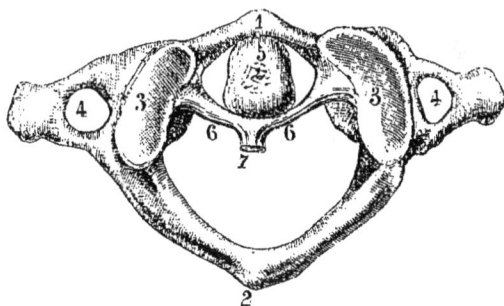

FIG. 131. — Articulation atloïdo-odontoïdienne. On y voit la face supérieure de l'atlas, l'apophyse odontoïde et le ligament transverse.

1. Arc antérieur. — 2. Arc postérieur. — 3, 3. Facettes articulaires supérieures. — 4, 4. Trou de l'artère vertébrale. — 5. Apophyse odontoïde. — 6, 6. Ligament transverse. — 7. Faisceau profond du ligament occipito-axoïdien.

articulaire striée transversalement, et destinée à se mettre en rapport avec les fibres du ligament transverse.

Les *moyens d'union* de cette trochoïde sont constitués par un ligament, *ligament transverse* ou *demi-annulaire*, qui s'insère par

FIG. 132. — Articulations occipito-axoïdienne et atloïdo-axoïdienne.

1. Ligament transverse ou semi-annulaire, formant la branche transversale du ligament cruciforme. — 2. Ligament qui s'insère au bord inférieur du ligament transverse et au corps de l'axis, ou faisceau inférieur du ligament cruciforme. — 3. Couche profonde du ligament occipito-axoïdien, ou faisceau supérieur du ligament cruciforme. — 4. Couche moyenne du ligament occipito-axoïdien, divisée à son origine. — 5. Couche superficielle du ligament occipito-axoïdien divisée à son origine.

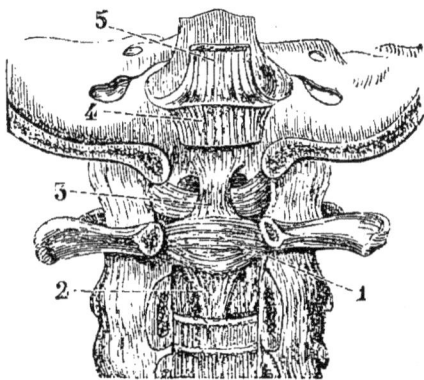

ses extrémités sur les inégalités qui se trouvent à la face interne des masses latérales. La face antérieure du ligament est revêtue de cartilage et supporte l'apophyse odontoïde, contre laquelle il glisse pendant la rotation de l'atlas sur l'axis. La face postérieure est recouverte par le faisceau moyen du ligament occipito-axoïdien et par le ligament vertébral commun postérieur. Le bord supérieur donne insertion au faisceau profond du ligament occipito-axoïdien moyen. Le bord inférieur donne insertion à un ligament qui se porte sur le corps de l'axis. La réunion du ligament transverse et du faisceau profond du ligament occipito-axoïdien moyen constitue le *ligament cruciforme*.

Les *moyens de glissement* sont deux synoviales, une *antérieure* et une *postérieure*: la première entre l'arc de l'atlas et l'apophyse odontoïde ; elle déborde en haut et en bas la facette articulaire odontoïdienne ; en bas, elle s'applique contre la synoviale des apophyses articulaires et communique quelquefois avec elle. La postérieure tapisse la face concave du ligament transverse.

Mouvements. — L'atlas tourne sur l'axis : c'est le seul mouvement qui puisse s'opérer dans cette articulation ; les ligaments transverse, atloïdo-axoïdien antérieur, odontoïdiens, occipito-axoïdien, s'opposent à toute autre espèce de mouvement. Ce mouvement de rotation de l'atlas sur l'axis n'est pas aussi étendu qu'on pourrait le supposer, car il faut tenir compte, dans la rotation de la tête, d'abord de la rotation du tronc sur les fémurs, et en second lieu de la rotation du rachis.

Cette rotation de l'atlas sur l'axis ne s'opère qu'en vertu d'un glissement de haut en bas, qui se produit entre la face inférieure de l'apophyse articulaire de l'atlas et la face supérieure de celle de l'axis, du côté où se fait la rotation : par exemple, si on tourne la tête de gauche à droite, ce glissement se produira à gauche, tandis qu'un glissement inverse de bas en haut se produira entre les surfaces articulaires du côté droit.

Articulation occipito-axoïdienne.

L'occipital s'articule avec l'axis par des ligaments qui se portent à l'apophyse odontoïde et au corps de l'axis.

Les premiers constituent l'articulation *occipito-odontoïdienne*. Dans cette articulation, il n'y a pas de surfaces articulaires, mais seulement trois ligaments. L'un, résistant, se porte du sommet de l'apophyse odontoïde à la partie moyenne et antérieure du bord du trou occipital : c'est le ligament *occipito-odontoïdien médian ;* les deux autres, horizontaux, se portent transversalement du sommet de l'apophyse odontoïde à la face interne des condyles de l'occipital : ce sont les ligaments *occipito-odontoïdiens latéraux*.

Les seconds constituent l'articulation *occipito-axoïdienne* proprement dite.

De même que dans la précédente, il ne peut y avoir de surfaces articulaires, puisque l'atlas est interposé. Il n'y a que des ligaments occipito-axoïdiens, au nombre de trois aussi : l'un, *médian*, s'insère en haut dans la gouttière basilaire, à quelques millimètres au-dessus du trou occipital, et se divise en trois feuillets qui passent derrière l'apophyse odontoïde. De ces trois feuillets,

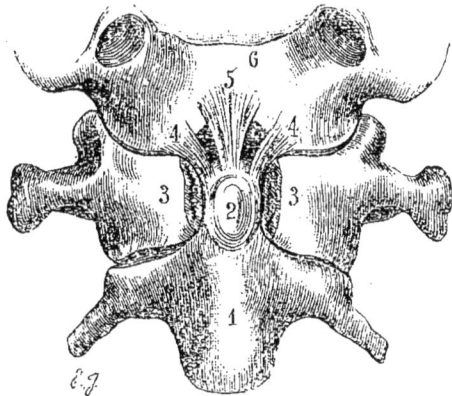

Fig. 133. — Articulation occipito-axoïdienne.

1. Axis. — 2. Apophyse odontoïde. — 3, 3. Atlas divisé pour montrer l'apophyse odontoïde. — 4. 4. Ligaments occipito-odontoïdiens latéraux. — 5. Ligament occipito-odontoïdien médian. — 6. Occipital.

l'antérieur, plus profond, s'insère au bord supérieur du ligament annulaire. Le moyen passe derrière le ligament annulaire, pour s'insérer à la face postérieure du corps de l'axis. Le postérieur se confond avec le ligament vertébral commun postérieur, dont il constitue l'origine. Les deux autres, latéraux, triangulaires, s'insèrent en haut sur le trou occipital, en avant de la base du condyle, de chaque côté de la ligne médiane, et en bas, sur la face postérieure du corps de l'axis, aux parties latérales. Ils sont amincis à leur extrémité supérieure.

Le tableau suivant présente un résumé de ces articulations.

Articulation occipito-atloïdienne.	latérale. . . — 1 ligament occipito-atloïdien latéral.	
	antérieure. . — 1 ligament occipito-atloïdien antérieur.	
	postérieure. . — 1 ligament occipito-atloïdien postérieur.	
Articulation atloïdo-axoïdienne..	atloïdo-axoïdienne proprement dite. . . .	latérale. — Ligament latéral.
		antérieure. — Ligament antérieur.
		postérieure. — Ligament postérieur.
	atloïdo-odontoïdienne. .	ligament transverse.
		ligament cruciforme.
Articulation occipito-axoïdienne.	occipito - odontoïdienne.	1 ligament médian.
		2 ligaments latéraux.
	occipito-axoïdienne proprement dite. . . .	1 ligament médian divisé en 3 feuillets.
		2 latéraux.

ARTICLE TROISIÈME

ARTICULATIONS DU BASSIN.

Les articulations du bassin sont toutes des amphiarthroses ou symphyses. Nous étudierons : 1° les articulations des diverses pièces du coccyx ; 2° l'articulation sacro-iliaque ; 3° la symphyse pubienne ; 4° les ligaments sacro-sciatiques.

Nous avons étudié les articulations sacro-vertébrale et sacro-coccygienne avec celles de la colonne vertébrale, dont elles font partie.

I. — ARTICULATIONS COCCYGIENNES.

Ce sont de petites amphiarthroses, analogues à l'articulation sacro-coccygienne, mais plus rudimentaires encore. Elles sont constituées par de très petites facettes ovalaires, entre lesquelles s'interposent de petits disques fibreux qui les unissent; elles sont, en outre, maintenues par une gaine fibreuse étendue de la base au sommet de l'os.

Dès l'âge de quatorze ans, les différentes pièces qui les composent se soudent entre elles ; cependant, on a vu la première et même la seconde vertèbre coccygienne conserver indéfiniment leur mobilité.

Dissection. — On commence par isoler le bassin du reste du tronc et des membres inférieurs ; on enlève la symphyse pubienne par deux traits de scie, un de chaque côté, à 4 centimètres de cette symphyse ; on luxe alors un des os coxaux, puis on découvre les ligaments. On dissèque les ligaments qui entourent l'articulation sacro-iliaque du côté opposé, et l'on rugine les os jusqu'à ce que leur surface soit complètement dépourvue de périoste, en ayant soin de laisser intactes les insertions des ligaments.

II. — ARTICULATION SACRO-ILIAQUE.

Cette articulation, tour à tour placée par différents anatomistes dans les synarthroses, dans les arthrodies, dernier genre de diarthroses, dans les amphiarthroses, présente la transition de l'arthrodie à l'amphiarthrose. On la considère généralement comme une amphiarthrose

Surfaces articulaires. — *Du côté du sacrum et de l'os coxal*, on trouve une facette assez étendue, en forme de croissant, à laquelle on a donné le nom de *facette auriculaire*. Elle est rugueuse et encroûtée, par places irrégulières, de cartilage articulaire.

Moyens d'union. — Ils sont constitués par cinq ligaments, deux *antérieurs*, deux *postérieurs*, distingués en supérieur et en inférieur, enfin un ligament *interosseux*. A ces ligaments vient s'en ajouter un extrinsèque à l'articulation, qui sert à la renforcer : c'est le ligament *ilio-lombaire*.

1° Le *ligament ilio-lombaire* s'étend de l'apophyse transverse de la dernière vertèbre des lombes à la crête iliaque, où il s'attache à l'union du tiers postérieur avec les deux tiers antérieurs. C'est un ligament résistant, épais, à direction horizontale.

2° Le *ligament antéro-supérieur* se dirige des parties latérales de la base du sacrum, en passant sur l'interstice articulaire, vers la fosse iliaque interne, où il s'attache. Il est remarquable par ses fibres divergentes et son épaisseur.

3° Le *ligament antéro-inférieur*, analogue au précédent, s'étend des deux premiers trous sacrés antérieurs à la fosse iliaque interne.

4° Le *ligament postéro-supérieur* se compose de plusieurs faisceaux, obliquement étendus de la crête iliaque à la surface rugueuse sous-jacente, aux tubercules situés en dehors des deux premiers trous sacro-postérieurs, et à l'intervalle qui les sépare.

5° Le *ligament postéro-inférieur*, très épais et très résistant, comprend deux couches séparées par du tissu adipeux : la couche superficielle est un faisceau vertical, décrit par quelques auteurs sous le nom de *sacro-épineux vertical postérieur* ; il s'insère en haut à l'épine iliaque postérieure et supérieure, en bas au tubercule situé en dehors du troisième trou sacré postérieur. La couche profonde, formée de faisceaux multiples, divergents, à direction ascendante, s'insère entre les tubercules situés près des second et troisième trous sacrés postérieurs, et aux deux épines iliaques postérieures, de même qu'à l'échancrure étendue de l'une à l'autre.

6° Le *ligament interosseux* occupe une excavation profonde située en arrière des deux facettes articulaires ; les faisceaux qui le constituent s'insèrent à toute l'étendue de la tubérosité iliaque et à deux fossettes qu'on voit sur le sacrum, en dehors du premier trou sacré postérieur.

Il existe pour cette articulation une très petite synoviale, qui double les ligaments au niveau de l'interstice osseux.

Cette articulation est immobile sur le bassin normal ; mais si on enlève la partie antérieure de cette excavation, on voit qu'elle jouit, par rapport au sacrum, de petits mouvements d'adduction et de glissement.

10***

III. — ARTICULATION DES PUBIS OU SYMPHYSE PUBIENNE.

Dissection. — Les seules préparations qu'on puisse appliquer à cette articulation sont des coupes en divers sens, qui servent à apprécier le degré de contiguïté des surfaces articulaires.

Surfaces articulaires. — Formées par les pubis, ces surfaces sont verticales et allongées; en avant, elles sont séparées par un ligament interarticulaire en forme de coin, dont le sommet est en arrière, ligament qui a la même structure que les disques inter-vertébraux.

Moyens d'union. — Il y a dans cette articulation quatre ligaments périphériques : un *ligament inférieur*, triangulaire, qui ferme en haut l'arcade pubienne et l'arrondit : ce ligament est très fort ; un *ligament antérieur*, formé par des fibres entre-croi-sées, qui proviennent de la terminaison des piliers de l'anneau inguinal ; un *ligament postérieur*, très mince, étendu horizontale-ment entre les deux pubis ; un *ligament supérieur*, allant d'un pubis à l'autre en passant sur la symphyse.

Rapports. — En avant, avec la peau et le tissu cellulaire sous-cutané ; en arrière, avec la face antérieure de la vessie, sans intermédiaire de péritoine.

Mouvements. — A l'état normal, il n'existe aucun mouvement dans les articulations du bassin. Quelques accoucheurs prétendent que les symphyses se relâchent pendant la grossesse, et qu'elles présentent une grande mobilité au moment de l'accouchement. D'autres nient ce relâchement des symphyses pendant la gros-sesse, à moins d'un état pathologique.

IV. — ARTICULATIONS DE LA COLONNE VERTÉBRALE AVEC L'OS COXAL.

Ces articulations comprennent : la symphyse sacro-iliaque, que nous avons décrite, et l'articulation sacro-ischiatique, qui se fait au moyen du ligament sacro-sciatique.

De chaque côté du sacrum se trouvent deux ligaments sacro-sciatiques : le *grand ligament sacro-sciatique* s'insère en dedans sur toute l'étendue du bord du sacrum et du coccyx, et en dehors sur la lèvre interne de la tubérosité de l'ischion. Ce ligament, très épais et très résistant, fournit par sa face antérieure un faisceau fibreux qui se porte au sommet de l'épine sciatique : c'est le *petit ligament sacro-sciatique*.

Ces ligaments comblent en partie l'échancrure considérable qui sépare le sacrum de l'os coxal, et forment avec l'os coxa deux trous, correspondant chacun à une échancrure de cet os.

De ces deux trous, le supérieur est le plus considérable : il livre passage au muscle pyramidal, aux artères fessière, ischiatique et honteuse interne, et aux nerfs grand et petit sciatiques. L'inférieur est traversé par le tendon de l'obturateur interne, qui sort du bassin, et par les vaisseaux honteux internes, qui, après en être sortis par la grande échancrure sciatique, y rentrent par la petite.

ARTICLE QUATRIÈME

ARTICULATIONS DU THORAX.

Nous étudierons dans cet article : 1° les articulations des côtes avec la colonne vertébrale ; 2° celles des côtes avec les cartilages costaux ; 3° celles des cartilages avec le sternum ; 4° celles des cartilages costaux entre eux ; 5° enfin celles du sternum.

L'articulation sterno-claviculaire sera décrite avec les articulations du membre supérieur.

I. — ARTICULATIONS DES CÔTES AVEC LA COLONNE VERTÉBRALE.

Dissection. — Prendre un tronçon de colonne vertébrale, mettre à nu l'articulation, en enlevant avec soin toutes les parties molles, comme il a été indiqué pour les articulations de la colonne vertébrale.

Après avoir étudié les ligaments superficiels, on découvre le ligament interosseux transverso-costal en sciant horizontalement la côte et l'apophyse transverse qui la soutient. Le ligament interosseux costo-vertébral se découvre par une section verticale, qui comprendra la côte et les deux vertèbres avec lesquelles elle s'articule.

Les côtes s'articulent avec les vertèbres, par la tête, par le col et par la tubérosité.

Pour ces articulations, on trouve du côté de la côte trois *facettes articulaires* : une sur la tubérosité, deux sur la tête, séparées par le sommet anguleux. Du côté de la vertèbre, il existe trois facettes correspondantes : une sur l'apophyse transverse, les deux autres sur les bords du corps des vertèbres, en regard de la tête des côtes.

Les articulations *costo-vertébrales*, ou de la tête avec les vertèbres, sont des *diarthro-amphiarthroses*, c'est-à-dire que, comme l'articulation sacro-iliaque, elles établissent la transition entre ces deux ordres d'articulations. Celles de la tubérosité costale avec l'apophyse transverse, appelées *costo-transversaires*, sont des *ar-throdies*.

Les *moyens d'union* sont constitués :

1° *Du côté de la tête,* par deux ligaments : l'un, interosseux, très court, partant de l'angle qui sépare les deux facettes articulaires, et se confondant avec le disque interarticulaire ; l'autre rayonné, qui s'étend de la face antérieure de la tête de la côte, en s'irradiant aux deux vertèbres correspondantes : c'est le ligament *vertébro-costal antérieur.*

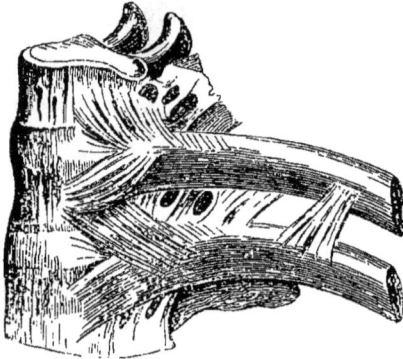

FIG. 134. — Articulations costo-vertébrales. Ligament rayonné ou vertébro-costal antérieur.

2° *Du côté du col,* par un ligament interosseux très résistant, étendu du col de la côte à la face antérieure de l'apophyse transverse correspondante : ligament *transverso-costal inter-osseux.*

3° *Du côté de la tubérosité,* par des fibres irrégulièrement disséminées autour de l'articulation et par deux ligaments : un ligament *transverso-costal supérieur* qui s'insère sur la partie interne de la tubérosité, et un peu sur le col, pour se porter au bord inférieur de l'apophyse transverse qui est au-dessus, et un ligament *transverso-costal postérieur*, qui part de la partie externe de la tubérosité et se porte, en bas et en dedans, au sommet de l'apophyse transverse qui est au-dessous.

Ces articulations sont pourvues de *synoviales* au nombre de trois : deux pour la tête et une pour la tubérosité.

La première, la onzième et la douzième côtes s'articulent différemment. L'articulation de la première diffère des autres en ce qu'elle constitue une espèce d'énarthrose.

Celles de la onzième et de la douzième côte diffèrent aussi par le même caractère, et de plus par l'absence d'articulation *transverso-costale.* Dans ces trois articulations, la tête de la côte ne présente qu'une facette articulaire.

II. — ARTICULATIONS CHONDRO-COSTALES.

Elles sont au nombre de douze pour chaque côté ; ces articulations se disposent à droite et à gauche sur une ligne courbe, à convexité antérieure.

Les *surfaces articulaires* sont : 1° l'extrémité antérieure de la côte, légèrement renflée, creusée d'une demi-facette ellipsoïde ; 2° l'extrémité correspondante du cartilage, qui présente une extrémité arrondie, convexe, elliptique, reçue dans la dépression de la côte, avec laquelle elle se continue. Il n'y a donc pas ici simple juxtaposition des facettes articulaires ; elles se soudent l'une à l'autre, ce qui constitue leur véritable moyen d'union ; cette soudure est renforcée par le périoste qui se prolonge de l'os sur le cartilage et embrasse ces articulations à la façon d'une virole.

III. — ARTICULATIONS CHONDRO-STERNALES.

Ces articulations sont au nombre de sept de chaque côté. Ce sont des *arthrodies* pour la plupart des auteurs ; Sappey en fait des articulations de transition, ou diarthro-amphiarthroses.

Surfaces articulaires. — Elles sont constituées par des angles rentrants formés, sur les bords latéraux du sternum, par la convergence de deux facettes articulaires qui, par les progrès de l'âge, deviennent des excavations arrondies recevant l'extrémité correspondante des cartilages costaux ; entre ces surfaces articulaires s'interpose une mince couche fibreuse.

Moyens d'union. — Ce sont : 1° une gaine fibreuse provenant du prolongement des fibres du périoste sur le sternum et les cartilages ; 2° un *ligament rayonné,* s'insérant par son sommet à partie interne et antérieure des cartilages costaux, et par sa base à la face antérieure du sternum ; 3° un *ligament interosseux* sousjacent à la gaine fibreuse, rudimentaire, situé à la partie antérieure de l'articulation. On ne peut le voir que sur une coupe transversale de l'articulation. On a admis pour ces articulations des synoviales dont l'existence n'est pas démontrée.

La première articulation chondro-costale diffère des autres par deux petits ligaments coniques situés à sa partie supérieure ; ils divergent : l'un est antérieur, l'autre est postérieur : dans leur interstice repose l'extrémité interne de la clavicule.

La deuxième offre des surfaces articulaires dont la disposition angulaire persiste indéfiniment.

La septième a un ligament particulier, qui s'étend obliquement de l'extrémité sternale du cartilage costal à l'apophyse xiphoïde : c'est le ligament *costo-xiphoïdien.*

IV. — ARTICULATIONS DES CARTILAGES COSTAUX ENTRE EUX.

Les cartilages costaux, à partir du septième, s'unissent entre
eux ; les supérieurs sont indépendants.

Le septième cartilage costal s'articule avec le huitième, le huitième avec le neuvième, par une sorte d'arthrodie : on voit, en
effet, les cartilages s'élargir de manière à combler l'intervalle qui
les sépare, pour se toucher par une sorte de facette allongée,
plane, située sur les bords. Ces facettes sont unies par une gaine
fibreuse fournie par le périchondre, et par quelques faisceaux
fibreux qui viennent renforcer le prolongement du périchondre.

Les autres cartilages costaux sont réunis par un ligament intercartilagineux, composé de petits faisceaux multiples et très courts,
qui s'étendent du bord inférieur du septième cartilage costal au
bord supérieur du cartilage sous-jacent ; cette brièveté diminue
les espaces intercartilagineux et explique leur terminaison par
un angle très aigu.

V. — ARTICULATIONS STERNALES.

Elles sont au nombre de deux : l'articulation *sternale supérieure*
et l'articulation *sternale inférieure*. Ce sont deux amphiarthroses.

La première de ces deux articulations a pour *surfaces articulaires* deux facettes planes, rectangulaires, allongées transversalement ; l'une est située sur la poignée du sternum ; la surface
inférieure se continue à ses extrémités avec la facette destinée à
s'unir au second cartilage costal. Ces facettes sont revêtues d'une
couche de cartilage.

Les *moyens d'union* sont un *ligament interosseux* et les couches
fibreuses antérieure et postérieure du sternum.

Cette articulation est quelquefois envahie par l'ossification,
mais cela n'arrive que tardivement ; elle est le siège de mouvements d'inflexion très limités.

L'articulation sternale inférieure existe au niveau de l'union de
l'apophyse xiphoïde avec le corps du sternum ; elle est constituée par une lame cartilagineuse rapidement envahie par l'ossification : c'est plutôt une *suture cartilagineuse* qu'une *amphiarthrose*.

ARTICLE CINQUIÈME

ARTICULATIONS DU MEMBRE SUPÉRIEUR.

Nous étudierons, dans cet article, les diverses articulations du membre supérieur, de la racine du membre vers l'extrémité libre.

Dissection. — Sciez la clavicule à sa partie moyenne, détachez le membre du tronc avec l'omoplate, divisez l'humérus au-dessous du tiers supérieur. Enlevez le deltoïde et les muscles de l'omoplate ; *laissez seulement la partie de leurs tendons qui se confond avec la capsule fibreuse.* Ruginez les os à partir des insertions ligamenteuses, et enlevez avec soin la graisse qui recouvre la capsule fibreuse.

Il faut laisser en place toute la portion tendineuse de la longue portion du biceps et le ligament acromio-coracoïdien.

On peut en même temps préparer les articulations acromio-claviculaire et coraco-claviculaire.

Il est avantageux de préparer les deux articulations scapulo-humérales en même temps ; l'une d'elles sert alors à montrer la disposition du tendon du biceps à l'intérieur et les insertions de la capsule fibreuse ; on aperçoit nettement ces insertions en divisant la capsule fibreuse circulairement entre les deux os, et en renversant les deux moitiés, dont on coiffe l'os correspondant.

Cette coupe permet encore d'étudier la synoviale, le bourrelet glénoïdien et les surfaces articulaires.

1. — ARTICULATION SCAPULO-HUMÉRALE.

L'articulation scapulo-humérale, formée par l'humérus et l'omoplate, est une *énarthrose,* classe des diarthroses.

C'est l'*articulation de l'épaule* proprement dite. Cependant le groupe des articulations de l'épaule comprend aussi les articulations sterno-claviculaire, acromio-claviculaire et coraco-claviculaire.

Surfaces articulaires. — 1° *Du côté de l'humérus,* il existe une tête articulaire représentant le tiers d'une sphère et regardant en haut et en dedans. Elle est trois fois plus large que la cavité glénoïde qui la reçoit.

2° *Du côté de l'omoplate,* on voit la cavité glénoïde, ovale, à grand diamètre vertical, à petite extrémité dirigée en haut. Cette cavité est protégée sur sa circonférence par un bourrelet fibreux, *bourrelet glénoïdien,* qui augmente en même temps sa profondeur et sa surface. Le cartilage articulaire revêt la surface de la cavité et du bourrelet. La circonférence extérieure du bourrelet est plus épaisse que sa circonférence interne, de telle sorte que la surface de sa coupe est triangulaire, à sommet interne.

La surface articulaire de l'omoplate est beaucoup trop petite pour recevoir la tête de l'humérus ; il existe une *voûte ostéo-fibreuse* qui complète la partie supérieure de cette cavité : cette voûte est formée par l'apophyse coracoïde, l'acromion et le *liga-*

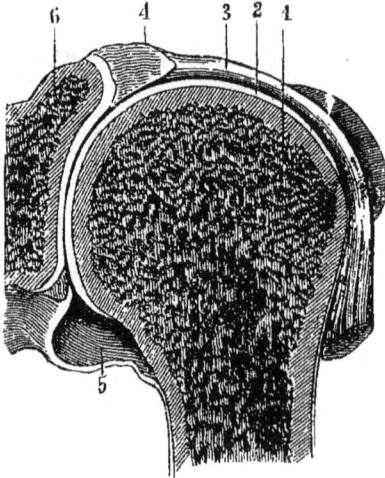

Fig. 135. — Coupe verticale de l'articulation scapulo-humérale passant sur le tendon de la longue portion du biceps.

1. Humérus. — 2. Cartilage articulaire. — 3. Tendon du biceps. — 4. Coupe de la partie supérieure du bourrelet glénoïdien. — 5. Partie inférieure de la capsule fibreuse doublée de la synoviale. — 6. Omoplate.

ment acromio-coracoïdien, ligament triangulaire très épais, situé entre la capsule fibreuse et le deltoïde, s'insérant par son sommet au sommet de l'acromion, et par sa base au bord postérieur de l'apophyse coracoïde.

Moyens d'union. — 1° Une *capsule fibreuse* s'insère, d'une part, autour de la cavité glénoïde et du bourrelet glénoïdien ; d'autre part, autour du col anatomique de l'humérus. A la partie inférieure du col, elle empiète sur le corps dans une étendue de 2 centimètres environ. Vers la partie supérieure, antérieure et postérieure du col, elle confond ses fibres avec celles des tendons des muscles sous-scapulaire, sus-épineux, sous-épineux et petit rond.

Ce manchon fibreux est beaucoup plus large en dehors, où il reçoit la tête de l'humérus, qu'en dedans ; il est très lâche, et permet aux deux surfaces articulaires un écartement de 3 centimètres, pourvu, toutefois, que l'on permette à l'air de pénétrer dans l'articulation.

Cette capsule présente *trois ouvertures,* dont deux constantes qui sont : en avant, une ouverture ovalaire qui admet l'extrémité du

petit doigt et laisse passer une expansion de la synoviale, pour faciliter le glissement du tendon du sous-scapulaire sous l'apophyse
coracoïde. Une autre ouverture est placée en dehors et donne passage à une expansion de la synoviale dans la coulisse bicipitale,
pour le tendon de la longue portion du biceps. La troisième,
qui manque souvent, est située en arrière ; elle est destinée
à faciliter le glissement du sous-épineux sous l'épine de l'o-
moplate.

Fig. 136. — Articulation
scapulo - humérale du
côté droit, vue par devant.

1. Omoplate. — 2. Humérus.
— 3. Clavicule. — 4. Sommet de
l'acromion. — 5, 6. Capsule fibreuse. — 7. Ligament acromio-
coracoïdien. — 8, 9. Ligaments
coraco-claviculaires. — 8. Ligament conoïde. — 8'. Ligament
trapézoïde. — 9'. Tendon de la
longue portion du biceps.

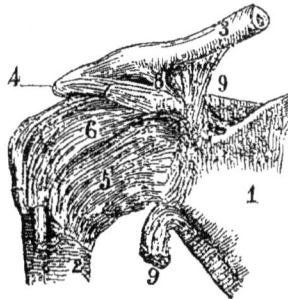

La capsule fibreuse est formée de fibres entre-croisées dans tous
les sens. Quelques-unes cependant affectent une disposition circulaire, d'autres une disposition longitudinale. Elle est plus mince
en bas et en arrière qu'en haut et en avant.

2° Il existe dans cette articulation un ligament accessoire qui
renforce la capsule : c'est le *ligament coraco-huméral*, petit faisceau fibreux qui part du bord externe et de la face inférieure de
l'apophyse coracoïde, et vient se fixer à la partie supérieure et
externe de la capsule, ainsi qu'à la grosse tubérosité de l'humérus. Ce ligament présente une disposition variable.

3° Il existe encore un *ligament interarticulaire*, qui n'est autre
chose que la longue portion du biceps. Ce tendon s'insère par son
extrémité à la partie supérieure de la cavité glénoïde de l'omoplate, où il confond ses fibres avec celles du bourrelet glénoïdien.
De là, il se porte dans la coulisse bicipitale, en traversant la
cavité articulaire et contournant la tête de l'humérus. Dans certains cas, on l'a trouvé adhérant au fond de la coulisse bicipitale
et représentant alors un véritable ligament interarticulaire.

Moyens de glissement. — La *synoviale* de l'articulation adhère
intimement à la surface interne de la capsule fibreuse. Nous
avons vu qu'elle envoie ordinairement deux prolongements, et
quelquefois trois, pour faciliter le glissement des tendons voisins.
Le prolongement qui se porte au-dessous du tendon du sous-scapulaire est conoïde ; l'insufflation démontre qu'il a la forme d'une

bourse ouverte du côté de l'articulation ; celui de la longue portion du biceps constitue un bourrelet circulaire. Inutile de dire que la synoviale et ses prolongements forment une cavité unique, sans aucune espèce de solution de continuité.

Au-dessous et en dedans du col anatomique, la synoviale recouvre immédiatement le périoste, entre le cartilage articulaire et l'insertion de la capsule fibreuse.

Mouvements et muscles qui les déterminent. — Cette articulation présente les six mouvements des énarthroses ; plusieurs ont reçu ici des noms particuliers : ainsi l'abduction s'appelle *élévation*, l'adduction *abaissement*, la flexion *projection en avant*, l'extension *projection en arrière*. Dans tous ces mouvements, c'est la tête de l'humérus qui tourne sur la cavité glénoïde ; elle est appliquée contre cette cavité par les muscles qui de l'omoplate se rendent à la tête de l'humérus, et par la pression atmosphérique.

1° L'*élévation* est déterminée par trois muscles : le deltoïde, le sus-épineux et le grand dentelé. Le deltoïde et le sus-épineux élèvent l'humérus jusqu'à la ligne horizontale ; le grand dentelé complète l'élévation du bras. Ce mouvement est beaucoup plus complet si l'humérus est dans la rotation en dehors.

2° L'*abaissement*, par le relâchement des deux muscles précédents. Cependant, les trois muscles de la coulisse bicipitale, la longue portion du triceps et les muscles coraco-brachial et courte portion du biceps déterminent l'*abaissement forcé* ou adduction.

3° La *projection en avant* est déterminée par le grand pectoral et les fibres antérieures du deltoïde ;

4° La *projection en arrière*, par le grand dorsal, le grand rond et les fibres postérieures du deltoïde ;

5° La *rotation* en dedans, par le sous-scapulaire et les trois muscles de la coulisse bicipitale ; la rotation en dehors, par le sous-épineux et le petit rond ;

6° La *circumduction* est un mouvement produit par la contraction successive de tous ces muscles.

Rapports. — L'articulation est en rapport, en haut, avec l'acromion, l'apophyse coracoïde et l'extrémité externe de la clavicule, dont la sépare le ligament acromio-coracoïdien. Elle affecte surtout des rapports avec des muscles. Le sous-scapulaire, le sus-épineux, le sous-épineux et le petit rond la recouvrent en confondant leurs tendons avec l'insertion de la capsule sur l'humérus.

Elle est, en outre, en rapport, *en dehors*, avec le deltoïde, et plus immédiatement avec la longue portion du biceps ; *en dedans et en bas*, avec le tendon de la longue portion du triceps ; *en avant*, avec le coraco-brachial et la courte portion du biceps.

Elle est complètement séparée du creux de l'aisselle par le muscle sous-scapulaire, et c'est par l'intermédiaire de ce muscle qu'elle est en rapport avec les vaisseaux axillaires et les nerfs du plexus brachial.

On trouve une bourse séreuse sous-musculaire considérable entre la face profonde du deltoïde et la capsule fibreuse.

Vaisseaux et nerfs. — Les artères de l'articulation viennent de la circonflexe antérieure, surtout de la circonflexe postérieure et de l'acromiale, branches de l'axillaire. Les nerfs sont fournis par le nerf circonflexe, qui contourne en arrière le col chirurgical de l'humérus.

Pathologie.

L'*arthrite simple* et l'*arthrite rhumatismale* affectent quelquefois cette articulation. On y rencontre parfois l'*arthrite fongueuse*, c'est-à-dire la *tumeur blanche* ou *scapulalgie,* très bien étudiée par Péan. L'*hydarthrose* est assez rare.

Les lésions traumatiques s'y rencontrent encore plus fréquemment que les lésions vitales. La *contusion* amène souvent un épanchement séreux ou sanguin, et par conséquent du gonflement. Cette contusion se complique quelquefois de *fractures partielles* des os. Comme elle peut amener aussi une *luxation,* on comprend les difficultés du diagnostic, lorsque le chirurgien se trouve en présence d'un gonflement de l'épaule survenu à la suite d'un traumatisme.

Dans la *luxation,* il n'y a pas toujours déchirure de la capsule, et la variété de luxation prend son nom des rapports qu'affecte la tête de l'humérus déplacée : la luxation en avant est *intra-cora-coïdienne* (1re variété), ou *sous-coracoïdienne* (2e variété), suivant que la tête humérale se place en dedans de l'apophyse coracoïde ou au-dessous d'elle, et, dans ce dernier cas, elle peut être *complète* ou *incomplète*. Si la tête de l'humérus se place au-dessous de la cavité glénoïde, la luxation est dite *sous-glénoïdienne* (3e variété). La luxation en arrière est appelée *sous-épineuse* (4e variété) ; elle est complète ou incomplète.

Il ne faut pas perdre de vue que la portion de l'humérus située en dedans et au-dessous du col anatomique est recouverte par la synoviale, et que l'*inflammation* se propage facilement, à ce niveau du périoste, à la synoviale, et de la synoviale au périoste.

II. — Articulation sterno-claviculaire.

Dissection. — Il faut scier de chaque côté la clavicule et la première côte à leur partie moyenne ; on réunit les deux sections verticales par un trait de scie horizontal portant sur le sternum ; on enlève les muscles, en ayant soin de respecter les ligaments.

Pour voir l'intérieur de l'articulation, on coupe le ligament interclaviculaire et le ligament antérieur d'un côté seulement (fig. 137, 3), et on pousse la clavicule en arrière. En enlevant cet os, on mettra en évidence la facette articulaire de la première côte. Pour étudier le fibro-cartilage interarticulaire, on l'isolera des surfaces articulaires en incisant les synoviales en haut, du côté du sternum, en bas et en avant, du côté de la clavicule.

Cette articulation est formée par la clavicule et le sternum ; elle appartient au second genre des diarthroses : c'est une articulation par *emboîtement réciproque*.

Surfaces articulaires. — 1° *Du côté du sternum*, surface articulaire ovale, à grand diamètre oblique de haut en bas, de dedans en dehors, convexe d'avant en arrière, concave transversalement, située de chaque côté de la fourchette sternale.

2° *Du côté de la clavicule*, surface rugueuse, plane, beaucoup plus large que la facette du sternum et moins oblique. Il existe un fibro-cartilage ou *ménisque interarticulaire*, qui sépare les deux

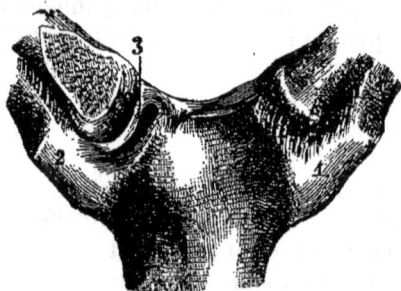

Fig. 137. — Articulation sterno-claviculaire.

1. Ligament antérieur et ligament costo-claviculaire. — 2. Premier cartilage costal. — 3. Fibro-cartilage séparant les deux synoviales.

os. Adhérant très intimement à la clavicule, qu'il accompagne dans ses déplacements, à la capsule fibreuse et au cartilage de la première côte, ce ménisque est aplati du côté de la clavicule, à laquelle il est fixé. Il est concave et convexe du côté du sternum. Si cette articulation constitue un emboîtement réciproque, il faut bien reconnaître que l'emboîtement n'est pas formé par les deux os, mais bien par le sternum et le ménisque.

Moyens d'union. — Une *capsule fibreuse* s'insère en dedans autour de la facette articulaire du sternum, et en dehors autour de l'extrémité interne de la clavicule. Elle est plus épaisse en avant, et plus encore en arrière, où elle constitue ce que certains anatomistes appellent *ligament antérieur* et *ligament postérieur*.

Il existe, en outre, un *ligament interclaviculaire*, ligament étendu de la partie supérieure d'une clavicule à l'autre, décrivant une courbe à concavité supérieure. Il adhère à la fourchette du sternum par un tissu cellulaire dense.

L'articulation sterno-claviculaire ne possède pas de *ligament inférieur*. On peut considérer comme tel le *ligament costo-claviculaire*, qui unit la clavicule à la première côte dans le voisinage du sternum.

Moyens de glissement. — Cette articulation est pourvue de deux *synoviales* : l'une, lâche, située entre le sternum et le ménisque ; l'autre, serrée, entre le ménisque et la clavicule. Dans ces membranes, on trouve de petites franges synoviales analogues à celles du genou.

Rarement les deux synoviales communiquent par un trou placé au centre du ménisque.

Mouvements. — Tous les mouvements se rencontrent ici, moins la rotation.

Ils sont, en général, peu étendus et limités par le ligament costo-claviculaire. Les muscles qui les déterminent agissent, pour la plupart, sur l'humérus, et n'ont qu'une action indirecte sur la clavicule. Tous les mouvements de la clavicule ont pour centre l'articulation sterno-claviculaire.

Cette articulation est le seul point qui réunisse le membre supérieur au tronc, et son extrémité externe étant extrêmement mobile, on conçoit que les mouvements de l'épaule et du bras aient une action sur ceux de la clavicule.

Dans le mouvement d'*élévation*, l'épaule est élevée par des fibres supérieures du muscle trapèze et par l'angulaire de l'omoplate. Si ce mouvement est exécuté sans effort, il est déterminé par le rhomboïde.

Dans le mouvement d'*abaissement*, l'extrémité externe de l'os est portée en bas par le muscle sous-clavier, et principalement par les muscles grand pectoral et grand dorsal, qui agissent sur l'humérus. Dans ce mouvement, limité par la rencontre de la clavicule et de la première côte, l'artère sous-clavière peut être comprimée et les pulsations de la radiale suspendues.

Dans le mouvement de *projection en avant,* la même extrémité claviculaire est mise en mouvement par les muscles qui s'étendent de la partie antérieure du thorax à l'omoplate et à l'humérus : grand pectoral, petit pectoral, et principalement par le grand dentelé, qui se contracte « énergiquement lorsqu'on pousse un corps lourd devant soi avec l'épaule » (Duchenne).

Dans le mouvement de *projection en arrière*, les muscles qui agissent sont ceux qui portent le moignon de l'épaule en arrière, et qui s'insèrent par leur point mobile à l'omoplate ou à l'humérus : la partie moyenne du trapèze et le grand dorsal.

Le mouvement de *circumduction*, dans lequel tous les mouvements précédents se succèdent, est déterminé par les muscles dont il vient d'être question.

Nous ferons remarquer, avant de terminer, le rôle du ligament costo-claviculaire, qui maintient fixée l'extrémité interne de la clavicule contre le cartilage de la première côte.

Rapports. — En haut, le muscle sterno-cléido-mastoïdien ; en bas, le premier cartilage costal ; en avant, le muscle grand pectoral ; en arrière, le muscle sterno-cléido-hyoïdien, le tronc veineux brachio-céphalique et l'artère mammaire interne, qui abandonne quelques filets à l'articulation.

Pathologie.

L'articulation sterno-claviculaire est le siège de luxations. On distingue la luxation de la clavicule en *sus-sternale, pré-sternale* et *rétro-sternale,* selon que cet os se porte au-dessus, en avant et en arrière du sternum. Les ligaments sont toujours déchirés. Il est extrêmement difficile de maintenir la clavicule en place dans ces sortes de luxations.

III. — Articulation costo-claviculaire.

Cette articulation de la première côte et de la clavicule peut être considérée comme complémentaire de l'articulation sterno-claviculaire, à laquelle Sappey la réunit : c'est une *arthrodie* ou articulation du sixième genre des diarthroses. En effet, on trouve, *du côté de la clavicule,* au-dessous de l'extrémité interne, une facette articulaire plus ou moins déprimée ; *du côté de la première côte,* à son extrémité interne, une facette analogue. Quelquefois ces facettes sont remplacées par des rugosités.

Les moyens d'union sont constitués par un ligament épais, étendu d'un os à l'autre, irrégulier : c'est le *ligament costo-claviculaire,* qui forme, pour Sappey, le ligament inférieur de l'articulation sterno-claviculaire.

Il existe là une *synoviale,* et des mouvements de glissement assez étendus pour qu'on puisse observer des luxations de la clavicule sans rupture du ligament costo-claviculaire.

IV. — Articulation acromio-claviculaire.

Cette articulation est une *arthrodie,* située sur le point le plus culminant de l'épaule, immédiatement au-dessous de la peau.

Surfaces articulaires. — 1° *Du côté de l'acromion,* facette elliptique, située à la partie antérieure du bord interne de cette apophyse, regardant en haut et en dedans.

2° *Du côté de la clavicule,* facette analogue, située à l'extrémité externe de la clavicule et regardant en bas et en dehors.

Moyens d'union. — Deux ligaments : l'un, supérieur, s'étend de la face supérieure de l'acromion à la face supérieure de la clavicule ; l'autre, inférieur, beaucoup plus mince, de la face inférieure de l'acromion à celle de la clavicule.

Moyens de glissement. — Une synoviale assez serrée facilite les mouvements de cette articulation. On y trouve encore un *ménisque interarticulaire,* occupant la moitié supérieure de l'articulation et adhérant intimement au ligament supérieur.

Mouvements. — Cette articulation jouit du mouvement de glissement. Dans ce mouvement, l'omoplate est seule mobile, et ses déplacements sont soumis à l'action de nombreux muscles qui se portent du thorax et du cou à cet os. Parmi ces mouvements, il y en a un très remarquable dans lequel, le corps de l'omoplate étant abaissé, l'angle externe est élevé, et en même temps le moignon de l'épaule. Ce mouvement est analogue à celui d'un ressort de sonnette dont l'articulation formerait le pivot.

Pathologie.

L'acromion se luxe quelquefois sur la clavicule, d'où les luxations *sus-claviculaire* et *sous-claviculaire.*

V. — Articulation coraco-claviculaire.

Surfaces articulaires. — 1° *Du côté de l'apophyse coracoïde,* il existe une surface articulaire, variable selon les sujets quant à son étendue et même quant à son existence, située à la face supérieure de l'apophyse.

2° *Du côté de la clavicule,* on voit quelquefois aussi une facette articulaire près de son extrémité externe. Cette articulation diffère des autres en ce que les facettes ne viennent à contact qu'en certains moments ; elles sont le plus souvent séparées par un intervalle d'un centimètre environ.

Moyens d'union. — Ce sont les *ligaments coraco-claviculaires,* au nombre de deux : l'un antérieur et externe, ou *trapézoïde,* l'autre postérieur et interne, ou *conoïde.*

Ils s'insèrent tous deux aux rugosités de la face inférieure de l'extrémité externe de la clavicule, et de là se portent sur l'apophyse coracoïde ; le *trapézoïde*, dirigé obliquement en haut et en dehors, s'insère à la partie antérieure de la face supérieure et au milieu du bord antérieur de cette apophyse ; le *conoïde* s'insère par une extrémité amincie en arrière du précédent.

On y trouve quelquefois une synoviale qui facilite le seul mouvement qui s'y rencontre, le glissement. Le plus souvent, on n'y trouve qu'un tissu cellulaire lâche.

Ligaments extrinsèques de l'articulation de l'épaule.

Il existe une bandelette et une lame fibreuse, qui se rattachent à l'omoplate et qu'on a décrites sous le nom de ligaments. La première constitue le *ligament coracoïdien*, la seconde le ligament *acromio coracoïdien*.

Le *ligament coracoïdien* est une petite bandelette fibreuse qui convertit en trou l'échancrure qui existe sur le bord supérieur de l'omoplate ; elle s'étend de la partie postérieure et supérieure de cette échancrure à la base de l'apophyse coracoïde ; le trou qu'elle forme donne passage au *nerf sus-scapulaire; l'artère* de même nom passe au-dessus de cette bandelette.

Le *ligament acromio-coracoïdien* est large, mince, triangulaire, étendu horizontalement entre les deux apophyses, qu'il relie ; sa base, située en dedans et en avant, s'insère au bord externe de l'apophyse coracoïde ; son sommet s'insère au sommet de l'acromion ; ses bords sont libres d'adhérences. Ainsi disposé, ce ligament forme une voûte ostéo-fibreuse très solide, qui recouvre l'articulation scapulo-humérale. Entre ce ligament et l'articulation, il existe une bourse séreuse qui se prolonge au-dessous du deltoïde, et qui sert à faciliter le jeu réciproque du bras sur l'épaule.

VI. — ARTICULATION HUMÉRO-CUBITALE (COUDE).

Dissection. — Divisez l'humérus et les os de l'avant-bras à 10 centimètres de l'articulation. Pour mettre les ligaments à découvert, il faut enlever tous les muscles. En enlevant le triceps, il faut user de précaution, pour ne pas endommager la portion de la *capsule articulaire* située au-dessus de l'olécrâne : elle y est très mince, et elle adhère au triceps. Le tendon commun des muscles qui s'attachent à la tubérosité externe de l'humérus est adhérent au *ligament latéral externe* ; il doit donc en être séparé avec précaution. Pour voir les surfaces articulaires, séparez en entier l'humérus des os de l'avant-bras, en incisant circulairement la capsule articulaire. Cette préparation permet aussi de voir le *ligament annulaire du radius*, qui est surtout visible lorsqu'on fait faire au radius des mouvements de rotation. Quand on divise le ligament annulaire en dehors, on voit comment sa cavité articulaire communique avec celle de l'humérus. Il est bon de préparer les deux coudes à la fois : l'un servira à montrer les insertions des ligaments et l'ensemble de l'articulation ; on étudiera sur l'autre la synoviale, les surfaces articulaires, le ligament annulaire, en un mot tout ce qu'on peut voir au moyen de coupes variées. Ruginez les os à partir des insertions ligamenteuses.

C'est une articulation trochléenne, ginglyme angulaire des anciens. Trois os concourent à la former : l'humérus, le radius et le cubitus.

Surfaces articulaires. — Du côté de l'humérus, il existe : 1° une poulie articulaire, surmontée de la cavité coronoïde en avant et de la cavité olécrânienne en arrière ; 2° une surface convexe, articulaire, visible en avant : c'est le condyle de l'humérus, qui s'articule avec la cupule du radius, et qui est séparé de la poulie par un sillon articulaire dirigé d'avant en arrière.

Du côté de l'avant-bras, on trouve : 1° la grande cavité sigmoïde du cubitus, formée par les faces articulaires de l'apophyse coronoïde et de l'olécrâne ; 2° la cupule du radius, cavité peu profonde, située à l'extrémité supérieure de l'os, et s'articulant avec le condyle de l'humérus.

Moyens d'union. — Quatre ligaments : antérieur, postérieur, latéraux. Les ligaments latéraux sont les plus résistants, puisque les mouvements latéraux sont impossibles.

Ligament antérieur. — Mince et formé de fibres verticales, transversales et obliques entre-croisées, il s'insère en haut autour de la cavité coronoïde, au-dessus de la dépression qui surmonte le condyle de l'humérus ; en bas, au sommet de l'apophyse coronoïde, et sur le ligament annulaire du radius.

Ce ligament s'étend, en dedans, jusqu'à la partie interne de la trochlée, et se confond en partie avec le ligament interne ; en dehors, il atteint l'épicondyle, et prend quelques insertions sur le ligament externe. Il est recouvert par le brachial antérieur, dont quelques fibres s'insèrent sur le ligament.

Ligament postérieur. — Sa place est à peine marquée par la présence de quelques fibres de tissu fibreux, qui se portent du pourtour de la face articulaire de l'olécrâne autour de la cavité olécrânienne. Quoique ce ligament soit mince, il existe réellement ; il double la synoviale, et il est recouvert par le tendon du triceps.

Ligament latéral interne. — Simple en haut, bifurqué en bas, ce ligament prend attache en haut sur l'épitrochlée, où il se confond avec un tendon commun à plusieurs des muscles de la région antérieure de l'avant-bras ; en bas, sur le bord interne de l'apophyse coronoïde, par son faisceau antérieur, ligament *huméro-*

11*

coronoïdien, et sur le bord interne de l'olécrâne, par son faisceau postérieur, ligament *huméro-olécrânien*. Quelques fibres vont s'insérer aussi en petit nombre entre ces deux points, sur le bord interne de la grande cavité sigmoïde.

Ligament latéral externe. — Analogue au précédent, il s'insère en haut à l'épicondyle, en se confondant aussi avec un tendon commun à plusieurs des muscles de la région postérieure de l'avant-bras ; en bas, sur le ligament annulaire du radius, par son faisceau antérieur, qui confond ses fibres avec celles de ce ligament, et sur le bord externe de l'olécrâne, par son faisceau postérieur. On peut suivre les fibres du faisceau antérieur à travers le ligament annulaire du radius, jusqu'au bord externe de l'apophyse coronoïde. *Le radius ne donne insertion à aucun des ligaments du coude.*

Sappey décrit sous les noms de ligaments *postéro-interne* et *postéro-externe* l'expansion postérieure des ligaments latéraux.

Il est difficile, dans la dissection, de séparer les divers ligaments. Lorsqu'on a préparé l'articulation du coude avec beaucoup de soin, on remarque que les moyens d'union forment une *capsule fibreuse*, renforcée en dedans et en dehors. Du reste, une capsule analogue existe dans presque toutes les articulations.

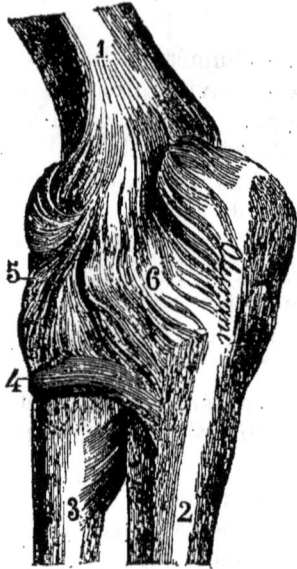

Fig. 138. — Articulation du coude gauche. Ligament latéral externe.

1. Humérus. — 2. Cubitus. — 3. Radius. — 4. Partie antérieure du ligament annulaire. — 5. Faisceau antérieur du ligament latéral externe. — 6. Faisceau postérieur du même ligament.

Moyens de glissement. — La membrane synoviale tapisse la face interne de tous ces ligaments. En avant, et en arrière, surtout, elle est un peu lâche. C'est là, de chaque côté du tendon du triceps, qu'elle forme une saillie, quand on injecte sa cavité ou quand elle devient le siège d'épanchements. La synoviale de l'articulation radio-cubitale supérieure en est une dépendance.

Du côté de l'humérus, les ligaments s'insèrent à une certaine distance du cartilage articulaire, de sorte que la synoviale se réfléchit des ligaments sur le périoste, à la partie inférieure de l'humérus. Les parties recouvertes de périoste et de synoviale sont le fond des cavités coronoïde et olécrânienne, l'intervalle qui sépare l'épitrochlée du bord interne de la trochlée, et celui qui sépare l'épicondyle du condyle.

Mouvements. — Deux seulement : flexion, extension.

La *flexion* est placée sous l'influence des muscles biceps et bra-

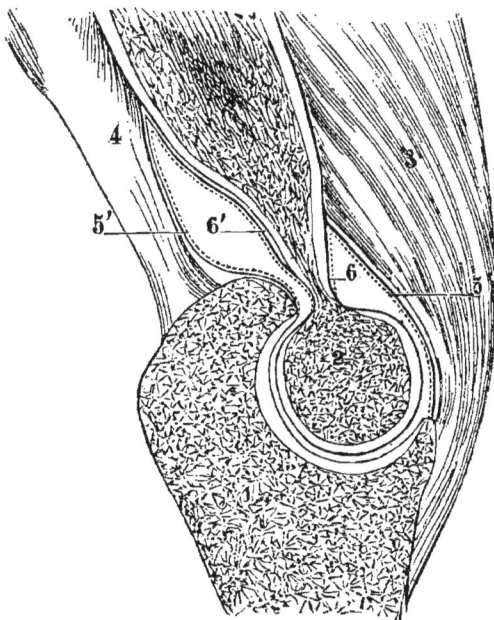

Fig. 139. — Coupe antéro-postérieure de l'articulation du coude passant par le milieu de la trochlée humérale.

1. Coupe du cubitus. — 2. Coupe de la trochlée — 3. Brachial antérieur. — 4. Tendon du triceps. — 5. Ligne ponctuée représentant la synoviale qui double le ligament antérieur. — 5'. Synoviale doublant le ligament postérieur. — 6. Synoviale tapissant le périoste de la cavité coronoïde. — 6'. Synoviale tapissant le périoste de la cavité olécrânienne.

chial antérieur principalement, et accessoirement sous l'influence de tous les muscles qui s'insèrent à l'épitrochlée. Le long supinateur agit puissamment aussi dans ce mouvement; on sait que Duchenne donne à ce muscle le nom de fléchisseur-pronateur.

Ce mouvement est limité par la rencontre des parties molles du bras et de l'avant-bras. Chez les sujets très maigres, le bec coronoïdien peut arriver au contact du fond de la cavité coronoïde.

L'*extension* est déterminée par la contraction du triceps surtout. Les muscles anconé, court supinateur, radiaux externes, extenseur commun des doigts, extenseur propre du petit doigt, qui s'insèrent sur l'épicondyle, concourent aussi à l'extension, quoiqu'ils agissent plus directement dans les mouvements d'autres articulations.

Ce mouvement est limité par la rencontre du bec olécrânien et du fond de la cavité olécrânienne, ainsi que par la résistance du ligament antérieur tendu.

L'étendue des mouvements est en rapport inverse de la résistance des ligaments. Les ligaments latéraux, très forts, empêchent les mouvements de latéralité. La flexion étant plus prononcée que l'extension, le ligament postérieur est plus mince et plus lâche que l'antérieur.

Rapports. — En avant, l'articulation est en rapport avec le brachial antérieur et le biceps ; en avant et en dedans, avec la masse musculaire qui s'insère à l'épitrochlée ; en arrière, avec le triceps, en dehors duquel se trouve l'anconé ; en dedans, avec le cubital antérieur ; en dehors, avec le court supinateur immédiatement, et par-dessus lui, avec la masse musculaire qui s'insère à l'épicondyle.

Le nerf cubital est placé en dedans de l'articulation, entre l'épitrochlée et l'olécrâne. Le nerf médian est placé en avant ; il en est séparé par le brachial antérieur. Le nerf radial se place en dehors, au milieu des muscles épicondyliens. L'artère et la veine humérales sont placées en avant et en dedans ; elles sont séparées de l'articulation par le brachial antérieur.

Vaisseaux et nerfs. — Les artères de cette articulation viennent du réseau anastomotique que forment autour d'elles les collatérales interne et externe et les récurrentes radiales et cubitales.

Le nerf musculo-cutané et le nerf cubital abandonnent quelques filets à la synoviale.

Pathologie.

L'*arthrite simple*, l'*arthrite rhumatismale*, l'*hydarthrose*, la *tumeur blanche*, ne sont pas très fréquentes au coude. Lorsque la tumeur blanche s'y montre, l'inflammation se propage aisément de l'os à la synoviale ou de la synoviale à l'os au niveau des points où la synoviale et le périoste sont en contact. Il est rare que la carie de l'extrémité des os recouverte de périoste n'amène pas l'arthrite fongueuse.

Parmi les lésions traumatiques, l'*entorse* s'observe rarement. La fracture de l'olécrâne se complique fréquemment d'un *épanche-*

ment sanguin de l'articulation. Les *luxations du coude* sont assez fréquentes. Les ligaments sont toujours déchirés dans toutes les variétés qu'on nomme simplement *en avant, en arrière, en dedans et en dehors.* La conformation de l'articulation permet de comprendre que les *luxations en arrière* sont de beaucoup les plus fréquentes, et que les *luxations en avant* se compliquent de fracture de l'olécrâne, à moins que la chute n'ait lieu sur le coude à demi fléchi; la puissance des ligaments latéraux rend les *luxations en dedans* et *en dehors* assez difficiles.

VII. — ARTICULATIONS RADIO-CUBITALES.

Dissection. — Pour l'articulation radio-cubitale supérieure, il faut séparer l'avant-bras du bras, et disséquer les muscles anconé et court supinateur.

Pour préparer l'articulation radio-cubitale inférieure, on enlève le muscle carré pronateur et tous les tendons qui entourent le poignet; on scie l'avant-bras à sa partie moyenne, on divise le ligament interosseux; puis on dissèque avec soin les ligaments de l'articulation, ainsi que ceux de la radio-carpienne. Pour étudier l'intérieur de l'articulation, on ouvre la radio-carpienne par sa partie postérieure, et la radio-cubitale par sa partie supérieure, ce qui laisse voir les deux faces du ligament triangulaire.

En se réunissant, le radius et le cubitus forment deux articulations: 1° l'articulation radio-cubitale supérieure; 2° l'articulation radio-cubitale inférieure. Un ligament interosseux réunit les corps de ces deux os.

1° *Articulation radio-cubitale supérieure.*

Cette articulation est du genre des articulations pivotantes ou *trochoïdes (ginglyme latéral* des anciens).

Surfaces articulaires. — 1° *Du côté du radius*, la surface

FIG. 140. — Coupe transversale du ligament annulaire et de l'extrémité supérieure des os de l'avant-bras. Le ligament a été écarté à dessein du radius.

1. Coupe du cubitus. — 2. Radius. — 3. Ligament annulaire. — 4. Synoviale recouvrant la face interne du ligament annulaire. — 5. Cavité de la synoviale. — 6. Tête du radius. — 7. Petite cavité sigmoïde.

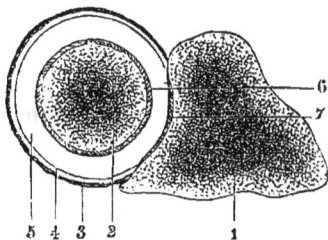

articulaire est circulaire; elle entoure la tête de l'os, et se continue avec celle de la cupule qui s'articule avec l'humérus : cette surface est un peu plus étendue à la partie interne ; 2° *du côté du cubitus*, il existe une petite cavité articulaire, *petite cavité sigmoïde*, ovalaire, à grand diamètre antéro-postérieur.

Moyens d'union. — Un seul ligament existe pour cette articulation ; encore ne s'insère-t-il pas au radius. Ce ligament, ou *ligament annulaire*, représente les trois quarts d'un anneau, l'autre quart étant formé par la petite cavité sigmoïde. Il s'insère par ses deux extrémités aux deux extrémités de la petite cavité sigmoïde. Sa face interne, en contact avec le radius, est revêtue de cartilage. Sa face externe est en contact avec l'anconé, le brachial antérieur et le court supinateur qui y prennent quelques insertions. Son bord supérieur reçoit l'insertion du ligament externe et du ligament antérieur de l'articulation du coude. Son bord inférieur, beaucoup plus étroit, étrangle, pour ainsi dire, le col du radius.

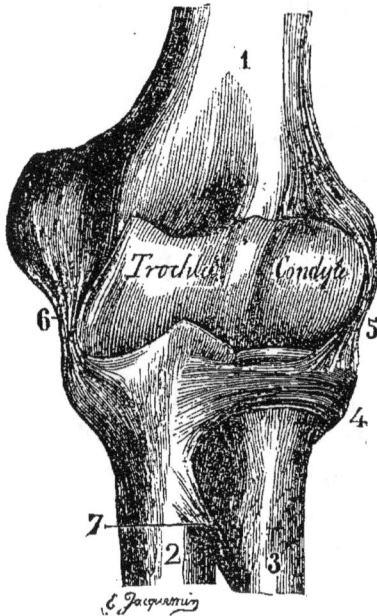

Fig. 141. — Articulation du coude gauche vue par devant.

1. Humérus. — 2. Cubitus. — 3. Radius. — 4. Ligament annulaire. — 5. Ligament latéral externe du coude. — 6. Ligament latéral interne. — 7. Faisceau supérieur du ligament interosseux.

Moyens de glissement. — La synoviale du coude envoie autour de la tête du radius un prolongement, qui forme, entre l'os et le ligament annulaire, une sorte de gouttière circulaire qui descend jusqu'au milieu du col du radius.

Rapports. — Cette articulation est en rapport : *en dehors*, avec le ligament externe de l'articulation du coude et le muscle court supinateur ; *en avant*, avec le brachial antérieur et le biceps ; *en arrière*, avec les muscles épicondyliens.

Vaisseaux et nerfs. — Les artères viennent des récurrentes radiales, antérieure et postérieure, et de la collatérale externe ou humérale profonde. Les nerfs sont fournis par le radial.

2° *Articulation radio-cubitale inférieure.*

Cette articulation est une trochoïde incomplète.

Surfaces articulaires. — Sur le radius, une petite cavité sigmoïde analogue à celle de l'extrémité supérieure du cubitus; sur le cubitus, une tête arrondie.

Moyens d'union. — Deux ligaments: un antérieur et un postérieur. Le ligament antérieur s'insère, en dehors, sur la partie

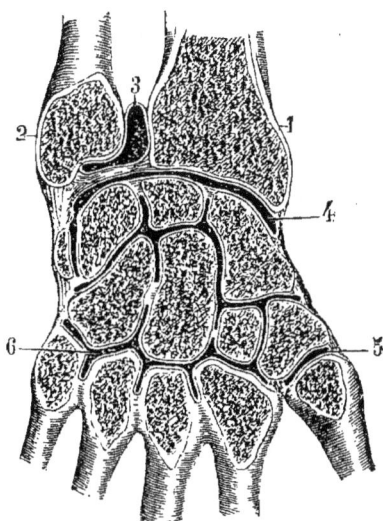

FIG. 142. — Coupe des os de l'avant-bras et du carpe, montrant la disposition des synoviales

1. Radius. — 2. Cubitus. — 3. Synoviale de l'articulation radio-cubitale inférieure, séparée de la synoviale radio-carpienne par le ligament triangulaire. — 4. Synoviale radio-carpienne. — 5 Synoviale trapézo-métacarpienne. — 6. Synoviale des deux derniers métacarpiens et de l'os crochu.

antérieure de la cavité sigmoïde du radius, et en dedans, sur la partie antérieure de l'apophyse styloïde du cubitus.

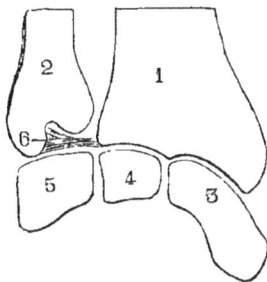

FIG. 143. — Coupe verticale du ligament triangulaire et des os voisins.

1. Radius. — 2. Cubitus. — 3 Scaphoïde — 4. Semi-lunaire. — 5. Pyramidal. — 6. Ligament triangulaire.

Le ligament postérieur, analogue au précédent, s'insère à la partie postérieure de la cavité sigmoïde du radius et à la partie postérieure de l'apophyse styloïde du cubitus. De sorte que ces

ligaments représenteraient un ligament annulaire interrompu par
l'apophyse styloïde du cubitus.

Il y a encore dans cette articulation un ligament interarticulaire, qui se nomme *ligament triangulaire*.

Ce ligament, étendu horizontalement au-dessous de la tête du
cubitus, entre cet os et le pyramidal, a la forme d'un triangle et
une épaisseur de 2 à 3 millimètres. Il s'insère par son sommet
dans la rainure qui existe entre l'apophyse styloïde et la tête du
cubitus, et par sa base sur le bord inférieur de la cavité sigmoïde
du radius.

Il sépare complètement le cubitus du pyramidal.

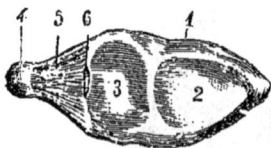

FIG. 144. — Face inférieure du ligament
triangulaire et surface articulaire du
radius (côté gauche).

1. Radius. — 2. Surface articulaire en rapport
avec le scaphoïde — 3 Surface articulaire pour le
semi-lunaire. — 4. Apophyse styloïde du cubitus.
— 5. Face inférieure du ligament triangulaire. —
6. Orifice non constant faisant communiquer les
deux synoviales.

Moyens de glissement. — Une synoviale, qui communique quelquefois avec celle du carpe par une petite perforation
qu'on trouve à la base du ligament triangulaire, existe entre le ligament triangulaire et la tête du cubitus.

Rapports. — En avant, le tendon du cubital antérieur passe
dans sa gaine fibreuse; en arrière, le tendon du cubital postérieur
glisse aussi dans une gaine fibreuse.

3° *Union des deux os.*

Cette union est constituée par un *ligament interosseux*, qui remplit l'espace interosseux et s'insère aux bords interne du radius
et externe du cubitus. Les fibres de ce ligament sont dirigées de
haut en bas et de dehors en dedans. Quelques-unes, à la partie
supérieure, forment un faisceau séparé et dirigé en bas et en
dehors, c'est-à-dire en sens inverse. Ce faisceau constitue la
corde ligamenteuse de Weitbrecht, qui s'étend du bord externe de
l'apophyse coronoïde du cubitus au bord interne du radius.

**Mouvements des articulations radio-cubitales et muscles
qui les produisent.** — Il n'y a dans cette articulation qu'un
mouvement, la rotation. La rotation en dedans prend le nom de
pronation; la rotation en dehors, celui de *supination*.

La pronation est déterminée par le rond pronateur, le carré pronateur et le long supinateur.

La supination est produite par le court supinateur, et un peu par le long supinateur et le biceps.

Tous les auteurs enseignent que, dans ces mouvements, le cubitus reste fixe et que le radius tourne seul. Dans la pronation, l'extrémité supérieure du radius tournerait sur son axe dans le ligament annulaire, tandis que l'extrémité inférieure décrirait un arc de cercle autour de l'extrémité inférieure du cubitus, de dehors en dedans. Dans la supination, un mouvement en arc de cercle en sens opposé serait exécuté par le radius.

Duchenne nie l'immobilité du cubitus, qui serait doué, d'après lui, de mouvements de latéralité. D'après ce savant observateur, le radius et le cubitus décrivent deux arcs de cercle égaux en sens contraire, et les mouvements du cubitus paraissent passifs.

Il est, en effet, facile de se rendre compte sur soi-même de ce phénomène.

Dans sa *Physiologie des mouvements*, Duchenne démontre quels eussent été les inconvénients de la fixité du cubitus pour les usages de la main.

VIII. — ARTICULATION RADIO-CARPIENNE OU DU POIGNET.

Dissection. — On enlève tous les tendons qui entourent l'articulation ; en ouvrant la gaine de ces tendons, il faut se rappeler que ces gaines fibreuses et leurs séreuses adhèrent aux ligaments, si intimement qu'elles peuvent être considérées comme des auxiliaires de ces moyens d'union. On dissèque ensuite les ligaments latéraux et le ligament postérieur ; après les avoir examinés, on ouvre l'articulation par sa partie postérieure, ce qui permet d'observer les surfaces articulaires.

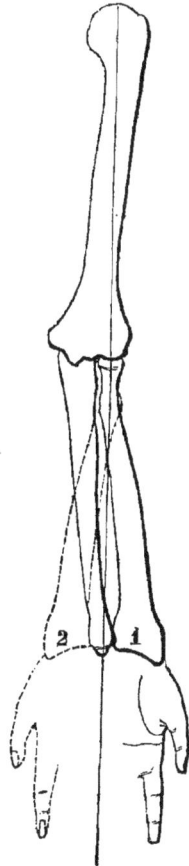

FIG. 145. — Squelette du membre supérieur du côté gauche ; mouvements de pronation et de supination.

1. Position du radius en supination. — 2. Le même os en pronation.

Cette articulation est formée par les os de l'avant-bras et de la première rangée du carpe ; c'est une articulation *condylienne*.

Surfaces articulaires. — 1° *Du côté de l'avant-bras*, on trouve une surface articulaire concave, une sorte de cavité glénoïde, formée par la face articulaire de l'extrémité inférieure du radius et par la face inférieure du ligament triangulaire de l'articulation radio-cubitale inférieure, qui sépare la tête du cubitus du pyramidal. On voit aussi le sommet de l'apophyse styloïde du cubitus revêtu de cartilage pour s'articuler avec le pyramidal. Cette cavité glénoïde, oblique de dedans en dehors et de haut en bas, se termine en pointe aux deux extrémités sur les apophyses styloïdes du radius et du cubitus. Elle présente un tiers interne fibreux et deux tiers externes osseux. Sur la partie osseuse, une crête antéro-postérieure sépare deux facettes : l'une externe, triangulaire, qui s'articule avec le scaphoïde ; l'autre interne, quadrilatère, qui s'articule avec le semi-lunaire.

2° *Du côté du carpe*, trois os de la première rangée se réunissent pour former un condyle brisé. Ces os sont : le scaphoïde, le semi-lunaire et le pyramidal. Ils sont séparés par des interstices qui laissent passer des prolongements de la synoviale. Leur surface articulaire est plus étendue en arrière ; le scaphoïde et le semi-lunaire correspondent au radius, le pyramidal au cubitus ; mais il faut bien remarquer que le sommet de l'apophyse est seul articulé avec cet os.

Moyens d'union. — Quatre ligaments : antérieur, postérieur, latéraux. On décrivait autrefois une capsule fibreuse à cette articulation. Lorsqu'on la prépare, on constate, en effet, que les quatre ligaments ne sont que des faisceaux fibreux surajoutés à la capsule fibreuse.

Ligament antérieur. — Ce ligament est formé par deux faisceaux qui s'étendent de chacun des os de l'avant-bras au carpe : l'un, très fort, vient du radius, *radio-carpien ;* l'autre, plus petit, vient du cubitus, *cubito-carpien*. Le faisceau *radio-carpien* s'insère en haut sur le bord antérieur rugueux de la surface articulaire du radius et sur l'apophyse styloïde de cet os. Il se dirige obliquement en bas et en dedans en s'épanouissant sur les os du carpe, et s'insère plus particulièrement au semi-lunaire, à l'os crochu et au grand os. Le faisceau *cubito-carpien* s'insère, en haut, entre l'apophyse styloïde et la tête du cubitus, dans l'angle rentrant formé par ces deux parties, en arrière du tendon du muscle cubital antérieur ; il se fixe, en outre, au bord antérieur du ligament triangulaire et à la partie interne du bord antérieur rugueux de la facette articulaire du radius. De là, ses fibres se dirigent en bas et un peu en dehors, s'entre-croisent en partie avec celles du faisceau radio-carpien, et vont s'insérer principalement au pyramidal et au semi-lunaire. Ce faisceau se confond par son bord supérieur avec le ligament antérieur de l'articulation radio-cubitale inférieure.

Sappey désigne le premier de ces faisceaux sous le nom de

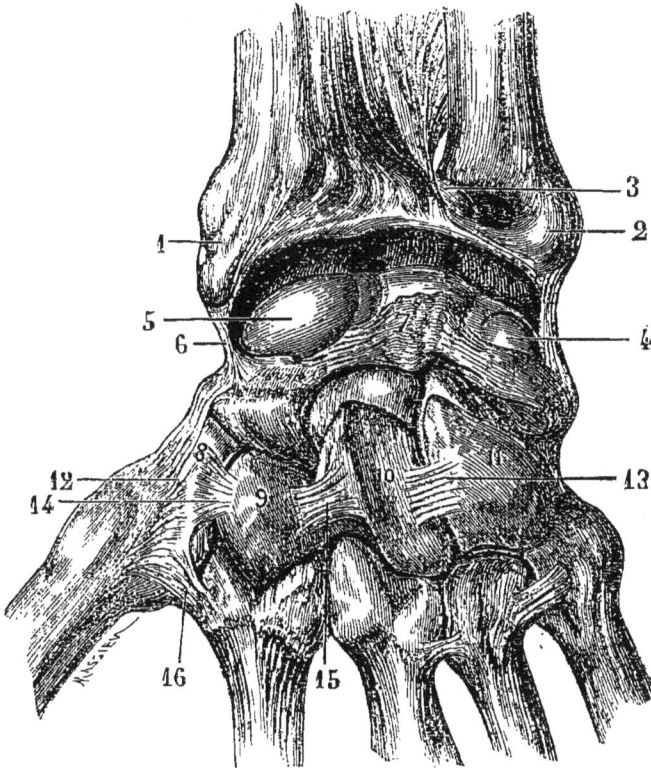

Fig. 143. — Articulations radio-carpienne, carpiennes et carpo-métacarpiennes du côté gauche (face postérieure), d'après Sappey.

1. Apophyse styloïde du radius. — 2. Apophyse styloïde du cubitus. — 3. Facette articulaire du cubitus pour la cavité glénoïde du radius. — 4, 5. Surface articulaire supérieure ou condyle de l'articulation radio-carpienne. — 4. Pyramidal. — 5. Scaphoïde. — 6. Ligament latéral externe de l'articulation radio-carpienne. — 7. Semi-lunaire. — 8. Trapèze. — 9. Trapézoïde. — 10. Grand os. — 11. Os crochu — 12. Ligament étendu du trapèze au premier métacarpien. — 13. Ligament unissant le grand os à l'os crochu. — 14. Ligament allant du trapèze au trapézoïde. — 15. Ligament unissant le trapézoïde au grand os. — 16. Ligament étendu du premier au deuxième métacarpien.

ligament *antéro-externe*, réservant celui d'*antéro-interne* au second.

Ligament postérieur. — Il est formé par quelques fibres qui s'étendent du bord postérieur de la face articulaire du radius à la face postérieure du pyramidal et du semi-lunaire. Il est renforcé par le tissu fibreux abondant, formant dans cette région des gaines aux tendons qui vont de l'avant-bras à la main.

Ligament latéral interne. — Simple en haut, bifurqué en bas, il s'insère en haut sur la partie moyenne de l'apophyse styloïde du cubitus, qu'il embrasse ; en bas, sur le pisiforme par sa branche de bifurcation antérieure, et sur la face postérieure du pyramidal par sa branche de bifurcation postérieure.

Le ligament latéral interne a la forme d'une gouttière dont la concavité regarde l'articulation, avec laquelle elle communique. Le sommet de l'apophyse styloïde est placé au milieu de cette gouttière.

Ligament latéral externe. — Il s'insère en haut au sommet de l'apophyse styloïde du radius, et en bas à la partie externe du scaphoïde. Ce ligament a la forme d'un cône, à sommet supérieur.

Moyens de glissement. — La *synoviale* de cette articulation est un peu lâche en arrière. Elle communique quelquefois avec celle de l'articulation radio-cubitale inférieure, à travers un petit trou situé entre le ligament triangulaire et la cavité sigmoïde du radius. Elle envoie des prolongements entre le scaphoïde et le semi-lunaire, d'une part, entre celui-ci et le pyramidal, d'autre part. Ces prolongements communiquent rarement avec les synoviales du milieu du carpe et avec celles des articulations carpométacarpiennes. Souvent, la synoviale radio-carpienne envoie un prolongement dans l'articulation du pyramidal et du pisiforme.

Vaisseaux et nerfs. — Les artères viennent de la dorsale du carpe, de l'artère transverse antérieure du carpe et des interosseuses de l'avant-bras. Les nerfs viennent de la terminaison du musculo-cutané ; ils sont fournis aussi par l'interosseux, rameau du médian.

Rapports. — Les rapports de cette articulation sont nombreux et importants. Elle est entourée de nombreux tendons qui la renforcent, de séreuses tendineuses qui facilitent le glissement de ces tendons, d'artères et de nerfs.

En avant, on y remarque : 1° les tendons des muscles fléchisseurs communs superficiel et profond des doigts et du muscle fléchisseur propre du pouce, avec le prolongement supérieur d'une séreuse tendineuse qui facilite leur glissement au-devant du carpe ; 2° le tendon du muscle cubital antérieur, qui glisse en avant du cubitus ; 3° les tendons des muscles grand palmaire et petit palmaire ; 4° le nerf médian, placé en avant et en dehors, à 1 centimètre en dedans de l'apophyse du radius. L'artère cubitale et le nerf cubital sont placés en avant et en dedans de la tête du cubitus. En arrière, l'articulation est recouverte par les tendons des muscles qui passent dans les gouttières de l'extrémité inférieure du radius, c'est-à-dire de dehors en dedans, par le long abducteur, le court extenseur du pouce, les deux radiaux externes, le long extenseur du pouce et les extenseurs communs et propres des doigts. On y trouve aussi les tendons du cubital postérieur, derrière l'apophyse styloïde du cubitus. Ces tendons passent dans des gaines fibreuses et glissent au moyen de séreuses. L'artère radiale est située en dehors et en arrière.

Mouvements. — Ils sont au nombre de cinq, comme dans les autres articulations condyliennes. Ces mouvements sont moins prononcés dans l'articulation radio-carpienne qu'on ne le croirait de prime abord ; ils se passent en partie dans les articulations des os du carpe entre eux.

Les muscles du grand palmaire, petit palmaire et cubital antérieur déterminent directement la *flexion* de la main. Dans ce mouvement, la surface articulaire des os du carpe glisse d'avant en arrière sur les os de l'avant-bras ; le ligament antérieur est relâché, le postérieur est tendu. D'autres muscles sont fléchisseurs, mais indirectement : ce sont les muscles fléchisseur du pouce et fléchisseurs communs des doigts, qui agissent sur l'articulation du poignet après avoir fléchi les doigts.

L'*extension* est placée sous l'influence des muscles extenseurs des doigts et radiaux externes, qui agissent indirectement sur le poignet.

L'*adduction* est déterminée par le muscle cubital postérieur, et un peu par le cubital antérieur.

L'*abduction* est déterminée par le long abducteur du pouce.

La *circumduction*, par la contraction successive de ces divers muscles, contraction qui fait passer l'articulation par tous les mouvements qui précèdent.

Il faut remarquer, et ceci est important, que tous les muscles, excepté le cubital antérieur, s'insèrent bien au-dessous de l'articulation, et qu'ils agissent sur les articulations phalangiennes, métacarpo-phalangiennes, carpo-métacarpiennes et carpo-carpiennes, avant d'agir sur l'articulation du poignet.

IX. — ARTICULATIONS CARPIENNES.

Dissection. — Il faut enlever les tendons qui entourent le poignet, les muscles des éminences thénar et hypothénar, disséquer les ligaments parallèlement à leurs fibres, examiner les divers moyens d'union entre chaque rangée, puis entre chaque os de la rangée.

Elles se divisent en trois groupes : celles de la rangée supérieure, celles de la rangée inférieure, celles des deux rangées entre elles ou articulations *médio-carpiennes*.

1° *Articulations de la rangée supérieure.*

Ces articulations sont des arthrodies, au nombre de trois : deux externes qui sont semblables, et une interne qui présente des caractères particuliers.

Surfaces articulaires. — Les surfaces par lesquelles se correspondent le scaphoïde et le semi-lunaire, le semi-lunaire et le pyramidal, sont planes, verticales et antéro-postérieures; elles sont recouvertes de cartilage.

Moyens d'union. — Chacune de ces deux articulations présente trois ligaments : un *ligament interosseux*, un *ligament antérieur* ou palmaire, un *ligament postérieur* ou *dorsal*. Le ligament dorsal répond au bord inférieur des deux os dans l'union du scaphoïde et du semi-lunaire; il est petit et se confond avec le ligament interosseux; dans l'union du semi-lunaire et du pyramidal, il est représenté par un petit faisceau rectangulaire et transversalement dirigé. Dans la première de ces deux articulations, le ligament palmaire n'est représenté que par quelques fibres transversales; dans la seconde, il est très développé et constitué par des fibres transversales qui vont de la face palmaire du semi-lunaire à la face palmaire du pyramidal.

L'articulation du pyramidal et du pisiforme diffère des précédentes; ces deux os se correspondent par une facette plane et circulaire, tournée en avant. Les moyens d'union sont constitués par cinq ligaments. En haut, le ligament latéral interne de l'articulation du poignet, qui s'attache sur le contour du pisiforme, joue le rôle de *ligament supérieur*. Il y a deux *ligaments inférieurs* : l'un d'eux s'étend verticalement du pisiforme à l'extrémité supérieure du cinquième métacarpien; l'autre, plus court, va obliquement du pisiforme à l'apophyse de l'os crochu; le *ligament palmaire*, aplati, quadrilatère, s'étend du côté interne du pisiforme à la face antérieure de l'os crochu, et se confond avec un des ligaments inférieurs; le *ligament dorsal* unit le pyramidal au pisiforme; il est très faible. Cette articulation est encore renforcée par le tendon du cubital antérieur qui s'attache à la partie antéro-postérieure du pisiforme. Cet os, malgré le grand nombre de ligaments qui le maintiennent, est le plus mobile des os du carpe. Il y a pour cette articulation une synoviale assez lâche qui communique avec celle de l'articulation radio-carpienne.

2o *Articulations des os de la seconde rangée.*

Les trois articulations de la seconde rangée du carpe appartiennent encore au genre des arthrodies.

Surfaces articulaires. — Elles se dirigent de haut en bas et d'avant en arrière; les interlignes articulaires de la première rangée se continuent avec ceux de la seconde, et forment deux courbes à concavité interne qui divisent les os du carpe en trois rangées verticales.

Moyens d'union. — Il existe pour les articulations de cette rangée trois sortes de ligaments : 1o les ligaments *antérieurs* ou *palmaires*, au nombre de quatre, transversalement disposés. Le premier s'étend du trapèze au grand os; le second, du trapèze au trapézoïde; le troisième, du trapézoïde au grand os; le dernier, du grand os à l'os crochu. 2o Les ligaments *postérieurs* ou *dorsaux*, au nombre de trois seulement, plus faibles que les précédents, sont dirigés transversalement; l'un d'eux va du trapèze au trapézoïde; un autre, du trapézoïde au grand os; enfin, le dernier, du grand os à l'os crochu. 3o Les ligaments *interosseux*, au nombre de trois seulement, constituent le principal moyen d'union des os de cette rangée.

3o *Articulations médio-carpiennes.*

L'articulation des deux rangées du carpe, ou articulation *médio-carpienne*, est formée par le contact de sept os.

Surfaces articulaires. — En dehors, le trapèze et le trapézoïde répondent au scaphoïde : la ligne de contact de ces surfaces est transversale. En dedans, le grand os et l'os crochu, intimement unis, forment un condyle peu régulier, transversal, élevé au-dessus de l'interligne articulaire des surfaces voisines, condyle reçu dans une cavité semi-ellipsoïde constituée par le scaphoïde, le semi-lunaire et le pyramidal.

L'articulation médio-carpienne est donc formée par deux articulations secondaires : l'une externe, qui est une *arthrodie;* l'autre interne, qui est une articulation *condylienne.*

Arthrodie. — Elle a comme *surfaces articulaires* la facette supérieure du trapèze et une facette horizontale formée par le trapézoïde, constituant ensemble une surface légèrement concave sur laquelle s'applique la facette inférieure du scaphoïde, un peu convexe.

Les *moyens d'union* consistent en deux ligaments : un ligament externe, très court, vertical, s'insérant en haut au tubercule du scaphoïde, en bas à la partie supérieure et externe du trapèze ; un ligament antérieur, vertical, plus long, quadrilatère, allant de la partie inférieure du scaphoïde à la gouttière du trapèze.

Articulation condylienne. — Elle est très voisine de celle du poignet, avec laquelle elle présente beaucoup d'analogie. Elle présente six surfaces articulaires, trois pour le condyle, trois pour la cavité qui le reçoit ; l'interligne articulaire décrit une courbe à concavité inférieure, parallèle à celle de l'articulation radio-carpienne.

Moyens d'union. — Ils sont constitués par quatre ligaments :

Un *ligament latéral interne*, fixé, en haut au sommet du pyramidal ; en bas, à l'apophyse de l'os crochu.

Deux *ligaments antérieurs :* un antéro-externe, s'attachant en dehors au scaphoïde et en dedans au grand os, à la fossette formée par la convergence de ces deux os avec le trapézoïde ; il est épais et très résistant ; un antéro-interne, aplati, quadrilatère, s'insérant en haut et en dedans au pyramidal, en bas et en dehors à l'os crochu ; quelques-unes de ses fibres s'insèrent au grand os.

Un *ligament postérieur*, formé de fibres irrégulières, allant du scaphoïde et du pyramidal à la face postérieure du grand os et de l'os crochu.

Moyens de glissement. — Une synoviale assez lâche pour toute l'articulation médio-carpienne, qui envoie des prolongements aux articulations des deux rangées.

Mouvements. — Dans ces diverses articulations, on n'observe que des mouvements de glissement. Exceptons cependant celle des deux rangées du carpe entre elles : dans cette dernière, en effet, il existe un mouvement de flexion et un mouvement d'extension. Le premier est très prononcé et peut déterminer, lorsqu'il est forcé, la luxation du grand os en arrière ; ce mouvement est souvent pris pour la flexion de l'articulation radio-carpienne, ordinairement très limitée. Le deuxième est très peu étendu.

Vaisseaux et nerfs. — Les artères sont fournies par de petits rameaux de l'arcade palmaire profonde et de la dorsale du carpe.

Les nerfs viennent du musculo-cutané et du médian.

Rapports. — Les articulations du carpe sont en rapport avec de nombreux tendons qui glissent à ce niveau dans des gaines fibreuses. Des séreuses tendineuses facilitent ce glissement. L'artère cubitale passe en dehors du pisiforme. L'artère radiale, en arrière et en dehors des articulations du carpe, donne naissance, à ce niveau, à de nombreuses branches. Enfin des branches

nerveuses passent autour de ces articulations pour se porter à la
main.

X. — ARTICULATIONS DU MÉTACARPE.

Le métacarpe s'articule avec le carpe, et les cinq pièces qui le
composent s'articulent entre elles ; nous avons donc à étudier les
articulations carpo-métacarpiennes et les *articulations métacarpiennes*.

Parmi les premières, celle du premier métacarpien différant
par des points nombreux du mode d'articulation de ses congénè-
res, nous la décrirons à part sous le nom d'articulation *trapézo-
métacarpienne*, réservant une description commune pour les articulations des quatre derniers métacarpiens.

1° *Articulation trapézo-métacarpienne.*

Dissection. — Il suffit de détacher les tendons des muscles abducteur
et extenseur du pouce et les muscles de l'éminence thénar.

Cette articulation est formée par le trapèze et le premier métacarpien. C'est une articulation par emboîtement réciproque ;
elle représente le type le plus parfait de ce genre de diarthroses.

Surfaces articulaires. — 1° *Du côté du trapèze*, surface convexe d'avant en arrière, concave transversalement.

2° *Du côté du premier métacarpien*, surface présentant une concavité et une convexité en sens inverse.

Moyens d'union. — Une *capsule fibreuse*, plus forte en arrière
et en dehors, s'insère en haut et en bas autour des deux surfaces
articulaires.

Moyens de glissement. — Une *synoviale*, lâche et indépendante des autres synoviales du carpe, tapisse la cavité articulaire.

Mouvements. — Tous les mouvements des diarthroses s'y rencontrent, moins la rotation.

Rapports. — Cette articulation est en rapport : *en avant*, avec
les muscles de l'éminence thénar ; l'opposant la recouvre immédiatement ; *en arrière*, avec le tendon du long extenseur du pouce,
l'aponévrose et la peau ; *en dehors*, avec le court extenseur et le
long abducteur du pouce, qui renforce la capsule ; *en dedans*,
avec l'artère radiale, au moment où elle traverse l'espace interosseux, ce qui doit rendre le chirurgien très circonspect dans la
désarticulation du premier métacarpien.

Vaisseaux et nerfs. — Les artères viennent des branches de la *radiale;* les nerfs sont fournis par le *médian.*

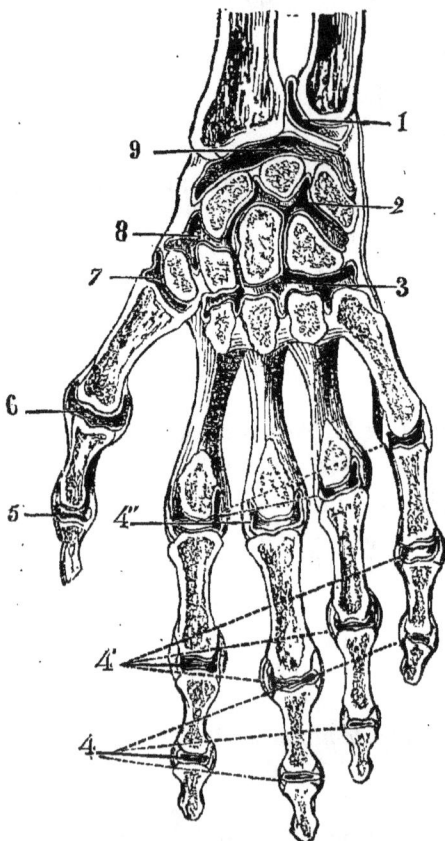

Fig. 147. — Coupe des articulations du poignet et de la main.

1. Synoviale de l'articulation radio-cubitale inférieure. — 2. Synoviale entre les deux rangées du carpe. — 3. Synoviale entre le carpe et le métacarpe. — 4. Articulations des secondes avec les troisièmes phalanges. — 4'. Articulations des premières avec les secondes phalanges. — 4''. Articulations métacarpo-phalangiennes.—5. Articulations des deux phalanges du pouce. —6. Articulation métacarpo-phalangienne du pouce. — 7. Articulation métacarpo-phalangienne. — 8. Articulation du scaphoïde avec le trapèze et le trapézoïde. — 9. Synoviale de l'articulation radio-carpienne.

2o *Articulations carpo-métacarpiennes.*

Ces articulations sont des arthrodies, qui communiquent, d'une part, avec les articulations des os de la seconde rangée du carpe, de l'autre, avec les métacarpiennes.

Surfaces articulaires. — Chacun des quatre derniers métacarpiens offre des surfaces articulaires différentes. Le second a trois facettes : une externe en rapport avec le trapèze, une supérieure avec le trapézoïde, une supérieure et interne qui s'articule avec le grand os ; outre ces facettes, ce métacarpien présente deux angles saillants, situés à sa face dorsale et à son extrémité carpienne.

Le troisième métacarpien s'articule par une facette triangulaire avec la facette inférieure du grand os, et par son apophyse styloïde avec une autre petite facette située en arrière et en dehors de la précédente.

Le quatrième métacarpien s'articule par une facette convexe avec une facette concave de l'os crochu : il répond aussi au grand os.

Le cinquième s'unit par une facette convexe à une facette concave de l'unciforme.

Moyens d'union. — Ils consistent en ligaments dorsaux, palmaires et interosseux. Les ligaments dorsaux, au nombre de sept, se dirigent obliquement du carpe vers le métacarpe, deux pour le second métacarpien, trois pour le troisième, un pour chacun des deux derniers.

Les ligaments palmaires sont moins résistants que les précédents; il y en a trois verticaux, un horizontal. Des trois verticaux, deux se rendent du second métacarpien, l'un au trapèze, l'autre au grand os; le dernier va du quatrième à l'os crochu.

Le ligament transversal, d'un blanc nacré, s'attache, en dehors, au trapèze; en dedans, au troisième et au second métacarpien.

Le ligament interosseux est une dépendance de celui qui unit le grand os à l'os crochu; il est situé dans une fossette, et unit ces derniers os aux troisième et quatrième métacarpiens.

Ces articulations sont fortifiées, à leur face dorsale, par les tendons des radiaux externes, qui s'insèrent à l'extrémité supérieure du second et du troisième métacarpien; à leur face palmaire, par le tendon du radial antérieur, qui s'attache à la partie supérieure du second métacarpien.

Moyens de glissement. — Des prolongements de la synoviale particulière aux articulations médio-carpiennes et carpiennes.

3o *Articulations métacarpiennes.*

Les quatre derniers métacarpiens s'articulent par leur extrémité supérieure; ces articulations sont du genre des amphiarthroses.

Surfaces articulaires. — Ce sont de petites facettes qui se continuent avec les facettes supérieures; elles sont alternativement légèrement convexes et légèrement concaves.

Moyens d'union. — Ils sont constitués par deux ligaments dorsaux, trois ligaments palmaires, trois ligaments interosseux.

Les *ligaments dorsaux* vont transversalement du troisième au quatrième, du quatrième au cinquième métacarpien ; il n'y en a pas du second au troisième.

Les *ligaments palmaires*, au nombre de trois, vont aussi transversalement de l'un à l'autre métacarpien, depuis le second jusqu'au cinquième ; ils sont moins résistants que les ligaments dorsaux.

Les *ligaments interosseux* occupent les intervalles qui existent entre les métacarpiens ; le plus puissant répond à l'intervalle du second et du troisième ; ils sont le principal moyen d'union de ces os.

Le premier métacarpien, bien qu'indépendant des autres, est pourtant uni au second par un ligament interosseux constant.

Le ligament transversal qui passe au-devant de la tête des métacarpiens a été considéré comme un moyen d'union pour leurs extrémités inférieures ; c'est là une erreur : ce ligament appartient à l'articulation *métacarpo-phalangienne*.

Moyens de glissement. — Ce sont des prolongements de la synoviale commune aux autres articulations du carpe ; cependant l'articulation du quatrième et du cinquième métacarpien présente une synoviale qui lui est particulière.

XI. — Articulations métacarpo-phalangiennes.

Ce sont des articulations que forment les phalanges en s'articulant avec les métacarpiens ; elles appartiennent aux condyliennes.

Dissection. — Il aut conserver avec soin les tendons des lombricaux et des interosseux, et étudier le ligament transversal, qui sera divisé pour arriver sur les ligaments latéraux.

Surfaces articulaires. — 1° *Du côté du métacarpien*, condyle aplati sur les côtés, présentant une face articulaire plus marquée en avant, du côté de la flexion. De chaque côté du condyle. on trouve une dépression, et en arrière de cette dépression un tubercule : les ligaments latéraux s'insèrent à la fois sur la dépression et sur le tubercule.

2° *Du côté de la première phalange*, cavité glénoïde transversale, croisant le grand axe du condyle du métacarpien, et présentant de chaque côté, près de la face antérieure de l'os, un tubercule pour l'insertion des ligaments latéraux.

Moyens d'union. — *Ligament antérieur.* — Appelé aussi glénoïdien, ce ligament est très épais, presque cartilagineux ; il est concave en arrière et forme une espèce de capsule, qui prolonge en avant la cavité glénoïde et concourt à emboîter la tête du métacarpien. Sur sa face antérieure, ce ligament est creusé d'une gouttière verticale, dans laquelle glissent les tendons des muscles fléchisseurs des doigts. Ses côtés sont confondus avec les ligaments latéraux. Son bord supérieur embrasse la partie rétrécie des métacarpiens, au-dessus de l'extrémité inférieure, et y adhère assez faiblement, de sorte que, dans un mouvement exagéré d'extension, les adhérences peuvent se rompre et le ligament s'interposer entre les surfaces articulaires de la phalange et du métacarpien. Ce bord se confond aussi avec l'aponévrose qui recouvre les muscles interosseux. Le bord inférieur du ligament antérieur se fixe sur le bord antérieur de la cavité glénoïde des phalanges. Ce ligament, ne s'attachant pas aux deux os, ne peut pas être considéré comme un moyen d'union. Aussi Sappey en fait-il un bourrelet glénoïdien qui, par ses connexions fibreuses, forme avec ceux des articulations voisines un ligament rubané, qu'il appelle *ligament transverse*, et qui s'étend à la partie antérieure des quatre articulations métacarpo-phalangiennes.

Ligament postérieur. — Ce ligament n'existe pas, même à l'état rudimentaire. Il est remplacé par le tendon du muscle extenseur qui adhère de chaque côté aux ligaments latéraux par une expansion fibreuse, de même qu'à la partie postérieure de la synoviale.

Ligaments latéraux. — Au nombre de deux, interne et externe, ces ligaments seraient identiques si l'externe n'était un peu plus fort. Ils sont triangulaires, et s'insèrent par leur sommet sur la dépression et le tubercule que l'on rencontre de chaque côté du condyle des métacarpiens. De là, les fibres s'irradient en se portant en bas et en avant, et vont s'insérer : les antérieures, sur les bords latéraux du ligament antérieur ; les postérieures, sur le tubercule situé de chaque côté de l'extrémité supérieure de la première phalange (fig. 150).

Ces ligaments sont renforcés par une bandelette tendineuse très large et triangulaire, qui se porte des tendons des lombricaux et des interosseux sur ceux de l'extenseur commun (voy. *Interosseux*).

Moyens de glissement. — Une *synoviale*, très lâche du côté de l'extension, favorise les mouvements. Elle reçoit du tendon extenseur des expansions fibreuses qui se fixent à sa partie postérieure comme sur la phalange.

Vaisseaux et nerfs. — Ils proviennent des branches de la radiale et de la cubitale, et des branches nerveuses du radial, du cubital et du médian, qui se terminent à la main.

Rapports. — En avant, cette articulation est en rapport avec les tendons des muscles fléchisseurs, qui sont accolés contre le ligament antérieur au moyen d'une gaine fibreuse se confondan avec lui; en arrière, avec les tendons des muscles extenseurs sur les côtés, avec les tendons des muscles lombricaux et interosseux. La peau adhère aux ligaments par sa face profonde.

Mouvements. — Au nombre de cinq :

La *flexion* est produite par la contraction des muscles lombricaux et interosseux, et accessoirement par les fléchisseurs des doigts ;

L'*extension*, par les extenseurs des doigts ;

L'*adduction*, vers l'axe de la main, par les interosseux palmaires ;

L'*abduction*, par les interosseux dorsaux, qui écartent les doigts de l'axe de la main ;

La *circumduction*, par la contraction successive de tous ces muscles.

L'*articulation métacarpo-phalangienne* du pouce a des muscles spéciaux : le fléchisseur, en avant ; en arrière, les deux extenseurs ; en dehors, le court abducteur et le court fléchisseur du pouce ; en dedans, l'adducteur du pouce.

La plupart de ces muscles agissent aussi dans les mouvements de l'articulation trapézo-métacarpienne.

Pathologie.

Les *luxations* des articulations métacarpo-phalangiennes se font surtout en arrière. La première phalange glisse en arrière du métacarpien, entraînant avec elle le ligament antérieur, qui se sépare du métacarpien et qui s'interpose aux deux surfaces articulaires. Cette interposition du ligament antérieur rend souvent irréductible la *luxation du pouce en arrière*.

XII. — ARTICULATIONS DES PHALANGES.

Ce sont des articulations *trochléennes ;* elles présentent entre elles la plus parfaite identité. Il suffit d'en décrire une seule.

Surfaces articulaires. — 1° *Du côté de la première phalange,* poulie divisée par une gorge en deux parties égales. La surface articulaire est beaucoup plus étendue en avant. De chaque côté de la poulie, on remarque une dépression, en arrière de laquelle existe un tubercule qui donne insertion, de même que la dépression, aux ligaments latéraux.

2° *Du côté de la seconde phalange,* une crête antéro-postérieure

correspond à la gorge de la poulie, et sépare deux cavités semblables destinées à s'articuler avec les parties latérales de la

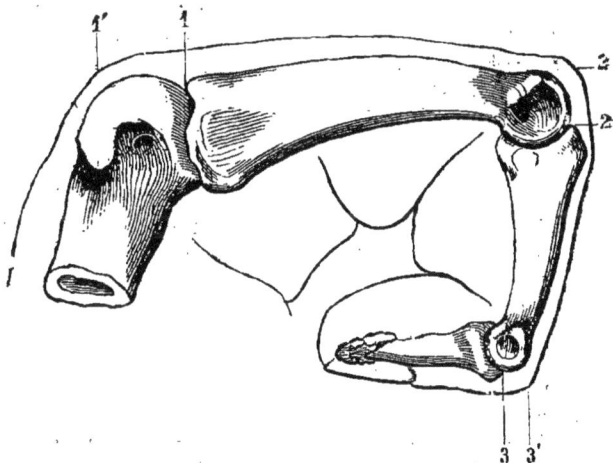

Fig. 148. — Position des phalanges et de la ligne interarticulaire dans
la flexion.

1. Ligne articulaire de l'articulation métacarpo-phalangienne. — 1'. Saillie de la tête
du métacarpien. — 2. Ligne articulaire formée par la réunion de la première et de la
deuxième phalange. — 2'. Saillie de l'extrémité inférieure de la première phalange. —
3. Ligne articulaire de la deuxième et de la troisième phalange. — 3'. Saillie de l'extrémité inférieure de la deuxième phalange.

poulie. De chaque côté de l'extrémité supérieure de la seconde
phalange, on voit un tubercule.

Moyens d'union. — Quatre ligaments : antérieur, postérieur,
latéraux.

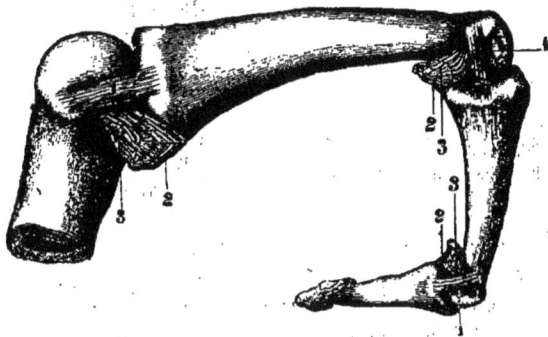

Fig. 149. — État des ligaments latéraux des articulations phalangiennes
dans la flexion.

1, 1, 1. Faisceau postérieur tendu du ligament latéral. — 2, 2, 2. Ligament antérieur.
— 3, 3, 3. Faisceau antérieur du ligament latéral dans le relâchement.

Ligament antérieur. — Ce ligament s'insère en bas sur le bord antérieur de la facette articulaire de la seconde phalange, et en haut sur la première phalange, immédiatement au-dessus de la trochlée. Ce ligament, épais, est en rapport, en avant, avec les tendons des fléchisseurs; il est en partie confondu avec la gaine fibreuse de ces tendons

Ligament postérieur. — Il est constitué par quelques fibres celluleuses. C'est surtout le tendon de l'extenseur commun qui en tient lieu. A ce niveau, ce tendon est renforcé sur ses bords par une languette tendineuse des interosseux et des lombricaux. Ce surtout tendineux glisse sur l'articulation au moyen d'un tissu cellulaire très lâche.

Ligaments latéraux interne et externe. — Les deux ligaments latéraux, interne et externe, ne diffèrent l'un de l'autre que par le volume un peu plus considérable de l'externe. L'un et l'autre sont triangulaires. Ils s'insèrent par le sommet sur la dépression et sur le tubercule situés de chaque côté de la poulie qui est au-dessus, tandis que la base se divise en deux faisceaux : l'un postérieur qui s'attache au tubercule situé de chaque côté de l'extrémité supérieure de la phalange qui est

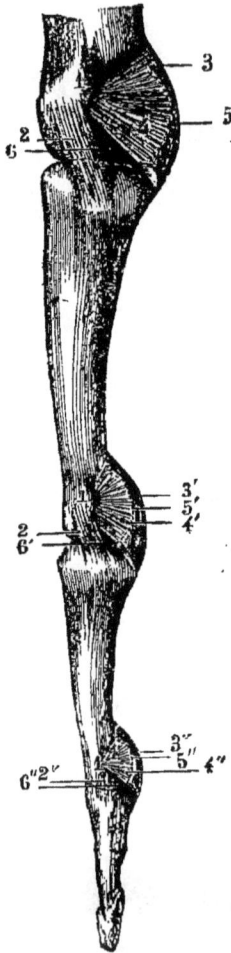

Fig. 150. — État des ligaments latéraux des articulations phalangiennes dans l'extension.

1, 1', 1''. Tubercule d'insertion pour les ligaments latéraux. — 2, 2', 2''. Faisceau postérieur du ligament latéral dans le relâchement. — 3, 3', 3''. Ligament antérieur. — 4, 4', 4''. Faisceau antérieur tendu du ligament latéral. — 5, 5', 5''. Ligne ponctuée indiquant la limite de la surface de l'os.

au-dessous; l'autre antérieur, qui s'insère sur les bords du ligament antérieur, pour former avec lui une capsule fibreuse enveloppant l'articulation en avant et sur les côtés.

Lorsque les phalanges sont fléchies, le faisceau antérieur des ligaments latéraux est dans le relâchement, tandis que le postérieur est tendu. Le contraire a lieu dans l'extension des phalanges.

Moyens de glissement. — Une synoviale tapisse l'articulation.

Mouvements. — Flexion sous l'influence des muscles fléchisseurs des doigts; *l'extension est déterminée par les lombricaux et par les interosseux.*

Pathologie.

Voici un point important en médecine opératoire : dans la flexion des doigts, la phalange qui est au-dessous glisse sur l'autre ; il résulte de ce glissement un déplacement de l'interligne articulaire, comme on peut le voir dans les trois figures précédentes. Cet interligne est toujours situé au-dessous de la saillie formée par l'articulation fléchie : celui de la dernière articulation se trouve à 2 millimètres au-dessous ; celui de l'avant-dernière, à 4 ou 5 millimètres, et celui de l'articulation métacarpo-phalangienne, à 12 millimètres environ.

ARTICLE SIXIÈME

ARTICULATIONS DU MEMBRE INFÉRIEUR.

I. — ARTICULATION COXO-FÉMORALE.

Dissection. — Divisez la symphyse pubienne et l'articulation sacro-iliaque du côté que vous voulez préparer. Sciez le fémur au tiers supérieur. Enlevez tous les muscles sans exception, en conservant seulement le tendon du droit antérieur. Laissez la capsule fibreuse en place, en la dépouillant du tissu graisseux qui la recouvre. Ruginez les os avec soin à partir des insertions de la capsule.

Préparez, si c'est possible, l'articulation du côté opposé, divisez capsule fibreuse circulairement en deux moitiés, que vous pourrez renverser d'un côté sur le fémur, de l'autre sur le tibia. Cette coupe vous permettra d'étudier l'épaisseur et le mode d'insertion de la capsule, l'étendue de la synoviale, le bourrelet cotyloïdien et le ligament rond.

Cette articulation est une *énarthrose*. Elle est formée par l'os coxal et le fémur.

Surfaces articulaires. — 1° *Du côté de l'os coxal*, on voit la cavité cotyloïde, qui regarde en bas, en avant et en dehors; elle présente, dans sa partie profonde et inférieure, une dépression rugueuse, ou *arrière-fond de la cavité cotyloïde*, qui se continue avec l'échancrure inférieure et loge un paquet graisseux.

Le bord de cette cavité, ou *sourcil cotyloïdien*, est pourvu de trois échancrures : une antérieure ou ilio-pubienne, une postérieure ou ilio-ischiatique, et une inférieure, cotyloïdienne ou ischio-pubienne, beaucoup plus profonde. Cette cavité est augmentée par la présence d'un bourrelet fibreux analogue au bourrelet glénoïdien; c'est le *bourrelet cotyloïdien*. Il a la forme d'un anneau, qui présente un bord interne s'insérant sur le sourcil cotyloïdien, et un bord externe, mince et libre, qui s'applique sur la tête du fémur pour mieux l'emboîter. Ce bord externe forme une circonférence plus petite que celle du bord interne. Il tend donc à fermer la cavité. La face interne du bourrelet est revêtue de cartilage, comme le fond de la cavité, pour s'articuler avec la tête du fémur.

Sa face externe donne en partie insertion à la capsule fibreuse. Ce bourrelet, uniquement formé de tissu fibreux, est beaucoup plus épais sur le bord interne que sur le bord externe, de sorte que sa coupe représente une figure triangulaire dont la base est appliquée sur le sourcil cotyloïdien, et dont le sommet est libre. Le bourrelet cotyloïdien efface complètement les échancrures antérieure et postérieure du sourcil, tandis qu'il passe comme un pont sur l'échancrure inférieure, qu'il convertit en trou. Ce trou est destiné au passage des vaisseaux de la tête du fémur, et du tissu graisseux qui remplit l'arrière-fond de la cavité cotyloïde.

2° *Du côté du fémur*, on trouve une tête articulaire qui représente les deux tiers d'une sphère régulière. Elle offre au-dessous du sommet une dépression profonde, au fond de laquelle se voient plusieurs petits trous qui laissent passer les vaisseaux de la tête fémorale. La dépression elle-même sert à l'insertion du ligament interarticulaire.

Moyens d'union. — Une *capsule fibreuse*, analogue à celle de l'articulation scapulo-humérale, s'insère : d'une part, sur le pourtour du sourcil cotyloïdien et sur le bourrelet (à la partie inférieure de ce bourrelet, elle ne ferme pas l'échancrure inférieure, ou ischio-pubienne); d'autre part, sur le col du fémur, d'une façon différente en avant et en arrière : 1° en avant, sur la ligne rugueuse qui limite le col et le sépare du corps du fémur, ligne étendue du grand au petit trochanter; 2° en arrière, sur la face postérieure du col, à l'union du tiers externe avec les deux tiers internes. L'insertion de la partie antérieure se fait par des fibres nombreuses, dont la plupart se réfléchissent vers la tête du fémur, en tapissant la face antérieure du col et en renforçant son périoste, qui, à ce niveau, acquiert une épaisseur considérable.

L'insertion de la capsule à la partie postérieure du col est très lâche. La capsule, à ce niveau, entoure le col du fémur à la manière d'une cravate, et n'y prend que quelques faibles insertions.

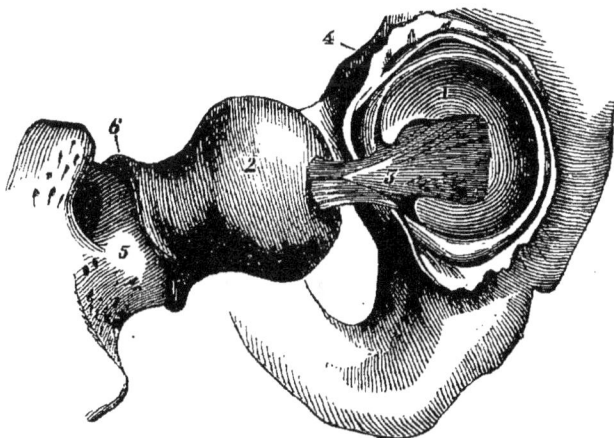

FIG. 151. — Articulation coxo-fémorale du côté droit ; la capsule articulaire est ouverte.

1. Cavité cotyloïde. — 2. Tête fémorale. Sur cette tête, on distingue la dépression qui sert à l'insertion du ligament interarticulaire. — 3. Ligament interarticulaire. — 4. Portion de capsule articulaire adhérant au sourcil cotyloïdien. — 5. Col du fémur. — 6. Insertion de la capsule sur le col du fémur.

Cette capsule fibreuse maintient les surfaces articulaires parfaitement en contact, car elle est très serrée. Elle est beaucoup plus épaisse en avant qu'en arrière : elle a de 3 à 5 millimètres en avant, 1 millimètre à peine en arrière. Elle est formée de fibres irrégulièrement entre-croisées, dont la plupart se dirigent longitudinalement. A la partie interne, on trouve des fibres circulaires qui partent de l'épine iliaque antérieure et supérieure, et contournent a capsule pour revenir à leur point de départ. Elles ont reçu le nom de *ligament annulaire*.

A la face antérieure de la capsule, se trouve un ligament qu. la renforce et qui se confond entièrement avec elle : c'est le *ligament de Bertin*. Il s'insère en haut, à l'épine iliaque antérieure et inférieure, et en bas, sur le petit trochanter ; il se dirige obliquement en bas, en arrière et en dehors ; il a 2 centimètres environ de largeur, et par sa présence il limite le mouvement d'extension de la cuisse. On voit quelquefois, sur le bord interne du ligament de Bertin, une ouverture allongée qui laisse passer un prolongement de la synoviale, destiné à former la séreuse du psoas-iliaque.

Entre les deux os, il existe un petit ligament qu'on a nommé *ligament rond* ou *interarticulaire*. Il est variable selon les sujets ; sa longueur est ordinairement de 2 à 3 centimètres.

Il s'insère, d'une part, dans la dépression de la tête du fémur ; d'autre part, il se divise en trois faisceaux pour s'implanter, par l'un d'eux, à la partie supérieure de l'arrière-fond de la cavité cotyloïde, et par les deux autres aux extrémités de l'échancrure

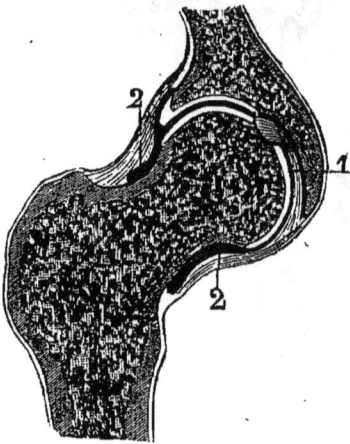

FIG. 152. — Coupe verticale de l'articulation coxo-fémorale.

1. Position du ligament rond. — 2. Partie inférieure de la synoviale. — 3. Partie supérieure de la même synoviale.

inférieure ou cotyloïdienne. Ces trois faisceaux limitent un espace conique dont la base est l'arrière-fond de la cavité, et dans lequel est contenu le paquet graisseux de l'articulation. Ce ligament ne sert pas à maintenir les deux os en contact ; il a pour usage de *porter à la tête du fémur* des vaisseaux qui le traversent dans toute sa longueur.

Moyens de glissement. — La *synoviale* de l'articulation coxo-fémorale tapisse la surface interne de la capsule fibreuse. Du côté de l'os coxal, elle se réfléchit sur le bourrelet cotyloïdien, qu'elle tapisse, et sur le ligament rond. Elle passe également sur le paquet graisseux, de sorte que cet amas de graisse est situé en dehors de l'articulation, quoiqu'il pénètre dans la cavité cotyloïde.

Du côté du fémur, la synoviale a la même étendue que la capsule fibreuse ; par conséquent, elle s'étend plus en avant qu'en arrière, ce qui fait comprendre pourquoi une fracture du col peut être à la fois intra-articulaire en avant, et extra-articulaire en arrière.

La synoviale présente quelquefois un prolongement destiné à faciliter le glissement du muscle psoas-iliaque. Ce prolongement, qui, le plus souvent, est indépendant de la synoviale, sort de l'articulation par l'ouverture allongée située le long du bord interne du ligament de Bertin.

Le *paquet graisseux* de l'articulation est formé par une graisse rougeâtre et molle, remplissant l'arrière-fond de la cavité cotyloïde, qu'elle sépare de la synoviale. Cette graisse communique avec la graisse extérieure, par l'échancrure cotyloïdienne. Elle a pour usage : 1° de former un coussin au ligament interarticulaire et aux vaisseaux qu'il porte, et d'empêcher ainsi leur compression ; 2° de remplir le vide qui tend à se faire dans l'articulation pendant les mouvements.

Mouvements et muscles qui les déterminent. — Cette articulation jouit de tous les mouvements. Dans ces mouvements, le fémur est mobile, l'os coxal est fixe. Dans leur étude, il faut se souvenir de la disposition du col, implanté presque perpendiculairement sur le corps du fémur.

La *flexion* est déterminée principalement par le psoas-iliaque, et accessoirement par le couturier et le droit antérieur. Ce mouvement est très étendu.

L'*extension* est très peu étendue à cause de la résistance du ligament de Bertin. Elle est déterminée principalement par le biceps, le demi-tendineux et le demi-membraneux, et accessoirement par le grand fessier. Dans ces deux mouvements, le col tourne sur son axe, tandis que l'extrémité inférieure du fémur se porte en avant et en arrière.

L'*adduction*, limitée par la rencontre des deux membres inférieurs, est déterminée par le pectiné, les trois adducteurs et le droit interne. Dans ce mouvement, le corps du fémur est porté en dedans, le col est abaissé.

L'*abduction* est très étendue, au point que le membre inférieur peut, chez certains individus, former avec le tronc un angle droit. Dans ce mouvement, le col se porte en haut. Les muscles qui le déterminent sont le petit fessier, le moyen fessier et le tenseur du fascia lata.

La *rotation en dehors* est très prononcée. Dans ce mouvement, le grand trochanter est porté en arrière et la pointe du pied en dehors. Les muscles qui la déterminent sont les pelvi-trochantériens : pyramidal, obturateurs, jumeaux et carré crural ; le grand fessier, les fibres postérieures du petit fessier, du moyen fessier et le psoas-iliaque, qui, en fléchissant la cuisse, la porte dans la rotation en dehors.

La *rotation en dedans*, beaucoup moins prononcée que la rotation en dehors, est déterminée par les fibres antérieures du petit fessier et du moyen fessier. Dans ce mouvement, le grand trochanter est porté en avant et la pointe du pied en dedans.

La *circumduction* n'est que la succession de ces divers mouvements.

Rapports. — Cette articulation est en rapport : *en avant*, avec le droit antérieur, dont elle est séparée par le psoas-iliaque ; *en arrière*, avec le carré crural, les deux jumeaux, l'obturateur interne et le pyramidal ; *en haut*, avec le petit fessier ; *en bas*, avec l'obturateur externe et le pectiné.

L'artère, la veine fémorale et le nerf crural sont placés en avant et en dedans de cette articulation.

Vaisseaux et nerfs. — Les artères de cette articulation proviennent de plusieurs sources. Les unes passent dans l'échancrure cotyloïdienne, traversent le ligament interarticulaire et vont à la tête du fémur ; ce sont des branches de l'artère *circonflexe* et de l'*obturatrice*. Les autres naissent des circonflexes et se dirigent vers le col : elles s'y distribuent, après avoir traversé la couche fibreuse qui revêt la face antérieure ; dans cette couche fibreuse, les veines ont la structure des sinus de la dure-mère.

Les nerfs viennent du grand sciatique, situé à la partie postérieure.

REMARQUE. — Tous les muscles groupés autour de l'articulation coxo-fémorale appliquent la tête du fémur contre la cavité cotyloïde ; mais cette force ne serait pas suffisante, si la pression atmosphérique n'intervenait. Son influence a été démontrée par l'expérience suivante de Weber. Elle consiste à inciser toutes les parties molles situées autour du col du fémur, y compris la capsule. Cette section opérée, on suspend le cadavre par le pied du côté de l'opération : le sujet ne tombe pas ; mais si, du côté du bassin, on pratique une petite ouverture qui permette à l'air d'entrer dans la cavité articulaire, immédiatement le cadavre tombe. Si l'on ferme avec soin le petit trou, et qu'on mette de nouveau les deux surfaces articulaires en contact parfait, sans qu'il reste d'air interposé, de nouveau le cadavre reste suspendu.

La nature répète dans quelques cas l'expérience précédente. Aubry (de Rennes) a cité dans les *Archives* (juin 1843) une observation de luxation du fémur due à la communication de l'articulation coxo-fémorale avec le foyer d'un abcès de la fosse iliaque, ouvert lui-même à l'extérieur.

Pathologie.

L'articulation étant profondément située, quelques-unes de ces maladies sont d'un diagnostic difficile : *entorse, arthrite, hydarthrose*. Du reste, ces lésions s'observent rarement.

L'*arthrite fongueuse* (tumeur blanche), appelée encore *coxalgie*, s'y rencontre fréquemment. La coxalgie débute par une arthrite ou une carie de l'un des os qui constituent l'articulation (la propagation de l'inflammation de l'os à la synoviale, et de la synoviale à l'os, s'explique par la grande étendue de surface osseuse en rapport avec la synoviale au niveau du col) ; il y a de la douleur, de la claudication et de la gêne dans les mouvements. Des fongosités se développent en bourgeonnant sur la synoviale enflammée ; elles suppurent, et plus tard le pus sort de l'articulation pour former des abcès par congestion. Le malade périt le plus souvent par épuisement, si la nature ou l'art ne parvient à maîtriser le mal. La *coxalgie hystérique* n'est pas une coxalgie, c'est une raideur tétanique des muscles qui entourent l'articulation coxo-fémorale. Cette raideur s'observe chez les femmes hystériques ; elle simule une ankylose, dont elle ne peut être distinguée sans le secours du chloroforme, qui relâche complètement les muscles.

II. — ARTICULATION FÉMORO-TIBIALE (GENOU).

Cette articulation, formée par le fémur, le tibia et la rotule, est rangée par la plupart des auteurs parmi les trochléennes. On pourrait la décrire avec les condyliennes. En effet, s'il est vrai qu'elle représente deux condyles rapprochés se fusionnant vers la partie antérieure, d'un autre côté les ligaments croisés démontrent la double condylienne, car ils remplissent l'office de ligaments latéraux. Du reste, l'anatomie comparée nous apprend que, chez un grand nombre d'animaux, il existe deux synoviales distinctes, disposition qui est indiquée par la présence du ligament adipeux chez l'homme.

Dissection. — Sciez les trois os longs à 12 ou 15 centimètres de l'articulation. Enlevez tous les muscles ; conservez seulement 2 centimètres des tendons du poplité et du demi-membraneux, et 5 centimètres du tendon du droit antérieur, au-dessus de la rotule. Dégagez les ligaments des tissus environnants, opération délicate, dans laquelle il faut éviter d'ouvrir la synoviale. Disséquez le cul-de-sac sous-tricipital au-dessus et en arrière de la rotule, en prenant soin de ne pas l'ouvrir. Ruginez les os.

Il est indispensable, pour étudier ou montrer les diverses parties de l'articulation, de préparer celle du côté opposé. Renversez la rotule sur le tibia, pour voir le ligament adipeux, la partie antérieure des ligaments croisés et les disques semi-lunaires. Sciez le fémur verticalement et d'avant en arrière, de manière à faire tomber la scie entre les deux ligaments croisés, dont vous étudierez les insertions.

Surfaces articulaires. — 1° *Du côté du fémur*, trochlée articulaire plus large du côté externe, condyles revêtus de cartilage jusque sur la face postérieure, et séparés en arrière par l'échancrure intercondylienne.

La grande étendue de la surface articulaire des condyles est en rapport avec le mouvement de flexion du genou (fig. 153).

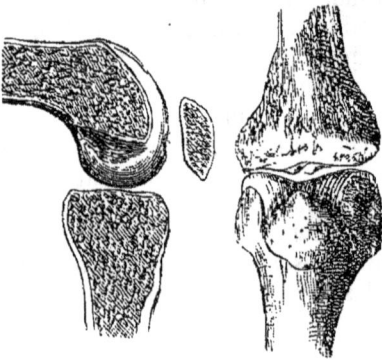

FIG. 153.

1. Position des os dans l'extension du genou.
— 2. Position des os dans la flexion.

2° *Du côté de la rotule*, face articulaire plus large en dehors de la crête, présentant à la partie interne une petite facette concave pour l'extrémité antérieure du condyle interne.

3° *Du côté du tibia*, deux cavités glénoïdes séparées par un tubercule, ou épine du tibia, en avant et en arrière duquel il existe une facette rugueuse triangulaire pour des insertions ligamenteuses.

Moyens d'union. — Il y a dans l'articulation du genou huit ligaments et deux fibro-cartilages interarticulaires.

Les ligaments sont profonds et superficiels. Ces derniers sont : un ligament antérieur, un postérieur, deux latéraux, et les ligaments de la rotule. Les ligaments profonds sont au nombre de deux ; ils sont très courts et très puissants ; on les appelle *ligaments croisés*.

Ligament antérieur. — Il n'y a pas de ligament antérieur proprement dit, il est remplacé par le prolongement du tendon du triceps. Ce prolongement, appelé *ligament rotulien*, offre une longueur de 4 à 5 centimètres, une largeur de 2 centimètres, et une épaisseur de 4 à 5 millimètres.

En haut, ce ligament paraît s'attacher au sommet de la rotule, mais il se continue, en réalité, avec les tendons du droit antérieur, du vaste interne et du vaste externe ; en bas, il se fixe à la moitié inférieure de la tubérosité antérieure du tibia, glissant sur la moitié supérieure au moyen d'une petite *bourse séreuse*.

La direction de ce ligament est oblique de haut en bas et de dedans en dehors, de sorte que celui-ci forme avec l'axe du droit antérieur un angle ouvert en dehors.

Ligament postérieur. — Ce ligament, irrégulier, est principalement formé par des expansions fibreuses des tendons voisins, qui les renforcent. Il s'attache en bas au bord postérieur de la surface articulaire du tibia, et en haut à la partie supérieure des condyles et de l'échancrure intercondylienne.

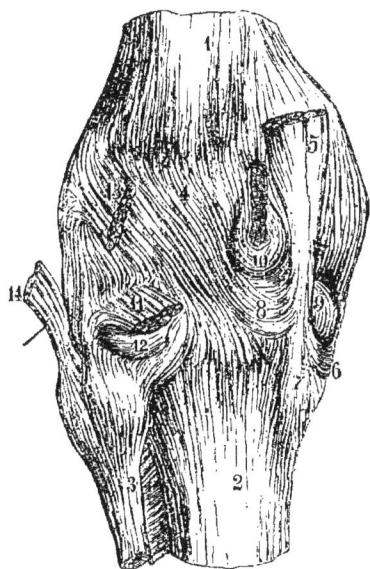

Fig. 154. — Face postérieure de l'articulation du genou (côté gauche).

1. Fémur. — 2. Tibia. — 3. Péroné. — 4. Ligament postérieur. — 5. Tendon du demi-membraneux, se divisant en trois faisceaux. — 6. Faisceau antérieur. — 7. Faisceau inférieur. — 8. Faisceau externe, renforçant le ligament postérieur — 9. Bourse séreuse sous le tendon du demi-membraneux. — 10 Bourse séreuse intermédiaire au jumeau interne et au demi-membraneux. — 11. Tendon du poplité. — 12. Séreuse de ce tendon. — 13. Jumeau externe. — 14. Biceps.

Ce ligament, criblé de trous pour le passage des ramifications de l'artère articulaire moyenne, sépare le muscle poplité des ligaments croisés et des cartilages semi-lunaires.

Les faisceaux de renforcement principaux sont : un faisceau du tendon du demi-membraneux, un faisceau du tendon du poplité et les capsules fibreuses des jumeaux.

a. Le tendon du demi-membraneux donne au ligament postérieur un gros faisceau oblique en haut et en dehors, faisceau qui forme la plus grande partie du ligament postérieur, et qui se porte jusqu'au condyle externe du fémur. On donne à ce faisceau le nom de *ligament poplité oblique.*

b. Le tendon du poplité fournit un faisceau descendant qui renforce le ligament postérieur et s'attache à la tête du péroné.

c. Enfin, à la partie postérieure des condyles du fémur, on

trouve les *capsules fibreuses* des jumeaux. Ce sont deux fibro-
cartilages qui se moulent sur les condyles par leur concavité, et
qui reçoivent une partie de l'insertion des jumeaux par leur convexité. La circonférence de ces capsules se confond avec les fibres
du ligament postérieur.

Ligament latéral externe. — Ce ligament a la forme d'un cordon arrondi, très rapproché de la face postérieure de l'articulation. Il s'attache en bas à l'apophyse styloïde et à la partie externe de la tête du péroné. De là, il se porte en haut, en suivant

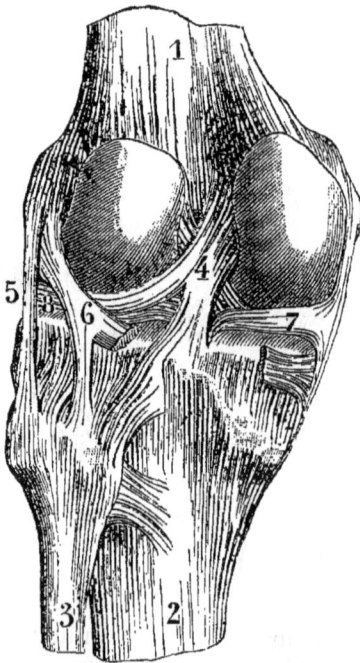

Fig. 155. — Ligament la-
téral externe et liga-
ments croisés du genou
(côté gauche).

1. Fémur. — 2. Tibia. —
3. Péroné. — 4. Ligament croisé
postérieur envoyant un faisceau
au fibro-cartilage externe. —
5. Ligament latéral externe. —
6. Tendon du poplité et ligament
se portant vers le péroné. —
7. Fibro-cartilage interne. —
8. Fibro-cartilage externe.

la direction du péroné, et se fixe à la tubérosité externe du
fémur, immédiatement au-dessus de l'insertion du poplité. Il
adhère au cartilage semi-lunaire externe par sa partie interne et
antérieure.

Ce ligament est tendu dans l'extension du genou, et relâché
dans la flexion.

Ligament latéral interne. — Ce ligament est très long et très
large. Il s'attache en haut à la partie postérieure de la tubérosité interne du fémur. De là, il se dirige en bas, et un peu en
avant, en s'élargissant de manière à prendre la forme d'une bandelette. En bas, il s'insère à la tubérosité interne du tibia ; ces

insertions se prolongent dans une étendue de plusieurs centimètres sur la face interne du tibia, au-dessous de la patte d'oie, dont il est séparé par une *bourse séreuse*.

Le ligament interne adhère par sa face profonde au cartilage semi-lunaire interne. Un peu plus bas, il est séparé de la gouttière horizontale, qui borde la cavité glénoïde interne du tibia, par l'artère articulaire inférieure et interne et par l'expansion antérieure du tendon du demi-membraneux. C'est au-dessous de cette gouttière que se font les insertions inférieures du ligament.

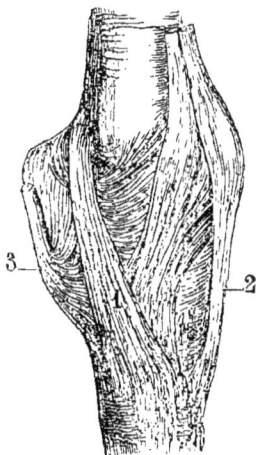

Fig. 156. — Face interne de l'articulation du genou (côté gauche).

1. Ligament latéral interne. — 2. Ligament antérieur (tendon rotulien). — 3. Tendon du demi-membraneux.

Ligaments de la rotule. — Ce sont deux bandelettes fibreuses, minces, de forme triangulaire, étendues des bords de la rotule, où elles se fixent par leur base, aux tubérosités interne et externe du fémur, où elles confondent leur sommet avec l'insertion des ligaments latéraux du genou. Ces ligaments maintiennent la rotule dans sa position.

Ligaments croisés. — Ces ligaments sont situés profondément ; ce sont deux ligaments interosseux. Lorsqu'on a divisé tous les ligaments superficiels du genou, ils ne permettent pas l'écartement des surfaces articulaires et limitent le mouvement d'extension. Leur longueur est de 2 centimètres environ.

On les appelle antérieur et postérieur, en raison de leurs insertions sur le tibia. Le *ligament croisé antérieur* s'attache solidement en avant de l'épine du tibia, en envoyant un faisceau à l'insertion antérieure du cartilage semi-lunaire externe. Le *ligament croisé postérieur* s'insère en arrière de l'épine du tibia, et enserre également un faisceau à l'insertion postérieure du cartilage semi-lunaire externe.

Partis de ces points, ces ligaments se portent aux deux faces de l'échancrure intercondylienne, en croisant leur direction. L'antérieur se porte en haut, en arrière et en dehors, et s'insère au condyle externe du fémur, dans l'échancrure intercondylienne. Le postérieur, situé en dedans de l'autre, se porte en haut, en avant et en dedans, et s'insère au condyle interne, dans l'échancrure. L'insertion supérieure a lieu au même niveau sur les deux condyles.

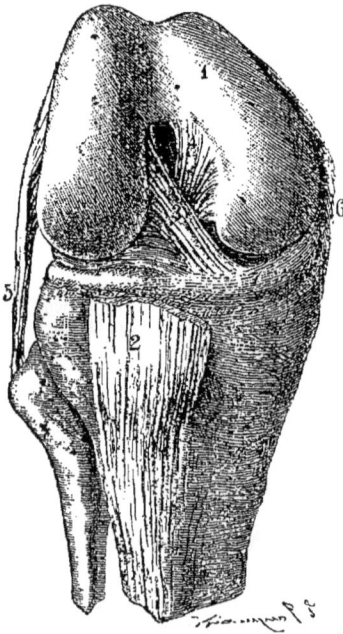

FIG. 157. — Ligaments croisés vus par devant, le genou étant fléchi (côté droit).

1. Surface articulaire du fémur. — 2. Ligament ou tendon rotulien. — 3. Ligament croisé antérieur. — 4. Extrémité supérieure du ligament croisé postérieur. — 5. Ligament latéral externe. — 6. Ligament latéral interne. — 7. Partie antérieure du fibro-cartilage interne.

La synoviale de l'articulation passe en avant des ligaments croisés; ces derniers sont en rapport direct avec le ligament postérieur de l'articulation.

Fibro-cartilages interarticulaires. — On les appelle encore *disques semi-lunaires, cartilages semi-lunaires* ou *falciformes.* Ce sont deux anneaux fibro-cartilagineux, situés sur la circonférence des cavités glénoïdes du tibia.

Ces deux fibro-cartilages n'ont pas la même forme : l'externe représente un cercle presque complet, il a la forme d'un O ; l'interne, moins complet, peut être comparé à un C, dont les deux extrémités viendraient se confondre avec le fibro-cartilage externe.

Ils semblent destinés à remplir l'intervalle qui sépare les condyles du fémur des cavités glénoïdes du tibia à la périphérie, les surfaces articulaires de ces parties n'étant en contact que par le centre.

La coupe des fibro-cartilages représente un triangle allongé, dont le sommet regarde le centre de la cavité glénoïde, le bord supérieur et le bord inférieur étant en contact avec les surfaces articulaires du tibia et du fémur, la base se confondant avec les

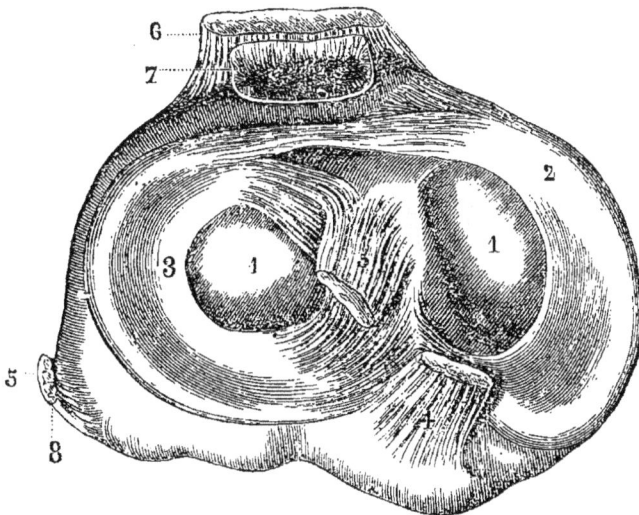

FIG. 158. — Vue supérieure des fibro-cartilages interarticulaires du côté gauche.

1. Cavités glénoïdes du tibia. — 2. Disque semi-lunaire interne. — 3. Disque externe. — 4. Ligament croisé postérieur. — 5. Ligament croisé antérieur. — 6. Tendon rotulien. — 7. Bourse séreuse.

ligaments périphériques de l'articulation. Pour comprendre cette coupe triangulaire, il suffit de se rappeler que chacun des fibro-cartilages offre un bord intérieur mince, interposé au tibia et au fémur, une face extérieure adhérente aux ligaments périphériques, une face supérieure et une face inférieure lisses, en contact avec le fémur et le tibia (fig. 160).

Chacun des fibro-cartilages offre deux extrémités, qui s'insèrent solidement sur l'épine du tibia. Le cartilage externe se fixe par son extrémité antérieure en avant de l'épine du tibia, et par son extrémité postérieure dans l'intervalle qui sépare les deux saillies de l'épine du tibia. Chacune de ces extrémités est unie au ligament croisé correspondant par un faisceau fibreux considérable.

12*

Les deux extrémités du cartilage interne s'insèrent en avant et
en arrière de l'épine du tibia, dont elles sont séparées par l'insertion du cartilage externe. L'interne ne reçoit aucun faisceau
fibreux des ligaments croisés.

Indépendamment des nombreux ligaments qui entourent l'articulation du genou, on trouve encore un *surtout fibreux*, une

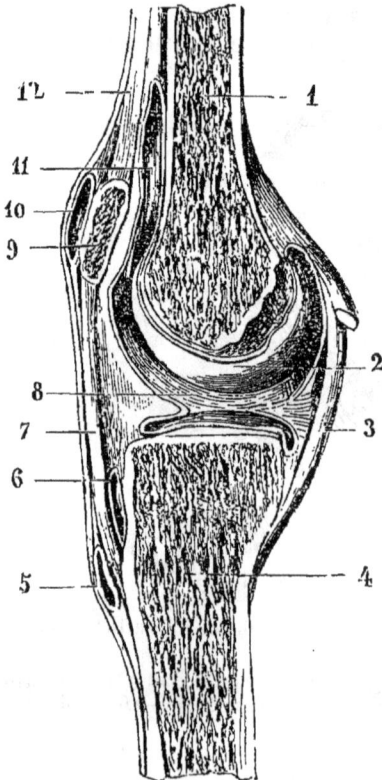

FIG. 159. — Coupe antéro-
postérieure de l'articu-
lation fémoro-tibiale.

1. Coupe du fémur. — 2. Surface articulaire de l'extrémité
inférieure du fémur. — 3. Ligament postérieur. — 4. Tibia. —
5. Séreuse sous-cutanée au-devant de la tubérosité antérieure
du tibia. — 6. Séreuse sous-
tendineuse entre le tendon rotulien et la tubérosité antérieure.
— 7 Tendon rotulien. — 8 Ligament adipeux. — 9. Rotule.
— 10. Séreuse pré-rotulienne.
— 11. Cul-de-sac sous-tricipital
de la synoviale. — 12. Triceps.

sorte de capsule qui emboîte complètement l'articulation. Cette
capsule fait suite aux aponévroses fémorale et jambière ; elle est
formée, non seulement par les fibres de ces aponévroses , mais
encore par des expansions tendineuses de plusieurs muscles environnants, principalement le tenseur du fascia lata. En avant et
sur les côtés, elle adhère aux ligaments.

Moyens de glissement. — La synoviale du genou est la plus
étendue des synoviales. Elle recouvre la face interne des ligaments auxquels elle adhère, et s'arrête au bord du cartilage articulaire sur les divers os. Elle est très lâche du côté du fémur,

à cause de l'étendue du mouvement de flexion du genou. On la voit, en effet, pour se porter du bord supérieur de la rotule à la trochlée fémorale, fournir le *cul-de-sac sous-tricipital* formant un prolongement variable de 3 à 6 centimètres entre le fémur et le triceps. Dans des cas rares, ce prolongement forme une cavité séreuse séparée de la synoviale. Sur les côtés du fémur, la synoviale monte jusqu'au point d'insertion des ligaments, pour

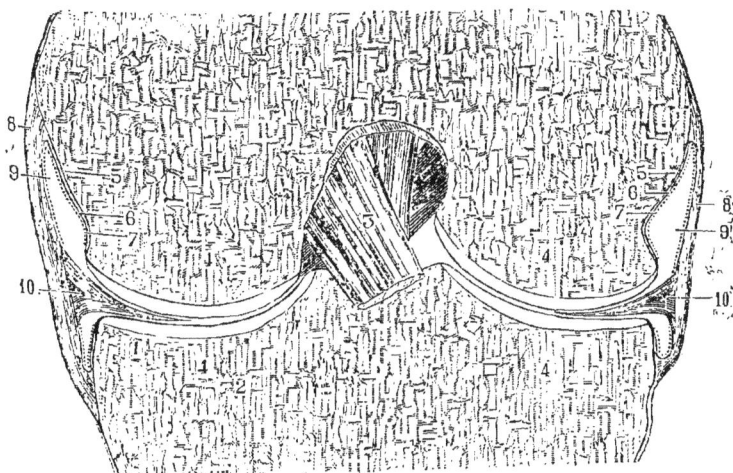

Fig 160. — Section verticale et transversale du genou.

1, 2. Tibia. — 3. Ligament croisé antérieur. — 4, 4. Condyles du fémur. — 5, 5 Surface des condyles recouverte par le périoste. — 6, 6. Périoste. — 7, 7. Synoviale se réfléchissant plus haut en formant un cul-de-sac. — 8, 8. Ligaments latéraux. — 9, 9. Cul-de-sac de la synoviale. — 10, 10. Coupe des fibro-cartilages adhérents aux ligaments latéraux.

former un cul-de-sac beaucoup plus élevé en avant de ces ligaments, de sorte qu'il existe de chaque côté du fémur une portion de périoste (2 à 3 centimètres en hauteur) revêtue de synoviale.

En bas, la synoviale se réfléchit des ligaments sur le tibia, en formant un petit cul-de-sac.

A la partie postérieure de l'articulation, la synoviale passe au-devant des ligaments croisés, qu'elle applique contre la partie moyenne du ligament postérieur, de sorte que celui-ci est dépourvu de synoviale à ce niveau, et qu'on pourrait arriver aux ligaments croisés sans blesser la synoviale.

En avant, la synoviale est séparée du ligament rotulien par une masse de tissu graisseux mou et d'un jaune rougeâtre : c'est le *paquet adipeux* du genou. La synoviale descend du sommet de la rotule sur la face postérieure de ce paquet adipeux, et envoie un prolongement très mince au milieu de l'échancrure intercondylienne, où il s'attache. Ce prolongement, appelé *ligament adipeux*, est filiforme ; c'est un revêtement synovial autour d'un filament de tissu fibreux.

La synoviale du genou est pourvue de nombreuses *franges synoviales*, qui se montrent surtout en abondance autour de la rotule.

Indépendamment du prolongement sous-tricipital, la synoviale envoie constamment une expansion au-dessous du tendon du muscle poplité. Quelquefois, la synoviale de l'articulation tibio-péronière supérieure en est une dépendance. On a vu la séreuse intermédiaire au demi-membraneux et au jumeau interne communiquer avec la synoviale ; il en est de même de celle qui est située au-dessous du tendon du biceps.

Au niveau des cartilages semi-lunaires, la synoviale paraît s'interrompre, pour recommencer au-dessous ; mais elle ne revêt pas la surface de ces cartilages.

Mouvements. — Le genou offre quatre mouvements : flexion, extension, rotation en dedans et rotation en dehors. Dans tous ces mouvements, les cartilages semi-lunaires suivent le tibia et glissent sur le fémur.

Flexion. — Les muscles biceps, demi-membraneux, demi-tendineux, poplité, et accessoirement les jumeaux et le plantaire grêle, fléchissent la jambe sur la cuisse. Dans ce mouvement, qui est limité par la rencontre des parties molles de la jambe et de la cuisse, le tibia, entraînant les cartilages semi-lunaires, glisse sur les condyles fémoraux d'avant en arrière. La rotule est entraînée par le tibia, et se place au-dessous des condyles fémoraux. En même temps, le cul-de-sac sous tricipital est effacé et le triceps allongé.

Extension. — Le triceps et le tenseur du fascia lata portent le tibia en avant ; la rotule se place dans le creux sur-condylien, et le cul-de-sac sous-tricipital s'élève d'autant plus que l'extension est plus complète. Ce mouvement est limité par la tension des ligaments croisés et du ligament postérieur.

Rotation. — Ce mouvement ne peut se produire ni dans l'extension ni dans la flexion complète de la jambe, mais seulement dans la demi-flexion du genou, ce dont on se rend compte, étant assis, en appuyant le talon sur le sol et en portant la pointe du pied en dedans et en dehors. Dans ces mouvements, on constate aisément que le fémur est immobile et que les os de la jambe exécutent un mouvement de rotation. En portant la main dans le creux poplité pendant ces mouvements, on sent manifestement que le biceps détermine la *rotation en dehors*, tandis que la *rotation en dedans* est produite par les trois muscles de la patte d'oie. Ce mouvement est complété par l'action du demi-membraneux et du poplité.

Rapports. — En avant et sur les côtés, cette articulation est en rapport uniquement avec les tendons.

En dehors, se trouvent le tenseur du fascia lata et le tendon du biceps; en dedans et un peu en arrière, le couturier, le demi-tendineux, le droit interne et le demi-membraneux. Tous ces tendons glissent autour du genou dans des gaines fibreuses, dans lesquelles leur mouvement est favorisé par des séreuses tendineuses. En arrière, elle est recouverte immédiatement par le muscle poplité; médiatement, par l'artère poplitée, la veine poplitée, le nerf poplité interne, et par les muscles qui forment les côtés inférieurs du creux poplité (les deux jumeaux, le plantaire grêle).

Vaisseaux et nerfs. — Les artères de l'articulation du genou viennent de la poplitée. Ce sont les articulaires moyennes, qui perforent le ligament postérieur d'arrière en avant et se distribuent aux parties molles de l'articulation, ainsi qu'à l'extrémité inférieure du fémur. De plus, la synoviale reçoit, en avant des ramifications considérables du réseau anastomotique formé par les articulaires supérieures et inférieures (branches de la poplitée), la récurrente tibiale antérieure, et la grande anastomotique.

Les nerfs viennent directement du sciatique poplité interne; quelques-uns sont fournis par le saphène interne et le grand nerf musculo-cutané.

Pathologie.

Les affections du genou sont extrêmement fréquentes. L'*entorse* et l'*ankylose* n'offrent rien de particulier.

La *contusion* amène souvent un épanchement séreux ou sanguin, qui se résorbe presque toujours en soumettant le membre à un repos prolongé. Il est infiniment rare qu'on soit obligé d'évacuer l'épanchement sanguin par une ponction capillaire, opération non exempte de danger.

Les *plaies pénétrantes* sont fort graves, elles occasionnent souvent la mort; elles sont assez fréquentes, en raison de l'étendue de la synoviale en haut (repos absolu et occlusion de la plaie avant l'inflammation).

L'*hydarthrose* se montre souvent. Le liquide distend la synoviale du côté le moins résistant, par conséquent en haut; il forme une poche qui sépare le triceps du fémur, et qui tend à remonter vers la cuisse. Cet épanchement séreux est exhalé par la synoviale, légèrement enflammée. L'inflammation peut être plus franche et donner lieu à l'*arthrite*. Tandis que l'hydarthrose ne détermine presque jamais de fièvre ni de symptômes locaux inflammatoires, l'arthrite s'accompagne d'un état fébrile, de chaleur vive et de rougeur intense.

La *tumeur blanche* du genou est fréquente ; le passage de l'inflammation de l'os à la synoviale et de la synoviale à l'os se fait surtout au niveau des condyles du fémur, où la synoviale recouvre le périoste.

Les *luxations* se produisent le plus souvent à la suite de violences extérieures considérables ; on distingue des luxations en avant, en arrière, en dedans et en dehors.

III. — ARTICULATION TIBIO-PÉRONIÈRE SUPÉRIEURE.

Dissection. — Pour préparer les articulations tibio-péronières, on enlèvera tous les muscles de la jambe ; de cette manière, on pourra voir le ligament interosseux, ainsi que les ligaments antérieurs et postérieurs de ces articulations. On apercevra l'intérieur de ces articulations en sciant les deux os à la partie moyenne de la jambe, puis on les séparera après avoir divisé le ligament interosseux.

Lorsqu'on voudra voir le ligament interosseux particulier à l'articulation péronéo-tibiale inférieure, on divisera l'extrémité inférieure des deux os par un trait de scie qui formera une moitié antérieure et une moitié postérieure.

Cette articulation est une *arthrodie*.

La *surface articulaire* du tibia est une petite facette plane, large d'un centimètre environ, regardant en bas, en dehors et en arrière.

Celle du péroné est analogue, et regarde en sens inverse. Il y a deux *ligaments*, antérieur et postérieur. Le premier s'étend de la partie antérieure du péroné à la tubérosité externe du tibia : le postérieur, de la partie postérieure du péroné à la partie postérieure de la tubérosité externe du tibia.

On y trouve une synoviale, tantôt indépendante, tantôt communiquant avec celle du genou. D'après le professeur Zoja, de Pavie [1], la synoviale communiquerait avec celle du genou trente-quatre fois sur cent dix-huit sujets ; quatorze fois des deux côtés en même temps ; vingt fois d'un seul côté, neuf à droite, onze à gauche.

1. *Giornale di Anatomia e Fisiologia patologica.* Vol. IV. Milan.

Lorsqu'il n'y a pas communication, on observe dans la synoviale de cette articulation un cul-de-sac plus ou moins profond, qui tend à se porter vers l'articulation du genou.

Cette articulation offre seulement un mouvement de glissement.

IV. — ARTICULATION TIBIO-PÉRONIÈRE INFÉRIEURE.

Cette articulation appartient au genre des *amphiarthroses*.

Surfaces articulaires. — 1° *Du côté du tibia*, on voit une surface triangulaire, concave, à sommet supérieur, lisse inférieurement, et rugueuse supérieurement, pour l'insertion du ligament interosseux ;

2° *Du côté du péroné*, une facette analogue, lisse en bas, rugueuse en haut.

Moyens d'union. — Un ligament interosseux qui tient les deux os serrés l'un contre l'autre, un ligament antérieur et un ligament postérieur constituent les moyens d'union.

L'antérieur se porte de la partie antérieure de la malléole externe au bord antérieur de la surface articulaire du tibia ; le postérieur se porte de la partie postérieure de la malléole externe au bord postérieur de la surface articulaire du tibia.

Le ligament péronéo-astragalien postérieur fait partie de cette articulation.

Ligament interosseux de la jambe.

Ce ligament est constitué par une cloison fibreuse située entre les muscles de la région antérieure et ceux de la région postérieure de la jambe ; il a l'aspect d'un ovale très allongé, dont la grosse extrémité regarde en haut ; sa direction est verticale et transversale. Il s'insère par son bord interne au bord externe du tibia, et par son bord externe, à la crête longitudinale qu'on remarque sur la face interne du péroné.

Par sa face antérieure, il donne insertion à trois muscles : le jambier antérieur, l'extenseur du gros orteil et l'extenseur commun ; par sa face postérieure, à deux muscles : le jambier postérieur et le fléchisseur propre du gros orteil. Son extrémité supérieure est percée d'un trou que traversent l'artère et les veines tibiales antérieures ; à l'extrémité inférieure passent l'artère et les veines péronières antérieures.

V. — ARTICULATION TIBIO-TARSIENNE.

Dissection. — Enlevez tous les muscles. Sciez les os de la jambe à 15 centimètres au-dessus de l'articulation, et désarticulez les métatarsiens.

Disséquez avec soin tous les ligaments, en redoublant de précaution pour les ligaments antérieur et postérieur. Ruginez les os.

Il est bon de préparer l'articulation du côté opposé, afin de montrer l'intérieur, la réflexion de la synoviale et les insertions des ligaments, au moyen d'un trait de scie sur l'axe du tibia de haut en bas et d'avant en arrière. On montre l'intérieur en écartant les deux fragments du tibia; en les rapprochant, on donne à l'articulation sa conformation normale.

Cette articulation est formée par le tibia, le péroné et l'astragale; c'est une articulation *trochléenne*.

Surfaces articulaires. — 1° *Du côté de la jambe,* on trouve une mortaise formée par le tibia et le péroné. Le tibia correspond aux faces supérieure et interne de l'astragale; le péroné correspond à la face externe du même os.

2° *Du côté de l'astragale,* on voit une surface articulaire convexe d'avant en arrière, et présentant une dépression antéro-postérieure et médiane qui convertit cette face en une poulie. Cette surface articulaire se continue avec les deux faces latérales de l'astragale qui sont articulaires.

Moyens d'union. — Quatre ligaments : antérieur, postérieur, latéraux. Les ligaments latéraux sont les plus puissants.

Ligament antérieur. — C'est une bandelette fibreuse, peu résistante, qui s'insère en haut au bord antérieur de la surface articulaire du tibia et de la malléole interne, et en bas sur le col de l'astragale.

Ligament postérieur. — Il est formé par une mince couche de tissu cellulaire, qui se porte de la partie postérieure de la surface articulaire du tibia à la partie postérieure de l'astragale. Il est à peine marqué. Le tendon du fléchisseur propre du gros orteil le renforce.

Ligament latéral interne. — Il s'insère en haut dans l'échancrure située au sommet de la malléole interne, et se divise en bas en deux faisceaux : l'un profond, qui se porte à la partie rugueuse et non articulaire de la face interne de l'astragale; l'autre superficiel, dont les fibres s'irradient en forme d'éventail. Les fibres moyennes se portent en bas sur la petite apophyse du calcanéum, les antérieures vont s'attacher au col de l'astragale et au scaphoïde, les postérieures à un gros tubercule situé en arrière de la face interne de l'astragale. La forme de ce ligament lui a valu le nom de *ligament deltoïdien.*

Ligament latéral externe. — Ce ligament est formé par trois faisceaux distincts : un antérieur, *ligament péronéo-astragalien antérieur,* quadrilatère, assez faible, qui s'étend du bord antérieur de la malléole externe à la partie externe du col de l'astragale ; un postérieur, *ligament péronéo-astragalien postérieur*, qui s'insère dans l'échancrure profonde située en dedans de la malléole externe et se porte de là à la partie postérieure de l'astragale et au tibia ; un moyen, *ligament péronéo-calcanéen*, qui se porte du sommet de la malléole externe au tubercule de la face externe du calcanéum, à 2 centimètres environ au-dessous de l'astragale.

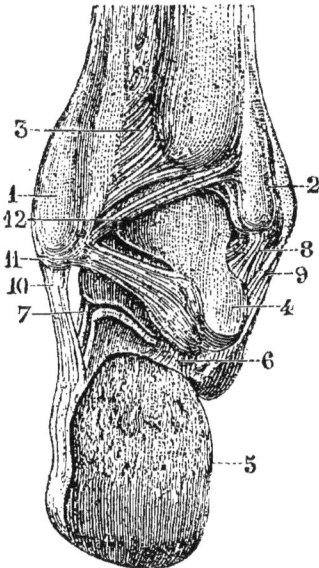

FIG 161. — Articulation tibio-tarsienne, partie postérieure.

1. Malléole externe. — 2. Malléole interne et gouttière livrant passage aux tendons du jambier postérieur et du fléchisseur commun des orteils. — 3. Ligament postérieur de l'articulation tibio-péronière inférieure. — 4. Astragale. — 5. Calcanéum. — 6. Ligament calcanéo-astragalien. — 7. Articulation postérieure calcanéo-astragalienne. — 8. Faisceau profond du ligament latéral interne. — 9. Faisceau superficiel du même ligament. — 10. Faisceau moyen, ou péronéo-calcanéen, du ligament latéral externe. — 11. Faisceau postérieur, ou péronéo-astragalien postérieur. — 12. Quelques fibres de ce ligament se portant en haut et en dedans, vers le tibia.

Ces ligaments sont profondément situés ; le postérieur et le moyen servent de poulie de réflexion aux tendons des muscles péroniers latéraux.

Moyens de glissement. — Une synoviale, plus lâche en avant et en arrière que sur les côtés, tapisse l'intérieur de cette articulation.

Mouvements et muscles qui les produisent. — Les mouvements dont jouit l'articulation tibio-tarsienne sont principalement la flexion et l'extension.

La *flexion* est déterminée par les muscles extenseurs des orteils et jambier antérieur ; l'*extension*, par les fléchisseurs des orteils, les jumeaux, le soléaire et le plantaire grêle. Comparant ces mouvements à ceux de l'articulation radio-carpienne, Sappey désigne sous le nom de flexion le mouvement qui a toujours été décrit sous celui d'extension, et *vice versâ*.

Divers auteurs, Sappey entre autres, admettent des mouvements d'adduction, d'abduction, de circumduction et de rotation.
Ces mouvements sont insensibles; il est vrai qu'ils paraissent exister lorsqu'on fait mouvoir le pied dans tous les sens ; mais, il faut
le reconnaitre, ils se passent dans les articulations calcanéo-astragalienne et médio-tarsienne. Cependant, il existe dans le pied des
mouvements peu étendus de latéralité, dus à l'élasticité du péroné,
mise en jeu lorsque la malléole externe est refoulée en dehors
par l'astragale.

Rapports. — En avant, on trouve une couche considérable
de tissu fibreux qui renforce le ligament antérieur. Au-devant
de ce tissu, on rencontre un gros ligament : c'est le ligament
annulaire du tarse. Dans ce tissu se trouvent trois gaines
fibreuses : une interne, superficielle, pour le passage du muscle
jambier antérieur ; une moyenne, destinée au passage de l'extenseur propre du gros orteil, des vaisseaux et nerf tibiaux antérieurs ; une externe, pour l'extenseur commun des orteils et le
péronier antérieur.

En arrière, immédiatement appliqué contre l'articulation, se
trouve le tendon du fléchisseur propre du gros orteil ; plus loin,
du tissu graisseux qui sépare le tendon d'Achille de l'articulation.

En dehors, l'articulation est en rapport avec les tendons des
deux péroniers latéraux, qui descendent de la face postérieure
de la malléole externe sur la face externe du calcanéum.

En dedans, avec les tendons du jambier postérieur et du fléchisseur commun des orteils, qui descendent de la face postérieure de la malléole interne sur la face interne de l'astragale.

Tous ces muscles sont maintenus par des gaines fibreuses et
glissent au moyen de séreuses tendineuses.

Vaisseaux. — Les artères sont très nombreuses. Elles sont
fournies par la péronière antérieure, la péronière postérieure,
les malléolaires interne et externe, et la dorsale du tarse.

Pathologie.

Toutes les maladies des articulations peuvent se montrer ici. La
plus fréquente, sans contredit, est l'*entorse*. Un mouvement anormal se produisant au moment d'un faux pas, les ligaments latéraux sont tiraillés ; il en résulte une déchirure plus ou moins
complète des ligaments, qui se complique souvent de fracture de
l'une des malléoles. Une douleur excessive et du gonflement
sont le résultat de la lésion ; le malade est dans l'impossibilité

de faire un mouvement. L'eau froide, l'immobilité, et surtout des frictions douces et des mouvements modérés et graduellement augmentés (massage) triomphent de la maladie.

VI. — ARTICULATIONS DU TARSE.

Dissection. — On prépare les ligaments de la face plantaire en enlevant toutes les parties molles, puis on dissèque avec soin chaque ligament, que l'on isole ainsi des gaines tendineuses qui les recouvrent et du tissu graisseux, très abondant dans cette région. Pour découvrir le ligament astragalo-calcanéen, on fait une coupe verticale antéro-postérieure de l'astragale et du calcanéum (fig. 163).

Pour les autres articulations du pied, on procédera comme il a été indiqué pour la main.

Le tarse forme plusieurs articulations. Nous étudierons : 1° l'articulation de l'astragale avec le calcanéum ; 2° celle de ces deux os avec le scaphoïde et le cuboïde, ou articulation médio-tarsienne ; 3° l'union du scaphoïde et du cuboïde ; 4° l'articulation du scaphoïde avec les trois cunéiformes; 5° celle des trois cunéiformes entre eux ; 6° celle du troisième cunéiforme et du cuboïde.

1° Articulation astragalo-calcanéenne.

L'astragale et le calcanéum offrent chacun deux facettes, que l'on a distinguées en antéro-interne et postéro-externe; ces deux facettes sont séparées sur ces os par une rainure profonde qui, lorsqu'ils sont réunis, forme un canal dont la direction est oblique d'arrière en avant et de dedans en dehors. Ce canal divise les surfaces articulaires astragalo-calcanéennes en deux articulations : l'une antérieure et interne, qui fait partie intégrante de l'articulation *médio-tarsienne ;* l'autre, qui est postéro-externe, est celle dont nous allons nous occuper : c'est une *arthrodie.*

Surfaces articulaires. — Une facette articulaire, large, obliquement dirigée en avant et en dehors, du côté de l'astragale ; une facette correspondante convexe et de même direction, du côté du calcanéum.

Moyens d'union. — Trois ligaments unissent ces deux os.

Un *ligament interosseux* très puissant occupe le canal que nous avons signalé ; il est composé de faisceaux multiples mélangés de tissu adipeux, et vient s'épanouir, dans la cavité astragalo-calcanéenne, en un large faisceau fibreux qui s'étend obliquement du calcanéum au col de l'astragale.

Un *ligament externe,* qui longe le ligament péronéo-calcanéen, avec lequel il se confond en partie ; ses fibres sont parallèles et vont de la facette latérale externe de l'astragale à la face externe du calcanéum.

Un *ligament postérieur*, mince, aplati, situé au-dessous et en dehors de la gouttière où glisse le tendon du long fléchisseur propre du gros orteil ; il va du tubercule placé en dehors de cette gouttière à la partie supérieure du calcanéum.

Moyens de glissement. — Il existe une synoviale qui déborde en dehors et en arrière les surfaces articulaires ; elle revêt la face

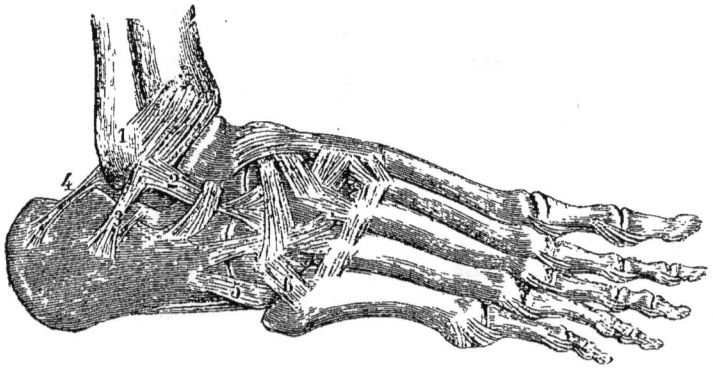

Fig. 162. — Ligaments du pied.

1. Malléole externe. — 2. Ligament péronéo-astragalien antérieur. — 3. Ligament péronéo-calcanéen. — 4. Ligament astragalo-calcanéen postérieur. — 5. Ligament calca-néo-cuboïdien externe. — 6. Ligament étendu du cuboïde au cinquième métatarsien.

interne des ligaments périphériques et celle du ligament *péronéo-calcanéen*.

Mouvements. — Cette articulation offre des mouvements d'abduction, d'adduction et de rotation très limités par le ligament interosseux ; ces mouvements ne sont que des glissements en divers sens du calcanéum sur l'astragale.

2° Articulation médio-tarsienne (ART. DE CHOPPART).

L'astragale et le calcanéum en arrière, le scaphoïde et le cuboïde en avant, forment cette articulation, qui est une articulation composée : en effet, l'astragale, s'unissant au scaphoïde, forme une *énarthrose*, et l'union du calcanéum et du cuboïde est une articulation par *emboîtement réciproque*.

A. — *Articulation astragalo-scaphoïdienne.*

Les surfaces articulaires sont représentées, d'un côté par la tête

de l'astragale, de l'autre par la cavité du scaphoïde ; il existe
dans cette articulation un fibro-cartilage qui agrandit la partie
inférieure de cette dernière cavité et joue aussi le rôle de moyen
d'union.

Moyens d'union. — Il y a d'abord le *ligament calcanéo-sca-
phoïdien inférieur*, ligament très épais, triangulaire, qui n'est
autre chose que le fibro-cartilage d'agrandissement. Ce ligament
s'attache en avant au bord inférieur de la cavité du scaphoïde ;
par son bord interne, il se continue avec le ligament latéral interne de l'articulation tibio-tarsienne ; c'est dans son épaisseur
que se trouve un noyau fibro-cartilagineux. En arrière, ce ligament s'insère à la petite apophyse du calcanéum ; par cette insertion, il établit une solidarité entre l'articulation astragalo-scaphoïdienne et l'articulation astragalo-calcanéenne.

On y trouve aussi un ligament *astragalo-scaphoïdien supérieur*,
aplati, faible et mince, horizontalement étendu du col de l'astragale au bord supérieur de la cavité scaphoïdienne. Un faisceau
superficiel de ce ligament se fixe à la face dorsale du second cunéiforme.

Moyens de glissement. — Il existe une synoviale commune aux
articulations astragalo-calcanéenne et astragalo-scaphoïdienne.
Elle est très étendue et très lâche.

B. — *Articulation calcanéo-cuboïdienne.*

Surfaces articulaires. — Une facette irrégulièrement triangulaire, alternativement concave et convexe pour le calcanéum.
Celle du cuboïde est aussi triangulaire, alternativement convexe
et concave, en sens opposé de celle du calcanéum ; elle est terminée, en bas, par une petite apophyse dite *pyramidale*.

Moyens d'union. — 1° Un ligament bifurqué, appelé *ligament
en Y*, très solide, épais, qui s'insère en arrière sur la partie interne et supérieure de la grande apophyse du calcanéum ; de là,
il se porte en avant en se divisant en deux faisceaux : l'externe
se fixe sur la partie interne et supérieure du cuboïde ; l'interne,
aplati transversalement, s'attache à la partie supérieure et externe
du scaphoïde. On l'a décrit sous le nom de *ligament calcanéo-sca-
phoïdien supérieur*.

2° Un *ligament calcanéo-cuboïdien supérieur*, large et mince,
va du bord supérieur de la facette calcanéenne au bord contigu de
la facette cuboïdienne.

3° Un *ligament calcanéo-cuboïdien inférieur*, très fort, divisé en
deux couches s'insérant à la face inférieure du calcanéum et à la
face inférieure du cuboïde. La couche superficielle envoie des

languettes fibreuses qui complètent la gaine du long péronier latéral.

Moyens de glissement. — Il existe pour cette articulation une synoviale indépendante.

Mouvements. — Cette articulation jouit de tous les mouvements : flexion, extension, adduction, abduction, rotation ; mais ils sont tellement limités par les ligaments, que leur étendue ne dépasse pas celui des mouvements de glissement.

Dans ces diverses articulations, les mouvements sont tellement combinés entre eux, que le pied se renverse en dehors et en dedans, et que les bords interne et externe du pied peuvent être relevés.

3° Articulation du scaphoïde et du cuboïde.

C'est une *arthrodie*.

Surfaces articulaires. — Ces os s'articulent par une très petite facette plane ; cette petite facette n'est pas constante, mais il existe toujours pour ces os des moyens d'union.

Moyens d'union. — 1° Un *ligament dorsal* ou supérieur, qui s'étend obliquement de la partie supérieure et externe du scaphoïde à la partie interne et supérieure du cuboïde ; par son bord postérieur, il se confond avec le ligament qui unit le scaphoïde au troisième cunéiforme.

2° Un *ligament plantaire*, faisceau fibreux arrondi, allant transversalement de la partie inférieure et externe du scaphoïde à la face inférieure du cuboïde.

3° Un *ligament interosseux*, qui remplit l'excavation que forment en dedans le scaphoïde, en dehors le cuboïde, en avant le troisième cunéiforme ; son rôle est d'unir les deux premiers os entre eux, et ceux-ci au cunéiforme correspondant.

4° Articulation du scaphoïde avec les trois cunéiformes.

Surfaces articulaires. — Du côté du scaphoïde, trois facettes triangulaires situées à sa face antérieure : la facette interne répond à une facette correspondante du premier ou grand cunéiforme, la moyenne à celle du petit cunéiforme, enfin l'externe à celle du troisième ou moyen cunéiforme.

Moyens d'union. — 1° Trois *ligaments dorsaux* : un, interne, va du bord supérieur du scaphoïde à la face interne du premier cunéiforme ; le moyen, très petit, va obliquement du point le plus élevé du scaphoïde à la face dorsale du petit cunéiforme ; l'externe,

oblique d'avant en arrière comme le précédent, va de la partie
externe et supérieure du scaphoïde à la face dorsale du troisième
cunéiforme.

2° Un *ligament plantaire*, très résistant, allant horizontalement d'arrière en avant, de la tubérosité du scaphoïde à la moitié
postérieure de la base du grand cunéiforme; de ce ligament se
détache un faisceau qui se confond avec le tendon du jambier

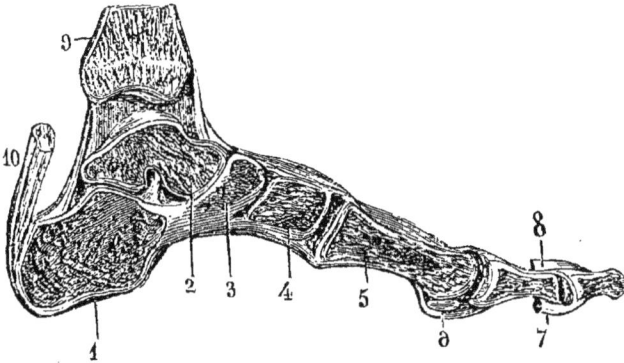

FIG. 163. — Coupe des articulations du pied.

1. Calcanéum. — 2. Astragale. — 3. Scaphoïde. — 4. Coupe du premier cunéiforme.
— 5. Coupe du premier métatarsien. — 6. Os sésamoïde du gros orteil. — 7, 8. Tendons
fléchisseur et extenseur. — 9. Tibia. — 10. Tendon d'Achille.

postérieur, et va se fixer à la partie inférieure du troisième
cunéiforme et à la partie correspondante du troisième métatarsien.

Moyens de glissement. — Une seule synoviale qui, par les prolongements qu'elle envoie, sert à l'articulation suivante.

5° Articulation des cunéiformes entre eux.

Ces articulations sont des *arthrodies*, entièrement analogues à
celles que nous avons décrites dans le carpe.

Surfaces articulaires. — Une facette en équerre entre le premier
et le second cunéiforme, une facette rectangulaire située sur leur
partie postérieure, entre le second et le troisième.

Moyens d'union. — Quatre ligaments : deux dorsaux et deux
interosseux ; ces ligaments vont, les dorsaux, transversalement
de l'un à l'autre de ces os. Il en est de même des interosseux,
bien plus puissants que les ligaments dorsaux; ils sont situés
dans l'espace qui existe entre chacun des cunéiformes.

6° Articulation du cuboïde avec le troisième cunéiforme.

Cette articulation est une *arthrodie* analogue aux précédentes.

Surfaces articulaires. — Ces deux os sont en contact par une facette plane et ovalaire qui existe sur chaque os.

Moyens d'union. — 1° Un *ligament dorsal,* transversal, qui est la continuation de celui qui unit le scaphoïde au cuboïde.

2° Un *ligament interosseux*, très résistant, remplissant l'intervalle qui sépare les deux os.

Moyens de glissement. — Une petite synoviale, qui est indépendante de celle des autres articulations du tarse.

VII. — ARTICULATIONS DU MÉTATARSE.

Les os du métatarse s'articulent : 1° avec les os du tarse; 2° entre eux par leur extrémité postérieure.

1° Articulations tarso-métatarsiennes (ART. DE LISFRANC).

Tous les métatarsiens et quatre os du tarse, les trois cunéiformes et le cuboïde, forment cette articulation, constituée par une série transversale d'*arthrodies*.

Surfaces articulaires. — Les trois premiers métatarsiens s'articulent avec les trois cunéiformes ; le second est reçu dans une sorte de mortaise constituée par ces derniers ; le quatrième et le cinquième s'articulent avec le cuboïde. L'interligne articulaire forme une courbe irrégulière, à convexité dirigée en avant.

Moyens d'union. — 1° Sept *ligaments dorsaux :* cinq pour l'union des cunéiformes et des trois premiers métatarsiens, deux pour l'union des deux derniers avec le cuboïde ; le plus interne va du premier métatarsien au grand cunéiforme ; trois moyens vont des trois os de la mortaise signalée plus haut au second métatarsien. Le cinquième va du troisième métatarsien au troisième cunéiforme. Les ligaments qui unissent le premier métatarsien et le premier cunéiforme, le cinquième métatarsien et le cuboïde, sont les plus puissants. Deux de ces ligaments sont obliques, ce sont ceux qui partent des bords de la mortaise, c'est-à-dire du premier et du troisième cunéiforme, pour s'insérer au second métatarsien ; les cinq autres sont horizontalement dirigés d'arrière en avant.

2° Cinq *ligaments plantaires,* qui vont en diminuant d'épaisseur et de résistance à mesure qu'on se rapproche du bord externe du pied. Le plus interne unit le premier cunéiforme au premier métatarsien; le second va obliquement du premier cunéiforme à l'extrémité postérieure du second et du troisième métatarsien, c'est le plus solide des ligaments plantaires; le troisième est mince et souvent confondu avec le tendon du jambier postérieur, qui le renforce; il va du troisième cunéiforme au troisième métatarsien; les deux derniers ligaments plantaires ne sont autre chose que deux expansions du ligament *calcanéo-cuboïdien inférieur,* qui forment la gaine du long péronier latéral.

3º Trois *ligaments interosseux* peu importants, logés entre les métatarsiens et les os du tarse.

Moyens de glissement. — Deux synoviales, habituellement indépendantes : une pour l'articulation du premier métatarsien et du grand cunéiforme ; la seconde est commune aux autres articulations tarso-métatarsiennes.

2° Articulations métatarsiennes.

Ce sont des *amphiarthroses.*

Surfaces articulaires. — Entièrement analogues à celles des métacarpiens. Comme pour l'articulation de ces derniers, le premier métatarsien est indépendant des quatre autres; il n'est uni au second que par quelques faisceaux fibreux. Le second est uni au troisième par deux facettes, le troisième est uni au quatrième par une facette ovalaire; les deux derniers ont chacun une facette triangulaire à base postérieure.

Moyens d'union. — 1º Trois *ligaments dorsaux,* très minces, s'étendant transversalement d'un métatarsien à l'autre.

2º Trois *ligaments plantaires,* plus résistants que les dorsaux, affectant la même disposition ; ils sont situés un peu en avant et au-dessous de l'interligne articulaire tarso-métatarsien.

3º Trois *ligaments interosseux,* peu résistants, compris dans l'espace qui existe entre les quatre métatarsiens. Leur direction est transversale; les faisceaux qui les constituent s'inclinent les uns sur les autres.

Moyens de glissement. — Une synoviale qui dépend de la synoviale de l'articulation tarso-métatarsienne.

Mouvements. — Ce sont des glissements très limités par les liens nombreux et résistants qui unissent ces os entre eux ; ces mouvements ont pour résultat d'exagérer ou de redresser les courbes antéro-postérieure et transversale du pied.

Vaisseaux et nerfs. — Les artères sont fournies par les branches de la pédieuse et des plantaires interne et externe. Les nerfs viennent du pédieux et des plantaires.

VIII. — ARTICULATIONS DES PHALANGES.

Les phalanges des orteils sont disposées comme celles des
doigts ; elles s'articulent : 1° avec les métatarsiens ; 2° entre
elles.

1° Articulations métatarso-phalangiennes.

Ce sont des articulations condyliennes, entièrement analogues à
celles qui constituent les articulations métacarpo-phalangiennes.

Surfaces articulaires. — Du côté des métatarsiens, une tête
étroite, dont les parties latérales font défaut ; du côté des phalanges, une cavité glénoïde, circonscrite par un contour triangulaire. Cette cavité, plus petite que la tête, est agrandie par un
fibro-cartilage ou *bourrelet glénoïdien* qui répond inférieurement
aux tendons des muscles fléchisseurs ; supérieurement, ce bourrelet emboîte la tête du métatarsien. Les cinq bourrelets glénoïdiens sont reliés entre eux par des lamelles fibreuses, minces,
étendues transversalement de l'un à l'autre, et qui forment une
longue bandelette appelée *ligament transverse.*

Moyens d'union. — Deux ligaments latéraux très forts, qui
s'insèrent en arrière aux tubercules latéraux des métatarsiens ;
de là, ils vont en bas et en avant s'insérer en partie aux tubercules latéraux de l'extrémité postérieure de la phalange et aux
portions latérales des bourrelets glénoïdiens.

Moyens de glissement. — Une synoviale qui revêt les ligaments,
la face supérieure des bourrelets glénoïdiens, ainsi que la face
inférieure du tendon des extenseurs ; elle forme un petit repli
circulaire autour de la cavité articulaire.

Mouvements. — Analogues à ceux des doigts, seulement la
flexion est plus limitée ; par contre, l'extension des orteils est
plus étendue que celle des doigts.

L'articulation *métatarso-phalangienne* du gros orteil se distingue des autres articulations de la même classe par la présence de
deux os sésamoïdes dans l'épaisseur de son fibro-cartilage. Les
sésamoïdes plantaires sont plus volumineux que les palmaires ;
d'où il suit qu'ils se creusent chacun une petite poulie sur la
partie inférieure de la tête du premier métatarsien ; ces deux
poulies, analogues à la poulie rotulienne, sont séparées l'une de
l'autre par une crête saillante.

2° Articulations phalangiennes.

Elles sont au nombre de neuf : une seule pour le gros orteil, deux pour chacun des quatre derniers. Ces articulations, qui appartiennent au genre des *trochléennes*, ne diffèrent de celles des doigts que par de moindres dimensions.

Surfaces articulaires. — L'extrémité antérieure des phalanges présente une poulie moins accusée à la face dorsale qu'à la face plantaire; l'extrémité postérieure présente une fine crête verticale, qui sépare deux petites dépressions arrondies correspondant aux surfaces articulaires des autres phalanges. Il existe pour ces articulations de petits fibro-cartilages, insérés sur le bord inférieur de l'extrémité postérieure des phalanges. Ils représentent les ligaments glénoïdiens des articulations métatarso-phalangiennes.

Moyens d'union. — Deux ligaments latéraux par phalange : un interne, un externe. Ils présentent les mêmes insertions que les ligaments correspondants des doigts.

Moyens de glissement. — Une synoviale qui adhère au fibro-cartilage et aux ligaments, plus lâche à la face dorsale, où elle revêt le tendon des extenseurs.

Mouvements. — Ces articulations sont le siège de mouvements de flexion et d'extension.

QUATRIEME PARTIE

DE L'ANGÉIOLOGIE

Cette partie de l'anatomie comprend l'étude du système vasculaire. Celui-ci se compose :

1º Des organes qui concourent à la circulation sanguine ;

2º De ceux qui déterminent la circulation de la lymphe et du chyle.

Un organe central, le *cœur*, reçoit le sang de tous les organes de l'économie par un système de canaux désignés sous le nom de *veines*. Du cœur, le sang se rend à ces mêmes organes par un système de canaux connus sous le nom d'*artères*. Celles-ci sont unies aux veines, dans l'épaisseur des tissus, au moyen de canaux très fins, très déliés, fréquemment anastomosés entre eux, les *capillaires*. L'ensemble de ces canaux forme un tout continu, fermé de toutes parts.

Pour compléter le système vasculaire, il faut ajouter que des vaisseaux blanchâtres, contenant la lymphe, se dirigent de toutes les parties du corps vers deux points des canaux sanguins pour y verser leur contenu : ces vaisseaux portent le nom de *vaisseaux lymphatiques*. Parmi ces derniers, ceux qui partent de l'intestin grêle, pour se réunir bientôt à ceux des autres organes, contiennent le chyle et ont été désignés, à cause de leur contenu, sous le nom de *vaisseaux chylifères*.

Nous devons donc étudier, dans l'ordre physiologique, le cœur, les artères, les veines et les vaisseaux lymphatiques. L'étude des capillaires est du ressort de l'histologie [1].

1. Voyez tome I, *Système vasculaire*.

CHAPITRE PREMIER.

DU CŒUR.

Organe central de la circulation, le cœur est un muscle creux qui, par sa singulière structure, joue le rôle d'une pompe poussant sans cesse, par ses contractions, le liquide nourricier dans les diverses parties du corps.

Dissection. — On conserve l'origine des gros troncs vasculaires e rapport avec le cœur, et on les isole exactement. Pour voir la conformation intérieure du cœur, on incise l'oreillette droite entre les deux veines caves. L'oreillette gauche sera ouverte d'une manière analogue, en l'incisant entre les veines pulmonaires droites et gauches. On ouvre le ventricule droit par deux incisions réunies en V, dont la pointe est dirigée en bas et dont la base correspond à l'orifice auriculo-ventriculaire ; pour faire ces incisions, on introduit un doigt dans le ventricule à travers l'orifice auriculo-ventriculaire, et l'on incise le cœur, le long de son bord aigu ou droit ; puis, on introduit deux doigts dans le ventricule à travers l'ouverture que l'on vient de faire, pour pratiquer la deuxième incision, le long du côté droit de la cloison interventriculaire, en se guidant sur le sillon interventriculaire antérieur, à la droite duquel on doit toujours rester. Le ventricule gauche sera de même ouvert par deux incisions en V, qui se joignent vers la pointe du cœur ; la première incision se dirigera le long du bord mousse ou gauche du cœur ; la seconde sera faite le long du côté gauche du sillon interventriculaire antérieur, de manière à ouvrir également ce ventricule à côté de la cloison interventriculaire.

Pour voir les valvules sigmoïdes, on incise l'aorte et l'artère pulmonaire en long jusqu'à quelques millimètres de leur origine.

Sur un autre cœur, on pourra pratiquer une coupe transversale qui ouvrira les deux ventricules, et fera bien voir la disposition de la cloison, ainsi que la différence d'épaisseur des parois.

Pour démêler la direction des fibres musculaires du cœur, il faut en choisir un qui ne soit pas trop gras, puis le traiter avec de l'acide trique affaibli, ou bien le faire bouillir dans l'eau, ou mieux dans du fort vinaigre, ou bien encore le laisser plongé pendant quelques mois dans un mélange d'alcool et d'essence de térébenthine. Tous ces moyens servent à durcir les fibres musculaires et à les écarter les unes des autres, en sorte qu'alors on peut en poursuivre la direction après avoir enlevé le péricarde.

Préparations diverses du cœur. — La plupart des préparations sur le cœur peuvent indistinctement être conservées dans l'alcool, ou bien être desséchées ; celles, cependant, sur lesquelles on veut faire voir

12***

la distribution des fibres musculaires doivent être placées dans ce liquide.

Parmi les préparations sèches, il en est peu qui soient aussi instructives que la séparation du cœur en deux moitiés, l'une artérielle, l'autre veineuse. Pour la faire, on commence par remplir chaque moitié du cœur par de la matière à injection diversement colorée ; puis, peu à peu, on divise la cloison interventriculaire, en se guidant d'après les sillons longitudinaux antérieur et postérieur, et en déroulant successivement les fibres musculaires de la cloison, soit avec le manche du scalpel, soit avec sa pointe. En faisant la première incision sur la face antérieure du cœur, il importe de se rappeler que le ventricule droit recouvre un peu le ventricule gauche, et qu'il ne faut pas, par conséquent, inciser trop à droite, de crainte d'ouvrir ce ventricule, dont les parois sont très minces. Quand on est arrivé à la base du cœur, on travaille dans le sillon qui sépare l'artère pulmonaire de l'artère aorte, et l'on pousse peu à peu ces deux troncs en sens opposé, de manière à diviser en deux lames la cloison interauriculaire. C'est cette dernière partie de la préparation qui exige le plus de patience et d'adresse : en effet, on n'a qu'à songer au peu d'épaisseur de la membrane qui ferme le trou de Botal, pour se faire une idée de la difficulté de cette dissection. La séparation étant achevée, on fait sécher la pièce ; puis, on monte chacune des moitiés du cœur sur un pied qui s'engrène avec l'autre, de manière qu'étant réunies, les deux moitiés du cœur soient appliquées l'une contre l'autre dans leur situation naturelle, et ne semblent former qu'un seul organe.

La séparation du cœur en deux moitiés est très facile sur un cœur que l'on a fait bouillir dans du vinaigre ; mais l'organe perd beaucoup de son volume par la coction, et il n'est plus possible alors de le tenir dilaté avec de la matière à injection. Néanmoins, on fera bien d'exécuter cette préparation, qui doit être conservée dans la liqueur.

Pour conserver le cœur entier desséché, on en remplit les cavités gauches de matière à injection rouge par une des veines pulmonaires, et les cavités droites de matière bleue ou verte par une des veines caves. Si l'on voulait également remplir les artères coronaires, il faudrait commencer par pousser de l'injection rouge par l'aorte, avant d'en faire passer par les veines pulmonaires. Le cœur acquérant par l'injection un poids considérable, il faut avoir soin de le fixer bien solidement sur un support à base large.

On dessèche aussi quelquefois le cœur pour en préparer les cavités ; pour cela, on l'injecte de suif. Quand la pièce est parfaitement desséchée, on y pratique les coupes nécessaires pour faire voir les cavités, et on l'expose à quelque distance du feu pour faire fondre le suif et le laisser écouler. On plonge ensuite le cœur dans l'essence de térébenthine, pour enlever le reste de graisse qui avait pénétré dans sa substance, et après l'avoir fait sécher de nouveau, on le vernit.

Une méthode analogue pourrait être employée de préférence à celle que nous avons indiquée plus haut, pour conserver un cœur entier desséché. Il faudrait alors, quand l'injection est finie, placer des ligatures sur les troncs des vaisseaux coronaires ; puis, quand la pièce est parfaitement desséchée, la chauffer assez pour permettre à la plus grande partie de la matière à injection de s'écouler par les ouvertures artérielles et veineuses du cœur, que l'on tournera de côté et d'autre pour faciliter l'écoulement du liquide. Un cœur ainsi préparé perdra beaucoup de son poids, et sera par conséquent plus facile à manier.

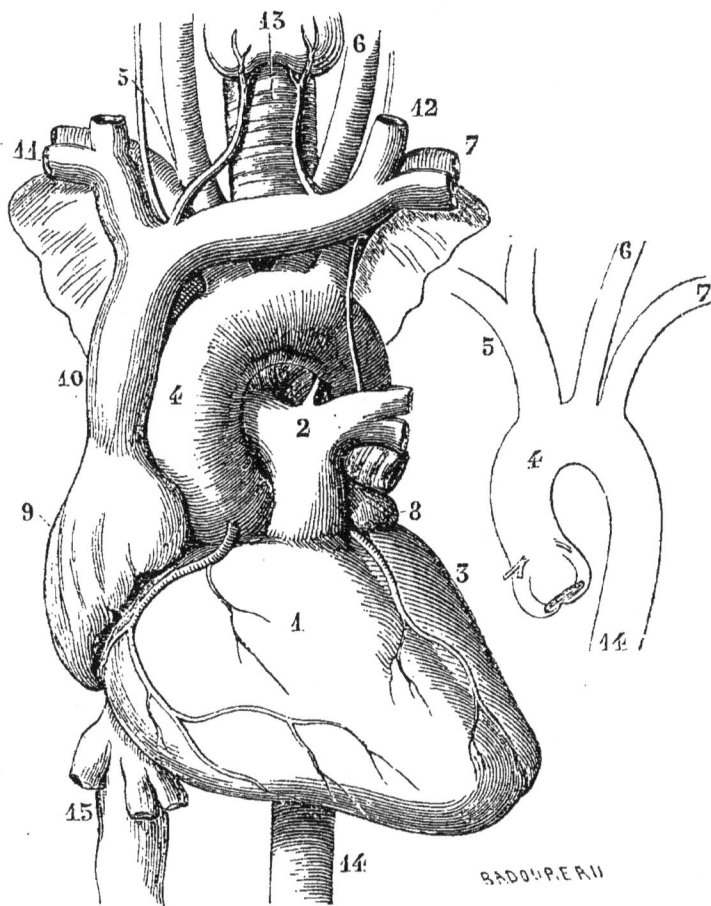

FIG. 164. — Cœur et gros vaisseaux du médiastin (Le cœur est présenté dans sa position et sa direction normales).
La petite figure représente une coupe schématique de la crosse de l'aorte et de ses branches.

1. Ventricule droit. — 2. Artère pulmonaire. — 3. Ventricule gauche. — 4. Crosse de l'aorte. — 5. Tronc artériel brachio-céphalique, se divisant en carotide primitive et sous-clavière droite. — 6. Carotide primitive gauche. — 7. Sous-clavière gauche. — 8. Oreillette gauche. — 9. Oreillette droite. — 10. Veine cave supérieure. — 11, 12. Troncs veineux brachio-céphaliques, droit et gauche, formés par la réunion de la jugulaire interne et de la sous-clavière. — 13. Trachée-artère. — 14. Aorte descendante. — 15. Veine cave inférieure et veines sus-hépatiques.

Forme. — Il a la forme d'un cône dont le sommet est situé en bas, en avant et à gauche.

Direction. — Il est dirigé de haut en bas, d'arrière en avant et de droite à gauche.

Volume et dimensions. — D'une manière générale, Laennec le comparait au poing ; mais cette évaluation, par trop approximative, a été modifiée par Bouillaud, qui a trouvé au cœur les dimensions suivantes :

La *circonférence*, mesurée à la base des ventricules, est de 26 centimètres ;

La *longueur*, mesurée de la base des ventricules au sommet, est de 10 centimètres ;

La *largeur*, mesurée du bord droit au bord gauche de l'organe, est de 11 centimètres ;

L'*épaisseur*, mesurée de la face antérieure à la face postérieure, est de 5 centimètres.

Bouillaud a indiqué ces mesures en millimètres; mais, pour la facilité de l'étude, nous les avons converties en centimètres, ajoutant 2 millimètres pour les trois premières, et les supprimant, au contraire, pour la quatrième.

Poids. — Le poids moyen du cœur est de 200 grammes d'après Cruveilhier, et de 265 d'après Bouillaud.

Situation. — Il est situé dans le thorax, au-dessus du diaphragme, entre les deux plèvres. Il concourt à former le *médiastin*, cloison qui sépare les deux poumons.

Moyens de fixité. — Il est maintenu par sa base au moyen des gros vaisseaux. Sa partie inférieure et antérieure, libre, est sans cesse en mouvement dans un sac membraneux, le *péricarde*.

Pour étudier cet organe compliqué, nous procéderons dans l'ordre suivant :

1° *Conformation intérieure ;*
2° *Conformation extérieure ;*
3° *Structure.*

A. — CONFORMATION INTÉRIEURE DU CŒUR (fig. 165).

(Il est impossible à un élève d'apprendre le cœur, s'il n'a entre ses mains un cœur naturel, ou, pour commencer, un cœur artificiel.)

L'intérieur du cœur présente à étudier quatre cavités séparées par des cloisons. L'une de ces cloisons, complète, divise le cœur en deux moitiés, l'une droite, l'autre gauche. Ces deux moitiés sont semblables. Chacune d'elles présente deux cavités : l'une supérieure, qui reçoit des veines, c'est l'*oreillette ;* l'autre inférieure, qui émet une artère, c'est le *ventricule.* L'oreillette et le ventricule du même côté sont en communication par un orifice considérable, *orifice auriculo-ventriculaire.*

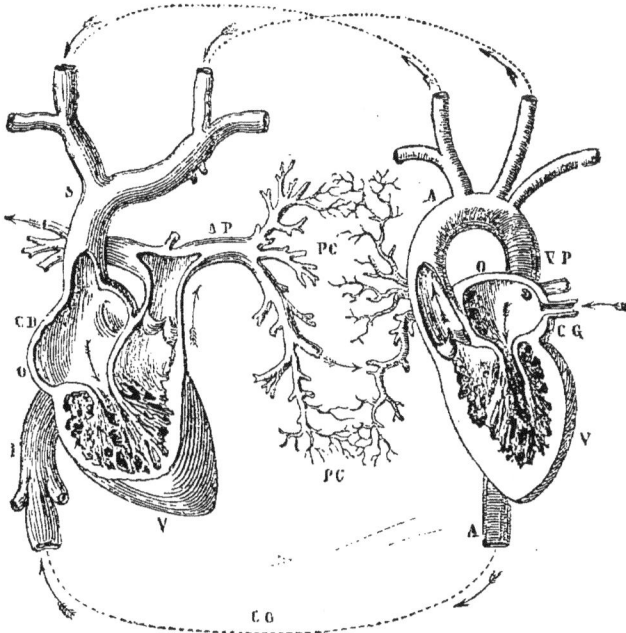

Fig. 165. — Cœur divisé en deux moitiés, montrant la petite circulation[1] dans le poumon gauche, les valvules sigmoïdes, les orifices auriculo-ventriculaires, les gros vaisseaux du cœur et la grande circulation, dont le sang revient en partie par la veine cave supérieure et en partie par la veine cave inférieure. Les flèches indiquent la direction du courant sanguin[2].

C, D. Cœur droit. — C, G. Cœur gauche. — O. Oreillettes. — V. Ventricules. — A, A. Aorte. — A, P. Artère pulmonaire gauche. — V, P. Veines pulmonaires. — S. Veine cave supérieure. — I. Veine cave inférieure.

En résumé, le cœur présente quatre cavités, deux oreillettes et deux ventricules. Les cloisons qui séparent ces cavités sont :

1. On appelle *petite circulation* celle qui se fait dans le poumon, du ventricule droit à l'oreillette gauche par l'artère pulmonaire et les veines pulmonaires. La *grande circulation* comprend tous les autres vaisseaux ; elle se fait du ventricule gauche à l'oreillette droite par l'aorte et les veines caves.
2. Pour saisir les rapports des deux cœurs, il faut par la pensée faire passer la figure du côté droit (cœur gauche) derrière celle du côté gauche (cœur droit), de telle sorte que la première soit complètement cachée.

l'une verticale, complète, connue sous les noms de *cloison inter-auriculaire* au niveau des oreillettes, et de *cloison interventriculaire* au niveau des ventricules ; l'autre horizontale, incomplète, percée des deux orifices auriculo-ventriculaires. Il est d'usage, lorsqu'on décrit le cœur, de le placer verticalement.

L'oreillette et le ventricule d'un même côté n'ayant aucune communication chez l'adulte avec les mêmes cavités du côté opposé, on dit quelquefois *cœur droit* pour désigner les deux cavités droites, et *cœur gauche* pour celles du côté gauche. Le cœur droit est le cœur *veineux*, il ne reçoit que du sang veineux, et il envoie le sang veineux aux poumons ; le cœur gauche est le cœur *artériel ;* son oreillette reçoit le sang artériel des veines pulmonaires, son ventricule projette le sang artériel dans l'aorte.

1° *Ventricules.*

Les deux ventricules forment la plus grande partie du cœur. Nous y trouvons des caractères communs à ces deux cavités et des caractères particuliers à chacune d'elles.

a. **Caractères communs aux deux ventricules.** — Le ventricule droit et le ventricule gauche présentent une cavité fermée vers la pointe du cœur et pourvue de deux orifices vers la base : l'orifice auriculo-ventriculaire, qui la fait communiquer avec l'oreillette correspondante, et l'orifice artériel, qui établit la communication entre le ventricule et l'artère.

Les *parois* de ces cavités ventriculaires sont recouvertes par une foule de petits prolongements connus sous le nom de *colonnes charnues du cœur.* On en distingue trois espèces :

1° Celles du premier ordre, dont une extrémité est fixée aux parois du ventricule, et dont l'autre donne naissance à une foule de cordages tendineux qui se dirigent vers les valvules auriculo-ventriculaires ; on les appelle *muscles papillaires* ou *muscles tenseurs des valvules ;*

2° Celles de second ordre, dont les deux extrémités sont fixées aux parois des ventricules, et dont la partie moyenne, lisse, est libre de toute adhérence ;

3° Celles de troisième ordre, qui diffèrent des précédentes en ce qu'elles adhèrent dans toute leur longueur aux parois ventriculaires, et se dessinent sur ces parois comme si elles y étaient sculptées.

Les *orifices* de la base sont pourvus de replis membraneux connus sous le nom de *valvules,* dont la disposition en forme de soupape détermine la direction du courant sanguin. Les valvules

auriculo-ventriculaires sont placées aux orifices de même nom ;
les valvules sigmoïdes siègent aux orifices artériels.

Les premières de ces valvules, dites *mitrale* pour l'orifice auriculo-ventriculaire gauche, et *tricuspide* ou *triglochine* pour l'orifice
droit, sont des membranes fibro-séreuses très résistantes. Elles
présentent un bord adhérent, un bord libre et deux faces. Le bord
adhérent s'insère sur le pourtour de l'orifice auriculo-ventriculaire, à un anneau fibreux que nous retrouverons en étudiant la
structure du cœur. Le bord libre, qui plonge dans la cavité du
ventricule, présente des dentelures de différentes dimensions, au
niveau desquelles s'insèrent une grande quantité de petits cordages tendineux venus des colonnes charnues de premier ordre,
cordages destinés à empêcher le renversement des valvules dans
les oreillettes pendant la contraction des ventricules. La face qui
regarde l'axe du ventricule, et qu'on appelle auriculaire parce
qu'elle se dirige vers les oreillettes pendant le redressement des
valvules, est très lisse et très polie. La face opposée, appelée ventriculaire, présente de nombreuses aréoles formées par l'entre-
croisement de nombreux filaments tendineux, filaments qui sont
l'épanouissement des divers cordages venus des colonnes charnues
de premier ordre pour se fixer à cette face.

Les autres replis, siégeant aux orifices artériels et connus sous
le nom de valvules *sigmoïdes*, présentent la disposition suivante.
Ce sont trois replis membraneux qu'on a comparés à trois petits
nids de pigeon et qui, par leur adossement, ferment complètement
la lumière de l'orifice. Chaque repli présente un bord adhérant à
l'anneau fibreux situé à l'origine de l'artère ; un bord libre dont
la partie moyenne est pourvue d'un noyau cartilagineux, d'1
nodule d'Arantius pour les valvules de l'aorte, et *nodule de Mor-*
gagni pour celles de l'artère pulmonaire ; une face artérielle qui
reçoit la pression du sang contenu dans les artères, et une face
ventriculaire qui regarde la cavité du ventricule.

FIG. 466. — Fragment
  d'aorte étalé pour mon-
  trer les valvules sig-
  moïdes.

1, 1. Origine des artères coronaires. — 2, 2, 2. Nodules d'A-
rantius. — 3, 3, 3. Convexité
des valvules sigmoïdes regardant
la cavité du ventricule.

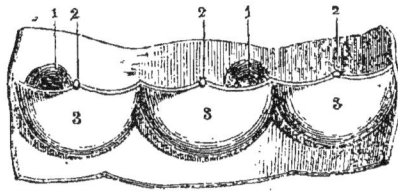

Les trois valvules sigmoïdes sont appliquées contre la paroi
artérielle lorsque le sang passe du ventricule dans l'artère. Elles

s'abaissent ensuite et s'adossent pour empêcher le retour du sang dans le ventricule ; c'est à ce moment qu'elles représentent trois nids de pigeon à concavité dirigée vers l'artère.

b. Caractères particuliers à chaque ventricule. — Les deux ventricules diffèrent :

1° Par la forme : le ventricule gauche est ovoïde, tandis que le ventricule droit est prismatique et triangulaire.

2° Par les colonnes charnues : celles de second ordre et de troisième ordre présentent la même distribution dans les deux ventricules ; mais celles de premier ordre sont inégalement réparties, car le ventricule gauche n'en présente que deux, tandis que le ventricule droit en contient de cinq à huit. Ces dernières sont dispersées dans le ventricule droit, tandis que dans le ventricule gauche l'une des colonnes est à droite et l'autre à gauche.

3° Par la forme des valvules auriculo-ventriculaires : cette forme ne diffère que par la division du bord libre de ces valvules. En effet, celui de la valvule mitrale ne présente que deux échancrures profondes qui la divisent en deux moitiés, tandis que la valvule tricuspide en possède trois. Ce sont ces échancrures qui déterminent la forme des valvules. Il faut ajouter que le bord libre de la valvule mitrale présente d'une manière générale plus de régularité que celui de la valvule tricuspide.

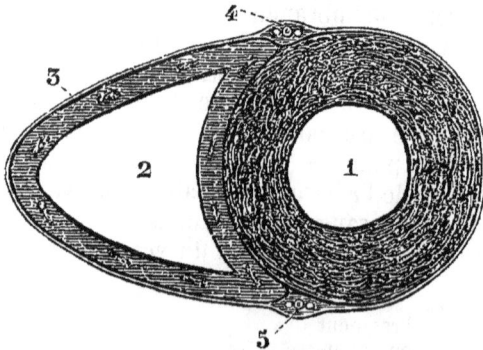

Fig. 167. — Coupe schématique du cœur, destinée à montrer la différence de forme et d'épaisseur des ventricules.

1. Cavité du ventricule gauche. — 2. Cavité du ventricule droit. — 3. Paroi du ventricule droit, trois fois plus mince que celle du gauche. — 4. Vaisseaux cardiaques postérieurs dans le sillon interventriculaire postérieur. — 5. Vaisseaux cardiaques antérieurs dans le sillon interventriculaire antérieur.

4° Par l'épaisseur de ces mêmes valvules. En effet, la valvule mitrale est beaucoup plus épaisse que l'autre. Cette épaisseur est en harmonie avec l'épaisseur considérable des parois du ventricule gauche et avec la force de sa contraction.

5° Par le rapport qu'affectent entre eux l'orifice auriculo-ventriculaire et l'orifice artériel du même ventricule. Dans le ventricule gauche, ces deux orifices sont contigus ; ils sont placés sur le même plan horizontal, et ne sont séparés que par l'épaisseur des deux anneaux fibreux qui limitent l'orifice auriculo-ventriculaire et l'orifice artériel, origine de l'artère aorte. Dans le ventricule droit, l'orifice artériel, d'où naît l'artère pulmonaire, est séparé de l'orifice auriculo-ventriculaire par un faisceau charnu considérable qui a près de 15 millimètres d'épaisseur, et par l'origine de l'aorte. De plus, l'orifice de cette artère pulmonaire est situé sur un plan plus élevé que celui des autres orifices. Il se trouve placé à 1 centimètre plus haut que les autres. C'est au prolongement de la cavité ventriculaire précédant cet orifice qu'on a donné le nom d'*infundibulum*.

6° Par l'épaisseur de leur paroi. La paroi du ventricule gauche est de 15 millimètres, tandis que celle du ventricule droit est de 5 millimètres seulement.

7° Une dernière et légère différence consiste dans l'épaisseur un peu plus considérable des valvules sigmoïdes du ventricule gauche et dans le développement un peu plus grand des nodules d'Arantius du même côté.

Il est à remarquer que les organes du côté gauche sont plus épais et plus résistants : parois ventriculaires, valvules sigmoïdes et auriculo-ventriculaires, parois de l'aorte. Cette prédominance des organes du côté gauche est en rapport avec la fonction du ventricule gauche, qui doit employer une force beaucoup plus considérable que le ventricule droit pour lancer le sang dans toutes les divisions de l'artère aorte. C'est pour la même raison que la tension artérielle est plus forte dans l'artère aorte que dans l'artère pulmonaire.

2° Oreillettes.

De même que les ventricules, la cavité des oreillettes présente des caractères communs et des caractères propres à chacune d'elles.

Nous ferons remarquer encore ici que nous supposons le cœur dirigé verticalement ; sur le sujet, les oreillettes constituent deux cavités irrégulières, voisines de la colonne vertébrale et couchées sur le diaphragme.

a. **Caractères communs.** — Les deux oreillettes surmontent la base des deux ventricules. Elles n'occupent pas toute la sur-

face de la base, car les artères pulmonaire et aorte y prennent
naissance. Ces cavités, assez irrégulières, n'ont pas de forme
déterminée. Cependant, pour en faciliter l'étude, il est bon de leur
considérer une forme cubique, et par conséquent six faces.

Chaque oreillette présente un petit **diverticulum** qui conduit
dans un appendice appelé *auricule*. Dans l'auricule, et au voisi-

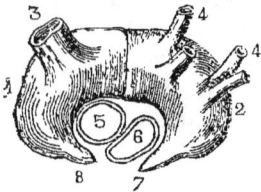

FIG. 168. — Face supérieure des oreillettes, leurs rapports avec les artères
aorte et pulmonaire (le cœur est supposé vertical).

1. Oreillette droite. — 2. Oreillette gauche. —
3. Veine cave supérieure. — 4, 4. Veines pulmonaires. — 5. Coupe de l'artère aorte — 6. Coupe
de l'artère pulmonaire. — 7. Auricule gauche. —
8. Auricule droite.

nage de son entrée, on rencontre un certain nombre de colonnes
charnues de troisième ordre.

La cloison interauriculaire diffère selon l'époque à laquelle on
l'examine. Chez le fœtus, elle est percée d'un trou, *trou de Botal*,

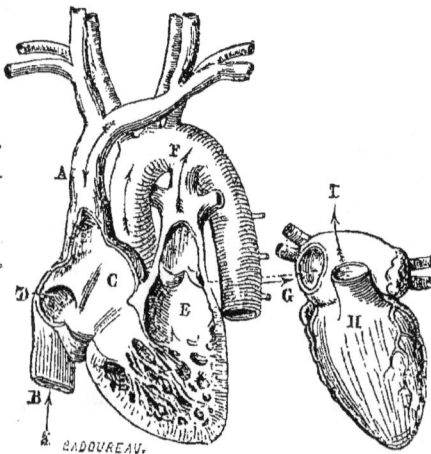

FIG. 169. — Cœur de fœtus
divisé en deux moitiés.
Pour comprendre cette
figure, il faut faire passer
le cœur gauche derrière
le cœur droit, et faire
correspondre les deux
ouvertures D et C. L'o-
reillette droite et le ventricule droit ont été di-
visés d'avant en arrière.

A. Veine cave supérieure. —
B. Veine cave inférieure. —
C. Oreillette droite. — D. Trou
de Botal. — E. Ventricule droit.
— F. Canal artériel. — G. Ouverture du trou de Botal dans
l'oreillette gauche. — H. Ventricule gauche. — I. Artère
aorte.

qui conduit dans l'oreillette gauche le sang venant de la veine
cave inférieure (fig. 169). Ce trou, large, est dépourvu de valvule
jusqu'au troisième mois de la vie intra-utérine; mais, à cette
époque, on voit naître à la partie inférieure de l'orifice une membrane en forme de croissant à concavité supérieure. Cette membrane est unie par sa partie postérieure avec la valvule d'Eus-

tachi, et forme avec elle une gouttière qui conduit le sang de la veine cave inférieure dans l'oreillette gauche. Au moment de la naissance, ce repli membraneux monte de plus en plus pour fermer complètement le trou de Botal. Cependant, il est assez fréquent de trouver un petit trou qui permet l'introduction d'un stylet vers la partie inférieure de cette membrane. Ce petit orifice, qui fait, à la rigueur, communiquer les deux oreillettes, ne permet pas le mélange du sang contenu dans ces cavités. Quand on regarde la cloison interauriculaire du côté de l'oreillette droite, il est facile de voir que la membrane qui a obturé cet orifice est mince et transparente, et que l'orifice est bordé par un anneau musculeux appelé *anneau de Vieussens*. La dépression qui, chez l'adulte, est entourée par cet anneau, est connue sous le nom de *fosse ovale*.

b. **Caractères particuliers**. — Les oreillettes ne diffèrent entre elles que par le nombre des orifices dont les parois sont pourvues.

L'oreillette gauche présente à sa paroi supérieure quatre orifices dépourvus de valvules : ce sont les orifices des veines pulmonaires. Deux de ces orifices sont situés près de la cloison interauriculaire, l'un antérieur, l'autre postérieur ; les deux autres sont placés près de l'auricule gauche et affectent entre eux les mêmes rapports. En somme, l'oreillette gauche présente : en bas l'orifice auriculo-ventriculaire, en haut les quatre veines pulmonaires, à gauche l'auricule gauche. Les autres parois sont lisses et dépourvues de toute espèce d'orifices.

L'oreillette droite présente, outre l'orifice auriculo-ventriculaire, qui est placé sur la paroi inférieure :

1° A sa paroi supérieure, l'embouchure de la veine cave supérieure, dépourvue de valvule ;

2° A sa paroi droite ou externe, l'orifice du prolongement qui pénètre dans l'auricule droite ;

3° A sa paroi postérieure, l'orifice de la veine cave inférieure et celui de la veine coronaire.

L'orifice de la veine cave inférieure est pourvu d'une valvule dite d'*Eustachi*, considérable chez le fœtus, moins considérable chez l'adulte. Chez ce dernier, cette valvule a la forme d'un croissant à concavité supérieure, et elle occupe le tiers inférieur de l'orifice. L'orifice de la veine coronaire est placé au-dessous et en dedans du précédent, près de la cloison interauriculaire. Il est pourvu d'une valvule, dite de *Thébésius*, qui occupe les trois quarts de cet orifice. Elle a aussi la forme d'un croissant à concavité supérieure ; son développement est tel, qu'elle ferme complètement l'orifice de la veine au moment où l'oreillette se contracte.

Entre la fosse ovale et l'orifice de la veine cave inférieure, on remarque plusieurs ouvertures appelées *foramina Thebesii*; ce sont les orifices de petites veines coronaires supplémentaires.

B. — Conformation extérieure du cœur.

Vu extérieurement, le cône que représente le cœur est aplati d'avant en arrière. Il présente à étudier une base, un sommet, une face antérieure, une face postérieure, un bord droit et un bord gauche. Cette description s'applique surtout aux ventricules; les oreillettes ne sont apparentes que par leur face postérieure. Nous n'insisterons pas ici sur les rapports qu'affecte le cœur avec les organes environnants, ces rapports étant les mêmes que ceux du péricarde, que nous décrirons plus loin.

Base. — Si l'on enlève à leur origine l'artère aorte et l'artère pulmonaire, on remarque, en supprimant aussi les oreillettes, que la base des ventricules peut être divisée en trois parties : une antérieure, d'où naît l'artère pulmonaire ; une moyenne, d'où naît l'artère aorte, et une postérieure, correspondant à l'insertion des oreillettes. On voit de plus que la base de ces ventricules est dirigée obliquement de haut en bas et d'avant en arrière, obliquité déterminée par la saillie de l'infundibulum.

Sommet. — La pointe du cœur présente une division qui tend à séparer le sommet des deux ventricules. Elle est presque uniquement formée par le ventricule gauche. Ses battements se font sentir dans le cinquième ou sixième espace intercostal, selon les sujets, un peu en dehors du mamelon.

Face antérieure. — (Dans l'étude de la conformation extérieure du cœur, nous ne le considérons plus vertical, mais dans sa situation normale.) La face antérieure est presque uniquement formée par les ventricules. On voit seulement, à sa partie supérieure, l'auricule droite et l'auricule gauche dentelées, qui tendent à recouvrir les artères aorte et pulmonaire ; le reste de cette face est formé par les deux ventricules ; on y voit un sillon vertical, étendu de la base au sommet, contenant du tissu graisseux, des vaisseaux et des nerfs : c'est le *sillon interventriculaire antérieur*. A gauche du sillon, se trouve le ventricule gauche, dont on ne voit qu'une faible portion; à droite, le ventricule droit, l'infundibulum et quelques veines connues sous le nom de *veines de Galien*, qui, partant de la paroi antérieure du ventricule droit, vont se jeter dans l'oreillette droite en traversant sa paroi antérieure.

Face postérieure. — Cette face est formée par les deux oreillettes et les deux ventricules ; au niveau des ventricules, elle présente un sillon analogue à celui de la face antérieure : c'est le *sillon interventriculaire postérieur*. Ce sillon contient des vais-

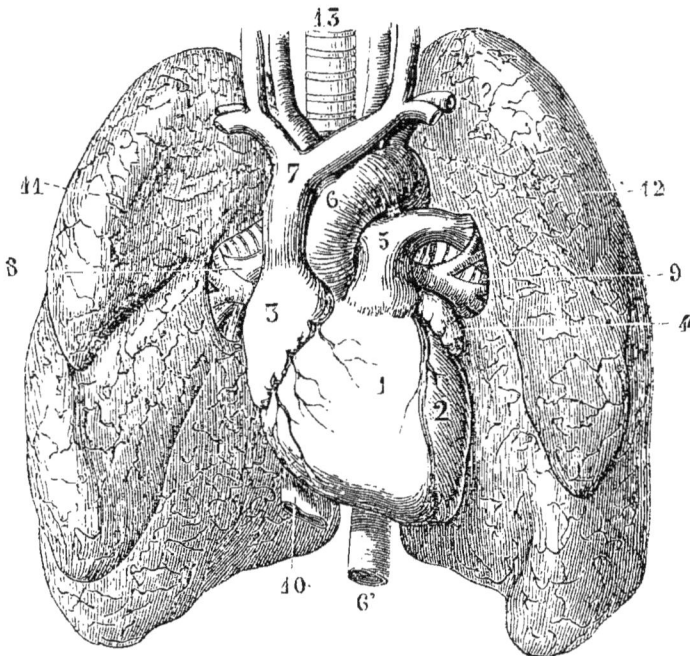

FIG. 170. — Rapports du cœur, des poumons et des gros vaisseaux du médiastin.

1. Ventricule droit. — 2. Ventricule gauche. — 3. Oreillette droite. — 4. Oreillette gauche. — 5. Artère pulmonaire. — 6, 6. Artère aorte. — 7. Veine cave supérieure. — 8. Branche droite de l'artère pulmonaire. — 9. Branche gauche. — 10. Veine cave inférieure. — 11, 12. Poumons. — 13. Trachée-artère.

seaux, des nerfs et du tissu graisseux, éléments sous-jacents au péricarde viscéral ; il divise en deux moitiés égales la partie ventriculaire de la face postérieure du cœur, tandis que le sillon de la face antérieure partage cette face en deux parties inégales, aux dépens du ventricule gauche. Entre les oreillettes et les ventricules, on voit un sillon horizontal, sillon *auriculo-ventriculaire*, qui n'est pas apparent sur la face antérieure à cause de l'absence des oreillettes. La plus grande partie de la face postérieure des

ventricules', surtout du ventricule droit, repose sur le diaphragme.

Au-dessus du sillon *auriculo-ventriculaire*, on trouve la face

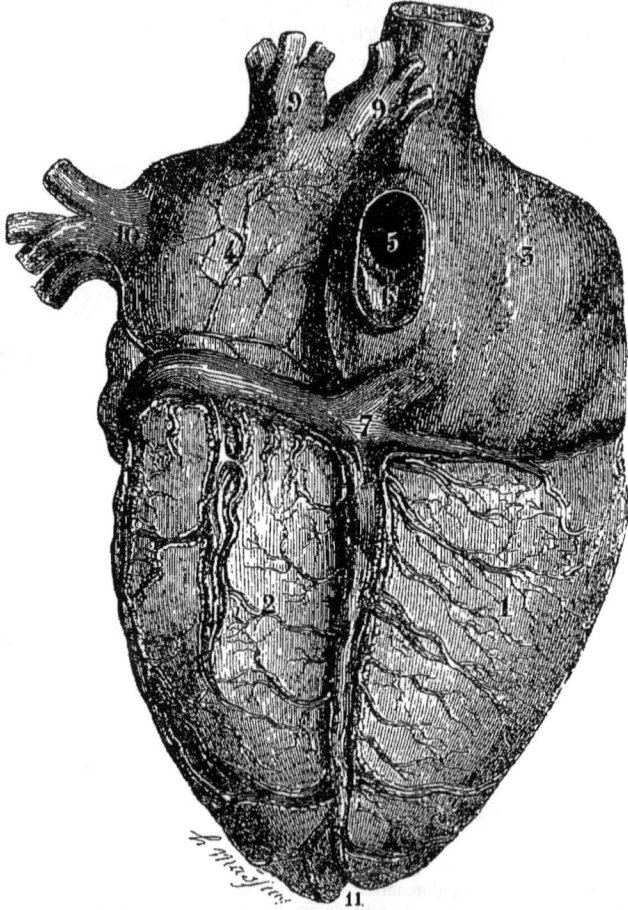

FIG. 171. — Face postérieure du cœur (cet organe n'a pas sa position
normale).

1. Ventricule droit. — 2. Ventricule gauche. — 3. Oreillette droite. — 4. Oreillette
gauche. — 5. Orifice de la veine cave inférieure. — 6. Valvule d'Eustachi. — 7. Sinus de
la veine coronaire au voisinage de son embouchure (on voit les lymphatiques suivre la
direction des vaisseaux sanguins). — 8. Veine cave supérieure. — 9, 9. Veines pulmonaires droites. — 10. Veines pulmonaires gauches. — 11. Sillon de la pointe du cœur.

postérieure des deux oreillettes divisée en deux parties par
le sillon interauriculaire. Ce sillon présente une légère concavité à droite. A gauche du sillon, on aperçoit la face posté-

rieure de l'oreillette gauche, qui n'offre rien de particulier ; à droite, celle de l'oreillette droite, avec l'embouchure de la veine cave inférieure pourvue de la valvule d'Eustachi ; au-dessous de cette embouchure et un peu en dedans, se trouvent l'embouchure de la veine coronaire et la valvule de Thébésius.

Bord droit. — Le bord droit est mince, presque horizontal, couché sur le diaphragme.

Bord gauche. — Ce bord est très épais, dirigé presque verticalement, et appuyé contre le poumon gauche, sur lequel il détermine une dépression.

C. — Structure du cœur.

Le *tissu du cœur* comprend les *zones fibreuses* situées à la base des ventricules, autour des orifices artériels et auriculo-ventri-

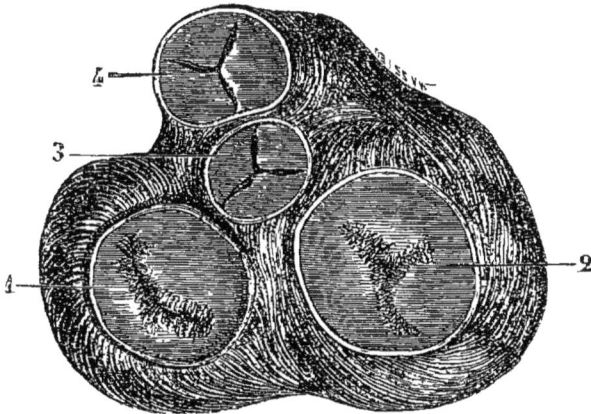

Fig. 172. — Valvules et zones fibreuses de la base des ventricules. (Les valvules sont représentées pendant l'occlusion ; on voit leur face supérieure.)

1. Valvule mitrale. — 2. Valvule tricuspide. — 3. Valvules sigmoïdes de l'artère aorte. — 4. Valvules sigmoïdes de l'artère pulmonaire.

culaires et formant le squelette du cœur, les *fibres musculaires*, les *vaisseaux* et les *nerfs*. Nous parlerons ensuite de la membrane qui en revêt la surface extérieure, le *péricarde*, et de l'*endocarde* qui tapisse l'intérieur des cavités pour se continuer avec la tunique interne des artères et des veines.

Zones fibreuses, anneaux fibreux ou fibro-cartilagineux du cœur.

Ces anneaux, au nombre de quatre, forment les bords des ouvertures situées à la base des ventricules. Les zones fibreuses des orifices auriculo-ventriculaires sont un peu plus épaisses en avant et vers la cloison interventriculaire ; de plus, celle du ventricule droit est plus mince que celle du ventricule gauche. Régulièrement circulaires, ces deux zones donnent attache à un grand nombre de fibres musculaires du cœur, elles envoient aussi un prolongement fibreux membraniforme dans l'épaisseur des valvules auriculo-ventriculaires.

Les anneaux fibreux des orifices artériels ne sont pas régulièrement circulaires ; chaque anneau est la réunion de trois croissants, à concavité dirigée vers l'artère, situés au point d'insertion des valvules. Du reste, ces zones fibreuses se comportent comme celles des orifices auriculo-ventriculaires relativement aux fibres musculaires du cœur et aux valvules. On trouve dans leur épaisseur du tissu conjonctif, des fibres élastiques et beaucoup de cellules étoilées (Kölliker).

Fibres musculaires du cœur.

Les fibres musculaires forment la plus grande partie du tissu du cœur. Ce sont des *fibres striées ;* mais elles offrent des caractères anatomiques particuliers qui doivent les faire classer à part.

Caractères anatomiques des fibres du cœur. — Ces *fibres,* ou mieux *faisceaux primitifs,* sont, en général, d'un tiers *moins larges* que celles des autres muscles striés ; leur diamètre varie de 10 à 20 μ.

Elles ne forment pas des filaments parallèles et réguliers ; elles *se divisent,* au contraire, et *s'anastomosent* fréquemment entre elles de manière à former des réseaux, ce qui explique pourquoi certaines fibres augmentent ou diminuent subitement d'épaisseur dans leur trajet. En quelques points, on voit des fibres se diviser subitement en plusieurs rameaux, en une sorte de pinceau, comme dans les muscles linguaux de la grenouille. Les divisions des fibres striées, qui ne se rencontrent, chez l'homme, que dans le cœur et la langue, sont très répandues chez les invertébrés.

Le *myolemme est réduit à son minimum ;* il ne peut être démontré que par l'action des réactifs, et quelquefois on ne parvient pas à l'apercevoir, ce qui fait croire, comme l'admettent quelques micrographes, que certains faisceaux primitifs du cœur sont complètement dépourvus de myolemme.

La *substance musculaire* du faisceau primitif offre des *stries transversales plus accentuées* que sur les autres muscles ; elle *se décompose en fibrilles* beaucoup plus facilement qu'en *disques* (*dics*) ; elle a un *aspect granuleux*, foncé, et renferme un grand nombre de fines *gouttelettes graisseuses*, abondantes surtout au niveau des noyaux.

La *contraction énergique* du cœur rappelle celle des autres muscles striés, et, malgré sa *contraction involontaire*, nous devons considérer cet organe musculeux comme un muscle de la vie animale, ou strié.

Rapports des fibres du cœur entre elles. — Les faisceaux primitifs du cœur *ne forment pas des faisceaux secondaires*, comme dans les autres muscles striés ; ils sont serrés les uns contre les autres, et unis par une couche extrêmement mince de tissu conjonctif, de manière à former des rubans, des couches qui se superposent et qui sont intimement unies par les anastomoses des fibres. Le *tissu conjonctif est rare* dans le tissu du cœur ; il forme une mince couche sur les deux surfaces de l'organe, au-dessous du péricarde et de l'endocarde, couches reliées entre elles par des prolongements extrêmement ténus qui s'insinuent entre les couches de fibres musculaires et entre les fibres elles-mêmes. Les anastomoses des fibres musculaires et le manque presque complet de tissu conjonctif entre les fibres expliquent la *grande solidité de la musculature* du cœur.

Direction des fibres du cœur. — Les zones fibreuses entourant les ouvertures de la base des ventricules peuvent être considérées comme le *squelette du cœur.* Toutes les fibres du cœur partent de la périphérie des zones fibreuses, et y reviennent après avoir formé dans les oreillettes ou dans les ventricules des anneaux plus ou moins complets et des anses plus ou moins régulières. Il est extrêmement difficile de débrouiller la texture du cœur et de suivre la direction de toutes les fibres musculaires; cependant, on peut dire, d'une manière générale, que les fibres du cœur s'insèrent par leurs deux extrémités sur les zones fibreuses, que les fibres ventriculaires sont tout à fait séparées des fibres auriculaires au niveau des sillons auriculo-ventriculaires qui entourent les zones fibreuses, et qu'il existe des fibres propres à chaque cavité du cœur, oreillette ou ventricule, et des fibres communes aux deux cavités de même nom.

1° *Dans les oreillettes.* — Lorsqu'on regarde les oreillettes du cœur en contraction, on voit manifestement qu'elles se raccourcissent en se portant vers les zones fibreuses, et qu'elles se rétré-

cissent en même temps en se serrant contre la cloison inter-auriculaire, de sorte que leur cavité se rétrécit dans tous les sens. Ces
deux mouvements nécessitent deux ordres de fibres : des fibres
en anse et des fibres circulaires.

Les *fibres en anse* constituent des faisceaux qui occupent la
surface interne des oreillettes; elles sont sous-jacentes à l'endocarde qu'elles soulèvent. Partis de la portion antérieure des zones
fibreuses auriculo-ventriculaires, ces faisceaux décrivent des

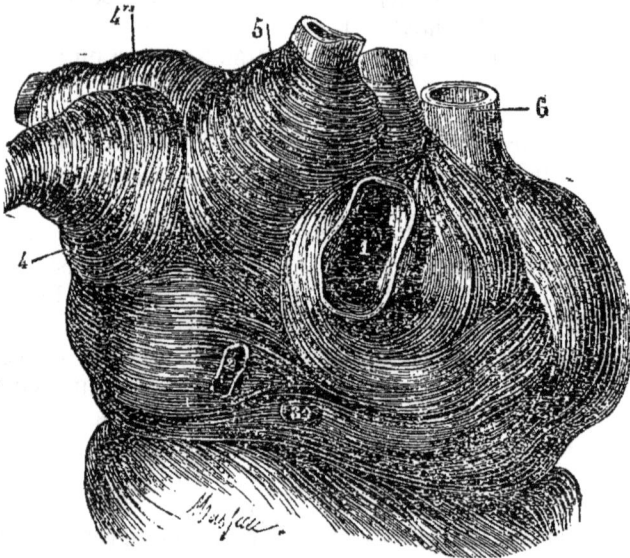

Fig. 173. — Fibres musculaires des oreillettes.

1. Orifice de la veine cave inférieure. — 2, 3. Coupe de la veine coronaire et d'une de
ses branches ; elles pénètrent entre les fibres, pour aller s'ouvrir au-dessous et en dedans
de l'embouchure de la veine cave inférieure. — 4, 4', 5. Fibres circulaires autour des
veines pulmonaires. — 6. Veine cave supérieure.

anses qui parcourent la paroi antérieure, la paroi supérieure et
la paroi postérieure des oreillettes, en passant sur les côtés de
l'embouchure des veines caves et des veines pulmonaires, et qui
viennent se terminer à la partie postérieure des mêmes zones
fibreuses.

On appelle *muscles pectinés du cœur* les saillies musculaires
que forment ces faisceaux à la surface interne de l'oreillette
droite.

Les *fibres circulaires* constituent deux plans, un plan profond
et un plan superficiel : le plan profond est formé par une mince
couche de fibres circulaires, distinctes dans chaque oreillette, et

entourant la couche musculaire profonde formée par les fibres en anse. On conçoit que les anneaux offrent des inclinaisons plus ou moins obliques, et quelquefois un entre-croisement avec les anneaux les plus voisins, puisque la plupart de leurs fibres se fixent par leurs deux extrémités aux zones fibreuses auriculo-ventriculaires. Ces fibres sont surtout distinctes autour des embouchures des veines (fig. 173), où Beau, pour les besoins de sa théorie sur les mouvements et les bruits du cœur, leur faisait jouer le rôle de sphincters.

Tout ce qui précède, relativement aux oreillettes, se rapporte aux *fibres propres des oreillettes*. Parlons du plan le plus superficiel, qui constitue les *fibres communes des oreillettes*.

Le plan superficiel des fibres circulaires, fibres communes des oreillettes, entoure les deux oreillettes ; il est surtout accusé à la face antérieure, où il forme *une bande transversale, étendue entre les deux auricules*, embrassant par sa concavité les artères aorte et pulmonaire, et cachant le sillon inter-auriculaire antérieur.

La *cloison inter-auriculaire* est formée par l'adossement des fibres musculaires propres à chaque oreillette ; on y trouve, de plus, un faisceau qui part de la partie la plus antérieure de la cloison inter-ventriculaire, et qui se porte en arrière et en haut pour constituer l'*anneau de Vieussens*.

Il y a donc, en résumé, dans chaque oreillette, trois plans de fibres musculaires, qui sont de dedans en dehors : un plan profond tapissé par l'endocarde, formé par les fibres en anse, et donnant naissance aux muscles pectinés dans l'oreillette droite ; un plan moyen formé par des fibres circulaires, accentuées surtout au niveau des orifices veineux ; et un plan superficiel circulaire, commun aux deux oreillettes, et marqué surtout à la face antérieure de ces cavités.

2° *Dans les ventricules*. — Les ventricules se raccourcissent, et se rétrécissent également pendant leur contraction, en rapprochant leur pointe des zones fibreuses. Ils offrent aussi des fibres circulaires plus ou moins obliques et des fibres longitudinales ou en anse ; de même que les oreillettes, ces cavités possèdent des fibres propres à chaque cavité, et des fibres communes aux deux ventricules.

Les *fibres propres*, plus nombreuses dans le ventricule gauche, s'insèrent sur les zones fibreuses artérielle et auriculo-ventriculaire, descendent en décrivant des *anses* qui se rapprochent plus ou moins de la pointe du cœur, et remontent vers les zones fibreuses, où elles se terminent. On conçoit que les extrémités de ces fibres s'insèrent indistinctement sur les deux zones fibreuses du même ventricule. *Elles ne sont apparentes ni à l'extérieur du cœur ni à l'intérieur;* elles sont recouvertes des deux côtés par les fibres communes. Considérées isolément dans chaque ventricule, elles forment à ce ventricule une paroi en forme de cylindre, ouvert du côté de la pointe du ventricule, et terminé, du côté de la base, par les deux zones artérielle et auriculo-ventriculaire.

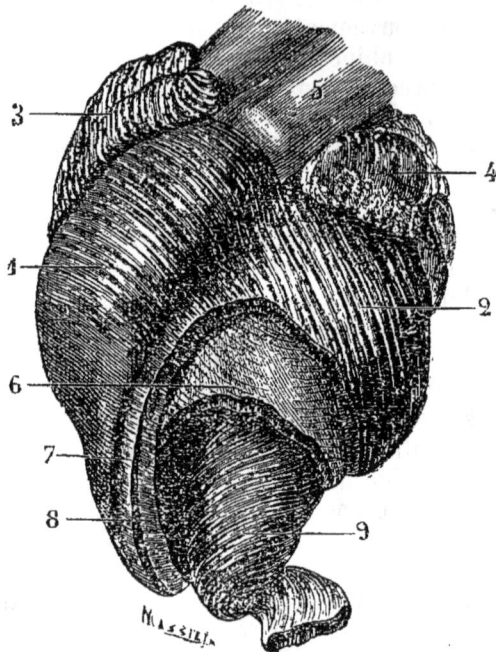

fɪɢ. 174. — Fibres des ventricules. (Une coupe a été faite sur le ventricule gauche, de manière à montrer la partie contenue, 9, des fibres communes.)

1, 2. Fibres communes superficielles antérieures. — 3, 4. Oreillettes. — 5. Artère pulmonaire. — 6. Fibres propres du ventricule gauche. — 7, 8. Coupe des couches formées par les fibres communes superficielles et par les fibres propres du ventricule gauche. — 9. Partie réfléchie ou profonde des fibres communes.

Les *fibres communes* sont très longues ; elles forment toutes des anses correspondant plus ou moins exactement au sommet du cœur; la moitié de la fibre est située à la surface extérieure des ventricules ; elle est superficielle ; l'autre moitié, située à la surface intérieure, est profonde.

Ces fibres naissent à la périphérie des quatre zones fibreuses, au fond des sillons auriculo-ventriculaires, tantôt directement, tantôt par de petits tendons; de là *elles se dirigent toutes vers la pointe du cœur*, en formant une enveloppe commune, une sorte de sac musculeux aux deux ventricules. Elles descendent obliquement, de sorte que la plupart des fibres, parties de la base du ventricule droit, arrivent à la pointe du ventricule gauche, tandis que la plupart de celles qui partent de la base du ventricule gauche se portent vers la pointe du ventricule droit. Arrivées à la pointe du cœur, *toutes les fibres se renversent pour former des anses et s'introduisent dans la cavité des ventricules;* celles de la face antérieure du cœur pénètrent ensemble dans le ventricule gauche (fig. 175), en formant un gros faisceau, et d'une manière si régu-

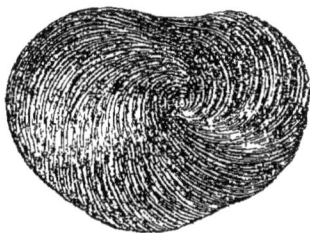

Fig. 175. — Disposition tourbillonnée des fibres superficielles de la pointe du cœur, au moment où elles pénètrent à l'intérieur des ventricules.

lière que ce renversement des fibres simule, en tourbillonnant, une rosace (fig. 175). Celles de la face postérieure pénètrent plus irrégulièrement dans le ventricule droit, les unes au sommet, et quelques-unes le long du bord droit du cœur. La manière différente dont ces fibres s'introduisent dans les ventricules explique pourquoi *les fibres antérieures représentent en quelque sorte un muscle unique,* qui se porte, en se rétrécissant, à la pointe du ventricule gauche; pourquoi la pointe du ventricule gauche descend plus bas que celle du ventricule droit, pourquoi la pointe du cœur se redresse en avant pendant la systole ventriculaire, étant sollicitée par les fibres antérieures; elle explique aussi pourquoi, le cœur étant dépouillé de l'endocarde et du péricarde, on aperçoit un orifice, un point transparent au sommet du ventricule gauche. La direction générale de toutes ces fibres explique aussi pourquoi le cœur décrit un mouvement de rotation à droite pendant la contraction des ventricules. *Telle est la partie superficielle* des fibres communes des ventricules.

La *partie profonde* des fibres communes, située à l'intérieur des ventricules, remonte vers les zones fibreuses, où elle se termine. Après avoir pénétré, au niveau du sommet du cœur, dans les cavités ventriculaires, les fibres communes se portent sur toutes les parois, qu'elles revêtent : les unes vont se terminer directement aux zones fibreuses, de sorte qu'on pourrait considérer aux zones fibreuses, du côté des ventricules, trois lignes d'inser-

tion concentriques : une ligne extérieure pour la partie superficielle des fibres communes, une ligne intérieure pour leur partie profonde, et une ligne intermédiaire pour l'insertion des
fibres propres à chaque ventricule ; les autres donnent naissance
aux *muscles papillaires*, et quelques-unes forment des faisceaux
entre-croisés, un véritable *réseau musculaire*, à la surface intérieure des ventricules.

Les *muscles papillaires*, ainsi nommés à cause de leur forme,
décrits aussi sous le nom de *piliers charnus du cœur*, plus nombreux et moins volumineux dans le ventricule droit, où leur
nombre varie de six à dix, sont formés par des fibres verticales
qui terminent une portion des fibres communes à l'intérieur du
cœur. Ces fibres, parallèles et entremêlées de quelques fibres transversales, donnent naissance à de nombreux tendons allongés et
minces, *cordages tendineux* des valvules, qui se portent dans
l'épaisseur des valvules auriculo-ventriculaires. Par leur contraction, les muscles papillaires exercent une traction sur ces
valvules et empêchent leur renversement dans les oreillettes, au
moment de l'occlusion des orifices auriculo-ventriculaires, pendant
la systole des ventricules.

La *cloison inter-ventriculaire* est formée par l'adossement des
fibres propres à chaque ventricule et par une partie des fibres
profondes situées du côté de cette cloison. La partie superficielle
des fibres communes ne participe nullement à la formation de la
cloison, et l'on peut, en les incisant au niveau des sillons interventriculaires, séparer les deux ventricules et montrer isolément un cœur droit et un cœur gauche.

Il ne faut pas oublier que les fibres du cœur sont à peu près
inextricables ; leur direction ne peut être décrite que d'une manière générale ; il ne faudrait donc pas prendre à la lettre les
descriptions qu'en donnent les auteurs : ainsi, outre les fibres
que nous venons de décrire, il est certain qu'il existe quelques
fibres qu'il est impossible de ranger dans l'une de ces catégories.
Il est, de même, fort difficile de les séparer par la dissection, en
raison des anastomoses de toutes ces fibres entre elles.

Les auteurs divisent les fibres communes aux deux ventricules
en *fibres en anse* et en *fibres en huit de chiffre*. Cette distinction
ne sert qu'à compliquer inutilement la description ; les fibres
communes forment toutes des anses. On conçoit qu'une fibre commune, en pénétrant dans le cœur, se porte sur la paroi opposée,
en formant une anse simple ; si elle se porte sur la même paroi,
elle subit, à la pointe du cœur, un léger *mouvement de torsion*,
qui a fait dire que cette fibre est disposée en huit de chiffre, expression tout à fait impropre.

Remarque. — La direction des fibres communes des ventricules explique pourquoi le cœur décrit un mouvement de rotation sur son axe pendant ses contractions.

L'insertion fixe des extrémités des fibres musculaires aux zones fibreuses, et la situation de la portion mobile de ces fibres vers la pointe du cœur, expliquent pourquoi, pendant leur contraction, les ventricules diminuent de longueur.

La prédominance des fibres de la face antérieure du cœur et le gros faisceau qu'elles forment au-devant de la pointe du ventricule gauche, avant d'y pénétrer, expliquent comment, à chaque contraction, la pointe du cœur se redresse en avant.

L'épaisseur trois fois plus considérable du ventricule gauche montre pourquoi, lorsqu'on place le cœur d'un cadavre sur une table, on peut, à distance, distinguer les deux ventricules ; en effet, le droit s'affaisse, tandis que l'autre conserve sa forme arrondie. Cette différence d'épaisseur explique aussi celle des artères aorte et pulmonaire, puisque le ventricule gauche lance le liquide sanguin dans toute l'économie, tandis que le droit l'envoie seulement au poumon.

Vaisseaux du cœur.

Les artères coronaires et leurs branches parcourent les sillons du cœur, où elles sont entourées par une atmosphère cellulo-graisseuse ; elles sont accompagnées par les vaisseaux veineux, les lymphatiques et les nerfs. Les *capillaires* auxquels elles donnent naissance forment des mailles quadrilatères allongées autour des faisceaux primitifs, comme dans les autres muscles striés ; quelques-unes de ces mailles entourent plusieurs faisceaux primitifs à la fois. Le réseau capillaire situé à l'extérieur, dans le tissu conjonctif sous-séreux, est formé par des mailles larges ; il est plus serré, au contraire, profondément, dans la couche conjonctive de l'endocarde. De ce réseau capillaire profond on voit partir quelques capillaires fort rares, qui cheminent dans l'endocarde proprement dit ; ils sont beaucoup plus nombreux au niveau des valvules. Luschka a décrit les vaisseaux des valvules : les valvules auriculo-ventriculaires seraient pourvues d'un grand nombre de capillaires, venus du point d'insertion des valvules et des muscles papillaires à travers les cordages tendineux ; le bord libre de ces valvules ne serait pas vasculaire. Le même auteur affirme que les valvules sigmoïdes sont vasculaires également chez l'homme ; les vaisseaux se termineraient par des anses près du bord libre.

On tend à admettre aujourd'hui que les accès d'*angine de poi-*

trine sont des crampes du cœur, produites par *l'ischémie des parois du cœur*, ischémie déterminée par l'athérome des artères coronaires, qui n'envoient plus aux parois cardiaques une suffisante quantité de sang.

Les *lymphatiques* accompagnent les artères dans les sillons du cœur, et se portent dans le groupe des ganglions bronchiques situés au niveau de la bifurcation de la trachée et de la concavité de la crosse de l'aorte. Ils naissent principalement dans le tissu conjonctif qui sépare le feuillet viscéral du péricarde des fibres musculaires. Ils naissent aussi dans l'épaisseur de la portion charnue du cœur et dans l'endocarde, selon Eberth et Belajeff, qui ont pu suivre des lymphatiques jusque dans les valvules auriculo-ventriculaires du veau et dans le point d'insertion des valvules sigmoïdes. Robin et Sappey les ont injectés également.

Nerfs du cœur.

Les nerfs du cœur viennent du plexus cardiaque, situé au-dessous de la crosse de l'aorte, et formé par les nerfs cardiaques du *grand sympathique* et du *pneumogastrique*, qui porte avec lui des filets du *spinal*. Ils arrivent dans le tissu du cœur en accompagnant les artères coronaires, dont ils prennent le nom : *plexus coronaire droit, plexus coronaire gauche;* ils sont plus nombreux dans les ventricules, et en particulier dans le ventricule gauche. *Ils se terminent dans les faisceaux primitifs* des muscles, après s'être anastomosés entre eux un grand nombre de fois ; mais on n'a pu constater encore de quelle manière se fait cette terminaison. *Quelques filets se rendent à l'endocarde,* dans la couche de tissu conjonctif.

Les nerfs du cœur sont grisâtres ; ils sont composés principalement de tubes fins et de quelques fibres de Remak.

On trouve des *ganglions microscopiques* sur leur trajet, non seulement sur les plexus [1], mais encore dans l'épaisseur des parois du cœur. Ces derniers, connus sous le nom de *ganglions de Remak*, du nom de l'anatomiste qui les a signalés, ont été observés chez l'homme et chez les animaux, et étudiés spécialement sur la grenouille. On les trouve dans les parois des oreillettes et des ventricules, mais beaucoup plus nombreux dans l'épaisseur des cloisons; ils ne renferment que des cellules unipolaires, et siègent exclusivement sur les filets nerveux du grand sympathique ; les

---

1. Le *ganglion de Wrisberg* est placé sur le trajet des filets nerveux du plexus cardiaque, vers la concavité de la crosse de l'aorte.

fibres parties des cellules unipolaires se perdent dans les faisceaux primitifs des muscles (Kölliker contre Beale) [1].

Les *ganglions autochtones* du cœur, autrement dits ganglions intra-pariétaux, ont été étudiés par Iwanowsky (*Zur Pathol. Anat. des Flecktyphus*, 1876). Ces ganglions se rencontrent principalement dans la cloison qui sépare les deux oreillettes, au-dessus de l'anneau musculaire qui circonscrit la fosse ovale. Ils ont une forme arrondie ou ovalaire et sont pourvus d'une gaine conjonctive tapissée par un réseau vasculaire qui envoie des ramifications entre les divers nodules de chaque ganglion. Les cellules nerveuses qu'on y découvre sont rondes ou ovales et pourvues d'un ou deux prolongements. Le long des fibres nerveuses, on rencontre parfois une ou plusieurs cellules nerveuses isolées.

Les *renflements de Lee* ne sont pas des ganglions; ce sont des renflements fusiformes et aplatis, que cet anatomiste a décrits sur les nerfs superficiels du cœur, et qui sont constitués par un simple épaississement du névrilème.

Le tissu du cœur est à peu près dépourvu de *tissu cellulaire*, si ce n'est autour des vaisseaux principaux, dans les sillons auriculo-ventriculaires et interventriculaires.

Innervation et fonctionnement du cœur.

J'extrais les lignes suivantes d'un travail publié par M. François Franck, dans la *Gazette hebdomadaire*, en 1879, travail d'un intérêt majeur au point de vue pratique.

Les battements du cœur sont soumis à l'influence de *l'appareil nerveux central* et des *ganglions cardiaques*.

1° Les *ganglions cardiaques* expliquent les contractions automatiques du cœur qu'on vient d'arracher à un animal. Il y a des *ganglions auto-moteurs*, situés probablement sur le trajet des fibres du grand sympathique et commandant à la *systole*, et des

---

1. Parmi les ganglions situés sur le trajet des nerfs dans le tissu du cœur, on en signale trois ayant un certain volume, et dont les noms rappellent les anatomistes qui les ont signalés : le *ganglion de Ludwig* siège dans la paroi de l'oreillette droite ; le *ganglion de Bidder* se trouve près de l'insertion de la valvule mitrale, à la base du ventricule gauche ; le *ganglion de Remak* est situé à l'embouchure de la veine cave inférieure.

Le *nerf de Cyon* est un filet nerveux spécial, que l'on isole facilement chez le lapin et sur le chien, et qui naît par deux racines du laryngé supérieur et du tronc du pneumogastrique. Ce nerf, qui a une action spéciale sur le cœur (voy. les Traités de physiologie), ne peut être isolé sur l'homme ; il est confondu avec le tronc du pneumogastrique.

ganglions d'arrêt ou *modérateurs*, commandant à la diastole et situés sur le trajet des fibres du pneumogastrique.

2° *L'appareil nerveux central* dirige les mouvements du cœur, *dans les conditions normales*, par deux conducteurs ou nerfs, le pneumogastrique et le grand sympathique. Les filets du grand sympathique constituent les nerfs *accélérateurs*, le pneumogastrique étant le nerf *modérateur*.

a. — Nerfs accélérateurs.

Leur provenance. — Les nerfs accélérateurs proviennent de la moelle cervicale et de la moelle dorsale jusqu'au niveau de la cinquième paire de nerfs dorsaux.

Car l'excitation de la moelle dans ces régions produit une augmentation du nombre des battements.

La provenance des fibres accélératrices n'est pas circonscrite à la région cervico-dorsale de la moelle, mais *s'étend vers le bulbe*, car le pneumogastrique renferme quelques fibres accélératrices.

En effet, l'excitation faible de ce nerf produit une accélération du cœur.

On peut supprimer la fonction modératrice du pneumogastrique par le curare, l'atropine, la nicotine; l'excitation du nerf produit alors l'accélération du cœur.

Leur trajet entre la moelle et le cœur. — Les nerfs accélérateurs du cœur forment deux systèmes:

1° Un système cervico-dorsal, émanant de la moitié inférieure de la moelle cervicale et de la moitié supérieure de la moelle dorsale;

2° Un système bulbo-médullaire supérieur formé de filets qui abordent le pneumogastrique et souvent aussi le sympathique cervical.

Les filets cervico-dorsaux convergent vers les ganglions cervical inférieur et premier thoracique, en suivant les rameaux communiquants qui unissent ces ganglions aux quatre ou cinq dernières paires cervicales et aux quatre ou cinq premières paires dorsales.

De ces rameaux communiquants, ceux des paires cervicales se réunissent en un tronc commun, *nerf vertébral*, abordant le premier ganglion thoracique; ceux des premières paires dorsales suivaient un trajet plus ou moins indépendant; les derniers, ceux des troisième, quatrième, cinquième paires dorsales, remonteraient par le cordon sympathique.

Au delà du ganglion premier thoracique, ces nombreux rameaux se retrouveraient groupés dans les deux branches de l'anneau de Vieussens qui entoure la sous-clavière, et arriveraient enfin au plexus cardiaque, soit après avoir traversé le ganglion cervical inférieur, soit en se détachant isolément de l'une ou l'autre branche de l'anneau.

Les filets du système bulbo-médullaire arrivent au plexus cardiaque par la voie du pneumogastrique, et souvent aussi par la voie du sympathique cervical.

Les filets accélérateurs supérieurs sont d'abord recueillis par le spinal, puis transmis par la branche interne de ce nerf au pneumogastrique. Ils se rendent au plexus cardiaque, soit en suivant le tronc même du pneumogastrique, soit par un trajet plus détourné à travers ses branches, en suivant le laryngé supérieur, l'anastomose de Galien et le récurrent.

Leur mode d'action. — Chose remarquable : tandis que leur excitation produit l'accélération cardiaque, la section des nerfs accélérateurs ne produit pas le ralentissement du cœur, probablement parce qu'ils n'interviennent dans la régulation du rythme que d'une façon intermittente.

L'action des nerfs accélérateurs est subordonnée au degré de fréquence préalable du cœur. L'expérience démontre : que l'accélération du cœur ne peut dépasser une certaine limite ; que l'excitation des nerfs accélérateurs, même la plus intense, est impuissante à faire franchir cette limite, et reste même sans effet si cette limite a été atteinte au préalable.

L'effet des nerfs accélérateurs est subordonné aussi au degré d'action simultanée des nerfs antagonistes. L'expérience démontre que la mise en jeu des nerfs modérateurs annihile toujours l'influence des nerfs accélérateurs. L'excitabilité des premiers est plus grande que celle des derniers.

L'accélération du cœur produite par l'excitation directe des nerfs accélérateurs retarde très notablement sur le début de l'excitation et se prolonge un certain temps après qu'elle a cessé.

Le retard est éprouvé dans les appareils ganglionnaires du cœur. Car le temps perdu du muscle cardiaque, qui réagit très vite, est négligeable ; et le retard se produit encore quand on excite un nerf accélérateur très voisin du cœur.

Caractères de l'accélération cardiaque. — Le phénomène initial produit par les nerfs accélérateurs est une fréquence plus grande des systoles. La fréquence systolique amène la brièveté diastolique, et, par suite, une réplétion moins grande des ventricules. Enfin, la diminution de la quantité de sang à expulser détermine la brièveté systolique, qui constitue le phénomène terminal.

La diminution du débit démontre que l'accélération du cœur n'implique pas une augmentation de la pression artérielle.

b. — Nerfs modérateurs.

L'excitation du pneumogastrique dans certaines conditions (excitation très faible) produit l'accélération du cœur, en vertu des fibres accélératrices qu'il renferme. Mais, en règle générale, le *pneumogastrique a une influence suspensive sur les mouvements du cœur*. Il préside à un appareil modérateur du cœur; c'est un nerf d'arrêt.

Effets cardiaques de l'excitation du pneumogastrique. — 1° L'influence du pneumogastrique est éminemment diastolique. L'excitation de ce nerf détermine : si elle est modérée, une prolongation des pauses diastoliques ; si elle est forte, un arrêt en diastole.

La diastole provoquée n'est pas active, mais passive. Elle est la conséquence mécanique de l'augmentation de la pression veineuse, par suite du retrait des artères qui se vident dans les veines. En effet, si par une contre-pression autour du cœur on annihile exactement la pression veineuse, le cœur ne se dilate plus.

2° L'arrêt du cœur produit par l'excitation du pneumogastrique ne se prolonge pas au delà d'une certaine limite ; les battements reparaissent pendant l'excitation, si celle-ci est maintenue un certain temps.

La reprise des battements est due surtout à l'épuisement du pneumogastrique. Toutefois elle est due aussi en partie à la pression endocardiaque ; car, si l'on s'oppose mécaniquement à la réplétion du cœur, l'arrêt est plus prolongé.

Chez les mammifères, les deux pneumogastriques aboutissent, dans le cœur, à un appareil modérateur commun, et cet appareil, une fois fatigué par l'excitation soutenue de l'un des nerfs afférents, ne peut répondre à l'excitation de l'autre. — Chez la grenouille, chaque nerf aboutit à un appareil indépendant

3° Il s'écoule toujours un temps assez considérable entre le moment de l'excitation et le moment de la réaction. — La rapidité de la transmission dans les nerfs étant considérable, le retard doit se produire dans l'appareil ganglionnaire.

Le retard varie suivant qu'on excite le pneumogastrique à tel ou tel moment de la révolution cardiaque ; il est minimum quand l'excitation est faite durant la diastole. Mais toujours une pulsation a le temps de se produire avant l'arrêt.

4° Le curare supprime l'action d'arrêt du pneumogastrique : le poison atteint le nerf, non dans son centre bulbaire, mais dans ses extrémités cardiaques. Il en est de même de l'atropine et de la nicotine.

Le chloroforme, le chloral et la morphine déterminent, suivant les doses, une suppression plus ou moins complète de l'influence modératrice du pneumogastrique.

Provenance des nerfs modérateurs. — Il est probable que les fibres modératrices, contenues dans le tronc du pneumogastrique au cou, sont transmises à ce tronc par le spinal. Car l'arrachement du spinal détermine la dégénération de certaines fibres du pneumogastrique, et supprime son action cardiaque; toutefois, certains expérimentateurs n'admettent pas ce dernier effet de l'arrachement du spinal.

Mode d'action et provenance des influences qui réagissent par voie réflexe sur le cœur.

Les influences qui agissent par voie réflexe sur le cœur, soit pour l'accélérer, soit pour le ralentir ou l'arrêter, ne diffèrent pas essentiellement les unes des autres. Elles ne semblent différer que par l'intensité; telle influence qui produit l'arrêt ou le ralentissement du cœur, quand elle est brusque et violente, pourra, si elle est moins intense, en déterminer l'accélération.

Arrêt ou ralentissement réflexe du cœur. — Tout organe à sensibilité normalement ou pathologiquement très développée peut devenir le point de départ d'une action réflexe dont l'appareil modérateur du cœur est le dernier terme. *Toute excitation violente et soudaine* (douleur, émotion morale) *ralentit ou arrête le cœur.*

C'est à l'irritation violente des muqueuses nasale et laryngée par le chloroforme qu'il faut imputer les accidents du début des inhalations. C'est à l'irritation périphérique qu'il faut attribuer l'arrêt du cœur dans les cas de traumatisme épigastrique, de froissement du testicule, de péritonite aiguë avec ou sans perforation.

Les lésions du bulbe déterminent un arrêt passager du cœur; cet arrêt passager n'est pas dû à une influence directe du bulbe sur le cœur; il paraît être de nature réflexe. La lésion du bulbe ne détruit pas la source des mouvements du cœur, mais détermine une irritation qui retentit sur l'origine du nerf d'arrêt placé dans son voisinage. De la même manière agissent les traumatismes du crâne.

Dans l'anesthésie, on n'observe pas les arrêts réflexes du cœur, parce que le chloroforme, d'une part, atténue l'excitabilité périphérique, et, d'autre part, diminue le pouvoir excito-moteur des centres nerveux en général, et, en particulier, des centres modérateurs bulbo-médullaires, des centres intra-cardiaques. — Toutefois, il faut que l'anesthésie soit poussée assez loin pour donner le bénéfice d'une bonne régulation cardiaque. Car, dans les périodes initiales de l'administration du chloroforme, on observe une excitabilité exagérée des appareils du cœur; c'est peut-être là la cause de ces morts subites observées dans des opérations sans gravité, comme l'avulsion d'une dent avec une chloroformisation insuffisante.

Le curare, l'atropine, la nicotine, suppriment les arrêts réflexes en agissant sur les centres intra-cardiaques.

Une augmentation notable et assez brusquement produite de la pression du sang détermine un arrêt ou un ralentissement du cœur, en excitant à la fois les centres bulbo-médullaires et les centres intra-cardiaques. — La membrane interne du cœur est susceptible d'être impressionnée par une pression sanguine exagérée; cette impression est transmise aux centres modérateurs bulbo-médullaires par le nerf de Cyon ou *nerf dépresseur de la circulation* (petit filet nerveux accompagnant le cordon sympathique du cou chez le lapin et aboutissant au pneumogastrique par deux filets au niveau du laryngé supérieur); et le cœur se ralentit En même temps, on observe une dépression circulatoire générale; celle-ci ne résulte pas du ralentissement cardiaque, mais bien d'une dilatation réflexe des vaisseaux.

Développement du cœur.

Pour bien comprendre la manière dont le cœur se forme et se développe, il faut se rappeler les modifications que présente, au début de la vie embryonnaire, l'extrémité céphalique de l'embryon.

Nous avons vu que l'extrémité céphalique de la plaque embryonnaire s'incurve en bas, vers le centre de l'embryon, en formant le repli céphalique, repli dédoublé en somatopleure et en splanchnopleure. La splanchnopleure, doublée sur sa face antérieure par la lame fibro-intestinale du feuillet moyen ou mésoblaste, limite l'intestin supérieur.

La somatopleure, doublée de la lame fibro-cutanée du feuillet moyen, limite avec la splanchnopleure une cavité appelée *fosse cardiaque*. La fosse cardiaque est donc limitée en arrière par la splanchnopleure doublée de la lame fibro-intestinale, et en avant par la somatopleure doublée de la lame fibro-cutanée.

Lieu de formation du cœur. — C'est dans la paroi postérieure de la fosse cardiaque, aux dépens du feuillet fibro-intestinal qui double la splanchnopleure, que se forme le cœur. Il naît donc du feuillet moyen du blastoderme, du mésoblaste.

Époque d'apparition. — Au douzième jour, on commence à

apercevoir les rudiments du cœur chez l'embryon humain. La cloison ventriculaire ne se montre que dans la seconde moitié du deuxième mois. Mais le processus est beaucoup plus rapide dans l'embryon du poulet, dont on s'est surtout servi pour l'étude. Au moment où le cœur humain commence à paraître, le cœur du poulet est déjà complètement développé. Ce qui prouve encore une fois qu'il ne faut pas toujours conclure des animaux à l'homme.

Processus évolutif. — Chez le poulet, trente-six heures après le début de l'incubation, on voit sur la paroi postérieure de la fosse cardiaque un léger épaississement qui se montre sur deux points parallèles et très rapprochés, et qui est dû à la prolifération des cellules du feuillet moyen. A ce moment, le cœur est uniquement formé de cellules, c'est un simple amas de cellules.

Mais celles-ci se modifient, se transforment et se déplacent. Les unes, restant centrales, se transforment en globules sanguins, les autres se portent à la périphérie et donnent naissance aux parois du cœur.

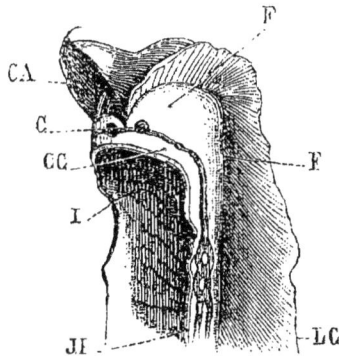

Fig. 176. — Extrémité cépha-lique, fosse cardiaque et noyaux de Dareste.

I. Cul-de-sac supérieur de l'intestin, *aditus anterior.* — LC. Lame fibro-cutanée de l'embryon sectionnée à son point de réflexion. — CA. Capuchon formé par la lame fibro-cutanée. — CC. Lame fibro-intestinale formant le second capuchon limitant l'intestin antérieur. — FF. Cavité pleuro-péritonéale (fosse car-diaque). — C. Les deux points nodaux du cœur, dans la fosse cardiaque ; on voit des vaisseaux, accolés à la lame fibro-intestinale, converger vers les points nodaux du cœur. (Cadiat.)

Les deux noyaux primitifs de Dareste. — C'est à Dareste que revient l'honneur de la découverte du cœur double chez l'em-bryon du poulet (1866). Plus tard, Kölliker a démontré la dualité du cœur chez les mammifères. On le démontre chez l'embryon en se servant de teinture d'iode et d'alcool pur.

Modifications des noyaux. — Aussitôt que les noyaux primitifs se sont montrés, ils s'allongent dans le sens vertical. Ils représen-tent alors deux cônes à sommet supérieur et à bords sinueux.

Quelques heures plus tard, les deux noyaux se fusionnent et présentent dans leur ensemble un tube curviligne à concavité diri-gée à gauche.

L'extrémité supérieure de ce tube creux se bifurque pour se mettre en communication avec deux amas longitudinaux de cellules qui doivent former les aortes primitives.

Situation du cœur chez l'embryon. — Au moment où il apparaît, le cœur est situé au-dessous de la tête. Après la formation de la cloison interventriculaire, il se trouve situé à la partie inférieure du cou ; enfin il se déplace peu à peu, et il occupe rapidement la place qu'il doit définitivement occuper.

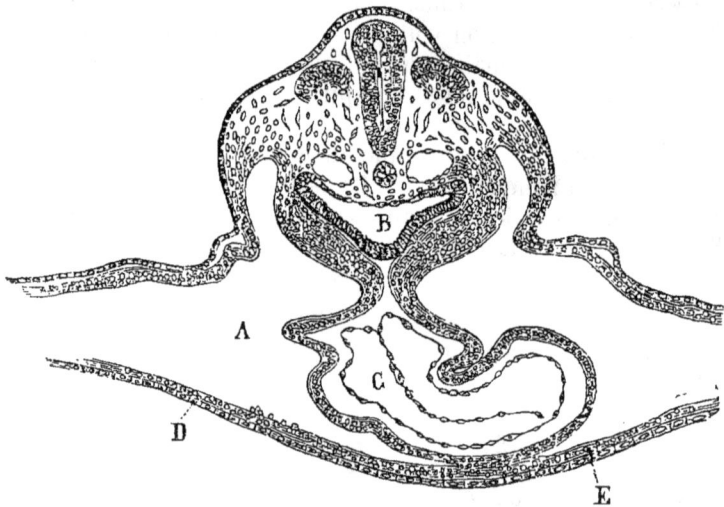

Fig. 177. — Embryon de poulet à la fin du deuxième jour de l'incubation. Coupe transversale faite au niveau du cœur.

A. Fente pleuro-péritonéale. — B. Intestin antérieur, *aditus anterior.* — C. Cœur avec sa cloison. — D, E. Feuillet interne et lame fibro-intestinale.

On voit en haut la coupe de la moelle, des protovertèbres, de la corde dorsale et des deux aortes (Cadiat).

Le cœur a la forme d'un tube bifurqué. — Avant la fin du deuxième jour, le cœur se contracte déjà, mais ses contractions sont lentes. — De même que l'extrémité supérieure du *tube cardiaque* s'est bifurquée pour se continuer avec les deux aortes primitives, de même son extrémité inférieure se bifurque pour se continuer avec les deux veines omphalo-mésentériques.

Le cœur prend la forme d'une S. — Vers la fin du deuxième jour, le cœur s'allonge encore ; mais comme ses extrémités bifurquées ne se déplacent pas, le tube cardiaque se tord sur lui-même de manière à former une S renversée, ou mieux retournée ainsi ꙅ. A ce moment, le tube cardiaque peut être divisé en trois portions : une inférieure, les *oreillettes* ; une moyenne, les *ventri-*

cules, et une supérieure, la *portion aortique*, dite bulbe artériel, ou bulbe aortique.

Canal auriculaire et détroit de Haller. — Pendant que les trois parties précédentes s'accentuent, il se forme entre elles des sillons de séparation. Le sillon, ou étranglement qui sépare les oreillettes des ventricules, a reçu le nom de *canal auriculaire*. Celui qui sépare les ventricules de la portion aortique du cœur constitue le *détroit de Haller*.

Modifications ultérieures. — Le troisième jour, les ventricules, portion moyenne du tube cardiaque, s'abaissent et prennent la forme conique qui leur est propre. Le tube cardiaque tout entier est le siège d'une torsion générale ; les oreillettes se portent en haut, en arrière et à gauche, les auricules se forment, et toutes les parties constituantes du cœur prennent leur forme respective.

La *cloison interventriculaire* se forme pendant le quatrième jour. Elle prend naissance sur le point antérieur des ventricules et à la pointe du cœur, sous forme d'un croissant à concavité postérieure. Ce croissant s'élève jusqu'à la base des ventricules qu'il sépare. Cependant, la cloison n'est pas complète, et les deux ventricules communiquent par-dessus la cloison.

Une *cloison de séparation* se montre vers la fin du cinquième jour dans la portion aortique ou tiers supérieur du tube cardiaque. Cette cloison séparera la cavité aortique de la cavité de l'artère pulmonaire.

La *cloison interauriculaire* commence à se montrer en même temps. Elle naît de la partie antérieure des oreillettes et se porte en arrière.

Les *valvules mitrale* et *tricuspide* sont formées le neuvième jour. Les *valvules sigmoïdes* se sont développées deux ou trois jours auparavant.

Le *trou de Botal*, situé dans la cloison interauriculaire, résulte de la réunion de deux croissants formés par deux demi-cloisons. Nous avons vu plus haut que la cloison interauriculaire naissait de la partie antérieure des oreillettes ; une semblable naît de la partie postérieure et vient au-devant de la précédente. Comme elles se regardent par un bord concave, elles forment en se rapprochant le *trou de Botal*.

Membranes séreuses du cœur.

1° *Endocarde.*

La séreuse qui tapisse l'intérieur du cœur a été appelée *endocarde*.

Il y a un endocarde droit et un endocarde gauche. Ils communiquent entre eux chez le fœtus au moyen du trou de Botal, mais chez l'adulte ils sont indépendants. Les endocardes ne sont autre chose que la membrane interne modifiée des veines et des artères, qui se continue à travers le cœur. L'endocarde droit fait suite à la tunique interne des veines caves et de la veine coronaire ; il tapisse l'oreillette droite en se repliant sur lui-même au niveau de l'embouchure de la veine cave inférieure et de la veine coronaire. Les deux replis qu'il forme représentent deux croissants à concavité supérieure, qui constituent les valvules d'Eustachi et de Thébésius. De l'oreillette, l'endocarde passe dans le ventricule droit, qu'il tapisse dans toute son étendue, pour se continuer ensuite avec la membrane interne de l'artère pulmonaire

Au moment où l'endocarde pénètre dans le ventricule, il s'adosse à lui-même pour former un repli entre les feuillets duquel s'épanouit une expansion fibreuse de la zone qui borde l'orifice auriculo-ventriculaire. Ce repli constitue la *valvule tricuspide*.

En passant du ventricule dans l'artère pulmonaire, l'endocarde forme trois replis analogues aux précédents, identiques entre eux : ce sont les trois *valvules sigmoïdes*, dans le repli desquelles la zone fibreuse de l'orifice pulmonaire envoie aussi une expansion.

L'endocarde gauche fait suite aux veines pulmonaires, tapisse l'oreillette gauche et passe dans le ventricule gauche, en formant, par son repli, la *valvule mitrale*. Il tapisse le ventricule gauche et se continue avec la membrane interne de l'aorte, en formant aussi les trois *valvules sigmoïdes*. Comme dans le côté droit, les zones fibreuses de l'orifice auriculo-ventriculaire et de l'orifice aortique envoient un prolongement dans l'épaisseur des valvules.

La *structure* de l'endocarde n'est pas tout à fait identique à celle des autres séreuses. Cette membrane est formée de trois couches : une superficielle, épithéliale, en contact avec le sang, une moyenne élastique, et une profonde formée de tissu conjonctif. Quelques auteurs décrivent, en outre, une couche sous-épithéliale, constituée par des cellules étoilées et aplaties (Virchow, Langhans, Cornil et Ranvier) [1].

L'*épithélium* est formé par des cellules aplaties, pâles, un peu allongées, comme celles de la tunique interne des vaisseaux. C'est un *épithélium pavimenteux simple* comme celui du péricarde ; quelquefois on trouve, comme sur le péricarde, deux couches de cellules superposées.

---

1. *Histologie normale et pathologique de la tunique interne des artères et de l'endocarde*. Cornil et Ranvier, *Archives de Physiologie*, t. I, 1868.

La *couche des cellules étoilées sous-épithéliales* est difficile à apercevoir, et l'on a cru souvent qu'elle n'était formée que par des noyaux; mais les lésions anatomiques et l'imprégnation par le nitrate d'argent ont montré aux auteurs cités plus haut des cellules étoilées et anastomosées.

La *couche élastique*, sous-jacente à l'épithélium, qui lui adhère intimement, varie sur les différents points de son épaisseur. La face de cette couche, qui est en contact avec l'épithélium, offre une grande quantité de fibres élastiques très fines, dirigées longitudinalement. Plus profondément, on trouve des fibres élastiques fines et grosses mélangées et anastomosées en réseaux; au niveau de l'oreillette gauche, ces réseaux se multiplient et donnent à la couche élastique une grande épaisseur.

La *couche de tissu conjonctif*, la seule vasculaire, est mince et sépare la couche élastique des faisceaux musculaires; elle est formée de tissu conjonctif pur au voisinage des faisceaux musculaires, mais des fibres élastiques fines commencent à s'y montrer du côté de la couche moyenne élastique[1].

Les *valvules* auriculo-ventriculaires et sigmoïdes sont formées par un double feuillet de l'endocarde, un repli dont les deux lames sont séparées par une couche fibreuse et élastique, en connexion avec les zones fibreuses dont elle semble un prolongement. Les deux couches séreuses ont la structure de l'endocarde; quant à la couche intermédiaire, elle est formée de tissu conjonctif entremêlé de réseaux élastiques fins.

Au niveau de leur bord libre, il n'est plus possible de distinguer les trois couches qui se confondent en une seule, recouverte d'épithélium pavimenteux. La valvule mitrale est plus épaisse que la valvule tricuspide; les valvules sigmoïdes sont plus minces que les deux autres.

Par leur face ventriculaire, les valvules auriculo-ventriculaires reçoivent l'insertion des cordages tendineux qui concourent à la formation de la couche intermédiaire de ces valvules. Les nodules d'Arantius, situés sur le milieu du bord libre des valvules sigmoïdes, sont fibro-cartilagineux.

Les *cordages tendineux* sont formés de faisceaux tendineux, et

1. Indépendamment de ces couches, Leydig signale une mince couche homogène. *basement membrane*, au-dessous de l'épithélium, dans l'endocarde des gros mammifères. Les *filaments de Purkinje* décrits par cet auteur au-dessous de l'endocarde des ruminants, ont été étudiés par Reichert (1854); ils représenteraient un *muscle tenseur de l'endocarde*, dont les faisceaux se fixeraient, d'un côté, à la couche musculaire du cœur, et, de l'autre, à la face profonde de la couche élastique de l'endocarde.

revêtus par l'épithélium et une mince couche élastique de l'endocarde. Oehl a décrit, dans l'épaisseur des plus gros cordages tendineux, de petits muscles se continuant par de petits tendons avec les cordages, et directement avec les muscles papillaires. (Pour les vaisseaux et les nerfs de l'endocarde, voyez plus haut les vaisseaux et les nerfs du cœur.)

2° Péricarde.

Le péricarde est la membrane séreuse qui tapisse la face externe du cœur. Cette membrane séreuse est contenue dans un sac fibreux désigné à tort, selon nous, par les auteurs sous le nom de feuillet fibreux du péricarde. Les auteurs donnent le nom de feuillet séreux à la portion du péricarde qui recouvre le cœur. Cette manière de procéder nous paraît illogique : car, en parlant ainsi, on prive la séreuse péricardique d'un feuillet pariétal qui existe réellement et qui fait de cette membrane une séreuse analogue à la plèvre, à l'arachnoïde, etc. Pourquoi, alors, ne pas décrire seulement, sous le nom d'arachnoïde, le feuillet viscéral de cette membrane, et sous le nom d'arachnoïde fibreuse, la dure-mère ? Pour être conforme aux idées que nous venons d'exprimer, nous étudierons la partie fibreuse sous le nom de *sac fibreux du péricarde*, décrivant dans ce sac fibreux une séreuse possédant un feuillet viscéral et un feuillet pariétal.

Dissection. — Dans l'ouverture de la poitrine, il faut user de précaution pour ne pas blesser le péricarde, au moment où l'on divise le tissu cellulaire qui l'unit à la face postérieure du sternum. Après avoir examiné le péricarde en position, on le détache avec le cœur, en emportant en même temps les poumons, les gros troncs vasculaires et la portion du diaphragme à laquelle il adhère en bas.

Pour préparer le péricarde, il faut d'abord l'insuffler : à cet effet, on y fait une ouverture de 2 millimètres de longueur ; on passe une épingle dans la cavité du péricarde à 2 millimètres de l'ouverture, et l'on en fait repasser la pointe en dehors du côté opposé, à la même distance de l'ouverture ; une seconde épingle est placée d'une manière analogue, mais en croisant la direction de la première à angle droit ; on place un fil sous les quatre bouts des deux épingles, on y fait un nœud coulant, on introduit le tube dans l'ouverture et l'on insuffle, en ayant soin de serrer la ligature dès que le sac est tendu. Par ce moyen, on peut à volonté faire entrer l'air dans le péricarde et l'en faire sortir. On peut encore l'insuffler après l'avoir percé très obliquement avec une aiguille : les bords du canal que l'on forme de cette manière s'effacent assez bien, et l'air est retenu sans ligature ; mais l'autre procédé me semble préférable.

On enlève ensuite soigneusement les portions de plèvre qui recouvrent le péricarde, et l'on emporte tous les ganglions bronchiques qui entourent es racines des poumons et qui adhèrent au péricarde, afin de pouvoir bien isoler chaque tronc vasculaire qui entre dans le sac ou qui en sort ; mais aux endroits où cette membrane se réfléchit sur les vaisseaux, il faut disséquer avec beaucoup de précaution, parce qu'on y fait bien facilement des déchirures.

Après avoir étudié la conformation extérieure du péricarde, on l'incise, afin d'en voir l'intérieur et de bien observer la manière dont il enveloppe le commencement de chaque tronc vasculaire, pour se réfléchir ensuite sur le cœur.

Sac fibreux du péricarde. — Ce sac a la forme d'un cône, dont la base repose sur le centre phrénique, et dont le sommet se continue avec la tunique externe des gros vaisseaux qui partent de la base du cœur.

La *base*, chez le fœtus, peut être séparée du centre phrénique, auquel elle adhère assez intimement. Chez l'adulte, il y a fusion entre les fibres du sac du péricarde et celles du centre phrénique, de sorte que leur séparation est impossible.

Le *sommet* de ce sac se confond insensiblement avec la tunique externe des artères aorte et pulmonaire, à 2 ou 3 centimètres au-dessus de leur origine. Il se confond aussi avec le tissu cellulaire situé autour des nombreux organes qui avoisinent la bifurcation de la trachée.

La *face externe* contracte des adhérences avec les nombreux organes qui l'entourent, surtout en arrière et sur les côtés.

Elle est en rapport, au niveau de la base, avec le centre phrénique. En avant, elle est en contact avec le sternum, les quatrième, cinquième, sixième et septième cartilages costaux du côté gauche, le muscle triangulaire du sternum, les vaisseaux mammaires internes et les muscles intercostaux internes. La plèvre et le bord antérieur du poumon la recouvrent un peu en avant et de chaque côté. De plus, chez le fœtus, elle est en rapport avec le thymus. En arrière, elle est en contact avec les organes situés au-devant de la colonne vertébrale, l'œsophage et les deux nerfs pneumogastriques, la grande veine azygos, le canal thoracique et de nombreux ganglions lymphatiques. Elle est, de plus, en rapport avec l'aorte descendante. Sur les côtés, la face externe du sac fibreux du péricarde adhère à la plèvre médiastine, dont elle est séparée par le nerf phrénique et les vaisseaux diaphragmatiques supérieurs qui accompagnent ce nerf. A ce niveau, la plèvre sépare le péricarde du poumon.

La *face interne* du sac fibreux du péricarde est en tout comparable à la face interne de la dure-mère. Comme celle-ci, elle est lisse et polie, parce qu'elle est tapissée par le feuillet pariétal de la séreuse.

Séreuse. — Analogue à l'arachnoïde, à la plèvre et à la tunique vaginale, elle est formée de deux feuillets, un feuillet pariétal et un feuillet viscéral. Comme ces membranes, elle représente un sac sans ouverture. Comme elles aussi, la séreuse est recouverte, à sa surface libre, d'un liquide onctueux qui l'humecte et facilite les mouvements du cœur.

Le *feuillet pariétal*, extrêmement mince, est réduit, pour ainsi dire, à sa couche épithéliale, et tapisse la face interne du sac fibreux, dont il est inséparable.

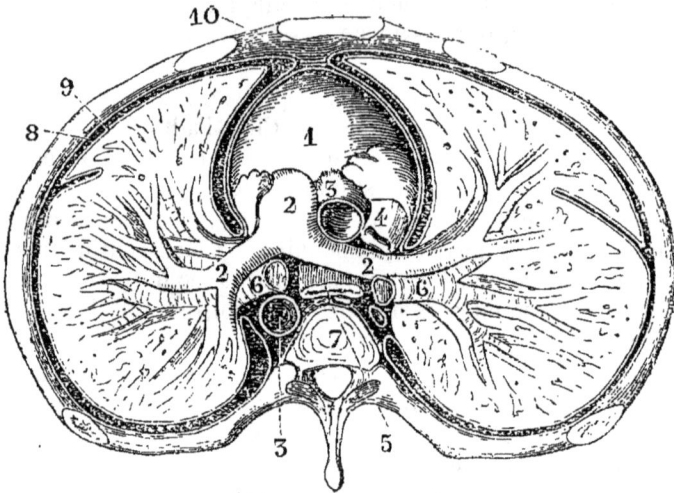

Fig 178. — Coupe transversale et horizontale du thorax au niveau de la troisième vertèbre dorsale.

1. Cœur. — 2. Artère pulmonaire. – 3, 3. Coupe de l'aorte. — 4. Coupe de la veine cave supérieure. — 5. Coupe de l'œsophage. — 6. Bronches. — 7. Corps de la troisième vertèbre dorsale. — 8. Feuillet pariétal de la plèvre. — 9. Feuillet viscéral de la plèvre. — 10. Péricarde.

Le *feuillet viscéral* recouvre le cœur; il tapisse les ventricules, passe sur les sillons auriculo-ventriculaires, laissant au-dessous de lui les vaisseaux, les nerfs et le tissu cellulaire qui y sont contenus. Il franchit de même le sillon interventriculaire et les organes qu'il contient. Il entoure aussi les deux auricules et tapisse les oreillettes.

Le mode de continuité entre le feuillet viscéral et le feuillet pariétal ne diffère pas de celui de la plèvre au niveau de la racine du poumon, de celui de l'arachnoïde au niveau des nerfs et des vaisseaux qui traversent les trous de la base du crâne.

Il est important de faire remarquer que la portion des artères

pulmonaire et aorte, contenue dans le sac'fibreux, est entourée par
une gaine séreuse commune, de telle sorte qu'à ce niveau, ces
deux artères sont en contact immédiat. Ce contact explique comment les deux artères peuvent communiquer, sans que le liquide
sanguin s'épanche dans le péricarde.

Le point où le péricarde quitte les organes qu'il recouvre pour
se porter sur le sac fibreux est le suivant : cette membrane quitte
l'artère pulmonaire et l'artère aorte à 2 ou 3 centimètres environ
au-dessus de leur origine. Au niveau de la paroi de la veine cave
inférieure, de la veine cave supérieure et des quatre veines pulmonaires, cette membrane se porte sur le sac fibreux, après avoir
formé une demi-gaine séreuse à la face antérieure de ces vaisseaux, de sorte qu'on pourrait atteindre ces vaisseaux, sans léser
la membrane séreuse, au moyen d'un instrument piquant que
l'on dirigerait sur leur face postérieure.

Au moment où cette membrane quitte le cœur pour se porter
sur le sac fibreux, elle limite un espace triangulaire dont un côté
est formé par la séreuse, un autre côté étant formé par le sac
fibreux, tandis que le troisième est constitué par l'organe que la
séreuse vient de quitter. Cet espace est analogue à celui qu'on
trouve entre les courbures de l'estomac et les deux feuillets du
péritoine qui constituent les épiploons.

Structure. — Le *sac fibreux* qui enveloppe le feuillet pariétal
de la séreuse péricardique est formé de tissu fibreux. Il reçoit un
grand nombre de *vaisseaux* : latéralement, des artères diaphragmatiques supérieures; en haut, des bronchiques; en avant, de la
mammaire interne; il reçoit en outre, en arrière, les artères péricardiques, fournies en nombre variable par l'aorte descendante.
Quelques *lymphatiques* naissent à la surface du sac fibreux du
péricarde, et se jettent dans les ganglions situés au-dessous de la
crosse de l'aorte. Les *nerfs* sont fournis par les phréniques et,
selon Luschka, par le nerf récurrent droit. D'après Sappey, des
filets du pneumogastrique et du grand sympathique se rendraient
au péricarde, surtout en arrière, en suivant le trajet des artères.

La *séreuse*, le *vrai péricarde*, est composée de deux couches : la
couche superficielle de la séreuse, continue sur le feuillet viscéral
et sur le feuillet pariétal, est formée *d'épithélium pavimenteux*
simple. Les cellules épithéliales sont pâles, aplaties, très adhérentes à la couche profonde; la quantité de substance intercellu-
laire qui les sépare est à peine appréciable et apparaît facilement
quand on traite le tissu par le nitrate d'argent, selon la méthode
de Recklinghausen. (Voy. *Epithéliums*.) La *couche profonde* de la
séreuse, continue aussi sur le feuillet viscéral et sur le feuillet
pariétal, est formée par des fibres élastiques fines anastomosées

en réseaux serrés. Au niveau du feuillet pariétal, cette couche est très adhérente au sac fibreux ; elle se confond avec lui pour ne former qu'une membrane ; au niveau du feuillet viscéral, elle est séparée des faisceaux charnus du cœur par une mince couche de tissu conjonctif, abondant surtout au niveau des sillons. En quelques points, le tissu conjonctif manque, et le péricarde est uni directement aux faisceaux musculaires.

Il n'existe ni vaisseaux ni nerfs dans le péricarde proprement dit, dans la membrane séreuse : ceux qu'on décrit dans quelques ouvrages appartiennent soit au sac fibreux, soit au tissu conjonctif qui revêt la surface extérieure du cœur au-dessous du feuillet viscéral. Ces derniers font évidemment partie des vaisseaux du tissu musculaire du cœur.

On constate la présence, sur le bord des auricules, de petits prolongements villeux signalés par Luschka.

L'analyse du *liquide péricardique* a été faite séparément par Lehmann [1] et Gorup-Besanez (1851, 1852). Cette analyse, insignifiante par elle-même, n'est pas faite pour inspirer grande confiance, car il n'est guère possible de se procurer une certaine quantité de liquide normal, et l'analyse des deux chimistes offre des différences assez tranchées. Quoi qu'il en soit, sur 1,000 de liquide, il y aurait 963 *d'eau* et 37 de *parties solides* décomposées en : *albumine*, 22 ; *matières extractives*, 8 ; *sels*, 7. Dans l'analyse de Lehmann, le chiffre 37 des matières solides ne s'élèverait pas au-dessus de 10.

Physiologie.

1° *Du cœur après la naissance.*

Le système veineux se termine aux oreillettes du cœur. Du cœur partent deux artères, qui transmettent à tous les organes du corps le sang apporté par les veines.

Au moment où les cavités cardiaques se trouvent remplies, elles se contractent violemment et chassent le liquide sanguin dans les artères. La disposition des valvules du cœur, véritables soupapes, est telle que le sang ne peut rétrograder vers les veines, et pénètre forcément dans les artères, de sorte que *les valvules du cœur déterminent la direction du courant sanguin.*

On peut donc justement comparer le mécanisme du cœur à celui d'une pompe foulante fonctionnant sans relâche.

Mouvements du cœur. — En physiologie comme en pathologie,

1. *Chimie physiologique*, t. II, page 273.

lorsqu'on parle des *contractions* du cœur, sans désigner spécialement les oreillettes ou les ventricules, on rapporte ordinairement ce mot à ces dernières cavités; ainsi, quand on dit que *le cœur se contracte soixante-dix fois par minute*, c'est comme si l'on disait que les ventricules se contractent soixante-dix fois. En prenant soixante-dix pour le chiffre moyen des contractions du cœur, on arrive à ce résultat que le cœur se contracte quatre mille deux cents fois par heure, cent mille huit cents fois par jour, trois millions vingt-quatre mille fois par mois, et trente-six millions deux cent quatre-vingt-huit mille fois par année.

Toutes les fois que les ventricules se contractent, il y a un *choc* du cœur contre la paroi thoracique. En même temps, les artères sont dilatées, ce qui donne au doigt qui les presse un choc, une pulsation, *pouls*. Au même instant, il se produit dans le cœur un *bruit* sensible à l'oreille, et occasionné par le claquement des valvules auriculo-ventriculaires, qui sont redressées pour amener l'occlusion des oreillettes et empêcher le retour du sang dans ces cavités.

On appelle *ondée sanguine* la quantité de sang qu'une contraction ventriculaire projette dans le système artériel. On peut donc, à l'état physiologique, compter les battements, et par conséquent les contractions du cœur par les pulsations des artères, et *vice versâ*.

Systole et diastole. — Les deux oreillettes se contractent en même temps : à ce moment, les ventricules sont dans le repos; ceux-ci se contractent aussi simultanément, mais, pendant leur contraction, les oreillettes sont dans le repos. On appelle *systole* la contraction des parois du cœur; *la systole auriculaire alterne donc avec la systole ventriculaire.* Lorsque les cavités du cœur, après leur contraction, se trouvent dilatées par le sang, on dit qu'elles sont à l'état de *diastole.* Or, la dilatation succédant à la contraction, il en résulte que *la diastole auriculaire alterne avec la diastole ventriculaire;* de sorte que la systole ventriculaire se produit pendant la diastole auriculaire; autrement dit, les ventricules se contractent pendant le repos des oreillettes; celles-ci se contractent pendant le repos des ventricules.

Révolution du cœur. — Une révolution du cœur se compose de la succession de tous les mouvements qui se produisent dans cet organe, c'est-à-dire d'une systole auriculaire, d'une systole ventriculaire, d'une diastole auriculaire et d'une diastole ventriculaire.

En pathologie, on enseigne aux élèves qu'une révolution du cœur commence par la systole ventriculaire; vient ensuite la diastole ventriculaire, puis la systole auriculaire, enfin, la diastole auriculaire. Dans la discussion de 1874, à l'Académie de médecine, Colin, d'Alfort et Vulpian ont établi que la révolution cardiaque commence par la systole auriculaire. En effet, si vous prenez un cœur d'animal dont les contractions se sont ralenties, vous constaterez sans difficulté que la série des mouvements qui constituent une révolution cardiaque commence par la systole auriculaire. Bouillaud soutient que c'est, au contraire, la systole ventriculaire.

Mécanisme des mouvements du cœur. — Le sang arrive aux oreillettes *d'une manière continue*, sans saccades. Chez les grands animaux, on observe des contractions dans les veines caves au voisinage du cœur, contractions qui paraissent se confondre avec celle des oreillettes. Chez l'homme, le mouvement des veines caves est presque imperceptible, si ce n'est au niveau de l'embouchure de la veine cave supérieure, pourvue d'un anneau musculeux dit *anneau de Wallens*. Lorsque les oreillettes sont remplies de sang, leurs parois se contractent : c'est la systole auriculaire.

La *systole auriculaire* se produit au moment où les parois, excitées par la distension, réagissent sur le liquide, qu'elles chassent dans les ventricules. Ce mouvement est très rapide. Le sang, poussé violemment dans les ventricules, distend les parois de ces cavités, distension qui constitue la diastole ventriculaire.

La *diastole ventriculaire* n'est pas seulement le résultat de la distension des ventricules par le sang; le ventricule est un muscle qui se contracte pendant la systole ventriculaire, et qui reprend forcément sa forme normale après sa contraction. Donc, la diastole ventriculaire est le retour du ventricule à sa forme naturelle, retour qui est peut-être précipité par l'irruption du sang venu de l'oreillette. Dès que les ventricules sont dilatés par le sang, ils se contractent aussitôt, *systole ventriculaire*.

La *systole ventriculaire* est brusque, instantanée. Elle suit de si près la diastole, et elle se confond tellement avec la dilatation des ventricules, qu'on peut à peine analyser ces deux mouvements sur le cœur d'un animal vivant ; aussi quelques auteurs les ont-ils réunis sous le nom de *diasto-systole*. Le mouvement de systole ventriculaire coïncide, ainsi que nous l'avons dit, avec le *choc* du cœur, avec la *pulsation* des artères. Au moment où les ventricules se contractent, leurs parois compriment le sang contenu; celui-ci se porte vers les ouvertures, mais les orifices auriculo-ventriculaires se trouvant fermés par les valvules au moyen d'un mécanisme particulier, il est forcé de passer par les seules ouvertures libres, ou plutôt dépourvues d'obstacles, les orifices des artères aorte et pulmonaire. Ce mouvement coïncide avec le premier bruit du cœur, comme nous le verrons plus loin.

Lorsque l'ondée sanguine a été poussée par les ventricules dans les artères, celles-ci se distendent, puis elles tendent à revenir sur elles-mêmes. Le retour sur elle-même de la paroi artérielle élastique chasse le sang vers les capillaires et vers le cœur. La première de ces voies est dépourvue d'obstacles, mais, du côté du cœur, la colonne sanguine rencontre les valvules sigmoïdes des artères aorte et pulmonaire ; celles-ci s'abaissent et forment une sorte de soupape qui arrête le sang en retour vers le cœur. Le second bruit du cœur coïncide avec ce mouvement des valvules sigmoïdes.

Pendant que la diastole et la systole ventriculaires s'opèrent, les oreillettes commencent à se dilater ; ce mouvement est la diastole auriculaire.

La *diastole auriculaire* est le plus lent des mouvements du cœur ; elle commence aussitôt après la systole auriculaire; elle se continue pendant les mouvements des ventricules, et même pendant toute la durée de ce qu'on appelle en auscultation le grand silence. Ce mouvement est lent, le sang arrive graduellement aux deux oreillettes par les veines, les parois auriculaires se distendent insensiblement, énormément, jusqu'à ce que la systole auriculaire se manifeste.

La révolution du cœur terminée, une autre recommence, et ainsi de suite.

Bruits et silences du cœur. — Lorsqu'on ausculte pour la première fois le cœur d'un homme bien portant, on est étonné d'entendre deux bruits très distincts, très nets, séparés par des intervalles de calme. On acquiert rapidement l'habitude de ces deux bruits. Je ne saurais trop recommander aux élèves l'auscultation du cœur sain ; la plupart de ceux qui appliquent l'oreille sur la région précordiale d'un malade n'ont jamais cherché à se rendre compte *de auditu* de ce qu'on observe à l'état physiologique.

1o *Bruits.* — Les deux bruits qu'on entend peuvent être comparés avec assez de justesse au *tic-tac* d'une montre. Autrement dit, il se produit deux bruits rapprochés, puis un temps de calme ou de repos ; les deux bruits recommencent et sont suivis d'un nouveau repos, ainsi de suite. Des deux bruits rapprochés, le premier s'appelle *premier bruit*, c'est le *tic* du *tic-tac ;* l'autre est le *second bruit*, c'est-à-dire le *tac* du *tic-tac.*

Le premier bruit est un peu moins clair que l'autre ; il est plus distinct à la pointe du cœur, vers le *cinquième espace intercostal,* un peu au-dessous et en dehors du mamelon. Il coïncide avec le pouls, c'est-à-dire avec la dilatation des artères, par conséquent avec la systole ventriculaire.

Le second bruit est plus clair et paraît plus superficiel, ce qui ne doit pas étonner, puisqu'il se produit au niveau des valvules sigmoïdes, plus superficielles elles-mêmes que les valvules auriculo-ventriculaires, qui sont le siège du premier bruit. Pour l'entendre bien distinctement, il faut appliquer l'oreille sur le troisième espace intercostal, près du bord gauche du sternum, à la base des ventricules.

2° *Silences*. — Les silences sont les intervalles de repos qui succèdent aux bruits. On appelle *petit silence* cet intervalle court qui sépare les deux bruits dans le *tic-tac*. Le *grand silence* est le repos plus long qui sépare deux *tic-tac*.

Coïncidence des mouvements, des bruits et des silences du cœur. — Le *premier bruit* coïncide avec la systole ventriculaire, et par conséquent avec la diastole auriculaire ; il se produit en même temps que le choc du cœur ; il est isochrone également avec les pulsations artérielles.

Le *petit silence* correspond au moment de la diastole ventriculaire, et par conséquent à la diastole auriculaire, qui se continue toujours.

Le *second bruit* se produit à la fin de la diastole ventriculaire, la diastole auriculaire se continuant toujours jusqu'à la prochaine systole auriculaire.

Le *grand silence* est le plus long des temps du cœur, il est aussi long que les autres temps réunis ; il coïncide avec la diastole auriculaire, qui se complète.

Il résulte de ce qui précède que la *réplétion des oreillettes*, diastole auriculaire, *se fait très lentement* et qu'elle correspond à la systole ventriculaire, à la diastole ventriculaire, au petit silence et au grand silence.

Pour se faire une idée de la brièveté des temps du cœur, il suffit de se rappeler qu'ils se produisent tous en moins d'une seconde, puisque le cœur offre soixante-dix révolutions par minute.

Mécanisme des bruits du cœur. — Aujourd'hui, tous les physiologistes s'accordent pour reconnaître que le seul véritable mécanisme des bruits du cœur est celui qui a été découvert par Rouannet, soutenu et développé plus tard par Bouillaud.

Les bruits du cœur sont dus à une *sorte de claquement, résultat de l'adossement des valvules du cœur au niveau des ouvertures des ventricules*. Les lésions pathologiques de ces valvules confirment pleinement cette manière de voir, de même que la physiologie expérimentale. On peut, en effet, supprimer ces bruits en supprimant le jeu des valvules.

Le *premier bruit*, celui qui coïncide avec la systole ventriculaire, est produit par le *redressement brusque et simultané des valvules auriculo-ventriculaires*, qui sont violemment soulevées de manière à fermer complètement les orifices auriculo-ventriculaires.

Le *second bruit* résulte de l'*abaissement brusque et simultané des valvules sigmoïdes*, qui ferment les orifices artériels.

Le mécanisme de la production du bruit et de l'occlusion de l'ouverture n'est pas le même pour les deux bruits.

1° *Premier bruit.* — Au moment où les ventricules expulsent, par leur contraction, le liquide qu'ils renferment, celui-ci remonte contre les parois ventriculaires, et rencontre la face ventriculaire des valvules, qu'il soulève et qu'il tend à renverser vers la cavité de l'oreillette. Mais, comme ces valvules sont maintenues dans la cavité ventriculaire par les cordages tendineux, elles ne sont pas renversées, elles s'appliquent à elles-mêmes en même temps qu'elles sont considérablement tendues par le sang qui les repousse en haut, et par les tendons qui les retiennent en bas. *L'adossement et la tension brusque de ces valvules produit un claquement particulier que l'oreille distingue :* c'est là le premier bruit.

Au moment où les valvules sont redressées et tendues, elles représentent dans chaque ventricule un cône dont le sommet regarde la pointe du ventricule, dont la base correspond à l'orifice auriculo-ventriculaire, dont la surface et le sommet donnent naissance à une foule de prolongements tendineux qui se portent aux piliers du cœur.

2° *Second bruit.* — Lorsque l'ondée sanguine a été lancée par les ventricules dans les artères aorte et pulmonaire, celles-ci, se trouvant subitement distendues, reviennent sur elles-mêmes en raison de leur élasticité. Dans ce mouvement de retrait, elles exercent un certain degré de pression sur le sang, qui se porte vers les ramifications artérielles et en même temps vers le cœur. La portion de liquide en retour vers le cœur pénétrerait dans les ventricules sans la présence des valvules sigmoïdes ; mais celles-ci, dès que le ventricule a cessé de se contracter, s'abaissent subitement sous l'effort du sang, s'adossent à elles-mêmes et forment une barrière complète entre les cavités artérielles et ventriculaires. *Cet adossement subit des valvules sigmoïdes s'accompagne d'un claquement qui donne à l'oreille le second bruit du cœur.*

2° *Du cœur du fœtus.*

Les *mouvements du cœur du fœtus* se passent comme chez l'adulte, si ce n'est qu'ils sont beaucoup plus fréquents ; ils se ralentissent graduellement après la naissance, jusqu'à ce qu'ils aient atteint le chiffre normal qu'on observe chez l'adulte. (Embryon, 100 pulsations ; à la naissance, 140 à 180 ; à un an, 120 à 130 ; à deux ans, 105 à 115 ; à sept ans, 85 à 90.)

Les *bruits* et les *silences* du cœur du fœtus se produisent de la même manière que chez l'adulte. Cependant le cœur du fœtus n'est pas constitué comme celui de l'adulte : il existe un trou, *trou de Botal*, dans la cloison inter-auriculaire, qui établit une communication entre les deux oreillettes. Pourquoi le trou de Botal existe-t-il ? Quel est son usage ?

Chez l'adulte, l'oreillette droite reçoit le sang de la grande circulation, l'oreillette gauche reçoit le sang de la petite circulation ; les deux oreillettes se distendent simultanément et d'une façon indépendante. Le sang qu'elles envoient dans les ventricules passe ensuite dans les artères, celui du ventricule droit dans l'artère pulmonaire, qui le porte au poumon, celui du ventricule gauche dans l'aorte et ses ramifications.

Chez le fœtus, il n'existe pas de petite circulation, de circulation pulmonaire, parce que le fœtus, plongé comme un poisson dans un milieu liquide, ne respire pas par le poumon. En conséquence, l'artère pulmonaire et les veines pulmonaires ne charrient pas de sang. Les oreillettes et les ventricules du fœtus fonctionnent néanmoins comme chez l'adulte ; il est nécessaire que ce fonctionnement existe pendant la vie fœtale, afin qu'il puisse se continuer d'une manière régulière après la naissance. S'il en est ainsi, comment l'oreillette gauche se remplit-elle, et que devient le sang du ventricule droit ? *L'oreillette gauche reçoit le sang de la veine cave inférieure*, qui ne se mélange pas à celui de la veine cave supérieure, comme chez l'adulte ; ce sang passe de la veine cave inférieure dans l'oreillette gauche, à travers le trou de Botal (fig. 179, 7). Ce passage est facilité par la valvule d'Eustachi, qui se continue avec le bord du trou de Botal, de manière à former une sorte de gouttière membraneuse conduisant le sang dans l'oreillette gauche. Au moment de la naissance, moment où la circulation pulmonaire s'établit, le trou de Botal cesse de fonctionner et s'oblitère.

Après la systole ventriculaire, le sang passe dans les artères aorte et pulmonaire, comme chez l'adulte ; mais, au lieu de se porter au poumon, celui du ventricule droit pénètre dans l'aorte en passant par un conduit particulier étendu de la bifurcation de l'artère pulmonaire à la concavité de la crosse de l'aorte, et

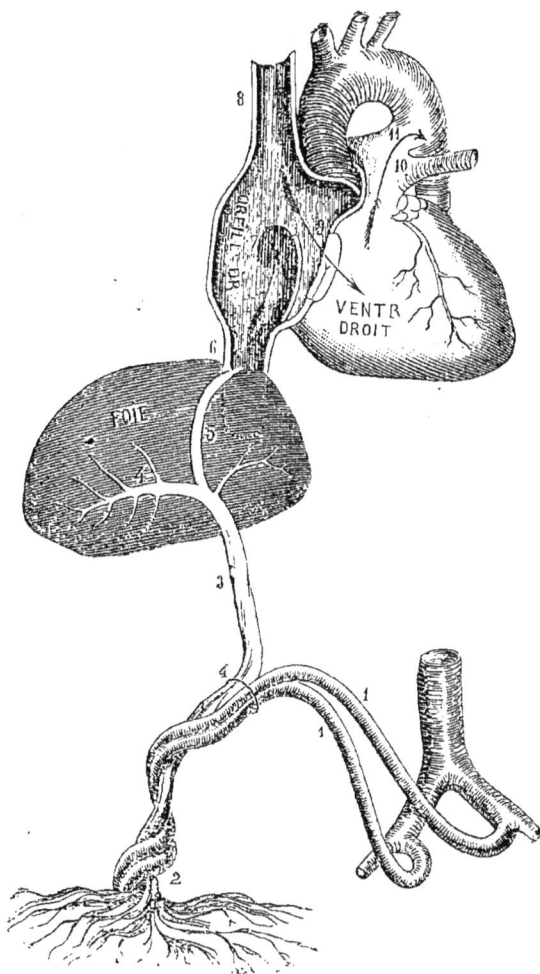

FIG. 179. — Circulation du cœur chez le fœtus. Les deux veines caves et l'oreillette droite sont ouvertes, pour montrer la cloison inter-auriculaire et le trou de Botal (figure schématique).

1, 1. Artères ombilicales portant le sang au placenta. — 2. Réseau vasculaire du placenta. — 3. Veine ombilicale portant le sang du placenta. — 4. Ombilic. — 4'. Rami-fications de la veine ombilicale dans le foie. — 5. Canal veineux d'Aranzi. — 6. Veine cave inférieure portant le sang dans le trou de Botal, 7. — 7. Trou de Botal portant le sang de la veine cave inférieure dans l'oreillette gauche. — 8. Veine cave supérieure se dirigeant vers le ventricule droit, dans la direction de la flèche, 9. — 10. Artère pulmo-naire. — 11. Canal artériel. La flèche indique le courant du sang du ventricule droit à l'aorte, à travers l'artère pulmonaire et le canal artériel.

offrant la structure des artères. Ce conduit est le *canal artériel*
(fig. 179, 11). Au moment de la naissance, pendant que la circulation pulmonaire s'établit et que le trou de Botal cesse de fonctionner, on voit se produire l'oblitération du canal artériel.

Le mécanisme par lequel se fait cette oblitération est fort simple. Ce n'est pas par l'organisation d'un caillot, comme le croyait
Longet ; c'est par suite de l'épaississement spontané des parois du
canal. Cet accroissement en épaisseur est dû à la prolifération
des éléments de la tunique interne et de la portion interne de la
tunique moyenne, qui finissent par obstruer le calibre du canal.

Pathologie.

A l'état normal, le cœur glisse sans bruit dans le péricarde.
Ses battements sont réguliers, ses bruits ont une intensité déterminée, qui ne diffère pas d'une manière sensible chez les divers
individus.

Les bruits du cœur sont séparés par de courts intervalles de
repos. Au moment de la production de ces bruits et pendant les
intervalles qui les séparent, le sang glisse silencieusement à la
surface de l'endocarde.

A l'état pathologique, les choses se passent différemment.
Parmi les maladies principales du cœur, les unes produisent des
bruits résultant du frottement de l'organe contre le péricarde,
d'autres altèrent la régularité de ses battements, la nature et l'intensité de ses bruits ; enfin, dans quelques cas, le sang produit
des bruits pathologiques en traversant les orifices du cœur.

Je me propose de dire quelques mots seulement de la *péricardite*, de l'*hydropéricarde*, de l'*anémie*, de l'*endocardite* et des
lésions organiques du cœur qui en sont la conséquence. Encore
une fois, je le répète, les élèves ne trouveront pas ici une description, mais seulement quelques indications sommaires qui doivent
être considérées comme une introduction à l'étude des maladies
du cœur.

Péricardite. — On nomme ainsi l'*inflammation* du péricarde.
Elle se montre plus souvent à l'état aigu qu'à l'état chronique.
En général, lorsque, sous l'influence du froid, cause assez fréquente, *péricardite primitive,* ou dans le cours d'un rhumatisme
articulaire aigu, *péricardite consécutive,* le péricarde vient à s'en-
flammer, il s'injecte fortement et prend une couleur d'un rouge
intense. Un *épanchement albumino-fibrineux* plus ou moins abondant se forme dans sa cavité, en même temps que la fibrine se
coagule sur les feuillets pariétal et viscéral, de manière à recou-

vrir cette séreuse d'une *fausse membrane* blanchâtre, continue,
un peu plus épaisse vers les parties déclives.

La *douleur locale* est parfois nulle ; le cœur, comprimé par le
liquide, précipite ses contractions, ce qui explique les *accès de
palpitations* dont il est le siège. Dans quelques cas, l'épanchement
peut être assez abondant pour amener la formation d'une *voussure*
dans la région du cœur. Dans ces cas, le malade étant couché sur
le dos, la main du médecin ne perçoit plus les battements du
cœur comme à l'état normal. Si l'épanchement est peu abondant,
ou bien s'il est en voie de résorption, la main perçoit une vibration, sorte de murmure appelé *frémissement vibratoire* ou *cataire*,
et dû aux frottements de la fausse membrane qui recouvre le
feuillet viscéral contre celle du feuillet pariétal. A la *percussion*,
on constate une augmentation en étendue de la *matité* normale
du cœur, variable comme la quantité de l'épanchement. L'auscultation donne des résultats variables selon l'abondance du liquide
épanché. S'il y a épanchement, la couche de liquide interposée à
l'oreille et aux parois du cœur rend les bruits normaux un peu
sourds ; ils paraissent *lointains.* Si l'épanchement est moindre, les
bruits semblent moins éloignés ; en même temps, on entend,
indépendamment des bruits normaux, un bruit pathologique
appelé *bruit de frottement, bruit de froufrou.* Lorsqu'il n'y a
point d'épanchement, on dit qu'il y a péricardite sèche.

Dans la *péricardite chronique,* on observe les mêmes symptômes
locaux. Il n'y a pas ordinairement de symptômes fébriles, comme
dans la péricardite aiguë. Lorsque la maladie guérit, il se produit
un retrait, un affaissement des parois thoraciques au niveau de
la voussure, comme dans la pleurésie chronique.

Hydropéricarde. — On donne ce nom à *l'hydropisie* du péricarde. Un épanchement séreux, c'est-à-dire contenant de l'albumine, mais pas de fibrine, se développe, sans réaction fébrile et
sans douleur. Cet épanchement produit les mêmes symptômes
locaux que celui de la péricardite : *palpitations, éloignement des
bruits, voussure, matité.* On comprend que le frémissement vibratoire et le bruit de frottement n'existent pas, puisqu'il n'y a pas
de dépôt fibrineux, de fausse membrane à la surface interne du
péricarde. Celui-ci est lisse et poli comme à l'état normal.

Anémie. — L'anémie est une maladie du sang consistant dans
la *diminution du chiffre des globules rouges.* Quoique le cœur ne
soit nullement altéré, on entend néanmoins un bruit pathologique,
un *bruit de souffle doux* à la base du cœur. Ce bruit se produit
au niveau des orifices artériels de la base des ventricules ; il est
dû au frottement du sang contre les bords des ouvertures. Il coïn-

cide par conséquent avec le premier bruit normal du cœur, lequel est dû au claquement des valvules auriculo-ventriculaires. En un mot, comme on le dit en pathologie, il y a *un bruit de souffle doux au premier temps.*

Endocardite. — C'est l'*inflammation* de l'endocarde. L'endocardite complique fréquemment le rhumatisme articulaire aigu. C'est pour cette raison qu'on surveille si attentivement le cœur des malades qui sont atteints de rhumatismes. La *douleur* plus ou moins légère, l'*anxiété* du malade, les *accès de palpitations,* les divers *bruits de souffle,* symptômes ordinaires de cette maladie, n'inquiètent pas le médecin outre mesure. Ce qui le préoccupe surtout, ce sont les conséquences de cette inflammation, qui a pour siège de prédilection la portion d'endocarde qui forme les valvules et qui recouvre les orifices de la base des ventricules. Ces lésions consécutives, qui altèrent le jeu des valvules et rétrécissent les orifices, en gênant plus ou moins la circulation du sang dans le cœur, sont décrites sous le nom collectif de *lésions organiques du cœur.*

Lésions organiques du cœur. — Ces lésions, résultat de l'endocardite chronique, peuvent se montrer aux quatre orifices de la base des ventricules, ainsi qu'aux valvules sigmoïdes et auriculo-ventriculaires.

Au niveau des orifices, l'endocardite amène un épaississement de l'endocarde, et plus tard un dépôt fibreux, fibro-cartilagineux et même calcaire. Ces dépôts, incrustations calcaires, productions ossiformes, déterminent nécessairement une diminution du calibre de l'orifice ; ce sont là les lésions qui constituent les *rétrécissements.* Selon que ce dernier siège sur telle ou telle ouverture, on le nomme *rétrécissement mitral* pour l'orifice auriculo-ventriculaire gauche, et *rétrécissement aortique* pour l'orifice de l'artère aorte. Les rétrécissements du cœur droit, *rétrécissement tricuspide* et *rétrécissement pulmonaire,* sont plus rares.

Lorsque l'endocardite affecte les valvules, celles-ci, sous l'influence de l'inflammation, présentent les altérations les plus diverses : *déchirure* des valvules, *ratatinement* et *épaississement* des valvules, *accolement à la paroi ventriculaire* des valvules enflammées, *soudure des replis* des valvules Toutes ces lésions occasionnent un trouble fonctionnel commun ; elles apportent un certain trouble au jeu normal des valvules. Or, celles-ci, ayant pour office d'empêcher le sang de rétrograder pendant sa marche, deviennent insuffisantes à remplir leur rôle et laissent passer une portion du sang. Voilà pourquoi ces lésions valvulaires sont appelées *insuffisances.* De même que les rétrécissements, les insuffisances du cœur gauche sont plus fréquentes que celles du cœur droit, elles siègent sur les valvules sigmoïdes aussi bien que sur la valvule mitrale, et elles prennent le nom des ouvertures ; c'est ainsi qu'on dit *insuffisance mitrale, insuffisance aortique.*

Ces lésions peuvent se compliquer, c'est-à-dire qu'une insuffisance peut coïncider avec un rétrécissement du même orifice ou d'un orifice différent. Ce sont les variétés infinies de lésions observées qui font les variétés dans la manifestation des symptômes et la difficulté qu'on éprouve parfois à porter un diagnostic précis.

Symptômes communs à toutes les lésions organiques du cœur. — D'une manière générale, on reconnaît aisément une lésion organique du cœur, une *affection cardiaque*, à un ensemble de symptômes locaux et généraux tellement apparents, qu'il est presque impossible de commettre une erreur.

Au début, les symptômes sont peu marqués ; mais, plus tard, les *accès de palpitations*, la *sensation de gêne* au niveau du cœur, la *suffocation* augmentant, surtout pendant une marche rapide, mettent sur la voie d'une affection cardiaque. A ces symptômes s'en joignent d'autres qui dépendent de la gêne de la circulation dans le cœur : les *capillaires de la face sont turgescents,* ce qui donne une couleur violacée particulière au nez et aux pommettes ; l'*œdème des membres inférieurs* se montre et fait des progrès insensibles, en commençant par les pieds ; plus tard, cet œdème se généralise et s'accompagne d'épanchements séreux divers, ce qui constitue une véritable hydropisie ; la veine jugulaire externe et la plupart des veines sous-cutanées paraissent gorgées de sang, ce qui indique une paresse dans la contraction ventriculaire (asystolie) ; le pouls est anormal. La main, appliquée sur la région du cœur, perçoit quelquefois un *frémissement vibratoire ;* la percussion, l'inspection et l'application de la main ne permettent aucun doute sur l'*hypertrophie du cœur*, qui se montre ici comme une complication obligée. L'auscultation révèle la présence des bruits pathologiques, *bruits de souffle*, sur lesquels nous devons dire quelques mots.

Bruits de souffle dans les affections cardiaques. — Ces bruits sont légers ou intenses, ce qui a fait dire qu'il y a des bruits *doux* et des bruits *durs.* L'*intensité* du bruit dépend du degré de la lésion et du plus ou moins d'aspérités qu'elle offre. Les bruits durs ont reçu diverses dénominations, parce que, d'après leur timbre et leur intensité, on les a comparés au chant des oiseaux, au bruit d'instruments, etc. Les bruits de souffle *siègent* au niveau même de la lésion ; on appelle *maximum d'intensité* le point où on les entend le plus distinctement, et, s'ils semblent se propager dans un sens en diminuant d'intensité, on dit que les bruits de souffle *se prolongent* dans telle ou telle direction. La *cause* de ces bruits est le passage du sang à travers une insuffisance ou un rétrécissement, parce que l'ouverture anormale est irrégulière (notez qu'à l'état normal le passage du sang se fait sans bruit). On peut donc en conclure que ces bruits de souffle sont distincts des bruits normaux, et que le *moment* où ils se produisent dépend du siège de la lésion. Ces bruits peuvent précéder ou suivre les bruits normaux, ou bien coïncider avec eux et les *couvrir*.

Des lésions organiques du cœur en particulier. — Tout malade atteint d'une affection cardiaque présente les symptômes locaux et généraux dont il a été question ; mais s'il s'agit de déterminer l'espèce de lésion dans un cas déterminé, c'est par l'*auscultation*. l'étude du *pouls* et le plus ou moins d'intensité de certains symptômes qu'on arrivera à un diagnostic précis.

Les lésions les plus communes sont : le rétrécissement mitral, le rétrécissement aortique, l'insuffisance mitrale et l'insuffisance aortique.

1° *Rétrécissement mitral.* — Le bruit de souffle est produit par le sang qui traverse l'orifice auriculo-ventriculaire ; il précède de très peu la contraction ventriculaire, et par conséquent le premier bruit normal du cœur ; on a donc un *bruit de souffle au premier temps.* Ce n'est pas précisément au premier temps : pour être d'accord avec la théorie, il faut reconnaître qu'il précède un peu le premier temps, voilà pourquoi on l'appelle *bruit présystolique.* On conçoit, en effet, que ce bruit précède la systole des ventricules et le premier bruit du cœur, puisqu'il se produit au moment où le sang de l'oreillette descend dans le ventricule. Ce bruit a son maximum d'intensité au niveau du bord gauche du sternum, vers le troisième espace intercostal ; il se prolonge vers la crosse de l'aorte. Le pouls est petit, irrégulier.

2° *Rétrécissement aortique.* — Le bruit de souffle se produit pendant la systole ventriculaire, au moment où le sang traverse l'orifice aortique ; c'est donc un *bruit de souffle au premier temps.* Il coïncide avec le premier bruit normal, qu'il couvre ordinairement ; il se prolonge dans la direction de la pointe du cœur et de l'aorte : son maximum d'intensité correspond au troisième espace intercostal, près du sternum. Le pouls est petit, assez régulier. Le cœur est manifestement hypertrophié.

3° *Insuffisance mitrale.* — Le bruit de souffle se manifeste pendant la systole ventriculaire, au moment où une portion du sang du ventricule rentre dans l'oreillette, par suite de l'insuffisance de la valvule mitrale. C'est, comme dans la lésion dont nous venons de parler, un *bruit de souffle au premier temps.* Il remplace le premier bruit normal ; on l'entend plus facilement à la pointe du cœur. Le pouls est petit, irrégulier, filiforme. Quoique le souffle se produise en même temps que celui du rétrécissement aortique, on les distingue en ce que dans ce dernier : 1° le pouls est régulier ; 2° le souffle se prolonge davantage en haut et en bas ; 3° le frémissement cataire est plus fréquent et plus intense ; 4° le bruit de souffle lui-même est plus dur ; 5° les symptômes de suffocation, d'asystolie et par conséquent d'hydropisie sont moins marqués ; 6° les mouvements du cœur sont moins irréguliers.

4° *Insuffisance aortique*. — Au moment où les valvules sigmoïdes s'abaissent, le bruit de souffle se fait entendre ; il succède à la systole ventriculaire ; c'est, par conséquent, un *bruit de souffle au second temps*. Il remplace le second bruit normal, et il est dû à une portion du liquide aortique qui rétrograde dans le ventricule gauche, à travers les valvules insuffisantes. Ce bruit se prolonge avec force vers la crosse de l'aorte et vers la pointe du cœur. Au souffle seul, on reconnait cette lésion ; on peut s'aider encore de l'état du pouls, qui est dur, plein, vibrant et régulier. Cette force du pouls est telle qu'on voit quelquefois les battements artériels ; on dit fréquemment, en pathologie : c'est un *pouls d'insuffisance*. En auscultant les grosses artères, les fémorales, par exemple, on y trouve souvent un retentissement du souffle du cœur.

5° *Insuffisance tricuspide*. — J'ai dit que les lésions du cœur droit sont fort rares ; cependant on trouve quelquefois une insuffisance tricuspide, due à une ectasie presque toujours consécutive à la péricardite ou à un embarras de la circulation pulmonaire. On observe dans cette lésion un *bruit de souffle au premier temps,* sensible surtout à la pointe du cœur ; on l'entend bien au niveau de l'appendice xiphoïde. Le pouls veineux (pulsations dans les grosses veines du cou) se montre dans presque tous les cas d'insuffisance tricuspide.

CHAPITRE II

DES ARTÈRES.

Nous avons déjà décrit tout ce qui se rattache aux artères en général ; nous avons aussi étudié leur structure (voy. t. I, *Système vasculaire*) [1].

1. Pour les *Applications pathologiques*, consultez ma *Pathologie et Clinique chirurgicales*, en deux volumes.

Dissection. — Nous avons dit quelques mots de ce sujet, t. II, page 14. Pour l'injection des vaisseaux, voy. t. II, page 25. On étudie la conformation extérieure des artères en les isolant des parties voisines. Pendant ce premier temps de la préparation, on remarquera la gaine qui entoure ces vaisseaux ; cette gaine est surtout bien visible autour de l'artère carotide, de l'artère crurale, etc. On enlève ensuite plusieurs bouts d'artères, on les lave et on les place sur une planchette pour en continuer l'examen.

Pour disséquer les *tuniques* des artères, on choisit un morceau d'artère aorte, dont on a soigneusement enlevé le tissu cellulaire ambiant, et que l'on maintient distendue au moyen d'un cylindre en bois, ou dans laquelle un aide a placé son doigt ; on sépare ensuite un lambeau de la tunique externe, afin de mettre à découvert la tunique moyenne, que l'on reconnaît à ses fibres jaunâtres et transversales : cette tunique peut être séparée en plusieurs lames ; c'est après avoir détaché la lame interne de la tunique moyenne que la tunique interne est mise à découvert ; comme cette dernière tunique est très mince, il faut y procéder avec beaucoup de précaution. On peut encore voir la tunique interne sur une artère fendue en long, et dans laquelle on fait une incision superficielle ; on cherche ensuite à arracher avec des pinces un lambeau de cette membrane.

On voit les *éperons* des artères après avoir fendu, suivant sa longueur, une artère près du point de sa division, par exemple l'extrémité inférieure de l'aorte abdominale.

L'*origine* de l'artère aorte ou de l'artère pulmonaire sera étudiée en enlevant le péricarde et en préparant a'ors couche par couche les tuniques, de l'artère vers le cœur. La disposition des valvules sigmoïdes se voit après avoir fendu une de ces artères jusqu'à peu de distance de son origine du cœur, et après avoir ouvert le ventricule correspondant.

Les *terminaisons* des artères dans les veines seront étudiées au microscope, soit sur des parties parfaitement injectées, soit, mieux encore, sur des animaux vivants, par exemple sur le mésentère ou la membrane interdigitale des grenouilles ; il faut ensuite suivre la marche des globules sanguins, pour voir comment ils passent d'un ordre de vaisseaux dans l'autre.

On pourra se conformer, pour l'étude des capillaires sur les animaux vivants, aux préceptes donnés par le professeur Boulland, de Limoges, dans sa thèse inaugurale (1849).

Il n'est pas rare de trouver des *vasa vasorum* gorgés de sang sur des portions d'artère aorte ; d'ailleurs, ces petits vaisseaux se voient sur tous les cadavres injectés. Les *nerfs* des artères seront étudiés sur la carotide primitive et sur les branches qui en partent, ou sur des artères des membres ; toutes ces artères sont entourées par un réseau considérable de filets nerveux, souvent très forts. On rend les nerfs des artères plus visibles, surtout dans les membres, en excisant sur un jeune sujet maigre et injecté un paquet de vaisseaux entourés de nerfs que l'on plonge dans l'alcool pendant quelques jours : les filets destinés aux vaisseaux deviendront plus apparents si on laisse un peu dessécher le tissu cellulaire, les nerfs conservant plus longtemps leur humidité, en sorte qu'ils resteront opaques et blancs.

La dissection des artères se fait après avoir enlevé la peau de la partie sur laquelle on veut travailler ; cette peau ne peut pas en général être conservée, comme on le fait pour les nerfs, parce que les artères n'y entrent ordinairement que dans un certain état de division. En général, on doit commencer par la dissection des troncs, et passer ensuite à celle des branches ; mais, si les troncs sont profondément situés, c'est par ces dernières qu'il faut commencer. Dans cette dissection, il faut en même temps avoir égard aux parties voisines, et se garder de couper une branche artérielle pendant qu'on en dissèque une autre. Si l'on ne dissèque pas l'angéiologie pour la première fois, on fera bien de conserver en rapport les principaux nerfs ; les muscles ne seront coupés en travers qu'autant que cela sera absolument indispensable, comme nous l'indiquerons dans la suite. En disséquant des artères dans des espaces remplis de beaucoup de tissu cellulaire, on a quelquefois de la peine à trouver toutes les branches qui se détachent d'un tronc, avant que celui-ci ait été complètement isolé ; il faut alors tâcher de les reconnaître d'avance par le tact : on les sentira facilement à travers le tissu cellulaire. La préparation des vaisseaux exige beaucoup plus de précautions que celle des nerfs, parce qu'ils se déchirent plus facilement ; c'est pour cela qu'il faut éviter de saisir les vaisseaux avec les pinces, qui pourraient es endommager ; si l'on veut tendre un vaisseau, il vaut mieux employer l'érigne.

Dans l'étude du système artériel, nous décrirons d'abord les deux artères volumineuses qui partent du cœur, artère pulmonaire et artère aorte. Nous suivrons ensuite les branches de l'artère aorte jusque dans leurs dernières divisions. Nous adopterons la marche suivante : 1° artères du tronc ; 2° artères de la tête et du cou ; 3° artères du membre supérieur ; 4° artères du membre inférieur.

ARTICLE PREMIER.

DES ARTÈRES DU TRONC.

1. — ARTÈRE PULMONAIRE (fig. 164, 165, 170).

Origine. — L'artère pulmonaire prend naissance au sommet de l'infundibulum du ventricule droit.

Direction. — Elle se dirige en haut, à gauche et en arrière, et se termine, après 4 ou 5 centimètres de trajet, en se divisant en deux branches chez l'adulte, et en trois branches chez le fœtus.

Rapports. — En avant, l'artère pulmonaire est en rapport avec le péricarde, et le thymus chez le fœtus ; en arrière, avec la crosse de l'aorte, autour de laquelle elle semble s'enrouler ; à gauche, avec l'auricule gauche; à droite, avec la portion ascendante de la crosse de l'aorte, et à son origine avec l'auricule droite.

Branches. — Les branches qu'elle fournit sont les artères pulmonaires droite et gauche.

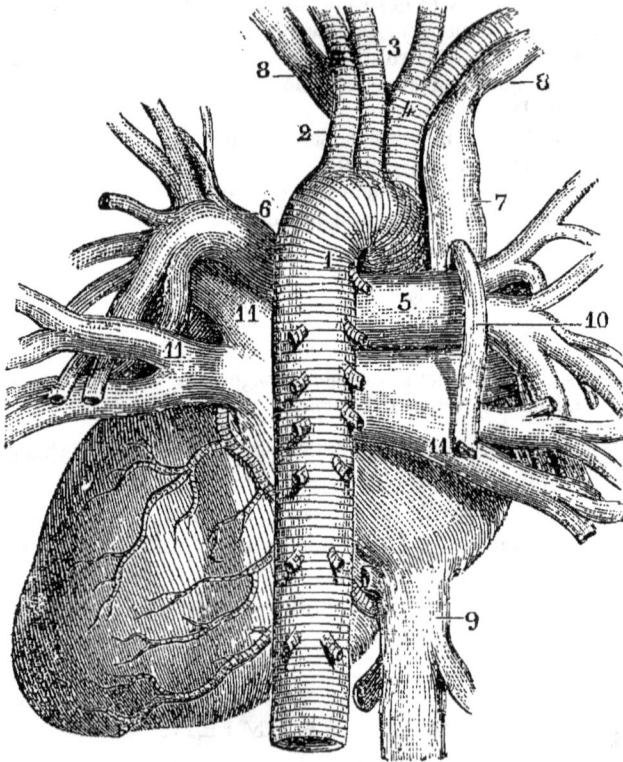

Fig. 180. — Face postérieure du cœur dans sa position naturelle; gros vaisseaux voisins du cœur.

1. Aorte descendante, avec l'origine des artères intercostales. — 2. Artère sous-clavière gauche. — 3. Artère carotide primitive gauche. — 4. Tronc artériel brachio-céphalique. — 5. Artère pulmonaire droite. — 6 Artère pulmonaire gauche. — 7. Veine cave supérieure. — 8, 8. Troncs veineux brachio-céphaliques. — 9. Veine cave infé-rieure avec deux tronçons de veines sus-hépatiques. — 10. Grande veine azygos se jetant dans la veine cave supérieure. — 11, 11, 11. Veines pulmonaires se portant à l'oreillette gauche.

L'artère *pulmonaire droite*, longue de 4 à 6 centimètres, se porte dans le poumon droit (fig. 180, 5).

Elle est dirigée horizontalement et passe au-dessus de l'oreil-lette droite, au-dessous de la crosse de l'aorte, derrière la veine cave supérieure. Elle se place devant la bronche correspondante, en arrière des deux veines pulmonaires droites. Elle fait partie du pédicule pulmonaire.

L'*artère pulmonaire gauche* (fig. 165, A, P, et 180, 6) a la même longueur que le tronc qui lui donne naissance. Elle se dirige vers le poumon gauche, au-dessus de l'oreillette gauche, en avant de la bronche gauche et en arrière des veines pulmonaires gauches. Elle concourt aussi à former le pédicule du poumon de ce côté.

Chez le fœtus (fig. 179), ces deux branches, étant peu développées, sont, pour ainsi dire, remplacées par le *canal artériel*, qui se transforme chez l'adulte en un cordon fibreux. Ce canal prend naissance au niveau de la bifurcation de l'artère pulmonaire, et se jette immédiatement dans la concavité de la crosse de l'aorte. Il sert, chez le fœtus, à porter dans l'aorte le sang de l'artère pulmonaire (fig. 164, 165, 179 et 181).

II. — ARTÈRE AORTE (fig. 164, 165, 176, 180 et 181).

L'aorte, artère volumineuse, prend son origine à la base du ventricule gauche, et se termine ordinairement au niveau du disque fibreux qui sépare la quatrième vertèbre lombaire de la cinquième.

Dissection. — Pour faire une préparation de l'aorte entière, on commence par enlever sur un sujet injecté au suif la moitié antérieure du thorax, en se servant d'un costotome pour diviser les côtes. Cette opération préliminaire est nécessaire; elle permet de manœuvrer plus facilement dans le thorax. On enlève ensuite la paroi abdominale.

Dans le thorax, on commence par appliquer une très forte ligature tout à fait à l'origine de l'aorte, afin d'empêcher l'issue du suif, et on la sépare du cœur, qu'on enlève. On enlève aussi les deux poumons en divisant leur pédicule. Après ces sections, il reste dans le thorax : l'aorte et ses branches, la trachée, les bronches, l'œsophage et l'artère pulmonaire. Ces organes doivent être conservés, si l'on veut préparer les rapports ; on les dissèque avec soin, on enlève la grande quantité de tissu cellulaire qui les entoure, les ganglions lymphatiques et les lambeaux du péricarde qui sont restés adhérents aux vaisseaux. On enlève aussi les veines qui recouvrent les troncs artériels, en se conformant aux règles générales que nous avons données avec les injections, c'est-à-dire après avoir lié à la base du cou les jugulaires et les sous-clavières, qui verseraient du sang sur la préparation.

On dissèque ensuite la surface de l'aorte en conservant ses branches ; on enlève le diaphragme et le foie, en laissant les piliers et l'ouverture aortique de ce muscle, et l'on arrive à la cavité abdominale.

Dans l'abdomen, on commence par retirer les intestins de la manière suivante: on fait deux ligatures assez rapprochées à la partie supérieure du rectum, on coupe l'intestin entre les deux ligatures, on tire en haut le côlon iliaque de la main gauche; pendant que la main droite, armée de

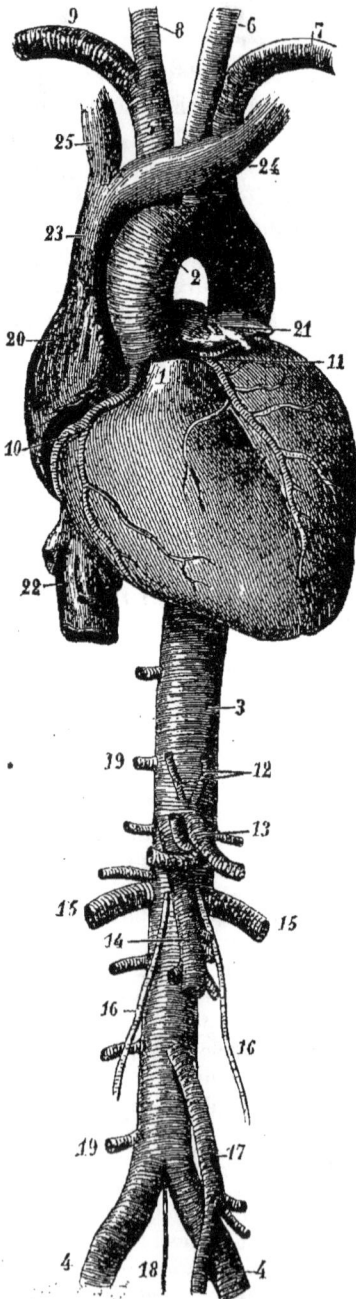

Fig. 181. — Artère aorte complète et toutes ses branches, vues par devant.

1. Infundibulum du ventricule droit ; l'artère pulmonaire a été enlevée. — 2. Crosse de l'aorte. — 3. Aorte descendante. — 4, 4. Artères iliaques primitives. — 5. Tronc artériel brachio-céphalique. — 6. Artère carotide primitive gauche. — 7. Artère sous-clavière gauche. — 8. Carotide primitive droite. — 9. Sous-clavière droite. — 10. Artère coronaire droite ou postérieure. — 11. Artère coronaire gauche ou antérieure. — 12. Artères diaphragmatiques inférieures. — 13. Tronc cœliaque. — 14. Artère mésentérique supérieure — 15, 15. Artères rénales. — 16, 16. Artères spermatiques ou utéro-ovariennes. — 17. Artère mésentérique inférieure. — 18. Artère sacrée moyenne. — 19, 19. Artères lombaires. — 20. Oreillette droite. — 21. Oreillette gauche et veines pulmonaires. — 22. Veine cave inférieure et portion des veines sus-hépatiques. — 23. Veine cave supérieure. — 24. Tronc veineux brachio-céphalique gauche — 25. Tronc veineux brachio-céphalique droit.

ciseaux, coupe le mésocôlon iliaque, on arrache le côlon ascendant, qui est peu adhérent. Au niveau du côlon transverse, on coupe le mésocôlon, puis on arrache le côlon descendant de la paroi profonde de l'abdomen, et l'on se comporte de même avec le cæcum. On soulève le cæcum et l'extrémité inférieure de l'intestin grêle qui s'y jette, et l'on incise de bas en haut toute la longueur du mésentère. A ce moment, on place deux ligatures très rapprochées au commencement de l'intestin grêle, à gauche de l'artère mésentérique supérieure, et l'on coupe entre les deux ligatures l'intestin, qu'on peut ensuite enlever.

Cette même préparation peut servir pour l'étude de tous les organes de la cavité abdominale, elle sert aussi dans les autopsies. Il est inutile de faire observer que les ligatures sont destinées à empêcher les matières de l'intestin de salir la préparation.

On enlève ensuite l'estomac, laissant en place le duodénum; on enlève le foie, en prenant des précautions au moment où l'on détache le bord postérieur de cet organe.

On peut laisser en place le pancréas et le duodénum, qui affectent des rapports avec l'aorte et leurs branches. Il est inutile d'enlever la rate.

On dissèque l'aorte, qu'on sépare du péritoine et du tissu cellulaire qui le recouvre. On débarrasse le pancréas des ganglions et du tissu cellulaire qui l'entourent. Enfin, on divise les branches viscérales de l'aorte abdominale à quelques centimètres de leur origine, afin de montrer nettement leur point d'origine.

Dans cette dissection, il faut avoir soin de faire des ligatures sur les veines, qu'on divise afin de ne point salir la préparation.

Si l'on veut conserver les rapports de l'aorte et de la veine cave, on dissèque cette veine, et on laisse autour d'elle une portion de foie, qu'on ne peut enlever complètement sans ouvrir la veine.

Cette artère, venue du ventricule gauche, porte le sang dans les capillaires, qu'il traverse pour retourner à l'oreillette droite par les veines caves. L'ensemble de ces vaisseaux constitue la *grande circulation*. On appelle *petite circulation* celle qui passe du ventricule droit à l'oreillette gauche, entre l'artère pulmonaire, les capillaires du poumon et les veines pulmonaires.

Trajet et direction. — Elle est d'abord ascendante et se dirige en haut, en avant et à droite, vers la base du sternum, dans une étendue de 3 à 5 centimètres ; puis, elle s'incurve pour se porter en arrière et à gauche sur le côté de la troisième vertèbre dorsale, où elle se courbe de nouveau pour descendre le long du côté gauche de la colonne vertébrale jusqu'à la septième ou huitième vertèbre dorsale. Là, elle gagne insensiblement le milieu de la face antérieure de la colonne, où elle se maintient jusqu'à sa terminaison.

Division. — On la divise en trois portions : 1° la crosse de l'aorte, étendue du ventricule gauche à la troisième vertèbre dorsale : quelques-uns établissent la limite postérieure de la crosse à la bronche gauche, qu'elle croise, ce qui revient au même ; 2° l'aorte thoracique, étendue de la crosse au diaphragme, qu'elle traverse ; 3° l'aorte abdominale, qui comprend la portion d'aorte placée au-dessous du diaphragme.

Calibre. — Son calibre diminue insensiblement. A son origine, on observe trois légers renflements situés au-dessus des valvules sigmoïdes : ce sont les *sinus* de Valsalva. Au moment où la crosse de l'aorte forme un coude en arrière du sternum, elle présente chez les vieillards surtout une dilatation (*grand sinus* de l'aorte).

Rapports de la crosse de l'aorte (fig. 179, 180). — La crosse de l'aorte présente une première portion ascendante et une seconde horizontale.

La *portion ascendante* est en rapport :

En avant et de bas en haut, avec l'infundibulum du ventricule droit, l'origine de l'artère pulmonaire, le péricarde qui la sépare du sternum. Chez le fœtus, le thymus est interposé au sternum et au péricarde ;

En arrière, avec les oreillettes, et plus haut avec la branche droite de l'artère pulmonaire ;

A droite, avec la veine cave supérieure et l'auricule droite ;

A gauche, avec le tronc de l'artère pulmonaire.

La portion ascendante de la crosse, par sa moitié inférieure, est située dans le péricarde ; là, elle est réunie à l'artère pulmonaire par une gaine commune que leur forme le feuillet séreux du péricarde. Elle est extra-péricardique par sa moitié supérieure. Elle forme avec la portion horizontale un coude qui est distant de 2 à 3 centimètres du sternum Cette distance est moindre chez l'enfant et chez le vieillard, de sorte que, à ces deux âges extrêmes, l'aorte arrive presque au niveau de la fourchette sternale. La cause de ce changement de rapport est due au développement énorme de cette portion de l'aorte chez le vieillard (grand sinus) et au peu de développement du thorax chez l'enfant. On sait, en effet, qu'après la naissance le système osseux se développe démesurément, en comparaison des autres systèmes. Aussi le sternum s'éloigne-t-il peu à peu de la crosse aortique.

La *portion horizontale* de la crosse aortique est en rapport :

Par sa face supérieure, convexe, avec les troncs qu'elle fournit ;

Par sa face inférieure, concave, et d'avant en arrière, avec la branche droite de l'artère pulmonaire, le canal artériel, et par conséquent avec la bifurcation de l'artère pulmonaire, avec la bronche gauche et le nerf récurrent gauche ;

Par sa face gauche, d'avant en arrière, avec le nerf phrénique et le nerf pneumogastrique gauches qui la séparent du poumon ;

Par sa face droite, et d'avant en arrière, avec la terminaison de la trachée, l'œsophage, le canal thoracique, la troisième ver-

Fig 182. — Cœur et gros vaisseaux, rapports de la trachée et des bronches. Les cavités remplies de sang veineux sont blanches, celles qui contiennent du sang artériel sont foncées (figure schématique).

1. Veine cave supérieure. — 2. Veine cave inférieure. — 3. Oreillette droite. — 4. Ventricule droit.— 5. Artère pulmonaire. — 5'. Limite gauche de cette artère recouverte par l'auricule gauche. — 6, 6. Branches de l'artère pulmonaire. — 7. Orifice artériel du ventricule droit. — 8. Ventricule gauche. — 9. Oreillette gauche. — 10. Crosse de l'aorte. — 11. Orifice artériel du ventricule gauche. — 12. Tronc artériel brachio-céphalique. — 13. Artère sous-clavière droite. — 13'. Sous-clavière gauche. — 14. Carotide primitive droite. — 14'. Carotide primitive gauche. — 15. Nerf pneumogastrique gauche devant la crosse de l'aorte — 17. Nerf récurrent gauche. — 17. Trachéeartère. — 18, 18. Bronches.

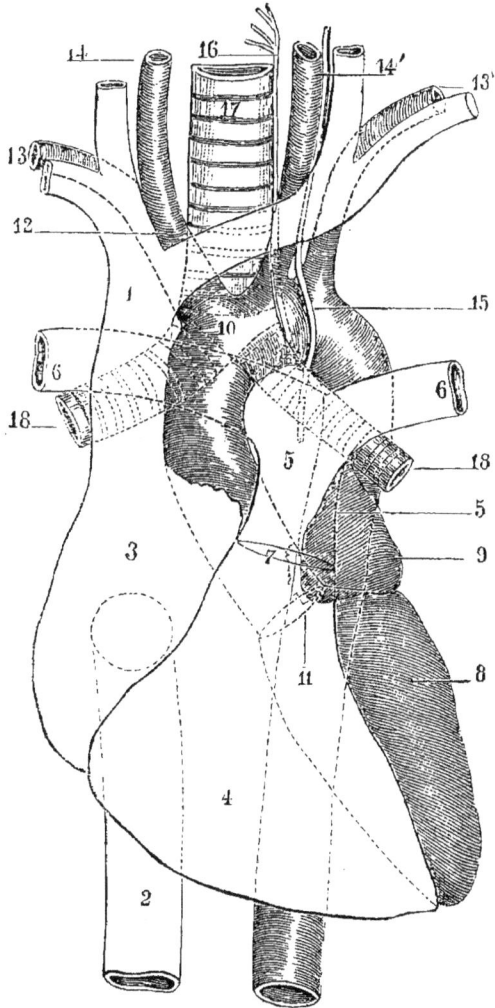

tèbre dorsale. Enfin cette portion est entourée par un grand nombre de ganglions lymphatiques et par du tissu cellulaire.

(On voit ici la troisième vertèbre dorsale fournir un moyen mnémonique pour l'étude des rapports des organes contenus dans le médiastin. En effet, c'est à son niveau que se trouvent la crosse de l'aorte, la bifurcation de l'artère pulmonaire, celle de la trachée-artère, les bronches, l'origine du nerf récurrent gauche, le hile du poumon.)

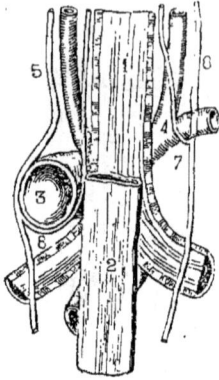

Fig. 183. — Rapports de l'aorte avec le nerf récurrent du côté gauche (figure schématique).

1. Face postérieure de la trachée. — 2. Face postérieure de l'œsophage. — 3. Coupe de l'aorte au-dessus de la bronche gauche. — 4. Tronc brachio-céphalique artériel passant au-devant de la trachée. — 5. Nerf pneumogastrique gauche. — 6. Nerf pneumogastrique droit. — 7. Nerf récurrent droit. — 8. Nerf récurrent gauche contournant la crosse de l'aorte.

Rapports de l'aorte thoracique. — Cette portion est en rapport, dans la première moitié de son trajet :

En arrière, avec la tête des côtes et le nerf grand sympathique ;

En avant, avec le pédicule pulmonaire gauche et la plèvre ;

A droite, avec la colonne vertébrale, sur laquelle elle forme une dépression ;

A gauche, avec le feuillet pariétal de la plèvre, qui la sépare du poumon gauche.

Plus bas, cette artère gagne la ligne médiane, et vient se placer, en le croisant à angle aigu, en arrière de l'œsophage et en arrière du cœur, en avant de la colonne vertébrale, dont elle est séparée par le canal thoracique et la grande veine azygos, entre les deux poumons.

Dans tout son trajet, elle est entourée par de nombreux ganglions lymphatiques et du tissu cellulaire.

Elle passe ensuite entre les deux piliers du diaphragme, dans l'orifice aortique, avec le canal thoracique et la grande veine azygos ; elle subit là une légère compression de la part du diaphragme, malgré le tissu fibreux dont est bordé l'orifice qu'elle traverse.

Rapports de l'aorte abdominale (fig. 189 et 191). — Elle est en rapport :

En arrière, avec la face antérieure de la colonne vertébrale ;

En avant et de haut en bas, avec la face postérieure du pancréas, la troisième portion du duodénum (ces deux rapports sont immédiats, et le péritoine ne passe pas en arrière de ces deux organes). Le mésentère est situé aussi au-devant de cette artère ;

A droite, avec la veine cave inférieure ;

A gauche, avec le péritoine, qui forme le feuillet gauche du mésentère.

Elle est entourée d'un grand nombre de nerfs et de ganglions lymphatiques.

Anomalies. — On voit dans des cas rares l'aorte passer sur la bronche droite et suivre le côté droit de la colonne et de la veine cave inférieure ; cette anomalie se rencontre surtout lorsqu'il y a transposition des viscères. On a vu aussi la crosse de l'aorte se bifurquer, embrasser la trachée de chaque côté et se reconstituer en arrière.

Branches. — L'artère aorte fournit de nombreuses branches que nous diviserons en quatre groupes. En procédant dans le même ordre que nous avons suivi pour les rapports, nous étudierons successivement les branches de la crosse, celles de l'aorte thoracique, celles de l'aorte abdominale et les branches terminales.

1° Branches de la crosse de l'aorte.

A l'origine. . . . . { Coronaire gauche.
                                    { Coronaire droite.

A la convexité, d'avant en arrière. . { Tronc brachio-céphalique.
                                      { Carotide primitive gauche.
                                      { Sous-clavière gauche.

Nous décrirons ici seulement les coronaires. Les autres branches, formant les troncs de la tête et du membre supérieur, seront étudiées plus tard.

ARTÈRES CORONAIRES.

Ces artères se voient sans préparation ; comme elles sont situées au-dessous du feuillet viscéral du péricarde, il suffit, pour les étudier, qu'elles soient injectées.

Les artères coronaires naissent de l'aorte, à 1 centimètre au-dessus de l'orifice aortique. Le point de leur origine est situé immédiatement au-dessus des valvules sigmoïdes, lorsqu'elles sont soulevées par le courant sanguin pendant la systole ventriculaire.

L'artère *coronaire* ou *cardiaque gauche*, appelée aussi antérieure, naît à gauche de l'aorte, et se porte immédiatement sur la face antérieure du cœur, dans le sillon interventriculaire antérieur, jusqu'à la pointe du cœur, où elle s'anastomose avec la droite. Elle est entourée par du tissu graisseux, accompagnée par une veine et recouverte par le feuillet viscéral du péricarde.

Elle fournit : 1º une branche considérable qui se porte dans le sillon auriculo-ventriculaire gauche et s'anastomose à la face posté-rieure du cœur avec l'artère droite ; 2º un rameau qui s'enfonce dans la cloison interventriculaire ; 3º l'artère graisseuse de Vieus-sens, qui se porte sur les parois de l'artère pulmonaire, au milieu de la graisse qui l'entoure, et s'anastomose avec une branche semblable venant du côté droit ; 4º des branches musculaires pour les parois du cœur.

Branches . . | Auriculo-ventriculaire gauche
Artère de la cloison.
Artère graisseuse de Vieussens.
Branches musculaires.

L'artère *coronaire* ou *cardiaque droite*, appelée aussi posté-rieure, vient de la partie droite de l'origine de l'aorte, se porte dans le sillon auriculo-ventriculaire droit, qu'elle parcourt, arrive à la face postérieure du cœur, et descend dans le sillon inter-ventriculaire postérieur. Elle a des rapports identiques à ceux de l'artère du côté gauche. Elle s'anastomose avec la branche collatérale de l'artère coronaire gauche à la face postérieure du cœur, et avec la terminaison de cette artère à la pointe. Elle fournit aussi un petit rameau qui va s'anastomoser sur l'artère pulmonaire avec celui de l'autre coronaire, et des rameaux mus-culaires pour les parois du cœur. Cette anastomose complète le cercle artériel horizontal qui occupe la base des ventricules ; ce cercle est perpendiculaire au cercle vertical qui occupe les deux faces de la pointe du cœur.

2º Branches de l'aorte thoracique.

Branches viscérales. . . . . . . | Œsophagiennes moyennes.
Médiastines postérieures.
Bronchiques.
Branches pariétales. . . . . .   Intercostales aortiques.

1º Artères œsophagiennes moyennes.

Les œsophagiennes moyennes sont de petits rameaux variables en nombre et en volume, qui, se détachant de l'aorte le long de la colonne vertébrale, se ramifient immédiatement dans l'œso-phage.

2° Artères médiastines postérieures.

Les médiastines postérieures sont de petites branches analogues, qui se portent dans le médiastin et se perdent dans la plèvre médiastine et dans un grand nombre d'organes contenus dans le médiastin : ganglions lymphatiques, parois des vaisseaux, etc.

3° Artères bronchiques.

Les bronchiques, au nombre de deux, naissent tantôt par un tronc commun, tantôt séparément, près de la crosse, et se portent sur la bronche correspondante, qu'elles accompagnent dans l'épaisseur du poumon (voy. *Poumon*).

4° Artères intercostales.

Dissection. — Il est bon d'étudier toutes les artères intercostales d'un côté du thorax. On prend un sujet qui ne présente pas d'adhérences pleurales ; on enlève d'un côté toutes les côtes en les sciant près de la colonne vertébrale. (Je suppose qu'on a préalablement enlevé les viscères, en laissant l'aorte et l'œsophage comme il a été dit pour la dissection de l'aorte.) On commence alors la préparation des intercostales par le côté interne de la paroi thoracique. Sur une portion de cette paroi, on laisse la plèvre adhérente, pour montrer qu'elle recouvre les artères vers la partie postérieure. Sur une autre zone, on enlève la plèvre en l'incisant d'arrière en avant sur la face interne de deux côtes plus ou moins éloignées ; on arrache la portion de plèvre comprise entre les deux incisions, et l'on met à nu les muscles intercostaux internes, en même temps que la partie postérieure des vaisseaux et nerfs intercostaux. Sur un ou deux espaces, on incise d'arrière en avant le muscle intercostal interne, en le détachant du bord inférieur de la côte On rejette ce muscle en bas. Cette opération doit être faite avec ménagement. On suit l'artère intercostale, la veine qui est au-dessus et le nerf qui est au-dessous.

On suit avec soin l'artère jusqu'à la partie antérieure de l'espace intercostal, où elle s'anastomose avec des branches de la mammaire interne, qu'on doit étudier en même temps.

Une belle préparation est celle dans laquelle on sépare une moitié du thorax, comprenant la portion thoracique de la colonne vertébrale, la moitié du sternum, la mammaire interne, l'aorte et les intercostales préparées, avec le muscle triangulaire du sternum.

Il ne faut pas négliger d'étudier les rapports différents des artères du côté droit et de celles du côté gauche à leur origine.

Le rameau dorso-spinal de ces artères doit être préparé sur la face postérieure du tronc, comme les branches postérieures des nerfs rachidiens. (Voy. *Névrologie, Nerfs rachidiens.*)

Les intercostales viennent de la partie postérieure de l'aorte ; on les appelle *intercostales aortiques*, par opposition aux intercostales antérieures, que fournit la mammaire interne. Quelquefois les droites et les gauches naissent par un même tronc. Elles sont au nombre de huit ou neuf, selon que l'aorte s'élève plus ou moins et que l'intercostale supérieure de la sous-clavière fournit les trois premières intercostales ou deux seulement.

Elles se portent dans l'espace intercostal correspondant : les plus supérieures obliquement en haut et en dehors, les moyennes transversalement, les inférieures enfin obliquement, en bas et en dehors.

Celles du côté droit sont plus longues que celles du côté gauche, puisqu'elles passent au-devant de la colonne vertébrale ; les autres pénètrent immédiatement dans l'espace correspondant.

Elles se placent dans les gouttières costales, entre la veine qui est au-dessus et le nerf qui est au-dessous, et parcourent la gouttière costale jusqu'à la partie moyenne de l'espace.

Là, elles se placent à égale distance des deux côtes et se terminent en avant en se bifurquant pour s'anastomoser avec les intercostales antérieures de la mammaire in-

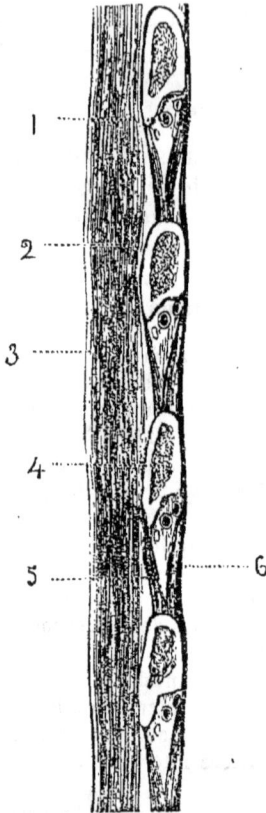

Fig. 184. — Figure schématique montrant la coupe d'une portion de la paroi thoracique.

1. Bord inférieur de la côte avec sa gouttière, qui reçoit le nerf et les vaisseaux intercostaux. — 2. Coupe des muscles épais qui recouvrent les côtes. — 3. Face externe de la paroi thoracique. — 4. Tissu spongieux de la côte. — 5. Coupe de l'intercostal externe. — 6. Coupe de l'intercostal interne.

terne. Les branches de bifurcation occupent les deux bords de l'espace intercostal.

Rapports. — A leur origine, celles du côté droit sont placées entre la colonne vertébrale et les organes qui la recouvrent :

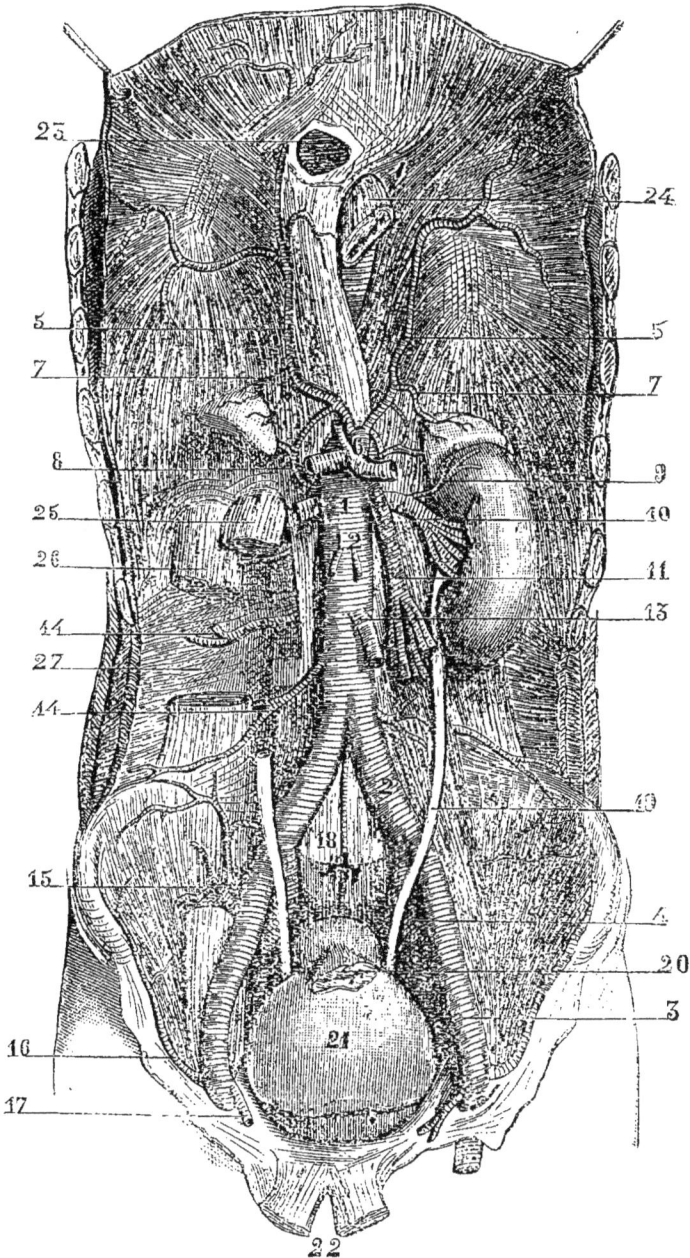

FIG. 185. — Artères de la cavité abdominale et du bassin.

1. Aorte. — 2. Artère iliaque primitive. — 3. Artère iliaque externe. — 4. Artère iliaque interne. — 5, 5. Artères diaphragmatiques inférieures. — 6. Tronc cœliaque et ses

trois branches. — 7, 7. Artères capsulaires supérieures. — 8. Artère capsulaire moyenne.
— 9. Artère capsulaire inférieure. — 10. Artère rénale. — 11. Artère mésentérique supérieure. — 12. Origine des deux spermatiques. — 13. Artère mésentérique inférieure. —
14, 14. Artères lombaires. — 15. Artère ilio-lombaire. — 16. Artère circonflexe iliaque.
— 17. Artère épigastrique. — 18. Artère sacrée moyenne. — 19. Uretère — 20. Canal
déférent. — 21. Vessie. — 22. Les deux muscles droits renversés. — 23. Veine cave inférieure. — 24. Œsophage. — 25. Extrémité supérieure du psoas. — 26. Carré des lombes.
— 27. Feuillet moyen de l'aponévrose du muscle transverse en arrière du carré des lombes.

œsophage, veine azygos, canal thoracique; au delà, elles ont les
mêmes rapports que celles du côté gauche. Elles se placent sous
la plèvre pariétale, au-devant du nerf grand sympathique et du
muscle intercostal externe, puis entre les deux muscles intercostaux. Elles sont accompagnées par la veine, située plus haut,
et le nerf, qui est inférieur.

Dans leur trajet, elles fournissent des branches nombreuses qui
se distribuent aux muscles intercostaux et aux côtes.

Elles fournissent à leur origine des branches postérieures,
dont la principale, la *dorso-spinale*, passe entre les apophyses
transverses des vertèbres et se termine dans les muscles du dos,
les vertèbres et la moelle épinière. Elle donne dans son trajet
une branche qui pénètre dans le trou de conjugaison et donne un
rameau aux vertèbres et un rameau à la moelle. Le rameau médullaire se divise pour se porter aux deux faces de la moelle, et
se bifurque ensuite pour former un riche réseau à la surface de
cette portion des centres nerveux.

BRANCHES
- collaté-rales
  - musculaires.
  - osseuses.
  - dorso-spinale
    - dorsale
      - ram. musculaires.
      - ram. cutanés.
    - spinale
      - vertébrale.
      - médullaire
        - ram. antérieur
          - supérieur.
          - inférieur
        - ram. postérieur
          - supérieur.
          - inférieur.
- termi-nales
  - supérieure.
  - inférieure.

3° *Branches de l'aorte abdominale.*

Pariétales. . . .
) Diaphragmatiques inférieures.
(Lombaires.

Viscérales. . . .
(de haut en bas).
- Tronc cœliaque.
- Mésentérique supérieure.
- Capsulaire moyenne.
- Rénale.
- Spermatique (utéro-ovarienne chez la femme).
- Mésentérique inférieure.

A. — Branches pariétales de l'aorte abdominale.

I. — ARTÈRES DIAPHRAGMATIQUES INFÉRIEURES.

Dissection. — On doit préparer ces artères sur un sujet dont les plè-vres n'auront pas été ouvertes. Sans cette condition, le diaphragme des-cend vers la cavité abdominale, et la préparation est difficile à faire. On enlève la paroi abdominale jusqu'aux cartilages costaux et jusqu'au ster-num. On retire les viscères, comme je l'ai dit pour l'aorte, et l'on voit alors manifestement l'origine des artères un peu au-dessous du diaphragme, de même que leurs ramifications sous-péritonéales.

Elles naissent de l'aorte immédiatement après son passage à tra-vers le diaphragme, tantôt séparément, tantôt par un tronc com-mun ; quelquefois, elles viennent du tronc cœliaque.

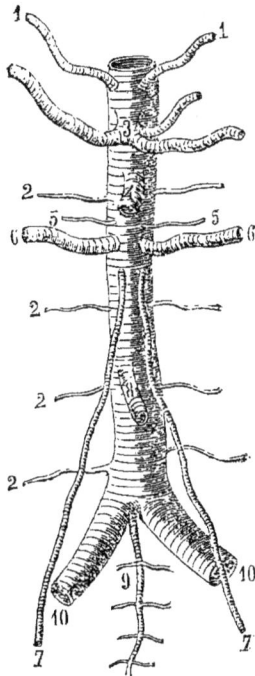

FIG. 186. — Branches de l'aorte abdominale (schéma).

1. A. Diaphragmatiques infé-rieures. — 2. A. Lombaires. — 3. Tronc cœliaque. — 4. A. Mésentérique supérieure. — 5. A. Capsulaire moyenne. — 6. A. Rénale. — 7. A. Spermatique ou utéro-ovarienne. — 8. A. Mésentérique inférieure. — 9. A. Sacrée moyenne. — 10. A. Iliaques primitives.

Elles glissent sous le péritoine, se ramifient à la face inférieure du diaphragme, et s'anastomosent avec les diaphragmatiques supé-rieures et les intercostales.

Dans leur trajet, elles fournissent les *œsophagiennes inférieures*, qui vont se distribuer à la partie inférieure de l'œsophage, un *rameau* qui s'anastomose en formant une arcade au-devant de l'orifice aortique du diaphragme avec un rameau semblable du côté opposé, et la *capsulaire supérieure* qui se porte à la capsule surrénale.

II. — ARTÈRES LOMBAIRES.

Dissection. — On devra préparer ces artères sur une pièce séparée, se composant du bassin, d'un côté de la paroi abdominale, des dernières côtes et des vertèbres intermédiaires, parce qu'il faut retourner souvent la préparation, soit pour la faire, soit pour la montrer. On laisse en place la portion d'aorte qui donne naissance à ces artères, on dissèque l'origine de ces vaisseaux jusqu'au psoas. D'un côté, on sacrifie le psoas, que l'on enlève pour montrer que les artères passent au-dessous de lui. On enlève même le carré des lombes, du même côté. Alors les artères sont découvertes ; on les voit s'enfoncer dans l'épaisseur du muscle transverse. On incise ce muscle d'arrière en avant et de haut en bas, suivant la direction de ces artères, et l'on constate qu'elles parcourent les interstices celluleux qui séparent les muscles de l'abdomen. On voit aussi qu'elles s'anastomosent avec l'épigastrique, la circonflexe iliaque et la fessière. Du côté opposé, on enlève les muscles de la masse commune jusqu'aux apophyses transverses des vertèbres. On voit alors les artères lombaires dirigées transversalement sur la face postérieure du carré des lombes.

Analogues aux intercostales, elles sont au nombre de trois ou quatre, selon que l'ilio-lombaire fournit la dernière ou les deux dernières lombaires.

Elles tirent leur origine de l'aorte abdominale par des troncs communs ou par des troncs isolés.

Ces artères se portent dans les gouttières situées sur les côtés des vertèbres lombaires, passent sous les arcades fibreuses du psoas, en arrière du carré des lombes, entre ce muscle et les muscles spinaux, et viennent se ramifier dans l'épaisseur des muscles de la paroi abdominale, en suivant un trajet oblique en bas et en avant.

Dans leur trajet, elles fournissent un *rameau dorso-spinal*, des *rameaux musculaires* et *osseux* de la même manière que les intercostales, et se terminent en s'anastomosant avec l'artère épigastrique, la mammaire interne et la sous-cutanée abdominale. Ces artères fournissent à leur origine, comme les intercostales, des *rameaux* au corps des vertèbres.

B. — Branches viscérales de l'aorte abdominale.

I. — TRONC CŒLIAQUE OU OPISTO-GASTRIQUE DE CHAUSSIER.

Dissection. — On enlève les viscères abdominaux, en laissant en place le foie, ou au moins sa partie postérieure jusqu'au sillon transverse, le pancréas et le duodénum.

On dissèque ensuite le tronc cœliaque, en étudiant ses rapports ; on voit l'artère splénique, flexueuse, sur le bord supérieur du pancréas, les branches qu'elle fournit, l'artère hépatique et ses branches. On étudie la coronaire stomachique, la pylorique et les gastro-épiploïques sur l'estomac préalablement séparé.

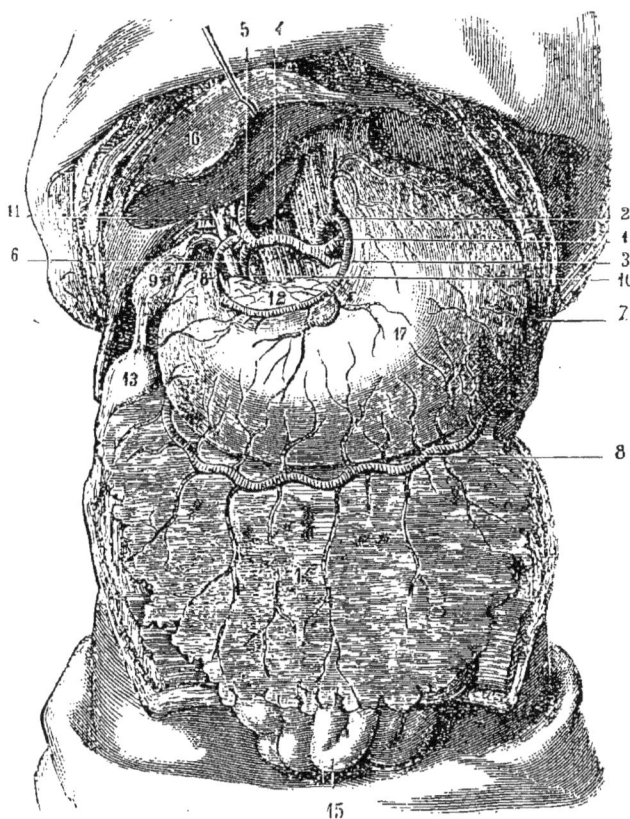

FIG. 187. — Tronc cœliaque et ses branches.

1. Tronc cœliaque. — 2. Artère coronaire stomachique, donnant l'œsophagienne inférieure. — 3. Artère splénique. — 4. Artère hépatique. — 5. Bifurcation de l'artère hépatique dans le foie. — 6. Artère gastro-épiploïque droite. — 7 Artère gastro-épiploïque gauche. — 8. Artère pylorique. — 9. Vésicule biliaire. — 10. Conduit cholédoque. — 11. Conduit hépatique — 12. Bord supérieur du pancréas. — 13. Coude droit du côlon transverse, uni à la vésicule biliaire par une bride accidentelle. — 14. Grand épiploon. — 15. Intestin grêle. — 16. Foie relevé avec un crochet. — 17. Estomac.

Impair et médian, le tronc cœliaque naît de l'aorte immédiatement au-dessous de la diaphragmatique, se porte directement en avant dans une étendue de 10 à 15 millimètres, et aussitôt il se divise en trois branches : hépatique, splénique, coronaire stomachique, qui donnent à leur tour de nombreuses ramifications.

Le tronc cœliaque est en rapport : en haut, avec le lobule de Spigel ; en bas, avec le bord supérieur du pancréas ; à gauche, avec l'œsophage. Il est entouré par le plexus solaire et par de nombreux ganglions lymphatiques.

Tableau des branches du tronc cœliaque.

Tronc cœliaque.	Hépatique. . . .	Pylorique.
		Gastro-épiploïque droite.
		Cystique.
	Splénique. . . .	Pancréatiques.
		Gastro-épiploïque gauche.
		Vaisseaux courts.
	Coronaire stomachique.	Cardiaques.
		Gastriques.
		Œsophagiennes inférieures.

1° L'hépatique (fig. 187) se porte à droite et un peu en haut, vers le hile du foie. Pendant son trajet, qui varie de 8 à 10 centimètres, cette artère croise la partie antérieure de la veine cave et se place en avant de la veine porte, à gauche des canaux biliaires ; elle concourt à la formation du pédicule du foie. Elle forme avec la veine porte le bord antérieur de l'hiatus de Winslow, et elle est située dans l'épaisseur de l'épiploon gastro-hépatique.

Ses branches terminales, au nombre de deux, se distribuent aux deux lobes du foie. Elles pénètrent dans le hile. Elles sont accompagnées par les branches de la veine porte, par les canaux biliaires, les lymphatiques et les nerfs. De même que tous ces organes, elle est entourée par la capsule de Glisson (voy. *Foie*).

Elle fournit trois branches collatérales : la pylorique, la gastro-épiploïque droite et la cystique.

La *pylorique* se porte en bas vers le bord supérieur du pylore, dans l'épaisseur de l'épiploon gastro-hépatique, et se termine aux deux faces du pylore ; elle s'anastomose avec la terminaison de la coronaire stomachique.

La *gastro-épiploïque droite* (fig. 187) se porte en bas derrière la première portion du duodénum, passe au-devant de la tête du pancréas, et vient se terminer au niveau de la grande courbure de l'estomac, où elle s'anastomose avec la gastro-épiploïque gauche. Cette artère fournit, au niveau de la tête du pancréas, la *pancréatico-duodénale*, qui se perd dans le pancréas et dans le duodénum, des *rameaux gastriques* aux deux faces de l'estomac et des *rameaux épiploïques* au grand épiploon.

La *pancréatico-duodénale* naît de la gastro-épiploïque droite ; elle se porte vers le point de réunion de la tête du pancréas avec la deuxième portion du duodénum, et se termine dans ces deux régions en s'anastomosant avec les artères voisines, c'est-à-dire celles du duodénum avec la pylorique et les artères de l'intestin grêle, et celles de la tête du pancréas avec les pancréatiques fournies par la splénique et la mésentérique supérieure.

Les rameaux gastriques montent sur les deux faces de l'estomac, pour s'anastomoser sur les parois de cet organe avec les rameaux gastriques de la pylorique, de la coronaire stomachique et de la gastro-épiploïque gauche.

Les rameaux épiploïques sont longs et grêles ; ils descendent dans l'épaisseur du feuillet antérieur du grand épiploon, se renversent vers le bord libre de ce repli, et remontent entre les lames du feuillet postérieur pour s'anastomoser avec les côliques supérieures.

La *cystique* se dirige vers la vésicule biliaire ; elle donne un rameau à la face inférieure de la vésicule et un rameau à la face supérieure, entre la vésicule et le foie. Ces deux rameaux se perdent dans les parois de la vésicule.

2° La splénique, la plus volumineuse des trois branches du tronc cœliaque, se dirige à gauche en décrivant des flexuosités, et se termine dans le hile de la rate.

Dans son trajet, elle parcourt une gouttière creusée dans le bord supérieur du pancréas, au niveau duquel elle est entourée d'un grand nombre de ganglions lymphatiques et de filets nerveux qui se rendent à la rate ; elle passe en arrière de l'estomac, en avant du rein et de la capsule surrénale gauches. Elle est placée en avant et au-dessus de la veine qui suit la face postérieure du pancréas.

Les branches terminales qu'elle donne traversent les trous du hile de la rate, au nombre de trois à six, et se terminent dans cet organe.

Ces branches se ramifient dans la rate en conservant chacune leur indépendance, de sorte que cet organe est divisé en autant de compartiments artériels que l'on peut injecter avec des substances de coloration différente. Elles sont accompagnées dans la rate par un prolongement de l'enveloppe (capsule de Malpighi), de la même manière que les vaisseaux du foie.

Les *pancréatiques* se terminent dans le pancréas ; elles sont petites, nombreuses, et viennent de la splénique pendant son trajet. Elles se ramifient dans le pancréas, et se distribuent aux parois des acini. Elles s'anastomosent avec la pancréatico-duodénale.

La *gastro-épiploïque gauche* (fig. 187) se porte en bas vers la grosse tubérosité, gagne la grande courbure de l'estomac, s'anastomose avec la gastro-épiploïque droite, et fournit comme elle des rameaux gastriques et des rameaux épiploïques.

Les *vaisseaux courts* naissent à la partie supérieure et presque terminale de la splénique ; ils sont nombreux, de petit volume, et se portent en haut et en dedans vers la grosse tubérosité de l'estomac, où ils se terminent en s'anastomosant avec les rameaux gastriques et cardiaques.

3° La coronaire stomachique, branche antérieure du tronc cœliaque, se porte en haut et à gauche vers l'œsophage, puis descend, pour parcourir la petite courbure de l'estomac dans toute son étendue, entre les deux feuillets du petit épiploon (fig. 187, 2).

Ses branches terminales s'anastomosent avec les branches de la pylorique au niveau du bord supérieur du pylore. Elle donne aussi trois sortes de rameaux collatéraux.

Les *rameaux cardiaques* se portent en avant et en arrière du cardia, dans les parois de l'estomac ;

Les *rameaux gastriques*, aux deux faces de l'estomac ;

Les *rameaux œsophagiens*, qui viennent quelquefois de la diaphragmatique inférieure, se rendent à la partie inférieure de l'œsophage, et s'anastomosent avec les œsophagiennes moyennes de l'aorte.

II. — ARTÈRE MÉSENTÉRIQUE SUPÉRIEURE (fig. 188).

Dissection. — Pour préparer l'artère mésentérique supérieure, on rejette l'intestin grêle à gauche, on relève le côlon transverse sur la paroi thoracique, et l'on incise verticalement le feuillet du péritoine qui se porte de la face droite du mésentère vers le côlon ascendant. On prend les deux lèvres de l'incision, et l'on détache le péritoine jusqu'à l'intestin grêle d'un côté, et jusqu'au côlon ascendant de l'autre. On voit alors l'artère mésentérique au milieu de la graisse qui remplit le mésentère.

Il faut avoir soin de ménager la veine grande mésaraïque, qui l'accompagne jusqu'à ses moindres ramifications. Il est inutile, lorsqu'on prépare l'artère, de chercher à conserver les chylifères et les nerfs vaso-moteurs qui cheminent sur leur paroi. On étudie alors l'artère et toutes ses branches ; puis on examine de quelle manière celles-ci se perdent dans les tuniques de l'intestin.

Impaire et médiane, cette artère naît de la face antérieure de l'aorte, à 1 ou 2 centimètres au-dessous du tronc cœliaque, et se porte dans l'épaisseur du mésentère en passant en arrière du pancréas, sur le bord inférieur duquel elle forme une échancrure, et en avant du duodénum, qu'elle sépare de l'intestin grêle proprement dit.

Elle est placée à ce niveau, à gauche de la veine grande mésaraïque. Plus bas, elle est située dans le mésentère et décrit une courbe à concavité droite, dont l'extrémité inférieure correspond au cæcum.

A son origine, elle fournit plusieurs petits *rameaux* au pancréas et au duodénum ; plus bas, au-dessous du pancréas, elle fournit une *pancréatico-duodénale*.

Elle fournit quelquefois l'hépatique et souvent des branches hépatiques accessoires.

De sa concavité naissent trois branches qui vont à la partie droite du gros intestin : ce sont les côliques droites. De sa convexité naissent un grand nombre de rameaux qui se portent, en suivant le mésentère, dans l'intestin grêle. Après avoir fourni tous ces rameaux, cette artère se termine à l'extrémité inférieure de l'intestin grêle et au cæcum.

Tableau des branches de la mésentérique supérieure.

Branches collatérales. .
- Pancréatiques.
- Duodénales.
- Pancréatico-duodénale.
- Côlique supérieure droite.
- — moyenne droite.
- — inférieure droite.
- Branches de l'intestin grêle.

1° Les **pancréatiques** sont de petites branches que la mésentérique fournit au pancréas, au moment où elle passe dans l'échancrure de son bord inférieur. Elles se distribuent dans le tissu du pancréas, et s'anastomosent avec les pancréatiques de la splénique et de la pancréatico-duodénale.

Ces rameaux sont souvent remplacés par une seule branche de la mésentérique.

2° Les **duodénales** viennent aussi de l'origine de la mésentérique. Elles se jettent dans la troisième portion du duodénum.

Ces artères, qui manquent souvent, s'anastomosent avec les branches de la pancréatico-duodénale fournie par la coronaire stomachique.

3° La **pancréatico-duodénale** est une petite branche que fournit la mésentérique au moment où elle passe entre le pancréas et le duodénum ; elle est moins volumineuse que celle qui vient de la gastro-épiploïque droite, et se perd dans le pancréas et le duodénum, en s'anastomosant, dans le pancréas, avec les autres artères pancréatiques.

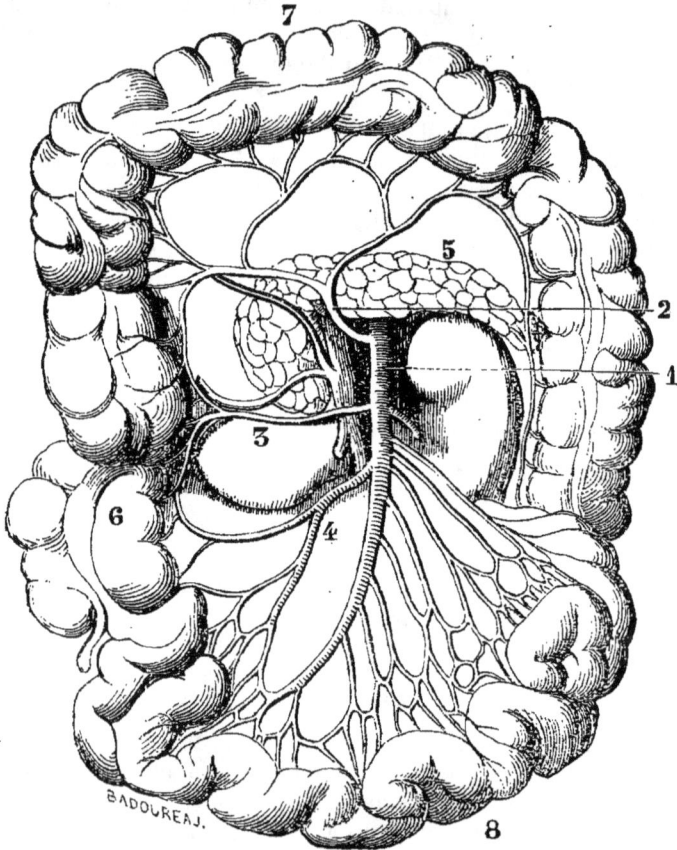

Fig. 188. — Montrant l'artère mésentérique supérieure, la veine grande mésaraïque et le pancréas.

1. Artère mésentérique supérieure accompagnée par la veine. — 2. Côlique supérieure droite. — 3. Côlique moyenne. — 4. Côlique inférieure. — 5. Pancréas. — 6. Cæcum. — 7. Côlon transverse. — 8. Intestin grêle et artères qu'il reçoit.

4º La côlique supérieure droite part isolément de la partie supérieure de la concavité que forme la mésentérique supérieure. Elle glisse sous le péritoine qui s'étend du mésentère au côlon, dans le tissu cellulaire-sous péritonéal ; elle arrive à la face postérieure du côlon, où elle se bifurque. La branche supérieure de la bifurcation suit les parois du côlon ascendant et glisse au-dessous du côlon transverse, pour former avec la côlique supérieure gauche une anastomose en arcade ou par inosculation. La branche inférieure s'anastomose en arcade avec la côlique moyenne, de même que celle-ci s'anastomose avec l'inférieure. De ces anastomoses naissent d'autres branches qui se portent dans les parois du côlon.

5° La **côlique moyenne droite** prend naissance vers le milieu de la courbe que décrit la mésentérique supérieure ; elle se porte directement en dehors en glissant entre le péritoine et la région lombaire, se bifurque pour s'anastomoser avec les côliques supérieure et inférieure, et forme avec elles des arcades d'où naissent d'autres rameaux qui vont se jeter dans les parois du côlon ascendant.

6° La **côlique inférieure droite** naît, à la partie inférieure de la concavité, de la mésentérique inférieure; elle se porte en dehors, affecte les mêmes rapports que la côlique moyenne, s'anastomose avec la branche inférieure de la même artère et avec la terminaison de la mésentérique supérieure, pour se terminer dans les parois du cæcum et du côlon ascendant.

Les branches de l'intestin grêle (fig. 188), au nombre de quinze à vingt, se portent dans l'épaisseur du mésentère vers l'intestin grêle ; elles s'anastomosent entre elles, forment des arcades dès qu'elles naissent des branches qui se divisent pour former une nouvelle série d'arcades, et ainsi de suite jusqu'à quatre et cinq séries ; puis ces artères vont se terminer dans les parois de l'intestin grêle par deux branches qui se portent sur les deux faces de l'intestin.

III. — ARTÈRE CAPSULAIRE MOYENNE (fig. 189).

Dissection. — Pour préparer la capsulaire moyenne, il suffit de préparer l'aorte, de laisser en place le rein et la capsule surrénale, puis d'enlever le péritoine sur les côtés de la colonne vertébrale.

Les artères capsulaires moyennes naissent de l'aorte au-dessous de la précédente, et se portent vers la capsule surrénale correspondante, en glissant au-devant des piliers du diaphragme et du psoas, sous le péritoine ; elles se ramifient dans la capsule surrénale et s'anastomosent avec la capsulaire supérieure venue de la diaphragmatique inférieure, et avec la capsulaire inférieure venue de la rénale.

IV. — ARTÈRE RÉNALE OU ÉMULGENTE (fig. 189 et 191).

Dissection.— Les vaisseaux rénaux se trouvent préparés lorsqu'on a enlevé les intestins et le péritoine; on devra conserver l'aorte et la veine cave.

Les artères rénales, volumineuses, naissent de l'aorte, au ni-

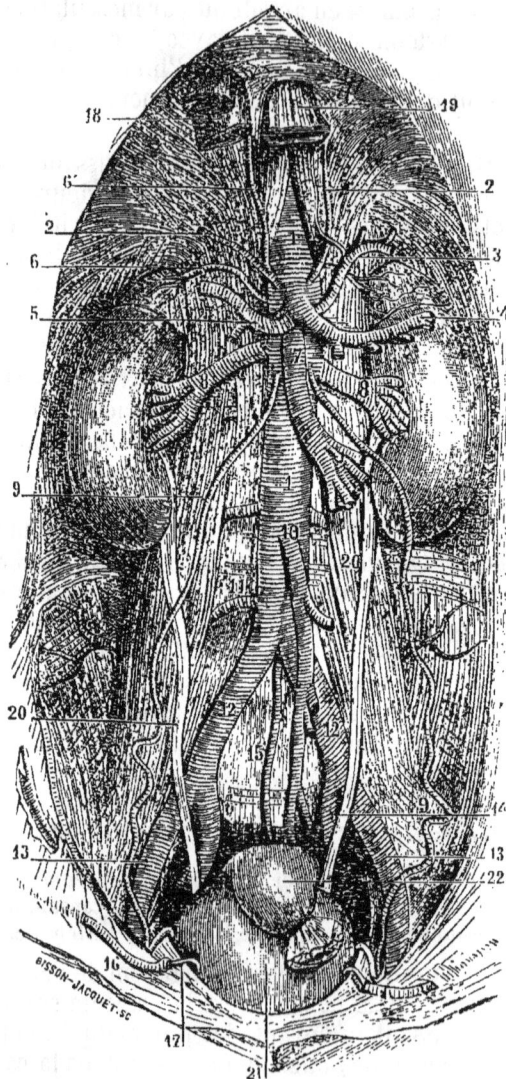

FIG. 189. — Branches de l'aorte abdominale chez l'homme.

1, 1. Tronc de l'aorte. — 2, 2. Artères diaphragmatiques inférieures. — 3 Artère splénique. — 4. Artère coronaire stomachique. — 5. Artère hépatique. — 6. Artère capsulaire
moyenne. — 6'. Rameau de la diaphragmatique inférieure du côté droit. — 7. Artère mé
sentérique supérieure. — 8, 8 Artères rénales — 9, 9. Artères spermatiques. — 10. Artère
mésentérique inférieure. — 11. Dernière lombaire. — 12, 12. Artères iliaques primitives.
— 13, 13. Artères iliaques externes. — 14. Artère iliaque interne. — 15. Artère sacrée
moyenne. — 16. Artère épigastrique droite — 17. Rameau artériel anastomotique, étendu
de l'épigastrique à l'obturatrice — 18. Coupe de la veine cave inférieure. — 19 Coupe
de l'œsophage. — 20. Uretère du côté droit. — 21. Vessie. — 22. Rectum.

veau de la deuxième vertèbre lombaire, et se portent transversalement en dehors, vers le hile du rein.

Ces artères sont quelquefois doubles ou triples.

L'artère rénale fournit la *capsulaire inférieure* et plusieurs rameaux à l'atmosphère graisseuse du rein ; elle se termine dans le parenchyme rénal.

L'artère rénale est située en arrière de la veine rénale et du péritoine, en avant du bassinet ; elle est placée sur la face antérieure de la colonne vertébrale, des piliers du diaphragme et du psoas. Celle du côté droit passe, en outre, en arrière de la veine cave inférieure. Elle est ordinairement un peu plus longue que celle du côté gauche.

La *capsulaire inférieure*, fournie par la rénale, se porte en haut et en dehors, entre la face antérieure du psoas et le péritoine ; elle se jette dans la capsule surrénale, et s'anastomose avec les capsulaires supérieure et moyenne.

Les branches terminales se portent dans le parenchyme rénal ; elles se terminent, pour la plupart, par les *glomérules de Malpighi*, qui affectent les rapports les plus intimes avec les tubes urinifères (voy. *Rein*).

V. — ARTÈRE SPERMATIQUE (fig. 189 et 191).

Dissection. — Sur un sujet ouvert, enlevez l'intestin et détachez le péritoine au niveau du psoas. L'artère est ainsi préparée dans la portion abdominale. Ouvrez ensuite le canal inguinal, en séparant la partie inférieure des muscles de cette région. Suivez l'artère dans le cordon en incisant ses enveloppes.

Si vous aviez de la peine à trouver tout de suite ces artères, qui parfois ne sont pas injectées, vous exerceriez des tractions sur le cordon spermatique, afin de reconnaître leur trajet au moyen des mouvements qu'on leur imprime.

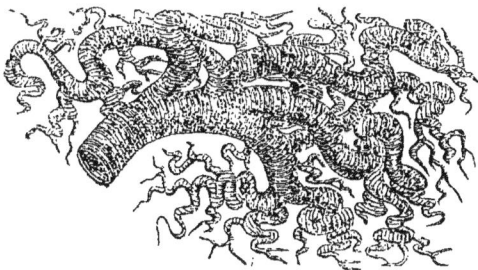

FIG. 190. — Ramifications terminales de l'artère utéro-ovarienne, d'après Rouget.

Les artères spermatiques naissent de l'aorte au-dessous de la rénale, par un tronc commun ou isolément ; elles descendent vers le canal inguinal en passant au-devant du muscle psoas et de l'uretère, sous le péritoine, au-dessous du côlon iliaque du côté gauche et de la terminaison de l'intestin grêle du côté droit.

Elles parcourent ensuite le canal inguinal dans toute son étendue, sortent par l'anneau inguinal, concourent à former le cordon spermatique et se terminent dans le testicule.

Elles fournissent quelques rameaux au cordon spermatique, pour s'anastomoser avec les honteuses externes.

Dans leur trajet, les artères spermatiques sont entourées par

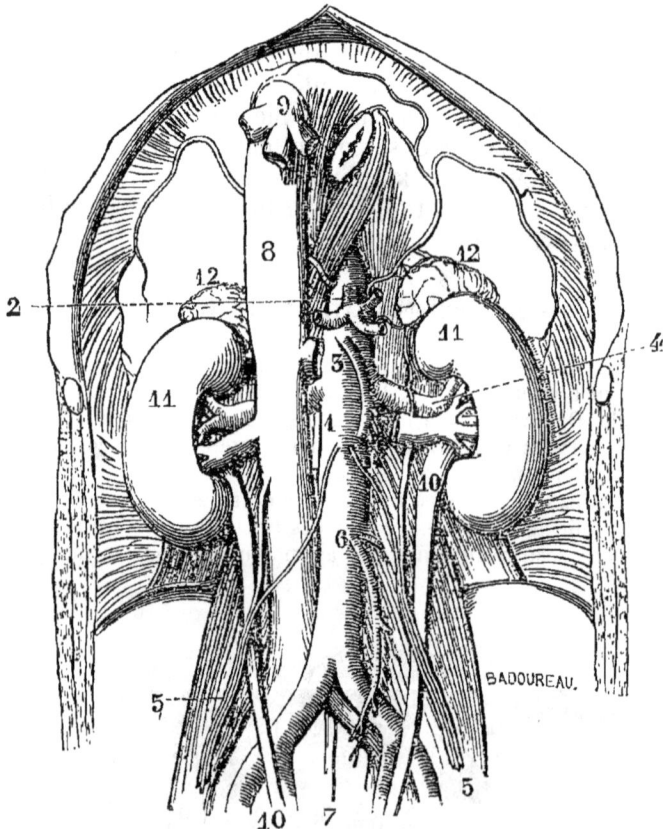

FIG. 191. — Branches de l'aorte abdominale.

1. Aorte. — 2. Tronc cœliaque. — 3. Mésentérique supérieure. — 4. Rénale. — 5, 5. Artère et veines spermatiques. — 6. Mésentérique inférieure. — 7. Sacrée moyenne. — 8 Veine cave inférieure. — 9. Veines sus-hépatiques. — 10, 10. Uretère. — 11, 11. Rein. — 12, 12. Capsule surrénale.

les veines de même nom. Au niveau du canal inguinal, elles reposent sur l'arcade crurale. Enfin, dans l'épaisseur du cordon, elles sont entourées par les veines et placées en avant du canal déférent.

Artère utéro-ovarienne. — Chez la femme, l'artère spermatique est remplacée par une branche analogue connue sous le nom d'*artère utéro-ovarienne;* elle est double aussi, et se porte sur les parties latérales du corps de l'utérus, où elle donne une branche *utérine* et une branche *tubo-ovarienne.* La première se dirige vers les bords de l'utérus et s'anastomose au niveau des bords et dans l'épaisseur de son tissu avec l'utérine de l'hypogastrique; la seconde se porte à la trompe de Fallope et à l'ovaire, où elle se termine.

L'artère utéro-ovarienne est en rapport en arrière avec le psoas et l'uretère. Elle est recouverte par le péritoine et entourée par les vaisseaux veineux qui portent le même nom. Dans le bassin, ce vaisseau se porte, de dehors en dedans et d'arrière en avant, dans l'épaisseur du ligament large, jusqu'aux angles de l'utérus.

Les branches terminales de cette artère présentent une disposition particulière soit dans l'utérus, soit dans l'ovaire ; elles se terminent en forme de vrilles analogues à celles des corps caverneux chez l'homme ; elles constituent, en un mot, des *artères hélicines.*

IV. — ARTÈRE MÉSENTÉRIQUE INFÉRIEURE (fig. 192).

Dissection. — Enlevez l'intestin grêle, écartez du côté gauche le côlon iliaque et descendant, et rejetez le côlon transverse sur la paroi thoracique.

Enlevez le feuillet du péritoine situé à gauche de la colonne vertébrale, en le décollant de dedans en dehors, jusqu'au gros intestin. Vous verrez alors la mésentérique inférieure accompagnée par la veine petite mésaraïque.

Venue de l'aorte, à 3 ou 4 centimètres au-dessus de sa terminaison, elle se porte en bas en passant au-dessous du péritoine, et décrit une courbe à concavité droite. Elle passe en avant du psoas gauche, du carré des lombes et du feuillet antérieur de l'aponévrose du muscle transverse de l'abdomen; elle croise la crête iliaque gauche, la face supérieure du muscle iliaque, et pénètre dans le mésocôlon iliaque et dans le mésorectum. Dans son trajet, elle fournit les côliques gauches, et se termine par les hémorrhoïdales supérieures.

Tableau des branches de la mésentérique inférieure.

Branches terminales. . . . . $\begin{cases}\text{Hémorrhoïdale supérieure droite.} \\ \text{— — gauche.}\end{cases}$

Branches collatérales. . . . . $\begin{cases}\text{Côlique supérieure gauche.} \\ \text{— moyenne gauche.} \\ \text{— inférieure gauche.}\end{cases}$

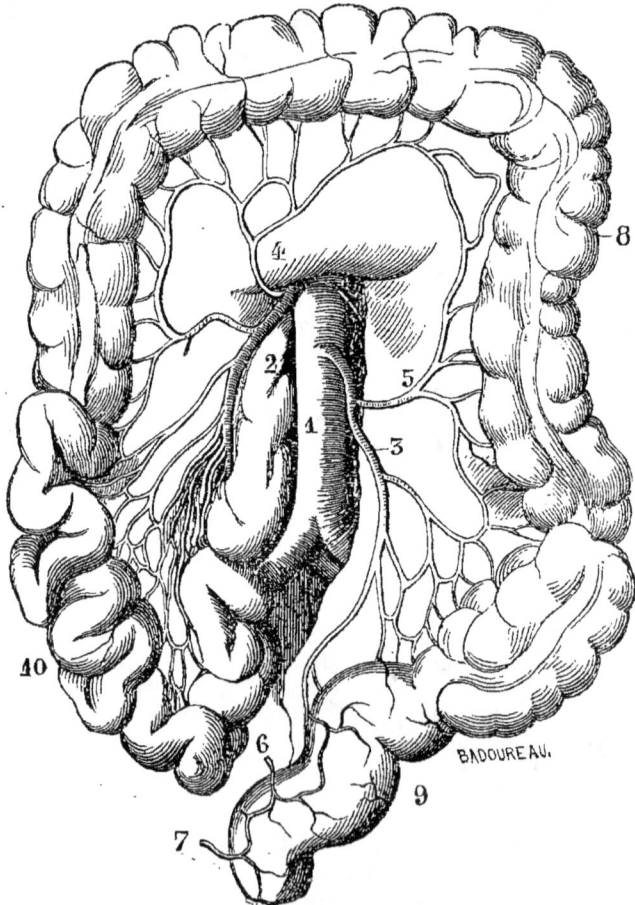

FIG. 192. — Artères mésentériques. L'intestin grêle est rejeté à droite.

1. Aorte. — 2. Mésentérique supérieure. — 3. Mésentérique inférieure avec les trois côliques gauches. — 4. Côlique droite supérieure. — 5. Côlique gauche supérieure. — Hémorrhoïdale moyenne. — 7. Hémorrhoïdale inférieure. — 8. Côlon descendant. — Rectum. — 10. Intestin grêle.

1°, 2° Hémorrhoïdales supérieures. — Les branches terminales de la mésentérique inférieure se portent de chaque côté

de la partie moyenne du rectum; elles donnent des branches nombreuses, qui pénètrent entre les tuniques du rectum pour se terminer à la muqueuse. Ces branches s'anastomosent avec les autres hémorrhoïdales.

3° La **côlique supérieure gauche** vient de la mésentérique inférieure; immédiatement après son origine, elle glisse dans le tissu cellulaire sous-péritonéal, entre le péritoine et le muscle transverse, et se bifurque comme celle du côté droit. La branche supérieure va s'anastomoser par inosculation avec la branche supérieure de la côlique supérieure droite, au-dessous du côlon. De cette arcade artérielle naissent des rameaux épiploïques qui s'anastomosent, dans l'épaisseur du grand épiploon, avec ceux qui viennent des artères gastro-épiploïques. La branche supérieure s'anastomose avec une branche de la côlique moyenne gauche pour former une arcade d'où naissent des rameaux qui se perdent dans le côlon descendant.

4° La **côlique moyenne gauche** se comporte comme celle du côté droit. Elle naît souvent d'un tronc commun avec la côlique supérieure et se jette dans le côlon descendant.

5° La **côlique inférieure gauche** prend naissance vers le tiers inférieur de la mésentérique; elle se porte en bas et à gauche dans le tissu cellulaire sous-péritonéal, passe dans le mésocôlon iliaque et s'anastomose avec la branche inférieure de la côlique moyenne gauche, pour donner naissance aux rameaux qui se perdent dans l'épaisseur du côlon iliaque.

4° *Branches terminales de l'aorte, ou artères du bassin.*

Ces branches terminales sont : la sacrée moyenne et les iliaques primitives. Elles constituent, avec les artères iliaques interne et externe, les artères du bassin.

I. — ARTÈRE SACRÉE MOYENNE (fig. 197, 14).

Dissection. — Pour préparer cette artère, on enlève les viscères du petit bassin sur un sujet injecté. Il est bon d'étudier l'artère sacrée moyenne avec les sacrées latérales et les autres artères du bassin.

Impaire et médiane, elle s'étend de la bifurcation de l'aorte jusqu'à la face antérieure du coccyx, où elle se bifurque pour s'anastomoser de chaque côté avec les sacrées latérales.

Elle naît de l'aorte même, à sa face postérieure, un peu avant sa bifurcation. Chez les animaux pourvus d'une longue queue, elle est très développée et accompagne cet appendice jusqu'à

son extrémité terminale. Elle se place devant la cinquième vertèbre lombaire et sur la face antérieure du sacrum, en arrière du
rectum.

Elle donne à droite et à gauche des rameaux qui s'anastomosent avec des rameaux semblables venus de la sacrée latérale.
Ces rameaux pénètrent par les trous sacrés antérieurs, et se distribuent aux organes contenus dans le canal sacré. Elle donne
d'autres rameaux au sacrum et à la cinquième vertèbre lombaire.

II. — ARTÈRE ILIAQUE PRIMITIVE.

Dissection. — L'artère iliaque primitive se trouve naturellement préparée lorsqu'on a retiré les viscères de la cavité abdominale. Il ne reste
plus qu'à enlever le péritoine qui la recouvre, et à montrer bien nettement les rapports que l'artère affecte avec la veine.

Elle s'étend de la quatrième vertèbre lombaire à la symphyse
sacro-iliaque. Son origine et sa terminaison peuvent varier un
peu, suivant le point de bifurcation de l'aorte.

Elle est dirigée de haut en bas, de dedans en dehors et d'arrière en avant. Elle ne fournit aucune branche collatérale, et se
bifurque en iliaque externe et iliaque interne. Dans son trajet,
elle est recouverte par le péritoine et croisée quelquefois par
l'uretère. Elle recouvre la cinquième vertèbre lombaire et la
veine iliaque primitive. Celle du côté droit croise d'abord à angle
droit la veine iliaque gauche, puis recouvre la droite.

III. — ARTÈRE ILIAQUE EXTERNE.

Dissection. — Voyez *Iliaque interne.*

Cette artère fait suite à la précédente, elle suit la même direction, et prend le nom de fémorale au moment où elle croise
la face inférieure de l'arcade crurale.

Elle fait saillie le long du bord interne du psoas, contre lequel
elle est fixée par un dédoublement du *fascia iliaca*. Dans son trajet, elle est recouverte par le péritoine, par le canal déférent qui
la croise chez l'homme, le ligament rond et les vaisseaux utéro-
ovariens chez la femme ; de plus, celle du côté gauche est
recouverte par le côlon iliaque, tandis que l'intestin grêle, à sa
terminaison, recouvre celle du côté droit.

Elle est accompagnée par la veine iliaque externe, qui occupe
son côté postérieur en haut et son côté interne en bas. De nombreux ganglions et vaisseaux lymphatiques l'entourent. Le nerf
génito-crural est accolé à sa partie antérieure.

Elle fournit deux branches : l'épigastrique et la circonflexe iliaque.

1° L'épigastrique (fig. 193) naît de l'iliaque externe, à 5 ou 6 millimètres en arrière de l'arcade crurale ; quelquefois, elle vient de la fémorale, et pénètre dans l'abdomen par l'anneau crural.

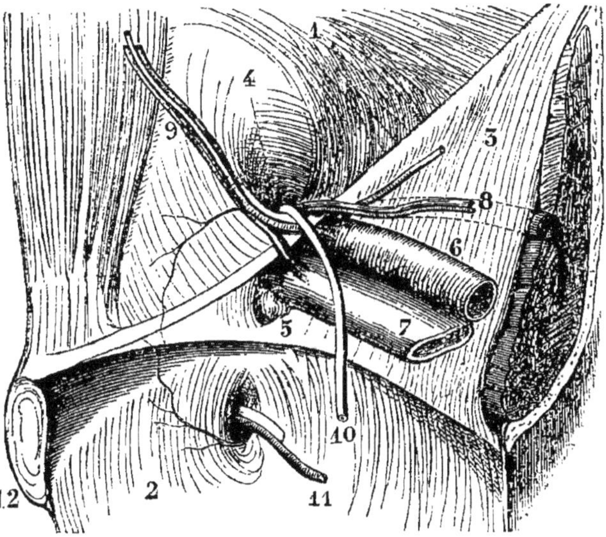

FIG. 193. — Région ilio-inguinale du côté droit, vue par sa face postérieure.

1. Fascia transversalis. — 2. Muscle obturateur interne. — 3. Artère circonflexe iliaque. — 4. Orifice péritonéal du canal inguinal. — 5 Ganglion lymphatique situé dans l'anneau crural, entre la veine iliaque et le ligament de Gimbernat. — 6. Artère iliaque externe. — 7. Veine iliaque externe. — 8. Vaisseaux spermatiques. — 9. Vaisseaux épigastriques et anastomose de l'artère avec l'obturatrice. — 10. Canal déférent. — 11. Artère obturatrice et son anastomose avec l'épigastrique. — 12. Coupe de la symphyse pubienne.

Après son origine, elle se porte en haut et en dedans en décrivant une courbe à concavité supérieure, qui soulève le péritoine au niveau de celle-ci. Elle embrasse, chez l'homme, la courbe que décrit le canal déférent en sortant du canal inguinal, et chez la femme, celle que décrit le ligament rond. Elle se porte ensuite en haut et un peu en dedans, en croisant la paroi postérieure du canal inguinal, et sépare la fossette inguinale interne de la fossette inguinale externe.

Toujours située dans le tissu cellulaire sous-péritonéal, elle se dirige en haut et en dedans, atteint la gaine du muscle droit de l'abdomen, qu'elle pénètre, et se ramifie dans ce muscle. Elle s'anastomose, vers la partie moyenne de la gaine du muscle droit, avec la mammaire interne, et dans tout son trajet, avec quelques rameaux des artères lombaires.

Près de son origine, elle fournit la funiculaire, l'anastomotique de l'obturatrice et la pubienne.

Tableau des branches de l'iliaque externe.

Iliaque externe.	épigastrique. . .	branches terminales.
		funiculaire.
		pubienne.
		anastomotique avec l'obturatrice.
	circonflexe iliaque.	abdominale.
		iliaque.

La *funiculaire* se dirige en dehors dans une étendue de quelques millimètres, et pénètre dans le canal inguinal par son orifice péritonéal. Elle se distribue aux éléments du cordon, en s'anastomosant avec les honteuses externes.

L'*anastomotique* naît de l'épigastrique, à quelques millimètres de son origine ; elle se porte dans le petit bassin, en croisant la face postérieure de la branche horizontale du pubis pour s'anastomoser avec l'obturatrice. Ce rameau anastomotique présente des anomalies presque aussi fréquentes que l'état normal. Ainsi, il est fréquent de voir ce tronc assez volumineux pour faire dire que l'obturatrice ne vient pas de l'iliaque interne, mais bien de l'épigastrique. Dans ce cas, elle naît de l'épigastrique, sur un point très rapproché de l'origine de celle-ci (fig. 195, B, 5), ou sur un point un peu éloigné (fig. 194, A, 5). Il est important de bien signaler ces variétés, car cette artère contracte avec l'anneau crural des rapports dangereux pour l'opération de la hernie étranglée. Voici comment : dans la disposition ordinaire, le rameau anastomotique descend simplement vers l'obturatrice, en s'appliquant à la face interne des vaisseaux iliaques externes ; mais, dans le cas d'anomalie, ce rameau volumineux, s'il naît sur un point un peu élevé de l'épigastrique, descend vers le trou obturateur en passant, soit sur la partie interne de l'anneau crural lui-même, soit sur la base du ligament de Gimbernat.

Or, en ce cas, le débridement sur ce ligament aura un danger évident. Heureusement on n'attache plus à ces anomalies la même importance qu'autrefois, car il est bien rare que le ligament de Gimbernat détermine l'étranglement de la hernie crurale. Cette hernie s'étrangle surtout dans un des orifices du *fascia cribriformis*.

Le *rameau pubien*, très grêle, se porte sur le bord supérieur de la symphyse pubienne et s'anastomose avec celui du côté opposé.

2° La circonflexe iliaque (fig. 197, 11) naît à peu près au même niveau que l'épigastrique, puis elle se porte en haut et en dehors, en suivant l'arcade fémorale, le long de son bord postérieur, dans le tissu cellulaire sous-péritonéal. Elle est située dans l'angle que forment par leur réunion le muscle iliaque et la paroi abdominale. Arrivée au niveau de l'épine iliaque antéro-supérieure, elle se bifurque et fournit un rameau iliaque et un rameau abdominal.

Fig. 194 et 195.— Anomalies d'origine de l'artère obturatrice. Ces figures montrent l'arcade crurale, l'anneau crural et le ligament de Gimbernat du côté droit, vus du côté de l'abdomen.

A. 1. Artère iliaque externe. — 2. Veine iliaque externe. — 3. Tronc commun de l'épigastrique et de l'obturatrice, ayant une longueur de 10 à 12 millimètres. — 4. Epigastrique. — 5. Obturatrice passant sur le ligament de Gimbernat. — 6. Ligament de Gimbernat. — 7. Orifice péritonéal du canal inguinal.

B. Dans cette figure, le tronc commun de l'épigastrique et de l'obturatrice est plus court. L'obturatrice, 5, descend en croisant la veine iliaque externe, en dehors du point de l'anneau crural, où se produisent ordinairement les hernies.

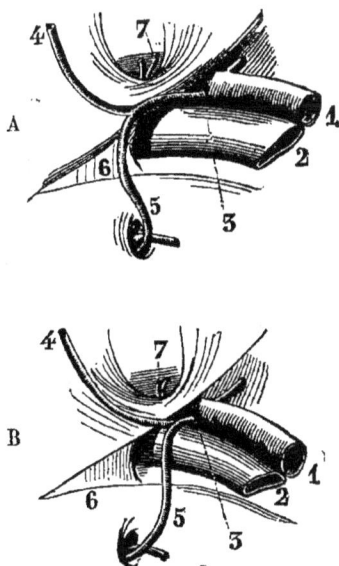

Le *rameau iliaque* suit la lèvre interne de la crête iliaque, dans un canal fibreux creusé à l'union du transverse de l'abdomen et de la circonférence du muscle iliaque, et se distribue au muscle iliaque, à l'os coxal et au carré des lombes.

Ce rameau s'anastomose avec les artères lombaires et l'ilio-lombaire.

Le *rameau abdominal*, au niveau de l'épine iliaque antéro-supérieure, monte dans l'épaisseur de la paroi abdominale, et se distribue aux muscles de cette paroi en s'anastomosant avec les artères lombaires.

IV. — ARTÈRE ILIAQUE INTERNE OU HYPOGASTRIQUE (fig. 196 et 197).

Dissection. — Le tronc de l'iliaque interne se prépare en même temps que celui de l'iliaque externe. On divise en deux moitiés le bassin d'un sujet injecté, en faisant passer la scie sur la ligne médiane. Les viscères étant retirés, les troncs artériels se trouvent préparés.

La *circonflexe iliaque* se trouve préparée sur la même moitié de bassin ; on la suit facilement du côté de la cavité abdominale. Pour observer son rameau abdominal, il suffit de laisser une portion de paroi abdominale adhérente à la préparation.

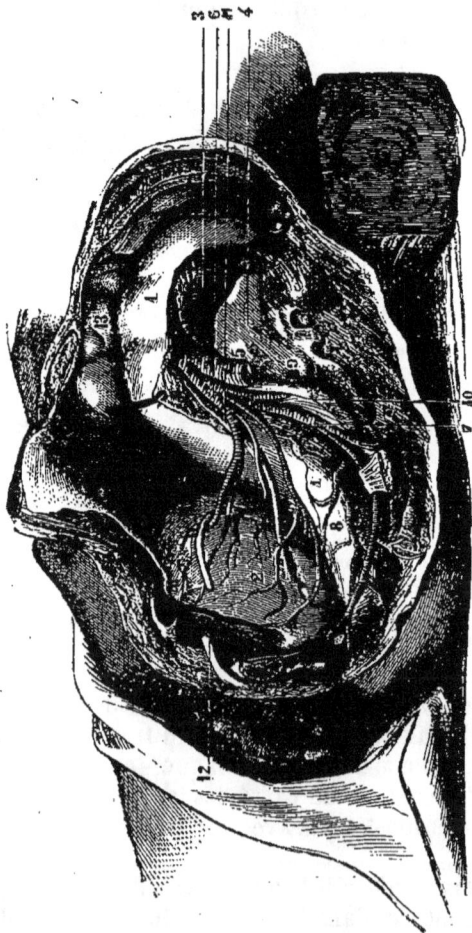

Fig. 196. — Artère iliaque interne du côté gauche, chez l'homme. (Le tronc repose sur un billot ; on a désarticulé l'os coxal du côté gauche et laissé en place le rectum et la vessie.)

1, 1. Côlon iliaque, rectum et péritoine relevés avec un crochet. — 2. Vessie et canal déférent. — 3. Coupe du psoas du côté gauche. — 4. Surface auriculaire du sacrum. — 5. Artère iliaque externe divisée. — 6. Artère iliaque interne et ses divisions. — 7. Tronc de la honteuse interne et de la fessière. — 8. Artères hémorrhoïdes moyennes. — 9. Tronc de l'artère ilio-lombaire. — 10. Troncs nerveux du plexus sacré. — 11. Uretère gauche. — 12. Coupe de la symphyse pubienne. — 13. Intestin grêle.

L'*épigastrique* doit être préparée en renversant la paroi abdominale de haut en bas sur le bassin. On soulève le péritoine à la partie inférieure de l'artère ; on voit les branches collatérales en arrière du fascia transversalis. Plus haut, on ouvre la gaine du muscle droit ; on déchire le muscle, et l'on découvre les anastomoses de cette artère avec la mammaire interne.

Il est difficile d'avoir une préparation complète de toutes les branches de l'hypogastrique Pour y arriver, on retourne la préparation, on dissèque la fessière et l'ischiatique, comme je le dirai plus loin. Du côté interne, l'autre moitié du bassin étant enlevée, on renverse les viscères. On prépare les artères viscérales, puis on s'occupe de la sacrée latérale et de l'obturatrice. Il suffit d'enlever le péritoine pour découvrir la première. La deuxième se porte dans la cuisse.

Branche terminale interne de l'iliaque primitive, l'iliaque interne naît au niveau de la symphyse sacro-iliaque, et se porte verticalement en bas vers la partie supérieure de la grande échancrure sciatique. Elle a une longueur de 2 à 5 centimètres ; elle est accompagnée par la veine hypogastrique, qui est placée derrière elle ; elle est recouverte par le péritoine. Elle fournit onze branches chez la femme et neuf chez l'homme.

Ces branches naissent irrégulièrement, tantôt par des troncs séparés, tantôt en se groupant par deux ou trois qui forment un seul tronc ; mais ce qui est à peu près constant, c'est de voir l'artère honteuse interne former sa branche terminale.

Toutes ces branches présentent quelques caractères communs. D'abord, elles glissent toutes au-dessous du péritoine et sont accolées, pendant un trajet plus ou moins long, aux parois du bassin ou aux muscles qui les tapissent. Plus bas, elles se réfléchissent, les unes en dedans, vers les viscères (viscérales), les autres en dehors, par des orifices creusés sur les parois du bassin (pariétales extra-pelviennes) ; d'autres enfin se perdent à la surface interne du bassin (pariétales intra-pelviennes).

Tableau des branches de l'iliaque interne.

Iliaque interne.
- viscérales (d'avant en arrière).
  - ombilicale.
  - vésicale.
  - vaginale. } (chez la femme).
  - utérine }
  - hémorrhoïdale moyenne.
- pariétales.
  - intra-pelviennes
    - sacrée latérale.
    - ilio-lombaire.
  - extra-pelviennes
    - obturatrice.
    - fessière.
    - ischiatique.
    - honteuse interne.

15*

A. — *Branches viscérales.*

Elles sont au nombre de cinq chez la femme, et de trois chez l'homme. Nous trouvons d'avant en arrière : l'ombilicale, la vésicale, la vaginale, l'utérine et l'hémorrhoïdale moyenne.

Dissection. — Après avoir divisé en deux parties, avec précaution, un bassin de femme, renversez, vers le côté qui a été enlevé, la vessie, le rectum, l'utérus et le vagin. Si vous pouvez vous procurer le cadavre d'une femme morte en couches, il sera préférable à cause du développement considérable des artères vaginale et utérine. Les organes étant renversés, enlevez le péritoine de haut en bas, depuis les troncs des artères iliaques jusque sur les viscères. Vous suivrez les branches artérielles depuis leur origine sur l'iliaque interne jusqu'à leur terminaison sur les viscères.

1° Ombilicale. — Cette artère naît de la partie antérieure de l'hypogastrique, se porte en bas et en avant, et se réfléchit vers les parties latérales de la vessie. Elle monte alors sur les parois de la vessie et se porte directement à l'ombilic, en soulevant le péritoine et s'en formant un repli (petite faux du péritoine). Elle passe par l'anneau ombilical et décrit, avec celle du côté opposé de la veine ombilicale, des spirales jusqu'au placenta. Ce sont ces vaisseaux qui constituent le cordon ombilical.

Dans ce trajet, l'artère ombilicale fournit à la vessie une artère vésicale antérieure.

Après la naissance, la portion d'artère comprise entre la vessie et l'ombilic se transforme en cordon fibreux, tandis que l'autre portion, de même que la vésicale antérieure, reste perméable. Robin a fait voir que ce cordon fibreux finit par se détruire aux environs de l'ombilic ; on ne trouve plus que quelques fibres élastiques à la place du cordon.

2° Vésicale. — La vésicale, plus petite, venue aussi de la partie antérieure de l'iliaque interne, se porte en bas et en avant vers la face inférieure de la vessie ; arrivée là, elle se ramifie à cette face inférieure, fournit de nombreux rameaux aux parois de la vessie, et donne en outre, chez l'homme, des branches nombreuses à la prostate, aux vésicules séminales, au rectum, et, chez la femme, au vagin. Elle donne en outre, chez l'homme, une petite branche, *l'artère déférentielle.*

Cette petite artère se porte au testicule en suivant toute la longueur du canal déférent. Elle est accompagnée par le plexus déférentiel du grand sympathique. C'est elle qui alimente le testicule lorsque le courant de la spermatique est supprimé par une opération ou une lésion quelconque.

3° Vaginale. — Elle se porte en bas et en avant vers les bords du vagin ; arrivée là, elle se ramifie aux deux parois de ce canal en s'anastomosant avec les branches artérielles du périnée et de la vessie.

4° Utérine. — Cette artère se porte en bas et en dedans ; arrivée aux bords du col utérin, elle se ramifie dans le tissu du col

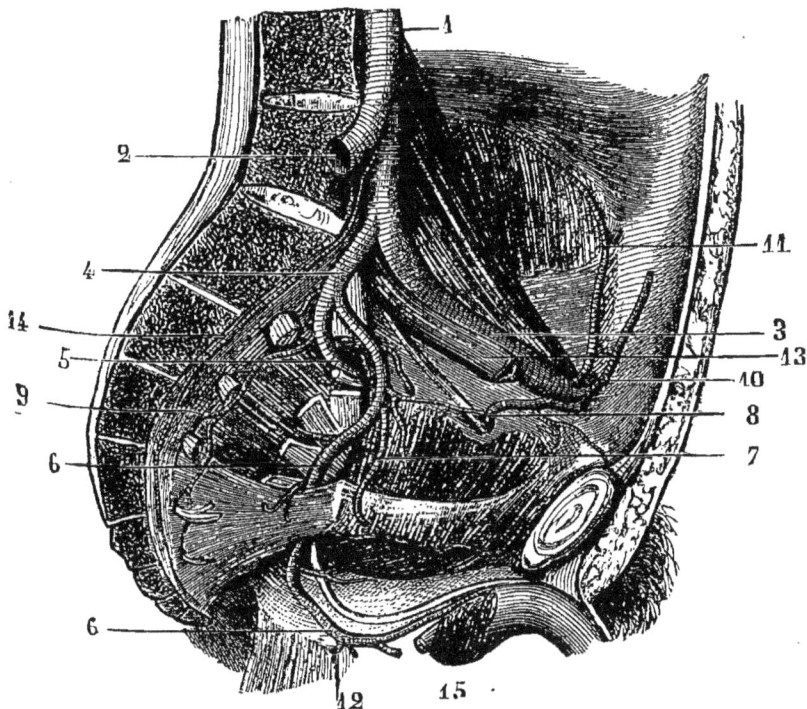

Fig. 197. — Artères iliaque externe et iliaque interne avec leurs branches.

1. Aorte. — 2. Iliaque primitive droite divisée. — 3. Iliaque externe. — 4. Iliaque interne ou hypogastrique. — 5. Fessière. — 6, 6. Honteuse interne. — 7. Utérine. — 8. Anastomose considérablement développée entre l'épigastrique et l'obturatrice. L'obturatrice est le petit vaisseau étendu entre le trou obturateur et la honteuse interne. On voit au-dessus de ce rameau le nerf obturateur. — 9 Sacrée latérale. — 10. Epigastrique. — 11. Circonflexe iliaque. — 12. Origine des hémorrhoïdes inférieures. — 13. Veine iliaque externe. — 14. Artère sacrée moyenne. — 15. Bulbe et bulbo-caverneux.

dans la partie supérieure du vagin, et s'anastomose avec l'artère utéro-ovarienne. Elle se termine en formant des hélices (voy. *Utérus*).

5° Hémorrhoïdale moyenne. — Cette artère se porte en bas et en dedans, et se ramifie dans la partie moyenne du rectum en s'anastomosant avec les hémorrhoïdales supérieures et inférieures. Elle est souvent formée de plusieurs rameaux.

B. — *Branches pariétales intra-pelviennes.*

Elles sont au nombre de deux : la sacrée latérale et l'ilio-lombaire.

Dissection. — Sur le bassin qui a servi à préparer les artères iliaques interne et externe, vous pouvez faire la préparation de la sacrée latérale et de l'ilio-lombaire. Vous apercevrez la première en enlevant le péritoine au niveau du sacrum ; on la voit descendre le long des parties latérales de cet os et s'anastomoser avec les branches de la sacrée moyenne. Pour suivre l'ilio-lombaire, vous détacherez avec précaution le psoas, vous le rejetterez en bas, de même que le muscle iliaque, que vous détacherez de haut en bas ; il vous sera facile de voir tous les rameaux de cette artère.

1° Sacrée latérale. — L'artère sacrée latérale gagne le bord du sacrum et descend obliquement vers le coccyx, en suivant ce bord. Elle se termine en s'anastomosant avec la sacrée moyenne. Dans son trajet, elle donne des rameaux qui s'anastomosent avec des rameaux semblables venus de la sacrée moyenne, et des rameaux osseux au sacrum. Les premiers pénètrent dans les trous sacrés antérieurs et se terminent dans la queue de cheval.

2° Ilio-lombaire. — Cette artère se dirige en arrière et en haut, et se divise en deux branches : l'iliaque et la lombaire.

La branche *iliaque* se porte au-dessous du muscle iliaque, et se ramifie dans ce muscle et dans l'os coxal.

La branche *lombaire* monte au-dessous du psoas et va fournir la dernière ou les deux dernières lombaires, en se comportant comme les lombaires venues de l'aorte abdominale.

C. — *Branches pariétales extra-pelviennes.*

Elles sont au nombre de quatre. Trois sortent du bassin par la grande échancrure sciatique ; ce sont : la fessière, l'ischiatique, la honteuse interne. L'autre sort du bassin par le trou obturateur : c'est l'obturatrice.

Dissection. — Le tronc de l'*obturatrice* se trouve découvert lorsqu'on a préparé le tronc des iliaques. Pour disséquer les branches de cette artère, il faut faire la préparation des muscles adducteurs de la cuisse, et enlever avec précaution les attaches supérieures des muscles premier et second adducteurs. On voit l'obturatrice entourer les insertions de l'obturateur externe. Pour les suivre plus loin, on prend une moitié de bassin séparée, et l'on peut arriver alors jusqu'aux petits rameaux, notamment jusqu'au rameau articulaire.

La *fessière* doit être préparée dans la région de la fesse. On dissèque la face superficielle du grand fessier. On fend ce muscle à sa partie moyenne perpendiculairement à la direction de ses fibres. Cette incision doit être faite avec ménagement, afin de ne point diviser l'artère. On détache ensuite lentement une partie de chaque moitié du muscle, de sorte qu'il n'en reste plus que les deux extrémités. On voit alors un bouquet d'artères qui se portent aux deux extrémités de ce muscle, ainsi qu'aux muscles profonds de la fesse. On dissèque avec soin tous ces vaisseaux, puis on peut faire une échancrure sur le bord inférieur du moyen fessier, afin de voir son point d'émergence du bassin. Cette artère est accompagnée par les rameaux du nerf fessier supérieur.

Pour préparer l'*ischiatique*, on fait la même dissection que pour la fessière. De plus, comme cela a été fait sur la préparation de la figure 199, on détache par un trait de scie la partie saillante de l'ischion avec les trois muscles qui s'y insèrent. On renverse ces muscles vers la jambe, et l'on voit une surface formée par le grand adducteur en dedans, la ligne âpre du fémur au milieu, et le vaste interne en dehors. Sur cette surface on voit le grand nerf sciatique, la terminaison de l'artère ischiatique et ses anastomoses avec les perforantes.

Le tronc de la *honteuse interne* est préparé lorsqu'on a disséqué la fessière et l'ischiatique. Pour suivre cette artère dans la fosse ischio-rectale et dans le périnée, il faut deux préparations. Sur la première on examine le tronc et ses rapports en sacrifiant le périnée. Sur l'autre, on fait la même dissection que pour les muscles du périnée ; on étudie les diverses branches, et l'on poursuit les deux branches terminales dans la verge, en se comportant comme nous l'avons déjà vu pour le périnée et les organes génitaux de l'homme.

1° Obturatrice. — L'artère obturatrice se porte en avant, en suivant les parois du bassin, et passe dans la gouttière sous-pubienne avec le nerf obturateur au-dessus de la membrane obturatrice et du muscle obturateur interne. Sortie du bassin, elle donne deux rameaux : l'un interne, qui contourne la partie interne de l'insertion iliaque de l'obturateur externe ; l'autre externe, qui contourne sa moitié externe. Elle se distribue au muscle obturateur externe et aux autres muscles de la région, s'anastomose avec l'ischiatique et les circonflexes, fournit un rameau articulaire qui traverse, avec un rameau semblable de la circonflexe postérieure, l'échancrure ischio-pubienne du sourcil cotyloïdien, chemine dans l'épaisseur du ligament rond et va se terminer dans la tête du fémur.

Dans son trajet, cette artère fournit quelquefois un *rameau iliaque* pour le muscle iliaque, et un *rameau anastomotique* qui se porte sur la face postérieure de la symphyse pubienne pour s'anastomoser avec un rameau semblable du côté opposé

Avant de sortir du bassin, l'obturatrice reçoit le rameau anastomotique de l'épigastrique. Lorsque ce rameau est volumineux, on dit que l'obturatrice vient de l'épigastrique (voy. fig. 194, 195 et 197, l'artère épigastrique).

2° Fessière. — L'artère fessière sort immédiatement du bassin, entre la partie supérieure de la grande échancrure sciatique et le muscle pyramidal.

Elle se réfléchit sur l'échancrure, et se divise en deux branches. La branche, *superficielle* horizontale, se porte entre le grand

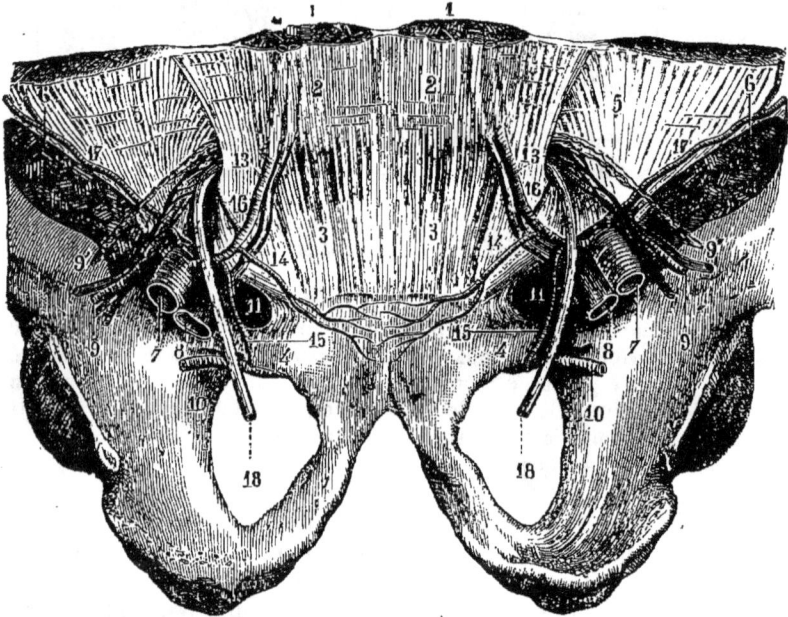

Fig. 198. — Rapports de l'anneau inguinal profond avec les artères du voisinage.

1, 1. Coupe des muscles droits. — 2, 2. Paroi postérieure de la gaine de ces muscles. — 3, 3. Portion de ces muscles directement en rapport avec le péritoine. — 4, 4. Branche horizontale du pubis surmontée du ligament de Gimbernat. — 5, 5. Face postérieure du fascia transversalis. — 6, 6. Coupe du psoas-iliaque. — 7, 7. Artère iliaque externe. — 8, 8. Veine iliaque externe. — 9, 9. Artère et veine spermatiques. — 9', 9'. Vaisseaux lymphatiques spermatiques. — 10, 10. Artère obturatrice. — 11, 11. Anneau crural. — 13, 13. Repli falciforme limitant l'orifice postérieur du canal inguinal. — 14, 14. Rameau pubien de l'artère épigastrique. — 15, 15. Anastomose entre l'épigastrique 14 et l'obturatrice 10. — 16, 16. Rameau funiculaire de l'épigastrique. — 17, 17. Artère circonflexe. — 18, 18. Canal déférent.

fessier et le moyen fessier, et se termine dans les muscles grand fessier, moyen fessier et tenseur du fascia lata. La branche *profonde* se ramifie entre le moyen et le petit fessier. L'artère fessière fournit, en outre, des branches inférieures, qui se portent à une distance plus ou moins considérable. La fessière s'anastomose avec la circonflexe iliaque, les dernières lombaires, l'ischiatique, et quelquefois avec les circonflexes et les perforantes de la fémorale.

Cette artère présente de grandes variétés.

3° Ischiatique. — Cette artère passe au-devant du pyramidal, et sort par l'échancrure sciatique avec le nerf grand sciatique. Elle est peu volumineuse et se ramifie dans les muscles de la couche profonde de la fesse, en fournissant des rameaux transversaux et des rameaux verticaux. Elle envoie un rameau très long et très grêle sur le grand nerf sciatique, qu'il accompagne jusqu'au milieu de la cuisse. Elle s'anastomose avec la fessière, l'obturatrice, les circonflexes, et principalement les perforantes. L'ischiatique présente de grandes variétés dans son volume. Tantôt elle est très petite, tantôt volumineuse. Dans certains cas, les anastomoses avec les perforantes sont presque invisibles. Chez d'autres sujets, au contraire, elles sont très considérables, comme dans la figure 199.

L'une des anastomoses les plus importantes de cette artère est celle qu'on voit à la partie postérieure du col du fémur, entre l'ischiatique et la circonflexe interne.

4° Honteuse interne. — La honteuse interne sort du bassin, au même niveau que la précédente, avec le nerf honteux interne ; elle contourne la face postérieure de l'épine sciatique et rentre dans le bassin par la petite échancrure sciatique. Elle s'applique ensuite à la face interne de l'ischion, dont elle s'écarte fort rarement, et sur laquelle elle est fixée par une lame fibreuse ; puis, elle se porte vers la symphyse pubienne en côtoyant les branches ascendante de l'ischion et descendante du pubis. Arrivée à la symphyse, elle se bifurque en dorsale de la verge et caverneuse.

Rapports. — A son origine, elle croise dans le bassin la face antérieure du muscle pyramidal ; plus loin, elle recouvre l'épine sciatique, et est recouverte par le grand fessier ; dans le bassin, elle est fixée sur l'ischion et sur le muscle obturateur interne par une aponévrose. Le long de la branche ascendante de l'ischion, elle est contenue entre les deux feuillets du ligament de Carcassonne.

Elle fournit dans son trajet les hémorrhoïdales inférieures, la périnéale superficielle et la périnéale profonde.

Elle se termine en donnant deux branches de bifurcation : la dorsale de la verge et la caverneuse.

Les *hémorrhoïdales inférieures* viennent de la honteuse interne, au moment où elle se place à la face interne de l'ischion. Ces branches, nombreuses et peu volumineuses, se portent en dedans en traversant le tissu cellulo-graisseux de la fosse ischio-rectale,

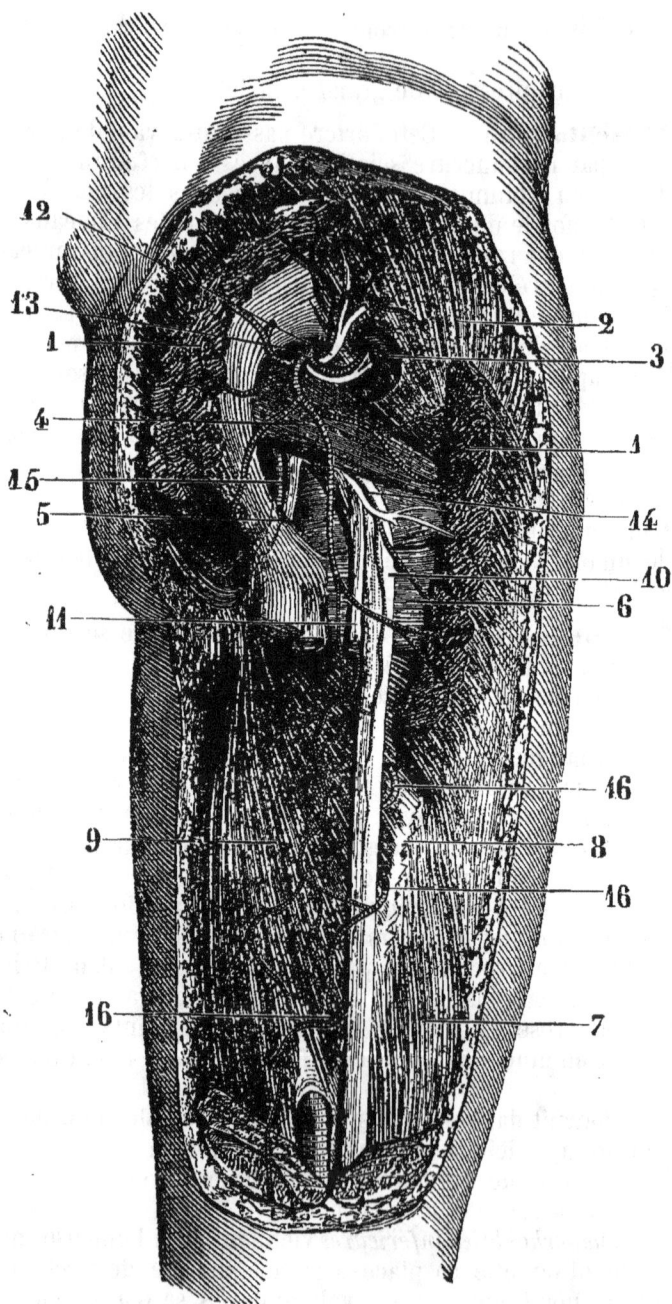

FIG. 199. — Artère fessière, anastomoses avec les perforantes de la fémorale.

1, 1. Grand fessier. — 2. Moyen fessier. — 3. Echancrure faite sur le moyen fessier pour montrer les vaisseaux et nerfs fessiers. — 4. Pyramidal. — 5. Jumeaux et tendon de l'obturateur interne. — 6. Carré crural. — 7. Courte portion du biceps. — 8. Bord postérieur du femur. — 9. Grand adducteur. — 10. Nerf grand sciatique. — 11. Nerf petit sciatique. — 12. Nerf fessier supérieur. — 13. Artère fessière. — 14. Artère ischiatique. — 15. Artère honteuse interne. — 16, 16, 16. Artères perforantes.

et se distribuent à la partie inférieure du rectum, où elles s'anastomosent avec les hémorrhoïdales moyennes et supérieures.

La *périnéale superficielle* se porte, en contournant le bord postérieur du muscle transverse, dans le tissu cellulaire sous-cutané, et se dirige d'arrière en avant en se ramifiant. Elle se termine à la peau des bourses et du périnée ; elle s'anastomose avec les honteuses externes.

La *périnéale profonde*, appelée aussi *bulbeuse*, traverse le triangle ischio-bulbaire et se termine dans le bulbe, après avoir fourni des rameaux aux muscles superficiels du périnée.

La *dorsale de la verge* se porte sur le dos de la verge, suit le sillon antéro-postérieur et médian qui est formé par la réunion des corps caverneux, au-dessous de l'aponévrose, et vient se ramifier dans le gland (voy. *Verge*).

La *caverneuse* pénètre dans les corps caverneux, entre les deux racines, et se perd dans l'épaisseur de leur tissu.

Il est à remarquer que le bulbe et le gland reçoivent chacun une artère, et que ces artères s'anastomosent dans l'épaisseur de la paroi de l'urèthre, formée de tissu érectile. Or, les corps caverneux recevant une branche indépendante, et les vaisseaux de l'urèthre et ceux des corps caverneux ne présentant pas entre eux de larges communications, on conçoit qu'il puisse exister une érection du gland indépendante de celle des corps caverneux.

ARTICLE DEUXIÈME

ARTÈRES DE LA TÊTE ET DU COU.

Les artères qui naissent de la convexité de la crosse de l'aorte sont destinées aux membres supérieurs (artère sous-clavière), à la tête et au cou (*carotides*). Quoique la région du cou et même la tête reçoivent des branches de l'artère sous-clavière, il est d'usage de faire la description de ces branches, vertébrale et thyroïdienne inférieure, par exemple, en même temps que celle de la sous-clavière.

Nous étudierons dans cet article le tronc brachio-céphalique, les carotides et leurs branches.

I. — Tronc brachio-céphalique (fig. 200).

Le tronc brachio-céphalique, appelé aussi *tronc innominé*, prend naissance à la partie antérieure de la convexité de la crosse de l'aorte.

Sa *longueur* est de 2 centimètres 1/2 à 3 centimètres.

Sa *direction* est oblique de bas en haut et de dedans en dehors.

Il ne fournit pas de branches collatérales, si ce n'est, par exception, la mammaire interne et une thyroïdienne supplémentaire ou *thyroïdienne moyenne de Neubauër*. Il se divise en deux branches, carotide primitive droite et sous-clavière droite.

Le tronc brachio-céphalique est plus ou moins élevé, selon la hauteur à laquelle se trouve la crosse de l'aorte ; quelquefois il dépasse la clavicule.

Rapports. — 1° *En avant*. Le tronc veineux brachio-céphalique droit est parallèle au tronc artériel, en avant et en dehors duquel il est situé ; un peu de tissu cellulaire les sépare. C'est en avant et en dehors du tronc artériel que les deux troncs veineux se réunissent pour former l'origine de la veine cave supérieure. Par l'intermédiaire des troncs veineux, le tronc artériel brachio-céphalique répond aux muscles sterno-thyroïdien et sterno-hyoïdien du côté droit, et à l'articulation sterno-claviculaire droite.

2° *En arrière*. La trachée est en contact avec la face postérieure du tronc brachio-céphalique, dont elle est séparée par du tissu cellulaire.

3° *En dehors*. Le tronc brachio-céphalique, de même que l'origine de la sous-clavière droite, est en contact avec la plèvre droite qui le sépare du poumon droit.

4° *En dedans*. Par sa face interne, cette artère regarde la carotide primitive du côté gauche, dont elle est séparée par un intervalle rempli de tissu cellulaire, et dans lequel on aperçoit la face antérieure de la trachée.

Anomalies d'origine des artères qui naissent de la convexité de la crosse de l'aorte.

A l'état normal, comme le montre la fig. 200, les deux carotides primitives et les deux sous-clavières naissent sur la convexité de la crosse de l'aorte, en formant trois troncs artériels, qui sont, d'avant en arrière : 1° le tronc brachio-céphalique, résultant de la fusion de la carotide primitive droite et de la sous-clavière droite ; 2° la carotide primitive gauche ; 3° la sous-clavière gauche. Un intervalle de quelques millimètres sépare ces vaisseaux.

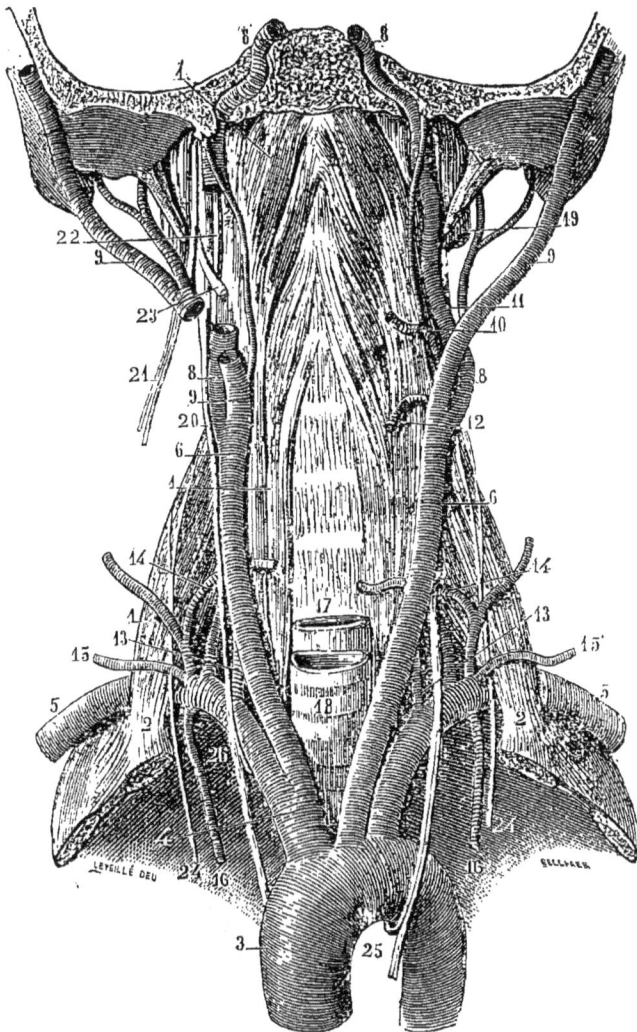

FIG. 200. — Artères naissant de la convexité de la crosse de l'aorte.

1, 1. Vertèbres cervicales et muscles prévertébraux. — 2, 2. Scalène antérieur. — 3. Crosse de l'aorte. — 4. Tronc brachio-céphalique. — 5, 5. Artère sous-clavière. — 6, 6. Carotide primitive. — 8, 8. Carotide interne ; à gauche de la figure, cette artère a été réséquée en partie pour montrer les nerfs en rapport avec elle. — 9, 9. Carotide externe ; à gauche de la figure, un fragment d'artère a été réséqué pour montrer la direction de la carotide interne. — 10. Branche anormale. — 11. Pharyngienne inférieure. — 12. Thyroïdienne supérieure. — 13, 13. Vertébrale. — 14, 14. Thyroïdienne inférieure. — 15, 15 Scapulaire supérieure. — 16, 16. Mammaire interne. — 17. Coupe de l'œsophage. — 18. Coupe de la trachée. — 19. Veine jugulaire interne. — 20. Nerf pneumogastrique. — 21. Branche externe du spinal. — 22. Grand sympathique. — 23. Grand hypoglosse. — 24, 24. Phrénique. — 25. Origine du récurrent gauche sur le pneumogastrique. — 26. Origine du récurrent droit.

Il est très fréquent de voir ces artères s'éloigner du type normal, à leur origine. Les anomalies qu'on observe peuvent être divisées en plusieurs groupes : tantôt il y a *fusion* des troncs vasculaires, tantôt, au contraire, *multiplication ;* quelquefois, on observe une *transposition* d'origine de ces organes; dans certains cas, cette dernière anomalie peut se compliquer de la première ou de la deuxième; enfin, on observe des branches anormales, fournies ordinairement par l'artère sous-clavière, naître de la crosse de l'aorte. Il faut, pour se faire une idée de ces anomalies, regarder attentivement les figures qui accompagnent cet article ; elles sont extraites de l'*Atlas* de Richard Quain, 1844 [1].

Premier groupe : *Fusion.* — Il suffit de jeter les yeux sur

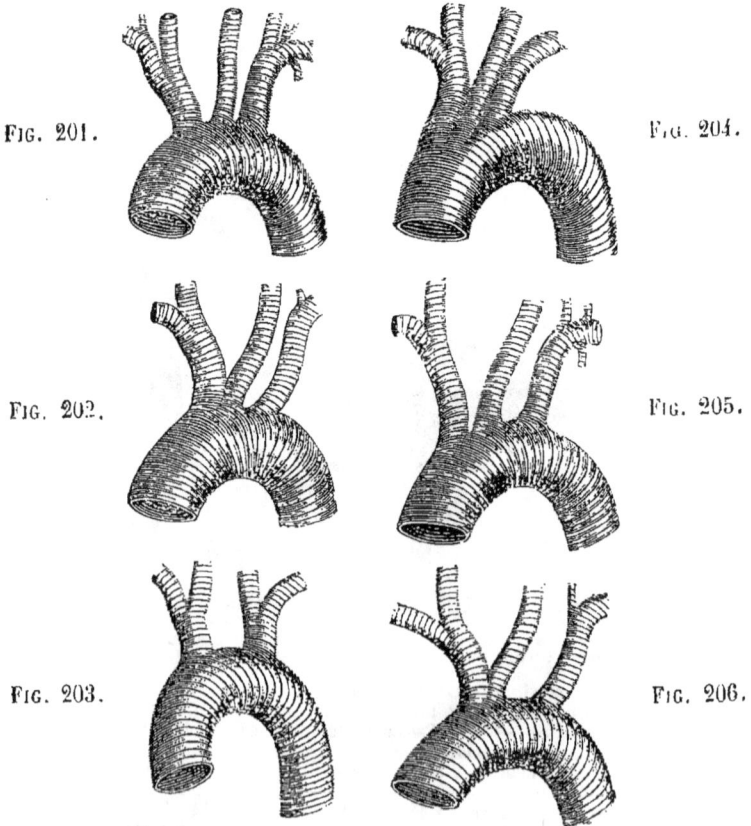

FIG. 201.

FIG. 204.

FIG. 202.

FIG. 205.

FIG. 203.

FIG. 206.

1. *The Anatomy of the arteries of the human body*, by Richard Quain, professor of anatomy in University college. London, 1844.

les figures 201 à 209 pour saisir les variétés qu'on peut rencontrer dans ce groupe.

1° Les trois vaisseaux sont tellement rapprochés, qu'ils sont séparés à leur origine par un simple éperon visible du côté de l'aorte, comme dans les figures 202, 204 et 207.

2° On observe un commencement de fusion, de sorte que l'éperon de séparation n'arrive pas jusqu'à l'origine même des vaisseaux ; c'est ce qu'on peut observer pour le tronc brachio-céphalique et la carotide primitive gauche, dans les figures 202, 206 et 208.

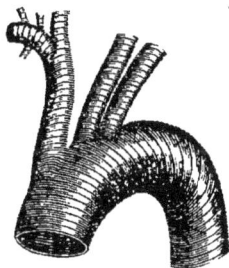

F g 207.

3° La fusion est plus complète ; ainsi, dans la figure 203, il y a deux troncs brachio-céphaliques, parce que la carotide et la sous-clavière du côté gauche forment, par leur fusion, un tronc artériel brachio-céphalique gauche analogue à celui du côté droit.

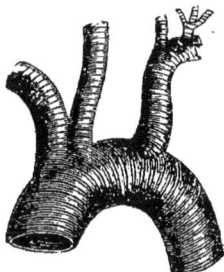

Fig 208.

4° La fusion est encore plus complète dans la figure 209, cas fort rare, dans lequel on voit la carotide droite, la carotide gauche et la sous-clavière gauche naître d'un tronc commun.

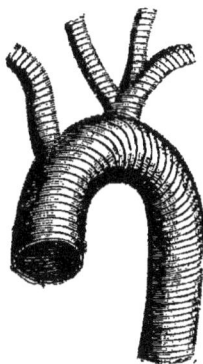

F.g. 209.

5° On a vu les trois vaisseaux naître par un tronc commun, de sorte que l'aorte se divise en aorte ascendante et en aorte descendante ; il n'y a pas de crosse aortique, à proprement parler.

Deuxième groupe : *Multiplication*. — Les troncs artériels du cou et de la tête sont ordinairement au nombre de trois ; la multiplication ne peut s'étendre fort loin. Lorsqu'elle existe, on o it quatre a rtères ; il n'y a pas de tronc brachio-céphalique, et les deux vaisseaux, sous-clavière droite et carotide primitive droite, naissent séparément, comme on le voit dans les figures 210 et 211. Dans la figure 210, la carotide droite est la première; dans la figure 211, c'est la sous-clavière droite.

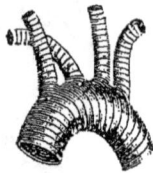

Fig. 210.

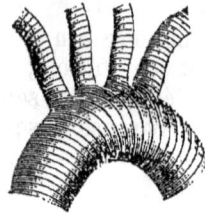

Fig. 211.

Troisième groupe : *Transposition dans l'ordre d'origine de ces vaisseaux.* — Dans ce groupe, les troncs artériels sont disposés dans un ordre différent de l'état normal. Quelquefois, le tronc

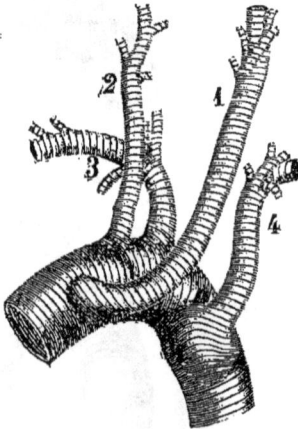

Fig. 212.

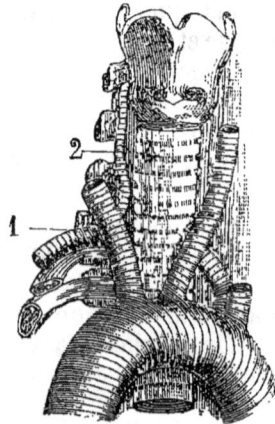

Fig. 213.

brachio céphalique est à gauche et fournit la sous-clavière et la carotide primitive gauche. Dans quelques cas, les deux carotides naissent par un tronc commun entre les deux sous-clavières, comme dans la figure 216. On voit parfois la carotide primitive gauche sortir la première de la crosse de l'aorte, puis la carotide droite, puis la sous-clavière droite, etc. : cette variété est représentée figure 212. Il n'est pas très rare d'observer que la sous-clavière droite naît à gauche ou tout à fait en arrière de la crosse de l'aorte (fig. 213 et 214). Dans ces cas, le tronc brachio-céphalique manque nécessairement, et l'artère sous-clavière droite passe souvent entre la colonne vertébrale et l'œsophage (fig. 213 et 219). Enfin, la transposition peut être complète, et les artères du côté gauche naissent en avant, tandis que celles du côté droit se montrent en arrière. Dans la figure 215, qui montre un exemple de ce genre, on voit une anomalie fort cu-

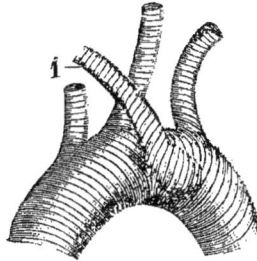

FIG. 214.

rieuse des nerfs récurrents : le droit embrasse l'aorte, tandis que le gauche passe au-dessous du canal artériel; il faut ajouter que sur ce sujet l'aorte descendait à droite de la colonne vertébrale, et qu'il y avait une transposition des viscères.

Quatrième groupe : *Branches anormales venant de la crosse de l'aorte.* — Il est assez fréquent de voir ces branches, fournies ordinairement par l'artère sous-clavière, naître de la crosse de l'aorte.

Dans les figures 218, 222 et 223, on voit la vertébrale gauche prendre naissance sur la crosse

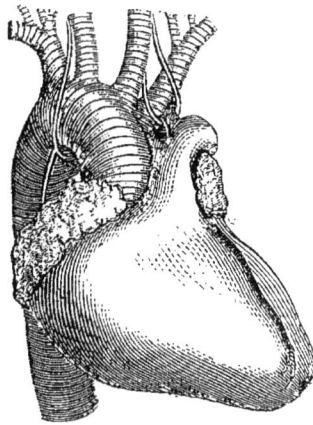

FIG. 215.

de l'aorte. Les deux vertébrales naissent de la même artère dans la figure 224. Dans quelques cas, la thyroïdienne inférieure est fournie par l'aorte, indépendamment de la thyroïdienne de Neubauër, comme on le voit dans la figure 220; la figure 221 montre un cas dans lequel la vertébrale gauche et la mammaire interne droite viennent de la crosse de l'aorte.

Ces différentes anomalies peuvent se compliquer; ainsi, dans la figure 223, on voit la vertébrale gauche naître de l'aorte en même temps que le tronc brachio-céphalique et la carotide primitive droite sont presque fusionnés. Dans la figure 218, on voit

la vertébrale gauche se dégager de la crosse aortique, en même
temps que la sous-clavière droite naît à la partie postérieure de la
même région, et passe entre l'œsophage et la colonne vertébrale.

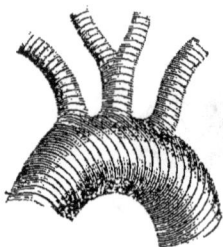

FIG. 216.

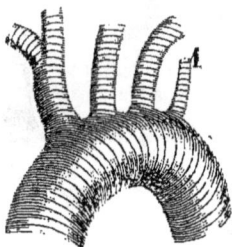

FIG. 217.

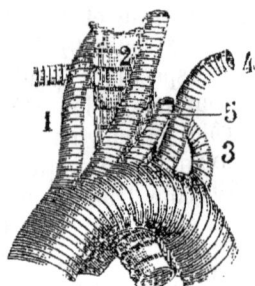

FIG. 218.

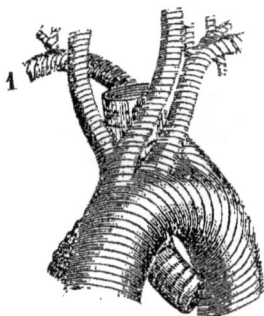

FIG. 219.

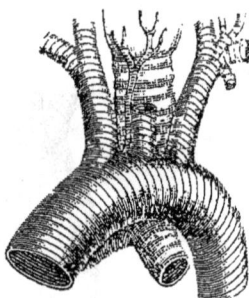

FIG. 220.

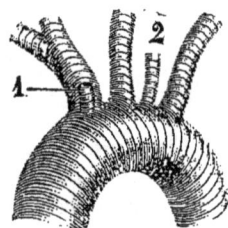

FIG. 221.

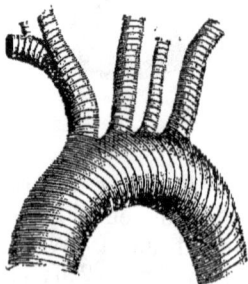

FIG. 222.

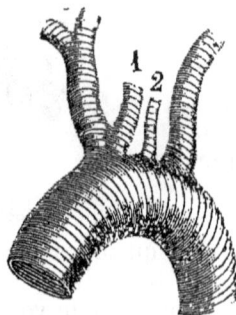

FIG. 223.

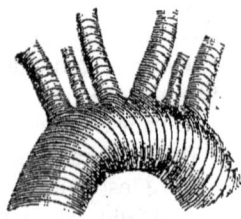

FIG. 224.

On pourrait encore citer de nombreux exemples, mais ceux-ci
me paraissent suffire. Il ne faut donc pas s'étonner lorsqu'on rencontre une anomalie d'origine des troncs artériels de la tête et du
cou. De plus, il faut savoir que, indépendamment des variétés

d'origine, on peut observer des variétés de situation, et que, dans quelques cas, les trois gros troncs artériels dont il est question se portent en avant de la crosse (fig. 204 et 207), tandis que, dans d'autres cas, ils émergent tous de la partie postérieure.

II. — ARTÈRE CAROTIDE PRIMITIVE (fig. 225 et 226).

Dissection. — La portion thoracique de la carotide sera préparée comme l'artère sous-clavière (voy. *Sous-clavière*). Pour la portion cervicale, il suffit de disséquer les muscles latéraux et antérieurs du cou, d'écarter le sterno-cléido-mastoïdien, et de séparer l'artère carotide de la veine jugulaire interne. Dans cette dissection, il faut bien se garder d'enlever l'anse nerveuse du grand hypoglosse. On peut laisser l'omoplat-hyoïdien, qui n'empêche pas d'étudier l'artère. On écartera le corps thyroïde et le muscle sterno-hyoïdien.

Cette artère est située sur les parties latérales du cou, de chaque côté du larynx et de la trachée-artère.

La carotide droite prend son origine au tronc brachio-céphalique ; la carotide gauche, à la crosse de l'aorte. Elles se terminent au niveau du bord supérieur du cartilage thyroïde, où elles se divisent en carotide interne et carotide externe. Au moment de se terminer, elles présentent une légère dilatation ou *sinus*.

L'artère carotide primitive a un trajet direct et ne fournit aucune branche collatérale.

Rapports. — Ses rapports doivent être étudiés dans le thorax et dans le cou. La carotide, gauche à son origine, est seule contenue dans le thorax.

Elle est en rapport, dans le thorax : en arrière, avec la sous-clavière gauche ; en avant, avec l'origine du tronc veineux brachio-céphalique gauche, qui la croise ; en dehors, avec le sommet du poumon gauche ; en dedans, avec la trachée et le tronc brachio-céphalique (fig. 226).

Dans le cou, l'artère carotide est en rapport :

1º *Avec des os* : elle est située au-devant des apophyses transverses des quatre ou cinq dernières vertèbres cervicales.

Le *tubercule carotidien*, indiqué par Chassaignac, guide le chirurgien dans la recherche de l'artère. Ce tubercule est la saillie antérieure de l'apophyse transverse de la sixième vertèbre cervicale.

2º *Avec des muscles* : elle est placée en avant des muscles long du cou et grand droit antérieur, en arrière de l'omoplat-hyoïdien, qui la croise vers sa partie moyenne, et du sterno-mastoïdien, son muscle satellite, qui la croise ; le sterno-hyoïdien la recouvre en bas et la sépare de l'espace triangulaire li-

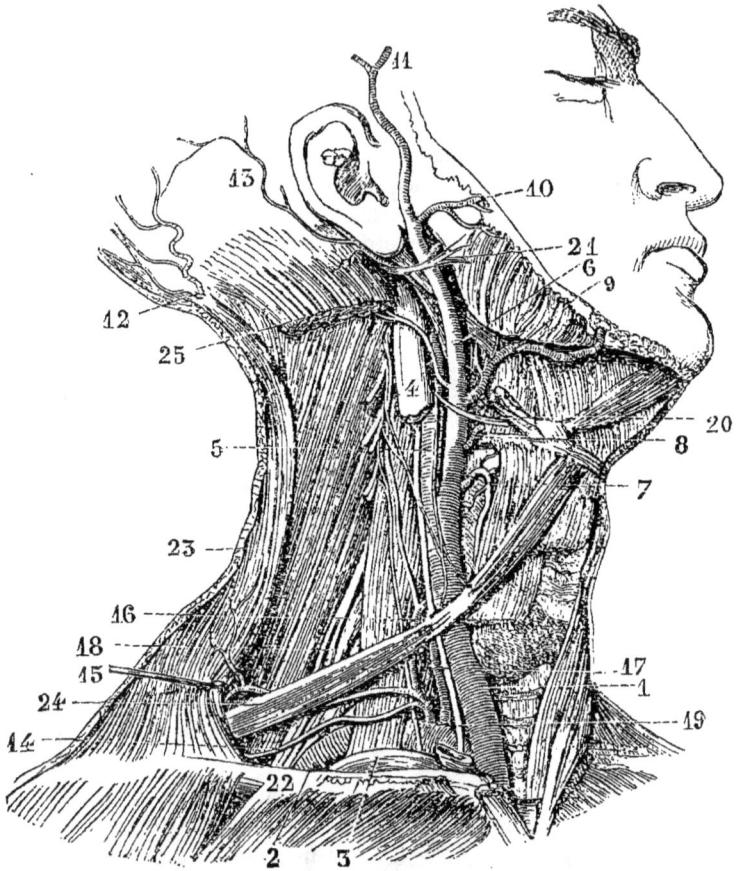

FIG. 225. — Artères de la tête et du cou.

1. Artère carotide primitive. — 2. Artère sous-clavière. — 3. Veine sous-clavière. — 4. Veine jugulaire interne coupée. — 5. Artère carotide interne. — 6. Artère carotide externe. — 7. Artère thyroïdienne supérieure. — 8. Artère linguale. — 9. Artère faciale. — 10. Artère transversale de la face. — 11. Terminaison du tronc de l'artère temporale superficielle. — 12. Artère occipitale. — 13. Artère auriculaire postérieure. — 14. Artère scapulaire supérieure venant d'un tronc commun avec la scapulaire postérieure et la thyroïdienne inférieure. — 15. Bord externe du trapèze soulevé. — 16. Artère thyroïdienne inférieure. — 17. Artère vertébrale. — 18. Nerfs du plexus brachial. — 19. Nerf pneumogastrique. — 20. Nerf grand hypoglosse. — 21. Nerf facial. — 22. Clavicule. — 23. Trapèze. — 24. Omoplat-hyoïdien. — 25. Coupe du sterno-mastoïdien.

mité par les deux faisceaux inférieurs du sterno-mastoïdien.

3° *Avec des vaisseaux :* la veine jugulaire interne est située sur sa face externe dans toute son étendue ; ces deux vaisseaux sont

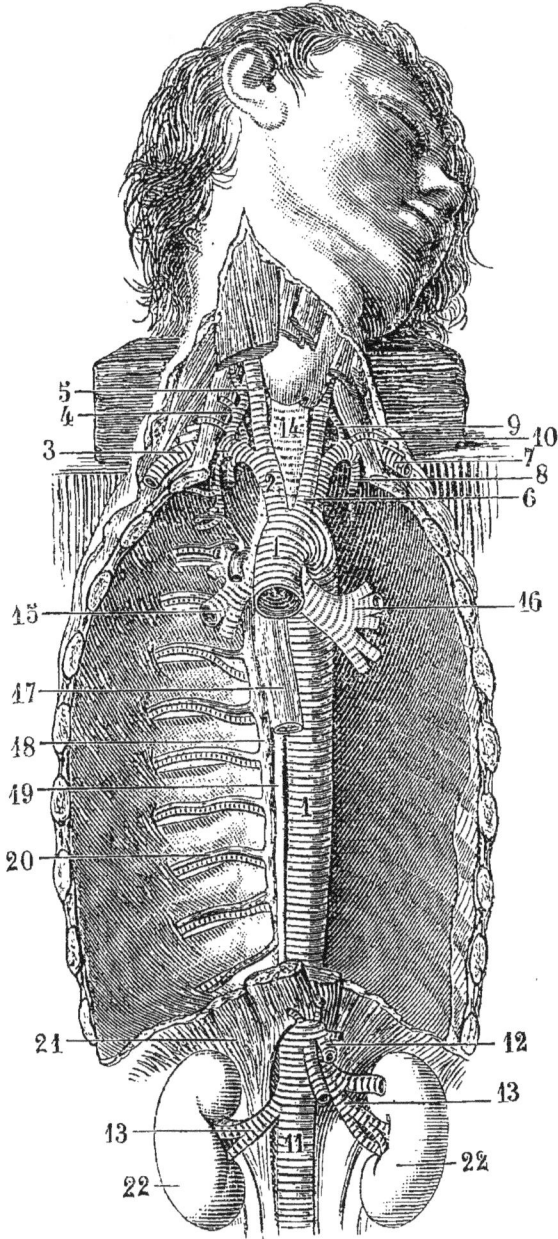

FIG. 226. — Carotide gauche dans le thorax. Aorte et bronches.

1, 1. Aorte thoracique. — 2. Tronc brachio-céphalique. — 3. Sous-clavière droite. — 4. Vertébrale. — 5. Carotide primitive droite. — 6. Carotide primitive gauche. — 7. Sous-clavière gauche. — 8. Origine de la mammaire interne. — 9. Thyroïdienne inférieure. — 10. Scapulaire supérieure. — 11. Aorte abdominale. — 12. Mésentérique supérieure. — 13, 13. Rénales. — 14. Trachée. — 15. Bronche droite. — 16. Bronche gauche. — 17. Œsophage. — 18 Grande veine azygos. — 19. Canal thoracique. — 20. Veines et artères intercostales. — 21. Pilier droit du diaphragme. — 22, 22. Reins

contenus dans une même gaine celluleuse avec le nerf pneumogastrique.

L'artère vertébrale est placée, en arrière et un peu en dehors, dans le canal que lui forment les apophyses transverses des vertèbres cervicales.

L'artère thyroïdienne inférieure, au niveau de la sixième vertèbre cervicale, se place entre la carotide primitive et la vertébrale, avec lesquelles elle est en contact. Ce point, correspondant au *tubercule carotidien,* est le seul point du corps où trois artères sont superposées. On comprend le danger d'une blessure à ce niveau.

4° *Avec des nerfs :* le nerf pneumogastrique lui est accolé à sa partie postérieure et externe ; il occupe l'angle de séparation de cette artère et de la veine jugulaire interne. Le nerf grand sympathique est situé en dehors de l'artère et n'est pas contenu dans la gaine celluleuse qui entoure ces vaisseaux. Il correspond ordinairement à la face postérieure de la jugulaire interne.

Le nerf récurrent est situé en dedans de l'artère, contre l'œsophage ; le nerf récurrent gauche croise de bas en haut et de dehors en dedans la face postérieure de la carotide droite, à son origine. L'anse nerveuse, formée par la branche descendante interne du plexus cervical et par la branche descendante du grand hypoglosse, la recouvre à la partie moyenne du cou et l'embrasse dans sa concavité.

Enfin, l'artère est en rapport en dedans avec la trachée, l'œsophage, le larynx et le pharynx, et en avant avec les lobes latéraux du corps thyroïde. A sa terminaison, l'artère carotide devient superficielle ; elle est recouverte à ce niveau par l'aponévrose cervicale superficielle, le peaucier et la peau. On peut percevoir les battements de l'artère à ce niveau. Ce rapport est très limité ; on l'exagère beaucoup lorsqu'on dissèque la région, car, le muscle sterno-mastoïdien tendant à perdre sa forme aplatie, son bord antérieur se porte un peu en arrière et laisse voir une certaine étendue de l'artère.

III. — Artère carotide externe (fig. 225, 226 et 227).

Dissection. — La carotide externe se distribuant à la plus grande partie du cou et de la tête, on enlève successivement la peau de ces régions, ce qui sera facilité par les coupes préparatoires suivantes : une première incision cutanée s'étend depuis le menton jusqu'à la partie inférieure du cou (une incision transversale est faite le long de la clavicule) ; une deuxième incision transversale et très peu profonde commence au menton, longe le bord de la mâchoire inférieure, et passe de là jusqu'à la partie

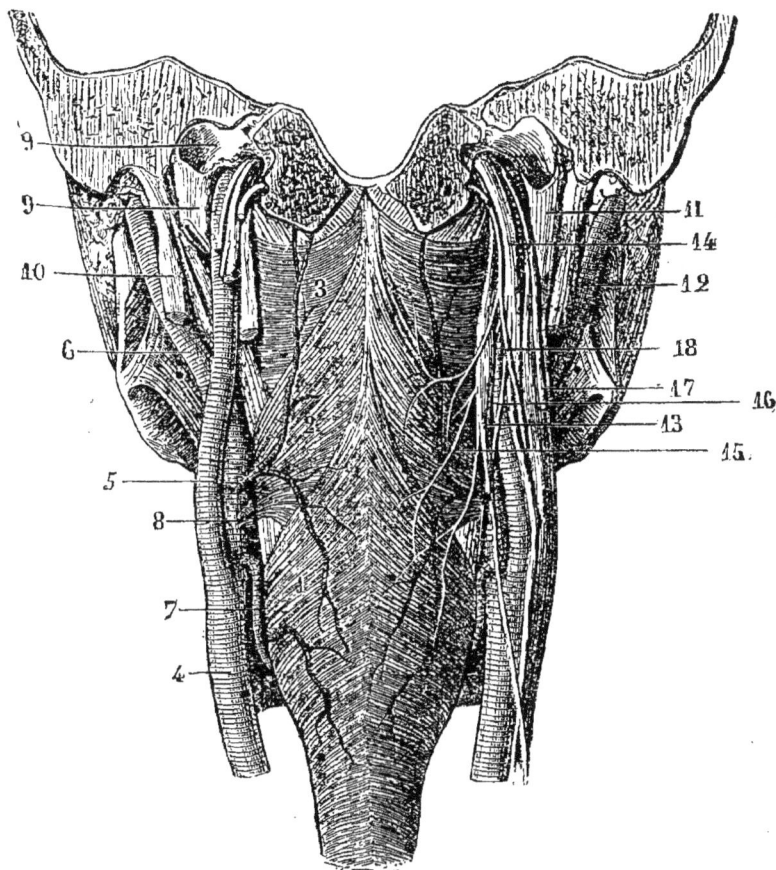

FIG. 227. — Les trois carotides et la face postérieure du pharynx. (Pour montrer tous ces organes, on a fait la coupe du pharynx ; à droite, on voit les artères en rapport avec les nerfs.)

1. Constricteur inférieur du pharynx. — 2. Constricteur moyen. — 3. Constricteur supérieur. On voit sur les constricteurs l'artère pharyngienne inférieure. — 4. Artère carotide primitive. — 5. Carotide interne. — 6. Carotide externe. — 7. Artère thyroïdienne supérieure. — 8. Linguale et faciale, au-dessus. — 9. Veine jugulaire interne gauche. — 9'. Golfe de la jugulaire interne. — 10. Muscle stylo-hyoïdien. — 11. Veine jugulaire droite. — 12. Carotide externe droite. — 13. Ganglion cervical supérieur du grand sympathique. — 14. Pneumogastrique. — 15. Rameau pharyngien du grand sympathique. — 16. Nerf laryngé supérieur. — 17. Nerf spinal. — 18. Glosso-pharyngien. Les mêmes nerfs sont divisés du côté opposé.

15**.

inférieure de l'occiput ; une troisième incision, verticale et peu profonde, va depuis l'angle de la mâchoire jusqu'à la tempe, en passant au-devant de l'oreille ; une quatrième, enfin, se dirige transversalement depuis l'oreille jusqu'à l'angle externe de l'œil. On obtient ainsi deux lambeaux carrés, qui seront successivement disséqués, l'inférieur en arrière et le supérieur en avant, et deux lambeaux triangulaires, dont l'inférieur sera disséqué en arrière et en dehors, et le supérieur en avant et en haut.

En détachant la peau de la face et du crâne, il faut avoir soin de l'enlever aussi mince que possible, parce que les artères de ces régions sont situées très superficiellement ; il vaut donc mieux, dans ce cas spécial, laisser du tissu cellulaire sur les parties sous-jacentes, qu'il sera facile de mettre au net avec les ciseaux ou le scalpel, après s'être débarrassé de la peau. Les artères qui sont le plus sujettes à être enlevées en même temps que la peau sont : la *transverse de la face*, située sur le muscle masséter, et son rameau qui se dirige vers l'angle externe de l'œil ; les *artères dorsales du nez*, *frontale, temporale, occipitale* et *auriculaire postérieure*.

On dissèque les artères dans l'ordre suivant :

1° *Thyroïdienne supérieure.* — Elle est recouverte en partie par les muscles omoplat-hyoïdien, sterno-hyoïdien et sterno-thyroïdien, qu'il suffit le plus souvent de préparer proprement en les soulevant, sans les couper à leurs attaches.

La *laryngée*, qui est une branche de la thyroïdienne, et qui, quelquefois, provient du tronc de la carotide externe, n'exige pas de préparation spéciale ; mais, pour en voir la distribution dans l'intérieur du larynx, il faut ouvrir cet organe en fendant le cartilage thyroïde sur la ligne médiane.

2° *Linguale.* — On divise les muscles mylo-hyoïdien et hyo-glosse sur le trajet de l'artère ; puis, on ouvre fortement la bouche et l'on tire la langue en dehors pour la fixer au moyen d'une érigne insérée au front. On enlève alors la membrane muqueuse qui tapisse la face inférieure de la langue, et l'on écarte légèrement les muscles génio-glosse et lingual, pour mettre à découvert tout le trajet de la *ranine*, en travaillant de la pointe de la langue vers sa base, jusqu'à ce qu'on soit arrivé au point où l'artère avait été préparée du dehors. Il ne reste plus alors, pour découvrir facilement les *artères dorsale de la langue* et *sublinguale*, qu'à inciser la membrane muqueuse de la bouche, là où elle s'attache à la mâchoire inférieure, de manière à laisser la glande sublinguale en rapport avec la langue. Il est à observer que l'artère dorsale manque quelquefois. On conseille, pour faciliter la dissection de ces artères, de diviser la mâchoire inférieure dans la symphyse ou des deux côtés de la symphyse ; cette coupe ne doit pas être faite si l'on veut préparer plus tard l'artère maxillaire interne, parce qu'alors on aurait trop de peine à ouvrir le canal dentaire inférieur.

3° *Faciale.* — On arrive plus facilement à cette artère dont l'origine est un peu masquée par la mâchoire inférieure, après avoir placé un billot sous la nuque et avoir incliné la tête du côté opposé à celui où l'on fait la préparation. Les muscles digastrique et stylo-hyoïdien, qui cachent en partie l'artère, seront soigneusement disséqués, et leurs rapports avec l'artère étudiés ; plus tard, pour mieux mettre en évidence le trajet de l'artère, on pourra diviser le digastrique à son attache postérieure, et couper avec un ciseau l'apophyse styloïde près de sa base, de manière à la replier en avant avec tous les muscles qui s'y attachent, sans les couper. Afin de sortir l'artère faciale de la gouttière que lui fournit la glande maxillaire, il faut peu à peu renverser l'extrémité postérieure de cette glande vers l'os hyoïde, en ménageant les rameaux qu'elle reçoit. La marche tortueuse de l'artère dans ce point exige quelques précautions pendant la dissection. On ne peut voir, pour le moment, que l'origine de la *palatine inférieure ;* sa terminaison sera étudiée quand on préparera l'artère maxillaire interne. Pour voir toutes les branches de la *sous-mentale,* il suffit de séparer un peu le ventre antérieur du digastrique, du muscle mylohyoïdien, sans le couper.

On poursuivra la faciale dans la face, en ayant toujours égard à sa direction flexueuse, afin de ne pas la diviser en travers. Quelquefois on sera obligé de couper des muscles sur son trajet, par exemple le triangulaire. Près de la bouche, cependant, il faut disséquer attentivement, pour ne pas confondre, avec les artères, des veines qui pourraient être injectées ; ces veines sont très volumineuses et très multipliées ; on les distingue des artères en ce qu'elles sont placées dans la couche sous-cutanée, tandis que les artères rampent dans la couche musculaire. Sur le nez, il faut enlever la peau avec beaucoup de soin, parce que les artères y sont très superficielles. La préparation de la faciale est, en général, plus facile à faire avec des ciseaux fins qu'avec le scalpel.

4° *Auriculaire postérieure.* — Cette artère, ainsi que les branches suivantes de la carotide externe, sont le plus souvent cachées par la glande parotide. Il faut donc commencer par isoler cette glande dans toute sa circonférence, en la détachant peu à peu des parties voisines, et surtout des artères qu'elle recouvre : on aura soin, toutefois, de ménager les petites *artères parotidiennes,* qui y entrent en nombre indéterminé : on conduira la préparation de manière que la glande ne tienne plus qu'aux rameaux nourriciers, et en avant, à son canal excréteur. Dans cette dissection, deux artères sont facilement divisées : en avant, la *transverse de la face,* et en arrière, l'*auriculaire postérieure,* qui est souvent tout à fait enveloppée par la portion inférieure de la glande. Si, malgré toutes les précautions prises, cette artère avait été divisée et qu'on ne pût plus la retrouver dans l'intérieur de la glande, il faudrait la rechercher derrière l'oreille, que l'on tirerait en avant en la fixant avec une érigne. En enlevant alors avec précaution la peau qui recouvre la partie postérieure du pavillon de l'oreille et l'apophyse mastoïde, on trouvera le réseau superficiel que forme l'artère en cet endroit, et il sera facile alors de parvenir au tronc, qui est souvent assez profondément situé dans le tissu cellulaire qui unit le conduit auditif à l'apophyse mastoïde. Cette artère fournit quelquefois la *stylo-mastoïdienne.*

5° *Artère occipitale.* — Elle est très difficile à suivre dans son trajet entre l'atlas et l'apophyse mastoïde, où elle est profondément située sur la face inférieure de l'occiput. Il faut commencer par diviser le muscle sterno-cléido-mastoïdien dans son milieu, pour le rejeter en haut. (Quel-

ques auteurs conseillent de le couper le plus près possible de ses attaches supérieures, ou bien même d'enlever l'apophyse mastoïde avec le
ciseau ou la scie, pour la renverser vers le bas avec le muscle qui s'y insère ;
par ces deux procédés, on arrive plus facilement à l'artère, mais on en
détruit les rapports.) Après avoir replié le sterno-cléido-mastoïdien en haut,
on sépare le digastrique de son attache postérieure, et l'on coupe l'apophyse styloïde à sa base pour la replier en bas avec tous ses muscles, si
cela n'a pas déjà été fait avant. Le trajet de l'artère est encore recouvert par le splénius et le petit complexus qu'il faut couper le plus près
possible de leurs attaches à la tête. Le splénius surtout envoie sur l'artère
une quantité de fibres aponévrotiques qui la brident contre l'os, et qu'il
faut diviser peu à peu pour arriver jusqu'à elle. Il m'a toujours paru plus
facile de découvrir l'artère dans ce trajet, en allant des branches vers le
tronc : dès que j'ai mis à découvert une branche principale de l'occipitale,
je la suis en débridant la gaine fibreuse avec les ciseaux ; mais il faut
faire attention de ne pas couper le tronc aux endroits où il s'en détache
un rameau, parce que là il change toujours de direction en formant des
flexuosités considérables. Les branches de l'occipitale seront disséquées de
manière à faire voir leurs anastomoses avec les autres artères qui rampent sur le crâne. L'artère stylo-mastoïdienne est tantôt fournie par cette
artère et tantôt par l'auriculaire postérieure ; on ne peut la suivre dans
l'aqueduc de Fallope qu'après avoir terminé la dissection des autres artères : la préparation sera faite avec le ciseau et le marteau, comme celle
du nerf facial lors de son passage dans le rocher.

6° *Pharyngienne inférieure.* — Elle était cachée par les muscles de
l'apophyse styloïde qui ont été renversés en bas ; elle monte entre la carotide externe et l'interne. Les rameaux que cette artère donne à la trompe
d'Eustache, à la caisse du tympan et à la dure-mère ne peuvent être suivis
qu'après la dissection de toutes les autres artères de la tête. Il convient
alors de fendre la tête et le pharynx d'avant en arrière et sur la ligne
médiane.

7° *Temporale.* — On commencera par disséquer ses branches superficielles ; pour suivre la branche auriculaire, il faut replier l'oreille en bas
et en arrière. On fend l'aponévrose temporale pour mettre à découvert la
branche profonde.

8° *Transverse de la face.* — Il faut enlever la peau très superficiellement
sur son trajet, afin de ne pas couper le tronc ou les branches de cette artère.
Son volume varie beaucoup.

9° *Auriculaire antérieure.* — On la dissèque après avoir tiré l'oreille en
arrière ; elle est très petite.

Venue de la carotide primitive, cette artère prend naissance au
niveau du bord supérieur du cartilage thyroïde, et se termine au
col du condyle du maxillaire inférieur, où elle se bifurque en
maxillaire interne et temporale superficielle.

A son origine, elle est placée en dedans de la carotide interne,
puis elle se place au-devant d'elle. (On dit carotide externe, parce
que l'artère se termine à l'extérieur du crâne, par opposition à
carotide interne, qui signifie artère se terminant à l'intérieur.)

Elle est située entre le pharynx et les muscles stylo-hyoïdien et digastrique qui la recouvrent. Au même niveau, le grand hypoglosse est placé sur son côté externe. Plus haut, accompagnée par

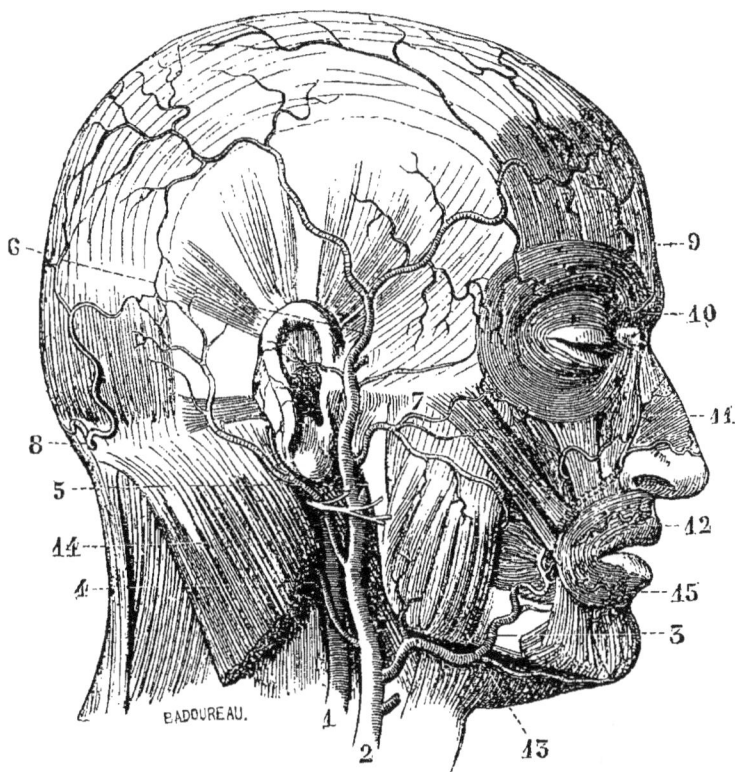

Fig. 228. — Carotide externe, temporale superficielle et artères de la face.

1. Artère carotide interne. — 2 Artère carotide externe. — 3. Artère faciale. — 4. Artère occipitale. — 5. Bifurcation de la carotide externe en temporale superficielle et maxillaire interne. - 6. Artère temporale superficielle et ses deux branches terminales. — 7. Artère transversale de la face. — 8. Terminaison de l'occipitale. — 9. Artère sus-orbitaire — 11. Anastomose de l'artère nasale et de l'artère faciale. — 12 Artère coronaire labiale supérieure. — 13. Masséter. — 14. Sterno-mastoïdien. — 15. Artère coronaire labiale inférieure.

la veine jugulaire externe, elle traverse la glande parotide de bas en haut.

La carotide externe fournit *deux branches terminales* : la maxillaire interne et la temporale superficielle, et *six branches collatérales* : la thyroïdienne supérieure, la linguale, la faciale, l'auriculaire postérieure, l'occipitale et la pharyngienne inférieure.

Tableau des branches de l'artère carotide.

Branches collatérales.	3 antérieures.	Thyroïdienne supérieure.
		Linguale.
		Faciale.
	2 postérieures.	Auriculaire postérieure.
		Occipitale.
	1 interne.	Pharyngienne inférieure.
Branches terminales.		Maxillaire interne.
		Temporale superficielle.

Tandis que la carotide interne ne fournit aucune branche dans le cou, la carotide externe en fournit un grand nombre, et ce caractère est précisément celui qui la fait reconnaître lorsqu'on en fait la ligature.

1° Thyroïdienne supérieure (fig. 241). — Cette artère se ramifie dans le larynx et le corps thyroïde. C'est la plus inférieure des branches antérieures de la carotide externe. Elle se porte en avant entre le peaucier et le constricteur moyen du pharynx. Après un trajet d'un centimètre environ au-dessous de la grande corne de l'os hyoïde, elle descend obliquement en bas et en avant vers la corne supérieure du corps thyroïde. Dans cette portion oblique, elle est située entre le pharynx et les muscles omoplat-hyoïdien et sterno-thyroïdien.

Les *branches terminales* s'épuisent dans le corps thyroïde ; elles sont au nombre de trois : l'*externe* descend le long du bord externe de l'organe ; l'*interne* s'anastomose en arcade au bord supérieur de l'isthme du corps thyroïde avec celle du côté opposé ; la *postérieure* se place entre le corps thyroïde et la trachée.

Les *branches terminales* sont la sterno-mastoïdienne et les trois laryngées.

Sterno-mastoïdienne. Elle est petite et se porte vers la partie moyenne du sterno-mastoïdien.

Laryngée supérieure. Cette branche se porte en avant de la membrane thyro-hyoïdienne, où elle s'anastomose avec celle du côté opposé.

Laryngée inférieure. Elle pénètre dans le larynx à travers la membrane crico-thyroïdienne.

Laryngée postérieure. Cette branche se porte à la face postérieure du larynx (voy. *Vaisseaux et nerfs du larynx*).

Elle est placée au-dessous des muscles de la région sous-hyoïdienne (voy. *Larynx et Corps thyroïde*).

2° Linguale (fig. 229 et 230). — Les deux artères linguales se portent à la langue, dans l'épaisseur de laquelle elles s'anastomosent par de nombreuses ramifications. L'artère linguale prend

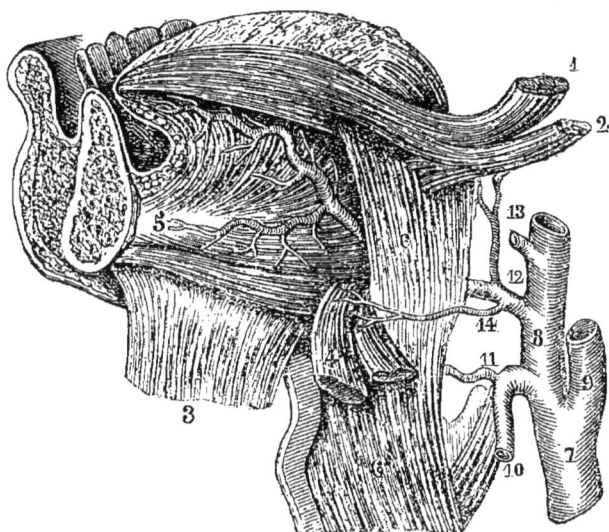

Fig. 229. — Artère linguale.

De 1 à 6. Muscles de la langue. — De 7 à 9. Artères carotides. — 10, 11. Thyroïdienne supérieure et son principal rameau. — 12. Tronc de la linguale passant au-dessous de l'hyo-glosse. — 13. Rameau dorsal de la langue. — 14. Rameau sus-hyoïdien.

naissance à quelques millimètres au-dessus de la précédente, et se dirige vers la langue, en suivant trois directions différentes

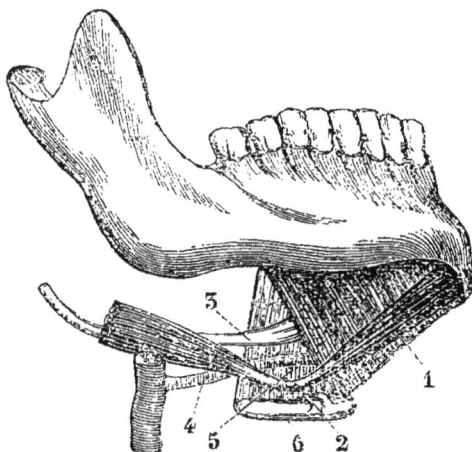

Fig. 230. — Rapports de l'artère linguale. (Figure schématique.)

1. Muscle mylo-hyoïdien — 2. Tendon du digastrique. — 3. Nerf grand hypoglosse. — 4. Artère linguale. — 5. Triangle situé entre le grand hypoglosse et le tendon du digastrique. Le muscle hypoglosse formant la surface de ce triangle recouvre l'artère linguale. — 6. Os hyoïde.

1° de son origine au sommet de la grande corne de l'os hyoïde, elle se porte en avant et en haut entre le digastrique, le stylo-hyoïdien et le grand hypoglosse, qui le recouvrent, et le constricteur moyen du pharynx ; 2° elle est horizontale ensuite et parallèle à la grande corne de l'os hyoïde, au-dessus de laquelle elle est située ; à ce niveau, elle est recouverte par l'hypoglosse, et elle recouvre le constricteur moyen du pharynx (le grand hypoglosse est situé à quelques millimètres plus haut) ; 3° puis, elle se porte en avant et en dedans, à la face inférieure de la langue, entre le génio-glosse, qui est en dedans, et le lingual inférieur, près de la muqueuse.

Branches. L'artère linguale donne trois branches collatérales : rameau sus-hyoïdien, artère dorsale de la langue, artère sublinguale, et se termine par l'artère ranine.

Rameau sus-hyoïdien. Artériole qui part du tronc de l'artère linguale et qui suit le bord supérieur de l'os hyoïde, pour former une arcade artérielle avec le rameau du côté opposé. La partie moyenne de cette arcade est située entre les muscles génio-glosses et génio-hyoïdiens.

Artère dorsale de la langue. Née au niveau de la grande corne, elle se porte sur les parties latérales de la base de la langue et au-dessous de la muqueuse, au niveau des papilles caliciformes.

Artère sublinguale Elle prend naissance au-dessous de l'hypoglosse, et se dirige vers la face inférieure de la langue, en dehors du génio glosse. Elle donne au frein un rameau, *artère du filet*, qui s'anastomose avec celui du côté opposé.

Artère ranine. C'est une petite branche qui termine la linguale ; elle se ramifie vers la pointe de la langue, en s'anastomosant avec celle du côté opposé.

Tableau des branches de l'artère linguale.

Branches collatérales.	{ Rameau sus-hyoïdien. Artère dorsale de la langue. Artère sublinguale.
Branche terminale.	Artère ranine.

3° Artère faciale (fig. 228, 3). — Cette artère naît de la carotide externe un peu plus haut que la précédente, et se dirige vers l'angle interne de l'œil, en croisant obliquement la face.

Dans ce trajet, elle est d'abord placée sur les parties latérales du pharynx, où elle est recouverte par le digastrique, le stylo-hyoïdien, le nerf grand hypoglosse et le peaucier ; puis, elle se creuse une gouttière à la partie postérieure de la glande sous-maxillaire, croise la face externe du corps du maxillaire au-devant du masséter et se porte à l'angle interne de l'orbite, en passant entre les divers muscles de la face et dans le sillon qui limite les parties latérales du nez.

Cette artère, volumineuse, fournit un grand nombre de branches musculaires et cutanées, parmi lesquelles celles qui ont reçu un nom se trouvent énumérées d'arrière en avant dans le tableau suivant.

Tableau des branches de l'artère faciale.

Branches collatérales.
- Palatine inférieure.
- Ptérygoïdienne.
- Sous-mentale.
- Sous-maxillaire.
- Coronaire ou labiale supérieure.
- Coronaire ou labiale inférieure.
- Artère de l'aile du nez.

Branche terminale. Artère angulaire.

Les branches de la faciale présentent de nombreuses ramifications. Elles s'anastomosent avec les artères les plus voisines venues du même tronc ou de la maxillaire interne, et fournissent des rameaux aux organes situés sur leur trajet. On peut s'assurer de la grande vascularité des parties molles de la face dans les opérations autoplastiques. Cette grande vascularité existe également dans le périoste : elle explique la facilité avec laquelle se réparent les fractures des os de la face.

Les artères de la face présentent une grande quantité de nerfs vaso-moteurs. Ces vaisseaux passent avec la plus grande facilité de l'état de contraction (pâleur) à celui de dilatation (rougeur).

La *palatine inférieure* monte vers le voile du palais, où elle se distribue, en s'anastomosant avec la palatine supérieure et la pharyngienne inférieure. Dans son trajet, elle est appliquée contre le pharynx.

La *ptérygoïdienne* va au muscle ptérygoïdien interne, au moment où l'artère faciale passe sur le corps du maxillaire ; elle pénètre le muscle par sa face interne.

La *sous-mentale*, volumineuse, se porte en avant, le long de la face interne du corps du maxillaire, au-dessous du muscle mylo-hyoïdien, et se perd dans les parties molles de la région sus-hyoïdienne par de nombreuses ramifications qui s'anastomosent à leur terminaison avec celles de la dentaire inférieure.

La *sous-maxillaire* naît de la faciale au moment où cette artère passe en arrière de la glande ; elle est formée par deux ou trois petits rameaux qui se perdent dans la glande sous-maxillaire.

La *coronaire*, ou *labiale supérieure* (fig. 228, 12), tire son origine de la faciale au niveau des commissures des lèvres, et se porte dans l'épaisseur de la lèvre supérieure, où elle s'anastomose avec celle du côté opposé.

Elle est très rapprochée de la muqueuse labiale et située à quelques millimètres du bord libre de la lèvre, entre les couches musculeuse et glanduleuse.

La *coronaire*, ou *labiale inférieure* (fig. 228, 15), venue du même point, se porte dans la lèvre inférieure, en passant au-dessous du triangulaire des lèvres, et se réunit à celle du côté opposé.

Les deux coronaires forment autour de l'orifice buccal un cercle artériel très flexueux, duquel partent de nombreux rameaux, parmi lesquels on remarque l'*artère de la sous-cloison* du nez, qui part de la coronaire supérieure, et qui se porte au lobule du nez en s'anastomosant avec la suivante.

L'*artère de l'aile du nez* tire son origine de la faciale au niveau de l'aile du nez, et se divise immédiatement en deux rameaux : l'un qui contourne le bord supérieur de l'aile du nez, l'autre, plus petit, qui en parcourt le bord inférieur.

Ces deux rameaux s'anastomosent avec l'artère de la cloison au niveau du lobule du nez, où ces vaisseaux acquièrent un développement considérable chez quelques individus, notamment chez ceux qui font abus des boissons alcooliques.

L'*angulaire* (fig. 228, 14) termine la faciale ; elle parcourt le sillon naso-génien, donne des rameaux aux parties voisines et s'anastomose avec la branche nasale de l'ophthalmique.

4° Auriculaire postérieure (fig. 231). — Elle s'étend de la carotide externe à la partie postérieure de l'oreille. Née quelquefois d'un tronc commun avec l'occipitale, elle traverse une partie de la glande parotide, devient sous-cutanée, et contourne la face externe de l'apophyse mastoïde, contre laquelle elle est appliquée. Elle fournit l'*artère stylo-mastoïdienne* qui se porte dans l'aqueduc de Fallope, puis elle se divise en deux branches : l'une postérieure, pour les régions mastoïdienne et occipitale, l'autre antérieure, pour le pavillon de l'oreille.

5° Occipitale (fig. 231). — Cette artère naît de la partie postérieure de la carotide externe, au niveau de la linguale, et se dirige vers la région occipitale. Elle est un peu plus volumineuse que la précédente. Elle passe sous le splénius, au niveau de l'apophyse mastoïde, où elle est horizontale. On peut en percevoir les battements en appliquant la pulpe du doigt sur la face externe de l'apophyse mastoïde. Arrivée à la ligne médiane, elle change brusquement de direction, perfore le trapèze, et se porte verticalement en haut sous la peau du crâne, où elle se divise

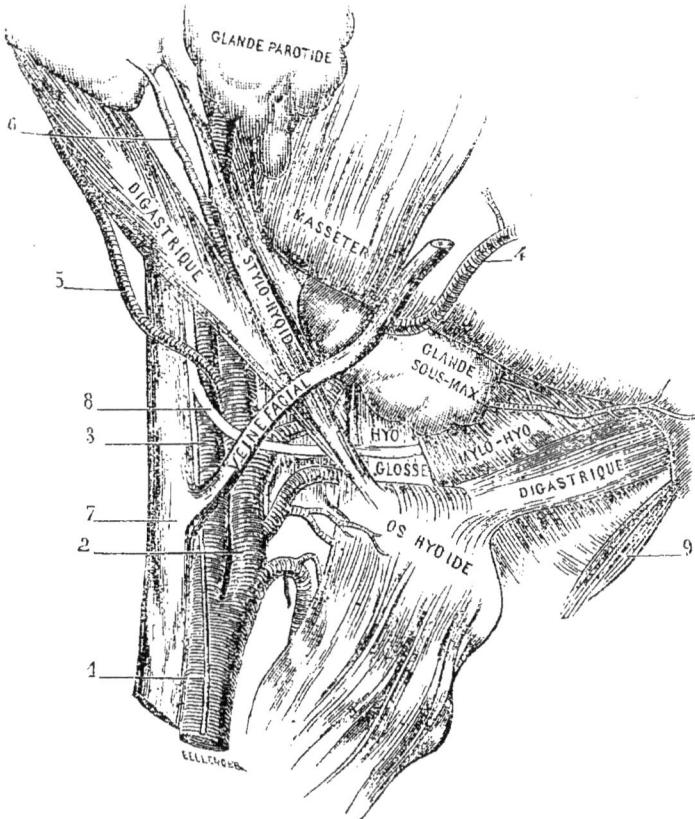

FIG. 231. — Carotide externe et ses branches.

1. Artère carotide primitive. — 2. Carotide externe. — 3. Carotide interne. — 4. Faciale. — 5. Occipitale. — 6. Auriculaire postérieure. — 7. Veine jugulaire interne. — 8. Nerf grand hypoglosse. Il suffit de jeter un coup d'œil sur la figure pour connaître le nom des autres organes.

en deux branches principales, d'où partent de nombreuses ramifications. Elle fournit une foule de branches, parmi lesquelles on remarque surtout l'artère sterno-mastoïdienne supérieure, la stylo-mastoïdienne, une méningée et la pariétale.

La *sterno-mastoïdienne supérieure* se perd dans la partie supérieure du muscle de même nom.

La *stylo-mastoïdienne* naît très souvent de l'auriculaire postérieure. Elle se porte dans le trou stylo-mastoïdien et accompagne
le nerf facial dans l'aqueduc de Fallope. Dans son trajet, elle s'a-
nastomose avec un rameau que l'artère méningée moyenne envoie dans l'hiatus de Fallope. Elle se termine en s'anastomosant
à l'extrémité supérieure et interne de l'aqueduc de Fallope avec
un rameau de l'artère vertébrale qui passe par le conduit auditif interne.

La *méningée* passe par le trou mastoïdien et se porte à la dure-
mère de la région mastoïdienne.

La *pariétale* est une branche de terminaison qui passe par le
trou pariétal avec les veines émissaires de Santorini ; elle se termine à la dure-mère.

Les autres branches terminales, très flexueuses, s'anastomosent
dans le cuir chevelu, en dehors avec celles de la temporale superficielle et de l'auriculaire postérieure, et en dedans avec celles de
l'occipitale du côté opposé.

6° Pharyngienne inférieure (fig. 227). — Elle se porte vers
les parties latérales du pharynx ; elle fournit une *branche pharyngienne* qui se perd dans les parois de ce conduit et dans les
muscles prévertébraux, et la *méningée postérieure* qui monte vers
le trou déchiré postérieur. Celle-ci pénètre dans le crâne pour
se distribuer à la dure-mère des fosses occipitales inférieures,
après avoir donné à l'extérieur de petits rameaux qui pénètrent
par le trou déchiré antérieur et par le trou condylien antérieur.
Ces derniers rameaux sont destinés aussi à la dure-mère.

IV. — ARTÈRE MAXILLAIRE INTERNE (fig. 232).

Dissection. — L'artère maxillaire interne est si profondément située,
que, pour voir tout son trajet, il faut faire aux os et aux parties molles de
nombreuses coupes et sacrifier plusieurs vaisseaux superficiels ; c'est ainsi
qu'on ouvrira le canal dentaire inférieur et qu'on enlèvera successivement
l'arcade zygomatique, la branche montante de la mâchoire inférieure, les
os de la tempe, la voûte et la paroi externe de l'orbite, l'arcade orbitaire
supérieure, etc. A cet effet, on sépare le muscle masséter de ses attaches
à l'arcade zygomatique, en ayant soin de ménager l'artère massétérine, qui
se rend dans le muscle en passant entre le condyle et l'apophyse coronoïde
de la mâchoire ; on sépare de même, avec précaution, ce muscle de la
plus grande partie de ses attaches à la mâchoire inférieure, en ne le laissant
adhérer que vers l'angle de cet os. On recherche, au niveau des dents
petites molaires, l'artère dentaire inférieure qui sort du trou mentonnier,
et l'on enlève le périoste qui recouvre la mâchoire, en suivant le trajet
du canal, que l'on ouvre avec le ciseau et le marteau dans toute son
étendue. Pendant cette préparation, il faut avoir soin de ne pas pénétrer

le ciseau trop profondément, sans quoi l'on risque de blesser l'artère. L'orifice postérieur du canal sera largement agrandi, en se gardant toutefois de trop tirailler l'artère massétérine; puis, si l'on juge qu'on ne risque plus de blesser l'artère dentaire, on coupe la branche de la mâchoire avec une scie à main, introduite entre le masséter et l'os; la coupe sera oblique et s'étendra depuis l'angle de la mâchoire jusqu'en arrière de la dernière molaire.

On fait aux parties molles du crâne et sur la ligne médiane une incision qui commence un peu au-dessus de la racine du nez et qui se termine à la protubérance occipitale; les parties molles seront disséquées vers les côtés jusqu'à la hauteur des oreilles, en enlevant en même temps le péricrâne, de manière à dénuder complètement les os. On ouvre le crâne avec la scie et par une section horizontale, en évitant de blesser la dure-mère, surtout dans la région temporale. La calotte du crâne étant enlevée, on incise la dure-mère des deux côtés de la faux du cerveau, et l'on en abaisse les deux lambeaux vers les côtés. L'extraction du cerveau se fait comme nous le dirons en parlant de ce viscère, mais ici l'on dirigera spécialement son attention vers les vaisseaux. Les carotides internes seront divisées à 2 millimètres environ de l'endroit où elles percent la dure-mère.

Un temps assez long s'étant écoulé depuis la mort du sujet jusqu'au moment où l'on retire le cerveau, cet organe est trop ramolli pour être examiné immédiatement; cette étude ne sera faite qu'après avoir vu le trajet des artères carotide interne et vertébrale. En attendant, on fait durcir le cerveau en le plongeant pendant quelques jours dans un mélange de trois parties d'alcool et d'une partie d'acide nitrique, ou bien dans l'alcool pur (voy. *Cerveau*).

On sépare l'aponévrose temporale de son attache à l'arcade zygomatique, et, moyennant deux traits de scie, on enlève toute l'arcade avec la portion de l'os de la pommette qui dépasse en arrière la face postérieure de l'os maxillaire supérieur. Il faut avoir soin toutefois de ménager l'artériole qui sort par le trou malaire, et qui est ordinairement fournie par l'artère lacrymale, branche de l'ophthalmique.

On comprend ensuite le muscle temporal et les artères qui s'y ramifient dans un lambeau triangulaire à base supérieure; on le détache en entier du crâne, en enlevant en même temps le périoste, de crainte de blesser l'artère temporale profonde qui entre dans le muscle par son extrémité inférieure. Ce muscle ne restera attaché qu'à l'apophyse coronoïde et à l'artère; puis on sépare cette apophyse de la branche de la mâchoire avec une scie à main ou avec des tenailles incisives, en évitant de blesser l'artère massétérine. On désarticule enfin la branche de la mâchoire, en laissant attaché au condyle le cartilage articulaire qui reçoit une artériole de la tympanique; on emporte cette portion de la mâchoire, après avoir coupé près d'elle les fibres du ptérygoïdien externe, et en laissant l'interne en partie attaché au bord inférieur de cet os. Cette portion d'os enlevée, ainsi que les os qu'on coupera successivement, pourront être conservés pour être réappliqués plus tard avec des fils métalliques, si l'on veut conserver la préparation.

Séparez des os la dure-mère qui tapisse la région temporale, jusqu'à ce

que vous soyez arrivé au tronc de la méningée moyenne ; cette séparation se fait, soit par de légères tractions, soit en interposant les doigts
ou le manche du scalpel. Faites ensuite dans la dure-mère deux incisions,
de manière à en obtenir un lambeau triangulaire, renfermant les ramifications de l'artère méningée ; le sommet de ce lambeau correspond au
trou sphéno-épineux. Agrandissez peu à peu ce trou avec le ciseau, aux
dépens de sa demi-circonférence antérieure et externe, jusqu'à ce qu'il
ait le diamètre d'une pièce de cinquante centimes. Détachez avec la scie
une portion triangulaire d'os, comprenant la portion écailleuse du temporal et une partie de la grande aile du sphénoïde : la pointe du triangle
correspondra au trou agrandi. La portion d'os est encore adhérente au ptérygoïdien externe ; on coupe ce muscle tout près de son attache au crâne,
afin de pouvoir enlever ensuite l'os détaché.

On fait un lambeau de la dure-mère qui tapisse l'étage antérieur du
crâne, et dans laquelle se ramifient les branches antérieures de l'artère
méningée. On aura soin de conserver cette artériole fournie par l'ophthalmique ; puis, on enfonce la paroi supérieure de l'orbite, on sépare avec le
manche du scalpel le périoste qui recouvre en dedans la paroi externe de
cette cavité, en se rappelant que l'artère lacrymale envoie en avant un
rameau qui traverse l'os de la pommette, et qu'il faut ménager. On enlève
ensuite avec le ciseau toute la paroi externe de l'orbite, et l'on divise
avec la scie l'apophyse montante de l'os zygomatique, au-dessus de l'endroit où passe l'artère malaire, après avoir refoulé en dedans l'œil et les
parties qui l'entourent. Enfin, on détache les parties molles et le périoste
qui recouvrent le front et l'arcade orbitaire supérieure jusqu'en dehors de
l'échancrure orbitaire, de manière à conserver l'artère frontale, qui se
ramifie dans ce lambeau de parties molles. On divise l'arcade orbitaire en
dehors de l'artère frontale, de manière à pouvoir enlever en totalité la
portion d'os séparée.

Telles sont les coupes nombreuses qu'il faut pratiquer pour apercevoir
la plus grande partie de l'artère maxillaire interne. Il nous reste cependant encore à indiquer quelques coupes particulières relatives à différents rameaux ; mais, auparavant, il convient de faire observer que, le
ptérygoïdien externe empêchant beaucoup de voir la division de l'artère,
il faut peu à peu enlever ce muscle presque en totalité, en n'en conservant que quelques petits paquets isolés qui ne tiendront plus qu'aux artérioles qui s'y rendent. Remarquons encore que la marche de l'artère
maxillaire interne est très tortueuse, et qu'on la coupe par conséquent très
facilement, si l'on ne dissèque pas avec précaution.

Artère tympanique. — Il faut la suivre à travers la fente de Glaser, au
moyen du ciseau.

Artère méningée moyenne. — Sa distribution principale se voit aisément ; mais le rameau qu'elle envoie dans le rocher avec le nerf pétreux
est très difficile à suivre ; on se conduira, dans cette préparation, comme
dans celle du nerf pétreux lui-même. La dissection en est plus aisée sur
une tête d'enfant ou sur une portion de tête d'adulte dont les os ont été
ramollis par l'immersion dans un mélange d'eau et d'acide nitrique ;
mais alors il faut de nouveau laisser dégorger les parties dans l'eau souvent renouvelée, pour enlever l'acide, qui attaquerait les instruments.

Artère dentaire inférieure. — Pour voir son rameau mylo-hyoïdien, il faut scier la mâchoire dans sa symphyse, et la renverser ensuite un peu en haut.

Artère buccale. — On en facilite la dissection en distendant la joue avec de l'étoupe ou du crin introduit dans la bouche.

Artère alvéolaire. — Pour suivre ses rameaux dentaires, il faut enlever la table externe de l'os avec le ciseau ou avec un fort scalpel, en suivant la marche des rameaux artériels, et après avoir abaissé le bord supérieur du buccinateur.

Artère sous-orbitaire. — L'œil étant rejeté en dedans avec les parties qui l'entourent, on ouvre avec le ciseau le canal sous-orbitaire jusqu'à 2 millimètres environ du rebord orbitaire inférieur, puis on dissèque les rameaux que l'artère fournit en sortant par le trou sous-orbitaire ; repoussant ensuite ces rameaux en avant, on incise jusqu'à l'os les parties molles situées en dehors du trou sous-orbitaire, afin de dénuder la fosse canine. Après avoir agrandi le trou vers sa demi-circonférence externe, on ne tarde pas à voir les rameaux que l'artère sous-orbitaire envoie à la muqueuse du sinus maxillaire et aux dents incisives et canine. On poursuit les premiers avec le ciseau, en ayant soin de ne pas déchirer la membrane muqueuse du sinus, qui est extrêmement mince. Cette partie de la dissection se fera surtout vers la face externe et supérieure du sinus. Les rameaux dentaires seront poursuivis immédiatement au-dessous du trou sous-orbitaire : on n'enlèvera que la table externe de l'os.

Artère palatine supérieure et pharyngienne supérieure. — On suit ces artères en ouvrant avec un ciseau bien tranchant, et à petits coups de marteau, les canaux palatin postérieur et ptérygo-palatin, en travaillant entre l'apophyse ptérygoïde externe et l'os maxillaire supérieur. La terminaison des artères dans le palais ne peut pas être aperçue au premier moment ; d'ailleurs, la dissection se fait comme celle des nerfs palatins postérieurs (voy. ces nerfs). On étudiera en même temps la terminaison de l'artère *pharyngienne inférieure*, dont on n'a vu que l'origine pendant la dissection des artères superficielles de la tête.

Artère vidienne. — La paroi externe de l'orbite étant entièrement enlevée, comme nous l'avons dit, le sommet de la fosse zygomatique se trouve bien à découvert ; il suffit donc d'enlever peu à peu avec le ciseau les portions externes de la base de l'apophyse ptérygoïde et de la grande aile du sphénoïde, de manière à ouvrir le canal vidien. Il est presque inutile de faire observer qu'il faut enlever le nerf maxillaire supérieur et les veines qui entourent les artères dans le haut de la fosse zygomatique. Ces organes contribuent à rendre plus difficile encore cette dissection, qui se fait dans un espace si restreint.

Artère sphéno-palatine. — On commence par agrandir le trou sphéno-palatin avec beaucoup de précaution. Dans cette opération, on risque surtout de briser les apophyses ptérygoïdes. On scie [1] ensuite la tête d'avant

---

1. Avant de scier la tête en deux parties, il faut ouvrir le canal carotidien pour mettre à découvert le trajet de la carotide interne ; sans quoi les parties osseuses, déjà tant affaiblies par la préparation de la maxillaire interne, se briseraient vers le corps du sphénoïde, car elles ne présenteraient plus assez de résistance pour permettre l'ouverture du canal carotidien.

en arrière, de manière à laisser la cloison du nez du côté où l'on fait la préparation, et l'on enlève de dessus la cloison la membrane muqueuse qui la recouvre ; puis, on cerne avec le ciseau le vomer et la lame perpendiculaire de l'ethmoïde, de manière à pouvoir enlever en entier ces os. Les ramifications de la nasale postérieure, de la palatine descendante et des ethmoïdales peuvent alors être étudiées sur la partie membraneuse de la cloison qui est restée en place. On ouvre le canal incisif pour voir l'artériole qui le traverse et qui va communiquer avec les palatines descendantes, dont on achève alors la dissection. Pour voir les rameaux de la sphéno-palatine, qui se ramifient sur les cornets, on sépare du plancher des fosses nasales la cloison membraneuse qu'on y avait laissée attachée, on replie le lambeau en haut, et l'on va à la recherche du tronc de l'artère, au-dessus de l'extrémité postérieure du cornet moyen.

Branche terminale de la carotide externe, cette artère se porte du col du condyle du maxillaire au fond de la fosse ptérygo-maxillaire. Elle est dirigée obliquement en dedans, en avant et en haut.

Elle décrit de nombreuses flexuosités, passe entre les deux faisceaux du ptérygoïdien externe, et contracte des rapports plus ou moins immédiats avec les nerfs et les autres vaisseaux contenus dans la fosse zygomatique, qu'elle traverse.

Dans son court trajet, qui n'a pas plus de 4 centimètres, elle fournit quinze branches, dont une terminale, la sphéno-palatine, et quatorze collatérales. Toutes ces branches sont indiquées dans le tableau suivant.

Tableau des branches de l'artère maxillaire interne.

Branche terminale.		Sphéno-palatine.
Branches collatérales.	5 ascendantes.	Tympanique.
		Temporale profonde antér.
		Temporale profonde postér.
		Méningée moyenne.
		Petite méningée.
	5 descendantes.	Palatine supérieure.
		Dentaire inférieure.
		Buccale.
		Massétérine.
		Ptérygoïdienne.
	2 antérieures.	Alvéolaire.
		Sous-orbitaire.
	2 postérieures.	Vidienne.
		Ptérygo-palatine.

1° La **sphéno-palatine**, ou nasale postérieure, pénètre dans les fosses nasales par le trou sphéno-palatin et se bifurque. La *branche interne* se distribue à la muqueuse de la cloison, et se porte en bas et en avant dans le canal palatin antérieur, pour s'anastomoser à la voûte palatine avec la palatine supérieure. La *branche externe* se ramifie dans la muqueuse des cornets et des méats, où elle s'anastomose avec les ethmoïdales. Elle est connue sous le nom d'*artère nasale postérieure*.

2° La tympanique, très grêle, traverse la scissure de Glaser, et se termine à la muqueuse de la caisse du tympan.

3° La temporale profonde antérieure glisse de bas en haut sur la partie antérieure de la fosse temporale, et se termine dans la partie profonde et antérieure du temporal, contre la paroi osseuse. Quelques-uns de ses rameaux traversent l'apophyse orbitaire de l'os malaire et s'anastomosent avec des branches de l'artère lacrymale.

4° La temporale profonde postérieure se comporte d'une manière analogue à la partie postérieure du temporal. Elle s'anastomose avec la précédente et avec la temporale profonde moyenne.

5° La méningée moyenne passe avec deux veines dans le trou petit rond ; arrivée dans le crâne, elle se place entre la dure-mère et les os, dans les gouttières que l'on trouve sur le pariétal et l'occipital ; elle se ramifie comme ces gouttières, et se termine dans la dure-mère et surtout dans les os.

Elle donne de nombreux rameaux qui se portent : 1° dans l'hiatus de Fallope ; 2° dans l'orbite, par la fente sphénoïdale ; 3° dans la fosse temporale par de petits pertuis situés sur les grandes ailes du sphénoïde ; 4° à la muqueuse de la caisse du tympan, à travers la paroi supérieure de cette caisse ; 5° au ganglion de Gasser ; 6° à la fosse temporale.

L'artère qui se porte dans l'hiatus suit le trajet du grand nerf pétreux superficiel. Elle est d'un très petit volume, et s'anastomose avec la stylo-mastoïdienne et une branche de la vertébrale, qui accompagnent le nerf facial dans l'aqueduc de Fallope.

Les rameaux de la fente sphénoïdale sont nombreux. Ils naissent de la partie antérieure de la méningée moyenne, et se terminent dans le périoste des parois de l'orbite.

Les petites branches qui se portent dans la muqueuse de la caisse du tympan sont d'un très petit volume ; elles viennent des branches postérieures de la méningée moyenne, traversent une surface criblée située à la base du rocher, sur son bord supérieur, et se jettent dans la muqueuse de la caisse du tympan.

Les rameaux de la fosse temporale traversent de petits orifices situés sur la grande aile du sphénoïde, et s'anastomosent avec l'artère temporale profonde antérieure.

6° La **petite méningée** pénètre par le trou ovale, et se distribue à la dure-mère et surtout aux os qui avoisinent ce trou. Cette branche est une des plus petites ; elle manque quelquefois.

7° La **palatine supérieure**, artère assez volumineuse, descend le long du canal palatin postérieur. Arrivée à l'orifice inférieur

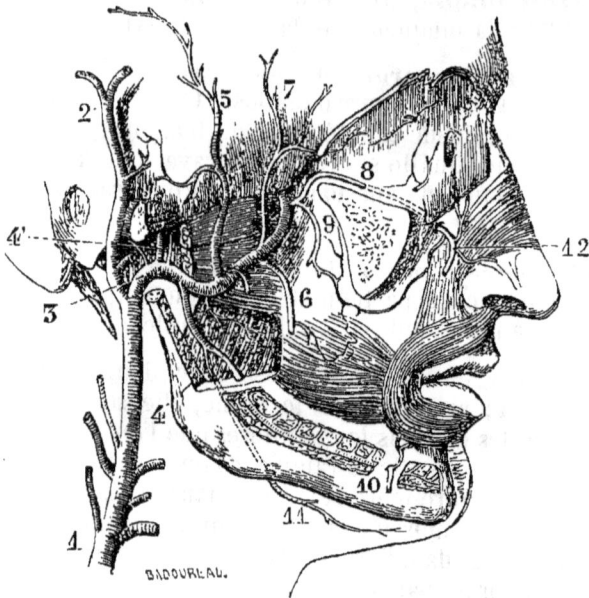

FIG. 232. — Coupe de la face montrant l'artère maxillaire interne.

1. Artère carotide externe et ses six branches. — 2. Artère temporale superficielle. — 3. Artère maxillaire interne. — 4. Artère méningée moyenne. — 5, 7. Artères temporales profondes antérieure et postérieure. — 6. Artère buccale. — 8. Artère sous-orbitaire. — 9. Artère alvéolaire. — 10. Artère dentaire inférieure.

de ce canal, elle se dirige d'arrière en avant et se distribue au voile du palais, à la muqueuse et aux os de la voûte palatine. Elle s'anastomose en avant avec la terminaison de la sphéno-palatine.

8° La **dentaire inférieure** (fig. 233) se porte dans le canal dentaire, le parcourt dans toute son étendue, donne des rameaux à chaque racine dentaire, au tissu osseux et au périoste. Avant de se terminer aux incisives, l'artère dentaire inférieure fournit un *rameau mentonnier* qui sort par le trou mentonnier et se perd dans la lèvre inférieure.

Au moment où elle pénètre dans le canal dentaire, cette artère donne un rameau, *artère myloïdienne*, qui suit le trajet du nerf

myloïdien ; il se porte vers la face inférieure du muscle mylo-
hyoïdien et le ventre antérieur du digastrique.

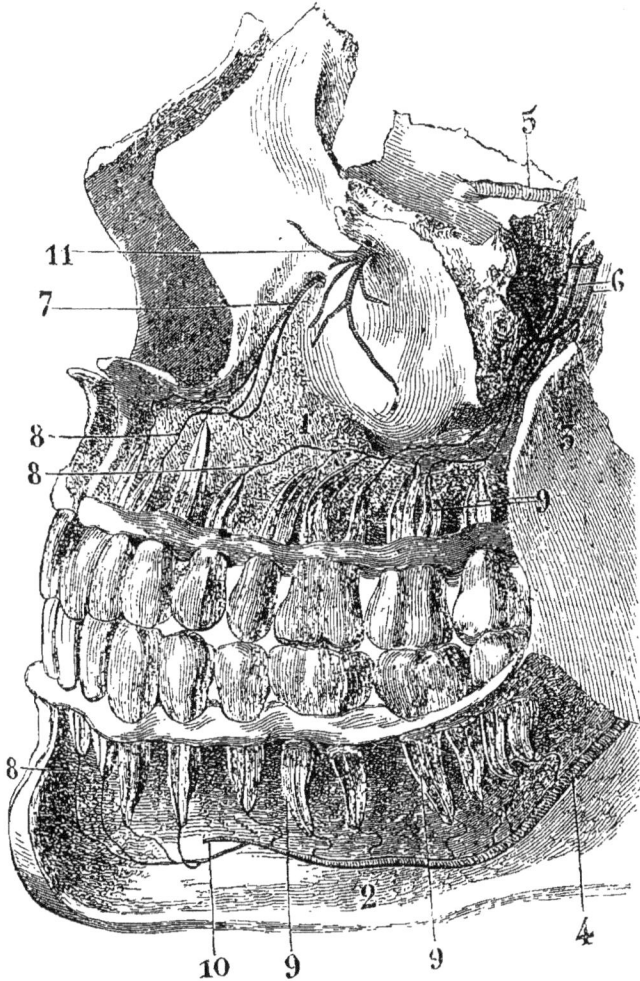

FIG. 233. — Artères sous-orbitaire, alvéolaire et dentaire inférieure
(artères des dents).

1. Surface grenue du maxillaire supérieur résultant de la décortication de l'os. —
2. Surface grenue du maxillaire inférieur. — 3. Apophyse coronoïde du maxillaire inférieur. — 4. Artère dentaire inférieure. — 5. Artère sous-orbitaire. — 6. Rameaux de
l'artère alvéolaire se rendant aux molaires et passant par les mêmes trous que les nerfs
dentaires postérieurs. — 7. Rameau de l'artère sous-orbitaire, situé dans le canal du
nerf dentaire antérieur (creusé dans la paroi antérieure du sinus maxillaire), et se rendant
à la canine et aux incisives. — 8, 8, 8. Terminaison des artères dans les racines des
dents. — 9, 9, 9. Les racines dentaires sont divisées par la moitié pour montrer la
cavité dentaire et le vaisseau qui y est contenu. — 10. Rameau mentonnier coupé. —
11. Terminaison de l'artère sous-orbitaire.

9° La buccale (fig. 232) se porte directement en avant et en bas dans l'épaisseur de la joue, sur la face externe du buccinateur, et se distribue aux muscles, à la peau et à la muqueuse de cette région. A son origine, elle passe entre l'apophyse coronoïde et le ptérygoïdien interne. Elle s'anastomose avec des branches de la faciale.

10° La massétérine se porte en dehors, sur la face interne du masséter. Elle passe dans l'échancrure sigmoïde du maxillaire inférieur.

11° La ptérygoïdienne, quelquefois multiple, descend et se distribue aux muscles ptérygoïdiens, surtout à l'interne. Elle s'anastomose avec le rameau que la faciale fournit à ce muscle.

12° L'alvéolaire (fig. 233) se porte sur le bord postérieur du maxillaire supérieur et s'y ramifie. Quelques-uns de ces rameaux pénètrent dans l'épaisseur de l'os et se distribuent à la muqueuse du sinus maxillaire et aux racines des molaires. Les autres se répandent à la surface du maxillaire supérieur, et se distribuent au périoste, aux gencives et au tissu osseux. L'alvéolaire s'anastomose avec des branches de la sous-orbitaire et de la palatine supérieure.

13° La sous-orbitaire (fig. 233) se porte dans la gouttière sous-orbitaire, glisse dans le canal de même nom et se termine au niveau du trou sous-orbitaire, où elle se divise en un grand nombre de branches qui se distribuent à la partie antérieure de la joue, ainsi qu'à la lèvre supérieure.

Dans son trajet, elle fournit un petit rameau qui descend dans un petit canal creusé dans l'épaisseur du maxillaire, en avant du sinus maxillaire, canal dentaire supérieur et antérieur. Ce rameau se rend aux racines des incisives, de la canine correspondante et au canal nasal. Cette artère s'anastomose avec l'alvéolaire et les branches de la faciale.

14° La vidienne, branche très petite, traverse d'avant en arrière le trou vidien et se termine à la muqueuse de l'ouverture de la trompe d'Eustache et du voisinage de cette ouverture.

15° La ptérygo-palatine, ou pharyngienne supérieure, passe par le trou ptérygo-palatin, qu'elle parcourt d'avant en arrière et de dehors en dedans, et se distribue à la muqueuse de la partie supérieure du pharynx.

V. — ARTÈRE TEMPORALE SUPERFICIELLE (fig. 228).

Dissection. — Voyez la dissection de la carotide externe.

Branche de terminaison de la carotide externe, elle s'étend du col du condyle au sommet du crâne. A son origine, elle est contenue dans la glande parotide et placée en arrière du col du condyle, du maxillaire et de l'articulation temporo-maxillaire, en avant du conduit auditif externe.

Elle se porte ensuite en dehors et en haut, entre la peau et l'aponévrose temporale, et se divise en deux branches terminales, l'une antérieure, *frontale*, l'autre postérieure, *pariétale;* ces deux branches sont très flexueuses, se ramifient dans le cuir chevelu et s'anastomosent avec la frontale, l'occipitale et avec celles du côté opposé.

Dans son trajet, cette artère fournit quatre branches collatérales principales, qui décrivent de nombreuses flexuosités dans l'épaisseur du cuir chevelu.

Tableau des branches de l'artère temporale.

Branches terminales.	Frontale.
	Pariétale.
Branches collatérales.	Transversale de la face
	Articulaire.
	Auriculaires antérieures.
	Temporale profonde moyenne.

1° La **transversale de la face** (fig. 228, 7) se porte en avant au-dessus du canal de Sténon, et se jette dans les parties molles de la moitié supérieure de la joue. Elle s'anastomose avec les branches de la faciale, de la maxillaire interne et un rameau de l'ophthalmique.

2° L'**articulaire** est un petit rameau qui se porte en avant vers l'articulation temporo-maxillaire.

3° Les **auriculaires antérieures** sont nombreuses et peu volumineuses; elles se portent à la partie antérieure du pavillon de l'oreille.

4° La **temporale profonde moyenne** perfore l'aponévrose temporale un peu au-dessus de l'arcade zygomatique, et se porte à la partie moyenne du muscle temporal pour s'anastomoser avec la temporale profonde antérieure et la temporale profonde postérieure, branches de la maxillaire interne.

VI. — CAROTIDE INTERNE (fig. 227 et 234).

Dissection. — La coupe latérale du crâne, telle qu'elle a été pratiquée pour la préparation de l'artère maxillaire interne, sert aussi pour celle de la carotide interne ; il ne reste plus qu'à ouvrir le canal carotidien avec le ciseau, en observant les précautions nécessaires pour empêcher la lésion du vaisseau qui le parcourt. On ouvre ensuite le sinus caverneux, en incisant la dure-mère vers la partie latérale du corps du sphénoïde. On conserve soigneusement les rapports du nerf de la sixième paire avec la carotide, dans l'intérieur du sinus caverneux.

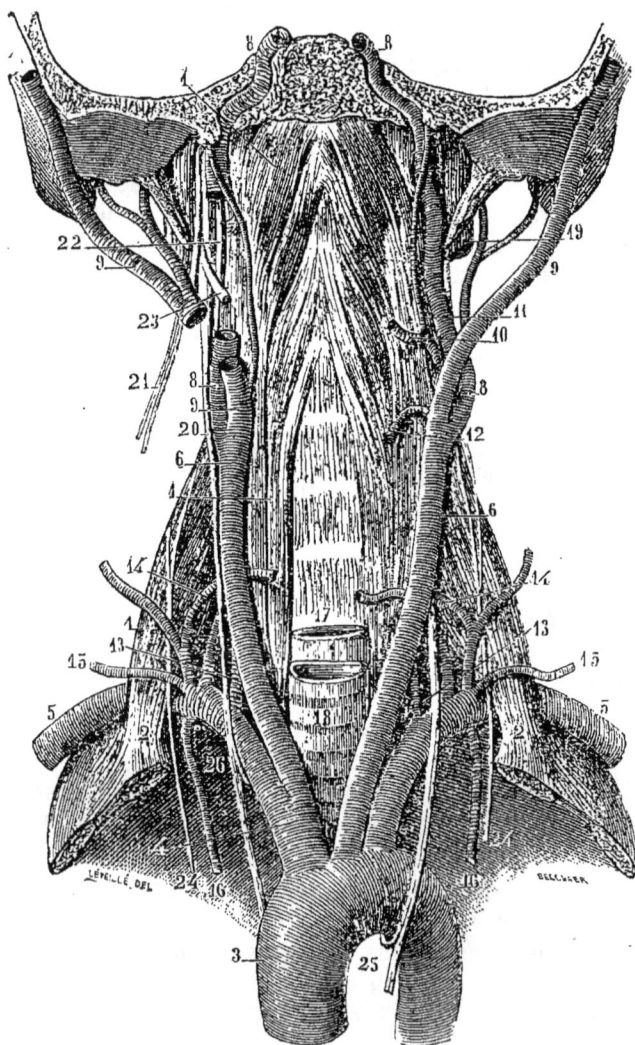

Fig. 234. — Artères carotides. (Cette figure montre principalement le trajet et les rapports de la carotide interne.)

1, 1. Vertèbres cervicales et muscles prévertébraux. — 2, 2. Scalène antérieur. — 3. Crosse de l'aorte. — 4. Tronc brachio-céphalique. — 5, 5. Artère sous-clavière. — 6, 6. Carotide primitive. — 8, 8. Carotide interne ; à gauche de la figure, cette artère a été réséquée en partie pour montrer les nerfs en rapport avec elle. — 9, 9. Carotide externe ; à gauche de la figure, un fragment d'artère a été réséqué pour montrer la direction de la carotide interne. — 10 Branche anormale. — 11. Pharyngienne inférieure. — 12. Thyroïdienne supérieure. — 13, 13. Vertébrale. — 14, 14. Thyroïdienne inférieure. — 15, 15 Scapulaire supérieure. — 16, 16. Mammaire interne. — 17. Coupe de l'œsophage. — 18. Coupe de la trachée. — 19. Veine jugulaire interne. — 20. Nerf pneumogastrique. — 21. Branche externe du spinal. — 22. Grand sympathique. — 23 Grand hypoglosse. — 24, 24. Phrénique. — 25. Origine du récurrent gauche sur le pneumogastrique. — 26. Origine du récurrent droit.

Elle commence au niveau du bord supérieur du cartilage thyroïde et se termine dans le crâne un peu au-dessus du trou optique.

Elle est destinée à l'encéphale et à l'appareil de la vision.

Trajet et rapports. — A son origine, elle se porte un peu en dehors, de sorte qu'elle est plus externe que la carotide externe. Elle se dirige ensuite vers le pharynx, glisse entre cet organe et la glande parotide, sur la face postérieure de laquelle elle se creuse une gouttière, et arrive à la base du crâne.

Dans son trajet, la veine jugulaire interne est placée sur son côté externe, et, avant d'entrer dans le crâne, l'artère est séparée de la jugulaire interne par les nerfs glosso-pharyngien, pneumo-gastrique, spinal et grand hypoglosse.

Elle pénètre dans le canal carotidien avec des filets du nerf grand sympathique qui l'entourent, décrit comme ce canal une courbe à concavité inférieure et interne, et plus loin, elle passe sur la lame cartilagineuse qui ferme le trou déchiré antérieur.

Elle se dirige obliquement d'arrière en avant et de bas en haut, dans la gouttière caverneuse, y décrit deux courbures en forme d'S, une postérieure concave en bas, une antérieure concave en haut. A ce niveau, elle traverse le sang du sinus caverneux et elle est placée en dedans des nerfs moteur oculaire commun, pathétique, ophthalmique et moteur oculaire externe. (Voy. *Sinus caverneux.*)

Branches terminales. Arrivée à 3 ou 4 millimètres au-dessus du trou optique, en dehors du nerf optique, l'artère carotide interne se termine en fournissant quatre branches : cérébrale antérieure, cérébrale moyenne, communicante postérieure et choroïdienne.

Un peu avant sa terminaison, elle fournit une *collatérale*, l'ophthalmique.

1° La cérébrale antérieure (fig. 235, 13) est située dans la pie-mère, au-dessus du nerf optique. Elle se porte en avant et en dedans vers celle du côté opposé, avec laquelle elle s'anastomose au moyen d'une petite branche, la *communicante antérieure*, puis elle contourne le genou du corps calleux, se place dans le sinus du corps calleux et se termine dans les anfractuosités de la face interne de l'hémisphère cérébral. Ses ramifications concourent à former la pie-mère.

 2° La **cérébrale moyenne** (fig. 235, 12) se porte dans la scissure de Sylvius, et s'y ramifie en un grand nombre de rameaux

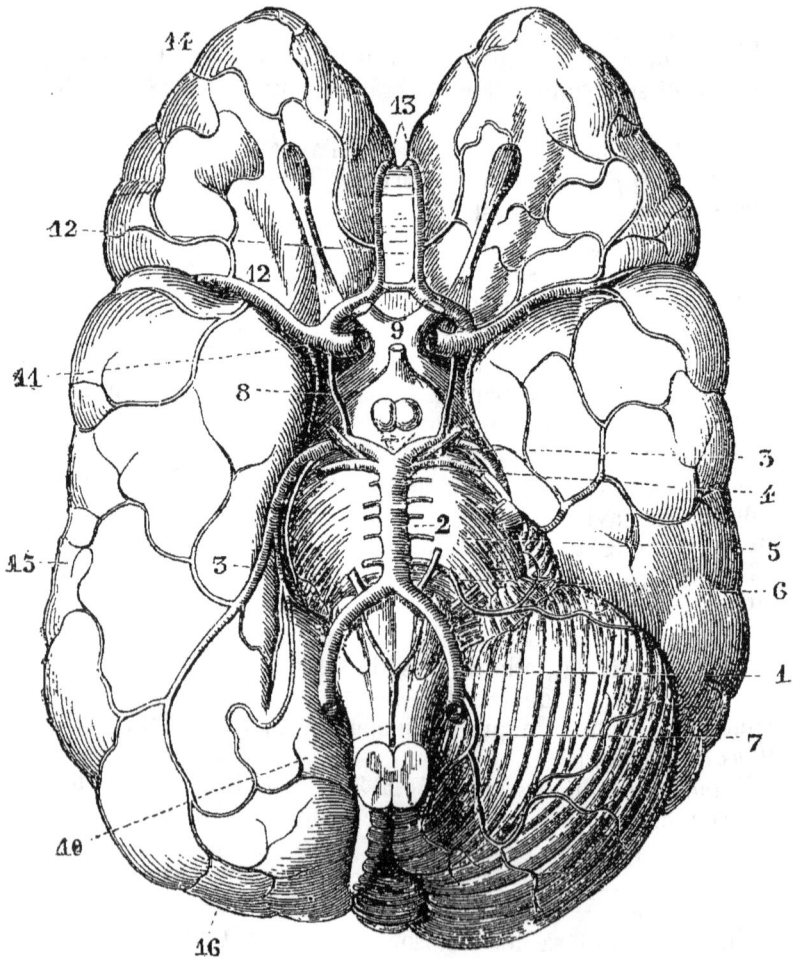

Fig. 235. — Face inférieure de l'encéphale, montrant les artères qui forment l'hexagone de Willis.

1. Artère vertébrale. — 2. Tronc basilaire. — 3. Artère cérébrale postérieure. — 4. Artère cérébelleuse supérieure — 5. Protubérance annulaire. — 6. Artère cérébelleuse inférieure et antérieure — 7 Artère cérébelleuse inférieure et postérieure. — 8. Artère communicante postérieure. — 9. Hexagone artériel de Willis — 10 Artère spinale antérieure. — 11. Artère cérébrale moyenne pénétrant dans la scissure de Sylvius. — 12. Lobe antérieur du cerveau. — 13 Artères cérébrales antérieures réunies par la communicante antérieure, située en avant de 9. — 19. Lobe postérieur.

qui s'épuisent dans la portion de pie-mère qui recouvre la face externe de l'hémisphère cérébral. Elle est plus volumineuse que l'artère cérébrale antérieure.

A son origine, cette artère fournit un grand nombre de petits rameaux qui perforent la substance cérébrale en arrière de l'origine du nerf olfactif, d'où le nom d'*espace perforé* donné à ce point du cerveau.

3° La **communicante postérieure** (fig. 235, 8), moins volumineuse, se porte en arrière, et se réunit à la cérébrale postérieure venue du tronc basilaire.

4° La **choroïdienne** (fig. 235, 8), très rapprochée de la communicante postérieure, se porte en arrière et pénètre immédiatement dans les plexus choroïdes des ventricules latéraux par l'ouverture que présentent ces ventricules à ce niveau.

On donne le nom d'*hexagone artériel de Willis* (fig. 235, 9) à la réunion, à la base du cerveau, des artères de cet organe. Cet hexagone présente deux côtés postérieurs formés par les artères cérébrales postérieures, deux côtés antérieurs par les artères cérébrales antérieures, deux côtés latéraux par les communicantes postérieures ; à l'angle que forment en se réunissant les deux cérébrales antérieures, on rencontre la communicante antérieure, qui a une étendue de 2 à 3 millimètres, de sorte que cet hexagone a sept côtés ! (Voyez *Circulation des centres nerveux*.)

Branches collatérales. — Hors du crâne, l'artère carotide interne ne donne pas de branches. Dans le canal carotidien, elle donne un petit rameau qui perfore la paroi de ce canal pour se porter à la muqueuse de la caisse du tympan. Dans le crâne, elle donne aux os et à la dure-mère quelques rameaux qui s'entremêlent avec les rameaux nerveux du grand sympathique pour former le plexus artério-nerveux de Walther, situé dans le sinus caverneux.

Elle fournit, près de sa terminaison, une branche collatérale, l'artère ophthalmique.

VII. — ARTÈRE OPHTHALMIQUE (fig. 236, 2).

Cette artère, née de la carotide interne, en arrière du trou optique, pénètre dans ce trou avec le nerf optique, en dehors duquel elle est située.

Dissection. — Les coupes à faire dans l'orbite ont déjà été indiquées en parlant de l'artère maxillaire interne. On arrive aux divisions de l'artère ophthalmique, après avoir incisé d'avant en arrière le périoste qui tapisse la paroi supérieure de l'orbite ; on en renverse les lambeaux à droite et à gauche, puis, après avoir divisé l'aponévrose qui unit les attaches postérieures des muscles droit supérieur et droit externe, on arrive au tronc de l'artère ophthalmique. La dissection des branches se fait en enlevant peu à peu la graisse à l'aide du scalpel, ou mieux encore avec des ciseaux bien effilés. Dans cette dissection, on ne conservera que le globe de l'œil avec le nerf optique, les muscles et les artères. On peut, il est vrai, préparer tous les nerfs et les artères en même temps, mais cette préparation est très difficile à faire. On aura soin de ménager jusqu'aux plus petits rameaux artériels, en se gardant toutefois de confondre avec eux des veines qui seraient injectées, comme cela arrive souvent.

Artère lacrymale. — Il faut agrandir le trou malaire, afin de voir le passage du *rameau malaire* dans la face.

L'artère musculaire supérieure est ordinairement une des premières artères qu'on dissèque ; comme elle est placée immédiatement sous le périoste, il faut éviter de couper l'artère en fendant celui-ci.

Les *artères ciliaires* ne seront suivies pour le moment que jusqu'à leur entrée dans la sclérotique. Plus tard, on pourra en examiner le trajet dans le globe de l'œil, d'après les procédés indiqués pour la préparation de cet organe.

La *centrale de la rétine* ne sera également suivie que jusqu'au point où elle pénètre dans le nerf optique.

Artères ethmoïdales. — Après avoir un peu agrandi les trous qui leur livrent passage, on en suit la distribution dans le nez, en observant les préceptes qui ont été donnés en parlant de l'artère nasale postérieure.

L'artère ophthalmique pénètre dans l'orbite en passant d'abord à la face supérieure du nerf optique, ensuite à sa face interne.

Dans l'orbite, elle est entourée de tissu cellulo-graisseux et placée au-dessous du muscle droit supérieur. Elle fournit deux branches terminales et onze collatérales.

Tableau des branches de l'artère ophthalmique.

2 branches terminales. . { Nasale.
  Frontale.

11 branches collatérales. . { Lacrymale.
  Centrale de la rétine.
  Sus-orbitaire.
  Ciliaires courtes postérieures
  Ciliaires longues postérieures.
  Musculaire supérieure.
  Musculaire inférieure.
  Palpébrale supérieure.
  Palpébrale inférieure.
  Ethmoïdale antérieure
  Ethmoïdale postérieure.

La *nasale* (fig. 236, 8), branche terminale interne de l'ophthalmique, sort de l'orbite vers la partie interne de la base, et se porte à la racine du nez, où elle s'anastomose avec la terminaison de la faciale.

La *frontale* (fig. 236, 9), branche terminale externe, passe au-dessous de l'arcade orbitaire et se ramifie dans le muscle frontal, dans l'os et dans la peau de cette région. Elle s'anastomose avec la temporale superficielle.

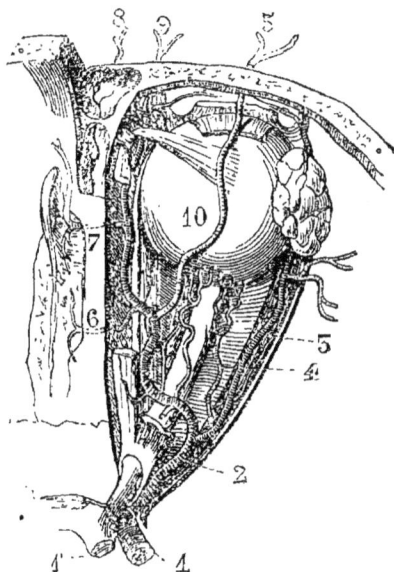

Fig. 236. — Portion de base du crâne dont on a enlevé la voûte orbitaire du côté droit, pour montrer l'artère ophthalmique.

1. Carotide interne. — 2 Artère ophthalmique. — 3. Lacrymale. — 4. Ciliaires courtes postérieures. — 5. Sus-orbitaire. — 6. Ethmoïdale postérieure. — 7. Ethmoïdale antérieure. — 8. Nasale. — 9. Frontale. — 10. Globe oculaire.

La *lacrymale* (fig. 236, 3) naît de l'ophthalmique immédiatement après son entrée dans l'orbite ; elle se porte en haut et en dehors vers la glande lacrymale, à laquelle elle se distribue. Elle fournit un petit rameau appelé *rameau malaire*, qui traverse le trou malaire.

La *centrale de la rétine* naît au même niveau, et pénètre aussitôt dans un petit canal creusé au centre du nerf optique. Arrivée à la papille de ce nerf, elle se ramifie et se répand dans la rétine. Chez le fœtus, elle donne un petit rameau qui traverse le corps vitré et se porte au cristallin.

La *sus orbitaire* (fig. 236, 5) se porte vers la voûte orbitaire et se dirige vers le trou sus-orbitaire, qu'elle traverse pour se perdre dans les parties dures et molles qui surmontent l'arcade orbitaire.

Les *ciliaires courtes postérieures* (fig. 236, 4), nombreuses et petites, se portent en groupe autour du nerf optique et pénètrent la sclérotique à sa partie postérieure.

Elles se portent en avant, entre la sclérotique et la choroïde, pour se terminer dans cette dernière membrane.

Les *ciliaires longues postérieures*, au nombre de deux, perforent la sclérotique de chaque côté du nerf optique, et passent entre cette membrane et la choroïde, pour se bifurquer à quelques millimètres en arrière de l'iris et concourir à la formation du grand cercle artériel de l'iris (voy. *Œil*).

La *musculaire supérieure* se porte au-dessus du globe oculaire et se perd dans les muscles qui le surmontent: droit supérieur, releveur de la paupière, etc.

La *musculaire inférieure* se dirige en bas et se comporte d'une façon analogue.

Les deux musculaires fournissent les ciliaires antérieures, qui perforent la sclérotique et complètent le grand cercle artériel de l'iris.

Les *palpébrales supérieure et inférieure* se portent vers l'angle interne de l'œil, et dévient en dehors en décrivant une courbe dont la concavité regarde le bord libre des paupières. Elles sont situées chacune dans la paupière de même nom.

L'*ethmoïdale antérieure* (fig. 236, 7) naît de la partie antérieure de l'ophthalmique et traverse le trou orbitaire interne antérieur. Elle passe au-dessus de la lame criblée de l'ethmoïde, où elle abandonne quelques rameaux à la dure-mère et aux trous de la lame criblée, traverse la fente ethmoïdale et se distribue à la partie antérieure de la muqueuse pituitaire.

L'*ethmoïdale postérieure* (fig. 236, 6) passe par le trou orbitaire interne postérieur, et se divise sur la lame criblée en une foule de rameaux qui traversent les trous de cette lame pour se terminer à la partie supérieure de la muqueuse pituitaire. Quelques-uns se rendent à la dure-mère qui recouvre la lame criblée.

ARTICLE TROISIÈME

ARTÈRES DU MEMBRE SUPÉRIEUR.

L'*artère sous-clavière* est le tronc qui fournit le sang au membre supérieur. Elle change successivement de nom dans les diverses régions, prend celui d'*axillaire* au-dessous de la clavicule, et plus bas celui d'*humérale* au bord inférieur du grand pectoral. Plus bas, elle se bifurque pour se distribuer à l'avant-bras et à la main. Dans les diverses régions qu'il occupe, ce tronc ne se prête pas aussi facilement que celui du membre inférieur à une division topographique. Nous le prendrons à son origine, et nous le

suivrons jusqu'à sa terminaison, en indiquant seulement le nom·
de ses principales portions. Nous répéterons ici ce qui a déjà été·
dit plusieurs fois, à savoir que les artères sont les organes qui
présentent le plus souvent des anomalies d'existence, de rapports,
de direction, de branches, etc. Dans le membre supérieur, on en
voit de nombreux exemples : ainsi l'humérale se bifurque sou-·
vent dans son trajet brachial, et même dans le creux axillaire.·
On voit aussi les artères de la main se remplacer mutuellement,
l'artère radiale être réduite à un petit filet et remplacée par l'artère qui accompagne le nerf médian, etc. Un grand nombre de
figures sont intercalées dans le texte pour montrer des exemples·
de ces anomalies.

I. — ARTÈRE SOUS-CLAVIÈRE (fig. 237).

Dissection. — La dissection de l'artère sous-clavière et de ses branches est minutieuse et fort difficile. Pour éviter un article de trop longue·
haleine, je m'occuperai exclusivement ici de la préparation du tronc et de·
l'origine des branches ; quant à celles-ci, j'indiquerai leur dissection en·
parlant de chacune d'elles.

Pour disséquer le tronc de l'*artère sous-clavière*, il faut montrer la plus
grande partie de ses rapports, et cependant le dénuder suffisamment pour·
qu'on puisse l'apercevoir dans toute son étendue.

Si le sujet, injecté, est encore intact, enlevez la peau de la région·
pectorale et de la région latérale du cou, depuis la ligne médiane jusqu'à
l'acromion. Pour quelques branches, il faudra poursuivre la dissection plus·
loin. Détachez ensuite le peaucier, les attaches inférieures des muscles·
sterno-mastoïdien, sterno-hyoïdien et sterno-thyroïdien, et rejetez-les en·
haut et en dehors. Coupez l'omoplat-hyoïdien par la partie moyenne et·
renversez-en les deux extrémités.

Enlevez ensuite la paroi antérieure du thorax avec ménagement, pour·
ne point blesser les vaisseaux. Le couteau devra diviser les cartilages cos-·
taux et passer dans l'articulation sterno-claviculaire; il faut, bien entendu,
sacrifier l'artère mammaire interne.

Sciez ensuite la clavicule à sa partie moyenne, divisez le ligament costo-
claviculaire et enlevez la moitié interne de la clavicule. En même·
temps, portez l'épaule en arrière, pour écarter la moitié externe du
même os.

Le plus souvent, les veines du cou sont gorgées de sang. Pour éviter de·
salir la préparation et aussi pour dégager l'artère, enlevez une portion du·
tronc veineux brachio-céphalique, de la jugulaire interne et de la sous-
clavière, en ayant soin d'appliquer sur le bout qui reste en place une liga-·
ture qui empêche le sang de sortir de ces vaisseaux.

Ensuite, il faut dégager l'artère. Dans le thorax, en dedans des scalènes,
vous écarterez le sommet du poumon, que vous porterez en bas et en·
dehors en même temps que la plèvre ; vous débarrasserez la trachée et la·
carotide primitive du tissu cellulaire qui les entoure, et vous ne conser-

verez que les organes vasculaires et nerveux, la trachée et l'œsophage.
Vous disséquerez à ce même niveau l'origine des artères qui prennent

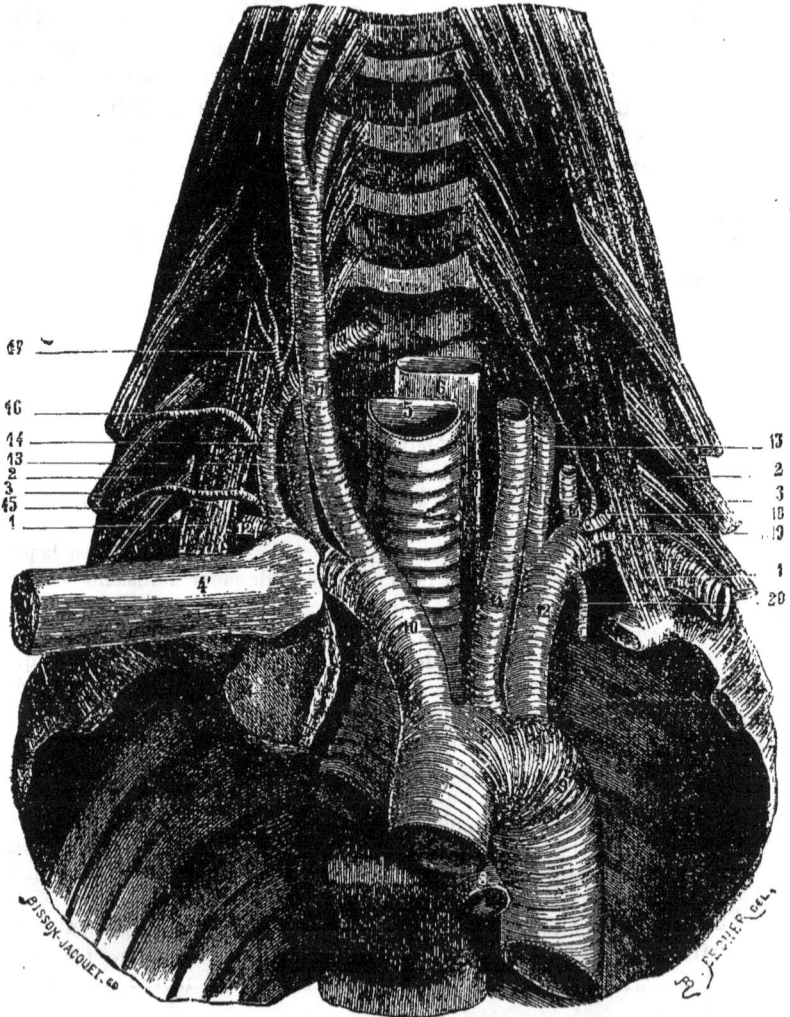

FIG. 237. — Artères sous-clavières et carotides.

1, 1. Scalène antérieur. — 2, 2. Scalène postérieur. — 3, 3. Nerfs du plexus brachial.
— 4. Fragment de la base du sternum. — 4'. Extrémité interne de la clavicule droite. —
5. Trachée. — 6. Œsophage. — 7. Bronche droite. — 8. Bronche gauche. — 9. Crosse
de l'aorte. — 10. Tronc brachio-céphalique. — 11. Carotide primitive gauche. — 12.
Sous-clavière gauche, beaucoup plus longue que la droite. — 13, 13. Artère vertébrale,
plus volumineuse que de coutume. — 14, 14. Artère thyroïdienne inférieure. — 15.
Artère scapulaire supérieure. — 16. Artère scapulaire postérieure. — 17. Artère cervicale
profonde. (Ces trois dernières artères naissent anormalement de la thyroïdienne inférieure, au lieu de venir de la sous-clavière droite.) — 18, 19. Scapulaires supérieure
et postérieure gauches. — 20. Origine de la mammaire interne du côté gauche.

ordinairement naissance sur la sous-clavière : mammaire interne, intercostale supérieure, vertébrale, thyroïdienne inférieure ; vous constaterez
les rapports des nerfs pneumogastrique, phrénique et grand sympathique.

Pour disséquer l'artère entre les scalènes, vous laisserez en place le scalène antérieur avec le nerf phrénique situé sur la face antérieure. Vous
enlèverez tout le tissu cellulaire qui entoure l'artère sous-clavière entre
les scalènes, et vous séparerez ce vaisseau du plexus brachial.

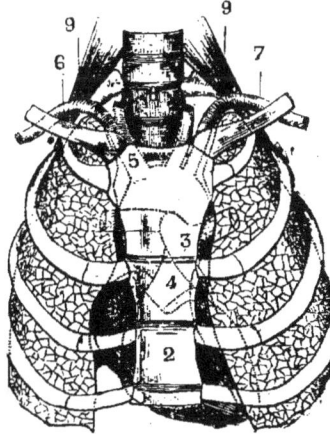

FIG. 238. — Rapports d
l'artère sous-clavière
avec le sommet du pou-
mon. Le cœur et les gros
vaisseaux sont vus à
travers le sternum.

1. Oreillette droite dans les
deuxième et troisième espaces intercostaux.— 2. Ventricule droit
derrière le sternum. — 3. Artère
pulmonaire derrière le sternum.
— 4. Origine de l'aorte derrière
l'artère pulmonaire. — 5. Tronc
brachio-céphalique. — 6. Artère
sous-clavière droite. — 7. Artère
sous-clavière gauche. — 8. Carotides primitives. — 9, 9. Scalène
postérieur.

En dehors des scalènes, c'est-à-dire dans la portion externe de la courbe
que décrit l'artère, vous enlèverez l'aponévrose cervicale, l'omoplat-hyoïdien, que vous renverserez en arrière et en dehors ; vous enlèverez le
tissu cellulaire qui entoure les nerfs du plexus brachial, vous mettrez à nu

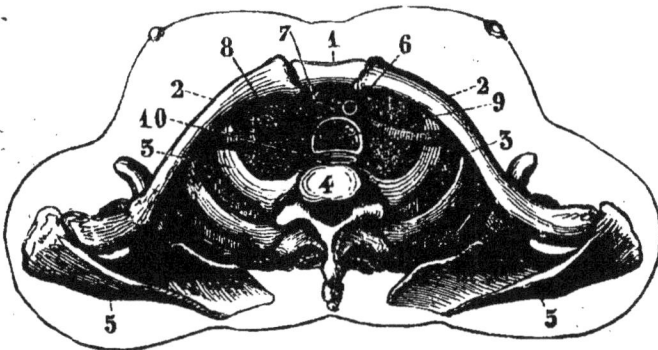

FIG. 239. — Artères sous-clavières passant sur le sommet du poumon.

1. Base du sternum. — 2, 2. Clavicules. — 3, 3. Premières côtes. — 4. Corps de
la première vertèbre dorsale. — 5, 5. Épine de l'omoplate. — 6. Coupe de l'artère carotide droite. — 7. Coupe de l'artère carotide gauche. — 8. Artère sous-clavière sur le
sommet du poumon. — 9. Trachée. — 10. Œsophage.

les branches artérielles qui naissent à ce niveau, et vous pourrez alors étudier l'ensemble des rapports de l'artère sous-clavière dans toute son étendue.

Cette artère décrit une courbe dont la concavité inférieure embrasse le sommet du poumon et la première côte. La crosse aortique donne naissance à l'artère sous-clavière gauche, tandis que la droite part du tronc brachio-céphalique, différence d'ori-

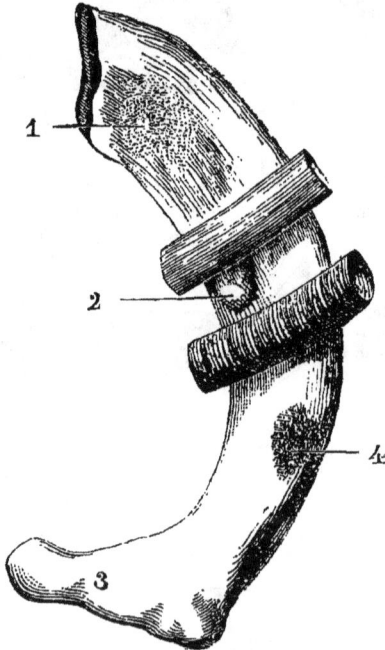

FIG. 240. — Face supérieure de la première côte du côté droit, avec les vaisseaux sous-claviers.

1. Insertion du ligament costo-claviculaire. — 2. Tubercule du scalène antérieur, séparant l'artère sous-clavière, qui est en arrière, de la veine, qui est en avant. — 3. Col. — 4. Insertion du scalène postérieur.

gine qui entraine avec elle une différence de longueur, de direction et de rapports. Cette artère se termine à son passage sous la clavicule, où elle prend le nom d'axillaire.

Rapports et direction. — Cette artère, au niveau de la première côte, passe entre les deux muscles scalènes ; de là sa division, au point de vue de l'étude de ses rapports, en trois portions : une portion en dedans des scalènes ou dans le thorax, une entre les scalènes, une en dehors des scalènes.

1° *En dedans des scalènes* (première portion). — Les deux artères sous-clavières diffèrent : la droite est presque horizontale et courte, la gauche presque verticale et plus longue.

A *droite*, la sous-clavière est en rapport : en avant, avec l'orifice du tronc veineux brachio-céphalique droit que forment à ce niveau la veine jugulaire interne et la veine sous-clavière en se réunissant, et avec l'articulation sterno-claviculaire, dont elle est séparée par les troncs veineux ; elle est séparée de la veine sous-clavière par les nerfs phrénique et pneumogastrique, qui la croisent à angle droit ; en arrière, avec l'apophyse transverse de la septième vertèbre cervicale, dont elle est assez distante, et le nerf récurrent, qui décrit une courbe à concavité supérieure au-dessous de l'artère sous-clavière, et qui se porte ensuite en haut et un peu en dedans ; en bas, avec le poumon et la plèvre ; en haut, avec l'espace celluleux qui la sépare de la carotide primitive.

A gauche, l'artère sous-clavière est en rapport : en avant, avec l'origine du tronc veineux brachio-céphalique gauche, qui croise sa direction, et avec la carotide primitive qui se trouve un peu en dedans ; en arrière, avec l'apophyse transverse de la première vertèbre dorsale et de la septième cervicale ; en dehors, avec le poumon et la plèvre ; en dedans, avec la carotide primitive, l'œsophage et la colonne vertébrale. Les nerfs phrénique et pneumogastrique lui sont parallèles, ils passent en avant. Le nerf grand sympathique est très rapproché de la face postérieure de cette artère.

2º *Entre les scalènes* (deuxième portion). — L'artère sous-clavière est en rapport : en avant, avec le scalène antérieur qui la sépare de la veine sous-clavière ; en arrière, avec le scalène postérieur et les nerfs du plexus brachial (principalement avec la huitième paire cervicale et la première dorsale) ; en haut et en arrière, encore avec les nerfs du plexus brachial ; en bas, avec la première côte.

3º *En dehors des scalènes* (troisième portion). — Cette artère est en rapport : en bas, avec la digitation supérieure du grand dentelé et le premier espace intercostal ; en haut, avec l'aponévrose cervicale, l'artère scapulaire supérieure qui croise sa direction, le peaucier et la peau ; en avant, avec la veine sous-clavière et le muscle sous-clavier qui la séparent de la clavicule ; en arrière, avec les nerfs du plexus brachial.

La veine sous-clavière est adhérente à l'artère vers sa terminaison. Les nerfs du plexus brachial, vers la terminaison de l'artère, se portent autour d'elle pour l'enlacer.

L'artère sous-clavière fournit *sept branches collatérales*, qui naissent irrégulièrement, tantôt isolément, tantôt par plusieurs troncs communs ; on voit, le plus souvent, la plupart de ces branches naître en dedans des scalènes ; quelquefois, les trois externes naissent entre les scalènes ou en dehors.

Tableau des branches de l'artère sous-clavière.

7 collatérales.	2 ascendantes.	Vertébrale.
		Thyroïdienne inférieure.
	2 descendantes.	Intercostale supérieure.
		Mammaire interne.
	3 externes.	Scapulaire supérieure.
		Scapulaire postérieure.
		Cervicale profonde.

1° Artère vertébrale (fig. 241). — Elle naît de la partie

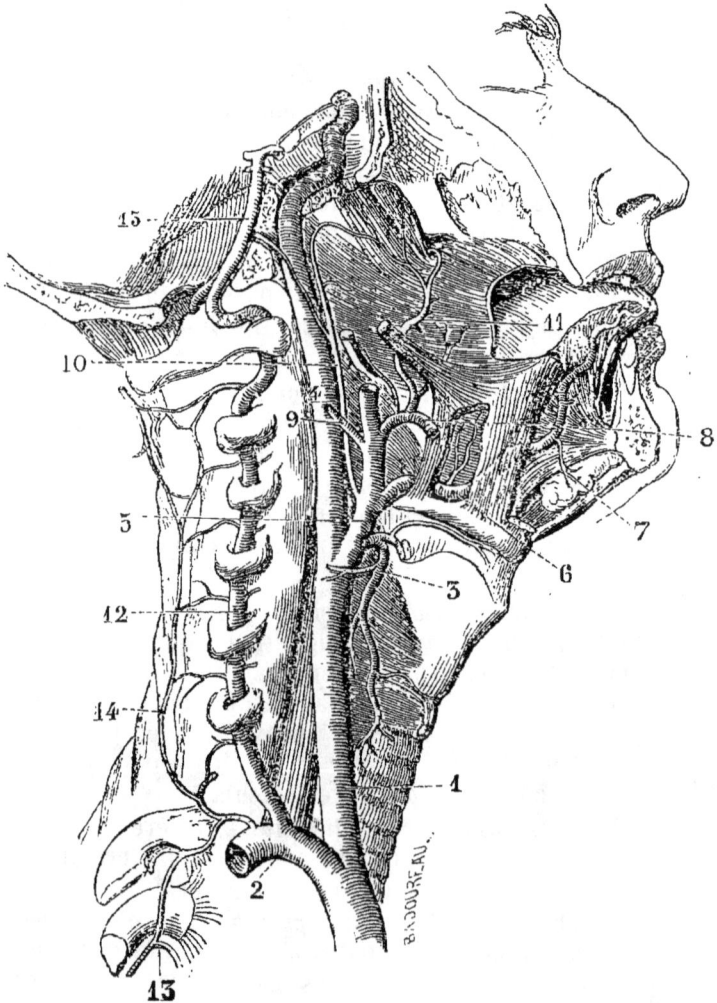

FIG. 241. — Artère vertébrale; artères sous-clavière et carotides.

1. Carotide primitive. — 2. Sous-clavière. — 3. Thyroïdienne supérieure.— 4. Carotide

interne traversant en haut le canal carotidien et la gouttière caverneuse. — 5. Carotide externe. — 6. Linguale. — 7. Rameau de la glande sublinguale. — 8. Faciale. — 9. Occipitale — 10. Pharyngienne inférieure. — 11. Palatine inférieure. — 12. Vertébrale. — 13. Intercostale supérieure. — 14. Cervicale profonde. — 15. Tronc basilaire.

supérieure de la sous-clavière, passe immédiatement entre les apophyses transverses des sixième et septième cervicales, traverse le trou des six premières vertèbres cervicales, quelquefois des cinq premières seulement, et pénètre dans le crâne par le trou occipital. Elle s'anastomose avec l'artère vertébrale du côté opposé sur la gouttière basilaire, et forme le *tronc basilaire* (fig 235) ; celui-ci, situé sur la ligne médiane, parvient jusqu'à la lame quadrilatère du sphénoïde, où il se termine par les deux artères cérébrales postérieures.

L'artère vertébrale vient quelquefois de la crosse de l'aorte ; dans certains cas rares, elle naît par deux racines : de l'aorte et de la sous-clavière.

Dans son trajet, l'artère vertébrale présente les *rapports* suivants : à son origine, elle passe devant l'apophyse transverse de la septième vertèbre cervicale, en arrière de l'artère thyroïdienne inférieure. Au cou, elle est située entre les muscles inter-transversaires, dans les trous des apophyses transverses. Au niveau de l'atlas et de l'axis, elle décrit deux courbures très prononcées : l'inférieure, convexe en avant et verticale, entre l'atlas et l'axis ; la deuxième, horizontale, concave en avant, est formée par l'artère vertébrale qui contourne la partie postérieure des masses latérales de l'atlas, et pénètre ensuite dans le crâne par l'échancrure supérieure de cet os. Dans le crâne, le tronc basilaire est situé entre la gouttière basilaire et la protubérance annulaire.

L'artère vertébrale fournit des branches nombreuses. Dans la région cervicale, elle donne un grand nombre de rameaux qui se rendent aux muscles musculaires et à la moelle (spinales) en passant par les trous de conjugaison. Dans le crâne, elle donne naissance aux artères spinales antérieure et postérieure, à une méningée postérieure, aux artères cérébelleuses supérieure et inférieures et à la cérébrale postérieure.

Tableau des branches de l'artère vertébra'e.

Portion cervicale.
{
Spinales.
Musculaires.

Portion crânienne.
{
Spinale antérieure.
Spinale postérieure.
Méningée postérieure
Cérébelleuse inférieure et postérieure.

Portion crânienne { Cérébelleuse inférieure et antérieure.
(*Suite.*) { Cérébelleuse supérieure.
{ Cérébrale postérieure.

Les *artères spinales*, nées de la portion cervicale de la vertébrale, sont de petits rameaux qui se rendent à la moelle, en passant par les trous de conjugaison correspondants.

Les *artères musculaires*, petites aussi, se distribuent aux muscles qui s'insèrent sur les apophyses transverses des vertèbres
cervicales.

La *spinale antérieure* naît de la vertébrale à son entrée dans le
crâne. Elle se porte sur la face antérieure du bulbe, en s'anastomosant avec celle du côté opposé pour former un petit tronc qui
descend sur la face antérieure de la moelle jusqu'à sa terminaison. Dans son trajet, ce tronc, un peu flexueux, reçoit les artères
spinales qui pénètrent par les trous de conjugaison de la colonne
vertébrale, dans les régions cervicale et dorsale.

La *spinale postérieure*, née au même niveau, se porte à la partie
postérieure du bulbe et de la moelle, comme la précédente. Elle
descend isolément, comme celle du côté opposé, de chaque côté
du sillon médian postérieur de la moelle. Les deux artères spinales postérieures sont très flexueuses; elles reçoivent, comme
l'antérieure, de nombreux rameaux spinaux, qui prennent naissance au dehors du canal rachidien et viennent se jeter sur la
moelle.

La *méningée postérieure* naît au même niveau et souvent au-
dessous du crâne. Dans ce dernier cas, elle pénètre par le trou
occipital et se porte dans la fosse occipitale inférieure, à la face
profonde de la dure-mère, à laquelle elle est destinée. Elle
s'anastomose avec la méningée postérieure, branche de la pharyngienne inférieure. Il ne faut pas confondre ces deux artères
méningées.

La *cérébelleuse inférieure et postérieure* (fig. 235, 7) naît un peu
avant la fusion des vertébrales en tronc basilaire; elle se porte à
la partie inférieure et postérieure du cervelet.

La *cérébelleuse inférieure et antérieure* (fig. 235, 6) naît du
tronc basilaire même, et se porte à la partie antérieure et inférieure du cervelet.

La *cérébelleuse supérieure* (fig. 235), née au même niveau, se
perd à la face supérieure du cervelet.

Les artères cérébelleuses recouvrent de leurs ramifications la
surface du cervelet; elles sont grêles et très flexueuses. Elles ne
s'enfoncent pas entre les lames et les lamelles du cervelet,
comme les artères du cerveau s'enfoncent dans les anfractuosités
du cerveau.

La *cérébrale postérieure* (fig. 235, 3), née de la partie terminale du tronc basilaire, se répand à la surface du lobe postérieur du cerveau. Elle concourt à la formation de l'hexagone artériel de Willis. (Voyez, pour les détails, les vaisseaux des centres nerveux, *Névrologie.*)

Dissection de la vertébrale. — On doit disséquer en même temps les deux artères ascendantes : la vertébrale et la thyroïdienne inférieure. On prépare d'abord l'artère sous-clavière, comme je l'ai dit plus haut. Ensuite, on enlève tous les muscles qui recouvrent le côté de la colonne vertébrale sur lequel on opère : scalènes, sterno-mastoïdien, muscles de la nuque, digastrique, stylo-hyoïdien, etc. ; on enlève aussi la glande parotide ; on divise l'artère carotide primitive vers le milieu de sa longueur ; on enlève les carotides interne et externe, enfin toutes les parties situées sur le trajet de l'artère vertébrale : on laisse en place seulement les muscles intertransversaires. La portion cervicale de la vertébrale et la thyroïdienne inférieure se trouvent préparées du même coup.

Pour examiner la portion intra-crânienne, on retire le cerveau avec précaution, on enlève la tente du cervelet, on étudie les ramifications des cérébelleuses, puis on retire le cervelet et l'on examine le tronc basilaire, ainsi que les branches artérielles qui naissent de ce tronc.

2° Artère thyroïdienne inférieure. — Elle naît en dedans des scalènes, se dirige en haut et en dedans, et se perd dans le corps thyroïde. Elle fournit dans son trajet des branches spinales qui se portent à la moelle à travers les trous de conjugaison, et des branches musculaires pour les muscles voisins. Le principal de ces rameaux musculaires, qui se porte en haut, est appelé *cervical ascendant.*

Des *branches terminales* pour le corps thyroïde naissent de cette artère : 1° une branche inférieure s'anastomose sur le bord inférieur de l'isthme du corps thyroïde avec une semblable du côté opposé ; 2° une branche externe se porte sur le bord externe du corps thyroïde et s'anastomose avec une branche de la thyroïdienne supérieure ; 3° enfin, un rameau postérieur se porte à la face profonde du même organe.

Cette artère naît quelquefois de la carotide primitive, de la crosse de l'aorte ou du tronc brachio-céphalique.

L'artère thyroïdienne naît si souvent d'un tronc commun avec l'artère cervicale transverse, que Duval, de Brest, décrit ce tronc sous le nom d'artère *thyro-cervicale.*

Après son origine, elle décrit une courbure qui embrasse, par sa concavité, la carotide primitive, la jugulaire interne et les nerfs grand sympathique et pneumogastrique. A ce niveau, l'artère répond par la convexité de sa courbure à l'artère vertébrale ; de sorte que, dans cette région, nous l'avons déjà fait remarquer, trois artères sont en contact : la thyroïdienne, la carotide et la

16***

vertébrale. Un peu plus loin, elle décrit une autre courbure concave en haut ; à ce niveau, l'artère se place au-dessous du nerf
récurrent, qu'elle sépare de la trachée et de l'œsophage.

3° Artère intercostale supérieure (fig. 241). — Née de la
partie interne de la sous-clavière, elle se porte au-devant du col
des deux premières côtes, et fournit une branche aux deux ou
aux trois premiers espaces intercostaux. Ces branches forment
les premières intercostales et se comportent, du reste, comme les
intercostales aortiques, à la description desquelles nous renvoyons
le lecteur.

Dissection de l'intercostale supérieure. — Pour préparer cette
artère, il faut nécessairement sacrifier le tronc de la sous-clavière. Isolez
la moitié correspondante du thorax, comme je l'ai dit pour la préparation
des intercostales ; enlevez la plèvre, ainsi que les muscles intercostaux
internes, sur la face interne des trois premières côtes ; l'artère intercostale
supérieure sera préparée.

4° Artère mammaire interne. — Elle naît au-dessous de
la première portion de la sous-clavière, en dedans des scalènes,
et se porte aussitôt derrière l'extrémité interne de la clavicule,
où elle décrit une courbe à concavité inférieure, pour descendre
verticalement en suivant le bord du sternum, dont elle est séparée par un intervalle de 5 à 6 millimètres. Dans ce trajet, elle
est placée derrière les cartilages costaux, à l'extrémité antérieure
des espaces intercostaux, en avant du muscle triangulaire du
sternum et de la plèvre. Elle se bifurque au niveau de l'appendice
xiphoïde.

Tableau des branches de la mammaire interne.

Branches collatérales.	Antérieures, cutanées.
	Postérieures, médiastines.
	Internes, sternales.
	Externes, intercostales antérieures.
Branches terminales.	Interne abdominale.
	Externe costale.

Les *branches antérieures* sont grêles ; elles perforent les insertions fixes du grand pectoral et se distribuent à ce muscle et à la
peau ; quelques-unes vont à la glande mammaire.

Les *postérieures* se portent aux organes du médiastin. Parmi
ces branches, on remarque la diaphragmatique supérieure. L'artère *diaphragmatique supérieure* prend naissance à la partie supérieure de la mammaire interne. Elle se porte en bas et en arrière,
s'insinue entre la plèvre et le péricarde, s'accole au nerf phré-

nique et descend avec lui jusqu'au diaphragme, dans lequel elle se termine. Elle est accompagnée par deux veines.

Les *branches internes,* très grêles, se portent au sternum.

Les *branches externes,* appelées intercostales antérieures, au nombre de deux pour chaque espace, se portent aux deux bords de l'espace intercostal, perforent le muscle intercostal interne, et s'anastomosent avec les branches de bifurcation des intercostales aortiques, à l'union du tiers moyen et du tiers antérieur de l'espace intercostal, entre les deux muscles intercostaux.

La *branche terminale interne,* ou abdominale, se ramifie dans la gaine du muscle droit et s'anastomose avec la terminaison de l'épigastrique.

La *branche terminale externe,* ou costale, suit le bord des cartilages costaux des six dernières côtes, le long de leur face interne. Elle se termine dans les insertions du diaphragme, et donne, au niveau de chaque espace intercostal, deux branches intercostales antérieures analogues à celles du tronc de la mammaire interne. Ces branches s'anastomosent avec les dernières intercostales aortiques. Elles passent sur la face postérieure des cartilages costaux pour se porter aux espaces correspondants.

Dissection de la mammaire interne. — Pour avoir une bonne préparation de la mammaire interne, il faut la disséquer des deux côtés. D'un côté, sciez le sternum sur la ligne médiane, puis les côtes vers le milieu de leur longueur, après avoir détaché tous les muscles extérieurs de la portion du thorax que vous enlevez. Vous disséquerez l'artère mammaire par sa face postérieure. Pour cela, vous enlèverez la plèvre, vous fendrez seulement le triangulaire du sternum sur le trajet de l'artère, et vous disséquerez les branches intercostales en montrant leurs anastomoses avec les intercostales aortiques.

Sur l'autre côté du thorax, enlevez les pectoraux avec soin, afin de conserver les rameaux antérieurs de la mammaire interne ; enlevez les muscles à la partie antérieure de tous les espaces intercostaux et nettoyez avec soin. On verra alors très distinctement l'artère mammaire. Pour la mieux voir, on pourra enlever un fragment d'un ou de deux cartilages costaux.

En vous plaçant sur le côté qui a été enlevé, portez vos pinces et votre scalpel à l'origine de la mammaire et nettoyez-la. En vous maintenant dans la même position, préparez la diaphragmatique supérieure et les médiastines postérieures. Pour y arriver, vous attirerez le cœur vers vous en le fixant au moyen d'un crochet ; si le poumon vous gêne en s'affaissant, passez une érigne vers le milieu d'un ou de plusieurs des premiers espaces intercostaux et fixez cet organe à la paroi thoracique. Cette précaution sera inutile si vous avez eu soin de ne pas blesser la plèvre, mais il est difficile de ne pas l'ouvrir.

Il faut préparer aussi les branches terminales. La branche abdominale se prépare en disséquant la paroi abdominale, comme si vous vouliez préparer les muscles : puis, ouvrez la gaine du muscle droit, cherchez cette branche à la partie supérieure du muscle, et poursuivez-la en bas en déchirant la masse charnue qui la recouvre. Vous arriverez ainsi aux anastomoses qu'elle présente avec l'épigastrique. Pour préparer la branche externe ou costale, il faudra saisir par dehors un de ses rameaux intercostaux sur des bords des cartilages. En suivant ce rameau d'arrière en avant, vous arriverez sur la branche costale. Pour montrer celle-ci, vous enlèverez avec de scalpel, en prenant beaucoup de précautions, une portion des cartilages costaux qui recouvrent l'artère.

5° Artère scapulaire supérieure (fig. 225). — L'artère scapulaire supérieure naît de la sous-clavière, ordinairement en dehors de la thyroïdienne, et quelquefois par un tronc commun

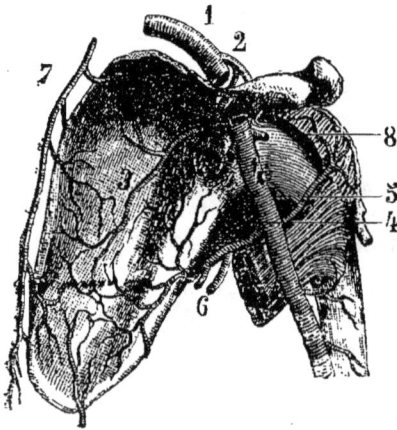

FIG. 242. — Artères scapulaires et axillaires vues en avant.

1, 1. Terminaison de la sous-clavière et artère axillaire. — 2. Artère scapulaire supérieure (on a enlevé un tronçon de l'artère axillaire pour montrer la scapulaire supérieure. — 3. Anastomoses de cette artère avec les autres scapulaires — 4. Artère circonflexe postérieure. — 5. Circonflexe antérieure. — 6. Scapulaire inférieure. — 7. Terminaison de la scapulaire postérieure. — 8. Tronçon de l'acromio-thoracique.

avec cette artère (*tronc thyro-cervical*). Après son origine, cette artère, qu'on appelle encore *sus-scapulaire*, se porte en bas et en dehors ; elle suit la direction du bord postérieur de la clavicule, dont elle est séparée par un espace de quelques millimètres. Elle parcourt de dedans en dehors la base du triangle sous-claviculaire. Dans ce trajet, elle recouvre la partie externe de la sous-clavière et le plexus brachial ; elle est recouverte par l'aponévrose cervicale et le peaucier ; puis, passant au-dessous du trapèze, elle arrive à l'échancrure coracoïdienne. Là, elle passe le plus souvent par-dessus le ligament qui convertit cette échancrure en trou, traverse la fosse sus-épineuse, et contourne le bord externe concave de l'épine de l'omoplate pour se terminer dans la fosse sous-épineuse.

Les branches collatérales qu'elle fournit se distribuent aux muscles avec lesquels elle est en rapport ; les branches terminales se terminent dans les muscles sus-épineux et sous épineux ; elles s'étalent à la surface de l'omoplate, où elles s'anastomosent avec les ramifications des deux autres scapulaires (fig. 245).

Dissection de la scapulaire supérieure. — Si vous disséquez isolément l'*artère scapulaire supérieure*, rien de plus simple. Détachez le peaucier et la peau depuis le sterno-mastoïdien, jusqu'à une ligne verticale passant par le bord spinal de l'omoplate. Détachez les insertions du trapèze à la clavicule et à l'omoplate, soulevez le muscle sus-épineux, et vous verrez l'artère au-dessous de lui. Coupez le tendon de ce muscle et écartez-le un peu pour montrer les rameaux qu'il reçoit. Divisez de la même manière le sous-épineux et portez-le un peu en bas. Si vous vouliez voir les anastomoses des artères scapulaires, il faudrait détacher l'omoplate et les disséquer isolément.

De l'échancrure coracoïdienne, suivez l'artère vers son origine. Vous n'aurez, pour la découvrir, qu'à porter en dedans l'omoplat-hyoïdien après avoir enlevé l'aponévrose ; puis, vous nettoierez la région en la débarrassant du tissu cellulaire abondant qu'on y rencontre.

La même dissection peut servir pour disséquer l'*artère scapulaire postérieure*. Pour la préparer, il faut soulever davantage le trapèze ; vous verrez alors l'artère passer directement d'avant en arrière, sur la partie inférieure du scalène postérieur. Vous diviserez avec précaution l'angulaire, vous en rabattrez le bout inférieur, vous diviserez de haut en bas le rhomboïde, vous en renverserez les deux moitiés, et vous verrez la scapulaire sur l'angle et le bord interne de l'omoplate.

6° Artère scapulaire postérieure (fig. 237 et 242). — Cette artère, encore nommée *cervicale transverse*, ou *cervicale superficielle*, naît isolément ou d'un tronc commun avec la thyroïdienne, ou avec la scapulaire supérieure. Après son origine, elle se place entre le scalène postérieur et le trapèze, et se porte vers l'angle supérieur de l'omoplate, après avoir fourni des rameaux musculaires aux muscles voisins. A ce niveau, elle donne deux branches terminales : l'une supérieure, qui remonte dans les muscles de la partie postérieure du cou ; l'autre inférieure, qui étale ses rameaux sur les deux faces de l'omoplate pour s'anastomoser avec la scapulaire supérieure et la scapulaire inférieure.

7° Artère cervicale profonde (fig. 241, 14). — Née de la sous-clavière près de la vertébrale, elle se porte en haut, entre le col de la première côte et l'apophyse transverse de la septième cervicale ; elle fournit de nombreux rameaux descendants et transversaux, puis elle remonte en arrière et en dedans jusqu'au niveau de la troisième ou quatrième vertèbre cervicale, entre le grand complexus et le transversaire épineux. Elle se distribue aux muscles du voisinage.

Dissection de la cervicale profonde. — On prépare cette artère en même temps que la vertébrale et la thyroïdienne inférieure.

II. — Artère axillaire.

Dissection. — Le grand pectoral a déjà été coupé à ses attaches au sternum et à la clavicule, dans les dissections précédentes. On sépare de même le petit pectoral des côtes, et l'on replie ces deux muscles en dehors, en évitant de couper les *artères thoraciques* qui s'y distribuent, et surtout l'*artère acromiale*, que l'on voit superficiellement sous la peau, dans un espace triangulaire formé par la clavicule, le grand pectoral et le del-

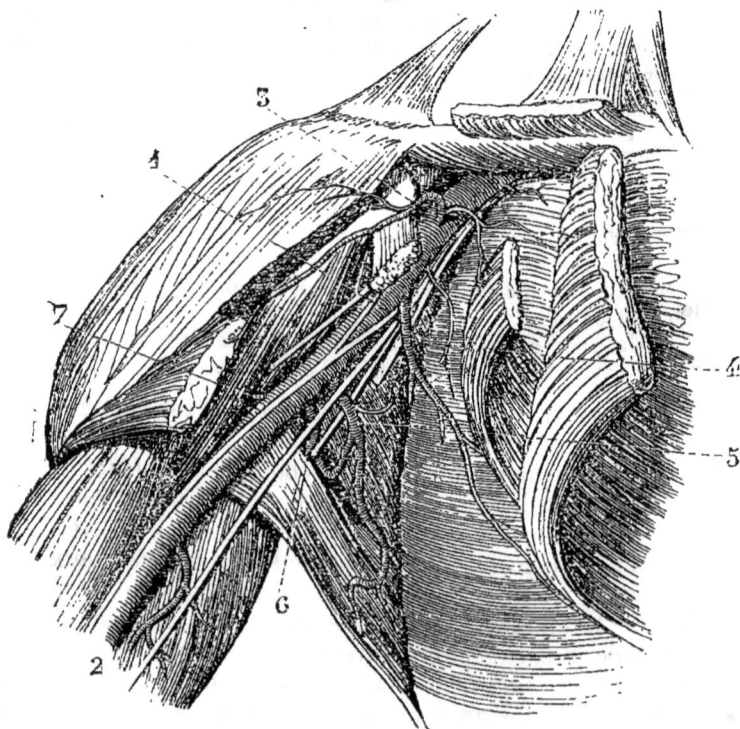

Fig. 243. — Artère axillaire et ses branches.

1. Artère axillaire. — 2. Artère humérale, accompagnée du nerf médian. — 3. Artère acromio-thoracique. — 4. Artère thoracique inférieure. — 5. Artère scapulaire inférieure. — 6. Artère circonflexe postérieure. — 7. Artère circonflexe antérieure.

toïde. Par cette préparation, on voit l'*artère axillaire* enveloppée par le plexus brachial; on la met en évidence, ainsi que les branches qui en partent. Leur dissection est facile : on procédera, à cet égard, comme pour la préparation des muscles, que l'on sépare les uns des autres, en ne divisant que rarement leurs fibres. Il n'y a guère que le muscle sous-épineux et le deltoïde qui fassent exception : le premier devra quelquefois être coupé en travers sur le trajet de l'*artère scapulaire inférieure*, pour en bien voir la communication avec la scapulaire supérieure, mais le plus souvent il suffira de le soulever; le deltoïde sera coupé à ses attaches à l'omoplate et replié en avant, afin qu'on puisse voir la distribution de l'*artère circonflexe postérieure*. On fera bien de laisser ce muscle attaché à la clavicule, pour ne pas trop détruire ses rapports, et afin d'éviter que l'artère qui s'y rend ne soit déchirée par le poids du muscle. On disséquera peut-être avec plus de facilité si l'on divise la clavicule à sa partie moyenne. De cette manière, on aura plus d'espace, mais aussi les rapports seront un peu changés.

L'artère axillaire fait suite à la sous-clavière, prend son nom au niveau de la clavicule, et se termine au niveau du bord inférieur du tendon du grand pectoral. Dirigée obliquement de haut en bas et de dedans en dehors, cette artère s'applique contre la paroi antérieure du creux axillaire.

Rapports. — Elle est en rapport : en avant et de haut en bas, avec le muscle sous-clavier, le grand pectoral, le petit pectoral, et plus bas, de nouveau, avec le grand pectoral. En arrière, et de haut en bas, avec l'interstice celluleux qui sépare le grand dentelé du sous-scapulaire, avec le sous-scapulaire, le grand dorsal et le grand rond. En dedans, avec la partie supérieure du grand dentelé, l'aponévrose et la peau du creux de l'aisselle ; en haut et en dehors, avec le sous-scapulaire qui la sépare de l'articulation scapulo-humérale ; plus bas, elle se place en dedans du biceps et du coraco-brachial.

La veine axillaire est placée en avant de l'artère en haut, et en dedans plus bas. Les nerfs du plexus brachial sont placés en dehors et un peu autour d'elle à sa partie supérieure. Vers le milieu de son trajet, elle est située entre les deux racines du nerf médian ; plus bas, enfin, elle est placée entre le médian et le cubital qui sont en avant, et le radial qui est en arrière.

L'artère axillaire fournit, dans son trajet, cinq branches collatérales : la branche acromio-thoracique, la thoracique inférieure, la scapulaire inférieure, la circonflexe antérieure et la circonflexe postérieure.

Tableau des branches de l'artère axillaire.

5 collatérales
- Acromio-thoracique.
- Thoracique inférieure.
- Scapulaire inférieure.
- Circonflexe antérieure.
- Circonflexe postérieure.

1° Acromio-thoracique (fig. 243, 3). — Cette branche prend naissance à la partie supérieure de l'axillaire et se porte au-dessous de la clavicule, dans l'interstice qui sépare le deltoïde du

grand pectoral ; elle fournit une branche acromiale qui se dirige
en dehors vers la partie supérieure du deltoïde, et une branche
thoracique qui se place entre le grand et le petit pectoral, auxquels
elle se distribue. Quelques auteurs décrivent séparément ces deux
branches sous les noms d'*acromiale* et de *thoracique,* parce qu'elles
peuvent naître isolément.

2° **Thoracique inférieure ou mammaire externe**
(fig. 243 et 244). — Elle naît de la partie supérieure de l'axillaire
et se porte à la surface externe du grand dentelé, sur lequel elle se
ramifie.

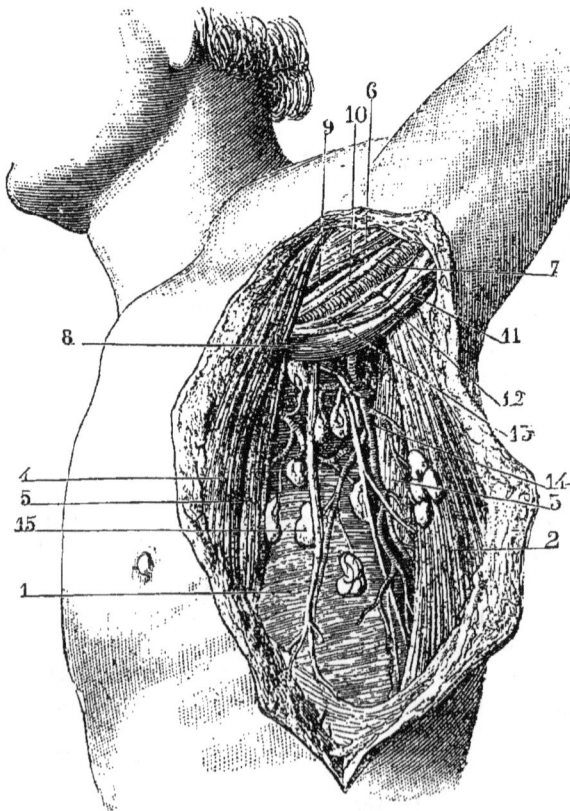

FIG. 244. — Artères scapulaire inférieure et thoracique inférieure.

1. Grand dentelé, paroi interne. — 2. Grand dorsal, paroi postérieure. — 3. Grand
rond, paroi postérieure. — 4. Grand pectoral, paroi antérieure. — 5. Petit pectoral,
paroi antérieure. — 6. Coraco-brachial et courte portion du biceps. — 7. Artère axillaire.
— 8. Veine axillaire. — 9 Nerf musculo-cutané. — 10. Nerf médian. — 11. Brachial
cutané interne. — 12 Nerf radial porté un peu en dedans par un fil. — 13. Nerf cubital.
— 14. Artère scapulaire inférieure. — 15 Ganglions lymphatiques.

On voit, en outre, dans cette figure, l'artère et la veine thoraciques inférieures et le
nerf du grand dorsal.

Elle se termine dans le grand dentelé, la peau, la glande mammaire et la partie inférieure des muscles pectoraux. Ses branches s'anastomosent avec les intercostales, la branche terminale externe de la mammaire interne et . acromio-thoracique.

3° Scapulaire inférieure (fig. 243, 5). — Elle vient de l'axillaire, un peu plus bas que la précédente. Elle est d'abord située sur le bord axillaire de l'omoplate ; elle passe, en décrivant

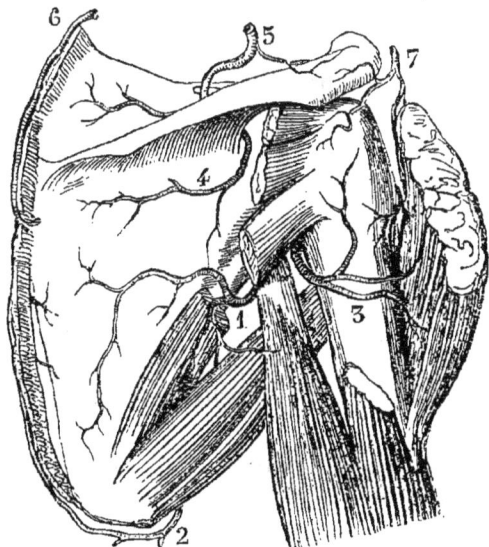

FIG. 245. — Artères scapulaires et circonflexes vues en arrière

1. Artère scapulaire inférieure. — 2. Branche inférieure de cette artère. — 3. Circonflexe postérieure. — 4. Terminaison de la scapulaire supérieure. — 5. Scapulaire supérieure. — 6. Scapulaire postérieure. — 7. Acromiale.

des flexuosités, au fond du triangle que limitent le petit rond, le grand rond et la longue portion du triceps brachial, et se ramifie aux deux faces de l'omoplate, où elle s'anastomose avec les scapulaires supérieure et postérieure venues de la sous-clavière. Ces anastomoses sont les voies du rétablissement de la circulation lorsque l'artère sous-clavière a été liée près de la clavicule (voy. fig. 242 et 245).

4° Circonflexe antérieure. — La circonflexe antérieure vient de l'axillaire au niveau de sa partie moyenne, et se porte en avant du col chirurgical de l'humérus, qu'elle contourne. Cette artère, d'un volume peu considérable, passe au-dessous de la longue portion du biceps ; elle est maintenue par la séreuse. Elle se divise, au niveau de la coulisse, en deux rameaux : ascendant et descendant. Le premier monte jusqu'à la partie supérieure de la coulisse et un peu dans la tête de l'humérus.

5° Circonflexe postérieure (fig. 243 et 245). — Née au même niveau, cette artère embrasse la partie postérieure du col chirurgical de l'humérus en passant dans un espace quadrilatère, limité par le petit rond en haut, le grand rond en bas, le triceps en dedans et l'humérus en dehors. Elle se divise en un grand nombre de branches qui se distribuent au deltoïde, à l'articulation, à la tête de l'humérus, et s'anastomosent avec la circonflexe antérieure. Un rameau s'anastomose avec le rameau acromial de l'acromio-thoracique. La circonflexe postérieure présente un volume assez considérable. Elle naît quelquefois d'un tronc commun avec la circonflexe antérieure. Elle est accompagnée par le nerf axillaire.

III. — Artère humérale ou brachiale (fig. 246).

Dissection. — Pour préparer l'humérale, on enlève la peau et l'aponévrose du bras; on sépare les muscles sans rien diviser. Les artères seront préparées lorsqu'on aura séparé l'humérale du nerf médian et des veines qui l'accompagnent, et qu'on aura poursuivi ses branches collatérales à une certaine distance.

Cette artère fait suite à l'axillaire ; elle prend son nom au bord inférieur du tendon du grand pectoral, et se termine au pli du coude, où elle se bifurque en radiale et cubitale. Elle est oblique de haut en bas et de dedans en dehors ; son trajet est rectiligne.

Rapports. — 1° *Au bras.* Elle est en rapport : en arrière, avec le triceps et le brachial antérieur ; en avant, avec le coraco-brachial et le bord interne du biceps. Ce muscle est le satellite de l'artère humérale. Chez les sujets amaigris, il se rétrécit et peut ne plus recouvrir l'artère, qui affecte alors des rapports avec l'aponévrose brachiale. En dehors, et de haut en bas, avec le coraco-brachial, l'humérus, puis avec l'interstice celluleux qui sépare le biceps du brachial antérieur ; en dedans, avec l'aponévrose et la peau.

2° *Au pli du coude.* Elle est placée en dedans du tendon du biceps, sur le brachial antérieur, en arrière de la veine médiane basilique, dont la sépare l'expansion aponévrotique du biceps, et en dehors du nerf médian. L'artère est placée contre le tendon ; un intervalle de 12 millimètres environ la sépare du nerf.

Elle est accompagnée par deux veines humérales, l'une externe, l'autre interne. Le nerf médian l'accompagne aussi. Ce nerf est presque toujours placé devant l'artère ; il est externe en haut, antérieur au milieu, interne en bas.

Elle fournit des branches nombreuses, parmi lesquelles cinq ont reçu un nom : la collatérale interne, la collatérale externe, l'artère du brachial antérieur, l'artère du vaste interne et l'artère du biceps.

Tableau des branches de l'artère humérale.

Branches collatérales.
- Collatérale interne.
- Collatérale externe.
- Artère du vaste interne.
- Artère du brachial antérieur.
- Artère du biceps.

Branches terminales.
- Radiale.
- Cubitale.

1° La **collatérale interne** naît de l'humérale à quelques centimètres au-dessus de l'épitrochlée ; elle se dirige vers le coude, le long de la cloison intermusculaire interne, et se bifurque. L'une des branches se porte au-devant de l'épitrochlée, donne des rameaux aux muscles épitrochléens et aux parties voisines, puis s'anastomose avec la récurrente cubitale antérieure.

L'autre branche se porte en arrière de l'épitrochlée en suivant le trajet du nerf cubital ; elle s'anastomose avec la récurrente cubitale postérieure.

2° La **collatérale externe ou humérale profonde** (fig. 246, 2), née de l'humérale à sa partie supérieure, se porte immédiatement en bas et en dehors dans la gouttière de torsion, située à la face postérieure de l'humérus ; elle est accompagnée par le nerf radial ; elle contourne l'humérus, donne des rameaux au triceps, et termine à la partie externe du coude par une bifurcation analogue à celle de la collatérale interne, en s'anastomosant avec les récurrentes radiales. L'une des branches de bifurcation, *profonde*, accompagne le nerf radial entre le long supinateur et le brachial antérieur. Cette branche se termine dans les muscles de cette région en s'anastomosant avec les récurrentes radiales. L'autre branche, *superficielle*, descend le long de la cloison intermusculaire externe, passe en arrière de l'épicondyle, et s'anastomose avec la récurrente radiale postérieure.

3° L'**artère du vaste interne** naît à différentes hauteurs, presque toujours au-dessous de l'humérale profonde. Elle est unique ou multiple, et pénètre immédiatement dans l'épaisseur

du muscle en suivant le nerf cubital. Elle descend vers l'épitrochlée en fournissant de nombreux rameaux au triceps ; puis, elle
vient, entre l'épitrochlée et l'olécrâne, s'anastomoser avec la
récurrente cubitale postérieure.

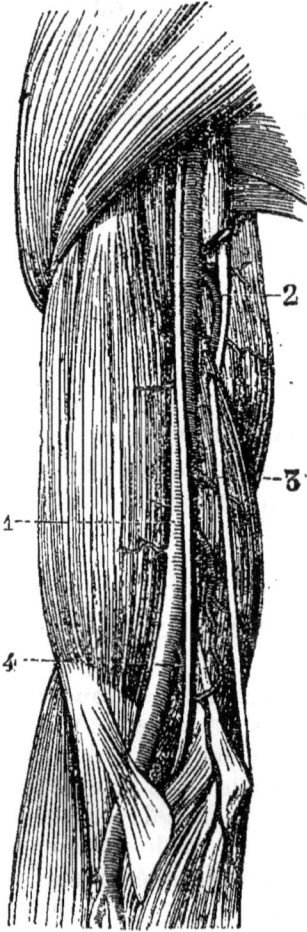

Fig. 246. — Muscles du bras et
artère humérale. On y voit
l'artère humérale, accompagnée
par le nerf médian passant en
arrière de l'expansion aponévrotique du biceps, et la coupe
de la veine humérale.

1. Artère humérale. — 2. Artère collatérale externe. — 3. Artère du brachial
antérieur. — 4. Artère collatérale interne.

4° **L'artère du brachial antérieur** (fig. 246, 3), unique ou
multiple aussi, a une origine variable. Quelle que soit cette origine, elle se porte immédiatement dans l'épaisseur du muscle, où elle se ramifie. Elle s'a-
nastomose avec la collatérale
interne.

On remarque aussi une branche assez volumineuse, l'*artère
du biceps*. Elle est presque constante, et se porte au muscle de
ce nom.

Indépendamment de ces branches, l'artère humérale fournit
un grand nombre de rameaux
musculaires et osseux qui n'ont
pas reçu de noms particuliers.

Pour les *anomalies*, voir plus
loin.

IV. — ARTÈRE CUBITALE.

Dissection. — C'est toujours
par la cubitale qu'il faut commencer l'étude des artères de l'avant-
bras.

La dissection de l'artère cubitale
dans sa portion antibrachiale présente une grande analogie avec celle
de la tibiale postérieure. Après avoir
enlevé la peau et l'aponévrose, faites
une incision verticale sur l'intersection aponévrotique qui sépare le
bord antérieur du cubital antérieur
du bord interne du fléchisseur superficiel. Séparez ainsi ces muscles
jusqu'à l'épitrochlée, et détachez
l'insertion épitrochléenne du muscle
cubital. Ensuite, séparez avec le
manche du scalpel et le doigt le

fléchisseur superficiel du fléchisseur profond; continuez cette séparation vers la partie supérieure avec le tranchant du scalpel. Alors, d'un coup de scie, faites sauter l'épitrochlée avec le faisceau des muscles épitro-

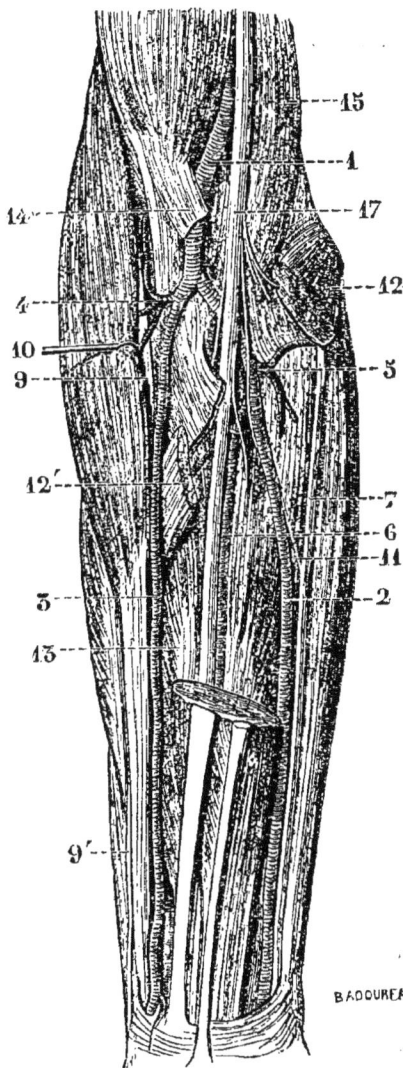

Fig. 247. — Artères et région profonde de l'avant-bras.

1. Artère humérale. — 2. Cubitale. — 3. Radiale. — 4. Récurrente radiale antérieure. — 5. Tronc des récurrentes cubitales. — 6. Artère du nerf médian, très volumineuse; c'est là une des anomalies très fréquentes que l'on rencontre dans les artères du membre supérieur. — 7. Nerf cubital. — 9. Branche superficielle du nerf radial. — 10. Long supinateur, écarté pour laisser voir la branche superficielle du radial. — 11. Anastomose rare entre le cubital et le médian. — 12. Extrémité supérieure des muscles épitrochléens. — 12'. Tendon inférieur du même muscle. — 13. Fléchisseur profond des doigts. — 14. Expansion aponévrotique du biceps. — 15. Brachial antérieur. — 17. Nerf médian.

chléens. Si quelque fibre résiste, vous vous servirez du scalpel. A ce moment, renversez en bas et en dehors le faisceau des muscles de l'épitrochlée, renversez en arrière le bord antérieur du cubital antérieur: vous aurez la cubitale, l'origine de ses principales branches, ses rapports et l'origine de la radiale. Dans cette préparation, il faut sacrifier les récurrentes cubitales.

Cette dissection met à nu le *tronc des interosseuses* et l'*artère du nerf médian*. Pour préparer l'*artère interosseuse antérieure*, on n'a qu'à écarter les muscles fléchisseur commun profond et fléchisseur propre du pouce ; on voit l'artère sur le ligament interosseux.

Pour préparer l'*interosseuse postérieure* et la *récurrente radiale postérieure*, on peut faire sauter d'un trait de scie l'épicondyle avec les quatre muscles superficiels et postérieurs de l'avant-bras, après avoir préalablement séparé les muscles externes.

Au carpe et à la main, il n'est, pour ainsi dire, pas besoin de préparation ; il faut seulement enlever la peau et l'aponévrose palmaire.

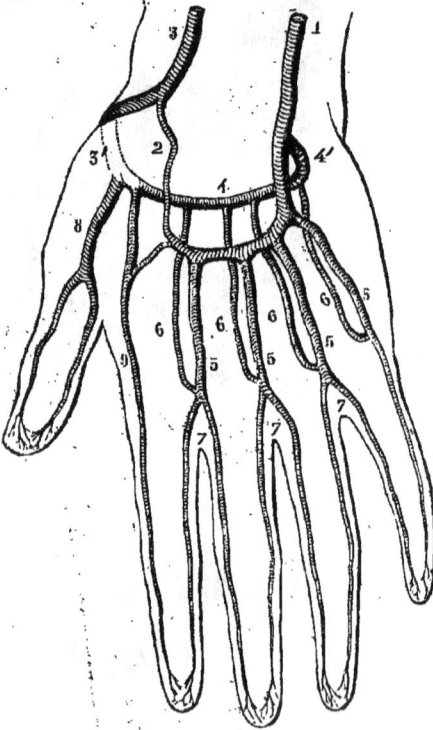

Fig. 248. — Terminaison des artères radiale et cubitale. Arcades palmaires.

1. Cubitale. — 2. Radio-palmaire. — 3. Radiale. — 3'. Radiale au moment où elle devient postérieure. — 4. Arcade palmaire profonde, complétée par la cubito-palmaire 4'. — 5, 5, 5. Interosseuses palmaires superficielles. — 6, 6, 6. Interosseuses palmaires profondes. — 7, 7, 7. Collatérales des doigts. — 8. Tronc fournissant les collatérales du pouce. — 9. Collatérale externe de l'index.

L'artère cubitale, l'artère radiale et leurs branches constituent les artères de l'avant-bras.

Branche interne de bifurcation de l'humérale, l'artère cubitale est oblique de haut en bas et de dehors en dedans dans sa moitié supérieure, et verticale dans sa moitié inférieure. Elle s'étend du milieu du pli du coude à la paume de la main, où elle constitue l'arcade palmaire superficielle.

Trajet et rapports. — 1° A l'avant-bras et dans sa portion oblique, elle passe au-dessous du rond pronateur et du fléchisseur superficiel des doigts, et glisse entre ce dernier muscle et le fléchisseur profond. A ce niveau, elle est croisée par le nerf médian, qui d'interne devient externe. Dans sa portion verticale, elle se dégage de la face profonde du fléchisseur superficiel pour se placer entre ce muscle et le tendon du cubital antérieur, qui est interne; à ce niveau, elle repose sur le fléchisseur profond et est recouverte par l'aponévrose antibrachiale.

2° Au poignet, elle passe en dehors du pisiforme, entre les fibres du ligament annulaire du carpe, sous la peau, qu'elle soulève très manifestement chez quelques individus.

3° A la paume de la main, elle décrit une courbe à concavité supérieure : c'est l'*arcade palmaire superficielle*, que complète en dehors la radio-palmaire, venue de la radiale. L'arcade palmaire superficielle présente de grandes variétés : elle est située ordinairement sous l'aponévrose palmaire, en avant des organes tendineux, musculaires et nerveux de la main; elle correspond au sillon moyen de la paume de la main.

Dans son trajet, l'artère cubitale est placée entre deux veines cubitales et accompagnée par le nerf cubital, qui occupe son côté interne.

Le nerf cubital se porte de la partie interne et postérieure du coude vers la partie moyenne de l'avant-bras, où il rencontre l'artère cubitale ; il accompagne cette artère jusqu'à la paume de la main, en se tenant sur son côté interne.

La cubitale fournit un grand nombre de branches. Elle donne à l'avant-bras le tronc des récurrentes cubitales, le tronc des interosseuses, la cubitale dorsale et la transverse antérieure du carpe ; à la main, elle fournit la cubito-palmaire et les interosseuses palmaires superficielles.

Je serai bref, mais je recommande à l'élève la plus grande attention.

Tableau des branches de l'artère cubitale.

Cubitale...	Portion antibrachiale.	Tronc des récurrentes cubitales.	Récurrente cubitale antérieure. Récurrente cubitale postérieure.
		Tronc des interosseuses.	Interosseuse antérieure. { Interosseuse proprement dite. Artère du nerf médian. Interosseuse postérieure. { Interosseuse proprement dite. Récurrente radiale postérieure.
		Cubitale dorsale du carpe. Transverse antérieure du carpe.	
	Portion palmaire	Cubito-palmaire. Interosseuses palmaires superficielles.	

Indépendamment des branches nombreuses que nous allons décrire, on en trouve un grand nombre de petit volume qui n'ont pas de nom. De même que pour la radiale, il existe ici de nombreuses anomalies d'origine et de volume concernant ces branches. La plus remarquable des anomalies consiste dans le développement exagéré de l'artère du nerf médian, qui peut égaler et même dépasser celui de la radiale. Ces anomalies expliquent la gravité des plaies des artères de la main et l'incertitude du chirurgien, qui, dans ces cas, hésite à rechercher telle ou telle artère.

1° Le **tronc des récurrentes cubitales** naît de la cubitale immédiatement après son origine ; il se porte en dedans et donne naissance à deux branches qui peuvent naître séparément de la cubitale.

L'une de ces branches, la *récurrente cubitale antérieure*, se porte au-devant de l'épithroclée, en passant entre le brachial antérieur et les muscles épitrochléens, auxquels elle fournit, et s'anastomose avec la terminaison de la collatérale interne.

L'autre branche, la *récurrente cubitale postérieure*, contourne l'extrémité supérieure du cubitus, abandonne pendant ce trajet des rameaux aux parties voisines, et vient se terminer en arrière de l'épitrochlée, où elle s'anastomose avec la collatérale interne, la récurrente radiale postérieure et l'artère du vaste interne. Avant sa terminaison, cette artère traverse l'insertion supérieure du cubital antérieur, et fournit un rameau qui remonte dans le bras vers le nerf cubital.

2° Le **tronc des interosseuses** naît à peu près au même niveau, et se porte vers l'extrémité supérieure de l'espace interosseux, où il se divise, aussitôt après son origine, en deux branches : interosseuse antérieure et interosseuse postérieure.

L'*interosseuse antérieure* descend le long de la face antérieure du ligament interosseux, au fond de l'interstice celluleux qui sépare le fléchisseur commun profond du fléchisseur propre du pouce, et fournit à ces muscles, ainsi qu'aux muscles de la région postérieure, par des rameaux, *artères perforantes*, qui perforent le ligament interosseux. Plus bas, l'artère glisse au-dessous du carré pronateur, fournit un rameau à l'anastomose des transverses antérieures du carpe, et traverse le ligament interosseux à sa partie inférieure pour aller s'anastomoser sur la face dorsale du carpe, avec les artères de cette région. L'interosseuse antérieure fournit, après son origine, l'*artère du nerf médian*, petit rameau qui accompagne ce nerf jusqu'à la paume de la main ; dans certains cas, ce rameau est extrêmement développé, presque toujours aux dépens de l'une des artères de l'avant-bras.

L'*interosseuse postérieure* traverse le ligament interosseux à sa partie la plus supérieure, descend entre les deux couches des muscles postérieurs de l'avant-bras, et se termine dans ces muscles. Elle fournit, aussitôt qu'elle a traversé le ligament interosseux, la *récurrente radiale postérieure* (fig. 249, 6), branche qui se porte en haut et en dehors, traverse les muscles épicondyliens, auxquels elle donne quelques rameaux entre le cubital postérieur et le court supinateur, et se termine au niveau de l'épicondyle, en s'anastomosant avec la collatérale externe et la récurrente cubitale postérieure.

3° La **cubitale dorsale** est une petite branche qui naît de la cubitale, à quelques centimètres au-dessus du carpe, et qui se porte à la face postérieure du carpe, où elle s'anastomose avec les rameaux de la dorsale du carpe. Son existence n'est pas constante.

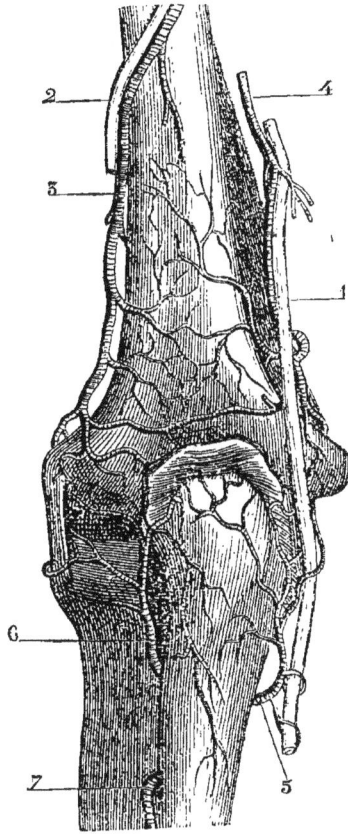

Fig. 249. — Artères du coude (côté gauche) vues par la partie postérieure. Récurrente radiale postérieure.

1. Nerf cubital. — 2. Nerf médian. — 3. Collatérale externe ou humérale profonde. — 4. Collatérale interne. — 5. Récurrente cubitale postérieure. — 6. Récurrente radiale postérieure. — 7. Interosseuse postérieure.

4° La **transverse antérieure du carpe**, analogue à celle que nous décrivons à la radiale, naît un peu plus bas que la précédente et vient s'anastomoser avec son homonyme de la radiale, au niveau du bord inférieur du carré pronateur. Elle reçoit souvent un rameau de l'interosseuse antérieure.

5° La **cubito-palmaire**, née de la cubitale, au-dessous du pisiforme, traverse les muscles de l'éminence hypothénar, s'anas-

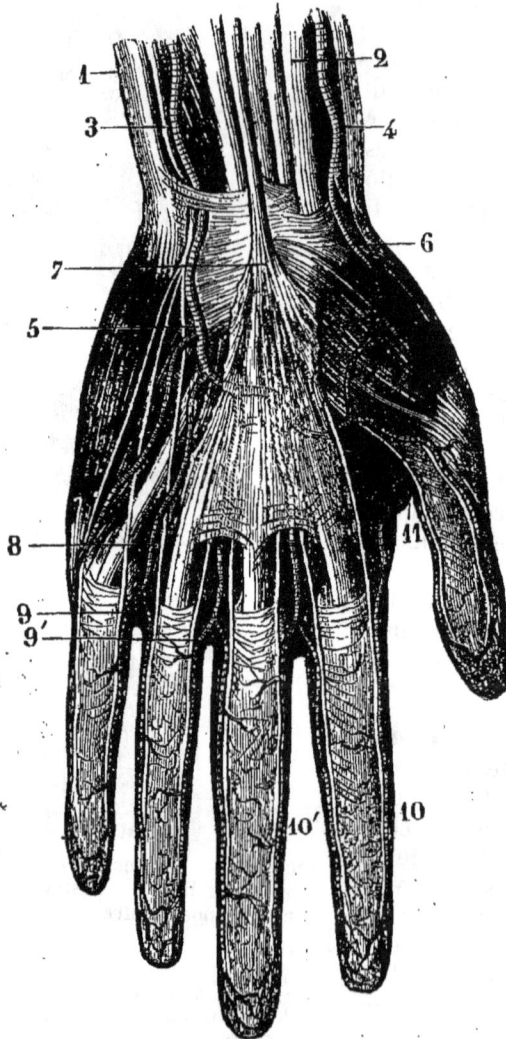

FIG. 250. — Arcade palmaire superficielle et région palmaire.

1. Cubital antérieur. — 2. Grand palmaire. — 3. Branche palmaire du nerf cubital. — 4 Artère radiale. — 5. Artère cubitale formant l'arcade palmaire superficielle en s'anastomosant avec la radio-palmaire, 6. — 7. Tendon du petit palmaire et aponévrose palmaire. — 8. Artère interosseuse palmaire superficielle. — 9, 9'. Anastomoses des interosseuses palmaires superficielles avec les interosseuses palmaires profondes. — 10, 10'. Artères collatérales des doigts. — 11. Bifurcation de l'artère première interosseuse dorsale venue du tronc de la radiale.

tomose avec l'arcade palmaire profonde qu'elle complète, et fournit des rameaux aux muscles qu'elle traverse.

6° Les **interosseuses palmaires superficielles** (fig. 248 et 250) sont au nombre de trois ou quatre ; elles naissent de la convexité de l'arcade palmaire superficielle, et se portent en bas pour passer sous les arcades fibreuses que leur fournit l'aponévrose palmaire entre les articulations métacarpo-phalangiennes.

Elles donnent des rameaux aux muscles voisins. A la partie inférieure des espaces interosseux, elles s'anastomosent avec les artères palmaires profondes, venues de la radiale, pour se bifurquer ensuite et former les collatérales interne et externe des doigts correspondants.

L'interne, qui ne se bifurque pas, forme la collatérale interne du petit doigt ; la suivante se bifurque et fournit la collatérale externe du doigt auriculaire et l'interne de l'annulaire, et ainsi de suite pour les suivantes jusqu'à l'index. Presque toujours, les collatérales du pouce et la collatérale externe de l'index sont fournies par la radiale.

Les artères collatérales sont ordinairement au nombre de deux pour chaque doigt : l'une suit le bord interne, l'autre le bord externe. Elles fournissent des rameaux aux deux faces des doigts et à toutes leurs parties constituantes. Au niveau de la dernière phalange, elles s'anastomosent en formant une arcade à concavité supérieure, arcade située du côté de la pulpe du doigt.

V. — ARTÈRE RADIALE.

Dissection. — A l'avant-bras, la préparation de l'artère radiale est des plus simples. Détachez la peau et l'aponévrose de l'avant-bras, écartez le bord antérieur du long supinateur ; l'artère se trouve découverte. Enlevez une lamelle fibreuse qui l'applique sur les muscles profonds, et vous la verrez entre les deux veines radiales, en dedans du nerf radial.

Au carpe, détachez la peau et l'aponévrose de cette région et de toute la face dorsale de la main ; divisez, au niveau de l'articulation radio-carpienne, les tendons qui passent de l'avant-bras sur la face dorsale de la main, en ménageant seulement les tendons de la tabatière anatomique et les radiaux. Enlevez ces tendons, et vous mettrez à nu les branches artérielles que fournit la radiale au niveau du carpe. Dégagez ces branches du tissu cellulaire qui les entoure, et poursuivez sur la face dorsale des doigts les artères collatérales.

A la main, pour disséquer *l'arcade palmaire profonde*, vous couperez tous les tendons et les nerfs qui passent dans la gouttière du carpe, et vous les détacherez avec soin des interosseux et des métacarpiens. Vous couperez tous ces organes au niveau de la racine des doigts. Alors, vous débar-

rasserez l'arcade palmaire du tissu cellulaire qui l'entoure, vous disséquerez les interosseuses et les collatérales des doigts.

Il est préférable de toujours commencer l'étude des artères de l'avant-
bras par la cubitale.

Branche externe de bifurcation de l'humérale, cette artère naît
au niveau du pli du coude et se termine à la paume de la main,
où elle constitue l'arcade palmaire profonde.

Trajet et rapports. — 1° A l'avant-bras, l'artère radiale est dirigée en bas et en dehors, du milieu du pli du coude vers l'apophyse styloïde du radius.

Dans ce trajet, elle est placée au fond d'une gouttière formée
en dedans par le faisceau des muscles épitrochléens et en dehors
par le long supinateur, qu'il suffit d'écarter pour apercevoir l'artère. Elle a en dehors d'elle le long supinateur, son muscle satellite, qui la recouvre à sa partie supérieure. Ce muscle s'amincit en bas, et l'artère devient sous-aponévrotique. En dedans et
de haut en bas, elle est en rapport avec le rond pronateur et le
grand palmaire. En arrière et de haut en bas, la radiale est en
rapport avec le court supinateur, le tendon du rond pronateur,
le fléchisseur commun superficiel des doigts, le fléchisseur propre
du pouce et le carré pronateur. Lorsque le fléchisseur du pouce
est charnu jusqu'à l'extrémité inférieure du radius, l'artère n'affecte pas de rapports avec le carré pronateur.

A la partie inférieure de l'avant-bras, elle est couchée au fond
d'une gouttière limitée par le grand palmaire en dedans, par
le long supinateur en dehors; entre l'aponévrose, qui la recouvre,
et le carré pronateur qui lui forme un coussin. C'est la position
superficielle de cette artère qui la fait choisir dans l'exploration
du *pouls.*

2° Au poignet, l'artère se dirige obliquement de haut en bas
et de dehors en dedans, de l'apophyse styloïde du radius, qu'elle
contourne, à la partie supérieure et postérieure du premier
espace interosseux ; puis, elle perfore cet espace d'arrière en
avant.

Dans ce trajet, elle est appliquée contre le scaphoïde et le trapèze au moyen d'une mince aponévrose. Elle est située là au
fond de la tabatière anatomique, et recouverte par les tendons
qui constituent cette dépression. De plus, l'aponévrose antibrachiale, en se prolongeant dans cette région, lui forme une seconde couche aponévrotique, en sorte qu'à ce niveau il faut inciser la peau et deux aponévroses pour trouver cette artère, située
très profondément contre les surfaces osseuses.

3° A la paume de la main, l'artère radiale, après avoir traversé le premier espace interosseux, décrit une courbe à concavité supérieure : c'est l'*arcade palmaire profonde*, qui se place en avant de l'extrémité supérieure des métacarpiens et des interosseux, en arrière des tendons, des vaisseaux et des nerfs de la paume de la main. L'arcade palmaire profonde s'anastomose à sa partie interne avec la cubito-palmaire, qui la complète en venant de la cubitale.

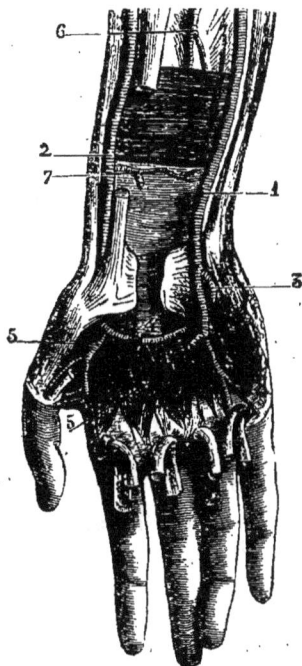

Fig. 251. — Arcade palmaire profonde ; rapports.

1. Artère cubitale. — 2. Radiale. — 3. Cubito-palmaire et arcade palmaire profonde. — 5, 5. Interosseuses palmaires profondes. — 6. Terminaison de l'interosseuse antérieure. — 7. Transverse antérieure du carpe,

L'artère radiale est placée entre les deux veines radiales, qui l'accompagnent. Au niveau de l'avant-bras, elle est accompagnée par la branche antérieure du nerf radial, qui se place à son côté externe.

Dans cette même région, elle est recouverte par un mince feuillet aponévrotique qui l'applique contre les muscles profonds.

L'artère radiale donne un grand nombre de branches. Dans sa portion antibrachiale, on voit naitre trois artères : la récurrente radiale antérieure, la transverse antérieure du carpe et la radio-palmaire. Au niveau du carpe, elle en fournit cinq : la collatérale externe du pouce, la dorsale du pouce, l'interosseuse du premier espace, l'interosseuse du second espace et la dorsale du carpe. Au niveau de la main, elle donne les perforantes et les interosseuses palmaires profondes.

Tableau des branches de l'artère radiale.

Radiale.	Portion anti-brachiale.	Récurrente radiale antérieure.
		Transverse antérieure du carpe.
		Radio-palmaire.
	Portion carpienne.	Dorsale du pouce.
		Collatérale externe du pouce.
		Interosseuse du premier espace.
		Interosseuse du second espace.
		Dorsale du carpe.
	Portion palmaire.	Perforantes.
		Interosseuses palmaires profondes.

Indépendamment de toutes les branches que nous allons décrire, la radiale donne de nombreux rameaux qui n'ont pas reçu de nom. Ces branches présentent de fréquentes anomalies d'origine et de volume. Elles offrent tant de variétés, que certaines branches sont considérées par quelques auteurs comme des anomalies.

1° La récurrente radiale antérieure naît de la radiale, immédiatement après son origine. Elle se porte vers l'épicondyle en traversant les muscles épicondyliens, et s'anastomose avec le rameau antérieur de la collatérale externe de l'humérale et l'artère du brachial antérieur. Dans son trajet, elle donne de nombreux rameaux aux parties voisines.

2° La transverse antérieure du carpe naît de la radiale, à la partie inférieure de l'avant-bras, et se porte, le long du bord inférieur du carré pronateur, vers un rameau semblable que fournit la cubitale, s'anastomose avec lui et donne des rameaux aux parties voisines : muscles, os, articulations.

3° La radio-palmaire, de volume variable, naît au moment où la radiale contourne l'apophyse styloïde du radius ; elle passe au-devant du ligament annulaire, traverse le plus souvent les muscles de l'éminence thénar, auxquels elle fournit des rameaux, et se termine en s'anastomosant avec la terminaison de la cubitale pour compléter l'arcade palmaire superficielle.

4° La dorsale du pouce se porte sur la face dorsale du premier métacarpien et de la première phalange du pouce, et se termine par des rameaux osseux et anastomotiques qui se portent vers les collatérales du pouce.

5° La collatérale externe du pouce, analogue à la précédente, est un petit rameau qui se porte le long du bord externe du pouce, se distribue aux parties constituantes du pouce et s'anastomose avec la précédente.

6° L'**interosseuse du premier espace** descend le long du premier muscle interosseux dorsal et se divise, au niveau du bord concave qui sépare le pouce de l'index, en deux branches qui sont : la collatérale interne du pouce et la collatérale externe de l'index.

7° L'**interosseuse du second espace**, ou *dorsale du métacarpe*, manque souvent. Lorsqu'elle existe, elle descend le long du

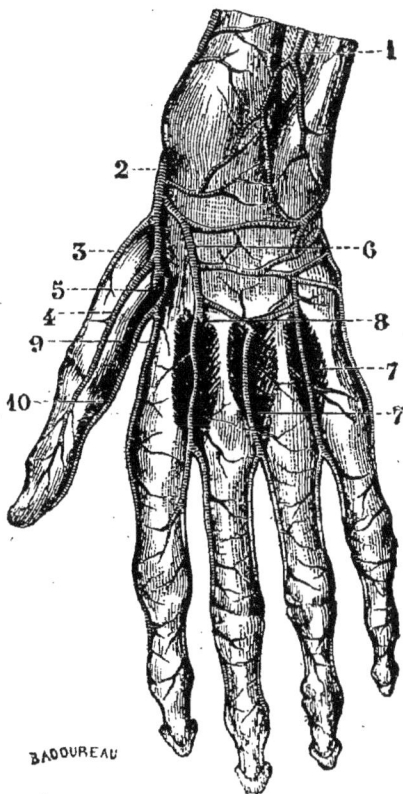

Fig. 252. — Branches collatérales de la portion carpienne de la radiale.

1. Terminaison de l'artère interosseuse postérieure de l'avantbras. — 2. Tronc de la radiale. — 3. Collatérale externe du pouce. — 4. Dorsale du pouce. — 5. Radiale perforant l'extrémité supérieure du premier espace interosseux. — 6. Dorsale du carpe. — 7, 7. Interosseuses dorsales. — 8. Origine des perforantes qui se portent à la région palmaire. — 9, 10. Collatérales du pouce et de l'index, branches de l'interosseuse du premier espace.

BADOUREAU

deuxième muscle interosseux dorsal, et se termine, tantôt dans ce muscle, tantôt en s'anastomosant avec l'artère interosseuse palmaire de l'espace correspondant, au niveau de l'angle qui sépare l'index du médius, pour former les deux collatérales correspondantes.

8° La **dorsale du carpe**, ou *transverse postérieure*, branche la plus considérable, se porte obliquement en bas et en dedans, sur la face postérieure du carpe, et fournit : 1° de petits rameaux ascendants, se terminant dans la partie inférieure des os de l'a-

vant-bras et dans les articulations; 2º des rameaux descendants
très grêles, qui descendent vers l'extrémité supérieure des trois
derniers espaces interosseux, où ils s'anastomosent avec les
perforantes venues de l'arcade palmaire profonde.

Subitement accrus, ces rameaux se portent, sous le nom d'ar-

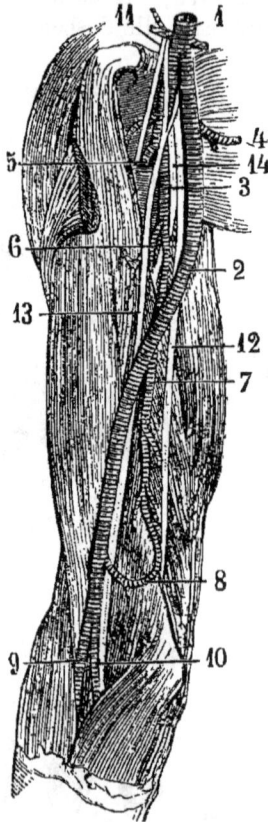

FIG. 253. — Anomalies
de quelques branches
collatérales de l'axil-
laire et de l'humérale.

1. Artère axillaire. — 2. Artère humérale. — 3. Tronc commun à plusieurs collatérales. —
4. Artère sous-scapulaire. — 5.
Circonflexes. — 6. Humérale profonde. — 7. Collatérale interne.
— 8. Son anastomose avec un
rameau anormal de l'humérale.
— 9. Muscles externes de l'avant-
bras. — 10. Origine de la radiale
et de la cubitale. — 11. Apophyse
coracoïde. — 12. Nerf cubital. —
13. Nerf médian. — 14. Nerf radial.

tères interosseuses dorsales, le long de la face dorsale des muscles
interosseux, et se terminent dans ces muscles.

9º Les **rameaux perforants** de l'arcade palmaire profonde se
portent sur la face dorsale de la main en perforant l'extrémité supérieure des muscles interosseux des trois derniers espaces. Ils se
jettent dans les artères interosseuses dorsales venues de la dorsale
du carpe, dont ils augmentent subitement le volume.

Il n'y a que trois artères perforantes : car la radiale, en traversant en sens inverse, c'est-à-dire d'arrière en avant, le premier
espace interosseux, constitue la première perforante.

10° **Les interosseuses palmaires profondes**, nées de la convexité de l'arcade palmaire profonde, au nombre de trois ou quatre, se portent verticalement en bas au-devant des muscles

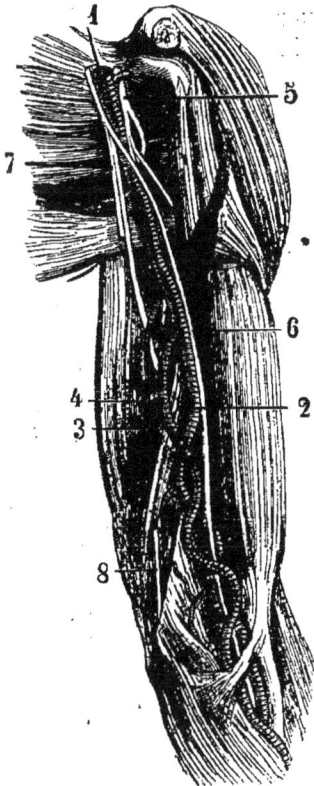

FIG. 254. — Origine de la radiale à la partie supérieure du bras.

1. Axillaire. — 2. Cubitale. — 3. Radiale très flexueuse. Les autres chiffres indiquent des rameaux sans importance ou des nerfs du bras. — 5. Musculo-cutané et racine externe du médian. — 6. Médian. — 7. Musculo-cutané et racine interne du médian. — 8. Cubital.

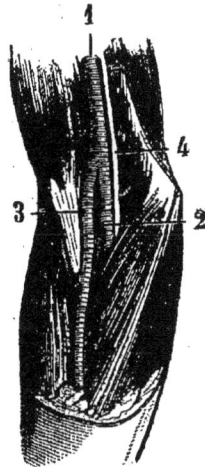

FIG. 255. — Origine de la radiale au tiers inférieur du bras.

1 Humérale. — 2. Cubitale. — 3. Radiale. — 4. Médian.

interosseux jusqu'au niveau des articulations métacarpo-phalangiennes, où elles s'anastomosent avec les interosseuses superficielles pour donner les collatérales des trois derniers espaces interdigitaux. Elles fournissent aussi des rameaux aux muscles interosseux, aux métacarpiens et à tous les tissus qui les avoisinent. La plus interne fournit ordinairement la collatérale interne du petit doigt.

Anomalies des artères du membre supérieur.

Plusieurs fois déjà, dans le cours des descriptions des artères, j'ai eu l'occasion de faire remarquer combien sont fréquentes les anomalies de ces organes. C'est principalement au membre supé-

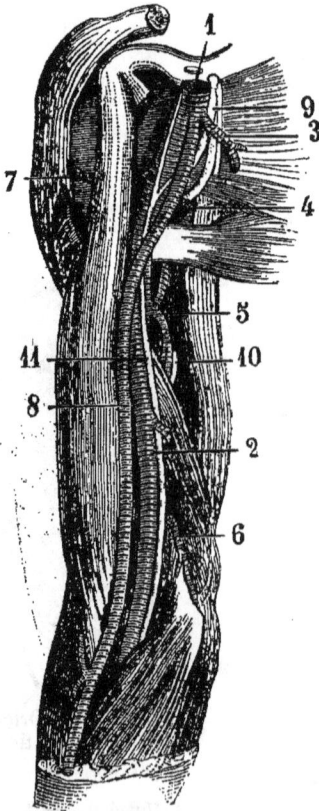

FIG. 256. — Origine de la radiale dans l'aisselle.

FIG. 257. — Origine de la cubitale au milieu du bras.

1. Axillaire. — 2. Humérale. — 3. Scus-scapulaire. — 4. Circonflexe postérieure anastomosée avec l'humérale profonde. — 5, 6. Collatérale interne. — 7. Humérus. — 9. Racine interne du médian. — 10. Radial. — 11. Médian.

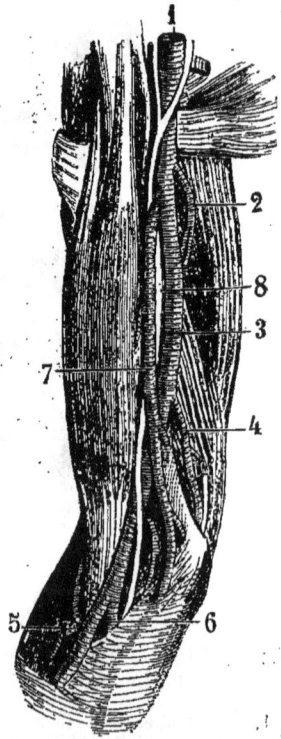

1. Axillaire. — 2. Humérale profonde. — 3. Humérale. — 4. Collatérale interne. — 5. Radiale. — 6. Interosseuse antérieure. — 7. Cubitale.

rieur qu'on les rencontre ; elles y sont si fréquentes, qu'il est très rare de trouver un sujet dont toutes les artères du membre supérieur présentent la disposition accoutumée.

Dans la région de l'épaule et du creux axillaire, les anomalies portent principalement sur les branches, qui ne naissent point à leur place habituelle, qui prennent leur origine par des troncs communs résultant de leur fusion, ou bien venant s'ajouter, sous

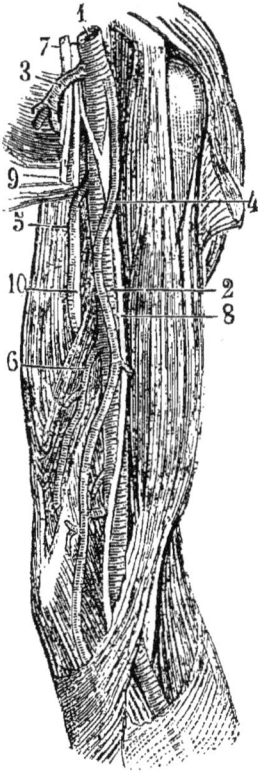

FIG. 258. — Origine de la cubitale dans l'aisselle.

1. Axillaire. — 2. Humérale. — 3. Sous-scapulaire. — 4. Cubitale. — 5. Humérale profonde. — 6. Collatérale interne. — 7. Racine interne du médian — 8. Médian. — 9. Brachial cutané interne. — 10. Cubital.

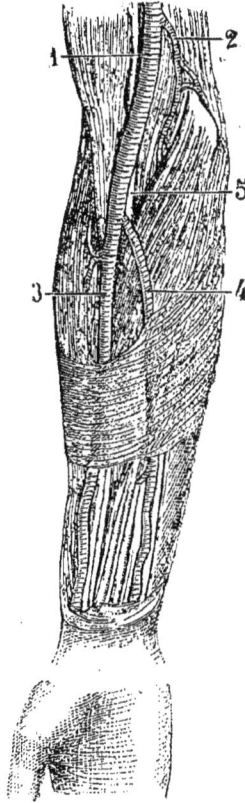

FIG. 259. — Anomalie de situation de la cubitale.

1. Humérale. — 2. Collatérale interne. — 3. Radiale. — 4. Cubitale. — 5. Nerf médian.

forme de branches supplémentaires, à celles qui existaient déjà. La figure 253 est un exemple d'artères collatérales de l'axillaire et de l'humérale naissant par un tronc commun.

C'est surtout dans le bras, l'avant-bras et la main qu'on les observe; les plus fréquentes consistent, soit dans l'origine prématurée des artères radiale et cubitale ou de quelques-unes de leurs branches, soit dans la terminaison irrégulière de ces deux artères à la main.

Ordinairement, l'artère humérale se bifurque au niveau du pli du coude et quelquefois un peu au-dessous. Lorsque la bifurcation se fait au-dessus, on dit qu'il y a *bifurcation anticipée* de l'humérale ou *origine prématurée* de la radiale et de la cubitale. La bifurcation peut avoir lieu à toutes les hauteurs dans la région du bras (fig. 254 et 255), et même dans l'aisselle, comme dans la figure 256, qui offre quelques autres anomalies relatives aux branches de l'artère axillaire.

Lorsque la bifurcation prématurée a lieu, c'est tantôt la radiale qui paraît procéder de l'humérale (fig. 254 et 255), et tantôt la cubitale, comme dans les figures 257 et 259.

Lorsque l'une des artères de l'avant-bras offre une origine anticipée sur l'humérale, le tronc artériel d'où elle provient continue à offrir le trajet et les rapports de l'humérale. L'artère, née ainsi prématurément, offre rarement son trajet accoutumé ; le plus souvent, elle devient sous-cutanée, comme cela est manifeste pour la cubitale dans la figure 257. Ce trajet sous-cutané existe aussi pour la radiale ; dans quelques cas, il est partiel, et l'artère reprend bientôt sa place accoutumée.

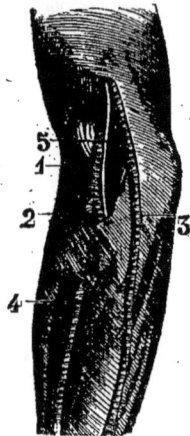

FIG. 260. — Anomalies d'origine et de situation de l'artère cubitale.

1, 2, 3. Cubitale. — 4, 5. Radiale.

On observe quelquefois des anomalies de situation et de rapports relativement aux artères de l'avant-bras, soit que leur origine se fasse normalement, soit qu'elle ait lieu sur un point trop élevé. Les figures 259 et 260 montrent l'artère cubitale située superficiellement. Dans la figure 259, elle est sous-aponévrotique dans une partie de son trajet ; dans la figure 260, elle est tout à fait sous-cutanée.

Les anomalies des artères de l'avant-bras portent quelquefois sur les branches collatérales de la radiale et de la cubitale. C'est l'artère interosseuse qui en est le siège le plus fréquent. Elle naît plus haut que de coutume, ou bien elle est plus volumineuse, et alors elle se porte jusqu'à la paume de la main, où elle constitue une des anomalies les plus curieuses, et dont la connaissance importe le plus au chirurgien. Dans la plupart de ces cas, comme dans les figures 261 et 262, l'interosseuse fournit les branches artérielles de l'avant-bras, la cubitale et la radiale deviennent superficielles.

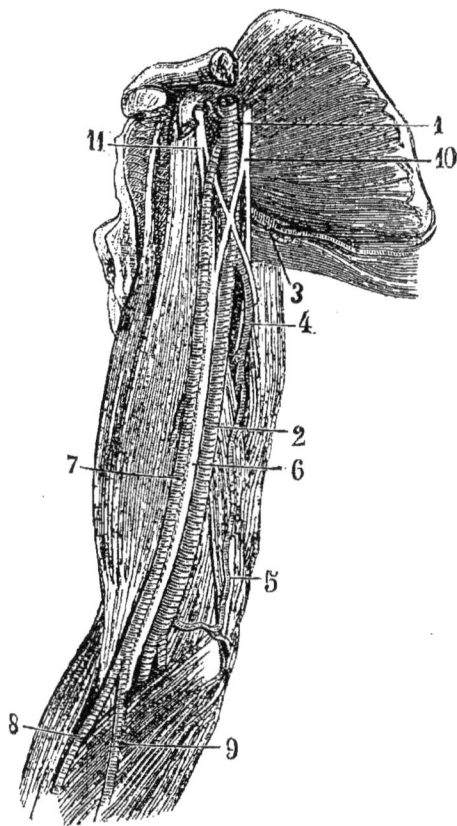

FIG. 261. — Anomalie d'origine de l'interosseuse antérieure (fournie par l'axillaire).

1. Axillaire. — 2. Interosseuse antérieure. — 3. Sous-scapulaire. — 4. Humérale profonde. — 5. Collatérale interne. — 6. Nerf médian. — 7. Humérale. — 8. Radiale. — 9. Cubitale. — 10. Racine interne du médian. — 11. Racine externe.

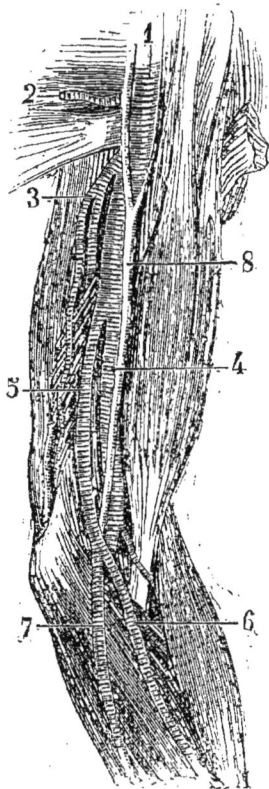

FIG. 262. — Anomalie d'origine de l'interosseuse antérieure (fournie par l'humérale).

1. Axillaire. — 2. Sous-scapulaire. — 3. Tronc anormal des deux collatérales interne et externe. — 4. Interosseuse antérieure. — 5. Humérale. — 6. Radiale.—7. Cubitale. — 8. Médian.

Dans la figure 261, où figurent aussi d'autres anomalies, par exemple celle du rapport des vaisseaux artériels avec le plexus brachial, on remarque que l'artère interosseuse naît de l'axillaire, qu'elle descend le long de l'artère humérale, en fournissant les rameaux que celle-ci devrait donner, et qu'elle pénètre dans les

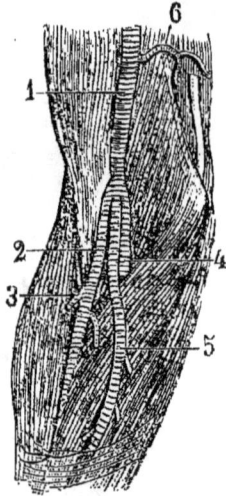

Fig. 263. — Anomalie d'origine de l'interosseuse antérieure (fournie par l'humérale).

1. Humérale. — 2. Radiale.— 3. Récurrente radiale antérieure. — 4. Interosseuse antérieure. — 5. Cubitale.

masses musculaires de l'avant-bras, où elle fournit les branches

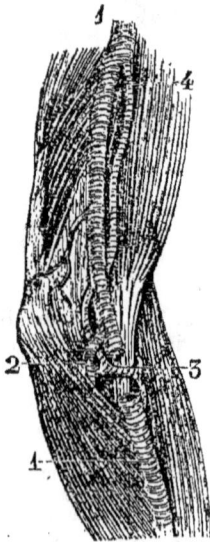

Fig. 264.

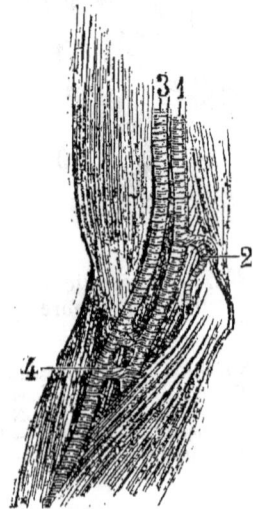

Fig. 265

collatérales de la radiale et de la cubitale. Dans cette figure, l'humérale fournit la radiale et la cubitale, comme à l'état normal.

Dans la figure 262, l'interosseuse vient de la partie moyenne
de l'humérale et se dirige vers son siège accoutumé, après avoir
fourni les récurrentes radiales et cubitales. Elle est beaucoup
plus volumineuse que de coutume, comme dans le cas précédents

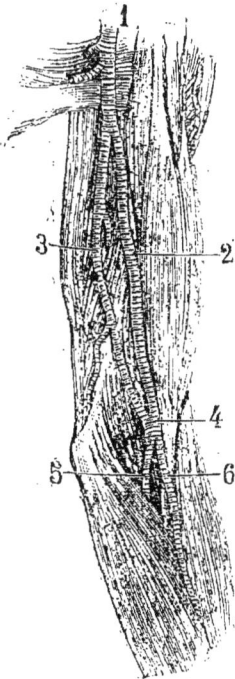

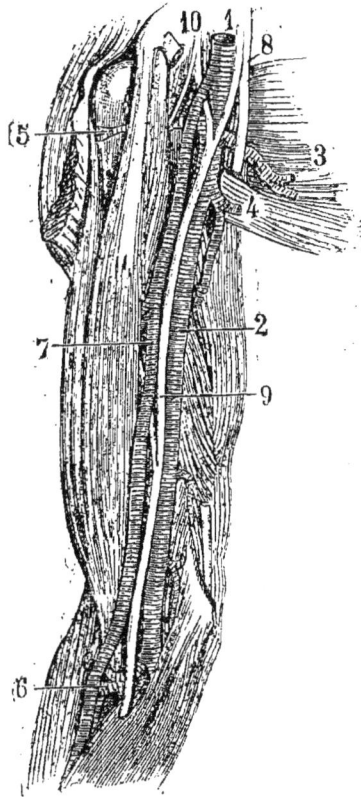

FIG. 266.   FIG. 267.

Enfin, dans la figure 263, l'interosseuse antérieure, la radiale et
la cubitale naissent au même niveau.

Dans les figures 264 et suivantes, on trouvera une variété intéressante d'anomalies artérielles, consistant soit dans une anastomose transversale des deux artères humérales anormales, soit
dans un rameau artériel anormal plus ou moins long et volumineux, sorte de *vas aberrans*, partant de l'axillaire ou de l'humérale, et allant se jeter dans la partie inférieure de l'humérale, ou
dans l'une des artères de l'avant-bras.

Nous avons vu plus haut que la radiale et la cubitale, née..

prématurément, se placent assez fréquemment sous la peau ou
sous l'aponévrose. Voici quelques cas où ces artères (radiale fig.
274 et 275) conservent avec le bord interne du biceps les même
rapports que l'artère humérale, laquelle est accompagnée,

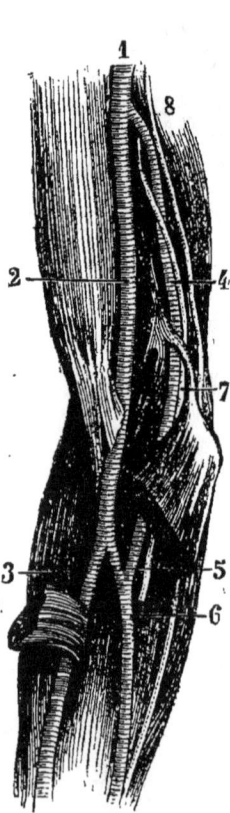 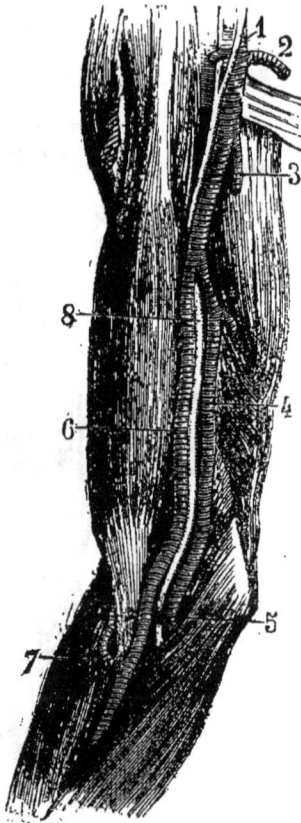 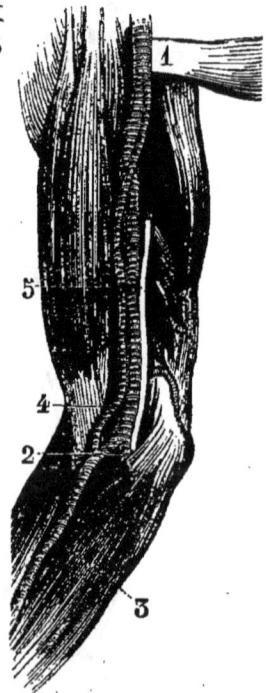

Fig. 268.   Fig. 269.   Fig. 270.

comme à l'ordinaire, par le nerf médian. La figure 276 est
encore un exemple d'artère radiale née sur le trajet de l'humérale
et placée superficiellement.

On observe quelquefois une autre variété d'anomalies: l'artère
humérale, au lieu d'offrir ses rapports accoutumés avec les muscles, présente certaines particularités. Ainsi, dans la figure 277,
l'humérale traverse un faisceau musculaire ; dans la figure
278, la radiale vient de l'axillaire, et le tronc de l'humérale tra-

verse une portion du brachial antérieur ; il en est de même dans la figure 279.

Les anomalies artérielles, dont la description précède, sont relatives aux artères du bras et de l'avant-bras. Lorsqu'on considère

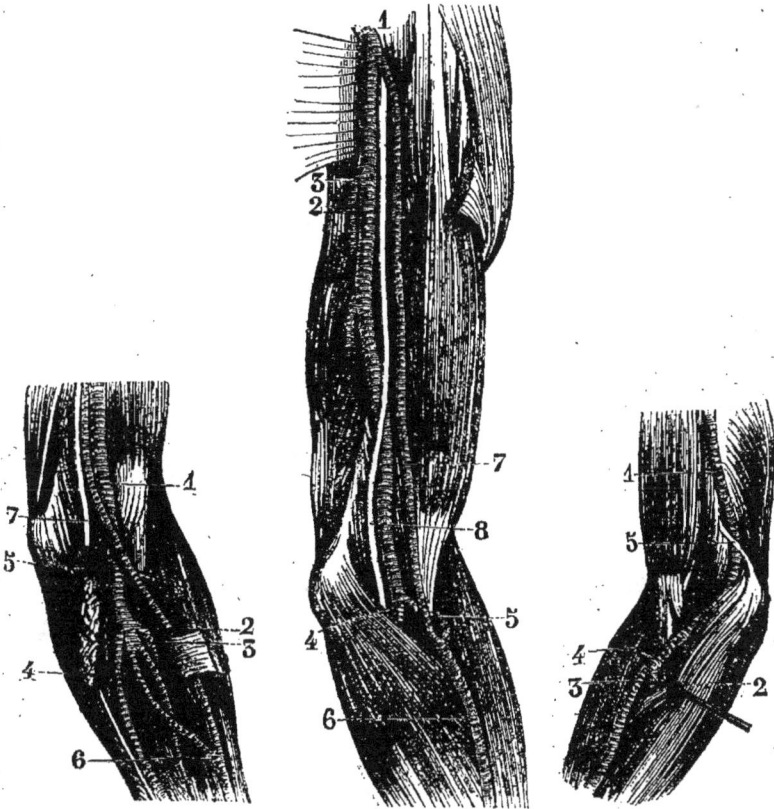

FIG 271.   FIG. 272.   FIG. 273.

les artères de la main, on voit qu'elles se montrent encore plus variées et plus nombreuses. Nous avons vu qu'à l'état normal, la main présente deux *arcades palmaires*, superficielle et profonde, dont la formation et les rapports ont été précisés. Il existe une grande variété dans la manière dont les arcades palmaires sont constituées, dans le volume de leurs branches, etc. Dans la figure 280, on voit une arcade palmaire superficielle très volumineuse formée par la cubitale et une radio-palmaire considérable ; les

artères interosseuses palmaires superficielles constituent à elles
seules les collatérales des doigts.

Dans la figure 281, c'est le contraire : l'arcade palmaire superficielle est très grêle, et les interosseuses qu'elle fournit se jettent

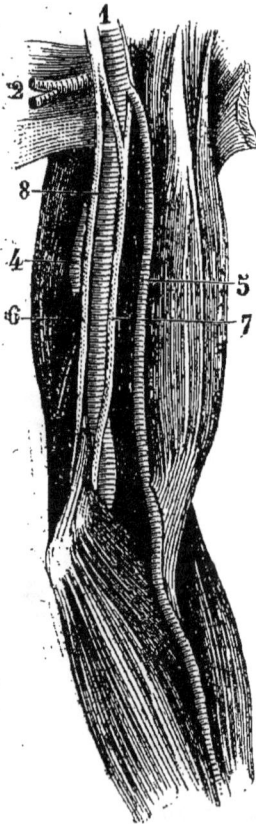

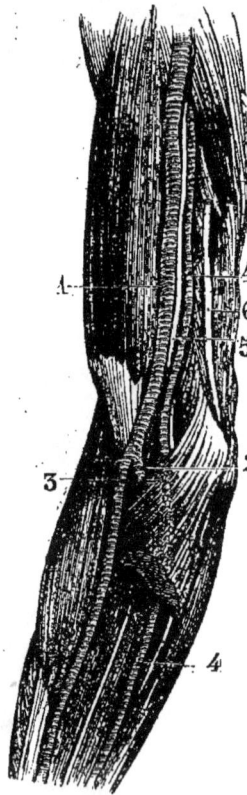

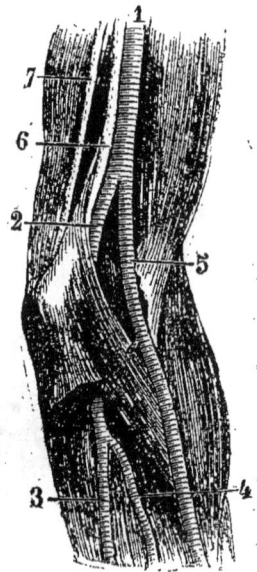

FIG. 274. FIG. 275. FIG. 276.

dans les interosseuses profondes, fournies par l'arcade palmaire
profonde, et donnent les collatérales des doigts. Les interosseuses
profondes sont très volumineuses également dans la figure 282 ;
elles donnent à elles seules les collatérales des doigts.

Les figures 283, 284 et 285 montrent une grande variété dans
le mode de formation de l'arcade palmaire superficielle, ainsi que

dans le volume et la distribution de ses branches descendantes.

Dans la figure 286, on peut constater une anomalie qui s'ob-

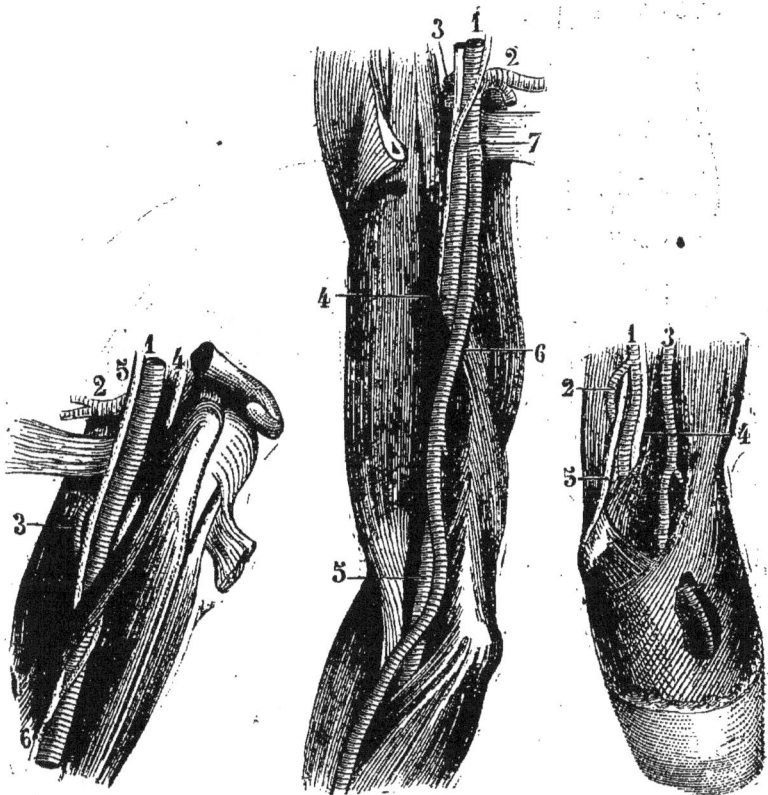

FIG. 277.   FIG. 278.   FIG. 279.

verse assez rarement ; elle consiste dans la formation de l'arcade palmaire profonde par la cubitale ; la radiale est très grêle à sa terminaison.

Une variété très fréquente consiste dans la distribution isolée et inégale de l'artère cubitale et de la radio-palmaire aux doigts, sans que ces deux artères se réunissent pour former l'arcade palmaire superficielle ; cette variété d'anomalies se voit dans les figures 287 et 288.

Il n'est pas rare d'observer un développement anormal des autres branches artérielles que l'on rencontre ordinairement

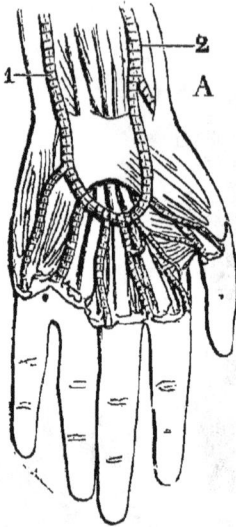

FIG. 280.

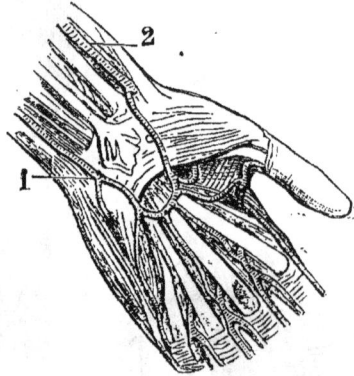

FIG. 281.

dans la main. C'est ainsi qu'on peut voir dans la figure 289 deux branches artérielles beaucoup plus considérables qu'à l'état

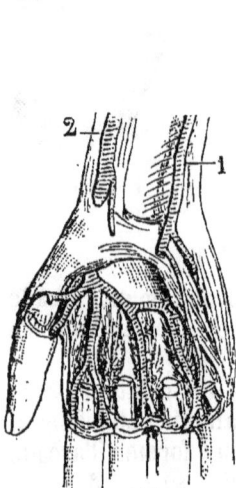

FIG. 282.

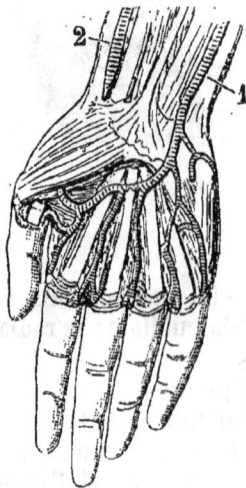

FIG. 283.

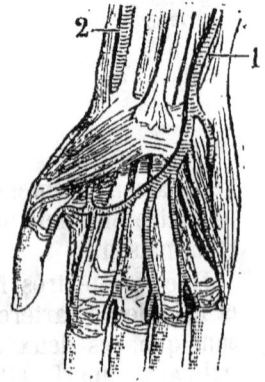

FIG. 284.

normal, l'interosseuse du premier espace et l'interosseuse du second espace.

Enfin les figures 290 et 291 sont deux exemples du développe-

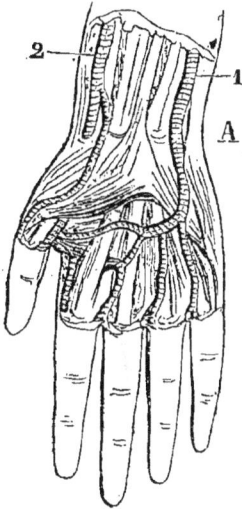

FIG. 285.

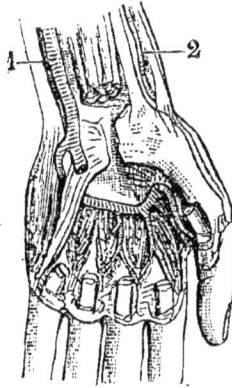

FIG. 286.

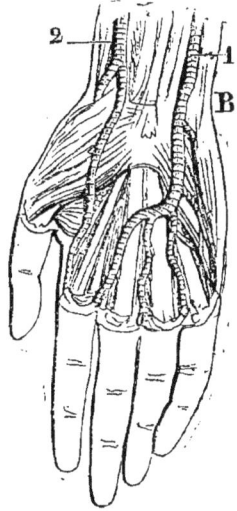

FIG. 287.

ment exagéré de l'artère du nerf médian, ordinairement si grêle. Cette anomalie est une de celles que l'on doit toujours avoir pré-

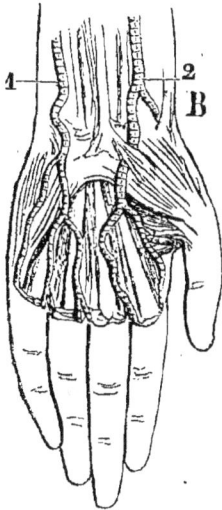

FIG. 288.

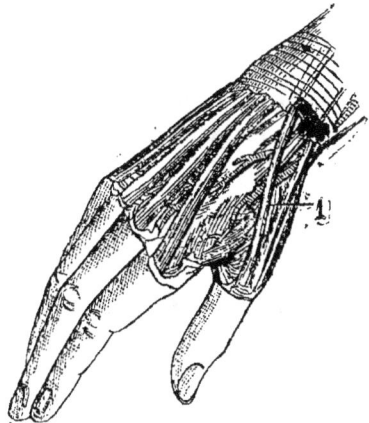

FIG. 289.

17***

sentes à l'esprit, lorsqu'on se trouve en présence d'une hémorrhagie artérielle de la main.

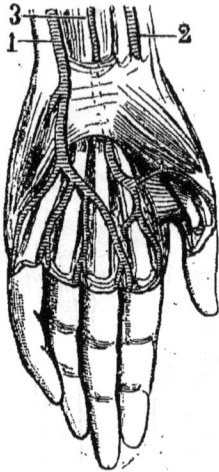 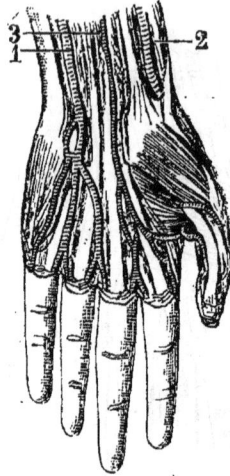

Fig. 290.   Fig. 291.

Cette dernière variété d'anomalie est très fréquente, on peut même dire la plus fréquente [1].

Nous considérons comme superflu d'indiquer les conséquences pathologiques de ces anomalies, il suffit de les signaler.

ARTICLE QUATRIÈME

ARTÈRES DU MEMBRE INFÉRIEUR.

Le membre inférieur présente à étudier, en procédant de haut en bas, les artères fémorale, poplitée, tibiale antérieure, tibiopéronière, péronière, tibiale postérieure, pédieuse et plantaire.

I. — ARTÈRE FÉMORALE OU CRURALE.

Dissection. — Faites une incision étendue de quelques centimètres au-dessus de l'arcade crurale jusqu'au-dessus de la rotule. Aux extrémités de l'incision, pratiquez-en deux autres horizontales. Rabattez les deux

---

1. Toutes les figures représentant les anomalies artérielles du membre supérieur ont été dessinées d'après nature ; elles sont extraites de l'*Atlas* de Richard Quain (Londres, 1844).

lambeaux en dedans et en dehors. Procédez avec ménagement vers la paroi abdominale, où se trouve la *sous-cutanée abdominale*, que vous ferez bien de suivre de son origine à sa terminaison. Agissez de même pour les *honteuses externes*, au-dessous du pubis. Enlevez ensuite l'aponévrose et nettoyez les organes du triangle de Scarpa. Ecartez le couturier en dehors, attirez dans le même sens le droit antérieur avec une érigne, et le tronc de l'*artère fémorale* sera à découvert. Préparez avec soin l'anneau crural et l'anneau du grand adducteur qui lui livrent passage. Procédez ensuite à la dissection des branches importantes, et commencez par l'*artère du triceps*.

Pour préparer cette dernière, divisez le droit antérieur un peu au-dessous de l'épine iliaque, et portez-le un peu en dehors; vous verrez alors des rameaux artériels sur sa face profonde. Suivez ensuite les principales ramifications de cette artère dans l'épaisseur du vaste interne et du vaste externe, à travers des fibres charnues de ces muscles.

La *grande anastomotique*, lorsqu'elle vient de la fémorale, se trouve un peu au-dessus de l'anneau du grand adducteur; on la suit vers le genou en disséquant ses divers rameaux.

Pour préparer la *fémorale profonde*, après avoir enlevé la fémorale superficielle, on détache l'extrémité supérieure du premier et du second adducteurs. On porte ces deux muscles en dehors, et l'artère fémorale profonde se trouve mise à nu au fond de la gouttière formée par les deux muscles renversés et le grand adducteur, situé profondément.

Les *perforantes* de la fémorale profonde seront étudiées par la partie postérieure. On enlèvera le grand fessier et les muscles postérieurs de la cuisse, comme je l'ai dit pour les artères fessière et ischiatique, et l'on verra les perforantes qui traversent de petites arcades formées par les insertions du grand adducteur. On constatera leurs anastomoses entre elles et avec les branches extra-pelviennes de l'hypogastrique.

Enfin, les *circonflexes* de la fémorale profonde réclament une dissection particulière. Il faut séparer le fascia lata et le grand fessier, détacher les insertions trochantériennes des moyen et petit fessiers, ainsi que celles des muscles pelvi-trochantériens. D'un autre côté, on divisera l'extrémité supérieure du droit antérieur et le psoas, puis on pourra suivre les deux circonflexes, qui vont se ramifier autour du col du fémur et des trochanters.

Cette artère commence au moment où elle passe sous l'arcade crurale. Elle se termine à l'anneau du troisième adducteur, où elle prend le nom de *poplitée*. Elle est un peu oblique de haut en bas, d'avant en arrière et de dehors en dedans.

Rapports. — 1° *Avec les os*. Elle repose sur l'éminence ilio-pectinée; plus bas, sur la tête du fémur, dont elle est séparée par la capsule fibreuse de l'articulation et par quelques fibres du psoas; plus bas encore, au moment de sa terminaison, elle est en rapport avec la face interne du fémur. On peut la comprimer sur ces divers points.

2° *Avec les muscles*. A la partie supérieure de la cuisse, elle est située dans le triangle de Scarpa. Elle descend verticalement

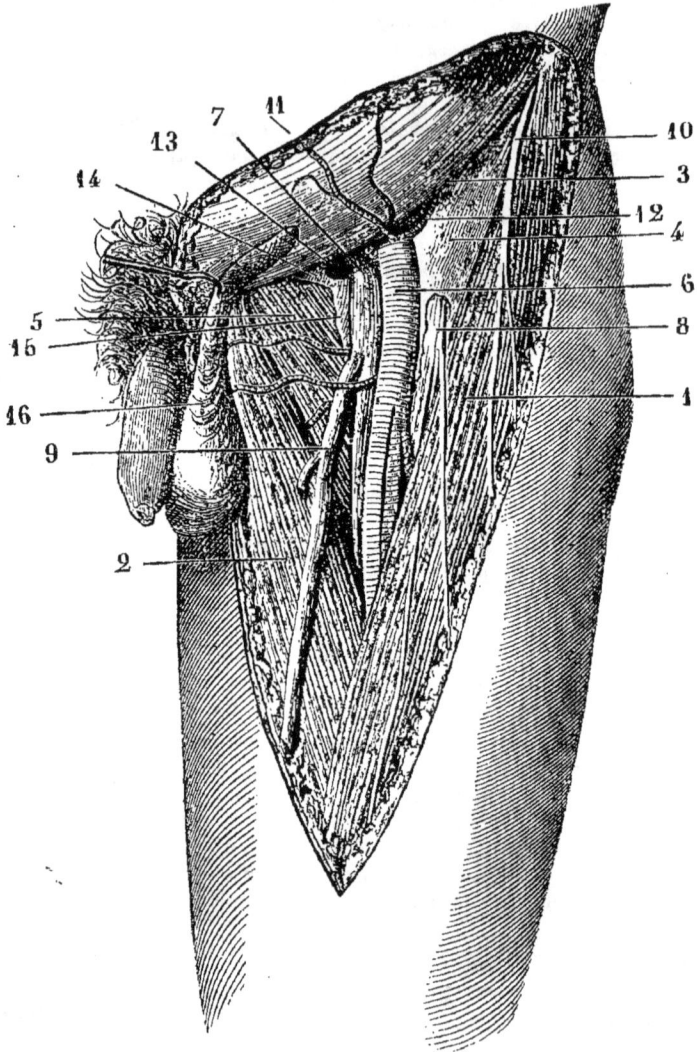

FIG. 292. — Artère fémorale dans le triangle de Scarpa.

1. Couturier. — 2. Premier adducteur. — 3. Arcade crurale. — 4. Psoas-iliaque recouvert de son aponévrose. — 5. Pectiné. — 6. Artère fémorale. — 7. Veine fémorale. — 8. Nerf crural. — 9. Veine saphène interne. — 10. Nerf fémoro-cutané. — 11. Artère sous-cutanée abdominale. — 12. Artère circonflexe iliaque. — 13. Anneau crural. — 14. Ligament de Gimbernat. — 15. Portion du feuillet profond de l'aponévrose fémorale recouvrant le pectiné, formant la paroi postérieure du canal crural, et se confondant avec le ligament de Gimbernat et le ligament pubien. — 16. Cordon spermatique, vers lequel se dirigent les artères honteuses externes.

de la base vers le sommet de ce triangle, reposant dans une gouttière que lui forment principalement le pectiné en arrière et le psoas-iliaque en dehors. Un peu plus bas, au sommet du triangle, elle est recouverte par le couturier, qui croise sa direction, et qu'on a appelé son muscle satellite. Ce muscle est placé en dehors de l'artère à sa partie supérieure, où il constitue le bord externe du triangle de Scarpa ; plus bas, il est placé au-devant de ce vaisseau ; plus bas encore, en dedans. Au-dessous du triangle de Scarpa, dans tout le reste de son étendue, l'artère fémorale est située au fond d'une gouttière que forment le vaste interne en avant et les trois adducteurs en arrière. Je ferai remarquer que le second ou moyen adducteur, situé derrière le premier, n'est pas directement en contact avec l'artère.

3° *Avec les aponévroses.* Depuis son origine jusqu'à sa terminaison, l'artère fémorale est contenue dans la gaine des vaisseaux fémoraux. A sa terminaison, elle est entourée par un canal de quelques centimètres de longueur qui fait suite à cette gaine, et qu'on appelle improprement *anneau du troisième adducteur.* Dans le triangle de Scarpa, l'artère n'est séparée de la peau que par le feuillet superficiel de l'aponévrose fémorale et quelques ganglions lymphatiques superficiels.

4° *Avec les vaisseaux.* La veine fémorale l'accompagne dans toute son étendue. A la partie supérieure, la veine est interne ; plus bas, elle devient postérieure, pour se diriger ensuite vers le côté externe. L'artère fémorale est accompagnée par les vaisseaux lymphatiques profonds qui l'entourent.

5° *Avec les nerfs.* Le nerf crural, dans le triangle de Scarpa, est séparé de l'artère par la bandelette ilio-pectinée et par l'aponévrose du muscle psoas, dans la gaine duquel ce nerf est situé. Un peu plus bas, avant de sortir du triangle de Scarpa, une branche du nerf crural, le nerf saphène interne, vient s'accoler à l'artère et se placer sur sa face antérieure, qu'elle croise un peu obliquement. Le nerf accessoire du saphène interne lui est aussi accolé dans une partie de son étendue.

Dans son trajet, l'artère fémorale fournit six branches ; cinq naissent dans le triangle de Scarpa, la sixième prend naissance au-dessous. Les premières sont : la sous-cutanée abdominale, les honteuses externes supérieure et inférieure, la fémorale profonde et la musculaire superficielle. La sixième est constituée par la grande anastomotique ou première articulaire supérieure et interne.

Tableau des branches de la fémorale.

Cinq naissent dans le triangle de Scarpa.	Sous-cutanée abdominale.	
	Honteuse externe supérieure	Rameau pubien. Rameau scrotal.
	— — inférieure	Rameau pubien. Rameau scrotal.
	Fémorale profonde. . . .	Circonflexe interne. Circonflexe externe. Perforantes.
Une au-dessous.	Musculaire superficielle ou artère du triceps. Grande anastomotique ou première articulaire supérieure et interne.	

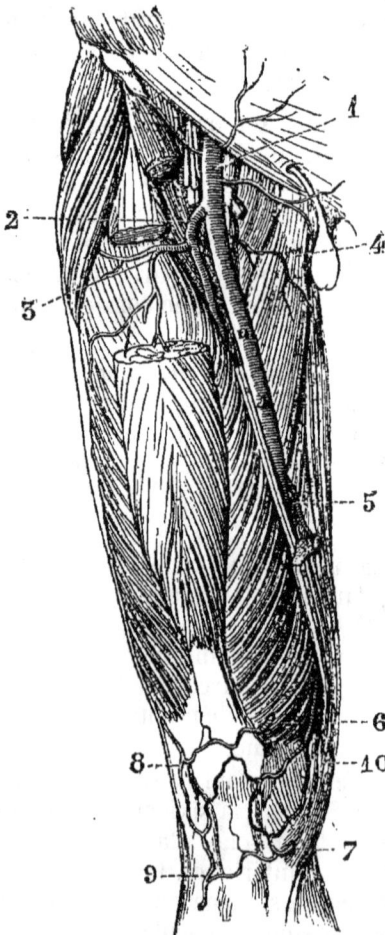

Fig. 293. — Artère fémorale et artères articulaires du genou.

1. Artère fémorale et veine fémorale. — 2. Artère fémorale profonde. — 3. Artère du triceps venant d'un tronc commun avec la fémorale profonde. — 4. Artère honteuse externe inférieure ; la supérieure est au-dessus. — 5. Artère grande anastomotique. — 6. Artère articulaire supérieure et interne. — 7. Artère articulaire inférieure et interne. — 8. Artère articulaire supérieure et externe. — 9. Artère articulaire inférieure et externe. — 10. Très riche réseau artériel situé au-devant du genou. On voit aussi, à la partie supérieure, deux artères sans indice : la sous-cutanée abdominale et la honteuse externe supérieure.｝

1° L'artère sous-cutanée abdominale (fig. 292) naît immédiatement au-dessous de l'arcade fémorale et se porte obliquement en haut et en dedans vers l'ombilic. Elle est située dans le tissu cellulaire sous-cutané.

Cette artère présente de grandes variétés de volume; elle existe chez tous les sujets.

Elle se jette dans les ganglions lymphatiques de l'aine et dans la peau de la région hypogastrique.

2° La **honteuse externe supérieure** (fig. 293) est située dans le tissu cellulaire sous-cutané. Elle se porte en dedans, et donne un rameau à la peau qui recouvre le pubis et un rameau à la peau du scrotum et de la verge chez l'homme, de la grande lèvre chez la femme.

3° La **honteuse externe inférieure** (fig. 293), venue quel- quefois de la fémorale profonde et située sous l'aponévrose, pré-

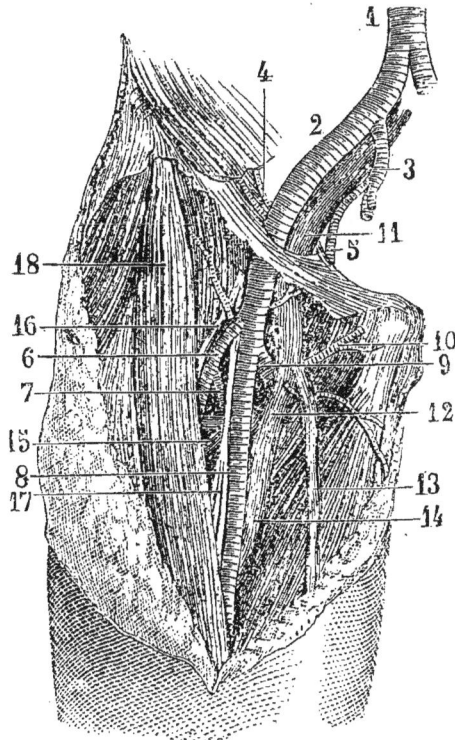

Fig. 294. — Anomalies de la circonflexe iliaque et de la circonflexe externe.

1. Iliaque primitive. — 2. Iliaque externe. — 3. Iliaque interne. — 4. Circonflexe iliaque bifurquée dès son ori- gine. — 5. Obturatrice. — 6. Circonflexe externe anor- male. — 7. Un de ses ra- meaux. — 8. Fémorale. — 9. Fémorale profonde. — 10. Honteuses externes. — 11. Veine iliaque externe. — 12, 14. Veine fémorale. — 13. Veine saphène interne — 15, 16, 17. Rameaux nerveux fournis par le crural. — 18. Couturier.

sente la même direction et la même division que la précédente; elle passe dans la concavité de l'anse que décrit la veine saphène interne au moment où elle se jette dans la veine fémorale Ces deux artères s'anastomosent largement avec les autres artères du cordon spermatique et du scrotum.

4° La fémorale profonde (fig. 293, 2) prend naissance à 4 centimètres au-dessous de l'arcade crurale ; elle se porte en arrière et en bas sur la partie postérieure du premier adducteur. Elle passe également en arrière du second adducteur et en avant du troisième jusque vers le milieu de la cuisse, où elle traverse

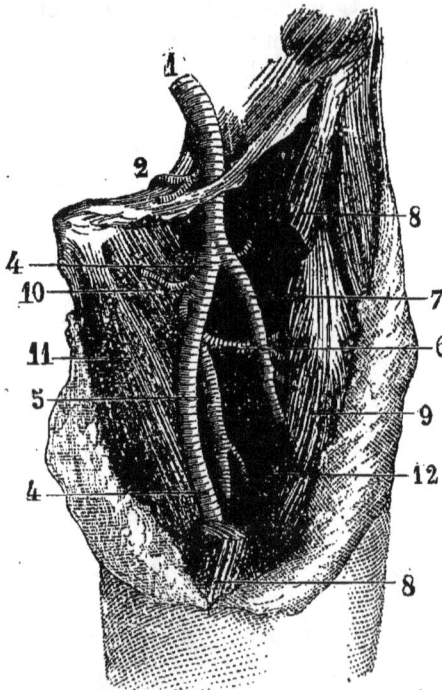

FIG. 295. — Anomalies d'origine de l'obturatrice et de la circonflexe externe.

1. Artère iliaque externe. — 2. Obturatrice venant d'un tronc commun avec l'épigastrique. — 4, 4. Artère fémorale. — 5. Fémorale profonde. — 6. Circonflexe externe venant de la fémorale. — 7. Artère du triceps. — 8, 8. Couturier. — 9. Droit antérieur. — 10. Pectiné. — 11. Premier adducteur.

l'insertion du grand adducteur au fémur, pour se terminer dans les muscles qui forment le côté supérieur du creux poplité. Elle fournit les *circonflexes* et les *perforantes*.

Dans son trajet, cette artère est dirigée verticalement ; elle est située au voisinage du fémur.

La *circonflexe interne* ou *postérieure* naît à la partie supérieure de la fémorale profonde, se porte entre le pectiné et le col du fémur, contourne la face postérieure du col et vient se terminer dans la région trochantérienne en une foule de petites branches, dont les unes, ascendantes, se distribuent aux muscles de la région, et dont les autres, descendantes, se terminent dans les muscles postérieurs de la cuisse.

Parmi ces nombreuses branches, on en remarque une *articulaire*, qui glisse sous le col du fémur et qui pénètre dans l'articulation en passant sous le pont fibro-cartilagineux formé par le sourcil cotyloïdien et situé au niveau de l'échancrure ischio-pubienne. Cette branche traverse le ligament rond et se termine dans la tête du fémur. On y remarque aussi de nombreuses branches pour le périoste et l'os.

Fig. 296. — Anomalie d'origine de la circonflexe interne.

1. Artère iliaque externe. — 2. Tronc commun des trois artères suivantes. — 3. Obturatrice. — 4. Epigastrique. — 5. Circonflexe interne anormale. — 6. Artère fémorale. — 7. Circonflexe externe. — 8. Fémorale profonde. — 9. Veine iliaque externe. — 10. Veine saphène interne. — 11. Couturier. — 12. Premier adducteur. — 13. Arcade crurale.

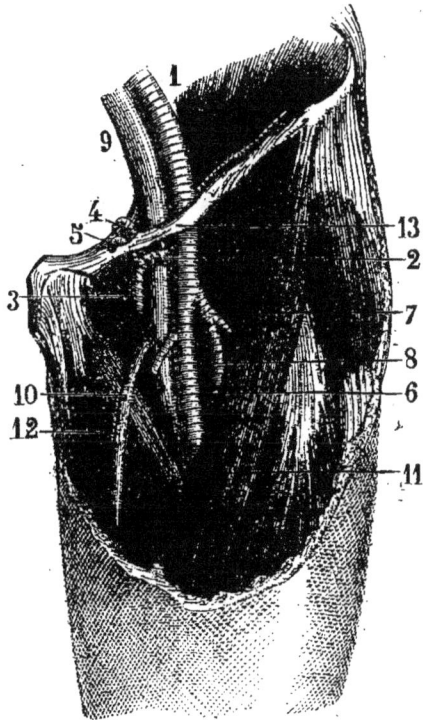

L'artère circonflexe interne s'anastomose à sa terminaison avec l'obturatrice, la première perforante et la circonflexe externe.

La *circonflexe externe* ou *antérieure*, plus petite, naît à peu près au même niveau. Elle se porte entre le psoas-iliaque et le droit antérieur, et donne une branche pour les muscles tenseur du fascia lata et fessiers; puis, elle contourne le grand trochanter et se divise en un grand nombre de branches, qui s'anastomosent avec les divisions terminales de la circonflexe postérieure.

Les circonflexes sont fournies quelquefois par le tronc de la fémorale.

Les *perforantes*, au nombre de deux, trois ou quatre, naissent à différentes hauteurs et traversent le muscle grand adducteur au niveau de ses insertions fémorales. Elles se divisent sur la face postérieure du grand adducteur, en arrière du fémur, et s'anastomosent entre elles en formant une série d'arcades. La première perforante, la plus volumineuse, s'anastomose vers le grand trochanter avec la circonflexe interne et l'ischiatique. Ces nombreuses artères prennent un développement considérable à la face postérieure de la cuisse, lorsqu'on porte une ligature sur le tronc de l'artère fémorale.

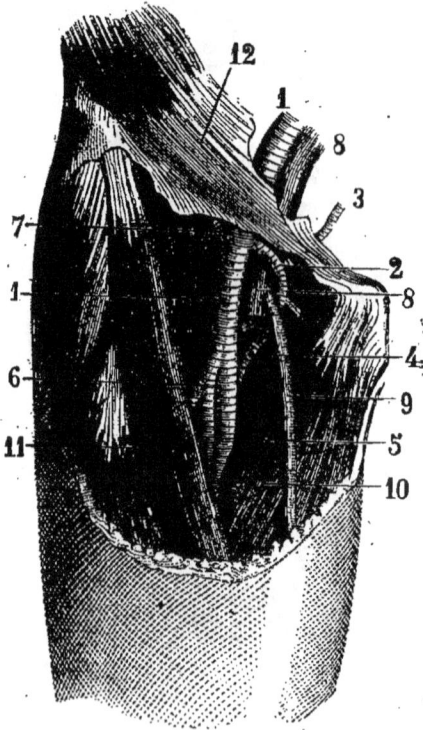

Fig. 297. — Anomalie d'origine de la circonflexe interne.

1. Artère iliaque externe. — 1'. Fémorale. — 2. Circonflexe interne anormale. — 3, 4. Epigastrique et circonflexe interne venant d'un tronc commun. — 5. Fémorale profonde. — 6. Circonflexe externe. — 7. Circonflexe iliaque. — 8. Veine iliaque externe. — 8'. Veine fémorale. — 9. Veine saphène interne. — 10. Premier adducteur. — 11. Couturier. — 12. Arcade fémorale.

5° La **musculaire superficielle** ou **du triceps** (fig. 293, 3) vient du tronc de la fémorale dans le triangle de Scarpa. Très souvent, elle naît d'un tronc commun avec la fémorale profonde, se porte directement en avant et en bas, et se termine dans les trois portions du muscle triceps. Elle donne aussi quelques branches au psoas-iliaque et au tenseur du fascia lata.

Les rameaux les plus considérables se terminent dans le vaste interne.

6° La **grande anastomotique** ou **première articulaire su-**

périeure et interne (fig. 293, 6) naît à la terminaison de l'artère fémorale, quelquefois à l'origine de la poplitée ; elle se porte en bas et en avant, au-dessous du grand adducteur, et fournit des branches périostiques pour l'extrémité inférieure du fémur, une branche musculaire pour le vaste interne, un rameau accompagnant le nerf saphène interne, et une branche superficielle se portant à la partie interne et antérieure de la rotule pour concourir à la formation d'un riche réseau artériel qui sera décrit avec les branches de la poplitée. Cette artère est encore désignée sous le nom de première articulaire supérieure et interne.

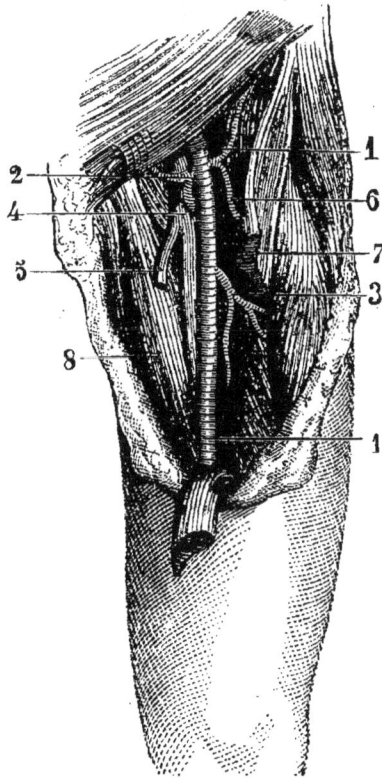

FIG. 298. — Anomalies d'origine des circonflexes.

1, 1. Artère fémorale. — 2. Tronc commun à l'épigastrique et à la circonflexe interne anormale. — 3. Artère du triceps. — 4. Veine fémorale. — 5. Veine saphène interne — 6. Circonflexe externe anormale — 7. Couturier. — 8. Premier adducteur.

Anomalies de l'artère fémorale et de ses branches.

Au point de vue chirurgical, on considère comme le tronc de la fémorale l'artère qui s'étend de l'iliaque externe à l'origine de la fémorale profonde, et l'on réserve le nom de fémorale superficielle à l'artère fémorale, depuis l'origine de la fémorale profonde jusqu'à l'anneau du grand adducteur. Ordinairement, la fémorale profonde naît à 4 centimètres au-dessous de l'arcade crurale, mais il est fréquent de la voir naître plus haut ou plus bas. Le plus souvent, cette origine a lieu plus haut, et il n'est pas rare de la constater même au-dessus de l'arcade crurale.

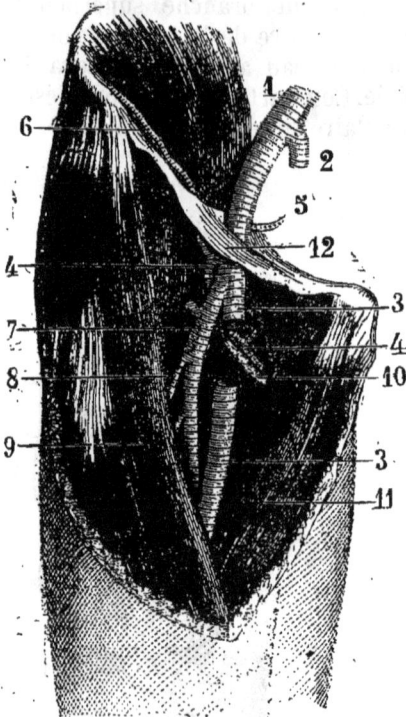

Fig. 299. — Anomalie d'origine de la circonflexe interne.

1. Iliaque externe.— 2 Iliaque interne. — 3, 3. Fémorale. — 4, 4. Circonflexe interne anormale. — 5. Epigastrique. — 6. Circonflexe iliaque. — 7. Fémorale profonde. — 8. Branche de la fémorale profonde. — 9. Couturier. — 10. Pectiné. — 11. Premier adducteur.

De nombreuses anomalies se rencontrent dans l'origine des branches de la fémorale superficielle et de la fémorale profonde. Ainsi, il n'est pas rare de voir, comme dans les figures 294 et suivantes, les circonflexes naître de la fémorale. Les figures 296 et 299 montrent, en outre, des anomalies de direction relatives à ces artères.

Disons enfin que le tronc de la fémorale peut lui-même manquer; on l'a vu remplacé par l'artère ischiatique considérablement grossie.

II. — ARTÈRE POPLITÉE.

Dissection. — Pour disséquer le tronc de l'*artère poplitée*, faites une incision verticale sur le milieu du creux poplité et deux incisions horizontales aux extrémités de la première, chacune à quatre travers de doigt de l'interligne articulaire. Incisez l'aponévrose, écartez le biceps, le plantaire grêle en dehors, le demi-tendineux, le demi-membraneux et le jumeau interne en dedans, au moyen d'érignes; enlevez le tissu cellulo-graisseux de la région poplitée. Vous verrez ensuite un gros nerf, que vous attirerez en dehors; au-dessous de lui, vous trouverez une veine très adhérente à l'artère; écartez-la dans le même sens. Enfin, vous trouverez l'artère, dont vous étudierez les rapports.

Il faudra procéder autrement pour les branches.

Pour préparer les *jumelles*, détachez l'insertion condylienne du jumeau interne; séparez ce muscle du soléaire et renversez-le en dehors; vous verrez les deux jumelles à la face profonde des jumeaux.

Pour suivre les *articulaires supérieures*, il faut diviser le biceps, le demi-membraneux et le demi-tendineux vers le tiers inférieur de la cuisse, et renverser en bas le bout inférieur de ces muscles. Les artères articulaires étant ainsi découvertes, il est facile de les suivre sur le condyle du fémur correspondant.

Les *articulaires inférieures* seront suivies avec ménagement après avoir détaché les jumeaux et le plantaire grêle de leur insertion fémorale; on les verra glisser sur le muscle poplité, puis s'insinuer entre les os de la jambe et les ligaments latéraux du genou.

Si les artères sont bien injectées et si l'on veut préparer leur réseau terminal, on enlèvera complètement la peau du genou, et l'on verra que six artères convergent vers la rotule: les quatre articulaires de la poplitée, la grande anastomotique de la fémorale, et la récurrente tibiale antérieure de la tibiale.

Les *articulaires moyennes* ne peuvent être vues qu'après avoir séparé le genou, comme dans la préparation de l'articulation, et scié verticalement le fémur en deux moitiés latérales par un trait de scie tombant dans l'articulation.

Cette artère est située très profondément dans la région poplitée. Elle prend naissance à l'anneau du troisième adducteur et se termine à l'anneau du soléaire, où elle se bifurque en tibiale antérieure et en tronc tibio-péronier. Dans sa moitié supérieure, elle est oblique de haut en bas et de dedans en dehors; dans sa moitié inférieure, elle est verticale.

Rapports. — En *avant* et de haut en bas, elle est en contact avec le fémur, le ligament postérieur de l'articulation du genou et le muscle poplité; en *arrière*, elle est en rapport avec une grande quantité de tissu cellulaire graisseux qui remplit le losange poplité, et avec les muscles qui limitent ce losange: le jumeau interne, en se réunissant à angle aigu au jumeau externe et au plantaire grêle, la recouvre en bas; le biceps, en s'accolant à angle aigu au demi-tendineux et au demi-membraneux, la recouvre en haut. Il résulte de la direction oblique de la moitié supérieure de l'artère que le demi-membraneux la recouvre immédiatement, et que le biceps n'est pas directement en contact avec elle.

Rapports avec la veine et le nerf. — La veine poplitée suit la direction de l'artère. Elle est placée en dehors et la recouvre en partie. Le nerf sciatique poplité interne est placé en dehors de la veine et la recouvre un peu, de sorte que les deux vaisseaux et le nerf sont superposés d'avant en arrière et de dedans en dehors. Le nerf n'accompagne pas les vaisseaux dans toute leur étendue. En effet, dans la moitié supérieure, ils se séparent à angle aigu, le nerf se portant vers le grand nerf sciatique à la partie postérieure de la cuisse, tandis que les vaisseaux se dirigent obliquement en dedans vers l'anneau du troisième adducteur.

L'artère poplitée fournit deux branches terminales au niveau de l'anneau du soléaire : la tibiale antérieure et la tibio-péronière ou tronc tibio-péronier. Dans son trajet, elle fournit plusieurs branches collatérales, au nombre de sept : l'articulaire supérieure et interne, l'articulaire supérieure et externe, l'articulaire moyenne, l'articulaire inférieure et interne, l'articulaire inférieure et externe, et les jumelles.

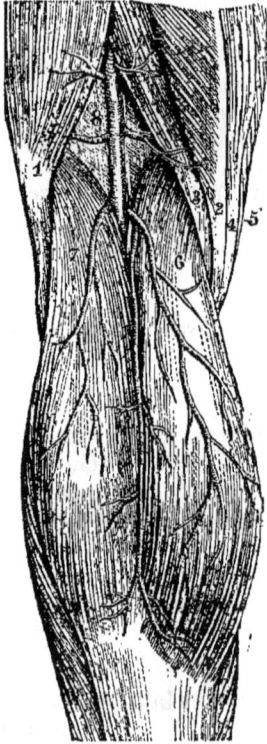

Fig. 300. — Artère poplitée et ses branches.

1. Biceps. — 2. Demi-membraneux — 3. Demi-tendineux. — 4 Droit interne. — 5. Couturier. — 6 Jumeau interne. — 7. Jumeau externe. — 8. Artère poplitée et ses branches.

Tableau des branches de la poplitée.

Branches collatérales.	Articulaire supérieure et interne.
	— supérieure et externe.
	— moyenne.
	— inférieure et interne.
	— inférieure et externe.
	Jumelles.
Branches terminales	Tibiale antérieure.
	Tibio-péronière.

1° L'articulaire supérieure et interne, née de la partie supérieure de la poplitée, tantôt isolément, tantôt par un tronc commun avec la suivante, se dirige en dedans et un peu en bas ; elle contourne le condyle interne du fémur au-dessous du vaste interne et se divise en deux rameaux : un rameau profond pour l'extrémité inférieure du fémur et le vaste interne, et un rameau superficiel anastomotique qui se porte au-devant de la rotule, où il s'anastomose avec les autres articulaires. Cette artère passe au-dessous des tendons des muscles demi-tendineux et demi-membraneux. Elle est la *deuxième articulaire supérieure et interne*, lorsqu'on nomme première la grande anastomotique de la fémorale.

2° L'articulaire supérieure et externe naît au même niveau que la précédente ; elle se porte en dehors, en avant et en bas, contourne le condyle externe du fémur, en passant au-dessous du biceps, et donne deux rameaux : l'un profond, pour l'extrémité inférieure du fémur et le vaste externe ; l'autre anastomotique, qui se porte au-devant de la rotule, où il s'anastomose avec les autres articulaires.

3° L'articulaire moyenne prend naissance à la partie antérieure et moyenne de la poplitée et se divise en un certain nombre de rameaux, qui, traversant d'arrière en avant le ligament postérieur de l'articulation du genou, se distribuent aux parties molles de l'articulation, et surtout à l'extrémité inférieure du fémur. Très souvent, elle naît de la poplitée par plusieurs rameaux.

4° L'articulaire inférieure et interne (fig. 301, 4) tire son origine de la partie inférieure de la poplitée, et se porte en dedans en contournant la tubérosité interne du tibia, qu'elle ne quitte pas. Elle passe sous le ligament latéral interne du genou avec le faisceau antérieur du muscle demi-membraneux. Elle donne ensuite des branches profondes au périoste du tibia, et une plus volumineuse à la peau qui recouvre la rotule. Cette dernière s'anastomose avec les autres articulaires, principalement avec l'articulaire inférieure et externe, et avec la récurrente tibiale antérieure.

5° L'articulaire inférieure et externe (fig. 301, 3) naît au même niveau que la précédente ; elle se porte sous le ligament latéral externe du genou et le tendon du biceps, et contourne la tubérosité externe du tibia. Elle fournit ensuite un rameau profond au périoste du tibia, et un plus volumineux à la peau qui recouvre la rotule.

La rotule est recouverte par un riche réseau artériel que constituent les deux articulaires supérieures, les deux articulaires

inférieures, la grande anastomotique et la récurrente tibiale
antérieure. Ces artères s'anastomosent toutes entre elles et fournissent des rameaux à la peau, à la rotule, à la bourse séreuse
prérotulienne et à la partie antérieure de la synoviale.

6° Les **jumelles** naissent le plus souvent par un tronc commun,
à la partie moyenne et postérieure de la poplitée; la jumelle
interne se distribue à la face profonde du jumeau interne, tandis
que la jumelle externe se rend à celle du jumeau externe. Un
petit rameau accompagne ordinairement le nerf saphène externe
entre les deux jumeaux.

III. — ARTÈRE TIBIALE ANTÉRIEURE (fig. 301, 1).

Les auteurs décrivent ordinairement la pédieuse après la tibiale
antérieure; puis, ils reprennent les artères postérieures de la
jambe, pour terminer par les plantaires. Cette façon de procéder
indique nettement que le tronc antérieur est destiné aux régions
antérieure de la jambe et dorsale du pied, tandis que le postérieur
se termine dans les régions postérieure de la jambe et plantaire.

Je préfère décrire séparément les artères de la jambe et du
pied : l'élève retiendra mieux, je crois, quelles sont les artères
de chacun de ces segments du membre inférieur.

Les artères de la jambe sont nombreuses. Elles sont fournies :
en avant, par la tibiale antérieure et ses branches; en arrière,
par le tronc tibio-péronier, la tibiale postérieure, la péronière et
leurs branches collatérales.

L'artère tibiale antérieure est située au-devant du ligament interosseux, à la région antérieure de la jambe. Elle s'étend de
l'anneau du soléaire au bord inférieur du ligament annulaire
antérieur du tarse, où elle prend le nom de *pédieuse*. Elle est
dirigée obliquement de haut en bas, et un peu de dehors en
dedans.

Tableau des artères de la jambe.

Tibiale antérieure...	Collatérales.	Récurrente tibiale antérieure. Malléolaire interne. Malléolaire externe.				
	Terminale.	Pédieuse.				
Tronc tibio-péronier.	Collatérales.	Périostiques. Musculaires. Osseuses.				
	Terminales.	Péronière.	Collatérales.	Musculaires. Osseuses.		
			Terminales.	Antérieure. Postérieure.		
		Tibiale posté-rieure.	Collatérales.	Musculaires. Osseuses.		
			Terminales.	Plantaire interne. Plantaire externe.		

Dissection. — Pour préparer l'artère tibiale antérieure, faites une incision étendue du tubercule du jambier antérieur, ou de Gerdy, à la partie moyenne et antérieure de l'articulation tibio-tarsienne. Aux extrémités de cette incision, faites-en deux horizontales. Renversez les lambeaux, disséquez la face antérieure des muscles, et pénétrez profondément entre le jambier antérieur et les extenseurs. Ecartez alors les muscles avec des érignes, le jambier antérieur sera porté en dedans et les extenseurs en dehors. Vous verrez alors la tibiale antérieure avec son nerf et ses deux veines satellites, ainsi que les nombreux rameaux qu'elle fournit aux muscles et au tibia.

Vous trouverez la *récurrente tibiale antérieure* tout à fait en haut, se dirigeant vers la rotule, après avoir détaché l'insertion supérieure du jambier antérieur dans une étendue de quelques centimètres.

Vous chercherez les *malléolaires* un peu au-dessus des malléoles, vous les trouverez en écartant les tendons des muscles de la région.

Rapports. — Après son origine, cette artère traverse le ligament interosseux d'arrière en avant à son extrémité supérieure ; elle s'applique à la face antérieure de ce ligament, qu'elle quitte au tiers inférieur de la jambe pour se placer sur la face externe du tibia. Elle est fixée contre le ligament par une mince aponévrose, qui rend quelquefois difficile la recherche du bout supérieur de l'artère dans l'amputation de la jambe. Deux veines tibiales antérieures accompagnent l'artère, qui est située au milieu. Le nerf tibial antérieur l'accompagne aussi. Ce nerf est situé en dehors de l'artère à la partie supérieure, en avant un peu au-dessous de la partie moyenne, et en dedans à la partie inférieure. Dans son trajet, l'artère tibiale antérieure est située au fond de l'interstice celluleux qui sépare le jambier antérieur de l'extenseur commun des orteils en haut, et plus bas, de l'extenseur propre du gros orteil. Le tendon de ce muscle, au niveau de l'articulation tibio-tarsienne, passe dans la même gaine fibreuse que l'artère et les deux veines, au-devant de ces vaisseaux. On trouve quelquefois une mince cloison fibreuse entre le tendon et les vaisseaux.

La tibiale antérieure, qui se continue dans le pied sous le nom de pédieuse, fournit trois branches collatérales: la récurrente tibiale antérieure, la malléolaire interne et la malléolaire externe.

1° La **récurrente tibiale antérieure** (fig. 304, 2) tire son origine de la tibiale antérieure au niveau de la partie supérieure du ligament interosseux; elle glisse contre la face externe du tibia, traverse les insertions supérieures du jambier antérieur, et se divise en rameaux périostiques pour le tibia et en rameaux anastomotiques, qui se portent au-devant de la rotule pour concourir à la formation du réseau artériel formé par les artères articulaires.

18*

2° La malléolaire interne (fig. 301, 5) naît de la tibiale, à 2 ou 3 centimètres au-dessus de l'articulation, passe au-dessous du tendon du jambier antérieur, se porte en bas et en dedans vers la malléole interne, et se divise à ce niveau en un grand nombre de petits rameaux qui se terminent dans la malléole interne, la partie interne de l'articulation tibio-tarsienne et les parties molles qui l'avoisinent. Elle s'anastomose avec la terminaison des péronières antérieure et postérieure et avec des rameaux de la plantaire interne.

3° La malléolaire externe (fig. 301, 6) prend naissance un peu plus haut que la précédente et se porte en serpentant vers la malléole externe, à laquelle elle se distribue, de même qu'aux parties molles qui l'entourent. Quelques rameaux se portent vers la partie externe du talon. Ces rameaux calcanéens passent au-dessous des tendons des péroniers latéraux, et s'anastomosent avec des branches de la péronière postérieure, de la plantaire externe et de la tibiale postérieure. Quelques-uns de ces derniers s'insinuent entre le tendon d'Achille et l'articulation tibio-tarsienne.

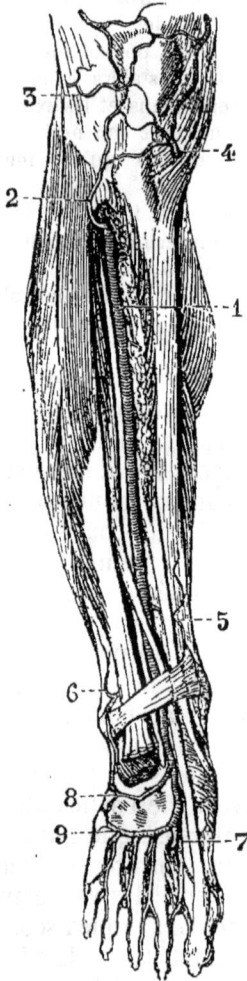

FIG 301. — Artère tibiale antérieure et artère pédieuse.

1. Tibiale antérieure. — 2. Récurrente tibiale antérieure. — 3. Articulaire inférieure et externe. — 4. Articulaire inférieure et interne s'anastomosant avec les articulaires supérieures. — 5. Malléolaire interne. — 6. Malléolaire externe. — 7. Terminaison de la pédieuse traversant l'extrémité postérieure du premier espace interosseux. — 8. Dorsale du tarse. — 9. Dorsale du métatarse fournissant les perforantes et les interosseuses dorsales.

L'artère malléolaire, à son origine, passe entre les tendons des muscles extenseurs, qui sont en avant des os, et le ligament interosseux, qui se trouve en arrière; elle s'anastomose à ce niveau avec la dorsale du tarse venue de la pédieuse, et avec la terminaison des péronières.

La malléolaire externe vient quelquefois de la péronière antérieure. Dans certains cas, elle naît par deux racines, de la péronière et de la tibiale antérieure.

Elle présente de nombreuses variétés sous le rapport de la direction et de la terminaison.

IV. — ARTÈRE TIBIO-PÉRONIÈRE.

Dissection. — Détachez le jumeau interne à son insertion au fémur; détachez le soléaire à la face postérieure du tibia et à la ligne oblique du même os. Lorsque vous approcherez de l'anneau du soléaire, vous redoublerez de précaution. L'anneau étant ouvert, vous renverserez le jumeau interne et le soléaire en dehors : vous apercevrez alors le tronc tibio-péronier, les veines qui l'accompagnent et le nerf tibial postérieur.

Branche de bifurcation de la poplitée. Elle se porte en bas entre le soléaire, qui est situé en arrière, le jambier postérieur et le fléchisseur commun des orteils, qui sont en avant. Elle présente une longueur de 2 à 3 centimètres; elle est rarement plus longue.

L'artère tibio-péronière est accompagnée par deux veines et par le nerf tibial postérieur, qui est situé en arrière de l'artère.

Cette artère se termine en se divisant en tibiale postérieure et péronière. Elle donne plusieurs branches collatérales, périostiques, musculaires et osseuse.

Les *branches périostiques* et *musculaires*, irrégulières, se portent dans les muscles et le périoste.

La *branche osseuse* constitue l'artère nourricière du tibia; elle pénètre dans le trou nourricier de cet os, trou considérable, situé à 2 ou 3 centimètres au-dessous de la ligne oblique du tibia.

V. — ARTÈRE PÉRONIÈRE (fig. 302, 3).

Dissection. — Pour préparer l'artère péronière, faites sur le calcanéum une section verticale qui tombe en avant du tendon d'Achille. Relevez alors le fragment postérieur de cet os avec le tendon d'Achille; séparez le soléaire des muscles profonds, tirez avec force sur les muscles qui constituent le triceps sural, jusqu'à ce que vous soyez arrivé à la ligne oblique. Vous verrez alors l'origine de l'artère péronière dans une étendue de quelques centimètres. Pour la suivre plus loin, vous serez obligé, dans la plupart des cas, de disséquer dans la chair même du muscle fléchisseur propre du gros orteil, situé sur le péroné ; dans d'autres cas, vous la trouverez dans l'interstice celluleux qui sépare ce muscle du jambier postérieur.

La *péronière postérieure* sera suivie vers la partie postérieure de l'articulation tibio-tarsienne, sur le talon.

Pour disséquer la *péronière antérieure*, il faudra enlever tous les muscles antérieurs du cou-de-pied, car ces vaisseaux sont tous appliqués contre le squelette.

Née du tronc tibio-péronier, elle se porte en bas et en dehors, puis verticalement vers la partie inférieure de la jambe, en suivant la face postérieure du péroné. Elle est recouverte par le soléaire et, plus bas, par le fléchisseur propre du gros orteil, dans l'épaisseur duquel elle est le plus souvent située ; elle recouvre l'extrémité supérieure du jambier postérieur, et plus bas le ligament interosseux. Deux veines l'accompagnent.

Elle fournit des branches *musculaires* et *osseuses* qui n'ont pas reçu de noms particuliers, et qui se distribuent aux muscles voisins et à l'os. Elle se bifurque à la partie inférieure de la jambe, et quelquefois plus haut, en *péronière antérieure* et *péronière postérieure*.

La **péronière antérieure,** branche terminale, se porte vers la partie inférieure du ligament interosseux, qu'elle traverse d'arrière en avant, pour se porter au-devant de l'articulation tibio-tarsienne, où elle s'anastomose avec les malléolaires et la dorsale du tarse. Cette artère fournit quelquefois la pédieuse.

La **péronière postérieure**, branche terminale, se porte directement vers le talon et se perd dans les parties molles de cette région, en s'anastomosant avec des branches venues de la tibiale postérieure, des malléolaires, de la dorsale, du tarse et des plantaires.

VI. — ARTÈRE TIBIALE POSTÉRIEURE (fig. 302).

Dissection. — Vous pourrez employer ici le même procédé que pour l'artère tibio-péronière ou la péronière, à volonté ; celui qui consiste à scier le calcanéum et à tirer en haut le tendon d'Achille me paraît le plus convenable. Il faut ensuite diviser une aponévrose qui applique les vaisseaux de la région postérieure de la jambe contre les muscles profonds.

Cette artère, née du tronc tibio-péronier, continue sa direction et se porte verticalement en bas vers la face interne du calcanéum, où elle se bifurque. Dans son trajet, elle est placée entre deux veines de même nom et accompagnée par le nerf tibial postérieur, qui est superficiel. Un feuillet aponévrotique assez résistant l'applique contre les muscles de la couche profonde.

Elle est en rapport : en avant, avec le jambier postérieur dans ses deux tiers supérieurs, et plus bas, avec le fléchisseur commun

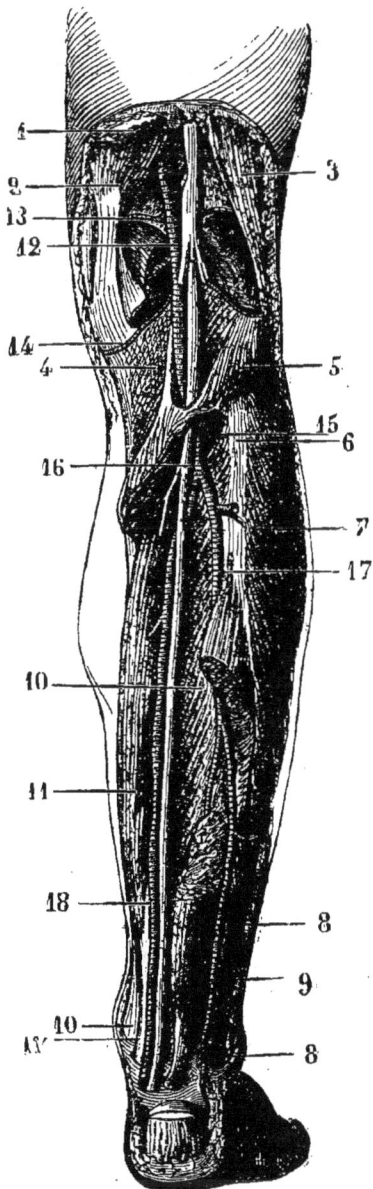

FIG. 302. — Artères po-
plitée et tibiale posté-
rieure.

1. Coupe du demi-tendineux.
— 2. Demi-membraneux. —
3. Biceps. — 4. Poplité. —
5. Coupe du soléaire à son insertion supérieure ; on voit l'anneau
du soléaire traversé par l'artère
et le nerf. — 6. Face postérieure
du péroné, dont on a enlevé le
soléaire. — 7. Long péronier latéral — 8. Court péronier latéral. — 9. Fléchisseur propre du
gros orteil. — 10. Jambier postérieur. — 10'. Son tendon. —
11. Fléchisseur commun des orteils. — 11'. Son tendon. —
12. Artère poplitée. — 13. Artère
articulaire supérieure et interne.
— 14. Artère articulaire inférieure et interne. — 15. Artère
tibiale antérieure avant son passage à travers le ligament interosseux. — 16. Artère tibio-péronière. — 17. Artère péronière.
— 18. Artère tibiale postérieure.

des orteils ; en arrière, avec le soléaire dans ses deux tiers supérieurs, et plus bas, avec l'aponévrose et la peau. Il n'est pas facile de sentir les battements de cette artère, parce que l'aponévrose présente une grande épaisseur au niveau de la moitié inférieure de la jambe. Dans sa portion sous-aponévrotique, cette artère longe le bord interne du tendon d'Achille, dont elle est séparée par un intervalle de quelques millimètres.

Au moment où elle va se bifurquer, l'artère tibiale postérieure est située, avec le nerf, dans le tissu cellulaire qui sépare le ligament annulaire interne du tarse des gaines tendineuses des muscles fléchisseur commun des orteils, jambier postérieur et fléchisseur propre du gros orteil.

Les branches musculaires et périostiques qu'elle fournit n'ont pas reçu de noms ; elles sont variables quant au volume, au nombre et à l'origine.

L'artère tibiale postérieure se bifurque, à la face interne du calcanéum, en plantaire interne et plantaire externe.

VII. — Artère pédieuse (fig. 303).

Les artères du pied sont au nombre de trois : la pédieuse, la plantaire interne et la plantaire externe.

Ces artères sont les branches terminales des artères de la jambe. La pédieuse fournit à la face dorsale du pied, et les plantaires à la face plantaire.

Tableau des artères du pied.

Pédieuse. . . .
- Terminales.
  - Interosseuse dorsale du premier espace.
  - Perforantes du premier espace.
- Collatérales.
  - Rameaux internes.
  - Dorsale du tarse. . .
    - Rameaux antérieurs.
    - Rameaux postérieurs.
    - Rameaux externes.
  - Dorsale du métatarse. .
    - Rameaux postérieurs.
    - Rameaux externes.
    - Rameaux interosseux.

Plantaire interne.
- Terminale.
  - Collatérale interne du gros orteil.
- Collatérales.
  - Musculaires.
  - Osseuses.

Plantaire externe.
- Rameaux musculaires.
- Rameaux perforants.
- Rameaux interosseux.

Dissection. — Faites une incision transversale au niveau du ligament annulaire antérieur du tarse, et une autre à la racine des orteils ; réunissez ces deux incisions par une autre, suivant l'axe du pied ; renversez les deux lambeaux et enlevez l'aponévrose dorsale du pied. Coupez les tendons de l'extenseur commun des orteils, au niveau de l'articulation tibiotarsienne, rejetez-en le bout inférieur en avant et en dehors ; détachez de ses insertions postérieures le muscle pédieux, et rejetez-le en avant et en dehors.

Cette artère est située sur la face dorsale du pied. Elle commence au-dessous du ligament annulaire antérieur du tarse, et se termine à l'extrémité *postérieure* du premier espace interosseux,

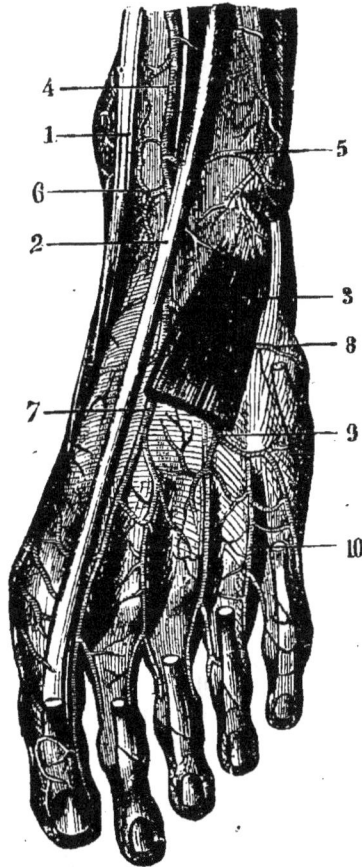

Fig. 303. — Artères de la face dorsale du pied.

1. Tendon du jambier antérieur. — 2. Tendon du fléchisseur propre du gros orteil. — 3. Muscle pédieux. — 4. Artère tibiale antérieure à sa terminaison. — 5. Malléolaire externe. — 6. Malléolaire interne. — 7. Pédieuse se terminant par l'interosseuse dorsale du premier espace. — 8. Dorsale du tarse. — 9. Dorsale du métatarse. — 10 Interosseuses dorsales du pied.

qu'elle perfore de haut en bas pour s'anastomoser à la plante du pied avec la terminaison de la plantaire externe. Elle se dirige d'arrière en avant et un peu de dehors en dedans.

Rapports. — Elle recouvre les os et les articulations correspondantes. Elle est recouverte par le bord interne du pédieux, qui est son muscle satellite. Elle est côtoyée en dedans par le tendon de l'extenseur propre du gros orteil. Deux veines l'accompagnent; l'artère est placée entre les deux. Deux aponévroses la

recouvrent : l'aponévrose dorsale du pied et un mince feuillet
plus profond qui applique l'artère contre les os. Le nerf tibial
antérieur est situé sur son côté interne.

L'artère pédieuse fournit de nombreux rameaux. Sur son bord
interne, elle donne plusieurs branches. Sur son bord externe, on
voit la dorsale du tarse et la dorsale du métatarse. Enfin, elle
donne souvent comme branche terminale l'interosseuse du premier espace.

1° Les **rameaux internes** sont petits et multiples ; ils se
portent sur le bord interne du pied, se distribuent aux parties
molles et aux os, et s'anastomosent avec les rameaux internes de
la plantaire interne.

2° La **dorsale du tarse** (fig. 303, 8) prend naissance à 2 ou
3 centimètres de l'articulation tibio-tarsienne, et se porte vers le
bord externe du pied. Cette artère est appliquée sur les os et les
articulations, et fournit de nombreux rameaux : les postérieurs
se portent vers la péronière antérieure et la malléolaire externe,
les antérieurs se rendent vers les rameaux de la dorsale du métatarse ; ceux qui naissent de la partie terminale de la dorsale du
tarse se portent en dehors et s'anastomosent avec des rameaux
de la plantaire externe. Cette artère présente de grandes variétés
de volume.

3° La **dorsale du métatarse** (fig. 303, 9), née de la pédieuse
avant sa terminaison, se dirige en dehors en décrivant une courbe
à concavité postérieure appelée *arcade dorsale du métatarse*.
Elle est placée sous le muscle pédieux, sur les os et les ligaments,
au niveau de l'extrémité postérieure des métatarsiens. Elle fournit des rameaux postérieurs peu importants qui se rendent aux
parties dures et molles de la région, et s'anastomosent avec la
dorsale du tarse. Les rameaux qui naissent de la partie antérieure
de cette artère se dirigent vers les trois derniers espaces interosseux, et constituent les *artères interosseuses dorsales* qui fournissent les branches collatérales interne et externe des orteils correspondants. Ces artères interosseuses reçoivent aux deux extrémités
de l'espace interosseux, qu'elles recouvrent, deux *artères perforantes* venues de la région plantaire. Les rameaux externes, fournis par la dorsale du métatarse, s'anastomosent sur le bord externe
du pied avec les rameaux externes de la plantaire externe.

4° Le **rameau terminal** (fig. 303, 10) constitue l'*artère interosseuse dorsale* du premier espace. Elle se comporte comme celles
qui naissent de la dorsale du métatarse. Ce rameau naît parfois
de la dorsale du métatarse.

Quelquefois, son rameau terminal fournit, en outre, la collatérale interne du gros orteil; enfin, dans quelques cas, elle fournit uniquement ce rameau.

VIII. — ARTÈRE PLANTAIRE INTERNE (fig. 304).

Dissection. — La même que pour la plantaire externe.

Plus petite que l'externe, cette artère tire son origine de la tibiale postérieure, au niveau de la face interne du calcanéum. Elle se porte directement en avant, entre les muscles de la région interne et ceux de la région moyenne du pied, puis se termine dans ces muscles. Dans quelques cas, elle se bifurque et fournit la collatérale interne du gros orteil. Elle donne de nombreux petits rameaux aux muscles et aux os de la région qu'elle parcourt. Par ses branches internes, elle s'anastomose avec les rameaux internes de la pédieuse. Du côté externe, elle s'anastomose avec la plantaire externe.

IX. — ARTÈRE PLANTAIRE EXTERNE (fig. 304).

Dissection. — Après avoir enlevé la peau et l'aponévrose de la plante du pied, d'après les règles que j'ai indiquées pour les muscles de cette région, on pratique la *coupe du calcanéum*. Pour cela, on coupe le tendon d'Achille et l'on fait tomber un trait de scie vertical, qui traverse le calcanéum et arrive au-devant de l'insertion des muscles sur les tubercules de cet os, en arrière de l'insertion de l'accessoire du long fléchisseur commun. On porte le fragment postérieur du calcanéum en avant, avec les muscles plantaires superficiels. Comme ceux-ci s'insèrent aussi sur les os qui constituent les bords du pied, on est quelquefois obligé d'avoir recours au scalpel pour achever de les séparer des muscles profonds. Les vaisseaux et les nerfs sont alors découverts, il ne s'agit plus que de les débarrasser du tissu cellulaire qui les entoure.

Si l'on ne veut pas sacrifier le tendon d'Achille, on peut scier le calcanéum obliquement d'arrière en avant et de haut en bas, en plaçant la scie transversalement sur le milieu de la face postérieure de cet os, et en faisant tomber le trait de scie sur le point déjà indiqué.

Née au même niveau que la précédente, cette artère se porte obliquement en avant et en dehors, entre l'accessoire et le court fléchisseur plantaire, puis elle décrit une courbe à concavité postérieure et interne, *arcade plantaire;* elle va se terminer à l'extrémité postérieure du premier espace interosseux, où elle reçoit la terminaison de la pédieuse. Cette courbe constitue l'arcade palmaire, répondant aux extrémités postérieures des métatarsiens et située entre ces os et toutes les parties molles de la plante du pied.

Dans son trajet, la plantaire externe donne naissance à un

grand nombre de branches musculaires, articulaires et osseuses. Elle fournit aussi les perforantes et les interosseuses plantaires.

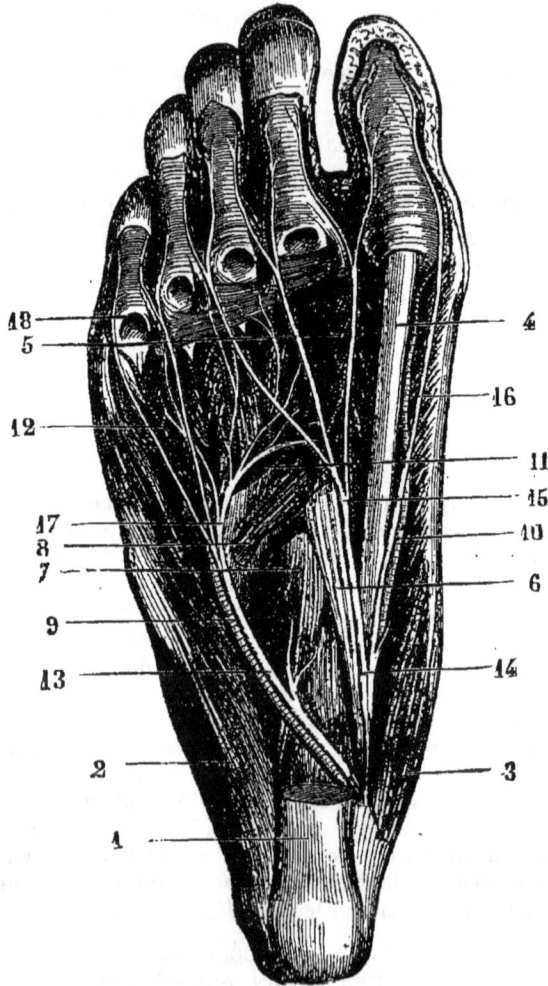

Fig. 304. — Artères plantaires. Région plantaire profonde.

1. Court fléchisseur plantaire. — 2. Abducteur du petit orteil. — 3. Abducteur du gros orteil — 4. Fléchisseur propre du gros orteil. — 5. Abducteur oblique du gros orteil. — 6. Tendon du fléchisseur commun des orteils coupé pour dégager les parties profondes. — 7. Accessoire du long fléchisseur commun. — 8. Tendon du long péronier latéral, profondément situé, avec sa gaine. — 9. Artère plantaire externe. — 10. Artère plantaire interne. — 11. Arcade plantaire. — 12. Artères interosseuses plantaires. — 13. Nerf plantaire externe. — 14. Nerf plantaire interne. — 15. Branche superficielle externe du plantaire interne. — 16. Branche superficielle interne du même nerf. — 17. Le nerf plantaire externe forme une arcade analogue à celle du nerf cubital, et fournit de nombreux rameaux aux muscles interosseux. — 18. Gaines dont on a extrait les tendons des fléchisseurs.

1° Les **branches osseuses et musculaires** se rendent dans les muscles des régions moyenne et externe du pied; quelques-unes naissent de l'arcade plantaire et se portent aux muscles profonds de la région plantaire. La plantaire externe fournit de nombreuses branches osseuses, pour les divers os du tarse.

2° Les **perforantes**, au nombre de trois, naissent de l'arcade plantaire et se portent sur la face dorsale du pied, où elles se réunissent aux interosseuses dorsales, après avoir perforé la partie postérieure des trois derniers espaces interosseux. La perforante du premier espace est constituée par la pédieuse, qui se porte en sens inverse, c'est-à-dire de haut en bas.

3° Les **interosseuses plantaires** (fig. 304), au nombre de quatre, naissent aussi de l'arcade plantaire et se portent en avant en longeant les espaces interosseux. Avant de se bifurquer, elles fournissent une *branche perforante antérieure*, qui se porte à la face dorsale du pied et s'anastomose avec l'interosseuse dorsale correspondante. Après avoir fourni cette perforante, les artères se bifurquent en collatérale interne et collatérale externe de l'espace interdigital correspondant. Souvent, la première interosseuse fournit la collatérale interne du gros orteil, de même que la collatérale externe du petit orteil vient quelquefois de la quatrième. Les artères collatérales du gros orteil et du petit orteil présentent de nombreuses anomalies d'origine.

CHAPITRE III.

DES VEINES [1].

Dissection. — Pour la dissection des veines, on se conformera aux préceptes que nous avons donnés en parlant des artères.

Tout le système veineux aboutit aux oreillettes du cœur : l'oreillette gauche reçoit les veines pulmonaires, tandis que la veine coronaire et les deux veines caves se jettent dans l'oreillette droite.

1. Pour l'étude des veines en général, voyez le tome Ier, *Système vasculaire*, et pour les applications pathologiques, ma *Pathologie et Clinique chirurgicales*, en deux volumes.

ARTICLE PREMIER

VEINES DE L'OREILLETTE GAUCHE.

Veines pulmonaires.

Les veines pulmonaires sont au nombre de quatre, deux pour chaque poumon. Elles sortent du hile de cet organe et soulèvent le feuillet viscéral du péricarde, pour se jeter : celles du côté droit par deux orifices séparés, à droite de l'oreillette gauche, près de la cloison ; celles du côté gauche, par deux orifices séparés aussi, à gauche de l'oreillette gauche. Il y a quelquefois cinq veines pulmonaires. Ces veines sont dépourvues de valvules.

Rapports. — Du hile du poumon à l'oreillette gauche, les veines pulmonaires ont une direction oblique : elles passent ordinairement entre la bronche et l'artère pulmonaire correspondante, de sorte que cette dernière est située en avant des veines. A droite, les veines pulmonaires sont encore en rapport, en avant, avec la veine cave supérieure, un peu au-dessus de l'artère pulmonaire.

ARTICLE SECOND

VEINES DE L'OREILLETTE DROITE.

I. — Veine coronaire.

La **veine coronaire** vient de l'épaisseur des parois du cœur. Ses branches suivent la direction et le trajet des artères coronaires ou cardiaques ; elles portent les mêmes noms et convergent vers la face postérieure de l'oreillette droite pour former un seul tronc, qui s'ouvre au-dessous et en dedans de la veine cave inférieure, tout près de la cloison. Son embouchure est pourvue de la *valvule de Thébésius*. Avant de s'ouvrir dans l'oreillette, elle présente une dilatation connue sous le nom de *sinus* de la veine coronaire.

II. — Veines caves.

Si l'on excepte le sang venant du poumon et du cœur, on remarque que toutes les autres veines se jettent dans deux troncs appelés veines caves supérieure et inférieure.

La **veine cave supérieure** reçoit le sang de toute la moitié du corps située au-dessus du diaphragme ; le sang de la moitié inférieure du corps se jette dans la **veine cave inférieure**. Le système des deux veines caves est parfaitement séparé. Il y a cependant dans les parois du tronc quelques communications capillaires qui, dans certaines maladies où la veine cave inférieure est comprimée, se dilatent et établissent une plus large communication entre les deux systèmes.

1° Système de la veine cave inférieure.

La *veine cave inférieure* porte au cœur le sang de toute la partie du corps située au-dessous du diaphragme. Nous diviserons toutes les veines qui s'y rendent en trois groupes, et nous décrirons séparément, après le tronc de cette veine : 1° les veines de l'abdomen ; 2° celles du bassin ; 3° celles du membre inférieur.

Tronc de la veine cave inférieure.

Le tronc de la veine cave inférieure s'étend de la quatrième vertèbre lombaire, où se réunissent les deux veines iliaques primitives, à l'oreillette droite du cœur. Cette veine, très volumineuse, est située au-devant de la colonne vertébrale.

Elle est en rapport : *en arrière*, avec les artères lombaires droites qui la séparent de la colonne vertébrale ; *en avant* et de bas en haut, avec le mésentère, l'intestin grêle, la troisième portion du duodénum, le pancréas, l'hiatus de Winslow, qui la sépare de la veine porte, le foie, et le diaphragme qu'elle traverse. Elle est appliquée contre la colonne vertébrale par le foie et le pancréas ; *à gauche*, elle est en rapport avec l'artère aorte ; *à droite*, avec le péritoine.

Après avoir traversé le centre aponévrotique du diaphragme, la veine cave inférieure soulève le feuillet séreux du péricarde dans une étendue de 1 à 2 centimètres, et se jette dans l'oreillette droite. Son embouchure est pourvue d'une valvule, *valvule d'Eustachi*. Cette valvule affecte la forme d'un croissant à concavité supérieure.

Dans les divers points de son étendue, la veine cave inférieure se présente avec des rapports bien différents.

1° Dans la portion thoracique, elle n'est en rapport avec le feuillet séreux du péricarde que par sa moitié antérieure. Au moment où elle traverse l'ouverture tendineuse du centre phrénique, ses parois sont adhérentes au diaphragme.

2° Dans la portion abdominale, la veine cave inférieure affecte des rapports particuliers avec le péritoine. Depuis son origine jusqu'à la troisième portion du duodénum, elle est recouverte par le péritoine sur ses faces droite et antérieure. Au-dessus de la troisième portion du duodénum, ses rapports avec le duodénum, le pancréas et le foie existent sans intermédiaire de péritoine.

La veine cave inférieure reçoit toutes les branches veineuses situées au-dessous du diaphragme. Ces branches, qu'on peut diviser en trois groupes, se jettent dans la veine cave inférieure de la manière suivante : 1° le sang de la veine porte traverse le foie et se jette dans la veine cave au moyen de vaisseaux appelés *veines sus-hépatiques* ; 2° les veines du membre inférieur et du bassin se réunissent pour former les deux troncs qui donnent naissance à la veine cave inférieure, *veines iliaques primitives* ; 3° enfin la veine cave reçoit dans son trajet une grande quantité de veines qui sont, en procédant de bas en haut, les veines *lombaires, spermatiques, rénales* et *diaphragmatiques inférieures.*

Le courant sanguin de la veine cave inférieure a une direction ascendante. Cette veine contient le sang veineux des membres inférieurs et du bassin, qui arrive à la veine cave par les iliaques primitives. Dans son trajet, elle reçoit le sang des parois abdominales et de la partie inférieure du rachis par les lombaires, du diaphragme par les diaphragmatiques, des testicules, des reins et du foie par les spermatiques, les rénales et les sus-hépatiques, chargées elles-mêmes du sang et de la veine porte.

Les *veines caves,* dans la portion qui avoisine le cœur, sont le siège d'une systole et d'une diastole isochrones à la systole et à la diastole auriculaires.

A. — Veines de l'abdomen.

Toutes les veines de l'abdomen se rendent dans la veine cave inférieure. Elles se divisent naturellement en deux groupes : l'un, formé par les veines venues de toute la portion sous-diaphragmatique du tube digestif et de ses annexes, constitue la veine porte ; il se jette dans la veine cave en formant les veines sus-hépatiques. L'autre est formé par les veines des parois de la cavité abdominale et par les veines des organes sécréteurs de l'urine et du sperme, c'est-à-dire des reins et des testicules. Ces veines se jettent dans la veine cave inférieure, sur les différents points de son étendue.

1. — Veine porte (fig. 305).

Dissection. — On suivra les préceptes donnés pour la dissection des artères des viscères de la digestion. Si l'on veut injecter la veine porte, il faut se rappeler que cette veine est dépourvue de valvules, et qu'elle peut être injectée de l'une des racines vers le tronc. Pour faire cette opération, on renverse l'intestin grêle sur le côté gauche, on déchire le feuillet droit du mésentère, et l'on pousse une injection dans l'un quelconque des rameaux veineux que l'on y rencontre, en se conformant aux règles générales que nous avons données pour les injections. (Voyez t. II, *Injections.*)

Le système de la veine porte (fig. 305), sans analogue dans l'économie, peut être comparé à un arbre dont les racines, venues du tube digestif, se réunissent pour former un tronc, et dont les branches se ramifient dans le foie.

La veine porte est une veine spéciale qui verse dans le foie le sang de toute la portion sous-diaphragmatique du tube digestif et de ses annexes, ou bien, si l'on veut, le sang de tous les organes contenus dans la cavité abdominale, excepté des reins.

Elle est complètement dépourvue de valvules, et le sang chemine dans sa cavité par la contraction de ses parois, pourvues d'un grand nombre de fibres musculaires, par le *vis à tergo*, et un peu aussi par la contraction des muscles de la paroi abdominale.

Elle a pour fonction de porter au foie un sang mélangé de chyle, sang qui doit être élaboré, et de fournir à la formation du sucre et à la sécrétion de la bile.

Du foie, le sang de la veine porte passe dans les veines sus-hépatiques, et de là dans la veine cave inférieure au moment où celle-ci traverse le bord postérieur du foie.

Nous étudierons successivement les racines, le tronc et les branches de la veine porte.

Les *racines* principales sont au nombre de trois : la veine splénique, la petite mésaraïque et la grande mésaraïque. Elles correspondent aux deux artères mésentériques et à l'artère splénique.

La **veine splénique** (fig. 305, 3), née de la rate, se porte sur la face postérieure du pancréas, au-dessous de l'artère splénique, se réunit à la petite mésaraïque après avoir reçu les veines *pancréatiques*, la veine *gastro-épiploïque gauche* et les veines correspondant aux *vaisseaux courts* de l'estomac.

Les veines pancréatiques, gastro-épiploïque gauche et les veines correspondant aux vaisseaux courts suivent toutes le trajet des artères de mêmes noms. Elles présentent leur origine au point de terminaison de ces artères.

La **petite mésaraïque** (fig. 305, 2) naît du plexus veineux hémorrhoïdal situé dans l'épaisseur des tuniques du rectum, et surtout autour de la muqueuse. Elle reçoit les trois *veines côliques*

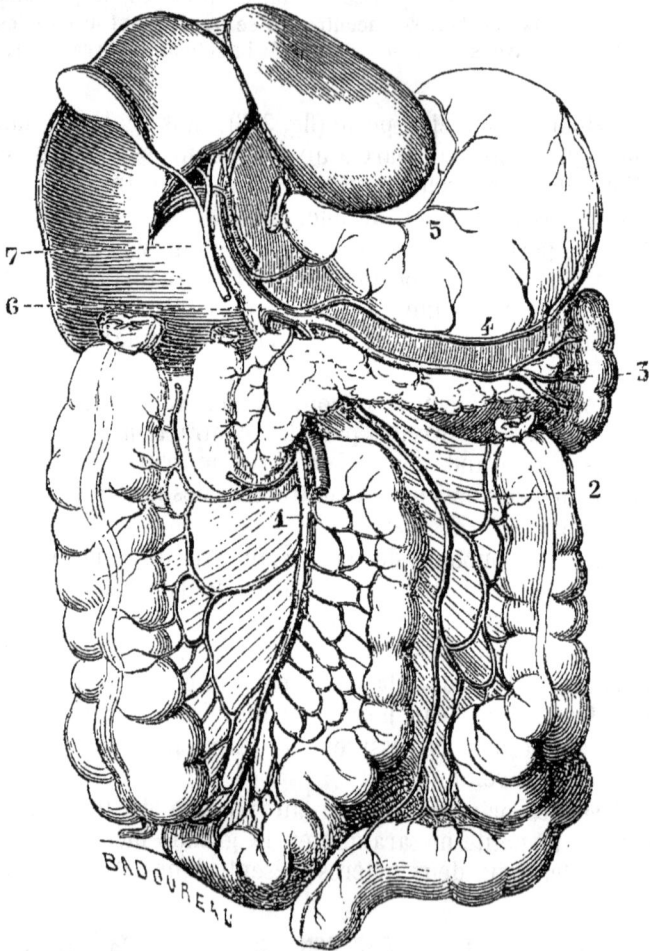

Fig. 305. — Veine porte et ses racines.

1. Grande mésaraïque. — 2. Petite mésaraïque. — 3. Splénique. — 4. Gastro-épiploïque gauche. — 5. Coronaire stomachique. — 6. Origine du tronc de la veine porte. — 7. Canal cholédoque.

gauches, et se réunit à la veine splénique au niveau de la partie gauche de la deuxième vertèbre lombaire.

Au niveau de l'anus, l'origine de la petite mésaraïque communique, par quelques rameaux seulement, avec la honteuse interne, et il n'est pas exact de dire que les veines hémorrhoïdales moyennes et inférieures se jettent dans la veine hypogastrique. Ces veines ne suivent pas le trajet des artères correspondantes.

Les hémorrhoïdes sont des tumeurs formées par la dilatation de ces veines au niveau de l'anus.

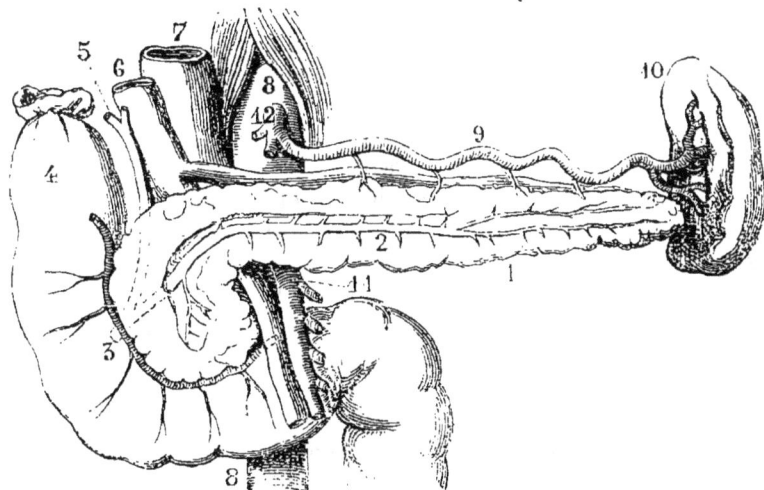

FIG. 306. — Vaisseaux spléniques; rapports du pancréas et du duodénum avec les gros vaisseaux.

1. Pancréas. — 2. Canal pancréatique. — 3. Embouchure des canaux pancréatique et cholédoque. — 4. Duodénum. — 5. Canal cholédoque. — 6. Tronc de la veine porte. — 7. Veine cave inférieure. — 8, 8. Aorte. — 9. Artère et veine spléniques. — 10. Rate. — 11. Artère mésentérique supérieure et veine grande mésaraïque. — 12. Tronc cœliaque.

Les *veines côliques gauches* présentent le même trajet que les artères de mêmes noms; elles affectent les mêmes rapports.

La **grande mésaraïque** (fig. 305, 1) est située dans le mésentère; elle se dirige du cæcum vers la première vertèbre lombaire, et reçoit les trois *veines côliques droites*, ainsi que les veines de l'intestin grêle; elle passe en avant de la troisième portion du duodénum, au-dessous du pancréas, dans l'échancrure qui sépare la tête du corps de cette glande, à droite de l'artère mésentérique supérieure.

En se réunissant au petit tronc formé par la convergence de la veine splénique et de la veine petite mésaraïque, en arrière du pancréas, cette veine forme le tronc de la veine porte.

Les *veines côliques droites* prennent naissance dans la moitié droite du gros intestin. Leur trajet et leurs rapports sont les mêmes que ceux des artères de mêmes noms ; l'inférieure vient du cæcum, la moyenne vient du côlon ascendant, la supérieure naît de la partie supérieure du côlon ascendant et de la moitié droite du côlon transverse ; elle communique largement avec la veine côlique supérieure gauche.

Le **tronc** de la veine porte est très volumineux ; il a une longueur de 8 à 10 centimètres. Sa direction est oblique de bas en haut et de gauche à droite. Avant de se jeter dans le sillon transverse du foie, il présente un renflement appelé *sinus* de la veine porte.

Il présente les rapports suivants. Dans sa moitié inférieure, il répond : en avant, à la face postérieure de la tête du pancréas, à la première portion du duodénum et au canal cholédoque ; en arrière de lui, se trouve la veine cave inférieure. Dans sa moitié supérieure, le tronc de la veine porte est placé entre les deux feuillets du petit épiploon, en arrière de l'artère hépatique et du canal cholédoque, en avant de la veine cave inférieure, dont elle est séparée par l'hiatus de Winslow. Dans son trajet, le tronc de la veine porte reçoit la plupart des veines correspondant aux artères du tronc cœliaque, les veines *coronaire stomachique, gastro-épiploïque droite, pylorique* et *cystique*. Ces veines prennent naissance au point de terminaison des artères de mêmes noms.

Les **branches terminales** de la veine porte sont au nombre de deux ; elles se portent, la droite dans le lobe droit, la gauche dans le lobe gauche du foie. Elles accompagnent l'artère hépatique, sont contenues comme elle dans la capsule de Glisson, et se terminent autour des lobules du foie par des capillaires qui pénètrent dans ces lobules et se continuent avec les veines sus-hépatiques.

Quelques auteurs désignent sous le nom de *veine porte hépatique* les divisions de la veine porte dans le foie, et sous le nom de *veine porte ventrale* le tronc et les racines.

Les petits troncs veineux, que nous avons seulement mentionnés, suivent exactement le trajet des artères correspondantes. Exemple : les côliques, les gastro-épiploïques, etc.

II. — Veines des parois de l'abdomen.

Les veines des parois de l'abdomen se jettent dans la veine cave inférieure. Ce sont : les veines lombaires, qui viennent de la paroi abdominale et du rachis en suivant la direction des artères lombaires, les veines diaphragmatiques inférieures, les rénales et les spermatiques. Dans quelques cas, la veine cave inférieure reçoit aussi une veine capsulaire.

1° Lombaires. — Ces veines se rendent séparément à la partie postérieure de la veine cave. Elles prennent naissance dans les parois abdominales; elles suivent le trajet des artères lombaires, et reçoivent vers les parties latérales de la colonne vertébrale une partie des veines rachidiennes. Avant de se jeter dans la veine cave, elles passent avec les artères lombaires au-dessous des arcades du muscle psoas. Les veines lombaires sont pourvues de valvules.

2° Diaphragmatiques inférieures. — Elles se réunissent le plus souvent pour se jeter dans la partie antérieure et supérieure de la veine cave, au-dessous du diaphragme.

Chaque artère diaphragmatique est accompagnée par deux veines collatérales, qui suivent le même trajet et affectent les mêmes rapports. Les veines diaphragmatiques ont des valvules.

3° Veines rénales ou émulgentes. — Les veines rénales se jettent à angle droit dans la veine cave inférieure. Elles sortent du hile du rein et passent en avant de l'artère correspondante. Celle du côté gauche croise la face antérieure de l'aorte. Les veines rénales n'ont pas de valvules. Le sang qu'elles charrient présente une couleur rouge intermédiaire à celle du sang veineux et à celle du sang artériel.

4° Veines capsulaires. — Elles ne suivent pas le trajet des artères. On voit bien quelquefois une capsulaire moyenne correspondre à l'artère capsulaire moyenne et se jeter dans la veine cave ; mais, le plus souvent, toutes les veines capsulaires viennent se jeter dans la veine rénale. Elles sont dépourvues de valvules.

5° Veines spermatiques. — Ces veines naissent du testicule, de l'épididyme et du cordon, où elles constituent par leur dilatation morbide la varicocèle. Elles traversent le canal inguinal, remontent, en suivant l'artère spermatique, le long de la fosse iliaque interne, et vont se jeter, celle du côté droit dans la veine cave inférieure, celle du côté gauche dans la rénale. Elles forment, en s'anastomosant entre elles dans la fosse iliaque, un plexus veineux appelé *plexus pampiniforme*.

Ces veines sont situées sous le péritoine; celles du côté gauche sont plus longues que celles du côté droit ; elles sont comprimées par l'S iliaque du côlon, le plus souvent chargées de matières fécales ; enfin, elles se jettent perpendiculairement dans la veine rénale gauche, ce qui est une condition défavorable à la circulation de ces veines. Ces causes réunies, et de plus, dit-on, le petit nombre de valvules que présentent ces veines expliquent la production de la varicocèle et sa plus grande fréquence à gauche.

B. — Veines du bassin.

Les veines du bassin répondent aux artères iliaques primitive, externe et interne.

Le sang venu des parois du bassin, de la région fessière, du périnée, des viscères contenus dans le petit bassin et de la moitié inférieure de la paroi abdominale, se jette dans les veines iliaques interne et externe. Il arrive à la veine cave inférieure en passant par les veines iliaques primitives.

1° Veine iliaque primitive. — La veine iliaque primitive est située au-devant de la cinquième vertèbre lombaire et de la base du sacrum. Elle est formée par la réunion des veines iliaques interne et externe, et se termine à la veine cave inférieure; elle a la même longueur que l'artère.

Elle reçoit une seule branche, la *sacrée moyenne*, qui se jette tantôt dans la veine droite, tantôt dans la veine gauche.

Rapports. — En arrière, les deux veines iliaques primitives sont en rapport avec la cinquième vertèbre lombaire et la base du sacrum. En avant, elles sont en rapport avec les artères de mêmes noms. La veine du côté droit est située à droite de l'artère; à sa partie inférieure, l'artère la recouvre; celle du côté gauche est croisée à sa partie supérieure par l'artère du côté droit; à sa partie inférieure, elle est située en dedans de l'artère gauche.

2° Veine iliaque externe. — Cette veine présente les mêmes limites que l'artère correspondante. Au niveau de l'arcade fémorale, elle est placée en dedans de l'artère; plus haut, elle se place en dedans et en arrière de l'artère iliaque externe, contre le muscle psoas par un dédoublement du fascia iliaca.

Elle reçoit les veines *épigastriques* et les veines *circonflexes iliaques*. Ces veines, au nombre de deux pour chaque artère et pourvues de valvules, se réunissent en un seul tronc avant de se jeter dans l'iliaque externe. Les deux veines épigastriques s'anastomosent dans l'épaisseur du muscle droit avec la veine mammaire interne et avec la sous-cutanée abdominale. D'autre part, celle-ci s'anastomose avec des veines superficielles des parois thoraciques qui se rendent dans l'axillaire. Ce sont ces nombreuses veines anastomosées qui se dilatent si considérablement dans les cas de compression ou d'oblitération de la veine cave inférieure.

3° Veine iliaque interne ou hypogastrique. — La veine hypogastrique accompagne l'artère de même nom. Elle est située sous le péritoine, en avant du muscle pyramidal et du plexus sacré. Elle reçoit autant de branches veineuses que l'artère fournit de branches artérielles, excepté la veine *hémorrhoïdale moyenne* et la *veine ombilicale*.

Chacune de ces nombreuses veines est double pour chaque artère, et avant de se jeter dans l'hypogastrique, les deux veines se réunissent en une seule. Il y a donc dans le bassin, allant se jeter dans l'hypogastrique, deux *veines vésicales*, deux *vaginales*, deux *utérines*, deux *sacrées latérales*, deux *ilio-lombaires*, deux *ischiatiques*, deux *fessières*, deux *obturatrices* et deux *honteuses internes*.

Ces nombreuses branches veineuses se répétant de chaque côté du bassin, on voit l'énorme quantité de sang veineux contenu dans cette région.

Les veines du bassin sont pourvues d'un grand nombre de valvules, de sorte qu'il est très difficile de les injecter des gros troncs vers les petits.

Il est bon de remarquer ici que les veines du périnée augmentent de volume chez le vieillard. Nous ferons remarquer aussi leurs nombreuses anastomoses autour du col vésical et de la prostate. Ces anastomoses forment là un vrai tissu érectile qui se prolonge sur les vésicules séminales. En 1855, Rouget a décrit au milieu de ces veines, mélangées de tissu cellulaire, des fibres musculaires lisses qui donnent à ces veines le caractère des tissus érectiles.

La *veine ombilicale*, qui n'existe que chez le fœtus, ne suit pas la direction des artères ; après avoir traversé d'avant en arrière l'anneau ombilical, elle suit le bord inférieur du ligament suspenseur du foie, et se porte dans le sillon longitudinal de cet organe pour se jeter dans la veine cave inférieure. Depuis le moment où elle croise le sillon transverse du foie jusqu'à la veine cave, elle constitue le *canal veineux*.

La *veine hémorrhoïdale moyenne*, qui correspond à l'artère de même nom, se jette dans la veine porte, comme la plus grande partie des veines du rectum.

C. — Veines du membre inférieur.

Le sang du membre inférieur se jette dans la veine iliaque

18***

externe, qui est la continuation de la veine fémorale. La plupart des veines du membre inférieur accompagnent les artères et sont désignées sous le nom de *veines profondes;* les autres rampent entre la peau et l'aponévrose, ce sont les *veines superficielles* ou *sous-cutanées.*

I. — Veines profondes.

Les *veines profondes*, à leur origine, s'accolent aux artères et suivent celles-ci dans tout leur trajet. Elles affectent les mêmes

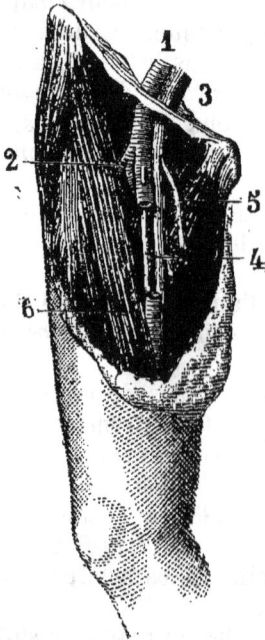

FIG. 307. — Anomalie de la veine fémorale.

1. Artère fémorale. — 2. Artère du triceps. — 3. Veine fémorale. — 4. La veine est divisée en deux troncs qui se reconstituent après un trajet de 6 centimètres. — 5. Premier adducteur. — 6. Couturier.

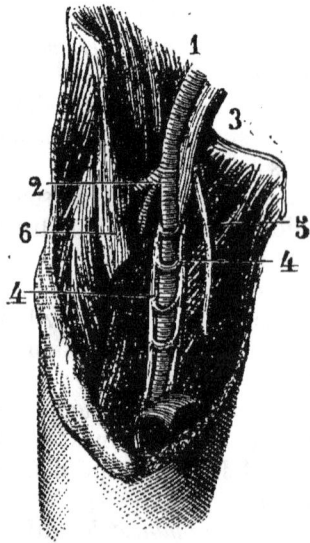

FIG. 308. — Anomalie de la veine fémorale.

1. Artère fémorale. — 2. Fémorale profonde et artère du triceps. — 3. Veine fémorale. — 4. Deux branches veineuses anormales se réunissant pour former un tronc commun, et anastomosées entre elles par des branches transversales.—6. Couturier.

rapports, elles ont les mêmes limites et portent les mêmes noms, de sorte qu'il suffit de connaître les artères de ce membre pour en connaître aussi les veines.

Nous ajouterons seulement que les artères d'un *calibre inférieur à celui de la poplitée* sont accompagnées par *deux veines,* et que l'artère est située entre les deux veines, comme on le voit à la jambe et au pied, tandis qu'une seule veine accompagne les grosses artères : poplitée, fémorale.

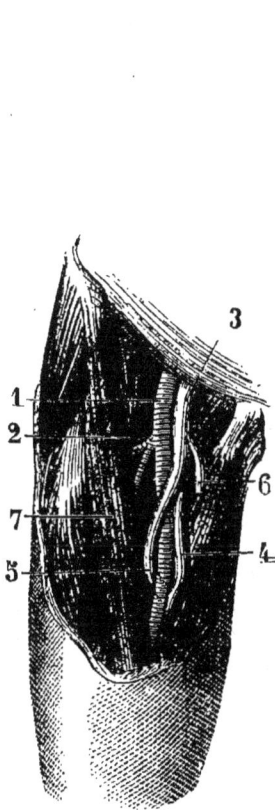

FIG. 309. — Anomalie de la veine fémorale.

1. Artère fémorale. — 2. Artère du triceps.—3. Veine fémorale.— 4, 5. Deux branches veineuses anormales se réunissant pour former la veine fémorale. — 6. Veine saphène interne. — 7. Couturier.

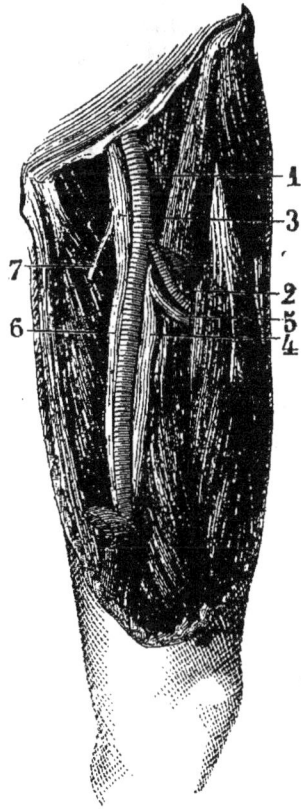

FIG. 310. — Anomalie de la veine fémorale.

1. Artère fémorale. — 2. Artère du triceps. — 3. Veine fémorale.—4, 6. Deux branches veineuses anormales se réunissant pour former la veine fémorale — 7. Veine saphène interne.

Dans ce dernier cas, *la veine est toujours plus rapprochée de la peau.* Aussi la veine fémorale est-elle placée en arrière et en dehors de l'artère à la partie inférieure, et en dedans à la partie supérieure.

Pour nous résumer, nous dirons que les veines profondes du membre inférieur sont, en allant de haut en bas : 1° la *veine fémorale*, qui reçoit des branches veineuses correspondant aux branches de l'artère, excepté la sous-cutanée abdominale et les honteuses externes, qui se jettent dans la veine saphène interne ; 2° la *veine poplitée* avec toutes ses branches veineuses articulaires correspondant aux artères articulaires ; 3° les *troncs veineux tibio-péroniers ;* 4° les *veines tibiales antérieures* et leurs branches ; 5° les *veines tibiales postérieures* ; 6° les *veines péronières ;* 7° les *veines plantaires internes* et *externes* venant de la plante du pied, et les veines *pédieuses* de la face dorsale du pied.

Les veines profondes du membre inférieur sont pourvues d'un grand nombre de valvules. Elles communiquent en quelques points avec les veines superficielles. Elles ont des parois très épaisses au niveau de la jambe et du pied, de sorte que dans ces régions elles ont l'aspect des artères.

Les *anomalies* des veines profondes du membre inférieur ne sont pas fréquentes. Cependant on peut rencontrer quelques variétés anatomiques relatives à la disposition de la veine fémorale, comme on le voit dans les figures 307 à 311. Elles consistent le plus souvent dans une division du tronc de la veine fémorale et dans un changement de rapports de ce tronc ou des divisions qui le remplacent.

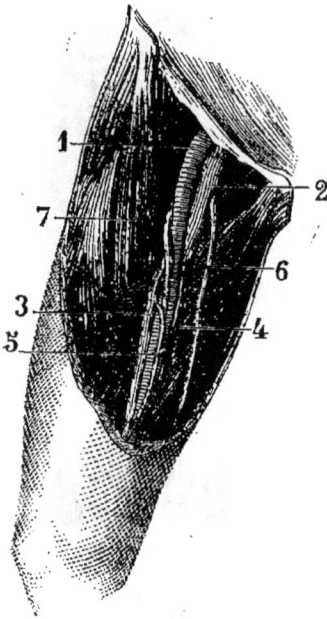

Fig. 311. — Anomalie de la veine fémorale.

1. Artère fémorale. — 2. Veine fémorale. — 3, 4, 5. Diverses branches veineuses anormales se réunissant pour former la veine fémorale. — 6. Veine saphène interne. — 7. Couturier.

II. — Veines superficielles.

Les *veines superficielles* ou *sous-cutanées* du membre inférieur sont connues sous le nom de veines saphènes, du mot grec σαφής, évident ; elles sont, en effet, très apparentes. On en distingue deux : la saphène interne et la saphène externe.

1° Veine saphène interne (fig. 312). — Cette veine naît à la face dorsale du pied, d'une branche appelée *veine dorsale interne*, et de l'extrémité interne d'une arcade veineuse transversale, située sur le dos du pied. Elle se porte vers la malléole

interne, passe au-devant d'elle en s'appliquant contre le périoste, remonte le long de la face interne du tibia, passe derrière le condyle interne du fémur qu'elle contourne, et suit la direction du bord interne du couturier jusqu'au sommet du triangle de Scarpa. Arrivée là, la veine abandonne le muscle et se jette dans la veine fémorale, à 2 ou 3 centimètres de l'arcade crurale, immédiatement au-dessous du fascia cribriformis. Au moment où elle se jette dans la fémorale, elle décrit une anse à concavité inférieure, au-dessous de laquelle passe l'artère honteuse externe inférieure. C'est le bord concave de l'aponévrose fémorale, situé au-dessous de l'embouchure de la saphène interne, qu'on appelait improprement bord falciforme d'Allan Burns.

Cette veine reçoit les veines sous-cutanées de la moitié interne de la jambe et de toute la circonférence de la cuisse. Elle reçoit encore, avant sa terminaison, la *veine sous-cutanée abdominale* et les *veines honteuses externes*, qui suivent le trajet des artères de mêmes noms dans la plus grande partie de leur étendue. A une petite distance de l'arcade fémorale, la veine sous-cutanée abdominale

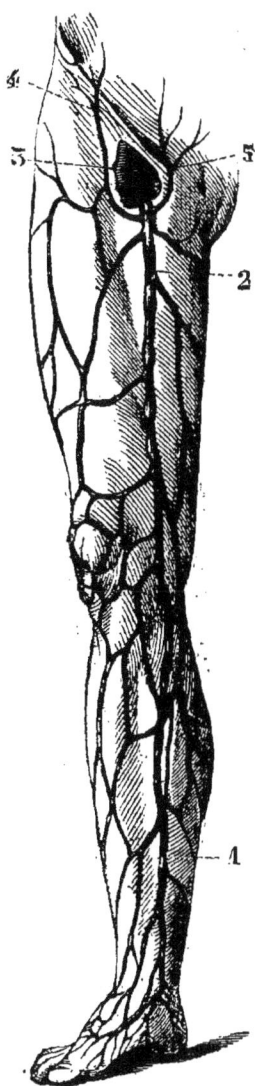

Fig. 312. — Veine saphène interne.

1. Tronc de la saphène recevant dans son trajet ascendant de nombreuses collatérales. — 2. Tronc de la saphène à la cuisse. — 3 Artère et veine fémorales découvertes pour montrer l'embouchure de la saphène interne. — Veine circonflexe iliaque. — 5. Veine sous-cutanée abdominale.

quitte l'artère et se dirige en dedans et en bas pour se jeter dans la saphène, à son point de terminaison.

Au niveau du pied et de la jambe, la saphène interne communique largement avec les branches de la saphène externe. En quelques points dont le siège est indéterminé, on voit aussi de petites communications entre les veines superficielles et les veines profondes.

2° Veine saphène externe. — La veine saphène externe naît à la face dorsale du pied, de l'extrémité externe de l'arcade veineuse transversale dont nous avons déjà parlé, et d'une petite branche appelée *veine dorsale externe*.

Elle se dirige le long du bord externe du pied vers la malléole externe, passe derrière cette malléole et remonte ensuite le long de la face postérieure de la jambe jusqu'au creux poplité, où elle se jette dans la veine poplitée. Elle reçoit les branches veineuses de la partie externe du pied et de la partie postérieure et externe de la jambe. Elle s'anastomose largement avec les branches d'origine de la saphène externe, et, comme celle-ci, elle présente de rares communications avec les veines profondes.

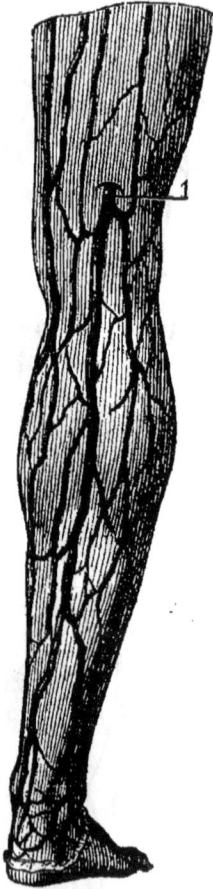

Fig. 313. — Veine saphène externe (côté droit).

2° Système de la veine cave supérieure.

La *veine cave supérieure* (fig. 314) porte à l'oreillette droite le sang de la portion sus-diaphragmatique du corps, excepté des poumons.

Nous étudierons séparément, dans cette description, après le tronc de la veine cave supérieure : 1° les veines de la tête et du cou ; 2° celles du membre supérieur ; 3° celles du thorax, qui comprendront les veines rachidiennes.

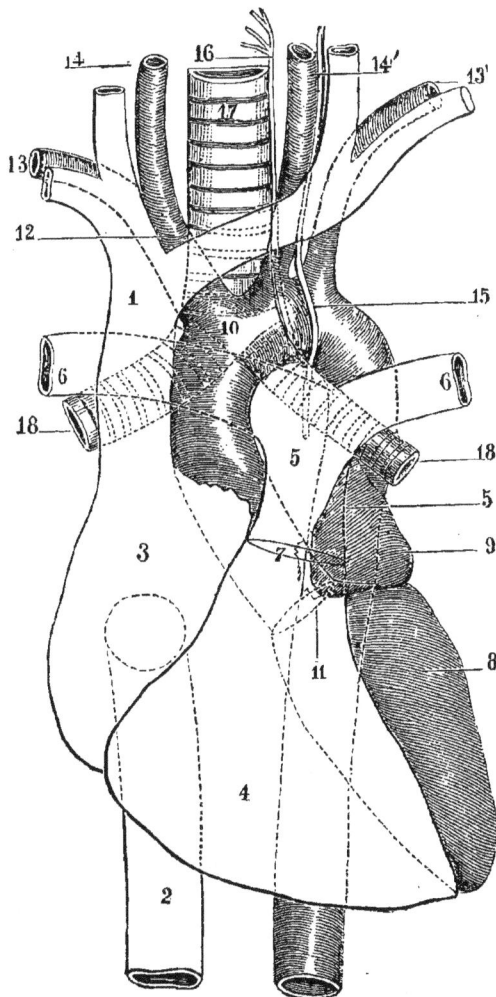

Fig. 314. — Veine cave supérieure et gros vaisseaux de la base du cœur.

1. Veine cave supérieure. — 2. Veine cave inférieure, — 3. Oreillette droite. — 4. Ventricule droit.—5. Artère pulmonaire. — 5'. Limite gauche de cette artère recouverte par l'auricule gauche. — 6, 6. Branches de l'artère pulmonaire. — 7. Orifice artériel du ventricule droit.—8.Ventricule gauche. —9. Oreillette gauche.—10. Crosse de l'aorte.—11. Orifice artériel du ventricule gauche.—12. Tronc artériel brachio-céphalique. — 13. Artère sous-clavière droite. —13'. Sous-clavière gauche. — 14. Carotide primitive droite. — 14'. Carotide primitive gauche. — 15. Nerf pneumogastrique gauche devant la crosse de l'aorte. — 16. Nerf récurrent gauche. — 17. Trachée artère. — 18, 18. Bronches.

Tronc de la veine cave supérieure.

La veine cave supérieure (fig. 314), formée par la réunion des deux troncs veineux brachio-céphaliques, se termine à la partie supérieure de l'oreillette droite. Elle se dirige verticalement et présente une étendue de 5 à 6 centimètres.

Elle est en rapport : *en avant*, avec le bord droit du sternum et le bord antérieur du poumon ; *en arrière*, avec la branche droite de l'artère pulmonaire, les veines pulmonaires droites et la bronche droite ; *en dehors*, avec le nerf phrénique droit et le poumon droit ; *en dedans*, avec la portion ascendante de la crosse de l'aorte.

Des ganglions lymphatiques entourent la veine cave. Chez le fœtus, elle est aussi séparée du sternum par le thymus.

Avant de s'ouvrir dans l'oreillette droite, elle est contenue dans le sac fibreux du péricarde et recouverte, sur sa face antérieure, par le feuillet séreux, au moment où il se réfléchit de l'enveloppe fibreuse sur le cœur.

La veine cave supérieure et les deux troncs veineux brachio-céphaliques qui la constituent reçoivent le sang des veines des parois thoraciques, celui des *veines rachidiennes*, celui des veines des viscères thoraciques, *œsophagiennes, bronchiques, thymiques* et *péricardiques*. Nous exceptons de ces veines viscérales la veine coronaire et les veines pulmonaires, déjà décrites. Quelquefois, on voit se rendre, en outre, dans ces troncs veineux quelques veines qui correspondent à des branches de l'artère sous-clavière.

Les veines œsophagiennes, bronchiques, thymiques et péricardiques présentent le même trajet et les mêmes rapports que les artères de mêmes noms ; elles possèdent des valvules.

Les veines rachidiennes seront décrites plus loin.

A. — Veines de la tête et du cou.

Le sang veineux de la tête et du cou descend vers les troncs veineux brachio-céphaliques, dans lesquels il arrive par deux veines principales de chaque côté : les jugulaires internes et externes. Dans le crâne, les veines étant complètement dépourvues de valvules, le courant sanguin ne rencontre aucun obstacle. La jugulaire interne porte le sang du cerveau et de l'orbite ; elle correspond, par conséquent, à la carotide interne. La jugulaire externe reçoit, d'une manière générale, le sang qui correspond aux branches de la carotide externe.

Dans l'étude des veines de la tête, nous distinguerons celles du crâne et celles de la face.

I. — Veines du crâne.

Il y a dans le crâne trois circulations veineuses : l'une que nous appellerons *intra-crânienne*, une autre *extra-crânienne*, enfin une troisième ou *intra-pariétale*, c'est-à-dire dans les parois osseuses du crâne.

1° *Veines intra-crâniennes.*

La **circulation veineuse intra-crânienne** se fait au moyen de deux espèces de vaisseaux, des *veines* et des *sinus*.

Les *veines* appartiennent à l'encéphale. Nées de tous les points de la substance cérébrale, elles se portent à la surface du cerveau et du cervelet pour concourir, par leurs nombreuses anastomoses, à la constitution de la pie-mère.

Ces veines, dépourvues de valvules, sont nombreuses et volumineuses. Elles se rendent toutes dans la seconde espèce de vaisseaux, qui en diffèrent par leur disposition, par leur structure et par leur circulation.

Ces derniers vaisseaux sont connus sous le nom de *sinus de la dure-mère*.

Sinus de la dure-mère.

Les sinus de la dure-mère sont des canaux rigides, destinés à recevoir le sang des veines de l'encéphale, et situés dans l'épaisseur de la dure-mère. Lorsqu'on les divise, ils restent béants.

Ces canaux répondent pour la plupart aux gouttières qui sont creusées à la surface interne du crâne, et portent les mêmes noms.

Les plus volumineux d'entre eux sont traversés par des brides fibreuses, destinées probablement à ralentir la rapidité du courant sanguin. Tous ces sinus sont incompressibles et s'anastomosent entre eux ; ils se terminent par un énorme sinus, le sinus latéral, qui constitue, en traversant le trou déchiré postérieur, l'origine de la veine jugulaire interne.

La *forme* des sinus est variable : ceux qui reposent sur des gouttières profondes du crâne sont demi-cylindriques, comme le sinus latéral ; les sinus droit et longitudinal supérieur ont une forme prismatique et triangulaire ; quelques-uns sont très irréguliers, comme le sinus caverneux.

Les sinus sont criblés d'orifices, dont la plupart reçoivent le sang des veines de l'encéphale, tandis que les autres, en petit nombre, mais assez volumineux, reçoivent des veines qui font communiquer la circulation veineuse intra-crânienne avec les veines extérieures du crâne. On donne le nom de veine émissaire de Santorini à celle qui communique avec le sinus longitudinal supérieur, au niveau du trou pariétal. Une grosse veine de communication se jette à travers la fente sphénoïdale dans le sinus caverneux : c'est la *veine ophthalmique* (fig. 316), qui s'anastomose avec les veines de la face. On trouve encore la *veine mastoïdienne*, qui traverse le trou mastoïdien, pour se jeter ensuite dans le sinus latéral.

Cette communication explique l'application habituelle de sangsues à la région mastoïdienne, dans le cas de phlegmasie méningo-encéphalique. Elle peut expliquer aussi la méningite qui se développe dans le cours de l'érysipèle de la face ou du cuir chevelu, à travers les parois des veines émissaires.

Structure. — Les sinus de la dure-mère ont une structure toute différente de celle des autres veines. Ils sont formés par une lamelle mince et transparente, qui tapisse la dure-mère. Cette lamelle est composée de deux couches : l'une *interne*, formée par un *épithélium pavimenteux simple*, l'autre *externe*, constituée par du *tissu conjonctif* entremêlé par places de *fibres élastiques fines*. Cette couche se continue sans ligne de démarcation avec le tissu de la dure-mère.

Les filaments qui cloisonnent irrégulièrement certains sinus, comme le sinus longitudinal supérieur et le sinus caverneux, sont formés de tissu fibreux continu à la dure-mère, et recouverts d'une couche mince de tissu conjonctif et d'un épithélium pavimenteux simple.

Il y a quinze sinus, cinq pairs, cinq impairs, c'est-à-dire cinq sur la ligne médiane et dix latéraux, cinq de chaque côté (fig. 315 et 316).

Sinus impairs.	Longitudinal supérieur.
	Longitudinal inférieur.
	Droit.
	Occipital transverse.
	Circulaire ou coronaire.
Sinus pairs.	Caverneux.
	Pétreux supérieurs.
	Pétreux inférieurs.
	Occipitaux postérieurs.
	Latéraux.

1° Le *sinus longitudinal supérieur* (fig. 315, 3) prend naissance au niveau de l'apophyse crista-galli ; il suit la gouttière longitudinale supérieure dans l'épaisseur du bord convexe de la faux du cerveau, et se termine au niveau de la protubérance occipitale interne, où il se jette dans le sinus latéral droit, quelquefois dans le gauche, et d'autres fois à droite et à gauche en même temps. Sa coupe a une forme triangulaire.

Il commence à la partie antérieure de la faux du cerveau, par une extrémité effilée dans laquelle se jette quelquefois une petite veine qui passe par le trou borgne. A mesure qu'on se rapproche de sa partie postérieure, on voit le sinus augmenter de calibre jusqu'au *pressoir d'Hérophile*, où il est très large, et où il communique avec les sinus droit, latéraux et occipitaux.

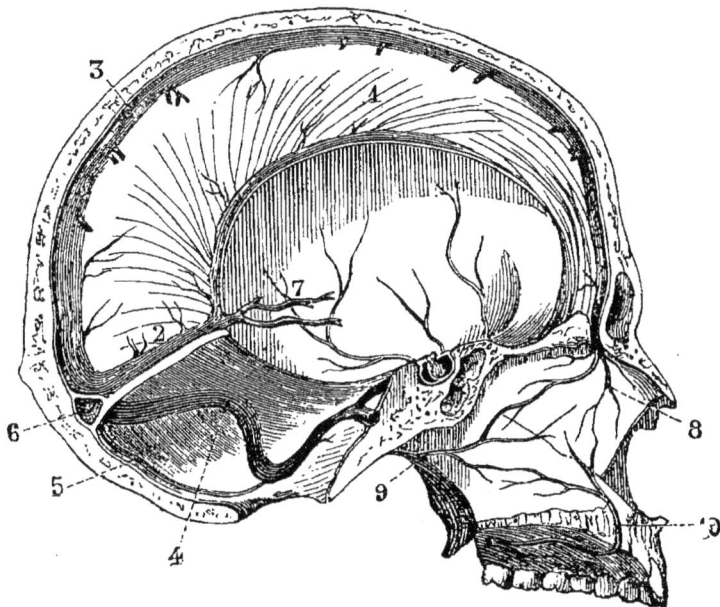

Fig. 315. — Coupe médiane et antéro-postérieure de la tête et de la dure-mère. Sinus de la dure-mère.

1. Faux du cerveau. — 2. Sinus droit. — 3. Sinus longitudinal supérieur. — 4. Sinus latéral gauche. — 5. Sinus occipital postérieur. — 6. Pressoir d'Hérophile, lieu de réunion de plusieurs sinus. — 7. Veine de Galien. — 8. Petite veine de la cloison des fosses nasales formant, dans quelques cas, l'origine du sinus longitudinal supérieur. — 9. Veine nasale postérieure. — 10. Veine nasale antérieure se rendant à la voûte palatine.

On donne le nom de *torcular* ou *pressoir d'Hérophile* à la cavité veineuse qui résulte de la convergence des sinus longitudinal supérieur, droit, latéraux et occipitaux postérieurs. Cette cavité correspond à la protubérance occipitale interne.

Le sinus longitudinal supérieur reçoit de petites veines appartenant à la dure-mère, quelques veines diploïques, quelques branches veineuses de communication entre les systèmes veineux intra-crânien et extra-crânien, les veines cérébrales de la face interne et de la face externe des hémisphères cérébraux, et la grande veine anastomotique de Trolard, qui existe cinq fois sur six. Parmi toutes ces veines, les seules qui méritent une mention sont les veines méningées et les deux dernières.

Parmi les *veines méningées*, on remarque les méningées moyennes, qui rampent sous la dure-mère et qui mettent en communication le sinus longitudinal supérieur avec les veines situées au-dessous du crâne et donnant naissance à la maxillaire interne.

Les *veines cérébrales*, nées des faces externe et interne des hémisphères, se portent toutes vers le bord supérieur des hémisphères, en s'anastomosant. Elles donnent naissance, à ce niveau, à six ou huit troncs veineux qui s'ouvrent dans le sinus longitudinal supérieur. Ces veines offrent ceci de remarquable : elles semblent se diriger d'avant en arrière; mais, arrivées contre les parois du sinus, elles rétrogradent et se portent d'arrière en avant, dans une étendue de 1 à 2 centimètres, pour s'ouvrir ensuite dans le sinus. Pendant ce trajet rétrograde, elles sont appliquées par l'arachnoïde contre la dure-mère. On voit donc que le courant veineux de ces veines marche en sens inverse du courant du sinus.

La *grande veine anastomotique* de Trolard a été décrite par cet anatomiste en 1868 (*Recherches sur le système veineux de l'encéphale et du crâne*). Elle fait communiquer le sinus pétreux supérieur avec le sinus longitudinal supérieur. Elle occupe la face externe des hémisphères, où elle s'anastomose avec les veines cérébrales voisines; son extrémité postérieure s'ouvre dans le tiers postérieur du sinus longitudinal; son extrémité antérieure pénètre dans la partie externe de la scissure de Sylvius, puis elle traverse la dure-mère au-dessous et en arrière des petites ailes du sphénoïde, et glisse d'avant en arrière dans l'épaisseur de cette membrane, pour se jeter dans le sinus pétreux supérieur.

2° Le *sinus longitudinal inférieur* (fig. 315) est situé sur le bord concave de la faux du cerveau ; il naît à la partie antérieure de ce bord et se porte en arrière, en augmentant peu à peu de calibre jusqu'à la tente du cervelet, où il rencontre l'origine du sinus droit dans lequel il se jette.

Il reçoit quelques petites veines de la faux du cerveau, parmi lesquelles une ou deux font communiquer ce sinus avec le longitudinal supérieur. Sa forme est cylindrique, comme celle des veines.

3° Le *sinus droit* (fig. 315, 2) est peu étendu ; il est situé au point de réunion de la base de la faux du cerveau et de la face supérieure de la tente du cervelet; il réunit les extrémités postérieures des deux sinus précédents, et présente, par conséquent, une direction antéro-postérieure.

Il reçoit à son extrémité antérieure une veine considérable, venue de l'intérieur du cerveau, la *veine de Galien* (fig. 315, 7), au niveau de laquelle Bichat plaçait son *canal arachnoïdien*. Son extrémité postérieure s'ouvre dans le *pressoir d'Hérophile*.

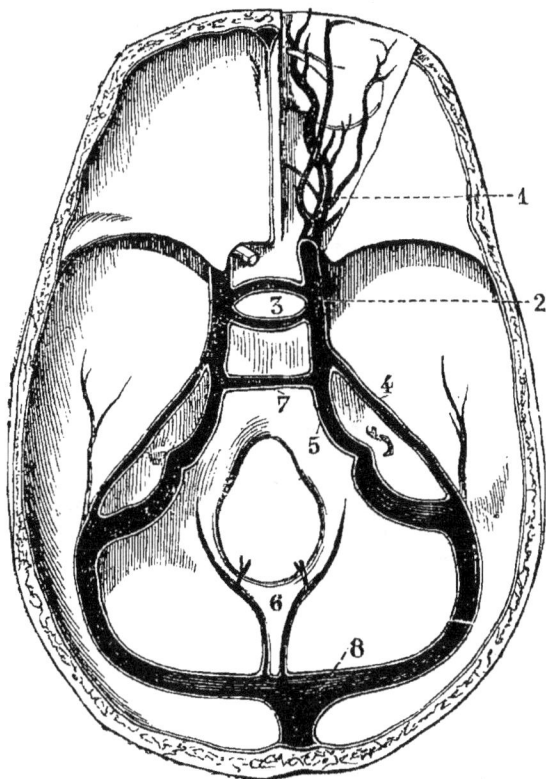

FIG. 316. — Sinus de la dure-mère à la base du crâne.

1. Veine ophthalmique. — 2. Sinus caverneux. — 3. Sinus circulaire. — 4. Sinus pétreux supérieur. — 5 Sinus pétreux inférieur. — 6. Sinus occipitaux postérieurs. — 7. Sinus occipital transverse. — 8. Sinus latéral.

La veine de Galien naît dans le corps strié et dans la couche optique; elle passe par le trou de Monro, dans l'épaisseur de la toile choroïdienne, au-dessus de la glande pinéale, et se jette dans la partie antérieure du sinus droit, à son point de réunion avec le sinus longitudinal inférieur.

4° Le *sinus occipital transverse* (fig. 316, 7) est très petit et manque souvent : il est situé sur l'apophyse basilaire de l'occipital, et réunit les sinus pétreux inférieurs.

5° Le *sinus coronaire* ou *circulaire* (fig. 316), situé à la manière

d'une couronne tout autour de la fosse pituitaire, sur la circonférence externe du diaphragme de l'hypophyse, communique de
chaque côté avec les sinus caverneux.

6° Le *sinus caverneux* (fig. 316, 2, et 317), pair, est situé dans
la gouttière caverneuse, sur les côtés de la fosse pituitaire. Il reçoit le sang de l'orbite par la veine ophthalmique; il communique avec le sinus coronaire en dedans et le sinus pétreux supérieur et inférieur en arrière. Ce sinus, constitué comme les

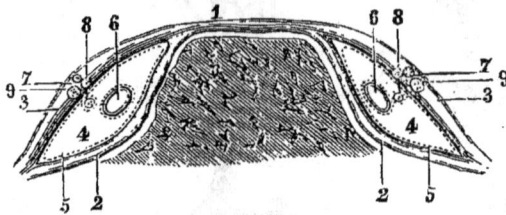

FIG. 317. — Coupe transversale et verticale du corps du sphénoïde,
des deux sinus caverneux et des organes qui les traversent (figure
schématique).

1. Dure-mère sur la fosse pituitaire. — 2, 2. Feuillet interne de la dure-mère formant
la paroi interne du sinus caverneux. — 3, 3. Feuillet externe formant la paroi externe du
même sinus. — 4, 4. Cavité du sinus remplie de sang veineux. — 5, 5. Ligne ponctuée
représentant la tunique interne ou épithéliale du sinus. — 6, 6. Artère carotide interne
séparée du sang par la même tunique épithéliale. — 7, 7. Nerf pathétique dans la paroi
externe du sinus ; en dedans de ce nerf se trouve le nerf moteur oculaire commun, dans
l'épaisseur de la même paroi. — 8, 8. Nerf moteur oculaire externe dans le sang du sinus ;
il est séparé du sang par la tunique épithéliale du sinus. — 9, 9. Nerf ophthalmique dans
la paroi externe du sinus.

autres par un dédoublement de la dure-mère, a deux parois : une
interne, formée par le feuillet interne appliqué contre le sphénoïde; l'autre externe, formée par le feuillet externe.

Le sinus caverneux contient l'artère carotide interne, les nerfs
pathétique, moteur oculaire commun, moteur oculaire externe,
ophthalmique, et le plexus caverneux du grand sympathique.

La carotide interne traverse le sinus d'arrière en avant, de bas
en haut et de dehors en dedans, c'est-à-dire du canal carotidien
à l'apophyse clinoïde antérieure; elle repose sur la paroi inférieure du sinus, et elle est séparée du sang par la membrane
interne du sinus qui se réfléchit sur elle.

Le pathétique et l'ophthalmique sont situés dans l'épaisseur de
la paroi externe du sinus ; ils sont parallèles et superposés; le
pathétique est au-dessus. Le moteur oculaire commun est situé
aussi dans la paroi externe, mais en dedans des deux autres, tandis
que le moteur oculaire externe traverse la cavité du sinus, revêtu
d'une couche épithéliale, comme l'artère, en dehors de laquelle

il est placé. Le plexus caverneux du grand sympathique entoure la carotide interne et fournit des rameaux anastomotiques aux quatre nerfs qui y passent. Les filets de ce plexus, mélangés à de nombreux capillaires artériels venus de la carotide interne, constituent le *plexus artérioso-nerveux* de Walther.

Le professeur Trolard, d'Alger, a décrit à la partie inférieure du sinus caverneux une veine, *veine du trou ovale,* qui passe par le trou ovale et se jette dans le plexus ptérygoïdien, origine de la veine maxillaire interne.

Fig. 318. — Sinus caverneux du côté droit, vu en dehors (figure schématique).

1, 1. Dure-mère formant la paroi du sinus. — 2, 2. Membrane épithéliale tapissant la dure-mère. — 3. La même membrane se réfléchissant sur l'artère, qu'elle sépare du sang. — 4, 4. Cavité du sinus pleine de sang veineux. — 5. Nerf pathétique. — 6. Nerf ophthalmique. — 7. Nerf moteur oculaire commun. — 8. Nerf moteur oculaire externe.

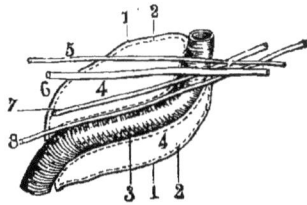

7° Le *sinus pétreux supérieur* (fig. 316, 4), pair, est situé sur le bord supérieur du rocher, dans l'épaisseur du bord adhérent de la tente du cervelet. Il communique en arrière avec le sinus latéral, et en avant avec le sinus caverneux. A sa partie moyenne naît la grande anastomotique, qui le fait communiquer avec le sinus longitudinal supérieur.

8° Le *sinus pétreux inférieur* (fig. 316, 6), pair, est très court ; il est situé dans la gouttière de même nom, au niveau de la suture pétro-occipitale ; il s'étend du sinus caverneux et du sinus occipital transverse à l'origine de la veine jugulaire interne.

Trolard a décrit avec soin l'extrémité externe de ce sinus. Arrivé à la partie interne du trou déchiré postérieur, il sort du crâne sous la forme d'une veine, passe en avant des trois nerfs qui traversent le trou et se jette dans la jugulaire interne par une ouverture oblique.

9° Le *sinus occipital postérieur* (fig. 316, 6), pair, est situé dans l'épaisseur du bord adhérent de la faux du cervelet ; il est accolé à celui du côté opposé et communique : en haut, avec l'origine du sinus latéral ; en bas, en contournant le trou occipital, avec l'origine de la jugulaire interne. Souvent ce sinus, très peu développé, se perd sur les côtés du trou occipital.

10° Le *sinus latéral* (fig. 316, 8), pair, le plus grand de tous, reçoit le sang de tous les autres sinus ; il commence à la protubérance occipitale interne, se continue dans la gouttière latérale, et vient se terminer au trou déchiré postérieur, où il forme la veine jugulaire interne.

Ce sinus communique, à son origine, avec les sinus longitudinal supérieur, droit et occipitaux postérieurs ; à sa terminaison, avec le sinus pétreux supérieur. Nous venons de voir que le sinus pétreux inférieur s'ouvre dans l'origine de la veine jugulaire interne.

Le sinus latéral droit est plus volumineux que le gauche, lorsque le sinus longitudinal supérieur communique avec lui.

2° Veines extra-crâniennes.

La **circulation veineuse extra-crânienne** (fig. 319) se compose de veines nombreuses, s'anastomosant entre elles dans le tissu cellulaire sous-cutané du crâne, et communiquant, comme il a déjà été dit, par un certain nombre d'anastomoses, avec la circulation intra-crânienne.

Ces veines forment trois groupes : un postérieur ou *veines occipitales,* un latéral ou *veines temporales* superficielles, et un antérieur ou *veines frontales.*

Les troncs de ces veines se portent dans la direction des artères correspondantes, mais elle sne présentent pas, comme celles-ci, des flexuosités. Elles se jettent, tantôt dans la jugulaire interne, le plus souvent dans la jugulaire externe, excepté la veine frontale, qui se rend constamment dans la veine faciale.

3° Veines intra-pariétales.

La **circulation veineuse intra-pariétale** du crâne comprend les veines méningées, les veines des os et les veines qui font communiquer les circulations veineuses intra-crânienne et extra-crânienne.

Les *veines méningées* accompagnent les artères méningées. Deux veines méningées moyennes passent dans le trou petit rond, l'une en avant de l'artère, l'autre en arrière. Leurs divisions sont placées entre la dure-mère et les os du crâne ; quelques-unes communiquent en haut avec le sinus longitudinal supérieur. En bas, les veines méningées moyennes se jettent dans le *plexus ptérygoïdien* ou *zygomatique*, origine de la veine maxillaire interne.

Les veines des os, *veines diploïques*, ne sont autre chose que les canaux veineux que nous avons déjà étudiés avec les vaisseaux des os du crâne. (Voy. *Ostéologie.*) Ces canaux, indépendants dans chaque os avant l'ossification des sutures, communiquent avec ceux des os voisins après cette ossification. En même temps, par suite des progrès de l'âge, leur calibre augmente.

Comme les veines de l'extérieur du crâne, les canaux diploïques, au nombre de six de chaque côté, forment trois groupes : canaux frontaux, canaux pariétaux et canaux occipitaux. Les *canaux frontaux*, au nombre de deux de chaque côté du frontal, ont un trajet descendant ; ils s'anastomosent entre eux et, par des pertuis que l'on trouve sur les deux faces du frontal, ils communiquent avec des veines du périoste et de la dure-mère. Ils se terminent vers les arcades orbitaires, dans les veines sus-orbitaires. Les *canaux pariétaux*, au nombre de deux, descendent sur les côtés du crâne ; ils communiquent, à la face interne des os, avec les veines méningées par de petits pertuis qu'on remarque au fond des gouttières osseuses, et à la face externe, avec les veines temporales profondes. Les *canaux occipitaux*, analogues aux canaux frontaux, et au nombre de deux également, communiquent entre eux dans leur trajet descendant ; ils s'anastomosent avec les sinus latéraux à la surface interne des os, et avec les veines occipitales à la surface externe. Ces canaux se terminent en grande partie dans les veines occipitales.

La structure des canaux diploïques est la suivante : ils sont tapissés par une membrane analogue à celle des sinus dè la dure-mère. Cette membrane est formée, du côté de la cavité, par un *épithélium pavimenteux simple*, et du côté de la paroi osseuse, par une mince couche de *tissu conjonctif* adhérent à la substance de l'os. Ces canaux veineux, qui restent béants lorsque l'os est divisé, se montrent principalement dans les os plats du crâne, où ils constituent les *canaux de Breschet et de Dupuytren ;* on les trouve aussi dans le corps des vertèbres, sur leur face postérieure, où ils s'ouvrent pour communiquer avec les veines intra-rachidiennes. Dans les os longs, le sang veineux revient en partie par des veines nombreuses, parmi lesquelles quelques-unes, situées dans l'épaisseur des épiphyses, affectent exactement la structure des canaux veineux du crâne.

Des *veines de communication* se portent des veines intra-crâniennes aux veines extra-crâniennes, qu'elles font communiquer. Voici les principales, au nombre de neuf, d'après Trolard : 1° le golfe de la veine jugulaire ; 2° la veine ophthalmique ; 3° la veine mastoïdienne ; 4° le sinus pétreux inférieur ; 5° les veines condyliennes postérieures ; 6° les veines émissaires de Santorini ; 7° la veine du trou ovale ; 8° les canaux diploïques qui viennent d'être décrits, et qui établissent de nombreuses communications avec les deux systèmes veineux intra-crânien et extra-crânien ; 9° le sinus pétro-occipital.

Ce dernier, le sinus pétro-occipital, décrit par Trolard, est situé à l'extérieur du crâne, dans le bord inférieur de la suture pétro-occipitale. Il communique par son extrémité externe avec des veines qui avoisinent le trou condylien antérieur ; par son extrémité interne, il se termine le plus souvent dans le sinus caverneux, en traversant le trou déchiré antérieur.

II. — Veines de la face (fig. 319).

Les veines de la face correspondent aux artères maxillaire interne, carotide interne, carotide externe. Nous y comprendrons aussi la veine ophthalmique.

Les *veines superficielles* de la face sont extrêmement nombreuses et volumineuses ; elles forment sous la peau un réseau très riche, dont les branches sont fréquemment anastomosées.

La principale est la **veine faciale**, qui se dirige au milieu du front vers la jugulaire externe. Cette veine, au niveau du front, s'appelle *frontale* ou *préparate* (fig. 319, 5) ; elle est impaire et médiane, et se termine à une arcade veineuse qui occupe la racine du nez. De cette arcade part, en suivant le sillon qui sépare le nez de la joue, la même veine qui prend le nom de *veine angulaire* ; au niveau de l'aile du nez, elle prend le nom de *faciale* proprement dite, passe entre les muscles zygomatiques, et se porte en bas en croisant l'artère. Elle arrive au-devant du masséter, croise la face externe du corps du maxillaire, en avant de l'artère faciale, se creuse une gouttière sur la face externe de la glande sous-maxillaire, et va se jeter dans l'une des jugulaires interne ou externe.

Cette veine s'anastomose à son origine, et par la préparate, avec les veines temporales ; au niveau de la veine angulaire, elle communique avec plusieurs branches de la veine ophthalmique. La phlébite de la veine faciale se propage facilement à la veine ophthalmique et aux sinus de la dure-mère ; cette possibilité rend très grave le pronostic des furoncles et anthrax de la face.

Elle reçoit toutes les veines correspondant aux branches de l'artère faciale, les veines du nez, celles du canal nasal et du sac lacrymal, ainsi que la veine buccale.

Les *veines profondes* sont situées dans les cavités de la face : fosses nasales, bouche, pharynx, fosse ptérygoïde et cavité orbitaire.

La plupart de ces veines correspondent aux artères de ces cavités et vont se jeter dans la veine maxillaire interne, qui suit le trajet de l'artère.

Le tronc de la **veine maxillaire interne** naît d'un plexus veineux formé par la veine du trou ovale, le plexus ptérygoïdien et le plexus alvéolaire, puis elle traverse la fosse zygomatique en suivant l'artère, et vient se réunir à la temporale superficielle au

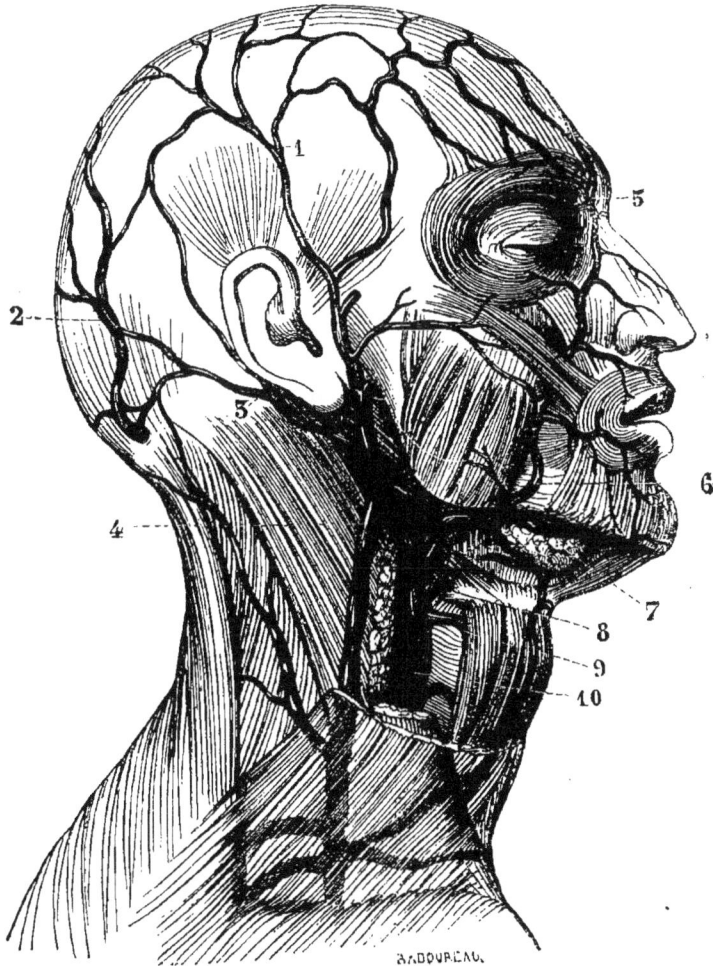

Fig. 319. — Veines jugulaires interne et externe réunies par une anastomose transversale. On a enlevé la partie supérieure du peaucier et la portion inférieure du sterno-mastoïdien.

1. Branche de la veine temporale superficielle. — 2. Veine occipitale. — 3. Veine auriculaire postérieure. — 4. Veine jugulaire externe. — 5. Veine préparate. — 6. Veine faciale. — 7. Veine sous-mentale. — 8. Veine linguale. — 9. Veine thyroïdienne supérieure. — 10. Veine jugulaire interne.

niveau du col du condyle, pour former l'origine de la jugulaire externe.

La **veine pharyngienne inférieure** se jette directement dans la jugulaire interne. Il en est de même des **veines linguales.**

La **veine ophthalmique** (fig. 316), située dans la cavité orbitaire, reçoit les veines de même nom que les branches artérielles. Elles communiquent largement en avant avec la veine faciale, et le tronc se jette en arrière dans les sinus caverneux.

Parmi les branches veineuses qui se jettent dans ce tronc, il y en a quelques-unes qui diffèrent des artères. C'est ainsi qu'aux artères ciliaires courtes postérieures et longues postérieures correspondent les *vasa vorticosa* ou *veines choroïdiennes* (voy. *Vaisseaux de l'œil*).

III. — Veines du cou.

Les veines principales du cou, ou *jugulaires*, sont au nombre de quatre : antérieure, postérieure, interne et externe.

La **jugulaire antérieure** (fig. 319) est impaire et médiane, quelquefois double ; elle vient de la peau et des muscles sus-hyoïdiens et sous-hyoïdiens ; elle se dirige en bas vers le bord antérieur du sterno-mastoïdien, passe au-dessous de ce muscle, et vient se jeter dans la veine sous-clavière en dedans de la jugulaire externe. Elle reçoit quelquefois la linguale.

La **jugulaire postérieure** appartient au système des veines rachidiennes. Elle prend naissance au niveau de l'atlas et de l'occipital, s'anastomose, au niveau de l'apophyse épineuse de l'axis, avec celle du côté opposé, pour s'en séparer immédiatement après, et descend vers la septième vertèbre cervicale. Là, elle passe entre l'apophyse transverse de cette vertèbre et la première côte, et se jette dans le tronc veineux brachio-céphalique.

La **jugulaire externe** (fig. 319) naît de la temporale superficielle et de la maxillaire interne, reçoit quelquefois dans son trajet la linguale, la faciale et la pharyngienne inférieure, et va se jeter dans la sous-clavière, en arrière de la clavicule.

Dans son trajet, elle est d'abord située dans l'épaisseur de la glande parotide, où elle s'anastomose par un rameau transversal avec la jugulaire interne ; puis, elle se place entre le peaucier et le sterno-mastoïdien, dont elle est séparée par l'aponévrose cervicale. Au moment de s'ouvrir dans la veine sous-clavière, elle traverse l'aponévrose cervicale. Cette veine est apparente sous la peau.

Son volume est variable, et les branches qu'elle reçoit se jettent souvent dans la jugulaire interne.

La **jugulaire interne** (fig. 319) est la plus profonde et la plus volumineuse des jugulaires. La droite est souvent plus volumineuse que la gauche, à cause du volume plus grand du sinus latéral droit qu'elle reçoit.

Cette veine commence au trou déchiré postérieur, par une dilatation connue sous le nom de golfe de la jugulaire.

Elle se porte directement en bas, et vient se réunir à la veine sous-clavière pour former le tronc veineux brachio-céphalique. Dans son trajet, cette veine est située en dehors de la carotide interne, et plus bas, en dehors de la carotide primitive ; elle partage les rapports de ces vaisseaux. Elle reçoit non seulement tous les sinus de la dure-mère, et par conséquent les veines de l'encéphale, mais encore, assez souvent, les diverses veines qui viennent de l'extérieur du crâne et de la face et se jettent ordinairement dans la jugulaire externe.

Au moment où elle se jette dans la sous-clavière, elle est entourée aussi de faisceaux fibreux qui la maintiennent béante lorsqu'on la divise à ce niveau.

La disposition de ces veines, au milieu du tissu fibreux de la partie inférieure du cou, explique pourquoi, pendant les opérations qui se pratiquent dans cette région, ou voit quelquefois l'air pénétrer dans les veines jugulaires. Elle explique aussi pourquoi, pendant l'inspiration, le sang aspiré par le thorax, qui se dilate, se précipite avec force vers le cœur.

B. — Veines du membre supérieur.

Le sang du membre supérieur aboutit à un tronc commun, la veine sous-clavière. Pour arriver à ce tronc, il suit deux ordres de veines, comme au membre inférieur : les *veines profondes* qui accompagnent les artères et dont elles portent le nom ; les *veines superficielles*, ou *sous-cutanées*.

I. — Veines profondes.

Les *veines profondes* se comportent comme celles du membre inférieur, c'est-à-dire qu'elles ont le même trajet, la même direction, la même origine et la même terminaison que les artères ; elles sont aussi au nombre de deux pour chaque artère, et celle-ci est placée au milieu. De même que pour le membre inférieur, les grosses artères, *axillaire* et *sous-clavière*, ne sont accompagnées que par une veine.

Il y a donc, à la main, deux *arcades veineuses superficielles* et deux *arcades veineuses profondes ;* à l'avant-bras, deux *cubitales*, deux *radiales ;* au bras, deux *humérales* ; au creux de l'aisselle, une *axillaire ;* plus haut, une *sous-clavière*.

Dans le bras, l'avant-bras et la main, les petites branches arté-rielles ont aussi leurs veines correspondantes.

Nous avons déjà dit que les veines profondes affectent les mêmes rapports que les artères correspondantes. Ces rapports ne sont plus les mêmes pour les veines axillaire et sous-clavière.

La *veine axillaire* est placée en dedans de l'artère à la partie inférieure, et en avant à la partie supérieure. Ces deux vaisseaux sont accolés dans toute leur étendue.

Les cinq branches de l'artère axillaire sont accompagnées par des veines de même nom, qui se jettent dans la veine axillaire.

La *veine sous-clavière* est placée en avant de l'artère sous-cla-vière.

En dedans des scalènes, les deux veines sous-clavières ont la même longueur, car elles se réunissent immédiatement à la jugu-laire interne pour former les troncs veineux brachio-céphaliques. Au niveau des scalènes, la veine est placée en avant du scalène antérieur, qui la sépare de l'artère sous-clavière. Enfin, en dehors des scalènes, elle est immédiatement en avant de l'artère.

Les sept branches de l'artère sous-clavière sont accompagnées par des veines de même nom; elles ont une terminaison diffé-rente. Plusieurs se jettent dans la veine sous-clavière, mais la plupart vont se rendre dans le tronc veineux brachio-céphalique. Ainsi, la *mammaire interne*, la *vertébrale*, la *scapulaire postérieure* et la *thyroïdienne inférieure* se rendent, dans la plupart des cas, dans le tronc veineux brachio-céphalique.

Parmi ces branches veineuses, l'une d'elles mérite une mention spéciale : c'est la **veine vertébrale**. Elle ne vient pas du crâne, comme on pourrait le croire, elle correspond seulement à la por-tion cervicale de l'artère; les veines correspondant à la portion intra-crânienne de la vertébrale se jettent dans les sinus de la dure-mère.

La veine vertébrale occupe, comme l'artère, les trous des apo-physes transverses des vertèbres; elle est aplatie contre l'artère, et entoure ses faces postérieure, interne et externe. Dans les espaces intertransversaires, elle l'entoure complètement. Cette veine com-munique, entre l'atlas et l'occipital, avec les plexus veineux intra-rachidiens; elle reçoit dans son trajet la veine condylienne postérieure, des rameaux veineux des muscles voisins, des veines de la moelle et des vertèbres, ainsi que la veine cervicale profonde.

La veine vertébrale se jette dans le tronc veineux brachio-céphalique correspondant, en arrière de l'embouchure de la jugu-laire interne. On trouve toujours une valvule au niveau de l'embouchure de la vertébrale dans le tronc veineux brachio-céphalique.

II. — Veines superficielles.

Les *veines superficielles* du membre supérieur naissent des doigts par de petits rameaux sous-cutanés, souvent d'une arcade veineuse située sur le dos de la main.

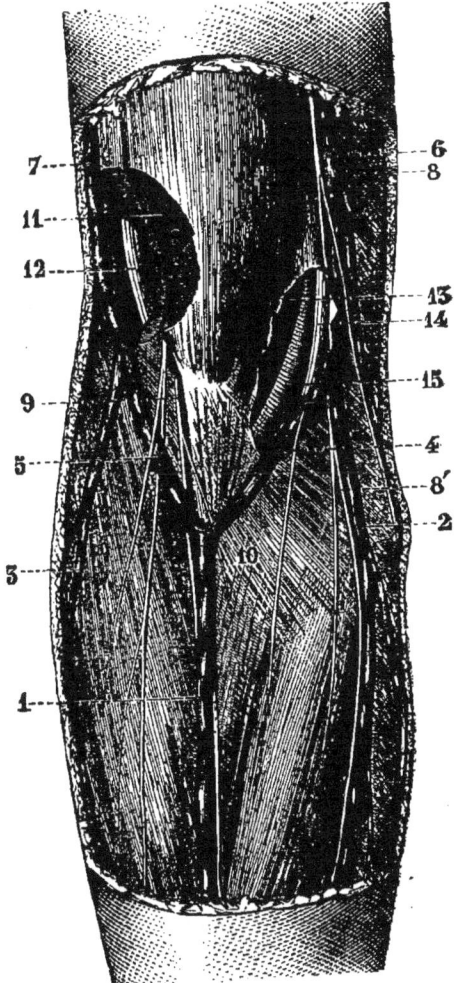

FIG. 320. — Veines superficielles du membre supérieur. En 11 et en 13, on a fait deux ouvertures à l'aponévrose, et l'on a échancré les muscles pour montrer les organes profonds.

1. Veine médiane. — 2. Veine cubitale. — 3. Veine radiale. — 4. Veine médiane basilique. — 5. Veine médiane céphalique. — 6. Veine basilique. — 7. Veine céphalique. — 8, 8'.Nerf brachial cutané interne. — 9. Portion cutanée du nerf musculo-cutané. — 10. Expansion aponévrotique du biceps, dont les fibres s'entrecroisent avec celles de l'aponévrose antibrachiale. — 11. Echancrure sur les muscles biceps et brachial antérieur. — 12. Nerf radial entre ces muscles et le long supinateur. — 13. Bord interne du biceps. — 14. Nerf médian. — 15. Artère humérale.

Parmi ces veines, deux ont reçu un nom : l'une, qui longe le pouce, **céphalique du pouce ;** l'autre, qui suit le petit doigt, **salvatelle** du petit doigt.

Ces deux veines se portent vers l'avant-bras, l'une en dedans, l'autre en dehors, pour constituer, l'interne la **cubitale**, et l'externe la **radiale**.

Une autre veine intermédiaire prend naissance à la paume de la main ; elle monte, sous le nom de **médiane**, le long de la face antérieure de l'avant-bras.

Ces veines sont souvent multiples ; leur trajet est quelquefois rectiligne, quelquefois flexueux. Elles sont situées dans la couche de tissu cellulaire sous-cutané qui sépare la peau de l'aponévrose.

Parvenue au niveau du pli du coude, la médiane se divise en trois branches : une branche interne, médiane basilique ; une branche externe, médiane céphalique, et une branche perforante qui s'anastomose avec les veines profondes.

Les veines **médiane basilique** et **médiane céphalique** suivent les deux branches du V que forme le biceps avec le long supinateur et le rond pronateur, et vont s'anastomoser, l'interne avec la cubitale pour former la basilique, l'externe avec la radiale pour former la céphalique.

La médiane céphalique est plus profonde que la médiane basilique.

La médiane basilique est plus apparente, parce qu'elle

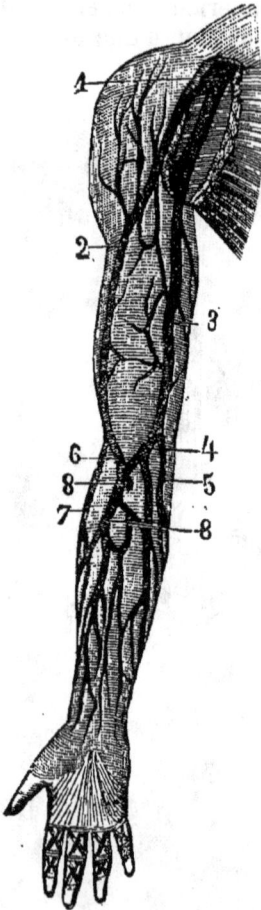

FIG. 321. — Veines superficielles du membre supérieur.

1. Embouchure de la veine céphalique dans la sous-clavière. — 2. Veine céphalique. — 3. Veine basilique. — 4. Veine médiane basilique. — 5. Veine cubitale. — 6. Veine médiane céphalique. — 7. Veine radiale. — 8. — Veine médiane.

est, pour ainsi dire, située dans l'épaisseur de la peau ; mais elle affecte un rapport dangereux pour la saignée, car elle recouvre l'artère humérale, dont elle n'est séparée que par l'expansion aponévrotique du biceps.

La médiane céphalique est croisée par les rameaux du nerf musculo-cutané, et la médiane basilique par les rameaux du brachial cutané interne.

La **veine céphalique** continue son trajet le long du bord externe du biceps, se porte dans l'interstice celluleux qui sépare

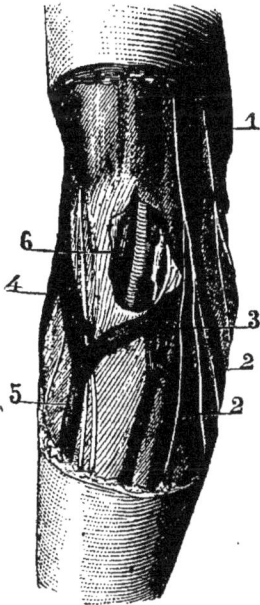

FIG. 322. — Veine cubitale multiple.

1. Basilique. — 2, 2. Cubitales.— 3. Médiane basilique. — 4. Médiane céphalique. — 5. Médiane. — 6. Artère et veine humérales.

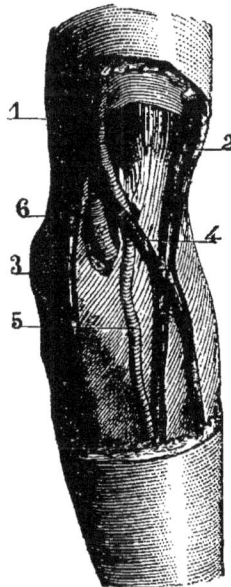

F.G. 323. — Fusion de la médiane et de la radiale ; division prématurée de l'artère humérale.

1. Basilique. — 2. Céphalique. — 3. Cubitale. — 4. Médiane basilique (il n'y a pas de médiane céphalique). — 5. Artère radiale (sous-cutanée). — 6. Artère cubitale (profonde).

le grand pectoral du deltoïde, et se jette dans l'extrémité supérieure de la veine axillaire, immédiatement au-dessous de la clavicule.

La **veine basilique** est accompagnée par le tronc du nerf brachial cutané interne ; elle parcourt la face interne du bras jusqu'à la partie moyenne, et traverse l'aponévrose brachiale à ce niveau avec le nerf. Devenue sous-aponévrotique, elle va se jeter dans la veine axillaire au milieu du creux de l'aisselle.

Pour se faire une idée des veines du pli du coude, on n'a qu'à se représenter la lettre majuscule M dont les cinq extrémités seraient prolongées; chacun de ces prolongements porterait le nom de la veine correspondante, et les deux branches intermédiaires seraient la médiane céphalique et la médiane basilique. Cette comparaison a été reproduite par Sappey dans sa deuxième édition ; je crois l'avoir faite le premier.

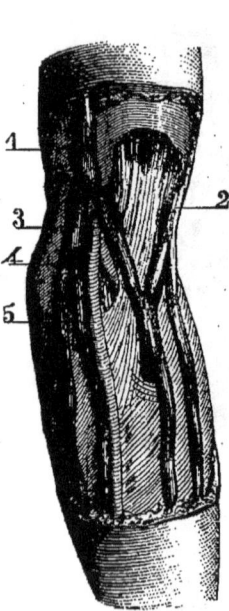

Fig. 324. — Veine cubitale multiple; l'artère cubitale, superficielle, accompagne une veine cubitale.

1. Basilique. — 2. Céphalique. — 3. Médiane basilique. — 4, 5. Cubitales.

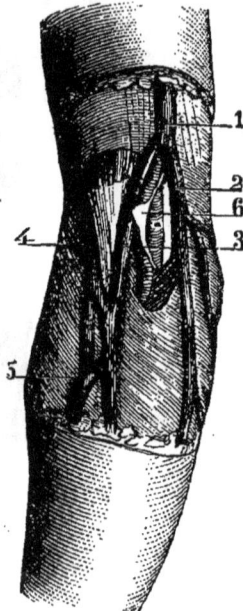

Fig. 325. — La veine médiane basilique est parallèle à l'artère radiale.

1. Basilique. — 2. Cubitale. — 3. Artère cubitale. — 4. Médiane céphalique. — 5. Médiane unie à la radiale. — 6. Feuillet aponévrotique séparant l'artère cubitale de l'artère radiale, qui est sous-cutanée.

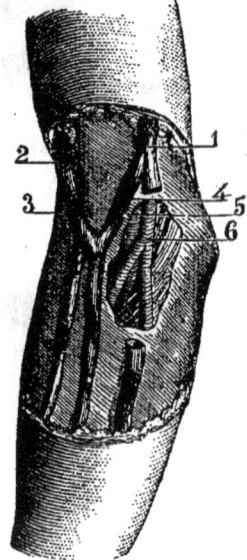

Fig. 326. — La médiane céphalique existe à peine ; la médiane basilique est en dehors des artères ; anomalie artérielle.

1. Basilique. — 2, 3. Céphalique. — 4. Médiane basilique. — 6. Artère brachiale donnant la radiale et la cubitale ; l'artère interosseuse est située un peu plus profondément.

Les veines du pli du coude sont situées sous la peau, mais il est utile de préciser leur situation exacte: elles sont placées entre l'aponévrose et le tissu graisseux sous-cutané. Il résulte de cette disposition que les veines sont moins apparentes et plus difficiles à saigner chez les sujets gras, et en particulier chez la femme;

dont le tissu cellulo-graisseux sous-cutané est plus développé que chez l'homme.

Anomalies des veines du pli du coude.

La description qui précède s'applique aux cas que l'on rencontre ordinairement; mais il est très fréquent de rencontrer des anomalies, soit dans le nombre et la position des veines, soit dans les rapports qu'elles affectent avec les artères. Il est rare que les veines de l'avant-bras et de la main offrent exactement la disposition que nous avons mentionnée : ordinairement, ces veines, la cubitale et la radiale surtout, sont multiples; quelquefois, la médiane est située sur l'un des côtés de l'avant-bras, et elle s'unit, sans se diviser, avec les cubitales ou les radiales pour former la basilique ou la céphalique. Les figures 322 à 326 montrent quelques exemples d'anomalies; dans plusieurs de ces cas, pris sur des pièces naturelles, on voit le rapport des veines avec des artères anormales.

C. — Veines du thorax.

L'étude des veines du thorax comprend : 1° celle des troncs veineux qui portent à l'oreillette droite le sang des extrémités supérieures et de la tête; 2° celle des veines des parois du thorax, dans lesquelles nous comprendrons les veines rachidiennes.

I. — Troncs veineux de la cavité thoracique.

Les troncs veineux principaux de la cavité thoracique sont : les troncs brachio-céphaliques droit et gauche, formés par la réunion de la sous-clavière et de la jugulaire interne, et la veine cave supérieure constituée par la fusion des deux troncs brachio-céphaliques.

La veine cave supérieure a déjà été étudiée.

1° Tronc brachio - céphalique droit. — Ce tronc est formé par la réunion de la jugulaire interne et de la sous-clavière droite. Il a une direction oblique de haut en bas et de dehors en dedans, jusqu'à la veine cave supérieure, qu'il constitue en se confondant avec le tronc veineux du côté opposé. Il a 3 centimètres de longueur environ. Il est en rapport : en arrière, avec le tronc artériel brachio-céphalique, qui lui est parallèle; en avant, avec l'extrémité interne de la clavicule et l'articulation sterno-claviculaire; en bas, avec le sommet du poumon; en haut, avec la couche musculaire de la région sous-hyoïdienne.

2° Tronc brachio-céphalique gauche. — Le tronc veineux brachio-céphalique gauche s'étend également du point de convergence de la jugulaire interne et de la sous-clavière gauche à la veine cave supérieure. La veine cave étant située à droite de la ligne médiane, il en résulte que ce tronc est plus long et moins oblique que celui du côté droit. Il a, en effet, de 5 à 6 centimètres. Il se dirige à droite et un peu en bas, et se réunit à angle droit au tronc brachio-céphalique droit. Il est en rapport : en arrière, avec la partie supérieure de la crosse de l'aorte et les trois troncs artériels auxquels elle donne naissance ; en avant, avec la clavicule gauche, le sternum et les muscles qui s'insèrent à ces os.

Les troncs veineux brachio-céphaliques sont entourés par des ganglions lymphatiques.

Il résulte de la position très superficielle des troncs veineux brachio-céphaliques et de la veine cave supérieure, que ces vaisseaux se montrent d'abord et cachent les organes plus profonds, lorsqu'on enlève le sternum d'un sujet.

II. — Veines des parois thoraciques.

Les veines des parois du thorax sont : en avant, les veines *mammaires internes,* au nombre de deux pour chaque artère, qui se réunissent en un seul tronc avant de se jeter dans le tronc brachio-céphalique ; sur les côtés, les *veines intercostales,* qui, au niveau de la colonne vertébrale, forment un système veineux spécial. Ces dernières sont situées dans la gouttière costale, au-dessus de l'artère, qu'elles accompagnent, et dont elles suivent la direction. Le système veineux auquel elles aboutissent fait partie des veines rachidiennes, dont nous allons donner la description.

Veines rachidiennes.

Les veines du rachis se divisent en intra-rachidiennes et extra-rachidiennes.

Veines intra-rachidiennes (fig. 327). — Elles sont situées à la face interne du canal rachidien, et forment dans cette région un réseau assez riche, paraissant au premier abord très irrégulier.

On peut y décrire cependant quatre *veines longitudinales,* étendues du trou occipital au coccyx. Deux de ces veines longitudinales sont situées de chaque côté de la face postérieure du corps des vertèbres, sur le ligament vertébral commun postérieur ; les deux autres veines longitudinales, plus grêles, reposent de chaque côté de la ligne médiane sur les lames vertébrales et les ligaments jaunes. Ces quatre veines sont sinueuses et réunies entre elles au niveau de chaque vertèbre par des anastomoses antérieures, latérales et postérieures.

1° Les *anastomoses antérieures* sont dirigées transversalement au niveau du corps de chaque vertèbre, et situées entre le corps vertébral et le ligament vertébral commun postérieur. Ces anas-

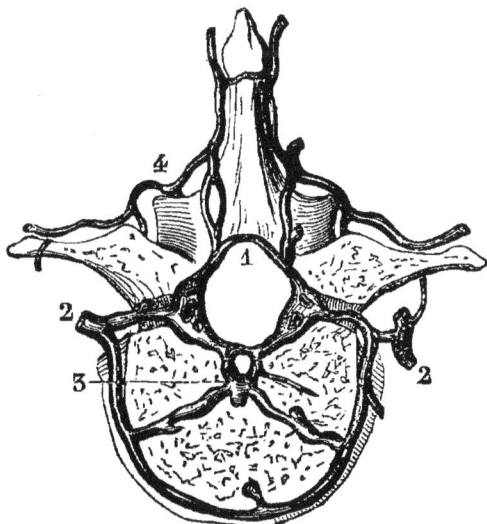

Fig. 327. — Veines rachidiennes. Coupe au niveau d'une des premières vertèbres lombaires.

1. Veines intra-rachidiennes communiquant par les trous de conjugaison avec les veines extra-rachidiennes. — 2. Coupe des veines intercostales. — 3. Sinus veineux de l'intérieur du corps de la vertèbre. — 4. Veines extra-rachidiennes postérieures.

tomoses ne sont autre chose que les veines du corps de la vertèbre, qui vont se jeter de chaque côté dans les veines longitudinales antérieures.

2° Les *anastomoses latérales* sont dirigées d'avant en arrière, et font communiquer les veines longitudinales antérieures avec les postérieures. Elles sont petites et quelquefois flexueuses.

3° Les *anastomoses postérieures* sont aussi dirigées transversalement et se trouvent également au niveau de chaque vertèbre. Elles présentent peu de développement.

Les veines intra-rachidiennes présentent de nombreuses anastomoses. Par l'intermédiaire des veines qui existent dans l'épaisseur du corps des vertèbres, elles s'anastomosent à la surface de la colonne vertébrale avec les veines extra-rachidiennes. Au

niveau de chaque trou de conjugaison, elles s'anastomosent largement avec toutes les veines extra-rachidiennes. Au même niveau,
elles reçoivent les veines de la moelle, qui forment de petits troncs
cheminant transversalement entre les racines antérieures et postérieures des nerfs rachidiens.

Veines extra-rachidiennes. — Elles forment autour de la
colonne vertébrale, en avant et en arrière, un riche réseau veineux communiquant, en un grand nombre de points, avec les
veines intra-rachidiennes, surtout au niveau des trous de conjugaison.

Les *postérieures* sont appliquées à la surface des apophyses épineuses, des lames des apophyses articulaires et des apophyses
transverses. Etendues de la tête au coccyx, elles s'anastomosent
fréquemment entre elles sur toutes ces surfaces osseuses, de sorte
que les mailles qu'elles forment sont assez serrées. Elles prennent
naissance dans les muscles de la région postérieure du tronc,
surtout dans les muscles spinaux et dans la peau de cette région.

Parmi les veines extra-rachidiennes postérieures, se trouve un
tronc important, désigné par Cruveilhier sous le nom de *veine
jugulaire postérieure*. Nous avons déjà parlé de ce tronc dans la
description des veines jugulaires.

Les *antérieures* sont plus nombreuses, plus volumineuses, et
décrites sous des noms particuliers. Elles proviennent des parois
thoraciques, des parties latérales de la paroi abdominale et de la
surface du sacrum. Elles ont entre elles de nombreuses communications; de plus, elles communiquent en plusieurs points avec la
veine cave inférieure, et vont finalement se jeter par un grand
tronc commun, la grande veine azygos, dans la veine cave supérieure.

En examinant cette série de veines extra-rachidiennes s'anastomosant entre elles et avec les veines intra-rachidiennes; en examinant, d'autre part, les anastomoses des veines rachidiennes
avec la veine cave inférieure et leur mode de terminaison dans la
veine cave supérieure par la veine azygos, on ne peut méconnaître la prévoyance de la nature, qui a voulu relier le système
veineux de la veine cave supérieure ou descendante avec celui
de la veine cave inférieure ou ascendante.

Les troncs que forment les veines extra-rachidiennes antérieures sont les suivants: la veine sacrée latérale, la veine
sacrée moyenne, la veine ilio-lombaire et la veine lombaire
ascendante, situées au-dessous du diaphragme ; la grande veine
azygos, la petite veine azygos et les veines intercostales supérieures droite et gauche, au-dessus du diaphragme. Ces quatre

derniers troncs sont formés presque complètement par les veines intercostales droites et gauches.

1° et 2° La **veine sacrée latérale** est située sur les côtés de la face antérieure du sacrum, tandis que la **sacrée moyenne,** souvent double, est située sur la ligne médiane. Ces veines s'anastomosent entre elles par des communications transversales, et avec les veines intra-rachidiennes du sacrum par de petites branches qui traversent les trous sacrés antérieurs. Elles forment un réseau abondant sur la face antérieure du sacrum. A leur partie inférieure, elles communiquent : d'une part, avec les veines hémorrhoïdales, et par conséquent avec l'origine de la veine porte; d'autre part, avec la veine iliaque interne. Ces veines se jettent dans l'iliaque primitive.

3° La **veine ilio-lombaire** communique avec les veines lombaires sur les côtés des vertèbres, et avec les branches de l'hypogastrique à la partie inférieure.

4° La **veine lombaire ascendante** (fig. 328) est un tronc veineux situé de chaque côté des corps des vertèbres lombaires. Ce tronc est formé par la réunion de quelques branches des veines lombaires. Il décrit des flexuosités autour des apophyses transverses lombaires, et communique par quelques rameaux avec la veine cave inférieure. Quelques-uns de ces rameaux veineux s'anastomosent avec l'origine des veines azygos.

5° La **grande veine azygos** (fig. 328) est située au-devant de la colonne vertébrale, et s'étend des premières vertèbres lombaires à la troisième vertèbre dorsale, au niveau de laquelle elle se jette dans la veine cave supérieure, en décrivant une courbe dont la concavité antérieure embrasse la bronche droite.

Elle traverse l'orifice aortique du diaphragme, se place dans le médiastin postérieur au-devant de la colonne vertébrale et des artères intercostales droites, en arrière de l'œsophage, à droite du canal thoracique et de l'aorte.

La grande azygos est formée par la réunion des sept ou huit dernières veines intercostales droites. Elle reçoit souvent la première lombaire. Vers le milieu de son trajet, la petite veine azygos se réunit à elle (fig. 328) ; avant sa terminaison dans la veine cave supérieure, elle reçoit quelquefois les troncs des veines intercostales supérieures.

A son origine, au niveau des vertèbres lombaires, elle s'anastomose avec les veines lombaires ascendantes, et quelquefois directement par un petit rameau avec la veine cave inférieure. On trouve dans la veine azygos, un peu au-dessous de son embouchure, une valvule considérable qui peut, par son redressement, oblitérer presque complètement la lumière de ce vaisseau.

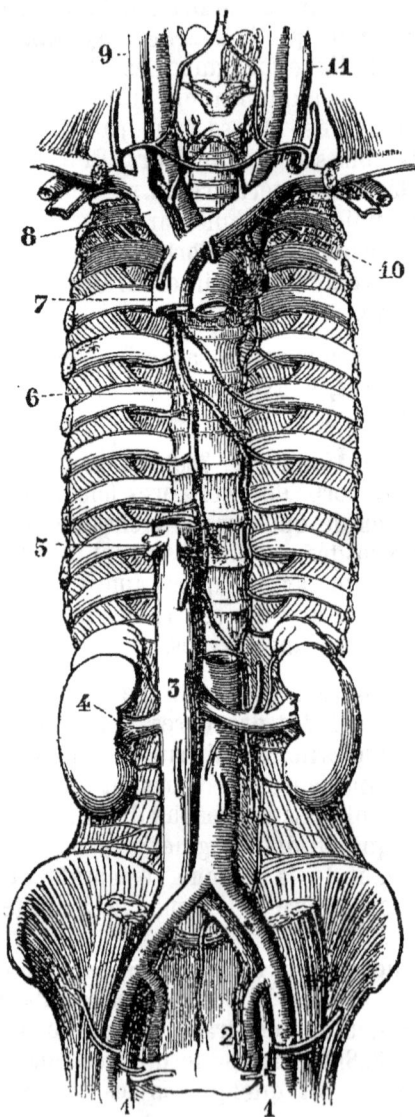

Fig. 328. — Veines caves et veines azygos.

1. Vaisseaux iliaques externes. — 2. Vaisseaux iliaques internes. — 3. Veine cave inférieure. — 4. Rein droit. — 5. Veine sus-hépatique. — 6. Grande veine azygos recevant à gauche la petite azygos. — 7. Veine cave supérieure. — 8. Tronc veineux brachio-céphalique droit. — 9. Veine jugulaire interne et artère carotide du côté droit. — 10. Tronc veineux brachio-céphalique gauche. — 11. Veine jugulaire interne et artère carotide primitive du côté gauche.

6° La **petite veine azygos** (fig. 328) est construite sur le même plan que la précédente, seulement elle est plus petite. Elle est formée par la réunion des quatre ou cinq dernières veines intercostales gauches, et vient s'ouvrir vers la partie moyenne de la grande azygos. Elle reçoit souvent la première veine lombaire gauche, et communique aussi avec la veine lombaire ascendante.

7º Le **tronc droit des veines intercostales supérieures** est formé par les trois ou quatre premières veines intercostales droites. Il descend au-devant de la tête des côtes et vient se jeter dans la grande veine azygos. Sa direction seule est différente.

8º Le **tronc gauche des veines intercostales** est formé par les six ou sept veines intercostales supérieures. Ce tronc descend au-devant de la colonne vertébrale et va se jeter, tantôt dans la petite azygos, tantôt dans la grande azygos avant son embouchure.

CHAPITRE IV.

VAISSEAUX ET GANGLIONS LYMPHATIQUES.

Nous avons étudié tout ce qui est relatif aux ganglions et aux vaisseaux lymphatiques en général, dans le premier volume (*Système vasculaire*). Nous ne nous occuperons ici que de la description de ces organes considérés dans les diverses régions.

Fig. 329. — Vaisseaux lymphatiques.

a. Vaisseau fermé. — *bb*. Renflement du lymphatique correspondant aux valvules. — *a'*. Vaisseau ouvert. — *b' b'*. Valvules disposées par paires.

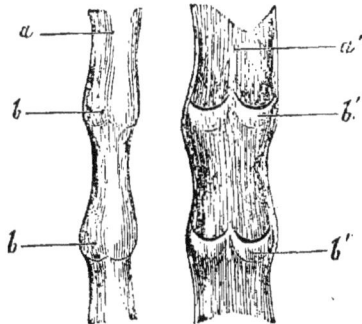

Nous rappellerons seulement que les *vaisseaux lymphatiques* prennent naissance dans tous les organes, cheminent vers le tronc, traversent des glandes et se rendent enfin dans deux canaux : le *canal thoracique* et la *grande veine lymphatique*, qui versent leur contenu dans le système veineux. Les glandes, appelées ganglions lymphatiques, et placées sur le trajet des vaisseaux, servent probablement à l'élaboration du liquide que ces derniers transportent.

Divisés en superficiels et en profonds, ils suivent à peu près le trajet des vaisseaux sanguins. Ils sont ordinairement rectilignes ; à leur origine, cependant, ils s'anastomosent entre eux pour former des réseaux.

Ils contractent des rapports analogues à ceux des veines ; au niveau des ganglions, ils se ramifient pour se mettre en rapport avec les éléments de ces glandes. En sortant des ganglions, ils se reconstituent et forment les *vaisseaux efférents*, par opposition à ceux qui y pénètrent, ou *vaisseaux afférents*. Sur leur trajet, ils présentent de nombreux renflements dus à la présence de valvules intérieures.

Ils sont formés de trois tuniques, dont les éléments sont à peu près les mêmes que ceux qui composent les tuniques artérielles. La tunique interne et séreuse est identique à celle des veines et des artères ; la tunique moyenne est formée par un mélange de fibres musculaires de la vie organique et de fibres élastiques disposées circulairement autour des vaisseaux. La tunique externe, ou celluleuse, est identique à celle des veines.

Les *ganglions* ou *glandes lymphatiques* sont de petits organes de forme ovale ou arrondie, placés sur le trajet des vaisseaux lymphatiques qui les traversent.

Leur nombre est considérable : on les trouve, en général, sur le trajet des vaisseaux, dans les régions les plus riches en tissu cellulaire, au creux du jarret, au pli de l'aine, au pli du coude, au creux de l'aisselle, autour des artères carotides, autour de l'artère aorte et des veines caves, autour de la plupart des artères et des veines de la cavité abdominale.

Les uns sont placés sous la peau : ce sont les *ganglions superficiels ;* les autres, sous les aponévroses : ce sont les *ganglions profonds.*

Leur volume varie depuis celui d'une petite tête d'épingle jusqu'à celui d'un haricot.

Les ganglions diminuent de volume à mesure qu'on avance en âge, à ce point que Ruysch, Morgagni et Haller ont pu dire qu'ils disparaissaient chez les vieillards.

Les ganglions sont rougeâtres, mous ; leur couleur n'est pas cependant partout la même : ainsi les ganglions mésentériques, placés sur le trajet des vaisseaux chylifères, sont d'un rose pâle dans les intervalles de la digestion, et presque blancs pendant la digestion ; les ganglions sous-cutanés sont d'un rouge vif ; les ganglions du foie ont un aspect jaunâtre ; ceux de la racine des poumons sont bleuâtres ou complètement noirs (voy. *Ganglions et vaisseaux lymphatiques*, t. I).

Nous examinerons les vaisseaux et les ganglions des membres supérieur et inférieur, de la tête et du cou, du thorax et de l'abdomen ; nous nous occuperons enfin des troncs terminaux du système lymphatique.

I. — Vaisseaux et ganglions du membre supérieur.

Ganglions axillaires. — Comme les lymphatiques eux-mêmes, ils sont divisés en superficiels et profonds, et séparés les uns des autres par l'aponévrose du creux de l'aisselle. Ils sont presque tous profonds. Ils reçoivent tous les lymphatiques superficiels et profonds du membre supérieur, ceux du dos, de la nuque, de la peau du thorax et des mamelles.

Les ganglions axillaires forment une sorte de chapelet dans le creux axillaire, autour des vaisseaux sanguins, depuis la partie inférieure de la région jusqu'à la partie moyenne de la clavicule.

Pathologie.

Les lésions inflammatoires de la peau des parties qui envoient leurs lymphatiques dans les ganglions axillaires donnent naissance à une adénite, le plus souvent légère et siégeant dans le creux de l'aisselle.

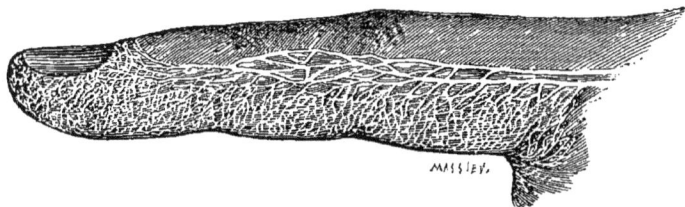

FIG. 330. — Réseau capillaire du système lymphatique au niveau d'un doigt.

L'angioleucite du membre supérieur se complique d'*adénite axillaire*. Lorsque l'angioleucite est due à la piqûre d'un instrument chargé de matières septiques, piqûre anatomique, par exemple, l'adénite suppure souvent, la suppuration se propage au tissu cellulaire du creux axillaire ; voilà l'origine de ces vastes abcès de l'aisselle qu'on incise à travers la peau et le grand pectoral.

A la suite d'un cancer du sein, les ganglions axillaires

deviennent cancéreux, ce que l'on reconnait en portant la main dans le creux axillaire. Tant qu'ils ne sont pas envahis par la matière cancéreuse, le cancer est opérable; mais, si les ganglions sont pris, la plupart des chirurgiens, mais non tous, considèrent avec raison ce symptôme comme une contre-indication à l'opération.

Lymphatiques. — Ils naissent, en général, de la surface cutanée par un réseau superficiel très abondant, principalement à la pulpe des doigts. Ils se dirigent vers le creux de l'aisselle : les uns, superficiels, rampent sous la peau, placés surtout à la face interne du membre ; les autres, profonds, suivent le trajet des artères et portent le même nom : lymphatiques *radiaux, cubitaux*, etc.

Avant de quitter ces régions, nous ferons remarquer qu'il existe souvent un ganglion lymphatique appelé *sus-épitrochléen*, et situé à 2 ou 3 centimètres au-dessus de l'épitrochlée (fig. 328).

Le professeur Aubry (de Rennes) a observé trois ganglions situés sur le trajet d'un vaisseau lymphatique volumineux, dans l'interstice celluleux qui sépare le deltoïde du grand pectoral. J'ai vu une adénite de l'un de ces ganglions.

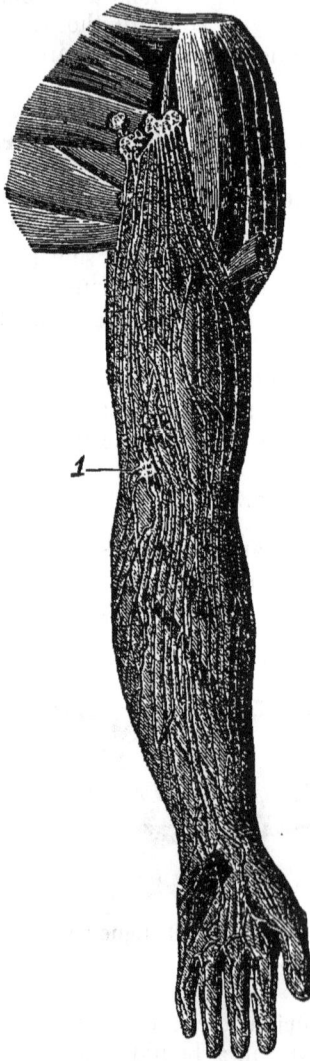

FIG. 331. — Lymphatiques superficiels du membre supérieur.

1. Ganglion sus-épitrochléen.

II. — Vaisseaux et ganglions du membre inférieur.

Ganglions inguinaux. — Ces ganglions sont presque tous réunis au pli de l'aine. Les uns sont superficiels, les autres profonds. Les superficiels, au nombre de huit à treize, sont placés au-devant de l'aponévrose fémorale, dans le triangle de Scarpa ; ils communiquent à travers les trous du fascia cribriformis avec des ganglions profonds, situés dans le canal crural. Ces derniers, au nombre de deux à quatre, reçoivent les vaisseaux lymphatiques profonds du membre inférieur. Les superficiels reçoivent des vaisseaux lymphatiques nombreux : les lymphatiques superficiels du membre abdominal, de la fesse, de la portion sous-ombilicale de la paroi abdominale, du scrotum, de la verge, de l'urèthre chez l'homme, de la vulve et des deux tiers antérieurs de la muqueuse vaginale chez la femme, enfin des régions périnéale et anale.

Pathologie.

Comme dans le membre supérieur, les inflammations de la peau donnent lieu ici à *l'adénite inguinale.* La moindre trace d'angioleucite autour d'une écorchure, d'un cor mal coupé, d'une ulcération quelconque, se complique d'adénite.

L'adénite qui siège au sommet du triangle de Scarpa et forme une petite tumeur oblongue, à *grand diamètre vertical,* est ordinairement symptomatique d'une lésion du membre inférieur ; si la tumeur est *parallèle à l'arcade crurale* et voisine de cette arcade, on peut affirmer, presque à coup sûr, que la lésion siège aux organes génitaux externes, à la fesse ou à l'anus. En effet, les ganglions internes et supérieurs reçoivent les lymphatiques des organes génitaux et de l'anus. L'adénite de ces ganglions reconnaît ordinairement pour cause une inflammation de l'urèthre, de la peau du pénis, du scrotum ou de l'anus ; on l'observe à la suite des chancres, des blennorrhagies et des ulcérations de l'anus produites par la fissure ou la pédérastie. L'adénite inguinale ayant une origine vénérienne constitue le bubon.

Lymphatiques superficiels. — Ils se rendent à des ganglions situés au sommet du triangle de Scarpa et dirigés verticalement; ceux des organes génitaux externes et de l'anus se rendent à des ganglions situés plus haut, au niveau de la base du triangle de Scarpa et à sa partie interne ; le grand diamètre de ces ganglions est parallèle à l'arcade crurale. Cette disposition explique ce que, du reste, Velpeau a démontré depuis longtemps : comment, à la seule inspection du pli de l'aine, on peut affirmer, avant d'inter-

19**

roger le malade, si la cause de l'adénite réside dans le membre inférieur ou dans les parties génitales et anale. Les lymphatiques du membre abdominal se comportent à la manière de ceux du membre thoracique, c'est-à-dire qu'ils naissent à la surface de la peau par un réseau délié, surtout à la plante du pied, et qu'ils remontent le long de la face interne du membre jusqu'au pli de l'aine.

Il ne faut pas croire que les lymphatiques présentent une terminaison constante, et que la position des ganglions soit invariable. Il n'est pas rare de voir les ganglions se prolonger le long de la veine saphène interne jusqu'au milieu de la cuisse. Aubry (de Rennes) a vu des vaisseaux lymphatiques du membre inférieur passer à côté des ganglions inguinaux et se jeter dans les ganglions iliaques. Cet habile chirurgien a vu aussi les vaisseaux de la grande-lèvre se rendre aux ganglions inférieurs de l'aine. Du reste, la clinique confirme ces anomalies.

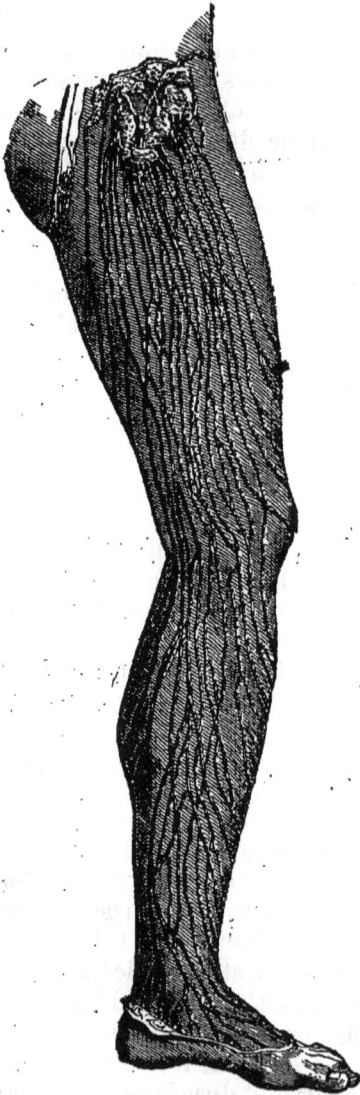

Fig. 332. — Lymphatiques superficiels du membre inférieur.

Lymphatiques profonds. — Comme au membre supérieur, ces lymphatiques suivent le trajet des vaisseaux sanguins, et portent le même nom que le vaisseau qu'ils accompagnent. Nous ferons remarquer, avant de quitter ce sujet, qu'il existe dans le *creux poplité* trois ou quatre ganglions lymphatiques, situés au niveau de l'embouchure de la veine saphène externe, sous l'aponévrose.

On trouve aussi un *ganglion tibial antérieur* à la partie supérieure du ligament interosseux, près de l'artère tibiale antérieure.

III. — Vaisseaux et ganglions lymphatiques de la tête et du cou.

Ganglions de la tête. — Ils occupent le sillon qui sépare la tête du cou. Les ganglions *sous-occipitaux* sont placés en arrière, au-dessous de l'occipital. Les ganglions *parotidiens* sont situés dans l'épaisseur de la glande parotide ou à sa surface externe. Les ganglions *sous-maxillaires* occupent la face interne du corps du maxillaire inférieur ; plusieurs sont situés à la face externe de la glande sous-maxillaire ; ils sont divisés en postérieurs et antérieurs. Il en existe aussi deux sur la ligne médiane, à égale distance de l'os hyoïde et de la symphyse du menton.

Ganglions du cou. — Ces ganglions sont extrêmement nombreux et volumineux. Ils sont situés principalement autour de la veine jugulaire interne et de l'artère carotide primitive, le long desquelles ils forment un chapelet. On les trouve aussi vers les bords du sterno-mastoïdien.

Les ganglions de la tête reçoivent les lymphatiques du cuir chevelu. Ceux de la partie postérieure se rendent dans les ganglions sous-occipitaux ; ceux des parties latérale et antérieure, dans les ganglions parotidiens. Ils reçoivent, en outre, tous les lymphatiques de la *face*, des *paupières*, du *nez*, des *lèvres* et des *joues*, qui se rendent surtout aux ganglions sous-maxillaires.

Les vaisseaux lymphatiques, que les ganglions du cou reçoivent, tirent leur origine des *gencives*, de la *voûte palatine*, du *pharynx*, du *larynx*, du *corps thyroïde* et de la *langue*.

IV. — Vaisseaux et ganglions lymphatiques du thorax.

Ganglions du thorax. — Ces ganglions sont disséminés sans ordre dans le médiastin. Les uns sont placés à la partie postérieure du sternum, les autres au-devant de la colonne vertébrale, quelques-uns sur le diaphragme, et la plupart autour de l'œsophage, de la trachée et des vaisseaux mammaires. On les trouve surtout extrêmement abondants au niveau de la bifurcation de la trachée et de la crosse de l'aorte. Ces ganglions tirent leur nom de l'organe autour duquel ils sont situés ; il existe, par consé-

quent, des ganglions *œsophagiens, bronchiques, cardiaques, dia-*
phragmatiques, etc.

Les vaisseaux lymphatiques qui se rendent dans les ganglions
thoraciques, sont ceux du *poumon*, du *cœur*, du *péricarde*, de l'*œso-*
phage, du *thymus*, du *diaphragme* et de la surface interne du
thorax.

V. — Vaisseaux et ganglions lymphatiques de l'abdomen.

Ganglions de l'abdomen. —Ils sont disséminés autour de l'artère
aorte et de ses principales branches, autour des artères iliaques
primitives, internes et externes.

Les vaisseaux lymphatiques qui s'y rendent tirent leur origine
de la face profonde de la paroi abdominale et des viscères abdominaux et pelviens. Parmi ces viscères, on doit comprendre le
testicule, dont les lymphatiques, bien différents de ceux des organes
génitaux externes, parcourent toute l'étendue du cordon spermatique et traversent le canal inguinal, pour aller se jeter dans
les ganglions situés au-devant des vertèbres lombaires.

Parmi les lymphatiques des viscères abdominaux, on en observe
un groupe qui, en raison du liquide qu'ils charrient, et non point
à cause de leur disposition anatomique, qui est la même, ont
reçu le nom de *chylifères*.

Les *chylifères* sont donc simplement des vaisseaux lymphatiques
partant du chyle, et les ganglions qu'ils traversent, appelés *mésen-*
tériques, à cause de leur situation dans le mésentère, sont identiques aux autres ganglions.

Il est inutile d'entrer dans de plus longs détails concernant
l'étude des vaisseaux et ganglions lymphatiques, nous nous ré-
servons d'en parler plus complètement en décrivant les organes
où ils prennent naissance. Nous nous contenterons, pour terminer cette étude, d'indiquer les deux troncs terminaux du système lymphatique et la manière dont les vaisseaux lymphatiques
viennent s'y rendre.

Les troncs terminaux s'ouvrent dans le système veineux ; l'un,
la *grande veine lymphatique*, se jette à l'union de la jugulaire interne et de la sous-clavière droites; l'autre, le *canal thoracique*,
à l'union des veines de mêmes noms, du côté gauche.

VI. — Grande veine lymphatique.

La *grande veine lymphatique* reçoit les vaisseaux lymphatiques
de la moitié droite de la portion sus-diaphragmatique du corps,
c'est-à-dire de la *tête*, du *cou*, du *thorax* et du *membre supérieur*.

La grande veine lymphatique a une longueur de 1 à 2 centimètres. Elle est formée par la convergence des lymphatiques qui viennent des parties latérales du côté droit du cou, du membre supérieur droit et des autres régions déjà nommées.

VII. — Canal thoracique.

Le *canal thoracique* est un conduit flexueux, bosselé, s'étendant de la deuxième vertèbre lombaire à la partie inférieure du cou. Il croise la colonne vertébrale obliquement de bas en haut, de droite à gauche, et décrit, à sa terminaison, une courbe à concavité inférieure avant de s'ouvrir dans le système veineux. A son origine, il présente une dilatation appelée *citerne de Pecquet*.

Ce canal traverse l'orifice aortique du diaphragme, et il est en rapport, à ce niveau, avec l'aorte et la grande veine azygos. Plus haut, il est situé dans le médiastin postérieur, en arrière de l'œsophage, en avant de la colonne vertébrale et des artères intercostales droites. Il a à sa droite la grande veine azygos, et à sa gauche l'aorte. Avant sa terminaison, il passe derrière la carotide primitive gauche et s'ouvre à la terminaison de la veine sousclavière, au niveau du scalène antérieur.

Le canal thoracique reçoit tous les lymphatiques qui ne se jettent pas dans la grande veine lymphatique; il reçoit, en outre, dans son trajet, les lymphatiques du thorax; à son origine, il reçoit cinq troncs lymphatiques principaux. Ces derniers sont le rendez-vous de tous les vaisseaux lymphatiques de l'abdomen et du membre inférieur, qui convergent après s'être anastomosés plusieurs fois entre eux et avoir traversé de nombreux ganglions lymphatiques.

De ces cinq troncs lymphatiques principaux, deux proviennent des membres inférieurs, des organes du bassin, des testicules, de l'utérus et des reins; deux autres, marchant en sens inverse des veines azygos, viennent des lymphatiques des sept ou huit derniers espaces intercostaux; le cinquième, antérieur, porte les lymphatiques de la rate, du foie, de l'estomac, ainsi que les chylifères.

Ajoutons, pour terminer, que la partie supérieure du canal thoracique reçoit les lymphatiques du membre supérieur gauche et de la partie gauche du cou et de la tête.

Ce canal possède des valvules rudimentaires, qui prennent quelquefois un certain développement.

Structure. — Le canal thoracique est pourvu de trois tuniques. La *tunique externe* offre la plus grande analogie avec celle des veines; elle est formée de tissu conjonctif dont les fibres sont dirigées longitudinalement, de fibres élastiques longitudinales formant un réseau qui s'entre-croise avec les fibres de tissu conjonctif, et de faisceaux musculaires anastomosés en réseau dans l'épaisseur de cette tunique, faisceaux dirigés aussi dans le sens longitudinal. La *tunique moyenne* est formée, comme celle des veines, de deux couches superposées, dont l'une, longitudinale, profonde, est composée de filaments de tissu conjonctif et de fibres élastiques disposées en réseaux et mêlées au tissu conjonctif, le tout dirigé dans le sens longitudinal. L'autre couche, superficielle, est formée d'éléments transversaux, circulaires : ce sont des fibres musculaires entremêlées de fibres élastiques fines transversales, anastomosées en réseau. Cette tunique mesure 50 μ en moyenne. La *tunique interne* est tapissée du même *épithélium pavimenteux* que les lymphatiques, c'est à-dire à cellules un peu plus petites que celles des veines. La *couche élastique sous-épithéliale* est formée, comme celle des artères et des veines, par des fibres élastiques longitudinales anastomosées, et elle est séparée de l'épithélium par une ou plusieurs couches de *lames striées*, semblables à celles que nous avons décrites au-dessous de l'épithélium des artères et des veines.

Le canal thoracique possède quelques *valvules*, plus ou moins complètes, qui offrent la même structure que celle des veines. La plus remarquable est une sorte de soupape valvulaire, de forme variable, située à l'embouchure du canal thoracique dans la veine sous-clavière. A 2 centimètres de cette ouverture, on en trouve encore une (Sappey).

Les artères du voisinage lui fournissent quelques *vaisseaux*, qui se perdent dans la tunique externe et dans la tunique moyenne, comme dans les veines.

Le canal thoracique n'a pas de *nerfs*, il vaudrait mieux dire qu'on n'en a pas encore observé.

————

Un mot sur l'historique des lymphatiques. — Sappey, qui a étudié avec un soin tout particulier l'historique des vaisseaux lymphatiques, le résume de la manière suivante :

« Il existe trois grandes époques dans l'histoire générale de ce système, et à chacune d'elles on peut rattacher un nom propre :

« A la première, celui d'Aselli, qui découvrit l'origine des vaisseaux chylifères (1622).

« A la seconde, celui de Pecquet, qui démontra le trajet et la terminaison de ces vaisseaux (1649).

« Enfin, à la troisième, celui de Rudbeck, qui vit les lymphatiques proprement dits et généralisa leur existence (1651).

« Quelques auteurs ont revendiqué en faveur de Th. Bartholin l'honneur de cette généralisation ; d'autres l'ont attribuée à l'Anglais George Jolyff. Ces trois auteurs, en effet, se livrèrent presque simultanément aux mêmes recherches : la priorité cependant nous paraît devoir être accordée à Rudbeck. Le passage suivant, qu'on lit dans les écrits de Bartholin, fait soupçonner qu'il avait eu connaissance des travaux de ce dernier. « Le nom *séreux*, « dit-il, que quelques-uns ont donné à ces vaisseaux, ne me « plaît point. » En effet, il les désigna sous le nom de *vaisseaux lymphatiques*. Comme il fut le premier qui publia un traité sur le système absorbant et qu'il jouissait d'une grande réputation, un assez grand nombre de médecins ne firent aucune difficulté pour lui concéder cette découverte. Quant à Jolyff, ses droits reposent sur les déclarations de Glisson, de Charletton et de Bayle, qui rapportent qu'en 1663 il leur montra des vaisseaux se distribuant dans presque toutes les parties du corps et renfermant une humeur aqueuse. Les recherches de ces trois anatomistes sont loin d'offrir la même valeur, et c'est surtout par leur comparaison qu'on arrive à réclamer en faveur de Rudbeck les avantages de la priorité ; les travaux de ce dernier anatomiste sont très supérieurs à ceux de Bartholin et de Jolyff. »

Beaucoup d'autres anatomistes ont étudié les lymphatiques ; citons parmi eux, Fohmann, Hunter, Newson, Magendie, Mascagni, Meckel, Nuch, Ruysch. Citons encore, parmi les anatomistes de nos jours, Sappey, dont les travaux remarquables sur le système lymphatique ont beaucoup ajouté aux connaissances qu'on avait déjà. On peut certainement, tout en restant dans le cercle de la vérité, dire qu'aux trois grandes époques de l'histoire générale des lymphatiques, il faudrait en ajouter une quatrième, celle de Sappey, à qui revient la gloire d'avoir découvert les lymphatiques d'un grand nombre d'organes et de tissus (voy. *Splanchnologie*).

CINQUIÈME PARTIE

DE LA NÉVROLOGIE

La névrologie est cette partie de l'anatomie qui traite du système nerveux.

Le système nerveux se divise en deux parties principales : 1o le *système nerveux de la vie animale* ; 2o le *système nerveux de la vie organique*.

Le premier, appelé aussi système nerveux de la vie de relation, est formé par l'*axe cérébro-spinal* et les ramifications, *nerfs*, qui en partent pour donner à toutes les parties du corps la sensibilité et le mouvement.

Le second, qui préside à la nutrition des organes et aux phénomènes organiques profonds, est constitué par un nerf spécial, ganglionnaire : c'est le nerf *grand sympathique*.

Ces deux systèmes ne sont pas complètement isolés ; ils affectent entre eux les rapports les plus intimes.

Le grand sympathique emprunte de nombreuses fibres aux nerfs de la vie animale. D'autre part, le système nerveux de la vie animale contient un certain nombre de fibres grises du grand sympathique.

CHAPITRE PREMIER.

SYSTÈME NERVEUX DE LA VIE ANIMALE.

On divise le système nerveux de la vie animale en deux parties :

1o Les centres nerveux, ou axe cérébro-spinal ;
2o Les nerfs, ou système nerveux périphérique.

ARTICLE PREMIER

CENTRES NERVEUX[1]

Les centres nerveux sont contenus dans la cavité *crânio-rachidienne* : l'encéphale occupe le crâne ; la moelle épinière est située dans le canal rachidien.

Les centres nerveux sont formés d'une masse de substance dite *substance nerveuse*, qui diffère essentiellement de celle qui constitue les nerfs.

Il ne faut pas croire que les fibres des nerfs sont des prolongements des fibres des centres nerveux. Ces fibres pénètrent dans la substance nerveuse pour aboutir aux cellules nerveuses.

La substance nerveuse se compose de deux parties : substance blanche et substance grise.

Les parties grises sont formées principalement de cellules nerveuses ; les parties blanches de fibres nerveuses. Quand on dit substance grise, c'est comme si l'on disait *agglomération de cellules nerveuses* ou *foyer d'innervation*. Les *cellules nerveuses* sont les parties *fonctionnantes des centres nerveux* ; c'est par elles que les sensations sont perçues et que sont transmis les ordres qui produisent la contraction des muscles.

Les fibres blanches établissent une communication entre les cellules. Toutes les cellules sont unies entre elles par des fibres, de sorte que la structure des centres nerveux peut être réduite au problème suivant : étant donné une fibre nerveuse, dire quelles sont les deux cellules qu'elle met en communication. Dans l'état actuel de la science, ce problème est loin d'être résolu.

---

1. J'ai fait publier en 1878 une série de leçons que je professais à l'Ecole pratique de la Faculté de Médecine de Paris. Cette édition, rapidement épuisée, n'a pas été rééditée, parce qu'il m'a paru plus convenable de l'intercaler tout entière dans mon *Anatomie descriptive et dissection*. Ne voulant rien changer au texte et au mode de description, je réclame l'indulgence du lecteur pour le style, un peu familier peut-être, qu'on peut permettre dans des leçons orales, mais qui devrait être banni d'un ouvrage didactique. J'en dirai autant des *Schémas*. Je suis le premier à en reconnaître l'imperfection, mais comme ils ont reçu un accueil favorable et qu'ils sont véritablement utiles malgré leurs imperfections, je n'ai pas hésité à les placer dans l'ouvrage. Ils sont reproduits par la photographie avec tout ce qu'ils ont de bon comme aussi avec ce qu'ils ont d'imparfait. Des auteurs du plus grand mérite, comme le professeur Jaccoud, leur ont donné assez d'importance pour en placer quelques-uns dans leurs ouvrages.

Les nerfs s'insèrent sur les centres nerveux, dans l'épaisseur desquels ils pénètrent jusqu'à des groupes de cellules, appelés *noyaux d'origine réelle* des nerfs.

§ 1. — Encéphale et moelle épinière.

L'encéphale comprend toutes les parties des centres nerveux contenues dans la cavité crânienne. Il est composé de 4 parties : 1° le cerveau placé à la partie supérieure ; — 2° le cervelet au-dessous et en arrière ; — 3° la protubérance annulaire ; — 4° le bulbe rachidien.

Etudions d'abord le cerveau, qui n'est uni au reste des centres nerveux que par les pédoncules cérébraux, formés par deux énormes faisceaux de substance blanche ; puis le cervelet, réuni aux centres par les pédoncules cérébelleux ; je décrirai ensuite la moelle épinière en remontant vers le bulbe et la protubérance pour retrouver les fibres mettant en communication ces diverses parties avec le cerveau et le cervelet.

Dissection. — Nous indiquerons ici comment on doit procéder pour découvrir les méninges et l'encéphale du cadavre, et pour retirer cette masse de la cavité crânienne sans l'altérer.

L'opération doit être faite de la même manière à l'amphithéâtre de dissection et dans la salle d'autopsie.

Position du sujet. — On place l'occiput du sujet sur un billot, de manière à fléchir la tête sur le thorax.

Incision du cuir chevelu. — On incise transversalement le cuir chevelu, d'une apophyse mastoïde à l'autre. Si l'on n'a pas de raisons pour conserver intacts les téguments du front, on peut faire une incision cruciale. Ensuite, on dissèque les lambeaux du cuir chevelu, et on les renverse vers leur base. Chez un grand nombre de sujets, le tissu cellulaire, situé entre le crâne et l'aponévrose épicrânienne, est très lâche, et il suffit de saisir avec les doigts les extrémités des lambeaux pour les renverser vers leur base.

Ensuite, on incise avec un scalpel et d'avant en arrière le muscle temporal et son aponévrose, au niveau du point où le crâne sera divisé.

Section des os. — On procède alors à l'ouverture du crâne. On peut y arriver de deux manières : par la scie ou par le marteau.

La division doit être faite circulairement, suivant une ligne passant à 2 centimètres au-dessus de l'arcade orbitaire, au milieu de la fosse temporale et aux environs de la protubérance occipitale externe.

On doit se servir de la scie lorsqu'on ne veut pas ébranler le contenu de la cavité crânienne, lorsqu'on fait une autopsie judiciaire, enfin dans tous les cas où les circonstances exigent de grandes précautions. Cette opération est difficile et fatigante. Il est rare que la scie ne déchire pas une portion des membranes et de la substance cérébrale. Pour l'éviter, autant que la chose est possible, il faut diviser avec la scie une partie de l'épaisseur des os et achever la section avec le ciseau et le marteau.

Mais, ordinairement, le *marteau* suffit, et ce procédé est plus expéditif. On frappe, avec le côté du marteau qui est taillé en forme de hachette, sur la ligne circulaire que nous avons indiquée, on brise la boîte crânienne, et l'on contourne insensiblement le crâne. On s'arrête lorsqu'on s'est assuré que la brisure a eu lieu dans toute la circonférence. Il faut se rappeler que les os de la fosse temporale sont minces et fragiles, et qu'il faut, par conséquent, frapper avec moins de force en ce point.

Extraction de la voûte du crâne. — On saisit alors, avec le crochet mousse qui termine le manche du marteau, la partie frontale de la calotte crânienne que l'on veut enlever, et l'on exerce des tractions. Il faut se garder de tirer avec les doigts, on risquerait de se faire des piqûres très dangereuses. Si la brisure du crâne est complète, la calotte se laissera facilement arracher ; mais chez quelques sujets, chez les vieillards surtout, on rencontre des adhérences considérables entre les os et la dure-mère. En ce cas, on exerce des tractions modérées sur la calotte avec la main droite armée du marteau, et l'on glisse les doigts de la main gauche, ou un instrument mousse, entre les os et la dure-mère, pour ne pas s'exposer à arracher la dure-mère et à déchirer la pulpe cérébrale.

Division de la dure-mère. — On saisit avec une pince un pli de la dure-mère à la partie antérieure et dans le voisinage du sinus longitudinal supérieur. On fait un trou à ce pli, et l'on glisse sous la dure-mère le tranchant d'un scalpel ou la branche mousse des ciseaux, pour inciser cette membrane d'avant en arrière, le long du sinus longitudinal supérieur. On fait la même incision du côté opposé. On saisit la lèvre externe de l'incision, et l'on renverse la dure-mère vers les parties latérales. Ensuite, on coupe avec les ciseaux la partie antérieure de la faux du cerveau, un peu au-dessus de l'apophyse crista-galli, en pénétrant dans la scissure inter-hémisphérique. On renverse d'avant en arrière la faux du cerveau, en détruisant par arrachement les vaisseaux qui se jettent de la pie-mère dans le sinus longitudinal supérieur.

Examen de l'encéphale. — Si l'on fait une autopsie, il est préférable de laisser l'encéphale dans le crâne. Après avoir enlevé la dure-mère, on saisit un couteau à lame longue et mince, et l'on coupe la substance cérébrale par tranches minces, en commençant par la partie la plus convexe du cerveau. On peut ainsi examiner la consistance, la couleur et la vascularisation de la pulpe cérébrale. On arrive ainsi au *corps calleux*, que l'on incise avec soin pour ouvrir les *ventricules latéraux*. Ensuite, on soulève le *trigone* avec la *cloison transparente* ; on renverse en arrière la *toile choroïdienne*, et le *ventricule moyen* se montre. Alors, on peut inciser la *fente du cervelet* et examiner l'organe qu'elle recouvre. Puis, on soulève le cervelet, on coupe la *moelle* au-dessous du bulbe, et le tout est enlevé du crâne pour examiner la base du cerveau, le cervelet et l'isthme de l'encéphale.

Si l'on ouvre le crâne dans un but de dissection, on commence d'abord par examiner rapidement les parties contenues dans la cavité crânienne. En écartant modérément les hémisphères, on aperçoit au fond de la scissure inter-hémisphérique le *corps calleux* avec les artères cérébrales antérieures. En soulevant les lobes postérieurs du cerveau, on aperçoit la *fente du cervelet*. Si l'on soulève les lobes postérieurs du cerveau, on voit au fond, entre le cerveau et le cervelet, un espace qui embrasse la protu-bérance et qui suit la courbure de la petite circonférence de la tente du cervelet : c'est la *fente cérébrale de Bichat*. Au fond de cet espace et sur la ligne médiane, on aperçoit une veine assez considérable qui se jette dans le sinus droit, à la partie antérieure et médiane de la tente : c'est la *veine de Galien*, au niveau de laquelle Bichat plaçait l'orifice du prétendu *canal arachnoïdien*.

Extraction de l'encéphale. — Après avoir examiné les parties dont nous venons de parler, on se prépare à retirer l'encéphale de la cavité crâ-nienne. On passe les doigts de la main gauche entre les bosses orbi-taires et les lobes antérieurs du cerveau, qu'on soulève avec précaution. La main droite est armée d'un scalpel, et l'œil suit exactement l'écartement que l'on produit entre la partie antérieure du cerveau et la base du crâne ; ordinairement, les nerfs olfactifs suivent la masse cérébrale. On coupe avec le scalpel les *nerfs optiques* tout près du trou optique ; immédiate-ment en arrière de ces nerfs, l'*artère carotide interne*. Ici, il faut redou-bler de précaution, parce que les nerfs s'arrachent facilement de la base du cerveau ; il est bon de les conserver, pour étudier l'origine des nerfs crâniens. On coupe aussi près que possible de la dure-mère, et d'avant en arrière, le *moteur oculaire commun*, le *pathétique*, le *moteur oculaire externe* et le *trijumeau*.

Il devient difficile d'aller plus profondément. C'est alors qu'il faut sé-parer la tente du cervelet. Pour cela, on soulève l'un des hémisphères céré-braux, et l'on incise la tente du cervelet le long du bord supérieur du ro-cher, du sommet à la base de cette partie osseuse. On fait la même opé-ration du côté opposé ; on donne un coup de ciseaux sur la veine de Ga-lien ; ou bien on coupe transversalement cette portion de dure-mère, afin de l'emporter avec l'encéphale. On soulève ce qui reste de l'encéphale comme au commencement de l'opération ; on incise le *facial* et l'*auditif* à leur entrée dans le conduit auditif interne, le *glosso-pharyngien*, le *pneumogastrique* et le *spinal* à leur entrée dans le trou déchiré posté-rieur ; enfin, on divise le *grand hypoglosse* à la partie antérieure du trou occipital.

Cela fait, on enfonce un scalpel dans le canal rachidien, le plus profon-dément possible, entre le bulbe et les corps des vertèbres, et l'on incise très profondément la *moelle*, de même que les *artères vertébrales*. On en-lève alors l'encéphale, et on le place sur une table pour l'étudier.

Manière de conserver des parties ou la totalité de l'encé-phale. — La substance nerveuse s'altérant rapidement, on a l'habitude de faire durcir les pièces fraîches avant de s'en servir. Cette substance de-vient plus consistante dans l'huile bouillante, dans l'alcool, dans l'acide nitrique ou dans l'acide chlorhydrique affaiblis, dans l'alcool acidulé, ou dans une solution de sublimé corrosif.

Les deux matières qui réussissent le mieux sont l'*huile bouillante* et l'*alcool*.

1° Pour conserver l'encéphale au moyen de l'huile, on le plonge dans ce liquide, et on porte le tout sur un feu doux. Sous l'influence de la cha-leur, l'eau contenue à la surface et dans l'épaisseur du cerveau s'évapore insensiblement, jusqu'à ce que le cerveau soit réduit à ses éléments sofides. Cette opération, qui peut durer d'un quart d'heure à une heure, selon le volume de la pièce à conserver et l'intensité du feu, est terminée lorsque l'huile commence à présenter une odeur de brûlé, ou mieux lorsque la pulpe nerveuse paraît suffisamment durcie ; on peut, en plongeant ensuite la pièce anatomique dans un vase plein d'huile et bien bouché, conserver indéfiniment la totalité ou des portions séparées des centres nerveux.

2° L'alcool nous donne aussi d'excellents résultats. Pour de petites pièces nerveuses, il suffit de les plonger dans ce liquide pendant plusieurs jours, jusqu'à ce qu'elles aient la consistance voulue. Mais la préparation de l'encéphale réclame quelques précautions. Après l'avoir extrait de la cavité crânienne, on fait tomber sur lui pendant quelques instants un filet d'eau qui entraîne le sang provenant des vaisseaux rompus, puis on le dépose sur un plan incliné recouvert d'un linge. Une demi-heure après environ, on injecte dans le trou de Magendie, au moyen d'une petite seringue, autant d'alcool qu'il en peut pénétrer (cette injection doit être faite très lentement à cause de l'étroitesse de l'aqueduc de Sylvius qui conduit l'alcool du quatrième ventricule dans le troisième). On plonge ensuite l'encéphale dans de l'alcool pur, en ayant soin de placer de petits fragments de bois arrondis entre le cervelet et le cerveau d'une part, entre les hémisphères cérébraux, d'autre part. Faute de ces précautions, l'alcool ne pénètre pas dans les ventricules, les diverses parties de l'encéphale, en contact parfait, ne se laissent point imbiber par ce liquide, et la putréfaction se montre. En procédant ainsi, on a, au bout de huit à dix jours, un cerveau parfaitement durci, revenu sur lui-même, doué d'une grande élasticité et se prêtant merveilleusement à l'étude des parties même les plus délicates.

Étude et conservation des préparations particlles de l'encéphale. — On peut avoir recours à deux méthodes pour l'étude du système nerveux central : faire durcir dans l'alcool (Stilling et Clarke), dans l'acide chromique étendu ou dans le bichromate de potasse en dissolution (Kölliker). Pour faire des coupes sur les pièces durcies par l'alcool, on se sert d'un rasoir humecté, et l'on plonge la tranche mince pendant deux heures dans un mélange d'acide acétique et d'alcool (d'acide, 3 d'alcool), puis dans l'alcool pur, enfin dans l'essence de térébenthine, qui rend la pièce transparente. Kölliker se sert de préférence d'une solution de bichromate de potasse, 1 : 200. On plonge les pièces dans cette solution, puis dans une solution plus forte, 3 : 400, jusqu'à ce qu'elles soient convenablement durcies. On rend ensuite la préparation transparente par l'action de la soude étendue ou de l'acide sulfurique étendu. Pour conserver ces préparations, il faut les laver pour en extraire la soude, et les plonger dans la glycérine étendue ou dans le chlorure de calcium. Les préparations deviennent fort belles par l'une des deux méthodes précédentes, si on les colore ensuite avec la solution de carmin avant de les conserver dans le baume du Canada.

Pour suivre les fibres dans les centres nerveux, on se servira avec avantage de pièces durcies dans l'acide chromique et rendues transparentes par l'essence de térébenthine.

A. — CERVEAU.

Conformation extérieure.

Pour l'étudier, il faut le séparer du reste de l'encéphale et faire passer la section par les pédoncules cérébraux.

L'étude de la topographie extérieure du cerveau est aride, mais nécessaire, avant de procéder à l'examen des régions intérieures; on verra, en effet, que quelques régions extérieures correspondent à des parties centrales importantes, et que d'autres sont formées par le prolongement extérieur de parties profondes.

Le cerveau est un organe impair, formé de deux moitiés à peu près symétriques, séparées à la partie supérieure et réunies à la partie inférieure ; ce sont les *hémisphères cérébraux*. Vu dans son ensemble, il a la forme d'un segment d'ovoïde à petite extrémité dirigée en avant. Chaque hémisphère offre trois faces recouvertes de replis de substance nerveuse, *circonvolutions*, séparés par des interstices plus ou moins sinueux, *anfractuosités*. Les circonvolutions et les anfractuosités seront décrites plus tard.

La *face externe*, en rapport avec les parois du crâne, en est séparée par les méninges. — La *face interne*, en rapport avec la faux du cerveau, est interrompue, vers la partie moyenne et inférieure, par le corps calleux. — La *face inférieure* offre une fente à l'union du tiers antérieur avec les deux tiers postérieurs: c'est la *scissure de Sylvius*, qui correspond aux bords postérieurs des apophyses d'Ingrassias. Cette scissure divise la face inférieure en deux parties : *lobe antérieur* ou frontal, *lobe postérieur* ou sphéno-occipital.

Quand on considère les grandes saillies de l'hémisphère, on voit qu'il en existe trois connues sous le nom de : *corne frontale*, en rapport avec l'étage antérieur de la base du crâne ; de *corne sphénoïdale*, en rapport avec les parties latérales de l'étage moyen, et de *corne occipitale*, en rapport avec les fosses occipitales supérieures.

1° Face supérieure.

Sur la ligne médiane, on voit la *scissure inter-hémisphérique*, dans laquelle est logée la faux du cerveau. Cette scissure se prolonge à ses deux extrémités jusqu'à la face inférieure du cerveau, c'est-à-dire qu'en regardant celui-ci par sa face inférieure, on voit seulement les deux extrémités de la scissure. Vers le milieu de cette scissure, on trouve la face supérieure du corps calleux, qu'on aperçoit en écartant un peu le bord supérieur des deux hémisphères. De chaque côté de la scissure on voit la face externe des hémisphères sur laquelle siègent les circonvolutions les plus importantes (voir plus loin).

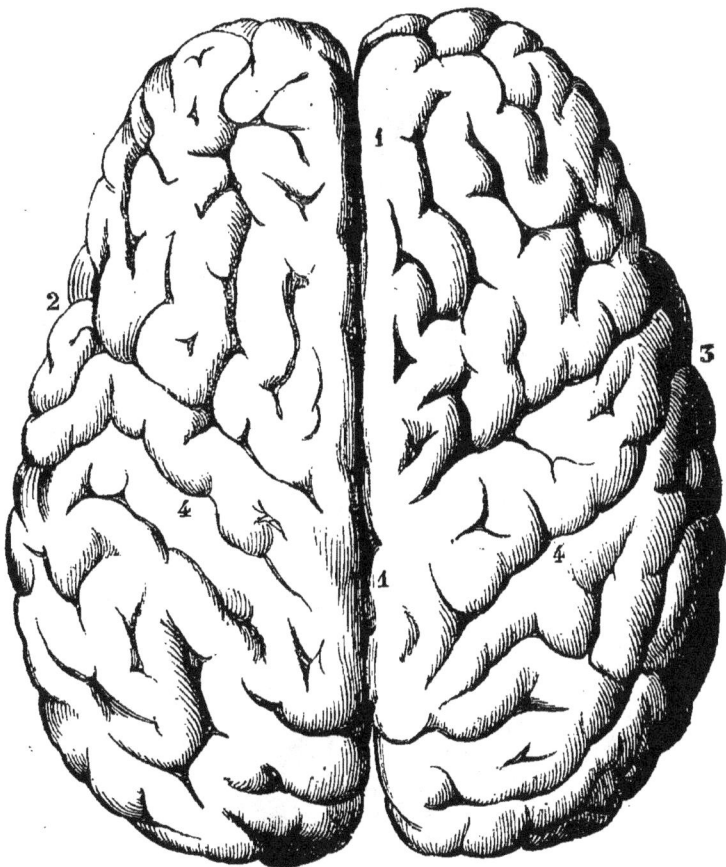

Fig. 333. — Face supérieure du cerveau dépouillé de ses membranes.

1, 1. Scissure inter-hémisphérique. — 2, 3. Extrémité externe de la scissure de Sylvius. — 4, 4. Circonvolutions.

2° Face inférieure.

Pour l'étudier avec fruit, il faut la débarrasser de ses enveloppes, c'est-à-dire du feuillet viscéral de l'arachnoïde et de la pie-mère, qu'on enlève de la cavité crânienne avec le cerveau.

Parties latérales de la face inférieure.

Les membranes étant enlevées, on voit la **scissure de Sylvius** qui sépare les deux lobes de chaque hémisphère. Cette scissure commence en dedans à la substance perforée antérieure et se

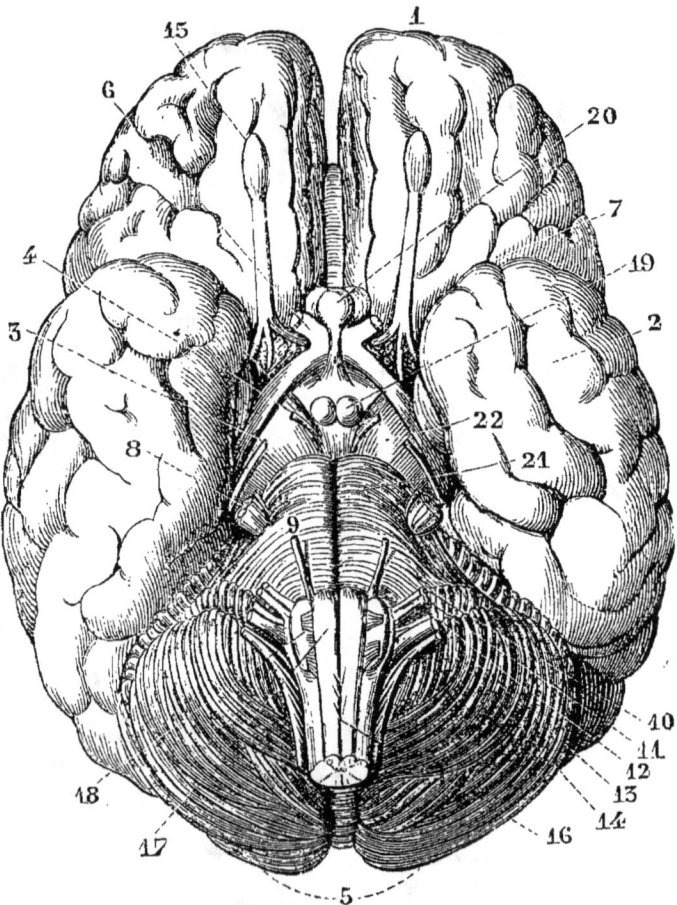

FIG. 334. — Face inférieure de l'encéphale dépouillé de ses membranes. Origine apparente des nerfs crâniens.

1. Lobe antérieur. — 2. Lobe postérieur. — 3. Nerf pathétique. — 4. Nerf moteur oculaire commun. — 5. Scissure inter-hémisphérique du cervelet et vermis. — 6. Nerf optique. — 7. Scissure de Sylvius. — 8. Nerf trijumeau. — 9. Moteur oculaire externe. — 10. Nerf facial. — 11. Nerf auditif. — 12. Nerf glosso-pharyngien. — 13. Nerf pneumogastrique. — 14. Nerf spinal. — 15. Nerf olfactif. — 16. Sillon médian antérieur du bulbe. — 17. Pyramide antérieure. — 18. Nerf grand hypoglosse. — 19. Tubercules mamillaires. — 20. Corps pituitaire et tige pituitaire. — 21. Protubérance ou pont de Varole. — 22. Pédoncule cérébral.

prolonge en dehors en décrivant une courbe à concavité postérieure.

La scissure de Sylvius est masquée par l'arachnoïde.

Voici une coupe antéro-postérieure montrant l'arachnoïde étendue d'un lobe à l'autre, de telle sorte qu'il faut la diviser et écar_

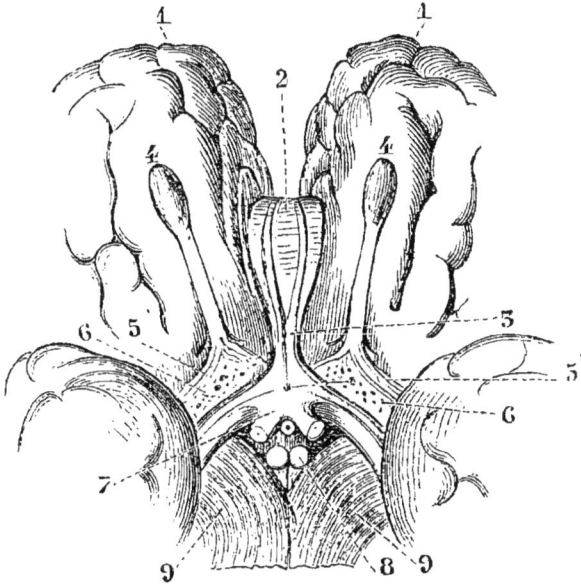

FiG. 335. — Portion antérieure de la base du cerveau. Le chiasma a
été renversé en arrière pour montrer la racine grise des nerfs optiques.

1. Lobe antérieur. — 2. Genou du corps calleux. — 3. Bec du corps calleux et pédoncules du corps calleux. — 4, 4. Nerf olfactif. — 5. Racine blanche externe du nerf
olfactif. — 5'. Racine grise des nerfs optiques. — 6, 6. Substance perforée antérieure.
— 7. Chiasma des nerfs optiques renversé d'avant en arrière. — 8. Tubercules mamillaires. — 9, 9. Pédoncules cérébraux.

ter ensuite les deux lèvres de la scissure, pour apercevoir au
fond l'artère cérébrale moyenne et les divisions qui recouvrent
l'insula. Nous avons à étudier ici deux régions, l'une à la partie
interne et l'autre à la partie externe de la scissure.

Substance perforée antérieure. — A la partie interne, on
trouve un espace de forme quadrilatère correspondant à la base
de l'artère cérébrale moyenne : c'est la *substance perforée antérieure* (fig. 335, 6) ; Foville l'appelait *espace quadrilatère perforé*.

Il est séparé de celui du côté opposé par le chiasma des nerfs
optiques (fig. 335, 7).

La substance perforée antérieure, dont la surface représente un

20*

centimètre carré environ, est limitée à la partie postérieure et externe par la corne sphénoïdale, à la partie postérieure et interne par la bandelette optique, à la partie antérieure et externe par la racine blanche externe du nerf olfactif, à la partie antérieure et interne par le nerf optique et la racine blanche interne du nerf olfactif.

Cet espace est criblé de trous servant au passage de nombreux vaisseaux partant de l'artère cérébrale moyenne et se dirigeant vers les corps striés.

Insula. — A la partie externe de la scissure de Sylvius, on trouve l'*insula de Reil* ou *lobule du corps strié*. Pour l'apercevoir, il faut écarter largement les deux lèvres de la scissure et regarder au fond, du côté externe. On voit qu'elle est formée par un groupe de cinq ou six circonvolutions à peu près égales, rayonnant de bas en haut. Leur ensemble représente assez bien une patte pourvue de griffes. Sur une coupe transversale de l'*insula*, on voit les rapports qu'elle affecte profondément avec l'avant-mur, et la capsule externe. (L'avant-mur est une petite région formée par une couche de cellules nerveuses étalées à la base de l'insula, dans l'épaisseur de la substance blanche. Cette région, dont on ne connait pas les usages, sépare la base de l'insula de la capsule externe.)

En avant de la scissure, on voit *le lobe antérieur* du cerveau, dont je décrirai les replis et les scissures avec les circonvolutions du cerveau.

Le *lobe postérieur* a la forme d'un rein dont le bord externe se confond avec la circonférence de base du cerveau. Son bord interne, concave, concourt à former la lèvre externe des parties latérales de la fente cérébrale de Bichat. Les deux extrémités sont formées par les cornes sphénoïdale et occipitale.

Partie médiane de la face inférieure.

Scissure inter-hémisphérique. — Sur la ligne médiane, on trouve d'avant en arrière : la scissure inter-hémisphérique qui sépare les deux lobes frontaux dans leur moitié antérieure (fig. 334).

Pont séreux. — Une membrane est étendue d'un hémisphère à l'autre : c'est l'arachnoïde, qui forme un pont séreux réunissant la partie postérieure des lobes frontaux. En divisant ce pont séreux et en écartant les deux hémisphères, on aperçoit au fond une partie blanche : c'est le genou et le bec du corps calleux, sur lequel nous reviendrons.

Chiasma. — En arrière du pont séreux arachnoïdien, on voit le chiasma des nerfs optiques. Entre le genou du corps calleux et le chiasma, il existe une petite région, sur laquelle je reviendrai plus tard : c'est la *racine grise des nerfs optiques*.

Le chiasma est formé par l'entre-croisement des nerfs optiques. Du chiasma partent en arrière deux bandelettes blanches, se portant dans l'intérieur du cerveau, en pénétrant par les parties latérales de la fente de Bichat : ce sont les bandelettes optiques. Les nerfs optiques partent des angles antérieurs du chiasma.

Losange central. — En arrière des bandelettes optiques, on voit un losange limité en arrière par les pédoncules cérébraux (fig. 334, 19), qui sont deux prolongements de substance blanche, mettant en communication la protubérance et les hémisphères cérébraux.

Au centre du losange, on aperçoit les *tubercules mamillaires,* petits renflements de substance blanche adossés sur la ligne médiane. Ces tubercules appartiennent à un organe de l'intérieur du cerveau, le trigone cérébral, dont ils forment la seule partie apparente à l'extérieur.

A la partie antérieure du losange, entre les tubercules mamillaires et le chiasma, se trouve le *tuber cinereum*. Le petit trou qu'on aperçoit presque toujours au centre du tuber cinereum est la coupe de la tige du corps pituitaire. Celle-ci est un tube creux étendu du tuber cinereum au corps pituitaire. Si elle est rompue, c'est parce que le corps pituitaire reste fixé dans la selle turcique par un repli de la dure-mère, connu sous le nom de *diaphragme de l'hypophyse*. Si l'on enfonce un stylet dans ce trou, il pénètre dans le troisième ventricule, ou ventricule moyen, dont la tige pituitaire constitue le sommet.

Entre les tubercules mamillaires et les pédoncules cérébraux, on aperçoit un espace gris percé de trous, analogue à la substance perforée antérieure : c'est *l'espace inter-pédonculaire* ou *substance perforée postérieure*. Ces trous laissent passer des vaisseaux.

En résumé, nous trouvons dans ce losange, dont les côtés ont au plus 15mm, et qui est limité en avant et sur les parties latérales par les bandelettes optiques et en arrière par les pédoncules cérébraux, le tuber cinereum, la tige du corps pituitaire, les tubercules mamillaires et l'espace perforé postérieur.

Un nerf crânien prend naissance dans l'espace inter-pédonculaire, c'est le moteur oculaire commun, 3e paire. Les seuls autres nerfs qui naissent du cerveau sont l'olfactif (1re paire) et l'optique (2e paire). Tous les autres naissent de l'isthme de l'encéphale.

L'espace perforé postérieur forme avec les deux espaces perforés antérieurs un triangle équilatéral de 2 cent. de côté.

Coupe des pédoncules cérébraux. — En arrière du losange médian, on trouve la coupe des pédoncules cérébraux. En le regardant de près, on y voit une foule de petits points, indices de la section des fibres. On y remarque en outre, à l'union de son tiers antérieur avec ses 2/3 postérieurs, une tache noirâtre qui décrit une courbe à concavité postérieure : c'est le *locus niger* de Vicq d'Azyr.

Je vous fais remarquer, en passant, que les parties blanches sont formées par des fibres et que, toutes les fois que l'on trouve de la substance colorée en noir, en gris ou en rouge, on se trouve en présence d'une agglomération de cellules. Sur cette section, on voit encore un trou : c'est la coupe d'un canal antéro-postérieur (aqueduc de Sylvius), passant au-dessus des pédoncules cérébraux et établissant une communication entre le 3e et le 4e ventricule.

Bourrelet du corps calleux. — En arrière des pédoncules, on voit un cordon blanc, transversal, c'est le *bourrelet du corps calleux*, et, plus en arrière, la partie postérieure de la scissure inter-hémisphérique (fig. 336).

Fente de Bichat. — Entre le bourrelet du corps calleux et la protubérance, on aperçoit une ouverture, véritable fente, se prolongeant à droite et à gauche pour former une sorte de fer à cheval, qui embrasse les pédoncules cérébraux : c'est la *fente cérébrale* de Bichat. A travers cette fente, la pie-mère pénètre à l'intérieur du cerveau pour former la *pie-mère interne*. Elle est formée de deux lèvres : les pédoncules cérébraux forment la lèvre interne; la lèvre externe est constituée au milieu par le bourrelet du corps calleux, et sur les côtés par le bord interne des lobes postérieurs du cerveau. En écartant ces deux lèvres, on pénètre dans les ventricules moyen et latéraux.

Racine grise des nerfs optiques. — En parlant du chiasma, nous avons omis avec intention de parler de la racine grise des nerfs optiques, située entre le chiasma et le corps calleux. En renversant le chiasma en arrière, on aperçoit la face inférieure du genou du corps calleux, et on remarque que la partie inférieure de ce genou, appelée bec, se divise en deux branches divergentes en arrière et en dehors : ce sont les *pédoncules du corps calleux*. On les voit dans l'espace perforé antérieur, qu'ils traversent d'avant en arrière et de dedans en dehors. Entre les deux pédoncules est une lamelle de substance grise, très mince, unissant ces pédoncules au chiasma : c'est la racine grise des nerfs optiques,

présentant au centre un point transparent qu'on prendrait, à première vue, pour un trou.

Depuis le point de séparation des pédoncules cérébraux jusqu'au bec du corps calleux, on remarque une série de parties

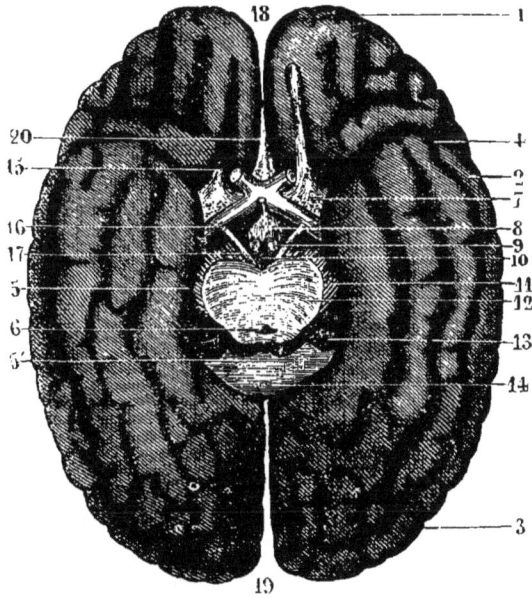

Fig. 336. — Fente cérébrale de Bichat et face inférieure du cerveau.

1. Corne frontale du cerveau. — 2. Corne sphénoïdale. — 3. Corne occipitale. —
4. Scissure de Sylvius. — 5. Partie latérale gauche de la fente cérébrale, ouverture du
ventricule latéral. — 5'. Partie moyenne de la fente cérébrale pénétrant entre le corps
calleux et les tubercules quadrijumeaux. — 6. Coupe de l'aqueduc de Sylvius. — 7. Espace perforé antérieur. — 8. Tuber cinereum et tige du corps pituitaire. — 9. Tubercules mamillaires. — 10 Espace perforé postérieur. — 11. Pédoncule cérébral du côté
droit. — 12 Coupe de la protubérance. — 13. Corps genouillés du côté droit. — 14.
Face inférieure du bourrelet du corps calleux. — 15. Coupe du nerf olfactif du côté
gauche. — 16. Bandelette optique. — 17. Nerf moteur oculaire commun. — 18. Extrémité antérieure de la scissure inter-hémisphérique. — 19. Extrémité postérieure de la
scissure inter-hémisphérique. — 20. Genou et bec du corps calleux.

grises (espace inter-pédonculaire, tuber cinereum, racine grise des
nerfs optiques, substance perforée antérieure), entrecoupées de
parties blanches surajoutées (chiasma, bandelettes optiques et tubercules mamillaires). Les parties grises sont formées par une
même substance non interrompue, et étendue de l'espace inter-
pédonculaire au bec du corps calleux. En la divisant sur la ligne
médiane, sur un point quelconque, on pénètre dans le ventricule
moyen, auquel elle forme une paroi mince.

L'étude de la conformation extérieure du cerveau peut être

faite sans se servir du couteau. Dans la prochaine leçon je décrirai la conformation intérieure en pratiquant des coupes variées.

B. — CERVEAU.

Conformation intérieure.

Après avoir examiné la surface du cerveau, nous allons passer à l'étude de sa conformation intérieure.

La meilleure méthode consiste à faire des coupes en allant de la face convexe du cerveau vers la base. La première coupe consiste à tailler horizontalement les hémisphères cérébraux. On obtient ainsi une surface ovalaire formée par les deux hémisphères et divisée en deux parties égales par la scissure inter-hémi-

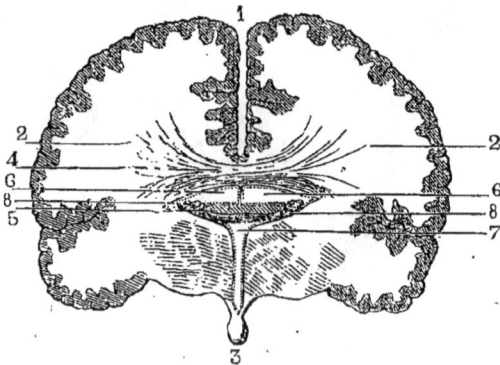

FIG. 337. — Coupe transversale et verticale du cerveau au niveau des ventricules. Cette figure, schématique, est destinée à montrer la situation respective de chaque ventricule et des cloisons qui les séparent.

1. Scissure inter-hémisphérique. — 2, 2. Coupe de la substance blanche des hémisphères. — 3. Corps pituitaire. — 4. Fibres transversales du corps calleux. — 5. Coupe du trigone cérébral. — 6, 6. Les deux ventricules latéraux séparés par le septum lucidum placé sur la ligne médiane. — 7. Ventricule moyen. — 8, 8. Plexus choroïdes des ventricules latéraux.

On voit encore dans cette figure la membrane ventriculaire représentée par une ligne ponctuée, et la toile choroïdienne au-dessous du trigone cérébral.

sphérique. Elle présente une bordure sinueuse grise sur les bords et une surface blanche au centre de chaque hémisphère. Cette surface ovalaire porte le nom de *centre oval de Vicq d'Azyr*. On peut multiplier ces coupes à volonté.

Le *centre ovale de Vieussens* est une surface ovalaire faite de la même manière, mais au niveau de la face supérieure du corps calleux. Il ne peut exister qu'un centre ovale de Vieussens; il diffère des centres ovales de Vicq d'Azyr en ce qu'il n'est pas divisé en deux parties par la scissure inter-hémisphérique.

Pour faire le centre ovale de Vieussens, on écarte les hémisphères jusqu'au corps calleux, et l'on passe le couteau horizontalement le long de la face supérieure de cette cloison transversale. On prépare, en pratiquant cette coupe, la face supérieure du corps calleux.

Ce qu'on enlève au-dessus du corps calleux, ce sont des circonvolutions formées de substance blanche et de substance grise, ne renfermant aucun organe, aucune région particulière en dehors des *centres moteurs*, que nous étudierons plus tard avec les circonvolutions.

Sinus du corps calleux. — Sur une coupe verticale et transversale du cerveau, on voit que le corps calleux est séparé des hémisphères par une petite cavité : c'est le *sinus* ou *ventricule* du corps calleux.

CORPS CALLEUX.

Préparation. — En préparant le centre ovale de Vieussens, on fait la préparation de la face supérieure du corps calleux.

On peut la préparer aussi par le procédé de Foville. Il consiste à écarter les hémisphères cérébraux jusqu'au corps calleux, puis à faire pénétrer les doigts dans les ventricules du corps calleux, à diviser avec le couteau les parties antérieures et postérieures, puis à renverser en dehors les circonvolutions.

Avant d'aller plus loin, remarquez cette coupe verticale et transversale du cerveau, montrant les différentes parties que nous allons étudier (fig. 338). Quand on a divisé le *corps calleux* verticalement et transversalement, on trouve sur la ligne médiane une membrane appelée *septum lucidum* (1) ; de chaque côté de celui-ci, on aperçoit deux cavités, ce sont les *ventricules latéraux*. Au-dessous du septum lucidum, on trouve une autre cloison dont la coupe est représentée par une ligne transversale blanche : c'est le *trigone cérébral* (3). Plus inférieurement vous apercevez une membrane vasculaire, dépendante de la pie-mère, c'est la *toile choroïdienne* (2) ; elle est dirigée transversalement et elle se confond de chaque côté, comme la figure nous l'indique, avec une sorte de bourrelet également vasculaire ; ces deux bourrelets sont les *plexus choroïdes* des ventricules latéraux (4).

Au-dessous de la toile choroïdienne et des plexus choroïdes, voyez, de chaque côté, un amas de substance nerveuse de chaque côté de la ligne médiane : c'est la *couche optique* (4). En dehors des couches optiques, il existe une masse de substance grise, c'est

le *corps strié* divisé en deux parties, l'une supérieure ou *noyau
caudé* (5), l'autre inférieure, ou *noyau lenticulaire* (6).

Entre ces diverses parties que je viens d'énumérer, vous pouvez apercevoir des cavités : celle qui se trouve sur la ligne médiane, entre les deux couches optiques, est le *ventricule moyen* ou
3e *ventricule;* de chaque côté du septum lucidum et au-dessous
du corps calleux, vous avez les *ventricules latéraux.*

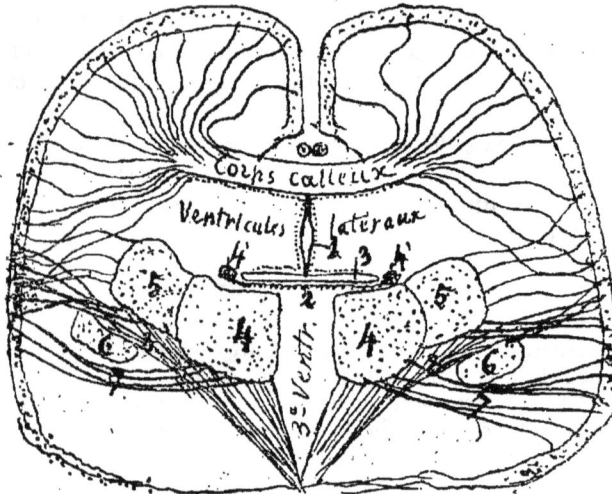

Fɪɢ. 338. — Coupe schématique, verticale et transversale du cerveau ;
rapports des ventricules.

Vous pouvez voir par ce schéma au tableau que les fibres des
pédoncules cérébraux viennent se terminer en partie dans la
couche optique et dans le corps strié, et que les fibres du corps
calleux viennent adhérer à la partie externe du corps strié,
de manière à limiter les ventricules latéraux du côté externe.
Quelques fibres partent des pédoncules cérébraux pour passer
entre les deux noyaux du corps strié et aller aux circonvolutions.
Des fibres, parties de la couche optique et du corps strié, passent
entre les noyaux caudé et lenticulaire, où elles forment la *capsule
interne.* Quelques-unes passent en dehors du noyau lenticulaire,
entre ce noyau et l'avant-mur, et donnent naissance à la *capsule
externe.*

Le corps calleux est une cloison blanche, uniquement formée
de fibres nerveuses, dirigée transversalement et réunissant les
hémisphères cérébraux.

Il a la forme d'une voûte plus courbée à la partie antérieure qu'à la partie postérieure. On lui considère deux faces, deux bords, deux extrémités.

Face supérieure du corps calleux. — Elle offre sur la ligne médiane deux saillies linéaires, sensiblement parallèles, assez

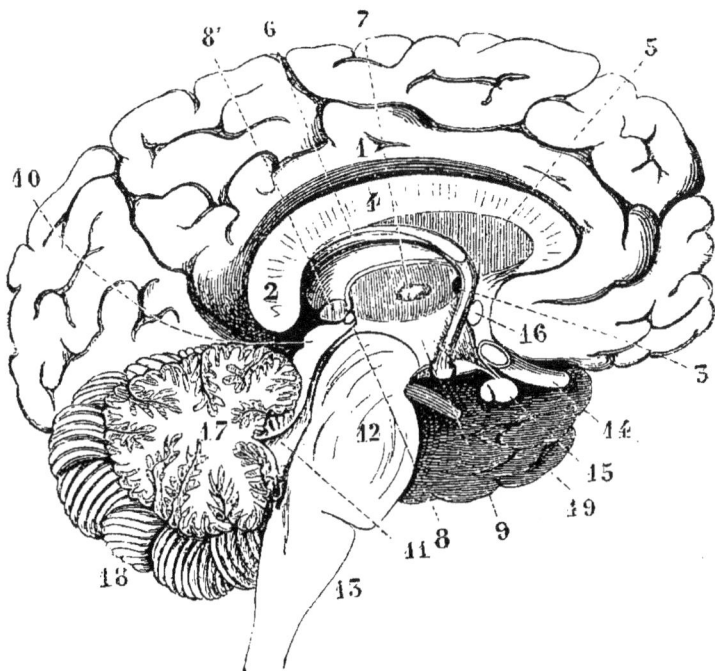

FIG. 339. — Coupe médiane et verticale de l'encéphale. (On y voit la face interne de l'hémisphère gauche.)

1. Circonvolution du corps calleux. — 2. Bourrelet du corps calleux. — 3. Trou de Monro. — 4. Corps calleux. — 5. Septum lucidum. — 6. Trigone cérébral. — 7. Commissure grise. — 8 Commissure blanche postérieure. — 8'. Glande pinéale. — 9. Substance grise du troisième ventricule. — 10. Tubercules quadrijumeaux. — 11. Quatrième ventricule. — 12. Coupe de la protubérance. — 13. Coupe du bulbe. — 14. Nerf optique. — 15. Corps pituitaire. — 16. Commissure blanche antérieure. — 17. Arbre de vie du lobe médian du cervelet. — 18. Cervelet. — 19. Extrémité antérieure du lobe postérieur du cerveau.

irrégulières et dirigées d'avant en arrière : ce sont les *tractus longitudinaux* du corps calleux, ou *nerfs de Lancisi* (fig. 340). De chaque côté de ces nerfs, on trouve des fibres transversales constituant les *tractus transversaux*.

Vous voyez que la face supérieure du corps calleux paraît plus large en arrière qu'en avant.

Elle est en rapport : 1° avec la faux du cerveau qui arrive en arrière jusqu'au corps calleux sans le toucher; 2° avec les sinus

du corps calleux dans lesquels on trouve l'*artère cérébrale anté-*
rieure, parcourant d'avant en arrière la face interne des hémisphères. Le corps calleux est entouré par une circonvolution dont
il est séparé par le sinus : c'est la *circonvolution du corps calleux*,
ou *gyrus fornicatus* (fig. 339).

Face inférieure du corps calleux. — C'est la face concave
et lisse qui forme la voûte des ventricules latéraux. Comme toutes
les parois ventriculaires, elle est tapissée par une membrane épithéliale, l'*épendyme*. Sur la ligne médiane, cette face est en rapport avec une membrane triangulaire qui se confond avec le
corps calleux, c'est le *septum lucidum* ou *cloison transparente*.
Pour comprendre la disposition de cette membrane, il faut dire
comment se montre le trigone cérébral. Celui-ci est concave inférieurement. Il se confond en arrière avec le corps calleux, tandis
qu'en avant il est plus courbé que celui-ci, de sorte qu'entre eux
se trouve un intervalle triangulaire ; c'est dans cet espace que
se trouve compris le séptum lucidum.

Bord postérieur. — Bourrelet du corps calleux. —
On voit sur cette coupe antéro-postérieure (fig. 339) que le bourrelet est la partie la plus épaisse du corps calleux. Ce bord est
dépourvu d'adhérences ; il est en rapport en bas avec les tubercules quadrijumeaux, dont il est séparé par un intervalle qui
n'est autre que la partie moyenne de la fente cérébrale de Bichat.
Entre le bourrelet et les tubercules quadrijumeaux, on trouve
la base de la toile choroïdienne et la *glande pinéale*.

Bord antérieur. — Genou du corps calleux. — Le genou
du corps calleux est la partie antérieure ; elle est libre et arrondie,
et située à 4 centimètres environ de l'extrémité antérieure du
cerveau, tandis que le bourrelet est séparé de l'extrémité postérieure par un espace de 6 à 7 centimètres. La concavité du genou
du corps calleux forme la limite antérieure des ventricules latéraux.

Le *bec* est situé à la partie inférieure du genou. Pour l'apercevoir, il faut écarter les hémisphères à la partie antérieure de leur
face inférieure, comme nous l'avons déjà fait dans la dernière
leçon pour étudier la racine grise des nerfs optiques ; on voit
aussi les *pédoncules du corps calleux*.

Pédoncules du corps calleux. — Au-dessous du genou, vous
pouvez suivre les nerfs de Lancisi qui se renversent en bas,
comme le genou, pour descendre vers le bec. Là, le bec semble
se bifurquer et les deux nerfs de Lancisi se séparer et se porter
en arrière et en dehors pour former les pédoncules du corps

calleux. Si vous renversez en arrière le chiasma des nerfs optiques, vous verrez la membrane triangulaire grise déjà décrite
entre le chiasma et les pédoncules du corps calleux, c'est-à-dire
la *racine grise des nerfs optiques*. Les pédoncules du corps calleux,
véritables prolongements du bec, traversent la substance perforée antérieure pour se terminer probablement dans des cellules
nerveuses de la corne sphénoïdale.

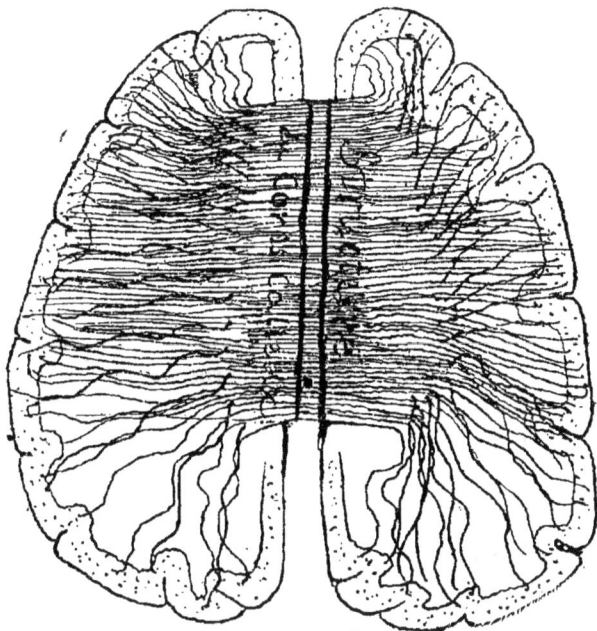

Fig. 340. — Structure du corps calleux. Nerfs de Lancisi. Fibres de
la couronne rayonnante.

Bords latéraux et structure du corps calleux. — Le corps
calleux est formé de fibres transversales à peu près parallèles et
affectant à droite et à gauche toutes sortes de directions, en se
dirigeant en bas, en haut, en avant, en arrière, et le plus grand
nombre en dehors (fig. 340). Les fibres du corps calleux établissent
une communication entre les cellules nerveuses corticales des
deux hémisphères, ce qui permet aux hémisphères cérébraux
de fonctionner simultanément, l'influx nerveux passant facilement d'un hémisphère à l'autre. On sait, du reste, que chaque
hémisphère peut fonctionner indépendamment de l'autre.

Quelques auteurs, Cruveilhier entre autres, croient que quelques-unes des fibres du corps calleux, au lieu d'aller aux circonvolutions, se continuent avec des fibres venues des corps striés. Ces fibres partiraient de la face externe des corps striés, se porteraient en haut et en dedans et s'entre-croiseraient dans le corps calleux avec celles du corps calleux et avec celles venues du corps strié du côté opposé, pour aller aux cellules nerveuses des circonvolutions du côté opposé à celui d'où les fibres sont parties.

Le corps calleux n'a pas de *bords*, si ce n'est des bords fictifs, puisque ses fibres se confondent latéralement avec celles des hémisphères.

La direction des fibres du corps calleux explique pourquoi la face inférieure parait beaucoup plus large que la face supérieure.

Aujourd'hui que la structure du corps calleux est connue, on ne peut plus considérer comme appartenant à cet organe les parois des prolongements des ventricules latéraux, de sorte que les expressions de *forceps major* et de *tapetum* n'ont plus leur raison d'être.

Les *usages* du corps calleux se bornent probablement à établir une communication entre les hémisphères.

Le corps calleux ne peut pas avoir d'autre usage que de faire communiquer des cellules nerveuses; il est formé, en effet, de fibres blanches, et nous avons déjà vu que les parties grises sont les seules parties fonctionnantes, les seules par conséquent dans lesquelles on doive chercher le siège des fonctions cérébrales. Les cellules auxquelles aboutissent les nerfs de Lancisi ne sont pas connues.

SEPTUM LUCIDUM OU CLOISON TRANSPARENTE.

Préparation. — En préparant le septum lucidum, on prépare en même temps les ventricules latéraux et le trigone cérébral. Incisez le corps calleux d'avant en arrière, près de la ligne médiane, vous ouvrez ainsi l'un des ventricules latéraux. Soulevez alors la lèvre externe de l'incision et enlevez toute la partie externe du corps calleux jusqu'au corps strié ; vous aurez ainsi une languette de substance nerveuse que vous renverserez en avant. Faites la même opération du côté opposé, les deux ventricules latéraux se trouveront ouverts, et vous verrez sur leur paroi inférieure le corps strié, la couche optique, les plexus choroïdes et le trigone cérébral. Pour constater alors la transparence du septum lucidum, soulevez avec les pinces la languette médiane du corps calleux qui est restée entre les deux incisions et placez la cloison verticale sous-jacente entre l'œil et la lumière ; vous constaterez la parfaite transparence de cette membrane.

Il vous sera facile de constater que le septum lucidum forme la paroi interne des ventricules latéraux et que cette membrane triangulaire s'attache au corps calleux par un *bord supérieur* convexe, au trigone cérébral par son *bord inférieur* concave, et au genou ainsi qu'au bec du corps calleux par son *bord antérieur* un peu arrondi. L'extrémité postérieure, la queue du septum lucidum se prolonge en arrière, en s'effilant, entre le trigone et le corps calleux.

Quoique mince, cette membrane renferme une petite cavité qu'une seule goutte d'eau pourrait remplir ; cette cavité est le *ventricule de la cloison* ou *cinquième ventricule.*

Pour le voir, vous enlèverez d'un coup de ciseaux, en allant d'arrière en avant, la partie médiane du corps calleux, et vous constaterez à la partie antérieure du septum lucidum divisé un écartement des deux lamelles qui le constituent.

Le ventricule de la cloison ne communique pas avec les autres cavités ventriculaires.

Le septum lucidum comprend dans sa structure huit couches, quatre de chaque côté du ventricule : 1° deux couches épithéliales de chaque côté, une sur la face qui regarde le ventricule latéral, l'autre sur la face qui regarde le ventricule de la cloison, car je vous annonce déjà que toutes les cavités ventriculaires sont. tapissées par une couche d'épithélium, dite *épendyme ;* 2° deux couches de substance nerveuse de chaque côté, une blanche profonde, en continuité avec le trigone cérébral, et une grise qui se confond en bas et en avant avec la substance grise qui tapisse. les parois du ventricule moyen.

TRIGONE CÉRÉBRAL.

Pour le découvrir, vous enlèverez complètement le septum lucidum et la partie postérieure adhérente du corps calleux avec les ciseaux.

Vous apercevez alors un triangle de couleur blanche, situé entre deux traînées brun rougeâtre, les plexus choroïdes, que l'on voit très manifestement sur ce cerveau. Ce triangle est le trigone, appelé aussi *voûte à trois piliers, voûte à quatre piliers,* et mieux *bandelette géminée,* parce qu'il est, en effet, formé de deux lamelles juxtaposées par leur bord interne..

Vu en place, par sa face supérieure, le trigone paraît petit (fig. 341), et ses bords latéraux ne mesurent pas plus de quatre centimètres ; mais ses angles se prolongent tellement en avant et en arrière qu'on peut avancer que les bords latéraux de cette membrane offrent une longueur de 12 cent., de l'extrémité du pilier antérieur à l'extrémité du pilier postérieur du même côté.

(Voy. la fig. 342, où les angles apparaissent dans toute leur longueur.)

Forme et situation. — Le trigone a la forme d'une voûte plus prononcée que celle du corps calleux. Il repose, d'une manière générale, sur les couches optiques et le ventricule

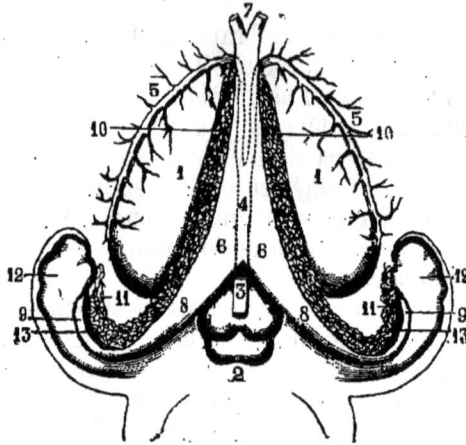

FIG. 341. — Face supérieure du trigone cérébral (figure schématique).

1, 1. Les deux couches optiques, sur lesquelles reposent le trigone, la toile choroïdienne et les plexus choroïdes. — 2. Tubercules quadrijumeaux. — 3 Terminaison de la veine de Galien dans le sinus droit. — 4. Tronc de la veine de Galien vu à travers le trigone cérébral supposé transparent. — 5, 5. Veines du corps strié, origine de la veine de Galien. — 6, 6. Portion de la face supérieure du trigone faisant partie du plancher des ventricules latéraux. — 7. Angle antérieur du trigone avec ses deux piliers divisés et portés en avant. — 8, 8. Angles postérieurs se portant vers la corne d'Ammon. — 8, 9. Corps bordant, continuation de l'angle postérieur. — 10, 10. Partie antérieure des plexus choroïdes des ventricules latéraux. — 11. 11. Partie postérieure ou inférieure des mêmes plexus, se continuant avec la pie-mère externe aux extrémités de la fente cérébrale de Bichat. — 12, 12. Corne d'Ammon. — 13, 13. Corps godronné suivant la direction du corps bordant.

moyen qu'il sépare du septum lucidum, du corps calleux et des ventricules latéraux. Le trigone offre deux faces, trois bords et trois angles.

Face supérieure. — Sur la ligne médiane, elle donne insertion au bord inférieur du septum lucidum; à sa partie postérieure, vous voyez la fusion du corps calleux et du trigone. De chaque côté de la ligne médiane, le trigone forme la paroi inférieure des ventricules latéraux.

Face inférieure. — Sur une coupe antéro-postérieure, on voit qu'elle décrit une courbe et qu'elle recouvre la toile choroïdienne, et par son intermédiaire le ventricule moyen. De chaque côté, cette face repose sur les couches optiques. Il n'y a aucune adhérence entre le trigone et la couche optique. Les vaisseaux de la toile chroroïdienne se portent en partie dans le trigone, de sorte que vous pouvez constater quelques adhérences entre cette membrane et la face inférieure du trigone.

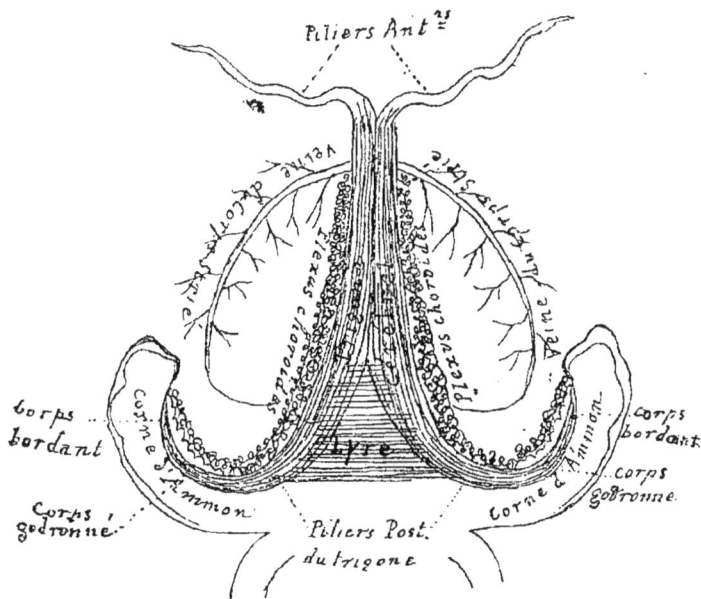

FIG. 342. — Trigone cérébral, plexus chorcïdes. Les piliers antérieurs, supposés libres, sont rejetés en avant et en dehors.

Bords latéraux. — Ces bords sont minces et concaves en dehors. Ils sont en rapport avec les plexus choroïdes qui les recouvrent un peu, de sorte qu'en refoulant les plexus du côté externe on donne à la face supérieure toute sa largeur. Ces plexus sont formés par une membrane vasculaire, prolongement de la pie-mère; ils parcourent les bords du trigone d'arrière en avant dans toute leur étendue. Les bords latéraux n'adhèrent pas à la substance nerveuse sous-jacente, mais ils sont un peu adhérents aux plexus choroïdes, car c'est de ceux-ci qu'ils reçoivent leurs vaisseaux.

Bord postérieur. — Le bord postérieur est sous-jacent au bourrelet du corps calleux; c'est là qu'on trouve la *lyre* (fig. 342). On appelle lyre la disposition que prennent les fibres transversales du corps calleux, rencontrant perpendiculairement les fibres obliques du trigone. Pour voir la lyre, il faut renverser le cerveau

sur sa face convexe et mettre à nu la face inférieure du trigone.
Ce bord est en rapport en haut et en arrière avec le bourrelet du
corps calleux, en bas avec la toile choroïdienne ; vers le bord
postérieur de cette membrane, on trouve la glande pinéale située
dans son épaisseur entre deux feuillets.

Angle antérieur. — Pour étudier les angles, vous écarterez
les plexus choroïdes et vous diviserez le trigone transversalement. Vous renverserez en avant la partie antérieure et en arrière
la partie postérieure.

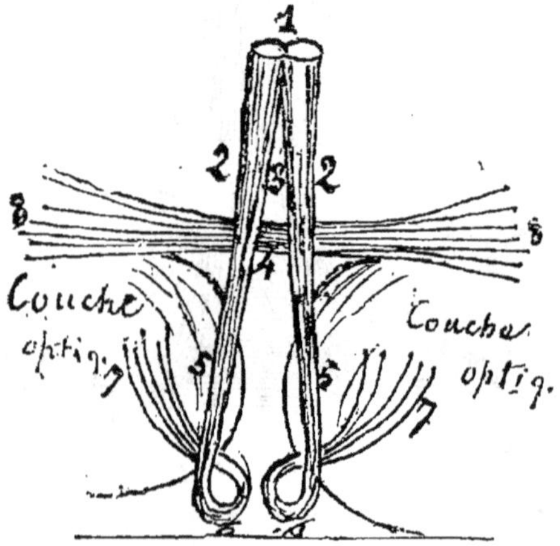

FIG. 343. — Coupe transversale et verticale des couches optiques. Angle
antérieur du trigone renversé en avant pour montrer la vulve.

Vous apercevrez alors la face supérieure de la toile choroïdienne.
Cette membrane, fort mince, sera décrite avec les cavités du cerveau. Elle sépare le trigone cérébral du ventricule moyen. Si
vous l'enlevez d'avant en arrière, vous enlèverez aussi les plexus
choroïdes confondus avec ses bords et la glande pinéale située
dans son épaisseur, et vous mettrez à découvert le ventricule
moyen, petite fente située entre les deux couches optiques.

L'angle antérieur se bifurque pour former les piliers antérieurs
(fig. 342). Chacun de ces piliers est aussi long que le reste du
trigone, c'est-à-dire qu'il a une longueur de 5 à 6 centimètres.
Les deux piliers antérieurs se séparent à angle aigu et se dirigent
en bas vers la face inférieure du cerveau en plongeant dans la
partie antérieure du ventricule moyen, en arrière de la commissure blanche antérieure (fig. 343, 4), avec laquelle ils forment
une ouverture triangulaire, la *vulve* (fig. 343, 3).

La vulve n'est pas un canal ; c'est une dépression, un cul-de-sac, de sorte que la vulve et le ventricule de la cloison ne communiquent pas entre eux. Après avoir formé la vulve, les piliers s'enfoncent dans l'épaisseur des couches optiques (fig. 343, 3) en se portant en arrière et en bas, vers la face inférieure du cerveau, où ils émergent pour former à l'extérieur (fig. 343, 6) l'écorce des tubercules mamillaires. Puis, ils remontent en se renversant,

Fig. 344. — Coupe transversale et verticale des couches optiques au niveau des tubercules mamillaires, pour montrer la disposition des piliers antérieurs du trigone cérébral.

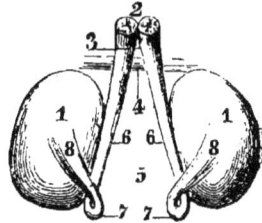

1, 1. Coupe des couches optiques. — 2 Coupe de l'angle antérieur du trigone, rejeté en avant. — 3. Vulve. — 4. Commissure blanche antérieure limitant la vulve en bas. — 5. Cavité du ventricule moyen entre les deux couches optiques. — 6, 6. Piliers antérieurs se confondant avec la face interne de la couche optique correspondante. — 7, 7. Portion des piliers antérieurs formant l'écorce des tubercules mamillaires, écartés l'un de l'autre. — 8, 9. Les fibres des piliers antérieurs du trigone pénètrent dans la couche optique.

par un mouvement de torsion, pour pénétrer de nouveau dans les couches optiques, où ils se terminent dans les cellules de l'extrémité antérieure de ce renflement (fig. 343 et 344). Il est facile de suivre ces piliers sur un cerveau frais. Il suffit de râcler un millimètre environ de substance nerveuse sur la face interne de la couche optique pour apercevoir cette disposition.

Fig. 345. — Face interne de la couche optique droite, trou de Monro et tubercule mamillaire du côté droit.

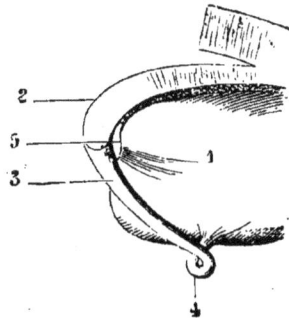

1. Face interne de la couche optique. — 2. Coupe de la partie antérieure du trigone un peu avant sa division en piliers. — 3. Pilier droit s'appliquant sur la face interne de la couche optique droite. — 4. Pilier formant l'écorce du tubercule mamillaire. — 5. Trou de Monro, limité par la couche optique et le pilier antérieur du trigone.

Outre la vulve, ces piliers concourent à la formation des trous de Monro. Ces ouvertures sont situées à la partie antérieure de la couche optique, qui présente une petite dépression. Les piliers antérieurs du trigone, en descendant vers la partie antérieure du ventricule moyen, forment avec la partie antérieure de la couche optique le trou de Monro, qui fait communiquer les ventricules latéraux avec le ventricule moyen. Pour montrer le trou de Monro, il suffit d'y faire pénétrer de haut en bas deux petits fragments de bois, deux stylets. L'extrémité visible, dirigée en haut, sera dans le ventricule latéral, l'autre dans le ventricule moyen.

En reportant le trigone en avant, on détruit le trou de Monro.

Au niveau de la dépression antérieure de la couche optique, on trouve un petit faisceau qui vient de la glande pinéale : c'est le *pédoncule antérieur* de cette glande. Il double le bord postérieur du trou de Monro, de sorte que celui-ci est limité en avant par le pilier antérieur du trigone et en arrière par la dépression de la couche optique et le pédoncule de la glande pinéale qui envoie des fibres dans les piliers antérieurs du trigone.

Angles postérieurs. — Les piliers postérieurs décrivent une courbe à concavité antérieure et interne. Ils ne sont pas horizontaux, mais ils descendent au-dessous du cerveau pour entourer les pédoncules cérébraux, au-dessous de la couche optique. Ils suivent la même direction que la cavité dans laquelle ils sont situés, c'est-à-dire le *prolongement sphénoïdal* du ventricule latéral. Les piliers forment dans cette cavité une bandelette appelée *corps bordant* ou *bordé* (fig. 342). — Pour l'apercevoir, il faut inciser en dehors les deux prolongements sphénoïdaux des ventricules latéraux, et soulever lentement de l'autre main la couche optique, jusqu'à ce que le couteau soit arrivé, en divisant peu à peu le bord externe du prolongement, à l'extérieur du cerveau, sur les côtés de la fente de Bichat. Ceci étant fait, si vous tirez d'une main l'extrémité antérieure du cerveau en retenant l'autre extrémité avec l'autre main, vous séparez les deux lèvres de la fente cérébrale de Bichat, vous enlevez les couches optiques et les pédoncules cérébraux pour laisser en place la paroi inférieure des deux prolongements sphénoïdaux des ventricules latéraux, et, par conséquent, le corps bordé et deux autres organes, dont je vais vous dire quelques mots.

Vous voyez encore une saillie sur le bord externe de ce prolongement, c'est la *corne d'Ammon* ou *pied d'hippocampe*. C'est une saillie large et dentelée en avant, plus étroite à sa partie postérieure. La corne d'Ammon, le corps bordant et le corps godronné constituent la paroi inférieure du prolongement sphénoïdal. Sous le bord interne libre du corps bordant, dont le bord externe est adhérent à la corne d'Ammon, vous voyez une traînée de substance divisée par de petits sillons, c'est le *corps godronné*. Plus en dedans, on aperçoit encore une circonvolution, c'est la *circonvolution de l'hippocampe*, située sur les côtés de la fente cérébrale de Bichat, dont elle forme la lèvre externe. Pour voir le corps godronné, il faut soulever légèrement le corps bordé.

Structure. — Le trigone est formé de deux bandelettes de fibres allant d'avant en arrière, et destinées à mettre en rapport

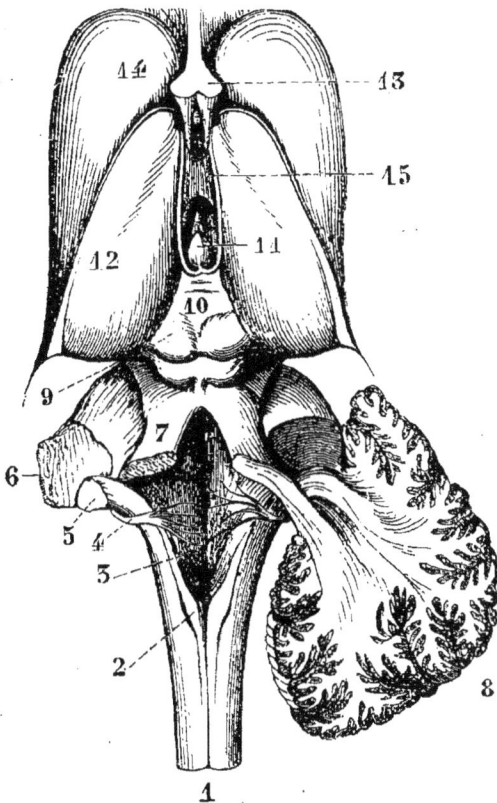

FIG. 346. — Couches optiques et corps striés (noyau cérébral), troisième ventricule, protubérance, bulbe et tubercules quadrijumeaux.

1. Collet du bulbe. — 2. Pyramides postérieures. — 3. Calamus scriptorius. — 4. Racines postérieures du nerf auditif formant les barbes du calamus scriptorius. — 5. Pédoncule cérébelleux inférieur. — 6. Pédoncule cérébelleux moyen. — 7. Pédoncule cérébelleux supérieur. — 8. Lobe droit du cervelet. — 9. Tubercules quadrijumeaux. — 10. En avant du chiffre se trouve la commissure blanche postérieure du cerveau. — 11. Glande pinéale renversée en avant. — 12. Couche optique. — 13. Coupe des piliers antérieurs du trigone. — 14. Corps strié. — 15. Pédoncules antérieurs de la glande pinéale.

des cellules nerveuses. Les piliers postérieurs se rendent aux cellules du corps godronné. Leurs fibres n'ont aucune connexion avec les couches optiques. Les piliers antérieurs forment l'écorce des tubercules mamillaires et viennent se terminer dans les celdules antérieures de la couche optique. Le trigone met donc en communication les cellules du corps godronné avec les cellules de l'extrémité antérieure de la couche optique. Il est certain également que quelques fibres des pédoncules antérieurs de la glande pinéale se rendent dans l'épaisseur du trigone, de sorte que celui-ci naîtrait en avant de la glande pinéale et des couches optiques. Il est aussi de toute évidence qu'un certain nombre de fibres quittent le corps godronné pour se répandre à la surface de la corne d'Ammon.

Quelques auteurs admettent que les fibres du trigone affectent des rapports avec les cellules du septum lucidum, et avec celles qui sont situées au centre des tubercules mamillaires.

Ces dernières affirmations demandent à être vérifiées.

Avant de passer à l'étude des parties plus inférieures, couches optiques, corps striés et pédoncules cérébraux, je vous fais remarquer que les ventricules sont des cavités à peu près virtuelles, interposées entre les couches optiques d'une part, entre les corps striés et le trigone d'autre part. Nous trouverons quatre ventricules dans le cerveau : les deux latéraux (premier et deuxième), le moyen (troisième) et le ventricule de la cloison (cinquième). Le quatrième ventricule est situé dans la région du cervelet. Toutes les parties que nous avons décrites jusqu'ici, le septum lucidum excepté, sont formées de fibres mettant en communication des cellules nerveuses. Nous devons étudier maintenant deux ganglions appelés dans leur ensemble : *noyau cérébral*. Ces ganglions, considérables, sont formés par un amas de cellules situé sur le trajet des fibres nerveuses. L'un de ces ganglions, le postérieur et interne, est la *couche optique ;* l'antérieur et externe constitue le *corps strié*. C'est à la réunion des deux ganglions du même côté qu'on donne le nom de *corps opto-strié* (fig. 344).

Ces ganglions reçoivent presque toutes les fibres des parties inférieures et donnent naissance à des fibres qui se rendent à la substance grise corticale. De sorte que les fibres des pédoncules cérébraux se perdent dans les couches optiques et les corps striés et qu'un certain nombre arrive jusqu'aux circonvolutions.

Je vais vous décrire successivement les pédoncules cérébraux, les couches optiques et les corps striés, et je vous parlerai des ventricules, pour passer ensuite à l'étude des circonvolutions cérébrales et des centres moteurs, qui doit compléter, ainsi que je vous l'ai déjà dit, celle du cerveau.

PÉDONCULES CÉRÉBRAUX.

Comme nous l'avons déjà vu, les deux pédoncules cérébraux se séparent, pour se diriger en avant, en haut et en dehors. Ils vont se terminer, en presque totalité, dans les renflements ganglionnaires situés sur la paroi inférieure du ventricule latéral : tubercules quadrijumeaux, couche optique, corps strié.

Chaque pédoncule offre une extrémité inférieure en continuité avec les fibres verticales de la protubérance, une extrémité supérieure qui s'irradie dans le cerveau, et 4 faces.

Extrémité postérieure. — Elle est arrondie et sa limite, très accusée en avant, est formée par le bord antérieur de la protubérance. Elle correspond à la lame quadrilatère du sphénoïde.

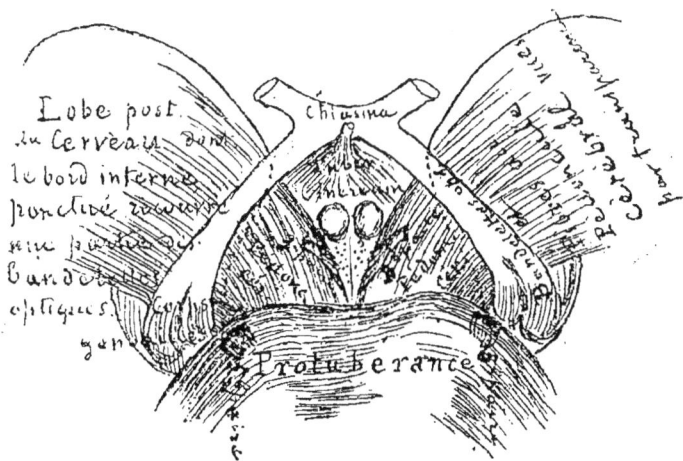

FIG. 347. — Pédoncules cérébraux.

Extrémité antérieure. — Elle est étalée en forme d'éventail, et elle se décompose en une série de faisceaux dont les uns s'épuisent en grande partie dans les corps striés, les autres dans les couches optiques, quelques-uns dans les tubercules quadrijumeaux.

Face inférieure. — Elle offre des stries divergentes très manifestes. On n'en voit qu'une petite portion sur un cerveau entier, et, pour l'apercevoir en totalité, vous devez écarter avec les doigts la circonvolution de l'hippocampe, comme si vous vouliez ouvrir les parties latérales de la fente de Bichat. La circonvolution de l'hippocampe étant soulevée, vous voyez toute l'étendue de la face inférieure du pédoncule cérébral, et vous pouvez constater que leur partie antérieure, aplatie, est croisée, embrassée, pour ainsi dire, par les bandelettes optiques (fig. 347). L'artère cérébrale postérieure croise la partie postérieure du pédoncule cérébral, pour remonter sur son côté externe.

20***

Face supérieure. — Elle est recouverte en dedans et en arrière par les tubercules quadrijumeaux, en avant et en dehors par les couches optiques, renflements qui reposent sur la face supérieure et sur l'extrémité antérieure du pédoncule cérébral. Sur la figure 347, on aperçoit par conséquent, par transparence, les fibres pédonculaires.

Face externe. — Elle est contournée par l'artère cérébrale postérieure dont la direction est ascendante, et par le nerf pathétique qui la croise d'arrière en avant et qui est situé dans la fente de Bichat. Cette face est limitée en haut par un sillon antéro-postérieur qui la sépare du *ruban de Reil*, faisceau que je vous décrirai plus tard, et qui n'appartient pas au cerveau, à proprement parler.

Vous voyez que la face inférieure et la face externe du pédoncule cérébral se continuent avec la partie postérieure de la couche optique, et forment avec cette couche la paroi supérieure du prolongement sphénoïdal du ventricule latéral. Vous pouvez vous en assurer en écartant, comme vous me l'avez vu faire tout à l'heure, la circonvolution de l'hippocampe, et par conséquent la corne d'Ammon, le corps bordé et le corps godronné, parties qui constituent la paroi inférieure de ce même prolongement. Nous verrons plus tard que l'intervalle linéaire, séparant ces derniers organes du pédoncule cérébral, n'est autre chose que l'ouverture du prolongement sphénoïdal, située elle-même dans les parties latérales de la fente de Bichat.

Face interne. — Elle est séparée de celle du côté opposé par l'espace interpédonculaire. On voit les racines du moteur oculaire commun (3e paire) émerger de cette face interne en formant une série de filaments antéro-postérieurs (origine apparente).

Structure. — Dans cette coupe représentée (fig. 348), coupe faite à l'origine des pédoncules cérébraux, vous voyez parfaitement qu'il existe, de chaque côté de la figure, trois faisceaux de fibres dans chacun des pédoncules: 1° un faisceau aplati de haut en bas et qui a reçu le nom d'*étage inférieur* (crusta, croûte, écorce du pédoncule) ; 2° un faisceau supéro-externe, de forme triangulaire (fig. 348), situé au-dessus et en dehors du précédent, dont il est séparé par la partie externe du *locus niger;* 3° un troisième faisceau supéro-interne (fig. 348, 2), situé en dedans du précédent, auquel il est adossé, et séparé de l'étage inférieur par le *locus niger.* La réunion du deuxième et du troisième faisceau forme l'*étage supérieur* (calotte, tegmentum) du pédoncule cérébral.

Pour compléter la description de cette coupe, j'ai à vous faire
remarquer qu'on y trouve une petite ouverture médiane, rapprochée de la partie supérieure, qui n'est autre que la section de
l'aqueduc de Sylvius (fig. 348, 3).

Au-dessous de cette ouverture, vous voyez un groupe de cellules nerveuses, situé sur la ligne médiane, et auquel viennent
aboutir les fibres du moteur oculaire commun (origine réelle de

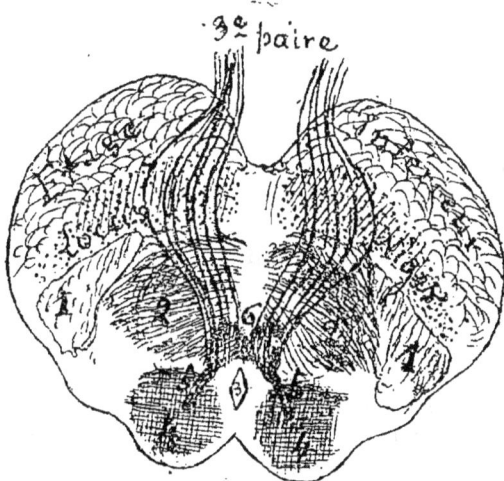

FIG. 348. — Coupe des pédoncules cérébraux.

1, 1. Faisceau supéro-externe faisant suite aux fibres sensitives venues de la moelle
et du bulbe. — 2, 2. Faisceau supéro-interne, coupe des pédoncules cérébelleux
supérieurs. — 3. Aqueduc de Sylvius. — 4. Tubercules quadrijumeaux. — 5. Nerf
pathétique. — 6. Noyau commun à la 3e paire et à la 4e paire.

la 3e paire). Ce noyau d'origine, dont la coupe figure une croix,
donne naissance par ses angles supérieurs au nerf pathétique,
ainsi que vous pouvez le voir très nettement sur la fig. 348.

Les deux saillies que l'on voit tout à fait en haut représentent
les tubercules quadrijumeaux.

Continuité des fibres des pédoncules cérébraux. — Les
trois faisceaux dont je viens de vous parler se décomposent
ainsi :

1º Le *faisceau inférieur*, formant à lui tout seul l'étage inférieur, se continue en bas, à travers la protubérance, avec les
fibres motrices du bulbe rachidien et de la moelle ; en haut, il
passe au-dessous de la couche optique, sans affecter avec elle aucun rapport, et se termine en presque totalité dans l'épaisseur
des corps striés, où il forme la *capsule interne*. On voit donc que

le corps strié et l'étage inférieur du pédoncule cérébral sont affectés au mouvement.

2° Le *faisceau supéro-externe* (fig. 348, 1) se continue également en bas, en traversant la protubérance, avec les fibres sensitives du bulbe rachidien et de la moelle ; en haut, ce faisceau se perd en grande partie dans les cellules nerveuses de la couche optique et des tubercules quadrijumeaux. (Ce faisceau, ainsi que la couche optique, sont affectés à la sensibilité.)

3° Le *faisceau supéro-interne* (fig. 348, 2) ne se continue pas avec les fibres du bulbe rachidien ; c'est un cordon spécial, pédoncule cérébelleux supérieur, qui s'entre-croise complètement, au niveau des pédoncules cérébraux, avec celui du côté opposé, pour se terminer dans un groupe particulier de cellules rougeâtres, situé dans l'épaisseur de la couche optique, et qu'on décrit sous le nom de *noyau rouge de Stilling* (fig. 348, 5).

Je vous ferai remarquer que la totalité des fibres des pédoncules cérébraux s'entre-croisent : celles du faisceau inférieur (faisceau moteur) et du faisceau supéro-externe (faisceau sensitif) dans l'épaisseur du bulbe rachidien ; celles du pédoncule cérébelleux supérieur dans l'épaisseur même des pédoncules cérébraux (fig. 348, 6).

En somme, vous voyez que le pédoncule cérébral est un gros cordon arrondi, composé de fibres qui pénètrent par faisceaux successifs dans l'épaisseur des renflements ganglionnaires situés au-dessus, tubercules quadrijumeaux et couches optiques, cordon qui diminue insensiblement d'épaisseur jusqu'à la capsule interne à laquelle il donne naissance par ses fibres terminales. Cependant, vous verrez plus tard qu'un certain nombre de fibres des pédoncules cérébraux dépassent la capsule interne pour concourir à la formation de la *couronne rayonnante de Reil*.

Locus niger. — Le *locus niger* est un amas de cellules nerveuses, foncées en couleur, dont les fonctions sont absolument inconnues, et qui se continue en bas avec la substance grise de la protubérance.

TUBERCULES QUADRIJUMEAUX.

On donne ce nom à quatre saillies, à peu près hémisphériques, situées entre les deux couches optiques, en arrière du ventricule moyen. Les deux antérieures, *tubercules quadrijumeaux antérieurs* (nates), sont plus volumineuses et plus élevées que les postérieures, *tubercules quadrijumeaux postérieurs* (testes).

Rapports. — Les tubercules quadrijumeaux sont situés au-dessus de l'aqueduc de Sylvius et du point d'entre-croisement des pédoncules cérébelleux supérieurs. Ils sont situés entre les deux couches optiques, en avant du cervelet, de la portion apparente des pédoncules cérébelleux supérieurs et de la valvule de Vieussens (fig. 347). Ils sont encore en rapport avec la glande pinéale, la base de la toile choroïdienne, le tronc de la veine de Galien et le bourrelet du corps calleux qui constitue la partie moyenne de la lèvre externe de la fente de Bichat. Les tubercules quadriju-

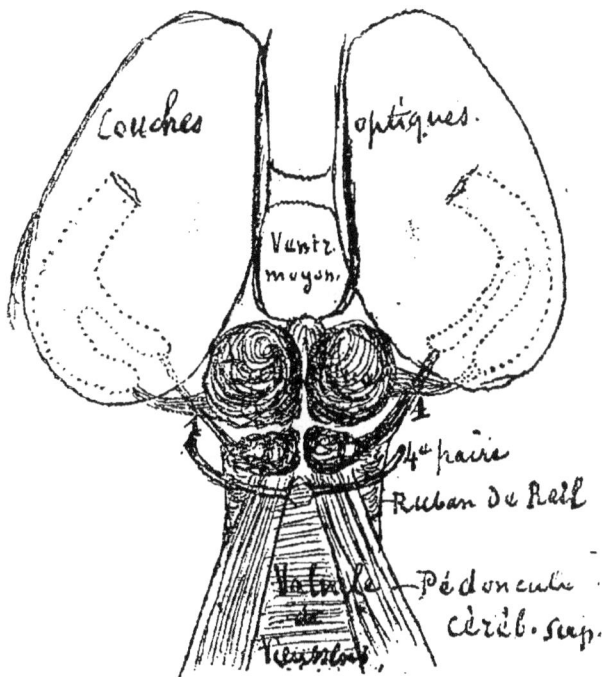

Fig. 349. — Tubercules quadrijumeaux, leurs relations avec les corps genouillés vus par transparence.

meaux forment donc le milieu de la lèvre interne de la fente de Bichat.

Structure. — Les tubercules quadrijumeaux sont formés de substance grise revêtue d'une mince couche de substance blanche. Ils sont reliés aux corps genouillés par deux faisceaux de fibres dont l'un met en communication le tubercule quadrijumeau antérieur et le corps genouillé externe, dont l'autre s'étend du tubercule postérieur au corps genouillé interne.

Fonctions. — Les tubercules quadrijumeaux constituent donc l'origine réelle des nerfs optiques. Ils sont le siège des perceptions visuelles et des mouvements réflexes qui produisent la contraction et la dilatation de la pupille.

On regarde comme démontrée l'existence de fibres mettant en communication la substance grise des tubercules quadrijumeaux avec les noyaux d'origine réelle des nerfs moteurs de l'œil (3e, 4e et 6e paires).

COUCHES OPTIQUES.

Les couches optiques sont deux renflements de substance grise peu foncée, de forme ovoïde, situés sur les pédoncules cérébraux,

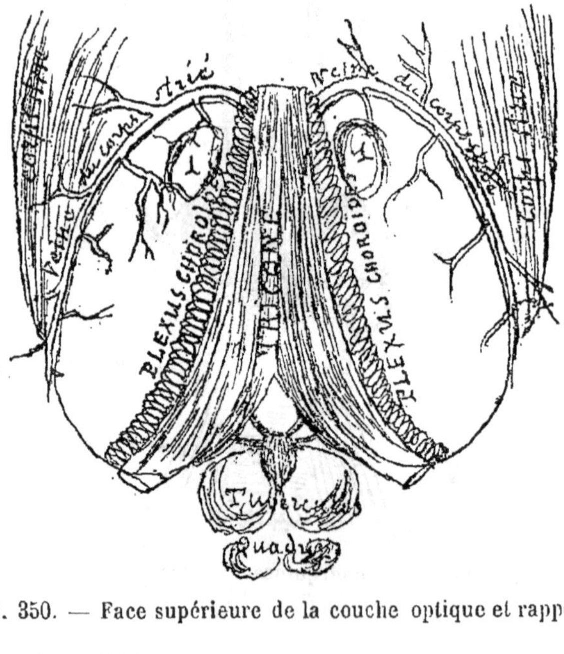

FIG. 350. — Face supérieure de la couche optique et rapports.

dont ils reçoivent des fibres par en bas. Ces renflements, véritables ganglions nerveux, ont à peu près le volume d'un œuf de pigeon.

Les couches optiques sont dirigées obliquement d'avant en arrière et de dedans en dehors. On peut leur décrire quatre faces et deux extrémités.

Face supérieure. — Cette face, convexe, est recouverte dans sa moitié interne, ainsi que vous l'avez déjà vu, par les plexus choroïdes des ventricules latéraux et par la toile choroïdienne qui la sépare du trigone cérébral. Dans sa moitié externe, elle concourt à former la paroi inférieure du ventricule latéral.

A la partie antérieure de cette face, on voit le *tubercule anté-rieur* de la couche optique, *corpus album sub-rotundum*, dans lequel viennent s'épuiser les fibres divergentes du pilier antérieur du trigone (fig. 350, 1).

Face inférieure. — Elle est adhérente, dans la plus grande partie de son étendue, à la face supérieure du pédoncule cérébral, qui lui abandonne une grande partie de ses fibres. Il n'y a qu'une portion de cette face inférieure qui n'est pas en rapport avec le pédoncule cérébral. Cette portion déborde le pédoncule en arrière et offre deux saillies, les *corps genouillés* (fig. 347). Il résulte de ces rapports que, si vous renversez la couche optique pour étudier sa face inférieure, vous n'apercevez que la face inférieure des pédoncules cérébraux, en arrière desquels sont situés les corps genouillés, comme on peut le voir dans la fig. 347. Pour trouver les corps genouillés sur un cerveau entier, vous ferez la même opération que nous avons décrite plus haut pour découvrir la face inférieure du pédoncule cérébral et la bandelette optique, c'est-à-dire que vous écarterez avec un peu de force la circonvolution de l'hippocampe en la portant en dehors.

Face interne. — Dans ses deux tiers antérieurs, la face interne de la couche optique forme la paroi du ventricule moyen. Dans son tiers postérieur, elle est en rapport avec les tubercules quadrijumeaux. C'est par ce même tiers postérieur qu'elle reçoit les fibres du pédoncule cérébelleux supérieur (fig. 354).

Entre la face supérieure et la face interne de la couche optique, vous pouvez voir une légère saillie antéro-postérieure, véritable crête de couleur blanche qui borde l'ouverture du ventricule moyen. C'est le pédoncule antérieur de la glande pinéale, qui se termine en avant dans le pilier antérieur du trigone, en formant avec l'extrémité antérieure de la couche optique le *trou de Monro*.

Vers le milieu de la face interne, vous voyez la commissure grise. En avant, vous pouvez constater que le pilier antérieur du trigone pénètre dans l'épaisseur de la couche optique et se dirige vers les tuberculaires mamillaires.

Face externe. — Elle se confond avec le corps strié, dont les cellules sont unies à celles de la couche optique.

Extrémité antérieure. — Un intervalle de deux millimètres environ la sépare de celle du côté opposé. Elle est située en arrière de la concavité du pilier antérieur du trigone, où elle présente une légère dépression à concavité antérieure, qui forme le *trou de Monro*, avec la concavité postérieure du pilier antérieur. Le pédoncule antérieur de la glande pinéale descend le long de cette concavité, pour se jeter dans le pilier au-dessous du trou de Monro (fig. 351).

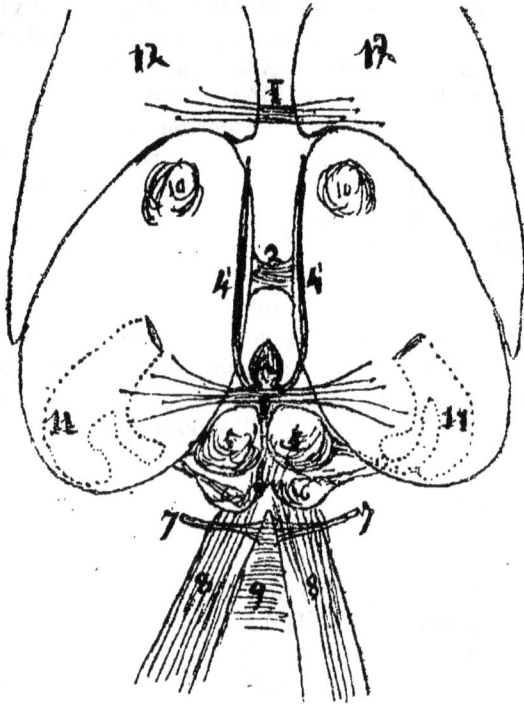

FIG. 351. — Couches optiques, rapports.

1. Commissure blanche antérieure. — 2. Commissure grise. — 3. Commissure blanche postérieure. — 4. Glande pinéale renversée. — 4', 4'. Pédoncules antérieurs de la glande pinéale. — 5, 5. Tubercules quadrijumeaux antérieurs. — 6, 6. Tubercules postérieurs. — 7, 7. Nerfs pathétiques. — 8, 8. Pédoncules cérébelleux supérieurs. — 9. Valvule de Vieussens. — 10, 10. Tubercule antérieur de la couche optique. — 11, 11. Corps genouillés supposés vus par transparence. — 12, 12. Corps striés.

Extrémité postérieure. — Plus volumineuse que l'antérieure, elle est séparée de celle du côté opposé par les tubercules quadrijumeaux. Cette extrémité, complètement lisse, présente sur sa partie inférieure les deux corps genouillés. Elle est contournée par le prolongement sphénoïdal du ventricule latéral, dont les corps genouillés, la bandelette optique et la face inférieure du pédoncule cérébral forment la paroi supérieure. Ceci revient à dire que cette extrémité est embrassée par la paroi inférieure de ce prolongement, c'est-à-dire la corne d'Ammon, le corps bordé et le corps godronné.

Corps genouillés. — Pour les étudier, vous renverserez les couches optiques. Vous verrez alors deux petits renflements courbes, à concavité interne et antérieure, dont l'interne est beaucoup plus petit que l'externe. Vous verrez en même temps partir de chacun des corps genouillés un faisceau de fibres se confondant pour donner naissance à la *bandelette optique*. Celle-ci, passant à la surface des pédoncules cérébraux, auxquels elle adhère, se confond avec celle du côté opposé pour former le chiasma.

En regardant les corps genouillés en arrière, vous verrez deux gros faisceaux de fibres nerveuses établir une communication entre les corps genouillés et les tubercules quadrijumeaux ; l'un s'étend du tubercule antérieur au corps genouillé externe, l'autre du tubercule postérieur au corps genouillé interne. Il résulte de cette disposition que l'appareil optique, composé du chiasma, des bandelettes optiques, des corps genouillés et des tubercules quadrijumeaux, décrit une circonférence complète autour des pédoncules cérébraux.

Les tubercules quadrijumeaux constituent donc l'origine réelle des nerfs optiques. Les lésions de ces tubercules influent puissamment sur la vision.

L'expression de *couche optique* est impropre, car la physiologie et la pathologie démontrent que des lésions, même étendues, de la couche optique n'influent pas sur les phénomènes de la vision.

COMMISSURE GRISE ET COMMISSURE BLANCHE POSTÉRIEURE.

Les couches optiques sont reliées entre elles par ces deux commissures. La commissure grise est une trainée de substance grise étendue du milieu de la face interne de la couche optique au point correspondant du côté opposé. Elle est donc formée de cellules nerveuses. Cette commissure doit être fort peu importante, car elle manque, d'après ce que j'ai pu constater, sur plus du tiers des sujets.

La *commissure blanche postérieure* est située en avant des tubercules quadrijumeaux, au-dessous de la glande pinéale. Immédiatement au-dessous de cette commissure, vous apercevez l'*anus*, orifice antérieur de l'aqueduc de Sylvius. La commissure blanche postérieure est formée d'un faisceau de fibres nerveuses dont les deux extrémités pénètrent dans la couche optique pour s'y terminer.

Structure. — Les cellules nerveuses de la couche optique existent dans toute son épaisseur, mais elles forment deux groupes importants : l'un situé à la partie interne et postérieure, *noyau rouge de Stilling*, qui reçoit la totalité des fibres des pédoncules cérébelleux supérieurs ; l'autre situé au centre de la couche optique et à sa partie inférieure, qui reçoit la plus grande partie des fibres du faisceau sensitif du pédoncule cérébral. Vous voyez

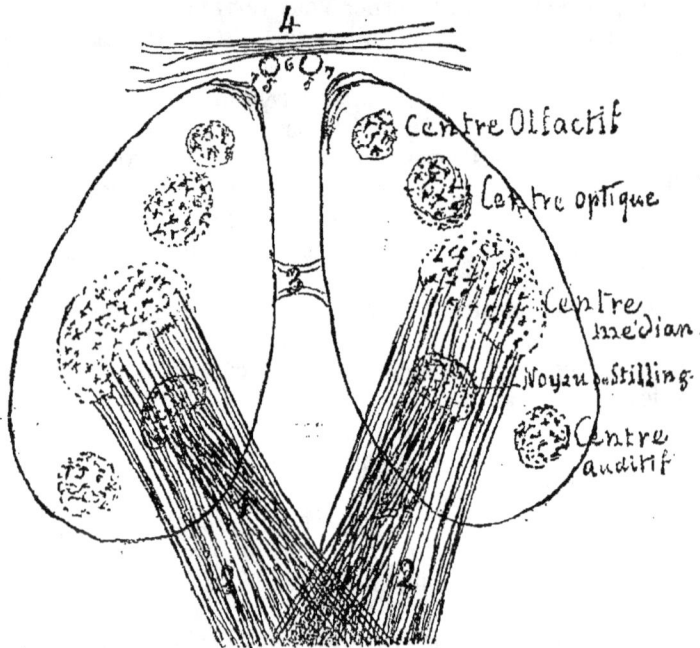

FIG. 352. — Les centres de couche optique.

1, 1. Pédoncules cérébelleux supérieurs. — 2, 2. Etage supérieur des pédoncules cérébraux. — 3. Commissure grise. — 4. Commissure blanche antérieure. — 5, 5. Coupe des piliers antérieurs du trigone. — 6. Coupe de la vulve. — 7. Coupe du trou de Monro.

donc que presque toutes les fibres de l'étage supérieur de ce pédoncule se perdent dans les parties interne et inférieure de la couche optique.

M. Luys, indépendamment de ce dernier groupe de cellules qu'il appelle *centre médian*, admet encore l'existence des trois autres groupes ou *centres* : 1° un *centre olfactif* situé à la partie antérieure de la couche optique, qui recevrait les racines du nerf olfactif constitué par le *tœnia semi-circularis* ; 2° un *centre optique*, situé en arrière du précédent, auquel se rendrait une bandelette fibreuse venue des corps genouillés ; 3° un *centre auditif* que l'on trouverait à la partie postérieure de la couche optique et auquel aboutiraient les fibres originelles du nerf auditif (fig. 352).

Vous voyez donc que M. Luys place dans la couche optique le siège de la sensibilité générale et des sensibilités spéciales (odorat, vue, ouïe). Cette opinion n'est pas partagée par la plupart des physiologistes, mais ceux-ci s'accordent à faire de cet énorme ganglion nerveux l'aboutissant de la plupart des fibres sensitives qui montent de la moelle et du bulbe, et de celles des pédoncules cérébelleux supérieurs.

Pour Meynert, Wundt, etc., les couches optiques seraient chargées de transmettre aux corps striés les impressions inconscientes qu'elles reçoivent, de manière à provoquer, par action réflexe, les mouvements musculaires.

Ajoutons que les couches optiques ne sont pas directement excitables.

CORPS STRIÉS.

Préparation. — L'étude de ces régions est d'un intérêt capital; vous n'ignorez pas sans doute que les corps striés ont été et sont encore l'objet de recherches importantes. On désigne ainsi deux masses d'un gris foncé, situées à la partie antérieure et externe des couches optiques. Pour les préparer, il suffit d'enlever, comme nous l'avons fait pour les couches optiques, le corps calleux, le septum lucidum, le trigone cérébral, la toile choroïdienne et les plexus choroïdes. On voit alors les deux corps striés situés en avant des couches optiques.

Rapports. — En arrière et en dedans, les corps striés sont en rapport avec les couches optiques; en dehors, avec une masse de fibres nerveuses constituant la partie blanche des circonvolutions, *couronne rayonnante de Reil*.

Les deux corps striés sont très rapprochés l'un de l'autre par leur extrémité antérieure. Ils sont réunis par la commissure blanche antérieure du cerveau. Le septum lucidum les sépare. Ils sont recouverts en avant par la concavité du genou du corps calleux.

En haut, ils font partie de la paroi inférieure du ventricule latéral, ventricule compris entre le corps strié et la couche optique, d'une part, et le corps calleux, d'autre part.

En bas, ils sont en rapport avec la capsule externe, plus en dehors avec l'avant-mur et l'insula de Reil, appelé aussi lobule du corps strié, parce qu'il est situé au-dessous de ce dernier.

Les corps striés représentent un gros noyau de substance nerveuse dont la face supérieure, seule apparente, a la forme d'une virgule, à concavité embrassant la couche optique.

Structure. — En allant de haut en bas, on trouve dans le *corps strié* : 1° du côté du ventricule, une masse grise appelée, en anatomie descriptive, corps strié proprement dit ; aujourd'hui, on l'appelle *noyau caudé*, à cause de son prolongement effilé en arrière. Il ne faut pas croire que cette expression soit nouvelle ; Burdach l'a déjà employée autrefois, de même que celle de capsule interne, de noyau lenticulaire, de capsule externe et d'avant-mur.

2° Si l'on fait une section de façon à enlever le noyau caudé, on aperçoit une couche blanche, *capsule interne*.

3° A la partie antérieure de cette coupe, on aperçoit de la substance grise, parce que la capsule interne ne s'étend pas jusqu'à l'extrémité antérieure du corps strié. Là, le noyau caudé se confond avec le *noyau lenticulaire*, autre noyau de substance grise situé au-dessous de la capsule interne.

4° Si on enlève avec le couteau la capsule interne, puis le noyau lenticulaire, on arrive sur une nouvelle couche de substance blanche, *capsule externe*. Voici une section verticale et transversale des deux corps striés vers la partie antérieure et passant immédiatement en avant. Cette coupe vous montre de haut en bas : 1° une surface grise oblique en bas et en dedans, indiquant la section du noyau caudé ; 2° une ligne blanche, affectant la même direction, coupe de la capsule interne ; 3° une autre surface grise, noyau lenticulaire ; 4° une ligne blanche décrivant une courbe à concavité interne et supérieure, capsule externe.

Au-dessous et en dehors de la capsule externe, la traînée verticale et mince de substance grise que vous apercevez constitue l'*avant-mur* de Burdach (fig. 353). L'avant-mur, dont les fonctions sont absolument inconnues, se confond en avant et en arrière avec la substance grise de l'insula, dont il paraît faire partie.

L'insula de Reil est situé au-dessous et en dehors des corps striés, immédiatement en dehors de l'avant-mur.

Noyau caudé. — Le noyau caudé, complètement apparent dans la cavité ventriculaire, repose par sa face inférieure sur la capsule interne. A son extrémité antérieure, il se confond avec le noyau lenticulaire, la capsule interne n'atteignant pas l'extrémité antérieure du corps strié.

Capsule interne. — Il suffit, pour l'apercevoir, d'enlever le noyau caudé par le grattage ou par une section. Vous voyez qu'elle forme une lamelle assez épaisse de substance blanche dont les faisceaux divergents s'irradient de dedans en dehors (fig. 354).

Située entre les deux noyaux qu'elle sépare, elle dépasse en arrière le noyau caudé dans une certaine étendue, tandis qu'en avant elle n'arrive pas à son extrémité antérieure. Les deux tiers antérieurs de cette capsule sont formés de fibres motrices; le tiers postérieur renferme des fibres sensitives. La capsule interne est encore désignée sous le nom de *pied de la couronne rayonnante.*

Noyau lenticulaire. — Situé au-dessous et en dehors de la capsule interne, il commence en avant avec le noyau caudé, et il se termine en arrière par un renflement au-dessous de la couche optique, de telle sorte que les deux tiers antérieurs, moteurs, de la capsule interne, le séparent du noyau caudé, tandis que le tiers postérieur, sensitif, le sépare de la couche optique. C'est à cause de ces rapports que les deux tiers antérieurs de la capsule interne portent le nom de *région lenticulo-striée de la capsule,* et que le tiers postérieur s'appelle *région lenticulo-optique de la capsule* (fig. 354). La face inférieure et externe du noyau lenticulaire est convexe et répond à la capsule externe, avec laquelle elle n'affecte que des rapports de contact. En effet, contrairement à ce que l'on observe dans les autres masses grises centrales du cerveau, aucune des fibres nerveuses de la couronne rayonnante ne part de cette face externe. Et comme des vaisseaux nombreux serpentent sur la face externe de ce noyau, en dedans de la capsule externe, vous concevez qu'un foyer hémorrhagique résultant de la rupture de ces vaisseaux peut s'étaler sur la face externe du noyau lenticulaire qu'il sépare de la capsule externe.

En faisant une coupe antéro-postérieure sur le noyau lenticulaire, vous pouvez voir qu'il présente trois parties différemment colorées : l'une interne, *segment interne,* la moins colorée des trois; l'autre moyenne, *segment moyen;* la troisième externe, *segment externe,* la plus colorée. La différence de coloration de ces trois segments tient à la différence de quantité des fibres nerveuses que l'étage inférieur du pédoncule cérébral envoie au noyau lenticulaire (fig. 356).

Capsule externe. — Nous verrons bientôt que la capsule externe est formée par des fibres de la couronne rayonnante de Reil venue de la couche optique.

Commissure blanche antérieure. — Cette commissure est le seul point d'union entre les corps striés. Elle est formée par un faisceau de fibres mettant en communication les cellules nerveuses de l'extrémité antérieure des deux corps striés.

Pour l'intelligence du sujet, nous devons vous faire remarquer que le noyau caudé est ordinairement décrit dans les ouvrages d'anatomie sous le nom de *noyau intra-ventriculaire* du corps strié, que le noyau lenticulaire n'est autre chose que le *noyau extra-ventriculaire* du corps strié, et que la capsule interne est appelée *geminum centrum semi-circulare*.

Application à la pathologie. — Si l'on peut encore discuter au sujet de la physiologie des couches optiques, il n'en est pas de même des corps striés, qui sont incontestablement des régions du cerveau en rapport avec le *mouvement*. Les corps striés *ne sont pas excitables* directement.

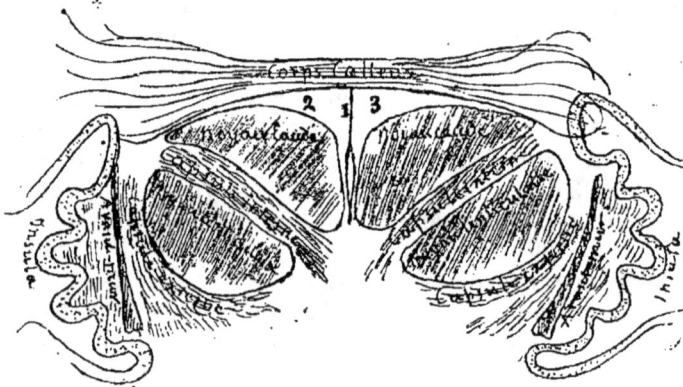

FIG. 353. — Coupe verticale et transversale des corps striés.

1. Septum lucidum. — 2, 3. Ventricules latéraux.

Toute lésion des noyaux caudé et lenticulaire, un foyer hémorrhagique, par exemple, déterminera une paralysie du mouvement du côté opposé, *hémiplégie*. Si le foyer se trouve complètement entouré de substance grise intacte, et s'il n'atteint pas la capsule interne, la paralysie aura une durée plus ou moins courte et sera *curable*, parce que le noyau gris n'est jamais lésé dans toute son étendue et que les parties restées saines suppléent celles qui sont détruites. Mais, si la capsule interne est comprise dans la lésion, on remarquera des symptômes différents selon que la lésion siégera dans la région lenticulo-striée de la capsule ou dans la région lenticulo-optique. En effet, si la première de ces régions est atteinte, une *contracture tardive* viendra s'ajouter aux symptômes de paralysie du mouvement, et indiquera au médecin, comme l'ont montré des recherches récentes, que la paralysie est *incurable*. Si c'est la région lenticulo-optique de la capsule interne qui est seule lésée, comme cette partie est formée de fibres sensitives, on observera du côté opposé une hémi-anesthésie sans paralysie du mouvement. Il est rare d'observer celle-ci isolément, parce que, ordinairement, le foyer hémorrhagique dépasse les limites de cette région et donne lieu aux symptômes ordinaires de l'*hémorrhagie cérébrale commune*.

Je vous ferai remarquer, en passant, que la contracture peut se montrer dès le début de l'hémorrhagie, ce que l'on savait du reste depuis longtemps; mais cette contracture précoce se montre rapidement; elle s'accompagne de mouvements convulsifs et elle est le signe de l'irruption du sang du foyer hémorrhagique dans la cavité ventriculaire. Cette forme est presque toujours rapidement mortelle.

D'après ce qui précède, vous pourriez croire qu'il est facile de faire le diagnostic d'une hémorrhagie cérébrale, affectant uniquement les noyaux ou bien la capsule interne. Il n'en est pas toujours ainsi, car il n'est pas rare de voir un foyer hémorrhagique séparer le noyau lenticulaire de la capsule externe et refouler avec force le corps strié vers le corps calleux, de manière à comprimer les fibres de la capsule interne et à produire les symptômes que l'on observe à la suite de la lésion de cette capsule. Dans ce dernier cas, le symptôme qui aurait pu faire croire à la destruction de la capsule ne sera que passager, tandis qu'il est durable lorsque la capsule est détruite. C'est à Türck que nous sommes redevables d'avoir nettement établi ces distinctions dans les divers cas d'hémorrhagie. Rosenthal et M. Charcot ont fait, dans le même sens, des recherches fort intéressantes. (Voir Charcot, *Localisations et Maladies du Système nerveux*.)

Physiologiquement, MM. Duret et Veyssière ont pu détruire isolément les deux régions de la capsule interne et produire des phénomènes identiques aux lésions qu'on observe sur les cerveaux des paralytiques.

Rapports des deux noyaux du corps strié avec les fibres des pédoncules cérébraux et avec celles de la couronne rayonnante.

Maintenant que nous avons étudié les ganglions centraux du cerveau, je vais vous exposer : 1° le mode de terminaison des fibres des pédoncules cérébraux dans ces régions ; 2° la manière dont les fibres de la couronne rayonnante de Reil y prennent naissance.

a. **Terminaison des fibres pédonculaires.** — Vous apercevez, dans la figure schématique ci-jointe, les deux étages que nous avons étudiés dans les pédoncules cérébraux et que sépare le *locus niger*. Il est bien entendu qu'il ne sera plus question ici

des pédoncules cérébelleux supérieurs que nous avons vus se terminer dans les noyaux de Stilling, à la partie centrale et inférieure de la couche optique. Le pédoncule cérébral se trouve
donc réduit aux *fibres motrices* de l'étage inférieur, et aux *fibres
sensitives* de l'étage supérieur.

1º *Fibres de l'étage supérieur*. — Ainsi que nous l'avons déjà
dit, les fibres de l'étage supérieur se terminent dans les cellules

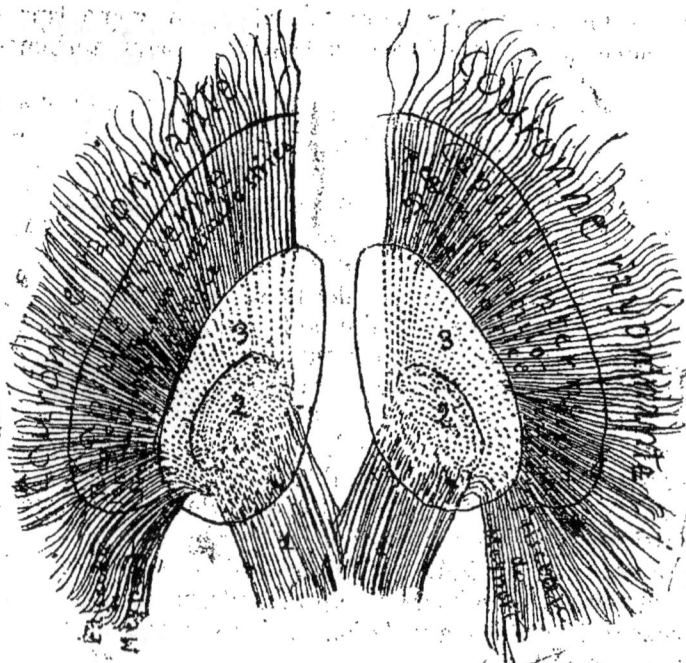

FIG. 354. — Division de la capsule interne en deux régions.

1, 1. Étage supérieur des pédoncules cérébraux. — 2, 2. Son point de terminaison.
— 3, 3. Fibres de l'étage inférieur ponctuées.

des tubercules quadrijumeaux, et principalement dans la couche
optique, qu'elles abordent par ses parties inférieures et interne.
Aucune de ces fibres ne se termine dans les corps striés. Cependant, des faisceaux assez importants forment la partie postérieure
de la capsule interne.

Parmi ceux-ci, il en est un, sensitif également, signalé par
Meynert, qui se recourberait en arrière, après avoir dépassé la
couche optique, pour se porter dans la corne occipitale du cerveau. Il entre en relation avec le noyau lenticulaire dont il côtoie
l'extrémité postérieure. Ces faisceaux ne viennent pas de l'étage

supérieur. Pour Meynert, ils occupent le bord externe de l'étage inférieur.

2° *Fibres de l'étage inférieur* (fig. 355). — Ces fibres, séparées des précédentes, au niveau du pied des pédoncules, par le *locus niger*, s'appliquent à la face inférieure du faisceau qui se rend aux couches optiques, mais elles dépassent ce faisceau pour se terminer aux noyaux caudé et lenticulaire du corps strié. Celles qui pénètrent dans le noyau caudé l'abordent par sa face inférieure; celles qui sont destinées au noyau lenticulaire y pénètrent par des faisceaux successifs, plus ou moins épais, ce qui donne

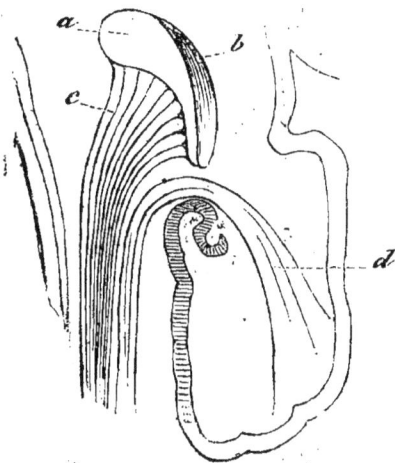

FIG. 355. — Figure montrant le trajet des fibres les plus externes du pédoncule cérébral, d'après Meynert.

a. Couche optique. — *b.* Corps strié. — *c.* Fibres pédonculaires allant au corps strié et à la couche optique. — *d.* Faisceau de fibres sensitives de Gratiolet.

aux différentes portions du noyau lenticulaire une coloration différente et qui a fait diviser ce noyau en trois segments. C'est au niveau du bord externe de cet étage que se trouve le faisceau sensitif qui forme la partie postérieure de la capsule interne, ainsi que le faisceau courbe qui se porte en arrière, dans la corne occipitale, sans entrer en connexion avec les cellules du corps strié (Meynert).

Toutes les fibres des pédoncules ne s'arrêtent pas dans les ganglions centraux du cerveau; un certain nombre passe entre les deux noyaux du corps strié, sans communiquer avec leurs cellules, et se porte vers la substance corticale des circonvolutions, en s'irradiant, de manière à concourir à la formation de la couronne rayonnante de Reil.

Ces fibres ont été contestées, mais des faits cliniques nombreux ne laissent aucun doute sur leur existence. MM. Vulpian et Charcot ont observé la destruction d'une grande étendue de circonvolutions moyennes par des plaques jaunes, sans lésion du corps strié correspondant; cependant, cette lésion avait donné lieu à une dégénération descendante de quelques faisceaux nerveux, qui

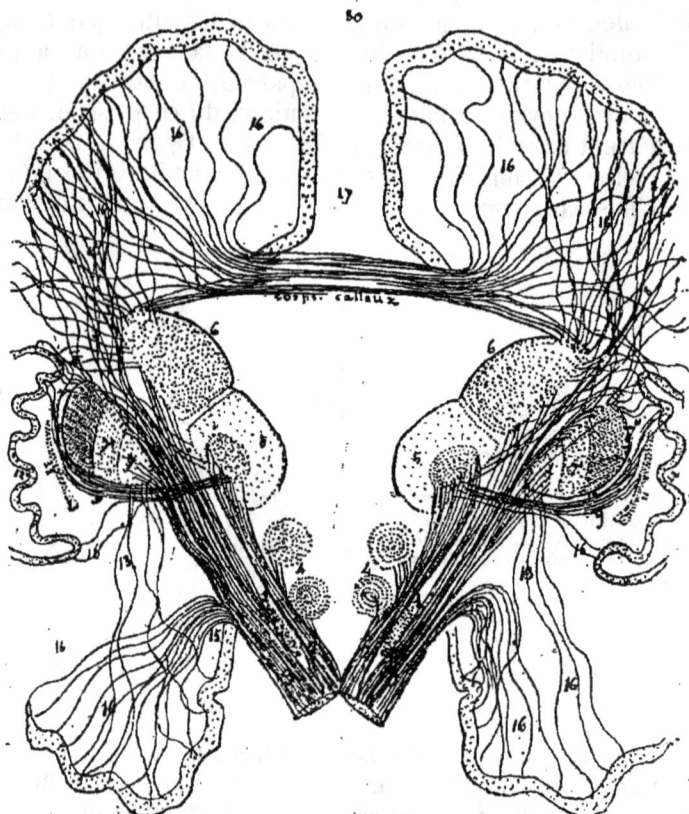

FIG. 356. — Schéma des ganglions cérébraux, de la couronne rayonnante de Reil et de la terminaison des pédoncules cérébraux.

1. Locus niger. — 2. Etage supérieur du pédoncule cérébral. — 3. Etage inférieur. — 4. Tubercules quadrijumeaux. — 5. Couche optique. — 6. Noyau caudé. — 7. Segment interne du noyau lenticulaire. — 7'. Segment moyen. — 7''. Segment externe. — 8. Fibres se portant directement du pédoncule cérébral aux circonvolutions. — 9. Capsule externe. — 10 Espace virtuel entre la capsule externe et le noyau lenticulaire. — 11. Avant-mur. — 12. Insula de Reil. — 13. Fibres de la couronne rayonnante partant de l'extrémité postérieure du noyau lenticulaire. — 14. Fibres partant de l'extrémité antérieure du même noyau. — 15. Faisceau de Meynert, sensitif, se détachant de l'étage inférieur, presque complètement moteur. — 16. Fibres de la couronne rayonnante. — 17. Scissure inter-hémisphérique.

pouvait être suivie, à travers la protubérance, jusque dans les régions les plus inférieures de la moelle.

b. **Couronne rayonnante de Reil.** — Je viens de vous dire

que les fibres des pédoncules cérébraux s'épuisent, pour ainsi dire,
dans les ganglions centraux ; je dois vous faire remarquer maintenant que d'autres fibres naissent de ces ganglions et se portent
aux cellules nerveuses de la substance corticale du cerveau, en
concourant à la formation de la couronne rayonnante. Les fibres

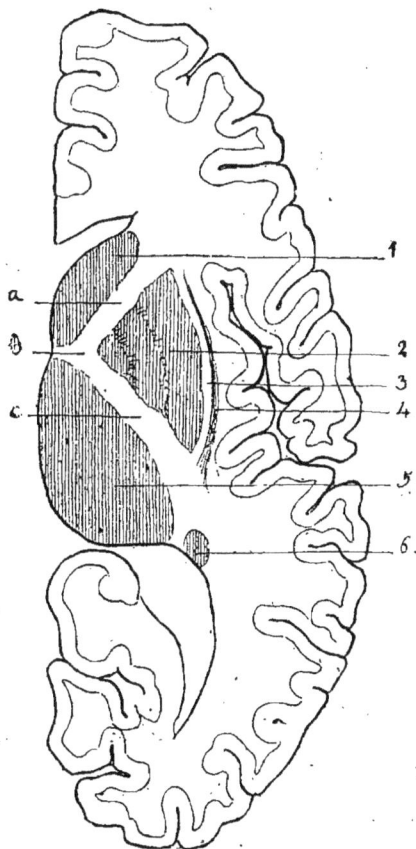

Fig. 357. — Coupe de
Flechsig. Cette coupe
est faite horizontalement
de dehors en dedans, un
peu au-dessus de la
scissure de Sylvius (Ri-
cher).

a. Segment antérieur de la
capsule interne. — *b*. Genou
de la capsule — *c*. Segment
postérieur de la capsule — 1,
5, 6. Noyau caudé. — 2. Noyau
lenticulaire. — 3. Avant-mur.
— 4. Capsule externe. — 5.
Couche optique.

de la couronne rayonnante tirent leur origine : 1° de la face inférieure et externe du noyau caudé ; 2° des extrémités antérieure
et postérieure du noyau lenticulaire ; 3° de la face inférieure de
la couche optique ; 4° des fibres des pédoncules cérébraux qui traversent les corps striés sans s'y arrêter. Toutes ces fibres, en un
mot, partent du côté externe et inférieur de ces divers noyaux,
excepté toutefois de la face externe du noyau lenticulaire, car,
ainsi que nous l'avons vu, cette face, séparée de la capsule par un

espace. virtuel, n'est en connexion avec aucune fibre nerveuse.

Parties de ces divers points, les fibres nerveuses se portent dans toutes les directions; les unes se portent directement en avant vers la corne frontale du cerveau, d'autres se portent en arrière vers la corne occipitale, la plus grande partie se dirige en dehors, transversalement, obliquement en bas, et obliquement en haut, de manière à croiser à angle aigu les fibres transversales venues

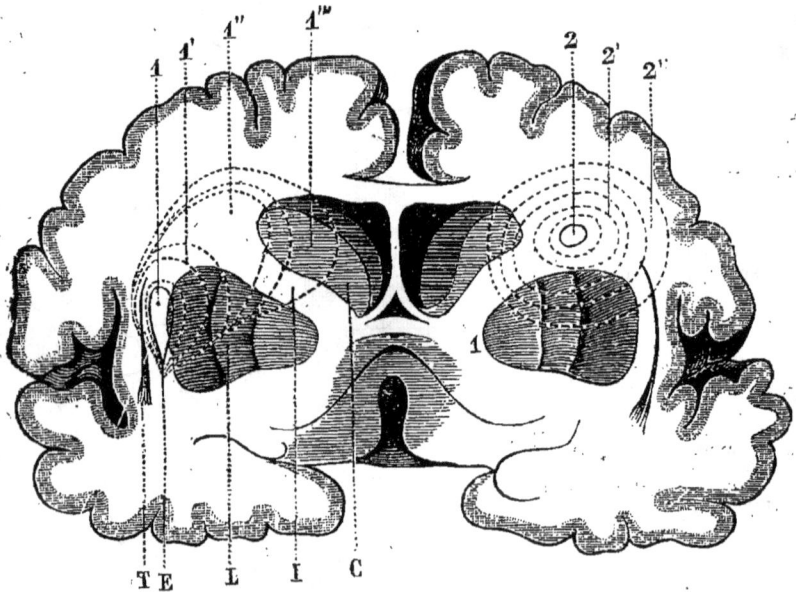

Fig. 358. — Coupe transversale et verticale du cerveau passant par les corps striés.

C. Noyau caudé. — E. Capsule externe. — I. Capsule interne. — T. Avant-mur.
1. Foyer hémorrhagique au lieu d'élection, partie antérieure de la capsule interne. — 1', 1", 1'''. Extension progressive du foyer primitif. — 2. Foyer hémorrhagique dans la capsule interne. — 2', 2", 2'''. Extension successive de ce foyer (Raymond).

du corps calleux et à former avec elles la plus grande partie de la substance blanche des circonvolutions. J'ajoute, pour être complet, que quelques auteurs admettent un entre-croisement entre quelques fibres des deux couronnes rayonnantes, fibres qui se porteraient vers le côté opposé en traversant le corps calleux.

La *capsule externe*, qui n'adhère pas au noyau lenticulaire, est formée de fibres venues de la couche optique et embrassant le noyau lenticulaire par une concavité supérieure.

VENTRICULES LATÉRAUX.

Préparation. — Leur préparation est des plus simples. Après avoir pratiqué la coupe du centre ovale de Vieussens, faites deux incisions parallèles et antéro-postérieures de chaque côté de la ligne médiane, séparées par un intervalle de 4 à 5 millimètres. Des deux extrémités de chacune de ces deux incisions, faites-en partir une transversale. Projetez ensuite en dehors, à la manière du couvercle d'une boîte, le lambeau circonscrit par les trois incisions, vous apercevrez les ventricules latéraux et leur paroi inférieure. Je vous indiquerai plus loin comment on prépare le prolongement sphénoïdal.

Les ventricules latéraux, 1er et 2e ventricules, sont situés dans les hémisphères cérébraux, de chaque côté du septum lucidum qui les sépare. Leur cavité, à peine appréciable, est pour ainsi dire virtuelle, de sorte que les parois supérieure et inférieure arrivent au contact. Le liquide céphalo-rachidien qu'on y trouve est en fort petite quantité; il en humecte seulement les parois, et ce n'est qu'à l'état pathologique qu'on peut y trouver une quantité de liquide suffisante pour les écarter les unes des autres.

Chaque ventricule latéral est limité par une paroi supérieure, une paroi inférieure, un bord externe, un bord interne et une extrémité antérieure. Leur extrémité postérieure se bifurque de manière à donner naissance à deux prolongements: l'un qui pénètre dans la corne occipitale du cerveau, où il prend le nom de *cavité digitale* ou *ancyroïde*; l'autre qui se porte vers la corne sphénoïdale, *prolongement sphénoïdal*, et s'ouvre sur les parties latérales de la fente de Bichat.

Paroi supérieure. — Vous avez déjà vu plusieurs fois que cette paroi est formée par la face inférieure, lisse, du corps calleux.

Paroi inférieure. — Elle est formée principalement par les ganglions centraux du cerveau. Vous y trouverez d'avant en arrière : 1o la face supérieure du noyau caudé qui s'incline profondément en bas et en avant vers le septum lucidum ; 2o le sillon intermédiaire au corps strié à la couche optique, et le long duquel on trouve trois organes superposés dans l'ordre suivant : la *lame cornée*, la *veine du corps strié* et la *bandelette demi-circulaire* ; 3o le tiers externe environ de la face supérieure de la couche optique ; 4o les plexus choroïdes des ventricules latéraux, obliques d'avant en arrière et de dedans en dehors, comme les bords du trigone qu'ils recouvrent ; 5o la face supérieure du trigone cérébral.

Le corps strié, la couche optique et le trigone nous sont déjà connus ; les plexus choroïdes seront décrits bientôt ; je vais vous décrire les organes du sillon intermédiaire à la couche optique et au corps strié.

La *lame cornée* est un mince repli de l'épendyme, membrane épithéliale qui tapisse les parois du ventricule.

La *veine du corps strié* commence à l'extrémité postérieure de ce sillon, qu'elle parcourt d'arrière en avant, pour pénétrer dans le trou de Monro, où elle se continue en se dirigeant en arrière, sous le nom de veine de Galien, dans l'épaisseur de la toile choroïdienne. Vous pourrez distinguer cinq ou six veinules qui partent du corps strié et de la couche optique, pour se jeter dans cette veine, dépourvue de valvules, et marchant isolément sans artère collatérale.

Les artères du corps strié et de la couche optique pénétrant par la partie inférieure, et les veines se portant en haut et en arrière, vous voyez que la circulation des ganglions cérébraux ne diffère pas de la circulation générale du cerveau, où l'on observe une circulation veineuse tout à fait différente de celle des autres organes, en ce que les veines n'accompagnent pas les artères.

La *bandelette demi-circulaire*, appelée encore *tœnia semi-circularis*, est un petit faisceau de fibres nerveuses, parcourant le sillon d'une extrémité à l'autre, et s'enfonçant assez profondément entre la couche optique et le corps strié. Cette bandelette, qu'on découvre facilement en enlevant la lame cornée et la veine du corps strié, offre une direction perpendiculaire à celle des fibres du pédoncule cérébral, qu'elle embrasse, pour ainsi dire, à la manière d'un lien.

On est loin de s'accorder sur le mode de terminaison de ces fibres. L'extrémité antérieure du tœnia se diviserait, d'après Longet, en deux faisceaux, l'un se terminant dans les cellules de l'extrémité antérieure de la couche optique, l'autre se jetant dans le pilier antérieur correspondant du trigone cérébral, pour se confondre avec lui. L'extrémité postérieure du tœnia se termine, disent les auteurs, dans les cellules de la circonvolution de l'hippocampe. Pour M. Luys, le tœnia serait un faisceau de fibres mettant en communication le *ganglion olfactif* (dans lequel prennent naissance les racines du nerf olfactif), avec le centre antérieur ou olfactif de la couche optique (voyez plus haut *Couche optique*).

Bord externe. — Ce bord est situé le long du bord externe du noyau caudé. Il est formé par la rencontre des fibres du corps calleux et des fibres divergentes du corps strié, qui s'entremêlent à ce niveau pour constituer la couronne rayonnante de Reil.

Bord interne. — Formé en arrière par la fusion du corps calleux et du trigone sur la ligne médiane, ce bord s'élargit en avant de manière à constituer une face qui n'est autre que la face latérale du septum lucidum. Le septum lucidum est donc le seul organe qui sépare les ventricules latéraux, absolument indépendants l'un de l'autre.

Extrémité antérieure. — Cette extrémité est complètement fermée par la concavité du genou du corps calleux, qui se moule, pour ainsi dire, sur l'extrémité antérieure du corps strié.

Une seule ouverture existe sur les parties que nous venons de décrire ; elle est située entre la base du corps strié et la partie antérieure de la couche optique, à l'extrémité antérieure du sillon intermédiaire. La veine du corps strié s'engage dans ce trou : vous avez deviné le *trou de Monro*.

Prolongement occipital. — Ce prolongement, *cavité digitale* ou *ancyroïde*, se porte vers la corne occipitale du cerveau, en décrivant une légère courbe à concavité interne. C'est un cul-de-sac dont l'extrémité se trouve plus ou moins éloignée de la surface du cerveau selon les sujets.

Sur la paroi inféro-interne de cette cavité, vous apercevez une saillie blanche, s'effilant en arrière et se confondant en avant avec la partie postérieure de la corne d'Ammon : c'est l'*ergot de Morand*. La paroi supéro-externe de la cavité digitale est formée par les fibres postérieures du corps calleux ; elles constituent ce qu'on appelait autrefois le *tapetum*.

Prolongement sphénoïdal. — Ce prolongement, dont il a déjà été question à l'occasion des piliers postérieurs du trigone cérébral et de la fente de Bichat, décrit une courbe à concavité interne et antérieure, et s'enroule, pour ainsi dire, autour du pédoncule cérébral. Ce prolongement, aplati de haut en bas, présente à étudier une paroi supérieure, une paroi inférieure, un bord externe, un bord interne et une extrémité.

La *paroi supérieure* est formée, ainsi que vous l'avez déjà vu, par l'extrémité postérieure de la couche optique et les corps genouillés, le commencement de la bandelette optique et la partie antérieure du pédoncule cérébral.

La *paroi inférieure* est formée par quatre organes, dont les trois premiers (corne d'Ammon, corps bordant et corps godronné) décrivent une courbe à concavité interne et antérieure. Pour préparer ces parties, vous devez faire l'opération suivante : introduisez la pointe d'un scalpel dans le prolongement, le tranchant en dehors et la pointe en bas et en avant ; d'une main, vous inciserez le bord externe du prolongement, pendant que l'autre main soulèvera la couche optique en la portant en haut et en dedans ; vous arriverez de cette manière jusqu'à l'extrémité antérieure du prolongement sphénoïdal, et vous verrez nettement les organes situés sur la paroi inférieure. La couche optique étant toujours légèrement soulevée, si vous divisez le pédoncule cérébral à son union avec la couche optique, vous constaterez, après avoir enlevé celle-ci, que le bord interne du prolongement n'est autre chose qu'une fente, autrement dit la partie latérale de la fente de Bichat.

Après avoir fait cette opération, indispensable pour l'étude de la région, vous verrez d'abord une épaisse membrane, rougeâtre, recouvrant le corps bordé et la corne d'Ammon, pour se porter à la partie supérieure de la couche optique, le long des bords du trigone, sous le nom de plexus choroïdes. Il vous sera facile de constater que cette membrane passe par l'ouverture du prolongement pour se confondre avec la pie-mère externe du cerveau. En soulevant les plexus choroïdes, vous mettrez à découvert les organes suivants :

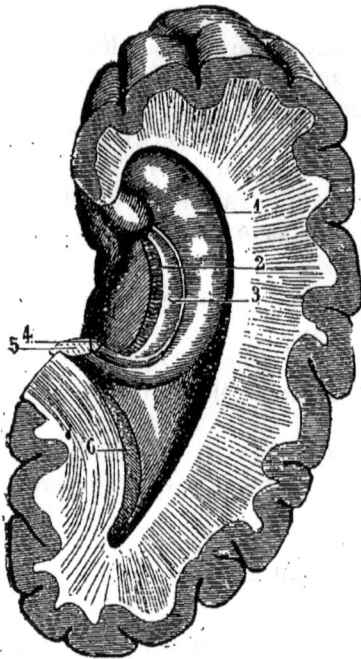

FIG. 380 — Prolongements occipital et sphénoïdal du ventricule latéral droit.

1. Corne d'Ammon. — 2. Corps godronné. — 3. Corps bordant. — 4. Coupe du pied du corps bordant. — 5. Coupe du pied de la corne d'Ammon. — 6. Ergot de Morand.

1° La *corne d'Ammon*, saillie blanche volumineuse, décrivant une courbe à concavité interne et antérieure, et s'élargissant à son extrémité inférieure, où elle offre de petites échancrures qui lui donnent une ressemblance assez éloignée avec le pied d'un animal, d'où le nom de *pied d'hippocampe*, sous lequel on désigne aussi la corne d'Ammon. A son extrémité postérieure, elle se confond avec l'ergot de Morand. Le centre de la corne d'Ammon est formé de substance grise.

2° Le *corps bordant*, lamelle blanche située le long du bord interne de la corne d'Ammon dont elle suit la courbe, et qui fait suite au pilier postérieur du trigone cérébral. Cette lame, se terminant en bas par une pointe effilée, adhère par son bord externe à la corne d'Ammon. Son bord interne, concave et libre, recouvre le corps godronné que vous mettrez à nu en le soulevant.

3º Le *corps godronné*, complètement caché par le corps bordant. On désigne ainsi une série de saillies mamelonnées, formées de substance grise et séparées par des sillons, décrivant une courbe semblable à celle du corps bordant. Le corps godronné porte encore le nom de *corps dentelé*.

L'*extrémité inférieure* du prolongement sphénoïdal est un cul-de-sac correspondant à l'extrémité antérieure de la corne d'Ammon.

Le *bord interne* de ce prolongement n'est autre chose, ainsi que nous l'avons vu, que la partie latérale de la fente de Bichat. En soulevant la couche optique, vous élargissez cette fente, et vous constatez qu'un stylet passant par cette ouverture arrive à la face inférieure du cerveau. La lèvre inférieure de cette fente, un peu plus interne que le corps bordant et le corps godronné, est formée par la circonvolution de l'hippocampe.

Vous voyez que le ventricule latéral s'ouvre dans l'espace sous-arachnoïdien, sur les parties latérales de la fente de Bichat. Il ne faudrait pas croire que cette ouverture est libre et qu'il est facile d'y faire passer un liquide ; la pie-mère adhère aux deux lèvres au moyen des vaisseaux qu'elle leur fournit.

Dans une thèse intitulée : *Etude expérimentale et clinique sur les ventricules latéraux*, le Dr L.-A. Cossy, ancien interne lauréat des hôpitaux de Paris (1879), donne un bon résumé de l'état de la science sur la physiologie des ventricules latéraux. Le corps calleux, dit-il, ne paraît entraîner, lorsqu'il est excité, aucune contraction musculaire, aucune paralysie. Pour Ferrier, la destruction de la corne d'Ammon et de ce qu'il appelle la région hippocampale abolit la sensibilité tactile du côté opposé du corps ; l'anesthésie cutanée, résultant de la lésion de la partie postérieure de la capsule interne, est due à l'interruption des fibres centripètes qui se rendent à la région hippocampale. Ferrier tend à localiser dans la corne d'Ammon le siège de l'odorat.

Les auteurs s'accordent à penser que la surface des couches optiques n'est pas excitable. L'influence motrice ou sensitive de ces organes est bien discutée ; on a même proposé des opinions absolument opposées. Tandis que pour Luys les couches optiques joueraient un rôle purement sensitif et serviraient à condenser les impressions sensitives venues des divers points du corps, opinion en partie conforme à celles de Ferrier, de Meynert et de Nothnagel, pour d'autres, au contraire, Longet, Schiff, Vulpian, ces organes auraient surtout une influence sur la motilité.

Le rôle du corps strié n'est pas mieux élucidé ; beaucoup de physiologistes lui attribuent une influence motrice ; mais ce qui reste à décider, c'est la partie du corps strié (noyau caudé, capsule interne ou noyau lenticulaire) qui est le siège de cette propriété. Une expérience faite par M. Cossy lui-même, et relative à l'électrisation des parois des ventricules latéraux, l'a amené aux conclusions suivantes, conformes à celles de son maître, M. Vulpian : ce n'est pas l'excitation du noyau caudé, mais celle de la capsule interne qui produit le mouvement de la tête, et, lorsque l'électrisation de la surface du noyau caudé produit des mouvements convulsifs, on peut expliquer ce phénomène par la diffusion des courants qui viendraient irriter non pas la substance grise, mais bien la capsule interne sous-jacente. Aussi, en résumé, M. Cossy pose, avec M. Vulpian, la loi suivante : *la surface des ventricules latéraux est inexcitable dans toute son étendue.* C'était également l'opinion de Longet.

Un second chapitre de cette thèse est consacré à la pathologie expérimentale. Voici à quelles conclusions est arrivé M. Cossy.

L'épendyme est inexcitable : il ne doit pas être assimilé aux méninges. L'introduction de nitrate d'argent cristallisé dans les ventricules latéraux du chien produit une inflammation superficielle des parois ventriculaires, une véritable épendymite avec épanchement séro-purulent peu considérable et développé lentement dans ces cavités.

Les symptômes produits par les lésions expérimentales sont surtout des phénomènes de dépression mêlés de quelques phénomènes d'excitation. On doit les expliquer non par l'inflammation de l'épendyme, mais par l'épanchement intra-ventriculaire développé lentement et graduellement. Lorsqu'il existe des phénomènes convulsifs, on doit les expliquer par la présence de complications, telles que la propagation de l'inflammation du quatrième ventricule dont la surface est excitable. Dans beaucoup de cas, les épanchements intra-ventriculaires observés chez l'homme, en particulier les épanchements hémorrhagiques, ne s'accompagnent pas de phénomènes convulsifs.

Les épanchements ventriculaires, séreux, sanguins ou purulents, peu abondants et surtout développés lentement, graduellement, ne s'accompagnent pas de phénomènes convulsifs ; tandis que ces phénomènes accompagnent les épanchements ventriculaires brusques ou devenant d'emblée très abondants.

Les phénomènes convulsifs dans les épanchements limités aux

ventricules latéraux sont dus, non pas à un reflux du liquide céphalo-rachidien dans le quatrième ventricule et au choc de ce liquide sur les corps restiformes, mais à l'irritation de la capsule interne produite par la compression brusque des parois ventriculaires.

L'excellente thèse de M. Cossy renferme la relation de seize expériences faites par lui-même sur des animaux.

VENTRICULE MOYEN.

Préparation. — Pour étudier le ventricule moyen, vous devez faire d'abord la préparation du centre ovale de Vieussens. Vous enlèverez ensuite le corps calleux. Cela vous permettra d'apercevoir les corps striés, les couches optiques, le trigone cérébral et les plexus choroïdes, c'est-à-dire la paroi inférieure des ventricules latéraux. Divisez alors le trigone transversalement en rejetant en avant et en arrière ses parties antérieure et postérieure, puis enlevez la toile choroïdienne d'avant en arrière, c'est-à-dire du sommet vers la base. Le ventricule moyen se trouve alors à découvert.

Forme et situation. — Le ventricule moyen, ou troisième ventricule, est une petite cavité, sorte de fente située entre les deux couches optiques, au-dessous de la toile choroïdienne et au-dessus de plusieurs organes que je vous ai décrits, sur la ligne médiane de la face inférieure du cerveau (tuber cinereum, tige pituitaire, tubercules mamillaires, espace inter-pédonculaire). Je vous fais remarquer que la cavité du ventricule moyen n'est séparée de la face inférieure du cerveau que par une mince couche de substance nerveuse.

On a comparé avec raison le ventricule moyen à un cornet ou à une sorte d'entonnoir aplati sur les parties latérales. Il offre donc à étudier une ouverture, *base* du ventricule ; un *sommet*, extrémité inférieure du ventricule, correspondant à la tige pituitaire, deux *parois latérales* formées par les deux couches optiques, un *bord antérieur* et un *bord postérieur*.

Base. — Elle est recouverte par la toile choroïdienne et le trigone, de sorte qu'on ne peut voir la cavité du ventricule moyen qu'après avoir enlevé ces organes. Elle est presque complètement entourée par deux cordons blancs, *pédoncules antérieurs de la glande pinéale*, qui partent de cet organe, se dirigent en avant en décrivant une courbe à concavité antérieure, et s'appliquent à la surface de la couche optique, à l'union de sa face supérieure et de sa face interne jusqu'au trou de Monro.

Sommet. — Le sommet est formé par la tige pituitaire. Vous avez vu que celle-ci est un prolongement du tuber cinereum, véritable canal qui se termine au corps pituitaire, logé dans la selle turcique.

Qu'est-ce que le corps pituitaire ? — Le *corps pituitaire*, ou *glande pituitaire*, est un organe oblong, rougeâtre, maintenu dans la selle turcique par un dédoublement de la dure-mère.

L'un des feuillets de ce dédoublement tapisse la selle turcique et remplace le périoste, absent, comme vous devez le savoir, de l'intérieur du crâne. L'autre feuillet passe horizontalement au-dessus de la selle turcique ; il est percé d'un trou pour le

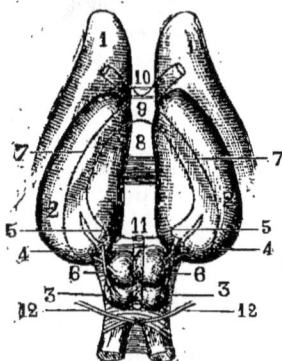

FIG. 361. — Couches optiques et ventricule moyen, vus par en haut.

1, 1. Corps striés. — 2, 2. Couches optiques. — 3, 3. Tubercules quadrijumeaux postérieurs. — 4, 4 Corps genouillé externe ; il est ponctué, parce qu'on le suppose vu par transparence. — 5, 5. Corps genouillé interne ; on voit le faisceau qui s'étend des tubercules quadrijumeaux aux corps genouillés. — 6, 6. Ruban de Reil. — 7, 7. Bandelette optique vue à travers les couches optiques. — 8. Commissure molle ou grise. — 9. Chiasma. — 10. Commissure blanche antérieure. — 11. Commissure blanche postérieure et partie antérieure de l'aqueduc de Sylvius. — 12. Nerf pathétique.

passage de la tige. Ce feuillet porte le nom de *diaphragme de l'hypophyse*. Le corps pituitaire a un grand diamètre transversal ; il est du volume d'un gros pois. Lorsqu'on le coupe, on y voit une cloison qui le divise en deux moitiés, ou lobes, antérieure et postérieure. La moitié antérieure est formée de tissu conjonctif, de vaisseaux nombreux et de follicules clos, de sorte que cette partie offre une structure analogue à celle des glandes vasculaires sanguines.

La moitié postérieure contient aussi du tissu conjonctif et des vaisseaux, mais pas de follicules clos ; on y trouve des cellules nerveuses.

On ne connaît pas les usages du corps pituitaire.

Parois latérales. — Ces parois sont formées par la face interne des couches optiques. On trouve ordinairement vers leur partie moyenne un fragment de substance grise, c'est la trace de la rupture de la commissure grise ou molle qui réunit les deux couches optiques. Cette commissure n'a aucune importance, puisqu'elle manque au moins une fois sur trois, d'après mes observations. M. Sappey déclare cependant qu'il l'a toujours rencontrée.

Vous pouvez voir que, sur le cerveau qui est devant vous, cette commissure n'existe pas et qu'elle n'a pas été déchirée, puisque les parois latérales du ventricule moyen n'en portent aucune trace.

Sur la face interne des couches optiques, on trouve aussi les piliers antérieurs du trigone, qui opèrent sur cette couche leur point de réflexion (fig. 345). Rappelez-vous que les piliers antérieurs du trigone se portent en bas et en arrière, concourent à la formation du trou de Monro, traversent la couche optique pour aller former l'écorce des tubercules mamillaires et rentrent dans l'intérieur de la couche optique, pour aller se terminer dans des cellules de son extrémité antérieure. Il suffit de gratter légèrement la couche optique avec un scalpel pour apercevoir les fibres des piliers antérieurs du trigone.

Il y a encore sur la face interne des couches optiques un sillon qui sépare cette face d'un dépôt de substance grise qui tapisse la partie inférieure du ventricule moyen. Nous y reviendrons. L'intervalle qui sépare les couches optiques est de 4 à 6 millimètres.

Bord postérieur. — Il s'étend de la partie postérieure de la base du ventricule moyen jusqu'au sommet. Vous rencontrerez sur ce bord, au-dessous de la glande pinéale, qui n'en fait pas partie : 1° un cordon de substance blanche, d'un millimètre d'épaisseur environ, allant d'une couche optique à l'autre : c'est la *commissure blanche postérieure*, formant avec la commissure grise les seuls points de réunion des deux couches optiques; 2° au-dessous et en avant de la commissure blanche postérieure, vous constaterez la présence d'un orifice, l'*anus*, ouverture de l'aqueduc de Sylvius (celui-ci est un canal qui fait communiquer le quatrième ventricule avec le ventricule moyen) ; 3° plus bas un angle, qui n'est autre chose que le point d'écartement des pédoncules cérébraux. En nous rapprochant davantage du sommet du ventricule, nous trouvons : 4° l'*espace inter-pédonculaire*, ou espace perforé postérieur; 5° plus en avant, les *tubercules mamillaires*, et 6° la partie postérieure du *tuber cinereum*.

Bord antérieur. — Ce bord s'étend de la partie antérieure de la base du ventricule au sommet. Il est très irrégulier. On y trouve de bas en haut, en partant de la tige pituitaire : 1° la partie antérieure du *tuber cinereum* ; 2° le *chiasma* des nerfs optiques; 3° la *racine grise* des nerfs optiques; 4° le *bec* du corps calleux. Vous vous rappelez qu'on trouve en avant la commissure blanche antérieure qui réunit les deux corps striés. Le bec du corps calleux adhère à cette commissure. Vous avez vu également les piliers antérieurs du trigone s'incliner en bas pour pénétrer dans les couches optiques, et la vulve située au-dessus de la commissure blanche antérieure entre les deux piliers antérieurs du trigone. Tous ces organes concourent à la formation du bord antérieur du ventricule moyen. Ils se suivent d'une manière irrégulière.

Une couche de substance grise tapisse toutes les parties du ventricule moyen, non pas jusqu'à sa base, mais dans toute la moitié inférieure, c'est-à-dire sur les bords, depuis le bec du corps calleux jusqu'à l'espace inter-pédonculaire inclusivement, et sur les parois latérales, jusqu'au sillon horizontal qui divise la face interne des couches optiques en deux parties.

Le troisième ventricule communique par trois ouvertures avec les autres ventricules, le ventricule de la cloison excepté. L'une de ces ouvertures, située en arrière, est l'aqueduc de Sylvius, dont je viens de parler. Les deux autres, situées à la partie antérieure, sont les trous de Monro qui font communiquer le troisième ventricule avec les ventricules latéraux, de sorte que, lorsqu'un épanchement sanguin se produit dans le ventricule moyen, le sang pénètre facilement dans le quatrième ventricule et dans les ventricules latéraux. Je vous ai dit que le trigone n'est pas adhérent à la couche optique, et vous pourriez supposer que le liquide peut facilement passer, à ce niveau, dans les ventricules latéraux; il n'en est rien, car les plexus choroïdes envoient aux couches optiques et au trigone des vaisseaux nombreux, et ces adhérences vasculaires interceptent toute communication.

GLANDE PINÉALE.

C'est un organe dont les usages sont inconnus, mais qui s'est acquis une certaine réputation, depuis que Descartes y avait placé le siège de l'âme. — La glande pinéale a la forme conique d'une pomme de pin; c'est de là qu'elle tire son nom, ainsi que celui de *conarium* sous lequel elle est aussi désignée. C'est un organe rougeâtre, dont le sommet est dirigé en arrière et en haut. Elle est située sur les tubercules quadrijumeaux antérieurs, entre les deux feuillets de la toile choroïdienne, au-dessous de la veine de Galien.

La glande pinéale donne naissance de chaque côté à trois prolongements appelés pédoncules antérieurs ou supérieurs, pédoncules moyens et pédoncules inférieurs ou postérieurs. Ces prolongements partent tous de sa base.

Pédoncules antérieurs. — Je vous en ai déjà parlé avec le ventricule moyen. Ce sont deux cordons de substance blanche qui se portent sur les côtés de l'ouverture du ventricule moyen, pour aller se terminer dans les piliers antérieurs du trigone, et concourir à la formation du trou de Monro. Les pédoncules antérieurs étaient connus autrefois sous le nom de *rênes, habenœ*.

Pédoncules moyens. — Ils se portent transversalement à droite et à gauche pour se terminer dans les cellules des couches optiques. C'est une espèce de commissure blanche, située au-dessus de la commissure blanche postérieure.

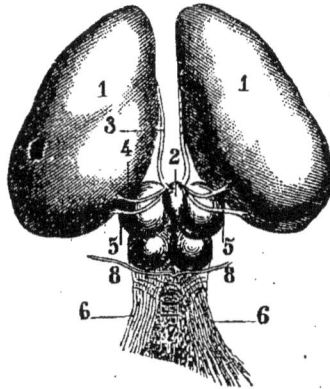

FIG. 362. — Glande pinéale, couches optiques et tubercules quadrijumeaux.

1, 1. Couches optiques. — 2. Ventricule moyen. — 3. Pédoncule antérieur de la glande pinéale. — 4. Pédoncule moyen. — 5, 5. Pédoncule postérieur. — 6, 6. Pédoncules cérébelleux supérieurs. — 7. Valvule de Vieussens. — 8, 8. Origine du nerf pathétique.

Pédoncules inférieurs ou postérieurs. — Ils se portent en bas, en avant de la commissure blanche postérieure, et s'écartent à droite et à gauche, pour se terminer dans les couches optiques. On ne peut pas les apercevoir sur la figure.

La glande pinéale est formée d'un mélange de tissu conjonctif, de vaisseaux nombreux, de follicules clos et de fibres nerveuses en continuité avec celles des pédoncules. On y trouve ordinairement des concrétions calcaires, dont on ne connaît ni le mode de formation, ni les usages. Lorsqu'on enlève la toile choroïdienne, on arrache presque toujours cette glande.

PIE-MÈRE INTERNE ET PLEXUS CHOROÏDES.

Il ne faut pas confondre cette membrane avec une membrane épithéliale très mince qui tapisse toutes les cavités du cerveau. La pie-mère interne est destinée à fournir des vaisseaux aux parois ventriculaires. Elle fait suite à la pie-mère externe, et pénètre à l'intérieur des ventricules, dans toute l'étendue de la fente de Bichat.

Elle a une forme triangulaire ; son sommet s'étend jusqu'à la

vulve ; en arrière, la base, très étendue, occupe toute la longueur
de la fente de Bichat.

La pie-mère interne présente, sur les parties latérales, une
sorte de bourrelet auquel on a donné le nom de *plexus choroïdes
des ventricules latéraux ;* la partie moyenne, qui réunit les plexus
choroïdes, prend le nom de *toile choroïdienne.*

1° Toile choroïdienne. — Elle présente deux faces, deux
bords, une base et un sommet (fig. 363).

La *face inférieure* est en rapport avec la cavité du ventricule
moyen; mais, comme elle est plus large que celui-ci, elle recouvre
une grande partie de la face supérieure des couches optiques.

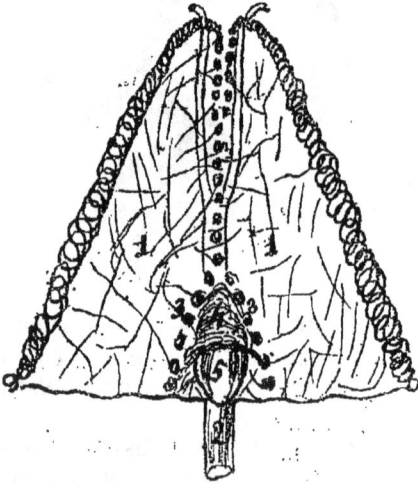

FIG. 363. — Face infé-
rieure de la toile cho-
roïdienne.

1, 1. Toile choroïdienne. —
2. Veine de Galien. — 3, 3.
Plexus choroïdes du ventricule
moyen. — 4. Feuillet inférieur
de la toile choroïdienne. — 5.
Glande pinéale.

Si vous étudiez la face inférieure de la toile choroïdienne, vous
y verrez deux traînées de petites granulations rougeâtres qui se
dirigent en avant et se confondent pour former une seule traînée
jusqu'au trou de Monro. Arrivées aux trous de Monro, ces granulations, appelées *plexus choroïdes du ventricule moyen,* se continuent avec les plexus choroïdes des ventricules latéraux.

La *face supérieure* est recouverte par le trigone dans toute son
étendue.

Le *sommet* de la toile choroïdienne se bifurque, passe par les
trous de Monro et se continue avec les plexus choroïdes des ventricules latéraux.

La *base* est située entre le bourrelet du corps calleux et les tubercules quadrijumeaux ; c'est à cet endroit que se trouve la
glande pinéale. La glande pinéale est située entre ses deux feuillets.

Les *bords* correspondent aux bords du trigone. Ils sont en continuité avec les plexus choroïdes.

Structure. — La toile choroïdienne renferme un grand nombre de vaisseaux, parmi lesquels la veine de Galien, réunis par du tissu conjonctif. Les plexus choroïdes du ventricule moyen sont des pelotons vasculaires. Au-dessous de la toile choroïdienne, vous verrez un mince feuillet fibreux qui passe au-dessous de la glande pinéale et l'applique contre la face inférieure de la toile choroïdienne. Ce feuillet, très peu étendu, adhère par ses bords aux plexus choroïdes du ventricule moyen et se termine en avant sur la toile choroïdienne, à quelques millimètres en avant de la glande pinéale.

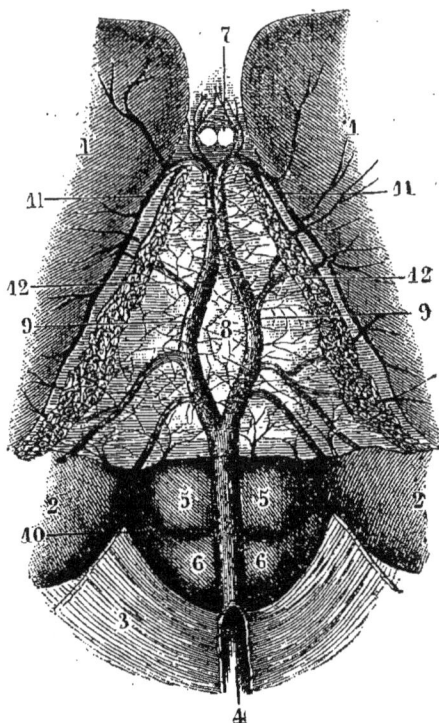

FIG. 364. — Toile choroïdienne et veines de Galien.

1, 1. Corps strié. — 2, 2. Couches optiques. — 3. Partie antérieure de la tente du cervelet. — 4. Sinus droit ouvert. — 5, 5. Tubercules quadrijumeaux antérieurs. — 6, 6. Tubercules quadrijumeaux postérieurs. — 7. Coupe des piliers antérieurs du trigone. — 8 Toile choroïdienne. — 9, 9. Veines de Galien. — 10. Tronc des veines de Galien. — 11, 11. Veines du corps strié, origine des veines de Galien. — 12, 12. Plexus choroïdes des ventricules latéraux.

La *veine de Galien*, dépourvue de valvules, fait suite à la veine du corps strié qui prend le nom de veine de Galien en traversant le trou de Monro. Elle se porte en arrière presque parallèlement à celle du côté opposé, et elles se confondent en un tronc commun un peu en avant de la glande pinéale, tronc qui se jette dans le sinus droit (fig. 364).

La surface de la toile choroïdienne est revêtue d'une couche épithéliale dont les cellules polyédriques mesurent 20 μ de largeur sur 8 μ d'épaisseur (Kölliker).

2° Plexus choroïdes des ventricules latéraux. — Ce sont deux cordons rougeâtres, épais, situés sur les bords du trigone et adhérant aux bords de la toile choroïdienne. Ils s'effilent à la partie antérieure pour pénétrer dans le trou de Monro et se continuent avec les plexus choroïdes du ventricule moyen.

Ils commencent aux parties latérales de la fente de Bichat, où ils présentent un volume considérable, puis ils contournent la partie postérieure de la couche optique, comme le pilier postérieur du trigone qu'ils accompagnent, pour suivre ensuite le bord correspondant du trigone. Les plexus choroïdes présentent donc la forme d'un S dont l'une des boucles embrasse l'extrémité postérieure de la couche optique, tandis que l'autre pénètre dans le trou de Monro.

Les plexus choroïdes sont presque complètement vasculaires et composés d'artérielles, de veinules et surtout de capillaires. C'est à peine si l'on peut constater quelques fibres de tissu conjonctif entre les vaisseaux. Tout autour de ce paquet de vaisseaux, vous pouvez constater la présence d'une couche de tissu conjonctif homogène. Leur surface est revêtue dans toute son étendue par une couche épithéliale formée de cellules polyédriques de 20 μ de largeur sur 8 μ d'épaisseur. Ces cellules portent des cils vibratiles, au moins chez l'embryon (Kölliker).

ÉPENDYME.

L'épendyme est une membrane épithéliale qui tapisse la surface de toutes les cavités ventriculaires et les parois du canal central de la moelle. Cet épithélium fait défaut sur tous les points de parois ventriculaires qui sont en rapport avec la pie-mère interne. On ne le trouve donc pas sur la face inférieure ni sur les bords du trigone; il manque également sur la moitié interne de la face supérieure de la couche optique. Il existe sur tous les autres points, même dans le ventricule de la cloison.

Les cellules qui le constituent sont polyédriques et cylindriques par place. Elles sont assez petites dans les ventricules latéraux, où elles mesurent de 11 à 16 μ, et plus volumineuses dans le ventricule moyen, où elles ont de 18 à 20 μ. Dans toute l'étendue de l'aqueduc de Sylvius et dans le quatrième ventricule, vous trouverez des cils vibratiles. Peut-être en existe-t-il dans toute l'étendue des ventricules chez l'embryon.

Cette couche épithéliale repose sur la substance nerveuse, mais en certains points, comme sur le septum lucidum, le trigone et la lame cornée, elle en est séparée par une couche très mince de tissu conjonctif fibroïde.

CIRCONVOLUTIONS CÉRÉBRALES ET ANFRACTUOSITÉS.

Messieurs, nous abordons ici un sujet délicat et plein d'attrait, depuis que de véritables organes, ignorés jusqu'à ce jour, ont été découverts dans l'épaisseur de la substance grise des circonvolutions. Cette étude ne doit pas nous présenter un intérêt purement anatomique, mais aussi un intérêt clinique, aujourd'hui surtout que la pathologie du cerveau est entrée dans la voie des localisations.

Jetez les yeux sur la surface d'un cerveau humain; au premier abord, il vous semblera impossible d'arriver à une étude régulière de ces replis sinueux qui serpentent à sa surface et des scissures qui les séparent. Cette première impression est tellement naturelle que la plupart des anatomistes ont renoncé à les étudier, se contentant de décrire celles qui se faisaient remarquer par des caractères très tranchés. De ce nombre sont la *circonvolution du corps calleux*, les *circonvolutions olfactives*, les *circonvolutions de l'insula*, la *scissure de Sylvius* et la *scissure de Rolando*.

Si les circonvolutions cérébrales de l'homme semblent se dérober à une description méthodique, cela tient à leur défaut de simplicité. Elles présentent des replis si nombreux et des anastomoses si fréquentes, qu'il faudrait renoncer à les décrire, si l'anatomie comparée et l'anatomie du développement ne nous fournissaient, pour ainsi dire, la clef de leur étude.

Gratiolet, en effet, fit remarquer (1855) que les circonvolutions des animaux représentent une sorte de schéma de celles de l'homme. Il fit observer aussi qu'il ne fallait pas rechercher ce schéma sur un animal trop éloigné de l'homme, comme Leuret l'avait fait en s'adressant au renard, les différences étant trop tranchées pour qu'on puisse établir des comparaisons efficaces. C'est sur les membres de la famille des Primates qu'il fit ses recherches. Les *Primates*, premier ordre des mammifères, d'après Linné, comprennent: 1° le *genre humain;* 2° les *anthropoïdes*, animaux se rapprochant le plus de l'homme (orang, chimpanzé, gorille, gibbon) ; 3° les *cynocéphales;* 4° les *macaques;* 5° les *pithéciens;* 6° les *cébiens* ou singes du nouveau continent; 7° les *lémuriens* ou faux singes.

La surface extérieure du cerveau des singes ressemble extraordinairement à celle du cerveau humain; toutes les régions que

l'on rencontre sur le cerveau du singe se retrouvent sur celui de
l'homme, mais plus compliquées, plus sinueuses et moins bien
délimitées. L'analogie est tellement frappante qu'on est étonné
que les anatomistes ne l'aient pas remarquée avant Gratiolet. On
peut dire avec ce savant que le cerveau du singe est un cerveau
d'homme simplifié, ou bien que le *cerveau de l'homme est un cerveau de singe compliqué.*

Définition ; synonymes. — Les circonvolutions sont les saillies
sinueuses qui recouvrent la surface du cerveau. Les mots *gyrus*
et *pli* sont synonymes de circonvolution. Un lobe est formé par la
réunion de plusieurs circonvolutions.

Les intervalles sinueux qui séparent les circonvolutions ont
reçu le nom d'*anfractuosités* ou de *sillons.* Lorsque celles-ci sont
profondes, étendues, constantes, on les nomme *scissures.*

I. — *Description des circonvolutions et des anfractuosités.*
Topographie.

a. **Circonvolutions et anfractuosités de la face externe
des hémisphères.** — Si vous examinez ce cerveau de singe,
vous voyez nettement qu'il existe trois scissures principales, séparant les uns des autres des groupes de circonvolutions ou *lobes :*
1° la scissure de Rolando sépare le lobe frontal du lobe pariétal ;
2° la scissure de Sylvius, par son prolongement postérieur, sépare
le lobe pariétal du lobe temporal ; 3° la scissure perpendiculaire
externe sépare le lobe pariétal du lobe occipital. Portez maintenant vos regards sur ce cerveau humain, que mon préparateur,
M. Clado, vient de dépouiller de ses enveloppes, vous apercevez
les mêmes scissures et les mêmes lobes.

1° *Scissure de Rolando.* — Cette scissure est la seule qui croise
transversalement et sans interruption la face externe de l'hémisphère cérébral. Elle commence un peu au-dessus du point de
bifurcation de la scissure de Sylvius, dont elle est séparée par
l'anastomose des deux circonvolutions frontale ascendante et pariétale ascendante ; puis, elle se dirige en haut et en arrière pour
atteindre le bord supérieur de l'hémisphère, un peu en arrière
de sa partie moyenne. Généralement, l'extrémité supérieure de
la scissure de Rolando n'est pas visible à la face interne de l'hémisphère ; mais, lorsqu'elle atteint la face interne, on voit qu'elle
correspond au milieu du *lobule paracentral* que vous trouverez
sur la face interne de l'hémisphère. Les circonvolutions qui bor-
dent la scissure de Rolando sont la frontale ascendante et la pariétale ascendante. L'obliquité de la scissure de Rolando atteint
son plus haut degré sur le cerveau humain, ce qui tient au dé-

veloppement considérable du lobe frontal chez l'homme. Chez les animaux, cette scissure tend à devenir verticale, d'autant plus qu'on l'étudie sur un animal plus inférieur.

2º *Scissure de Sylvius.* — Elle se bifurque au moment où elle atteint la face externe de l'hémisphère. Vous pouvez voir nettement sur les figures qu'elle envoie en arrière son *prolongement postérieur*, presque horizontal, mais un peu ascendant, et en avant un petit *prolongement antérieur* très court, qui n'atteint pas une longueur de 2 centimètres.

Le *prolongement postérieur* sépare la circonvolution pariétale inférieure de la première circonvolution temporale. Il se continue sans interruption dans une étendue de 7 à 8 centimètres, et se termine en arrière dans le *lobule du pli courbe* qui forme, au sommet de ce prolongement, un crochet concave en avant et en bas, crochet analogue à celui qui ferme la partie inférieure de la scissure de Rolando, et dont la concavité regarde en haut et en arrière.

Le *prolongement antérieur* forme, avec le postérieur, un angle dans lequel est reçu le crochet qui limite en bas la scissure de Rolando, et qui unit les deux circonvolutions frontale ascendante et pariétale ascendante. Ce prolongement s'enfonce dans l'épaisseur de la *troisième* circonvolution frontale, qui le limite en lui formant un crochet analogue à ceux que nous avons signalés plus haut, crochet dont la concavité regarde en bas. C'est dans ce crochet même, à la partie postérieure de la troisième circonvolution, que Broca localise le *centre moteur du langage articulé*.

3º *Scissure perpendiculaire externe.* — Elle est située tout à fait en arrière, limite le lobe pariétal et le lobe occipital réduit à de très petites dimensions. Cette scissure suffirait à elle seule pour faire établir une distinction essentielle entre le cerveau de l'homme et celui des singes. Chez ces derniers, elle est très profonde, continue, et sépare nettement le lobe occipital du lobe pariétal, tandis que chez l'homme elle est interrompue par des anastomoses qui unissent les circonvolutions pariétales et temporales aux circonvolutions occipitales. Ces circonvolutions, passant sur les scissures et anastomosant les circonvolutions de régions différentes, sont connues sous le nom de *plis de passage*. La séparation du lobe occipital et du lobe pariétal est donc imaginaire chez l'homme et réduite à une petite échancrure qu'on observe sur le bord supérieur de l'hémisphère. Nous verrons qu'il n'en est pas de même à la face interne de l'hémisphère.

4º *Lobe frontal.* — Les circonvolutions de la face externe du lobe frontal occupent une surface presque aussi étendue que celle des trois autres lobes réunis. Séparée du lobe pariétal par la scis-

21***

sure de Rolando qui forme sa limite postérieure, le lobe frontal se compose de quatre circonvolutions, une transversale, la cir-convolution frontale ascendante, et trois antéro-postérieures qui s'anastomosent avec la précédente par leur extrémité postérieure, et qui sont désignées sous le nom de première, deuxième et troi-sième circonvolutions frontales, en comptant de haut en bas.

La *circonvolution frontale ascendante* (quatrième circonvolu-tion frontale, circonvolution frontale postérieure), dirigée de bas en haut, lèvre antérieure de la scissure de Rolando, se termine en bas en formant un crochet au-dessous de la scissure de Ro-lando, crochet qui se continue avec la circonvolution pariétale ascendante et qui sépare l'extrémité de la scissure de Rolando de la bifurcation de celle de Sylvius. En haut, elle se continue également avec la pariétale ascendante, avec laquelle elle forme le lobule paracentral, à la face interne de l'hémisphère. Vous voyez donc que les deux circonvolutions ascendantes forment, par leur réunion, une ellipse qui entoure la scissure de Rolando. Par sa partie antérieure, la circonvolution frontale ascendante donne naissance aux première, deuxième et troisième circonvo-lutions frontales.

La *première circonvolution frontale* (circonvolution frontale su-périeure, gyrus supéro-frontalis) forme le bord supérieur de l'hémisphère, dont elle contourne l'extrémité antérieure pour se continuer à la face inférieure de la corne frontale de l'hémi-sphère, avec la circonvolution olfactive interne, ou gyrus rectus. Cette circonvolution, formant le bord supérieur de l'hémisphère cérébral, présente aussi une face interne que nous retrouverons sur la face interne de l'hémisphère. Elle est très sinueuse et le plus souvent bifurquée vers sa partie moyenne.

La *deuxième circonvolution frontale* (circonvolution frontale moyenne, gyrus médio-frontalis) descend vers la face inférieure du lobe frontal, en suivant parallèlement la direction de la pre-mière, dont elle est séparée par le *sillon frontal supérieur*. Il est fréquent de trouver ce sillon interrompu par un ou deux plis pe passage. Cette circonvolution, très sinueuse, arrive à la face inférieure du lobe frontal en s'épanouissant au-devant du *sillon cruciforme*, dont il sera question lorsque nous parlerons des cir-convolutions de la face inférieure de l'hémisphère.

La *troisième circonvolution frontale* (circonvolution frontale inférieure, gyrus inféro-frontalis, circonvolution de Broca) fait partie du bord externe de l'hémisphère ; l'une de ses faces fait donc partie de la face inférieure du lobe frontal. Elle est séparée de la deuxième circonvolution frontale par le *sillon frontal infé-rieur* et se compose de deux parties : 1° une partie postérieure formant une sorte de pli courbe, un crochet qui embrasse le prolongement antérieur de la scissure de Sylvius, crochet qui prend son origine sur l'extrémité inférieure de la circonvolution frontale ascendante : on donne à ce crochet le nom de *pli sourcilier;* 2° une partie antérieure très sinueuse.

Vous trouverez sur le lobe frontal, en avant de la circonvolution frontale ascendante, une scissure interrompue dans son trajet. Ce sillon, parallèle à la scissure de Rolando, est formé par les sillons que forment les circonvolutions frontales au moment où elles se détachent de la circonvolution frontale ascendante. Quelques auteurs lui donnent le nom de *scissure frontale parallèle*, bien inutilement, je crois, attendu que cette dénomination ne peut servir qu'à compliquer, sans aucun but, l'étude des circonvolutions.

5° *Lobe pariétal.* — Le lobe pariétal est celui dont l'étude est la plus difficile. Son importance n'est pas moindre que celle du lobe frontal, car c'est dans la région fronto-pariétale que sont groupés les principaux centres moteurs.

Le lobe pariétal est limité en avant par la scissure de Rolando; en arrière, bien imparfaitement, par la scissure perpendiculaire externe; en bas, par le prolongement postérieur de la scissure de Sylvius.

Vous trouverez dans ce lobe : 1° une scissure (scissure interpariétale) ; 2° trois circonvolutions (circonvolution pariétale ascendante, circonvolution pariétale supérieure, circonvolution pariétale inférieure).

La *scissure inter-pariétale* commence en arrière de l'extrémité inférieure de la scissure de Rolando, puis elle passe au milieu du lobe pariétal en décrivant une courbe à concavité inférieure, et se perd sur le lobe occipital.

Je vous ai déjà dit que le plus ou moins d'étendue de la scissure perpendiculaire externe constitue un excellent caractère distinctif entre le cerveau de l'homme et celui du singe; chez ce dernier, elle est très prononcée, tandis qu'elle est à peine marquée chez l'homme.

De même, chez le singe, la scissure inter-pariétale est continue comme la scissure de Rolando, mais chez l'homme on voit fréquemment des anastomoses qui unissent la circonvolution pariétale supérieure et la circonvolution pariétale inférieure, de manière à interrompre la continuité de la scissure inter-pariétale. Ces anastomoses entre circonvolutions, interrompant la continuité des scissures, sont dites *plis de passage* ou *circonvolutions de passage*. Elles sont nombreuses dans le cerveau humain, et leur présence donne à la disposition des circonvolutions de l'homme une

apparence de grande confusion. Voyez trois circonvolutions imaginaires, séparées par une scissure, on peut en suivre facilement
les détours; mais, si vous jetez les yeux sur celles de la figure,
vous voyez que les *plis de passage* 1, 2, 3, 4 interrompent la continuité de la scissure et pourraient dérouter celui qui ne serait
pas prévenu.

La *circonvolution pariétale ascendante* borde en arrière la scissure de Rolando. Cette circonvolution est très épaisse ; son extrémité supérieure se continue avec l'extrémité supérieure de la
circonvolution frontale ascendante, en formant un crochet que
l'on voit sur la face interne de l'hémisphère cérébral, où il constitue le *lobule paracentral*. Son extrémité inférieure se continue
de même par un crochet avec la circonvolution frontale ascendante. Ce crochet limite en bas la scissure de Rolando. Son bord
postérieur donne naissance aux circonvolutions pariétales supérieure et inférieure.

La *circonvolution pariétale superieure* (gyrus supéro-parietalis)
naît de la partie supérieure de la circonvolution pariétale ascendante. Elle décrit des sinuosités variables suivant les individus ;
elle forme une partie du bord supérieur de l'hémisphère cérébral,
et longe la scissure inter-pariétale, dont elle forme la lèvre supérieure ; puis, son extrémité postérieure passe dans le lobe occipital
en formant un pli de passage qui interrompt la scissure perpendiculaire externe et qui se continue avec la première circonvolution occipitale. On appelle encore cette circonvolution : *lobule
pariétal supérieur*.

Vous verrez, en étudiant ce lobule chez les divers sujets, que
la direction des sinuosités varie un peu, mais vous le reconnaî-
trez toujours à ses limites : circonvolution pariétale ascendante,
scissure inter-hémisphérique, scissure inter-pariétale et scissure
occipitale externe. Vous comprendrez l'intérêt que vous devez
attacher à la délimitation exacte de ce lobule, lorsque je vous
aurai dit qu'il renferme une bonne partie du centre moteur qui
préside aux mouvements du membre inférieur.

La *circonvolution pariétale inférieure* (gyrus inféro-parietalis)
forme ce qu'on appelle le *lobule pariétal inférieur* ou *lobule du
pli courbe* (fig. 365).

Elle est comprise entre la scissure inter-pariétale et le prolongement postérieur de la scissure de Sylvius.

Elle prend naissance par une ou deux racines sur la partie
inférieure de la circonvolution pariétale ascendante. Puis, elle se
porte en arrière en décrivant des sinuosités nombreuses. Ces
sinuosités sont connues sous le nom de *lobule du pli courbe*, parce
qu'il existe à sa partie postérieure un pli, une circonvolntion,

un gyrus, ayant la forme d'un crochet, et que l'on appelle le *pli courbe*.

Pour comprendre le pli courbe, il faut connaître les circonvolutions temporales. Au-dessous du prolongement postérieur de la scissure de Sylvius, on trouve les trois circonvolutions temporales superposées. La première forme la lèvre inférieure du prolongement postérieur de la scissure de Sylvius. Elle est limitée en bas

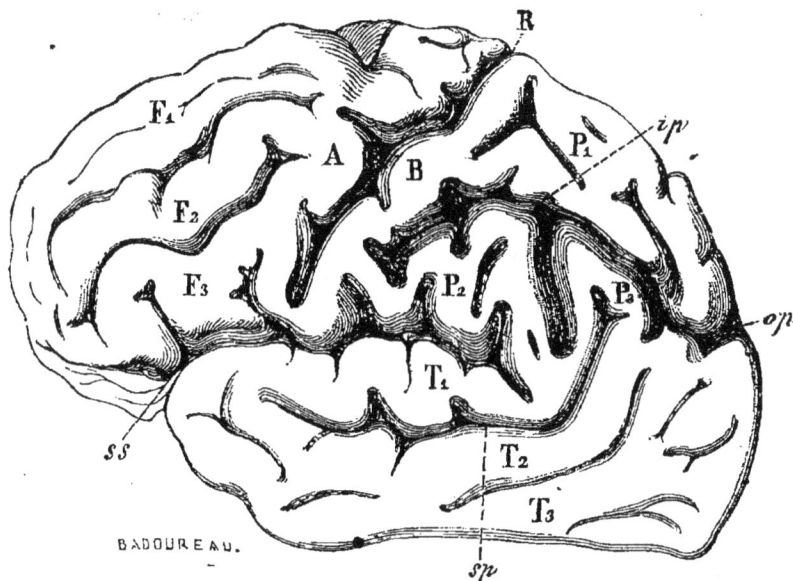

FIG. 365. — Face convexe d'un hémisphère du cerveau de l'homme (vue du lobe pariétal, dessin demi-schématique).

R. Scissure de Rolando. — *ss*. Scissure de Sylvius. — *sp*. Scissure parallèle. — *op*. Scissure pariéto-occipitale externe. — *ip*. Scissure inter-pariétale.
A. Circonvolution frontale ascendante (circonvolution pariétale antérieure). — F1, F2, F3. Première, deuxième et troisième circonvolutions frontales. — B Circonvolution pariétale ascendante (circonvolution pariétale postérieure). — P1. Lobule pariétal supérieur. — P2. Lobule du pli courbe — P3. Pli courbe. — T1, T2, T3. Première, deuxième et troisième circonvolutions temporales.

par un sillon qui la sépare de la deuxième circonvolution temporale, sillon qui a reçu le nom de *scissure parallèle*, appelée ainsi parce qu'elle est parallèle au prolongement postérieur de la scissure de Sylvius. Cette scissure parallèle se termine en arrière un peu avant d'atteindre la scissure perpendiculaire externe. L'extrémité postérieure de cette scissure est embrassée, contournée par un crochet indiqué plus haut, et qui termine en arrière la circonvolution pariétale inférieure ; c'est ce crochet qu'on appelle *pli courbe*.

Au niveau du pli courbe, on voit que la circonvolution pariétale inférieure se comporte comme la pariétale supérieure, c'est-à-dire qu'elle se continue par un second pli de passage avec le lobe occipital. Ces plis de passage font que chez l'homme la scissure perpendiculaire externe n'est pas aussi longue que chez le singe.

En résumé, le *pli courbe*, à cheval sur l'extrémité postérieure de la scissure parallèle, est formé par la convergence de l'extré-

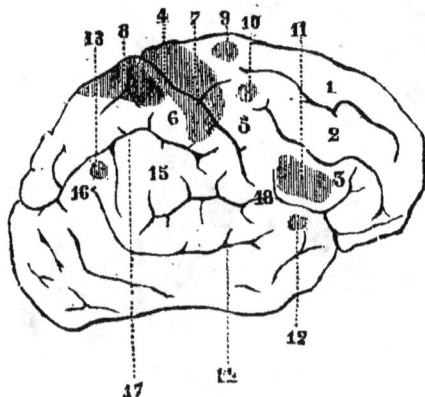

Fig. 366. — Schéma des centres moteurs chez l'homme (hémisphère droit).

1, 2, 3. Première, deuxième et troisième circonvolutions frontales. — 4. Sillon de Rolando. — 5. Circonvolution frontale ascendante. — 6. Circonvolution pariétale ascendante. — 7. Centre moteur pour le membre supérieur. — 8. Centre moteur des mouvements du membre inférieur. — 9. Centre moteur des mouvements de rotation de la tête et du cou. — 10. Centre moteur des mouvements des muscles de la face. — 11. Centre moteur du langage articulé. — 12. Centre moteur pour les mouvements de l'oreille (certains animaux). — 13. Centre moteur pour les mouvements des yeux (Grasset). — 14. Scissure parallèle. — 15. Lobule pariétal inférieur. — 16. Pli courbe. — 17. Scissure inter-pariétale.

mité postérieure de la circonvolution pariétale inférieure, de la 1re et de la 2e circonvolutions temporales et du second pli de passage, qui unit la 2e circonvolution occipitale à la circonvolution pariétale inférieure.

Nous décrirons plus loin les centres moteurs ; je crois utile cependant de vous dire, dès aujourd'hui, dans quelles régions ils sont situés. Je ne m'occuperai ni de leurs fonctions ni du degré de certitude que l'on possède relativement à l'existence de chacun d'eux ; je crois que vous signaler leur présence, c'est graver dans votre mémoire les rapports des diverses circonvolutions.

Les centres moteurs se trouvent sur les circonvolutions décrites jusqu'ici. D'une manière générale, ils sont groupés autour de la scissure de Rolando. Parmi ces centres, il en est un qui siège sur le tiers supérieur environ de la circonvolution frontale ascendante (fig. 366, 7). Un deuxième siège sur le point d'insertion de la première circonvolution frontale sur la frontale ascendante (9). La deuxième circonvolution frontale présente aussi, à son point d'origine sur la circonvolution frontale ascendante, un centre moteur (10); enfin, il en existe un sur le pli sourcilier, crochet qui termine en arrière la troisième circonvolution frontale (11). Il y a donc quatre centres moteurs en avant de la scissure de Rolando, dans le lobe frontal.

En arrière de cette scissure, vous en trouverez encore trois. L'un occupe la moitié supérieure environ de la pariétale ascendante et de l'extrémité antérieure de la pariétale supérieure (8); un autre existe sur le pli courbe (13); enfin, un troisième, le septième pour la totalité, sur la partie antérieure de la première circonvolution temporale (12).

6° *Lobe temporal.* — Le lobe temporal, ou sphénoïdal, situé au-dessous du prolongement postérieur de la scissure de Sylvius, est formé, comme nous l'avons dit plus haut, par trois circonvolutions parallèles : la première ou supérieure, la deuxième, et la troisième ou inférieure.

La *première circonvolution temporale* forme le bord inférieur du prolongement postérieur de la scissure de Sylvius; elle est limitée en bas par la *scissure parallèle*. En avant, elle se continue par un crochet avec la deuxième temporale ; en arrière, elle se perd dans le lobule du pli courbe.

La *deuxième circonvolution temporale*, située au-dessous de la scissure parallèle, se porte en arrière et se confond avec le pli courbe, en formant un crochet embrassant la partie postérieure de la scissure parallèle.

La *troisième circonvolution temporale* est située au-dessous de la précédente. Elle est irrégulière, et forme le bord de l'hémisphère cérébral. Elle est séparée de la deuxième temporale par une scissure incomplète, de sorte qu'il y a un certain degré de fusion entre la deuxième et la troisième temporale.

7° *Lobe occipital.* — Ce lobe est très petit; il est assez irrégulier et formé de trois circonvolutions.

La *circonvolution occipitale supérieure* se continue par un pli de passage avec la pariétale supérieure.

La *circonvolution occipitale moyenne* se continue avec la pariétale inférieure par un pli de passage qui constitue une émanation du pli courbe. Quelquefois, il y a une *troisième circonvolution occipitale* qui se confond avec les circonvolutions temporales.

Entre ces circonvolutions, il y a des sillons de peu d'importance, *sillon occipital supérieur* et *sillon occipital inférieur*, le premier pénétrant entre les deux plis de passage et se continuant avec la scissure inter-pariétale.

Telles sont les circonvolutions et les anfractuosités de la face externe de l'hémisphère cérébral.

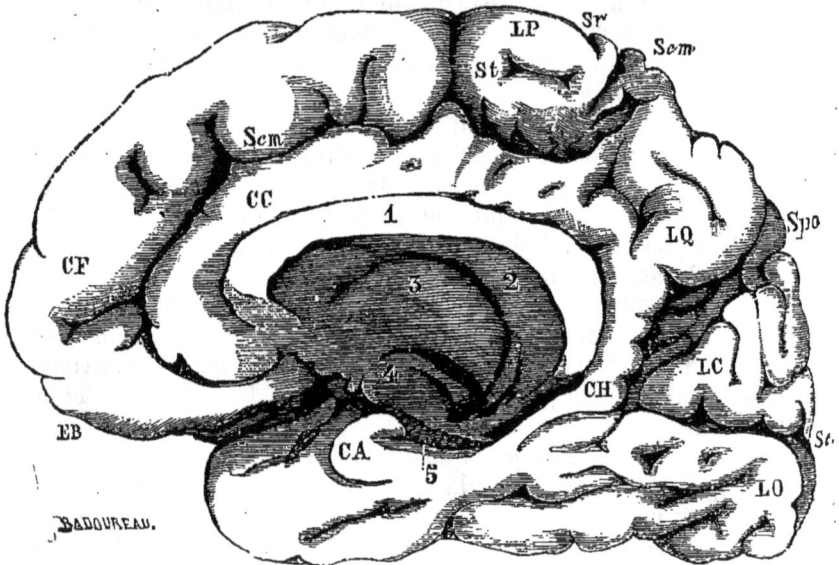

Fig. 367. — Face interne de l'hémisphère cérébral, dessinée d'après nature.

Sem. Scissure calloso-marginale. — *Spo*. Scissure pariéto-occipitale. — *Sc*. Scissure calcarine. — *Sc*. Sillon transversal du lobule paracentral. — *Sr*. Extrémité supérieure de la scissure de Rolando. — LP. Lobule paracentral. — LQ Lobe carré ou avant-coin. — LC Lobule cunéiforme ou coin. — LO. Lobe occipital. — CH. Circonvolution de l'hippocampe. — CA. Circonvolution de la corne d'Ammon. — CC. Circonvolution du corps calleux. — CF. Face interne de la première circonvolution frontale. — 1. Corps calleux. — 2. Cavité du ventricule latéral. — 3. Couche optique. — 4. Partie antérieure et externe du pédoncule cérébral. — 5. Corps godronné.

b. **Circonvolutions et anfractuosités de la face interne des hémisphères.** — Cette face interne, très importante, est plus facile à étudier que l'externe. Elle est séparée de celle du côté opposé par la faux du cerveau. Elle s'enroule, pour ainsi dire, autour du corps calleux. En avant, elle se prolonge au-dessous du genou du corps calleux; en arrière, au-dessous du bourrelet.

La dénomination de ces circonvolutions diffère de celles de la face externe. La partie de la face interne, correspondante à la face externe du lobe frontal, conserve le nom de *lobe frontal*. Celle qui correspond au lobe pariétal s'appelle *lobe pariétal*, et celle qui est située en dedans du lobe occipital se nomme *lobe occipital*.

Seulement les scissures ont un aspect si particulier, et les parties qu'elles séparent une forme si caractéristique qu'on a donné un nom spécial à chaque sillon et à chaque circonvolution de la face interne.

1º *Circonvolution du corps calleux.* — Vous voyez sur la fig. 367 la coupe du corps calleux ; autour de celui-ci, vous voyez s'enrouler une circonvolution commençant au-dessous du bec et du genou, parcourant toute la surface du corps calleux, dont elle est séparée par le sinus du corps calleux, et se portant en arrière jusqu'au-dessous du bourrelet ; c'est la *circonvolution du corps calleux* (gyrus fornicatus). Elle présente une série de festons dans sa moitié antérieure. Vers son tiers postérieur, elle présente un point de fusion avec le lobule quadrilatère, puis à la partie tout à fait postérieure, elle contourne le bourrelet du corps calleux pour se confondre avec la plus interne des circonvolutions temporo-occipitales, dont je ne vous ai pas encore parlé.

Au-dessus de cette circonvolution, la face interne est divisée en quatre régions qui viennent se grouper sur la circonvolution du corps calleux et qui sont, d'avant en arrière, la première circonvolution frontale, le lobule paracentral, le lobule quadrilatère et le lobule triangulaire.

2º *Première circonvolution frontale et sillon calloso-marginal.* — En avant, vous trouvez une circonvolution déjà décrite sous le nom de *première circonvolution frontale* : c'est la face interne de cette circonvolution qui parcourt le bord interne de l'hémisphère cérébral. Elle est séparée de la circonvolution du corps calleux par un sillon dentelé, festonné, appelé le *sillon calloso-marginal*. Un peu en arrière du milieu de la face interne, ce sillon calloso-marginal se porte sur le bord supérieur de l'hémisphère. Il forme donc un S horizontal et allongé, dont la courbe antérieure embrasse la circonvolution du corps calleux, tandis que la courbe postérieure limite le *lobule paracentral*. Le point précis où se termine le sillon calloso-marginal correspond au bord postérieur de la circonvolution pariétale ascendante.

3º *Lobule paracentral.* — C'est une petite région ovalaire qui se trouve formée par l'extrémité supérieure des deux circonvolutions ascendantes ; au point A est l'extrémité interne ou supérieure de la circonvolution frontale ascendante, et au point B l'extrémité supérieure ou interne de la pariétale ascendante. L'échancrure que vous apercevez au milieu et à la partie supérieure du lobule est la terminaison de la scissure de Rolando. Vous avez vu qu'il existe deux centres moteurs à l'extrémité supérieure des deux circonvolutions ascendantes. Ces centres moteurs empiètent sur la face interne, c'est-à-dire sur le lobe paracentral. Il en résulte que le lobule paracentral est une région motrice, comme vous le verrez plus loin. Chez quelques sujets, le lobule paracentral est limité en avant par un sillon qui correspond à la partie antérieure de la circonvolution frontale ascendante.

4° *Scissure perpendiculaire et scissure des hippocampes.* — Il y a, sur la face interne de l'hémisphère cérébral, deux autres scissures : la première est un sillon très profond faisant suite à la *scissure perpendiculaire externe*. Ce sillon arrive jusqu'au-dessous du bourrelet du corps calleux, dont il est séparé par la circonvolution du corps calleux. On lui donne le nom de *scissure perpendiculaire interne*.

La plus postérieure des scissures, *scissure des hippocampes*, est encore appelée *scissure calcarine*. On lui donne le nom de scissure des hippocampes parce qu'on suppose qu'en s'enfonçant dans l'hémisphère cérébral, elle détermine dans les ventricules latéraux la saillie des deux hippocampes (petit hippocampe ou ergot de Morand, et grand hippocampe ou corne d'Ammon).

5° *Lobule quadrilatère.* — Le lobule quadrilatère ou lobe carré, appelé encore avant-coin ou *præcuneus*, est un espace carré, limité en avant par le sillon calloso-marginal, en arrière de la scissure perpendiculaire interne. Il est formé par des circonvolutions irrégulières qui se confondent complètement avec la partie supérieure de la circonvolution du corps calleux. Ce lobule est le lobe pariétal de la face interne. Cependant, pour que ce lobe pariétal corresponde complètement au lobe pariétal de la face externe, il faut y rattacher la moitié postérieure du lobule paracentral. Nous verrons plus loin que la structure de ce lobule a beaucoup d'analogie avec celle du lobule suivant.

6° *Lobule triangulaire.* — En arrière de la scissure occipitale interne, entre celle-ci et la *scissure calcarine*, il y a de petites circonvolutions qui forment une masse triangulaire. C'est ce qu'on nomme encore *cuneus, coin, lobule occipital interne.*

En arrière et au-dessous du coin, on trouve les circonvolutions temporo-occipitales, que nous retrouverons à la face inférieure des hémisphères.

c. **Circonvolutions et anfractuosités de la face inférieure des hémisphères**. — Nous avons vu que la face inférieure est divisée en deux lobes par la scissure de Sylvius. On donne le nom de *lobule orbitaire* à la face inférieure du lobe antérieur ou

frontal. On trouve dans cette région deux circonvolutions rectilignes, *circonvolutions olfactives*, séparées par le *sillon olfactif*
dans lequel est couché le tronc du nerf olfactif. La plus interne
de ces circonvolutions, celle qui forme le bord interne du lobule
orbitaire et qui borde la scissure inter-hémisphérique, est le *gyrus
rectus*. Elle se continue en avant et en haut avec la première
circonvolution frontale. En dehors des deux circonvolutions olfactives, vous remarquez plusieurs petites circonvolutions irrégulières
qui ne se montrent pas de la même manière chez tous les sujets.
Généralement, on y trouve une fossette qui donne naissance à
quatre sillons divergents comme les extrémités d'une croix, d'un X
ou d'un H, d'où son nom de *sillon cruciforme*.

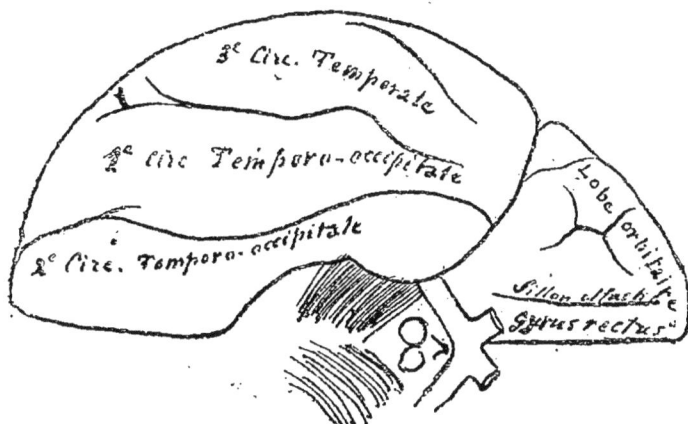

Fig. 368. — Circonvolutions de la face inférieure des hémisphères
(hémisphère droit).

Le lobule orbitaire se rattache ainsi aux circonvolutions frontales : 1° le gyrus rectus est la continuation de la première frontale ; 2° la deuxième frontale se divise en avant du lobe orbitaire
en deux circonvolutions, l'une qui passe entre le sillon cruciforme
et le nerf olfactif, l'autre qui se perd en avant et en dehors du
lobule orbitaire ; 3° la troisième circonvolution frontale forme
une petite masse tout à fait en dehors du lobule orbitaire. En
arrière du lobule orbitaire, vous voyez la face inférieure du *lobe
temporal* et du *lobe occipital*. Les circonvolutions de la face inférieure du lobe temporal se continuent en arrière avec celles du
lobe occipital, sans qu'il soit possible d'établir une séparation
entre les deux groupes ; aussi les décrit-on sous le nom de *circonvolutions temporo-occipitales*. Il y en a deux.

En regardant la face inférieure du cerveau, vous voyez sur

son bord externe la partie inférieure de la troisième circonvolution temporale. En dedans de celle-ci, vous trouvez d'abord la *première circonvolution temporo-occipitale*, qui décrit des sinuosités dans toute sa longueur et qui borde un sillon externe interrompu par des plis de passage.

La *seconde circonvolution temporo-occipitale* décrit une courbe qui forme la lèvre inférieure des parties latérales de la fente de Bichat, où elle est décrite sous le nom de *lobule de l'hippocampe* (gyrus hippocampi). Elle se confond, en effet, en formant un crochet, avec la substance grise de la corne d'Ammon. Ces deux circonvolutions peuvent être suivies depuis la corne sphénoïdale du cerveau jusqu'à la corne occipitale.

En écartant les deux lèvres de la scissure de Sylvius, vous apercevez le petit groupe de circonvolutions qui constituent l'*insula de Reil* ou *lobule du corps strié*. (Pour sa description, je vous renvoie à la description de la surface extérieure du cerveau.)

Préparation du cerveau pour l'étude des circonvolutions. — Je dois vous dire maintenant comment vous devez vous y prendre pour étudier vous-mêmes les circonvolutions et les scissures que je viens de vous décrire. Je vous engage à ne pas vous servir, pour commencer, de cerveaux frais, qui se détériorent rapidement et qu'on ne peut pas manier comme il conviendrait. Il existe des procédés pour conserver le cerveau, sans qu'il soit besoin de le maintenir dans l'alcool ou dans un autre liquide conservateur.

1° *Procédé de Broca*. — L'un de ces procédés, indiqué par Broca et plus ou moins modifié depuis, sera suffisant si vous voulez étudier seulement les circonvolutions et les anfractuosités du cerveau humain.

Prenez un cerveau, plongez-le dans l'eau acidulée avec l'acide azotique (1 partie d'acide pour 10 parties d'eau). Au bout de 25 jours, il a acquis la consistance de la cire à modeler. Si vous augmentiez la dose d'acide, le cerveau deviendrait friable. Enlevez les membranes, pie-mère et arachnoïde, avec les pinces, et placez-le sur un linge plié plusieurs fois de manière à former un coussin.

Au bout de deux mois et demi, l'hémisphère cérébral est réduit des trois quarts par suite de l'évaporation. Il a acquis la dureté du bois, et on peut alors le peindre et le vernir. Vous pourrez peindre sur un hémisphère les lobes en différentes couleurs, et sur l'autre les départements vasculaires.

Vous comprenez qu'en séchant, le cerveau se ratatine dans

toutes ses parties. Les circonvolutions se rapetissent et les sillons deviennent par conséquent plus larges.

Voyez dans la figure 369 à quelles dimensions se trouve réduit un hémisphère de volume ordinaire. Vous y verrez aussi combien il est facile d'étudier les scissures et de suivre les sinuosités des circonvolutions. Ce dessin est fait exactement sur un hémisphère de cerveau humain admirablement préparé par une de mes élèves, Mˡˡᵉ Skorzoff. La figure a été rendue plus petite par la photographie.

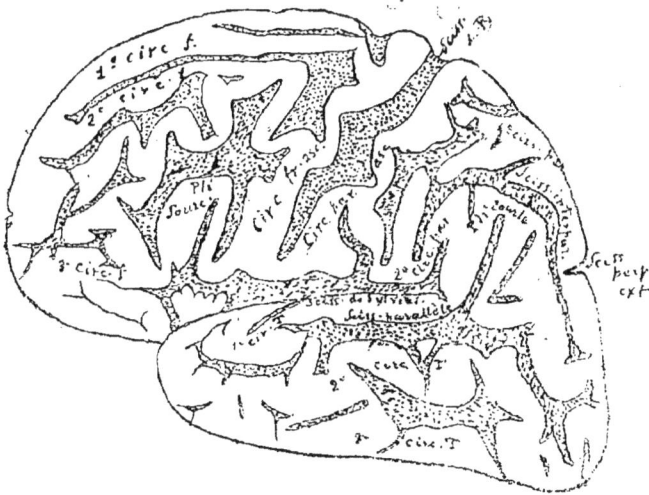

FIG. 369. — Circonvolutions de l'hémisphère gauche préparé par le procédé de Broca (cerveau d'homme). — Longueur de l'hémisphère 10 centimètres ; hauteur 6 centimètres 1/2 ; épaisseur 3 centimètres 1/3.

2⁰ *Procédé de L. Frédéric et de M. Duval.* — Il existe un autre procédé qui permet de conserver au cerveau son volume normal : c'est celui de L. Frédéric, de Gand, perfectionné par M. Mathias Duval, professeur agrégé à la Faculté de Médecine de Paris. Ce procédé est surtout utile lorsqu'on veut conserver des cerveaux de petits animaux ; on s'en sert comme point de comparaison lorsqu'on désire expérimenter sur les centres moteurs.

Comme dans le procédé précédent, on plonge le cerveau dans l'eau acidulée avec l'acide azotique (dix pour cent). Au bout de 25 jours, on le retire du liquide, et on enlève les membranes.

On plonge alors le cerveau dans une solution de bichromate de potasse, renfermant 2 grammes de bichromate pour 100 grammes d'eau. On le laisse pendant au moins quinze jours dans cette solution. Il peut y rester plus longtemps sans inconvénient. Le cerveau durcit dans ce liquide par suite du déplacement de l'acide azotique par l'acide chromique.

Après avoir retiré le cerveau de cette solution, on le déshydrate en le plongeant dans l'alcool à 40 degrés. On l'y laisse pendant cinq jours au moins, plus si l'on veut. Lorsqu'on le retire, les hémisphères sont durs et ont conservé leur volume normal. Afin d'empêcher l'évaporation, et par conséquent le ratatinement et le raccornissement de la substance nerveuse, on recouvre les hémisphères d'une couche de paraffine. Voici comment on fait cette petite opération : on plonge le cerveau retiré de l'alcool dans la paraffine fondue et presque bouillante ; on l'y laisse jusqu'à ce qu'il ne se dégage plus de bulles gazeuses à la surface de la paraffine. Cette opération est délicate, car, si le liquide est trop chaud, l'évaporation de l'alcool se fait brusquement et peut perdre la pièce. Une effervescence brusque peut aussi faire jaillir la paraffine et brûler le visage de l'opérateur. Il faut que le doigt puisse être maintenu plongé pendant quelques instants dans le liquide chaud.

3° *Procédé de dissection chimique.* — En 1878, le Dr Paulier a communiqué à l'Académie de Médecine un nouveau procédé qui m'a parfaitement réussi en plusieurs circonstances. Il sert surtout dans les cas où l'on veut disséquer les faisceaux blancs et les sutures, dans la moelle, par exemple. Cette *méthode de dissection chimique*, comme l'appelle l'auteur, consiste à faire macérer la substance nerveuse pendant huit jours dans un mélange de : eau 50 parties, bichromate de potasse 1, sulfate de cuivre 2. Ensuite, on la plonge pendant cinquante heures dans une solution d'acide chlorhydrique au centième. Enfin, on la place, pendant douze heures, dans une solution aqueuse de chloral au centième.

Topographie crânio-cérébrale.

Après avoir décrit, pour ainsi dire, la géographie du cerveau, je dois vous dire quelques mots de la *topographie crânio-cérébrale*, c'est-à-dire des rapports que les diverses régions des circonvolutions affectent avec les parois osseuses du crâne. Il est aujourd'hui indispensable de connaître ces rapports, attendu qu'il existe, sur les faces externe et interne des hémisphères, des régions importantes, les *centres moteurs*.

Je vais d'abord vous parler du rapport de la scissure de Rolando autour de laquelle sont groupés les principaux centres moteurs.

Gratiolet a, le premier, indiqué les rapports de la scissure de

Rolando avec les parois du crâne. Il est probable que ce savant a appliqué à l'homme les observations qu'il avait faites sur les animaux, car il nous avait transmis une notion erronée en disant que la scissure de Rolando correspondait à la suture fronto-pariétale. Il appartenait au véritable fondateur de l'anthropologie, à M. le professeur Broca, de rectifier cette erreur.

Il importe aujourd'hui de bien déterminer la *ligne rolandique* (on donne ce nom à la ligne tracée à l'extérieur du crâne le long de la scissure de Rolando), la chirurgie se trouvant quelquefois dans la nécessité d'appliquer une couronne de trépan sur le trajet de la ligne rolandique, ainsi que nous le verrons (fig. 370).

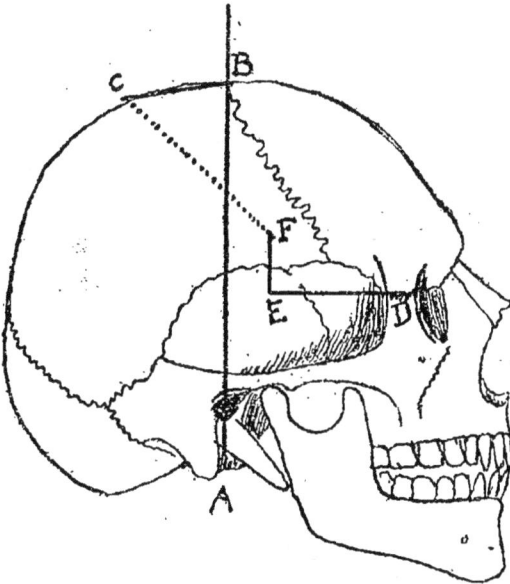

FIG. 370. — Détermination de la ligne Rolandique.

Pour déterminer la *position de l'extrémité supérieure de la scissure de Rolando*, prenez une lame de carton, et faites-y une échancrure suffisante pour y loger la tête. Le sujet étant debout et dirigeant le regard horizontalement en avant, placez le carton sur la tête, verticalement, de manière à le faire passer sur le conduit auditif externe. Ce plan vertical est appelé *plan auriculo-bregmatique* (fig. 370). L'extrémité supérieure de l'échancrure du carton correspond alors au bregma (fig. 370). Le bregma est le point de réunion de la scissure fronto-pariétale et de la suture sagittale, autrement dit, le point qui correspond à la *fontanelle antérieure* du fœtus.

En arrière du bregma, prenez une longueur de cinq centimètres environ (fig 370), (longueur qui peut varier de quelques millimètres selon les sujets), ce point correspondra à l'extrémité supérieure de la scissure de Rolando.

Pour déterminer la *position de l'extrémité inférieure de la scissure de Rolando*, cherchez l'apophyse orbitaire externe au-dessous de la queue du sourcil (370) ; tirez une ligne horizontale (370) se portant en arrière, dans une étendue de sept centimètres. A sept centimètres en arrière de l'apophyse orbitaire externe, sur la ligne horizontale, élevez une ligne verticale de trois centimètres (370), vous aurez ainsi le point des parois crâniennes, qui correspond à l'extrémité inférieure de la scissure de Rolando. Par conséquent, la *ligne rolandique* (370) s'étend d'un point des parois du crâne, situé à 5 centimètres en arrière du bregma, à un point inférieur situé à 7 centimètres en arrière et à trois centimètres au-dessus de l'apophyse orbitaire externe, point situé à 9 centimètres en arrière et à 3 centimètres au-dessus de la commissure externe des paupières.

En décrivant plus tard les centres moteurs, je vous indiquerai comment on arrive à déterminer, selon le procédé de Broca, le point exact du centre moteur du langage articulé.

d. **Structure des circonvolutions.** — Vous savez que, quand on divise une circonvolution, on remarque que la partie centrale est formée de *substance blanche* et la surface de *substance grise*. Si vous en placez une tranche mince entre deux lames de verre, comme l'a indiqué M. Buillarger, vous pouvez voir à l'œil nu et par transparence que la substance grise est formée de plusieurs couches stratifiées. Rappelez-vous que la substance grise, formée de cellules, est la substance fonctionnante des centres nerveux, tandis que la substance blanche, composée de fibres, est une substance conductrice.

1° *Structure de la substance blanche et disposition des fibres dans les circonvolutions.* — La substance blanche est formée, comme dans toute l'étendue des centres nerveux, de fibres nerveuses, d'une substance qui les unit, la névroglie, et de vaisseaux.

Les fibres nerveuses forment la substance blanche des circonvolutions, comme toutes les parties blanches des centres nerveux. Vous savez déjà que les fibres nerveuses des centres diffèrent de celles des nerfs en ce qu'elles sont dépourvues de gaine de Schwann ; elles se trouvent donc réduites au cylinder-axis revêtu d'une couche de myéline. Elles en diffèrent encore par leur petit diamètre qui est de 3 μ environ, au lieu de 14 μ, diamètre des fibres de la moelle.

Dans les circonvolutions, on en distingue quatre espèces au point de vue de leur direction et des groupes de cellules qu'elles mettent en communication :

1° Des fibres rayonnantes,

2° Des fibres commissurales,

3° Des fibres pédonculaires,

4° Des fibres arciformes ou unissantes.

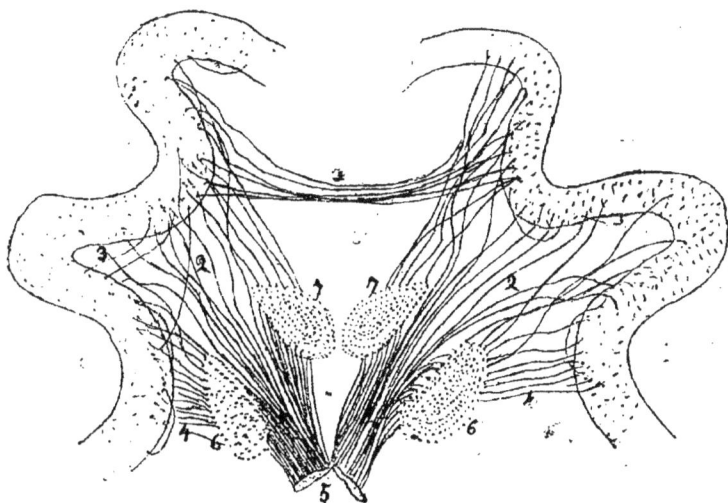

Fig. 371. — Fibres des circonvolutions.

Les *fibres rayonnantes* constituent la couronne rayonnante de Reil. Elles s'étendent des cellules des corps striés et des couches optiques aux cellules des circonvolutions. Nous aurons à examiner plus tard quelles sont, dans la couronne rayonnante, les fibres centripètes et les fibres centrifuges.

Les *fibres commissurales* constituent le corps calleux ; elles établissent une communication entre les cellules des circonvolutions de l'hémisphère droit et les cellules de l'hémisphère gauche.

Les *fibres pédonculaires* sont constituées par de rares faisceaux nerveux, venus des pédoncules cérébraux et ayant traversé le corps strié, sans entrer en communication avec les cellules nerveuses de ces ganglions

Les *fibres arciformes*, enfin, ne sortent pas de la région des circonvolutions ; elles mettent en communication deux circonvolutions entre elles ou deux parties d'une même circonvolution. Le

22*

plupart sont très superficielles et séparent, pour ainsi dire, la nerveuse blanche de la substance grise. Elles associent entre elles les cellules nerveuses dans le même hémisphère. (Charcot, *Localisations*, p. 23.)

Les *vaisseaux* sont peu nombreux dans la substance blanche, ils communiquent avec ceux, beaucoup plus abondants, de la substance grise.

La *névroglie*, substance encore imparfaitement connue, est généralement considérée comme une substance conjonctive peu abondante, interposée aux tubes nerveux. Cependant, au moyen d'injections interstitielles d'osmium, suivies de la dissociation des fibres et de leur coloration par le picro-carminate d'ammoniaque, Ranvier a constaté que la névroglie renferme de petits faisceaux de fibrilles de tissu conjonctif entre-croisées et des cellules plates du tissu conjonctif situées aux points d'entre-croisement.

2° *Structure de la substance grise et disposition des cellules dans les circonvolutions.* — Vous avez vu que la substance grise des circonvolutions, comme celle des autres parties des centres nerveux, est composée principalement de cellules. Celles-ci forment des masses homogènes, comme on le voit dans les noyaux lenticulaires et caudé, de Stilling, dans le locus niger et dans la substance grise de la moelle. Dans les circonvolutions, au contraire, la substance grise offre une disposition caractéristique. Les éléments qui la composent sont groupés en séries assez régulières pour former des couches stratifiées, que vous pouvez apercevoir à l'œil nu, ainsi que je vous l'ai dit plus haut. — Permettez-moi d'insister un peu sur la structure de la substance grise des circonvolutions ; je ne vous cache pas que les descriptions qu'on en trouve dans les auteurs me paraissent manquer de précision et de clarté.

La substance grise des circonvolutions, d'une épaisseur qui varie entre 2 et 4 millimètres, est formée d'une quantité considérable de *cellules nerveuses* disséminées au milieu de la *névroglie*. Elle est traversée par les extrémités terminales des fibres nerveuses de la substance blanche. De plus, elle renferme un grand nombre de *vaisseaux*.

Cellules nerveuses. — Les cellules nerveuses affectent presque toutes une forme pyramidale, quelques-unes sont fusiformes. Toutes ces cellules ont pour caractère commun de donner naissance à un certain nombre de prolongements ramifiés, prolongements qui s'anastomosent entre eux dans toute l'étendue de la substance grise, de manière à constituer un *vaste réseau de cellules nerveuses* (fig. 372).

Dès à présent, vous êtes frappés, sans doute, des relations intimes qui existent entre toutes les cellules nerveuses des circonvolutions. Comme toutes les cellules des centres nerveux, celles des circonvolutions sont dépourvues de membrane d'enveloppe.

Les *cellules pyramidales*, d'après leurs dimensions, peuvent être divisées en petites cellules, grandes cellules et cellules géantes ou gigantesques.

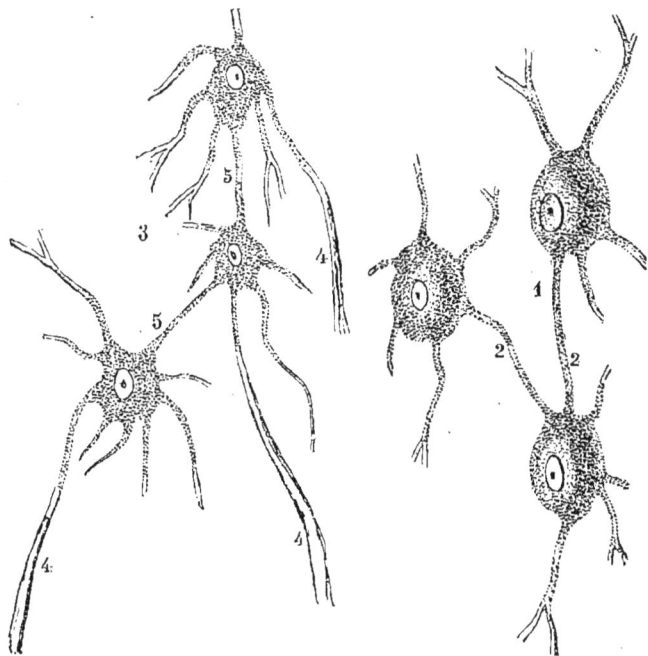

Fig. 372. — Cellules nerveuses multipolaires du cerveau de l'homme.

1. Trois cellules nerveuses reliées entre elles par deux commissures 2, 2. — 3. Trois cellules unies par des commissures 5, 5. Quelques pôles se continuent avec des fibres nerveuses 4, 4, 4.

Les *petites cellules, petites pyramidales*, ont un diamètre moyen de 10 μ. Elles sont nombreuses. Leur sommet regarde la surface libre du cerveau, tandis que leur base est dirigée du côté de la substance blanche. Elles émettent à leur périphérie et à leur sommet des prolongements ramifiés qui s'anastomosent avec ceux des cellules voisines. Ces prolongements du protoplasma de la cellule sont tout à fait analogues aux cylinder-axis De la base de la cellule, part un autre prolongement de forme cylindrique, non ramifié, que l'on suppose pénétrer dans la substance blanche pour former le cylinder-axis des tubes nerveux. (Les petites cellules se rencontrent dans la 2ᵉ couche des circonvolutions, en allant de dehors en dedans.)

Les *grandes cellules, grandes pyramidales*, ont jusqu'à 22 μ. Elles offrent les mêmes caractères que les précédentes, c'est-à-dire qu'elles sont hérissées de prolongements ramifiés et anastomosés entre eux, et qu'elles émettent par leur base, dirigée du côté de la substance blanche, un prolongement cylindrique non ramifié qui pénètre dans la substance blanche. Ce prolongement, analogue à celui que Driters a signalé dans les cellules de la corne antérieure de la moelle épinière, appelé *prolongement basal* (Meynert), a été étudié par Koschewnikoff (1869). Ce savant a pu constater (en dissociant les cellules nerveuses d'une région atteinte d'encéphalite) que ce prolongement basal se continue directement avec le cylinder-axis d'une fibre nerveuse. La phy-

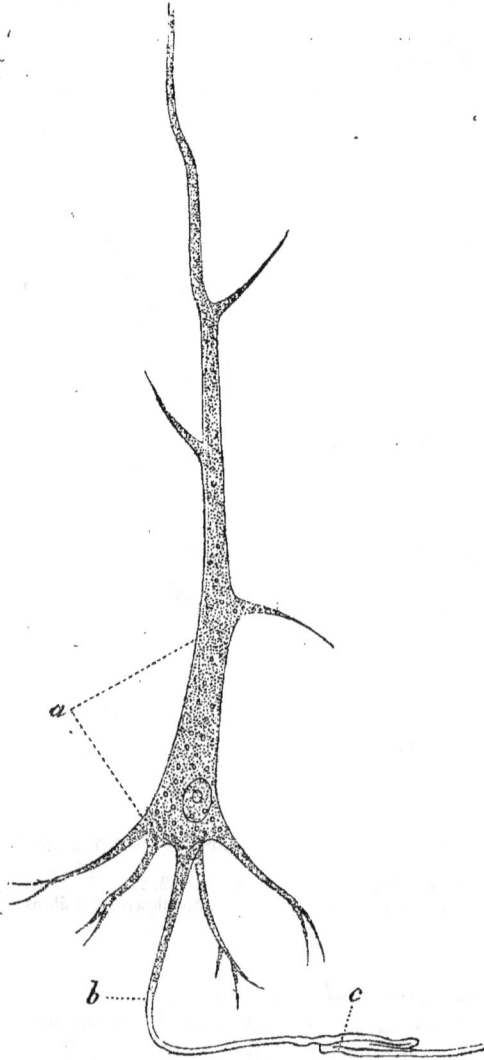

Fig. 373. — Cellule géante des centres moteurs des circonvolutions.

a. Protoplasma contenant un noyau. — *b, c.* Prolongement basal se continuant avec la fibre nerveuse.

siologie et la pathologie autorisent à supposer que cette connexion entre cellules nerveuses et fibres nerveuses existe dans toute l'étendue des circonvolutions. (Les grandes cellules se trouvent surtout dans la 3e couche.)

Les *cellules géantes, cellules gigantesques*, étudiées par Betz, de Kiew (1847), et Mezierjewski, diffèrent des précédentes par leurs dimensions considérables. Leur diamètre moyen est de 50 μ; mais, d'après Cjerlach, Kölliker, etc..., il peut aller jusqu'à 100 et 120 μ, dimension des cellules nerveuses multipolaires, motrices des cornes antérieures de la moelle épinière. Par tous les autres caractères, ces cellules sont absolument identiques aux précédentes. Les cellules gigantesques sont situées dans les régions où siègent les centres moteurs.

Les trois variétés de cellules pyramidales ont, comme vous venez de le voir, des caractères communs nombreux; elles diffèrent seulement par leurs dimensions. Je dois vous signaler encore dans ces trois variétés : 1º la présence d'un noyau, assez volumineux, à grand axe, dirigé dans le sens de la cellule ; 2º le groupement, autour du noyau, d'un certain nombre de granulations pigmentaires, qui donnent à ces cellules leur couleur caractéristique, et aux régions où on les rencontre la couleur grise que vous connaissez; 3º la striation des cellules dans le sens de leur longueur (Butrke, de Moscou). La striation longitudinale caractériserait les cellules nerveuses, comme la striation transversale caractérise la fibrille musculaire. Selon Schultze, il n'y aurait pas une simple striation, mais les grandes cellules auraient une structure véritablement fibrillaire.

Les *cellules fusiformes*, qui occupent surtout le plan le plus profond de la substance grise, sont allongées et parallèles à la surface du cerveau, contrairement à ce qu'on observe pour les cellules pyramidales. De leurs extrémités partent des prolongements ramifiés. Robin les appelle *cellules volumineuses de la volition*. Elles ont un diamètre moyen de 30 μ.

Névroglie. — La névroglie est une substance glutineuse qui forme la plus grande partie de la substance grise des circonvolutions et au milieu de laquelle sont disséminés les éléments nerveux et vasculaires. Il n'est pas démontré qu'elle soit formée de fibres de tissu conjonctif comme la névroglie de la substance blanche. Deux opinions ont cours aujourd'hui dans la science relativement à la nature de la *névroglie de la substance grise*.

Pour Robin, elle est représentée par une matière amorphe au milieu de laquelle sont disséminés des myélocytes. Les myélocytes affectent la forme des noyaux libres et la forme de cellules. Les myélocytes, formés aux dépens du feuillet externe du blastoderme, donnent naissance aux cellules nerveuses; ces éléments représenteraient des cellules nerveuses embryonnaires. Par conséquent, toute cellule nerveuse passe par l'état de myélocyte. Les myélocytes que l'on trouve dans la substance grise, même chez l'adulte, seraient destinés à produire des cellules nerveuses qui viennent s'ajouter à celles qui existaient déjà.

Pour la plupart des auteurs allemands, la névroglie de la substance grise est une substance conjonctive, sans fibres distinctes,

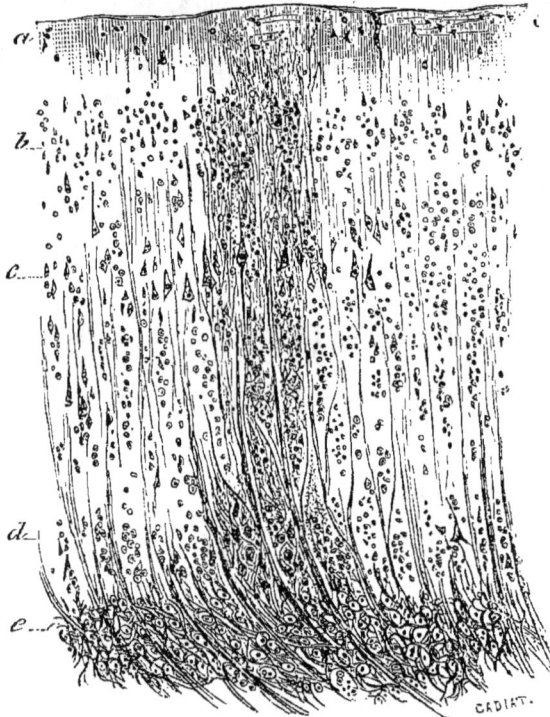

Fig. 374. — Coupe de la circonvolution pariétale ascendante.

a. Couche de matière amorphe. — b. Couches de petites cellules triangulaires et de myélocytes. — c, d. Couche épaisse de myélocytes et de grosses cellules, avec cylinder-axis dirigés perpendiculairement. — e. Substance blanche formée de fibres nerveuses horizontales (Cadiat).

et renfermant une masse considérable de noyaux. Les myélocytes de Robin seraient donc, pour eux, simplement les noyaux de la substance conjonctive.

Fibres nerveuses. — Ces fibres, venues de la substance blanche, pénètrent dans la substance grise, isolément ou en faisceaux, et se mettent en rapport avec les cellules nerveuses qui existent dans les divers plans de la substance grise. Au moment où elles passent de la substance blanche dans la substance grise, ces fibres se dépouillent de leur myéline et se trouvent réduites au cylinder-axis.

Vaisseaux. — La substance grise, Messieurs, est très riche en vaisseaux : aussi ne serez-vous pas étonnés d'apprendre que l'encéphalite, le ramollissement inflammatoire, les foyers hémorrhagiques, lésions qui supposent une certaine quantité de vaisseaux, se rencontrent à peu près exclusivement dans la substance grise des centres nerveux. Ces vaisseaux seront étudiés plus loin. (Voyez *Vaisseaux du cerveau.*)

De l'agencement des éléments de la substance grise. — D'une manière générale, les couches stratifiées de la substance grise, ou corticale, des circonvolutions, sont au nombre de cinq, que nous étudierons de dehors en dedans.

1° La *première couche*, assez mince, se dessine sur une coupe, sous forme d'une ligne claire. Elle est uniquement formée de névroglie avec de nombreux noyaux, ce qui revient à dire, pour M. Robin, de matière amorphe et de myélocytes. Cependant Kölliker décrit, à la surface même de cette couche, un plan très mince de filaments nerveux.

2° La *deuxième couche*, d'une épaisseur égale à celle de la précédente, est formée presque uniquement par les petites cellules pyramidales, serrées les unes contre les autres et se dessinant sous forme d'une ligne étroite et foncée sur une coupe.

3° La *troisième couche*, aussi épaisse que la 1re et la 2e réunies, renferme une quantité considérable de grandes cellules pyramidales, beaucoup plus abondantes et plus serrées à la face profonde de cette couche que du côté de la face superficielle. Il résulte de la disposition des cellules de cette couche qu'elle se dessine sous forme de deux lignes, une superficielle relativement claire et une profonde plus foncée.

4° La *quatrième couche* est analogue à la première pour l'épaisseur, la transparence et la composition. Elle est presque uniquement constituée par la névroglie.

5° La *cinquième couche*, la plus profonde, est aussi épaisse que la troisième. C'est dans cette couche que siègent les cellules fusiformes à prolongements ramifiés, *cellules volumineuses de la volition* de Robin. On distingue cette couche sous forme d'une ligne foncée.

Les cylinder-axis des fibres de la substance blanche traversent successivement ces diverses couches, jusqu'à la 2e, en diminuant de nombre, puisqu'une grande partie s'arrête dans la 5e et dans la 3e couche.

Il ne faudrait pas croire que les divers éléments sont régulière-

ment confinés dans les diverses couches. Il est parfaitement connu
que les couches de névroglie, 1re et 4e, renferment des cellules
nerveuses éparses. De même, dans les couches des cellules, nerveuses; il existe de la névroglie unissant entre elles les diverses
cellules.

Les cinq couches stratifiées des circonvolutions sont parcourues
dans tous les sens par les prolongements ramifiés du protoplasma,
qui font communiquer entre elles les cellules d'une même couche
et même les diverses couches entre elles, de sorte que la substance grise des circonvolutions doit être considérée comme un
vaste réseau de cellules nerveuses. De la base des cellules part le
prolongement cylindrique signalé par Koschewnikoff pour les
grandes cellules pyramidales, prolongement basal qui établit une
communication entre les éléments de la substance blanche et ceux
de la substance grise.

Des couches stratifiées de substance grise dans les diverses régions.
— 1° Le type précédent, type à cinq couches, est un type général. Dans la région occipitale du cerveau, la substance grise des
circonvolutions est divisée en deux parties par une couche blanchâtre. A la coupe, cette couche se montre sous la forme d'une
bande dite *ruban de Vicq d'Azyr*. Cette disposition est due au
petit nombre de cellules nerveuses dans ces régions et à l'abondance de la névroglie. Les cellules nerveuses qui s'y trouvent,
quoique volumineuses, 30 μ, sont éparses, solitaires, pour ainsi
dire, et leurs prolongements sont comme atrophiés.

Cette disposition se montre en arrière de la scissure perpendiculaire externe, pour la face externe des hémisphères ; en arrière
du lobule paracentral, pour la face interne ; dans les circonvolutions temporo-sphénoïdales, pour la face inférieure. On croit que
ces régions sont en rapport avec la sensibilité.

L'extrémité antérieure du lobe frontal offre les mêmes particularités.

2° Mais, dans les régions intermédiaires, il n'en est pas de
même, et l'on remarque une importante particularité de structure dans les parties suivantes : 1° dans toute l'étendue de la circonvolution frontale ascendante ; 2° dans le tiers supérieur de la
pariétale ascendante ; 3° dans le lobule paracentral ; 4° dans le
point d'insertion des trois circonvolutions frontales sur la frontale
ascendante ; 5° dans le pli courbe ; 6° dans la corne d'Ammon.

Dans ces diverses régions, on observe un grand développement
de la troisième couche, dans laquelle les grandes cellules pyramidales sont extraordinairement développées ; ces cellules sont dites
cellules géantes ou *gigantesques* (voy. plus haut). On croit que ces
cellules sont en rapport avec les mouvements.

3° La substance grise de l'insula et l'avant-mur se font remarquer par le développement de la sixième couche contenant les
cellules volumineuses de la volition.

Influence sur les centres nerveux des substances introduites dans le sang.

Il y a plusieurs manières d'introduire des substances dans le
sang : 1° par injection directe dans les veines; 2° par les voies
digestives : la substance est absorbée dans l'intestin grêle et passe
dans le sang de la veine porte; 3° par la voie pulmonaire : ce sont
des substances volatiles, que le réseau capillaire du poumon
absorbe avec l'oxygène au moment de l'inspiration; 4° par absorption à la surface des plaies ou dans l'épaisseur des tissus, si l'on
y injecte les substances dissoutes.

Dès que la substance est introduite dans le sang par l'une de ces
voies, elle voyage dans le système circulatoire. Un grand nombre
de substances n'ont aucune action sur les centres nerveux, mais
quelques-unes les impressionnent au moment où elles traversent
avec le sang les capillaires du tissu nerveux. Parmi ces dernières,
celles dont l'action nous intéresse le plus sont les poisons, l'éther,
le chloroforme et l'alcool.

1° *Poisons.* — Lorsqu'un poison est porté aux centres nerveux
par la circulation, son action sur la substance nerveuse varie
avec la nature du poison employé.

La *strychnine* exerce une action spéciale sur les nerfs moteurs,
et détermine des secousses convulsives dans tous les muscles du
corps, revenant fréquemment sous forme d'accès. *Ces convulsions,
toniques, sont identiques à celles du tétanos,* et la mort survient
presque toujours par asphyxie pendant un accès qui empêche la
respiration, en immobilisant la cage thoracique. L'action du poison serait plus lente si l'on prolongeait la vie par la respiration
artificielle.

Le *curare,* poison violent, a pour propriété d'abolir l'excitabilité dans les nerfs du mouvement sans altérer la sensibilité. L'animal empoisonné devient complètement immobile, et meurt
asphyxié par le défaut d'action des muscles de la respiration.
Voici la preuve : Cl. Bernard fait la ligature des vaisseaux de
l'une des pattes postérieures d'une grenouille, et il introduit le
curare sous la peau du dos; quelques instants après, l'immobilité
de l'animal est complète ; si l'on irrite l'une des pattes antérieures
qui se trouvent placées sous l'influence du poison, l'animal manifeste de la douleur par des mouvements rapides de la patte dans
laquelle on a empêché l'accès du poison par la ligature des vais-

seaux. (Voy. *Action du curare sur la contractilité musculaire*, tome Ier, page 203.)

Ce poison a donc une action inverse de celle de la strychnine. Frappé de cette différence d'action, Harley a fait des expériences fort curieuses, d'après lesquelles il semble que ces deux substances si toxiques se neutralisent dans l'organisme.

Première expérience. Il donne à une grenouille 0 gramm. 0001 de curare : trois minutes après, paralysie ; il introduit immédiatement dans l'animal 0 gramm. 0025 de strychnine : cinq minutes après, contraction tétanique.

Deuxième expérience. Harley intervertit l'ordre d'administration des deux poisons : on observe d'abord les convulsions, que le curare fait disparaître.

Troisième expérience. Il introduit en même temps dans le ventre d'une grenouille 0 gramm. 0001 de curare et 0 gramm. 0012 de strychnine : dix minutes après, les effets de la strychnine se montrent ; au bout de dix nouvelles minutes, on voit se manifester les effets du curare, et l'animal ne meurt pas. Inutile de dire que les doses précédentes étaient suffisantes pour amener la mort.

Dans ces derniers temps, on a voulu employer le curare contre le tétanos, mais on n'a pas eu à s'en louer dans tous les cas.

La *vératrine* fait promptement perdre aux muscles leur contractilité ; l'animal en expérience meurt parce que le cœur s'arrête.

2° *Éther et chloroforme.* — L'éther et le chloroforme, lorsqu'on les emploie dans l'anesthésie, sont absorbés à la surface des lobules pulmonaires en même temps que l'oxygène de l'air ; ces substances introduites dans le sang imprègnent ce liquide et sont portées dans tous les tissus. Elles ont une action spéciale sur les centres nerveux, action qui se traduit par la diminution et la cessation de l'intelligence et de la sensibilité. Si l'absorption est plus considérable, elle agit sur les nerfs moteurs jusqu'à la résolution complète du système musculaire de la vie animale.

A ce moment, les muscles lisses, de plus le cœur et le diaphragme, continuent à fonctionner, de sorte que le patient endormi respire en même temps que la circulation du sang se fait dans ses vaisseaux. Mais si l'absorption de la substance volatile se continue longtemps, en un mot si celle-ci s'accumule dans le sang, elle peut agir sur les nerfs du cœur. Dans ces cas, cet organe peut s'arrêter, ce qui arrive malheureusement trop souvent, et la mort du malade survient *par syncope*. Cette syncope se complique d'asphyxie, car il est démontré que, pendant le sommeil produit par ces anesthésiques, l'acide carbonique s'accumule dans le sang.

3° *Alcool.* — L'alcool arrive aux centres nerveux avec le sang, il a été absorbé par la veine porte dans l'intestin. Il peut être absorbé aussi par les capillaires des lobules pulmonaires, lorsqu'on séjourne longtemps dans un lieu rempli d'émanations alcooliques. L'alcool agit sur les centres nerveux de manière à produire cet ensemble de symptômes connu sous le nom d'*ivresse*.

Lorsque l'ivresse se répète souvent et que le sang est devenu, pour ainsi dire, alcoolique d'une manière à peu près permanente, il survient à la longue une altération de certains tissus : la substance grise des centres nerveux devient le siège d'une inflammation chronique à laquelle les méninges peuvent participer ; le foie, dans lequel l'alcool s'accumule, produit une sorte de tissu fibro-plastique qui amène sa rétraction (cirrhose) ; à la longue, plusieurs tissus subissent la dégénérescence graisseuse, comme le rein, les parois artérielles, etc., etc.

Fonctions du cerveau.

On a bien rarement l'occasion de faire des expériences sur le cerveau de l'homme ; généralement, on se sert des animaux pour l'étude des fonctions du cerveau. De toutes les expériences fréquemment répétées sur les animaux, on peut tirer les conclusions suivantes :

1° *Le cerveau est insensible.* — On peut le déchirer, le piquer, l'inciser, le brûler, sans que l'animal manifeste aucune douleur. Cette insensibilité existe dans toutes les parties constituantes du cerveau : circonvolutions, corps calleux, trigone, couches optiques et corps striés. On a constaté cette insensibilité chez l'homme à la suite d'accidents qui avaient mis la pulpe cérébrale à nu. Récemment encore, en 1874, un médecin américain a eu l'audace d'enfoncer des aiguilles à expérience dans le cerveau d'une femme. La femme est morte peu de temps après ! Il est probable que la mort serait survenue sans l'expérience, mais qui peut l'affirmer ? Jamais, en France, on ne trouvera, espérons-le, un expérimentateur de la force du docteur Barthelow.

2° *Les excitations du cerveau ne provoquent aucun mouvement.* — Lorsqu'on irrite les diverses parties qui constituent les hémisphères cérébraux, on ne constate aucun mouvement dans les muscles ; on peut donc dire que le cerveau n'est ni sensible ni excito-moteur. (Voyez plus loin pour compléter cet alinéa.)

3° *Le cerveau ordonne les mouvements volontaires.* — L'animal qu'on a privé de ses hémisphères cérébraux semble plongé dans un sommeil profond, il est anéanti. Si on l'excite, on provoque des mouvements réflexes, et il peut marcher ; mais il ne sait pas se diriger, il n'a pas la faculté de vouloir ; il se heurte aux obstacles.

L'action du cerveau sur les mouvements volontaires est croisée, c'est-à-dire que l'hémisphère droit préside aux mouvements des muscles du côté gauche du corps, tandis que les mouvements des muscles du côté opposé dépendent de l'hémisphère gauche. Les lésions d'un hémisphère amènent des symptômes de paralysie dans les muscles du côté opposé. Cette action croisée tient à l'entre-croisement des fibres nerveuses motrices dans la moelle, dans le bulbe et dans la protubérance annulaire. Lorsque la lésion se rencontre sur des éléments non entre-croisés, les symptômes siègent du même côté que la lésion, ce qui s'observe très rarement.

4° *Un seul hémisphère cérébral suffit quelquefois à l'accomplissement des fonctions du cerveau.* — La destruction lente d'un hémisphère cérébral, chez l'homme, passe quelquefois inaperçue ; on a vu une grande quantité de substance nerveuse sortir insensiblement par une plaie du crâne, sans que cette issue détermine des symptômes particuliers. Bichat, qui jouissait de facultés intellectuelles si brillantes, avait un hémisphère atrophié, presque détruit ; la lésion était très ancienne, ce que démontra l'autopsie. On peut enlever un hémisphère à un animal ; lorsqu'il est remis de la faiblesse occasionnée par l'opération, on constate que tous les phénomènes nerveux se produisent comme s'il n'existait aucune lésion.

5° *Usages des diverses parties qui constituent le cerveau.* — On ne sait rien de l'usage des organes isolés du cerveau ; on ne connaît pas plus les usages du corps calleux que ceux du trigone, de la cloison transparente, de la glande pinéale, de la couche optique et des corps striés.

Foville a dit que le corps strié préside aux mouvements volontaires du membre abdominal, la couche optique tenant sous son influence ceux du membre thoracique. Pour Luys, le corps strié reçoit toutes les fibres motrices, c'est donc un centre moteur, et la couche optique, centre sensitif, reçoit les fibres sensitives. Ces hypothèses n'ont pas encore été confirmées.

6° *Localisation des centres de perception et des fonctions cérébrales.* — Pendant longtemps, on a cru à la doctrine de Gall, et le vulgaire n'est pas encore revenu de cette erreur. Gall prétendait non seulement que chaque faculté était localisée sur un point particulier des hémisphères, mais encore que ces facultés se traduisaient à l'extérieur du crâne par des saillies des surfaces osseuses, d'où la fameuse théorie des *bosses* : bosses de la mémoire, du calcul, du crime, de la bonté, etc., etc. On sait positivement que les saillies du cerveau ne sont pas représentées à l'extérieur par des saillies osseuses ; le fait est tellement évident qu'on se demande comment Gall, qui avait étudié le cerveau, avait pu à un tel point se faire illusion.

Usages des circonvolutions cérébrales. — Messieurs, pour terminer l'étude du cerveau, il me reste à vous parler des vaisseaux, mais je ne saurais passer à ce sujet sans vous dire quelques mots sur l'état actuel de la science relativement aux fonctions des circonvolutions cérébrales.

Il y a à peine quelques années, les physiologistes considéraient la substance grise corticale du cerveau comme un tout homogène, présidant seulement aux fonctions supérieures, et l'on ne distinguait dans cette écorce aucun département spécial. Aujourd'hui, des travaux, fort remarquables et très nombreux, ont établi que certaines parties de la substance grise des circonvolutions tiennent sous leur dépendance les mouvements volontaires et que d'autres sont en rapport avec la sensibilité.

1º *De la substance grise corticale en rapport avec les fonctions supérieures.* — Sous le nom de fonctions supérieures, nous comprenons les phénomènes de l'intelligence et des instincts, mémoire, jugement, volonté, etc. Si vous enlevez à un animal les hémisphères cérébraux, en ayant soin de ne pas léser les parties situées au-dessous des pédoncules cérébraux, c'est-à-dire la protubérance annulaire, vous pourrez constater que cet animal, qui continue à vivre, a complètement perdu l'usage de ses facultés intellectuelles. Il voit, il entend, il sent les odeurs et les saveurs, et il a les sensations du toucher. Remarquez que voir, entendre, sentir une odeur ou une saveur, avoir une sensation de contact, sont des phénomènes absolument organiques, dans lesquels l'intelligence ne joue aucun rôle, tandis qu'il n'en est pas de même lorsque l'animal *regarde, écoute, flaire, goûte, touche.* En effet, on ne peut regarder, écouter, flairer, etc., sans le secours de phénomènes d'ordre supérieur qui dépendent de la substance corticale des circonvolutions.

L'animal auquel on a enlevé les hémisphères cérébraux ne fait aucun mouvement pour fuir, même lorsqu'on l'excite. Il conserve son attitude normale. Cependant il *sent*, puisqu'il crie si on l'irrite; il *voit*, puisqu'il suit par un mouvement de tête une lumière qui passe devant ses yeux; il *entend*, puisqu'il ouvre les yeux et qu'il lève la tête lorsqu'on fait détoner une arme à feu, etc.

Adressez-vous à la pathologie. Quels sont les effets de l'inflammation de la substance grise corticale du cerveau? La production du délire et du coma, en un mot la perversion ou l'abolition des facultés intellectuelles. Ce que je vous dis ici de l'encéphalite aiguë se produit également dans les inflammations chroniques. Le délire de la méningo-encéphalite diffuse (paralysie générale des aliénés) indique qu'il existe une lésion de la substance grise. On doit conclure de ces faits que l'ivresse résulte d'une action directe de l'alcool sur les cellules de la substance grise corticale du cerveau.

Dans l'état actuel de la science, il n'est pas possible d'assigner un siège spécial à chacune de nos facultés, de faire une localisation des diverses facultés intellectuelles ; il est même probable que cette localisation ne pourra jamais être faite, et que toutes les parties de l'écorce grise concourent, pour une égale part, à la production des diverses facultés. Il n'en est pas de même, comme nous le verrons bientôt, pour les mouvements.

Cependant on sait, à n'en pas douter, que les lobes antérieurs du cerveau sont plus spécialement affectés aux phénomènes intellectuels et que ces régions sont plus développées dans les races dites supérieures, et chez les individus les plus intelligents. On sait aussi que le travail intellectuel favorise le développement des lobes antérieurs du cerveau.

En raison de la prédominance marquée des lobes frontaux dans les races supérieures, on les appelle *races frontales*, tandis que les races inférieures sont désignées sous le nom de *races occipitales*, les lobes occipitaux étant prédominants dans ces dernières. Gratiolet avait fait à ce sujet une découverte des plus intéressantes. Il avait remarqué que, dans les races supérieures ou frontales, les sutures du crâne s'ossifient, se soudent d'arrière en avant, de sorte que les lobes frontaux peuvent encore s'accroître lorsque le développement du reste du cerveau est arrêté. Par contre, il avait observé que l'inverse a lieu dans les races inférieures ou occipitales, dont l'ossification des sutures se fait d'avant en arrière.

Une expérience de Broca vient à l'appui de ce que je vous disais il y a un instant: que les travaux intellectuels favorisent le développement des lobes antérieurs du cerveau. Ayant pris, à l'hospice de Bicêtre, un nombre égal d'internes et d'infirmiers, c'est-à-dire de deux classes différentes d'individus au point de vue des travaux intellectuels, il a constaté que les internes avaient la tête plus volumineuse que les infirmiers. Il a remarqué, en outre, que la courbe frontale, moitié antérieure de la circonférence horizontale de la tête, était plus grande chez les internes, tandis que la courbe occipitale, moitié postérieure de la circonférence, était plus grande chez les infirmiers.

La *phrénologie* et la *crânioscopie*, vous le devinez, sont les deux facteurs d'une erreur colossale, sinon d'une mystification. Sur quels faits Gall s'est-il appuyé pour affirmer que chaque faculté, chaque passion, chaque instinct, etc., siégeait sur un point déterminé de la surface du cerveau ? Sur quelles têtes a-t-il pu constater des saillies osseuses correspondant à des saillies du cerveau ?

2° *Localisation dans la substance grise en rapport avec les mouvements volontaires.* — *Centres moteurs.* — En 1870, deux physiologistes, MM. Fritsch et Hitzig, remarquèrent qu'un courant élec-

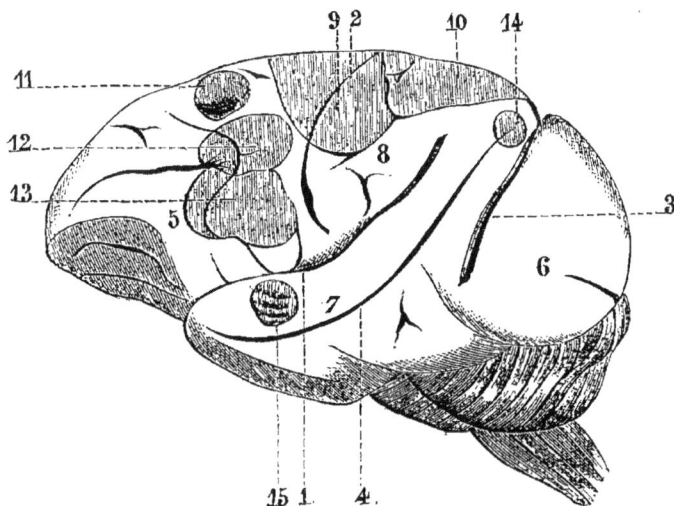

FIG. 375. — Face externe du cerveau du singe mago (Pithecus Innuus, d'après Broca et Gromier).

1. Scissure de Sylvius. — 2. Scissure de Rolando. — 3. Scissure perpendiculaire externe. — 4. Scissure parallèle. — 5. Pli frontal ascendant. — 6. Lobe occipital. — 7. Pli marginal inférieur, première circonvolution temporale. — 8. Circonvolution pariétale ascendante. — 9. Centres pour les mouvements volontaires du membre antérieur. — 10. Centres pour le membre postérieur. — 11. Mouvements de rotation de la tête et du cou. — 12. Mouvements des muscles de la face. — 13. Mouvements de la langue, des mâchoires, etc. — 14. Certains mouvements des yeux, vision. — 15. Centre en rapport avec les mouvements des oreilles et l'audition.

trique traversant la tête de droite à gauche produisait des mouvements dans certains muscles des yeux. Ayant renouvelé l'expérience sur le cerveau même, ils firent la même observation. M. Hitzig se mit alors à étudier la substance corticale du cerveau du chien, afin d'y rechercher si, en excitant les divers points de cette écorce, il n'arriverait pas à produire des contractions musculaires en différents points du corps. Ce qui avait été prévu arriva, et en 1873 ce savant publia un mémoire dans lequel il annonçait que l'excitation de certaines régions de la surface du cerveau déterminait la contraction de certains groupes de muscles. Telle est l'origine des *centres moteurs de l'écorce du cerveau*. Dans la même année, M. David Ferrio constata l'existence des centres moteurs sur le cerveau du singe, qui se rapproche, ainsi que vous l'avez déjà vu, du cerveau de l'homme.

Longtemps auparavant, Broca avait localisé dans la troisième circonvolution frontale du côté gauche la *faculté du langage*. Voici comment il y était arrivé. Depuis longtemps (1825), M. Bouillaud avait remarqué que le cerveau des malades privés de la

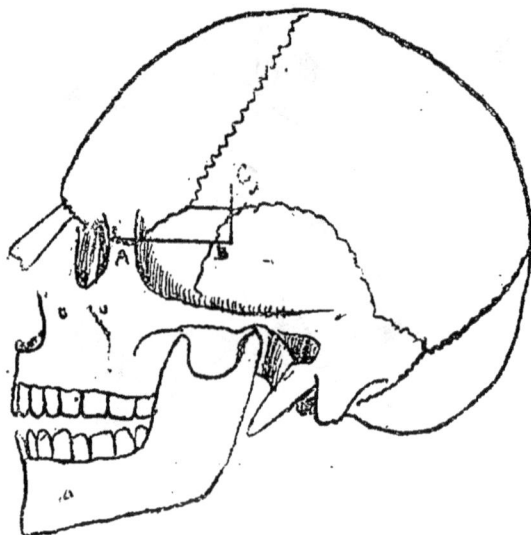

Fig. 376. — Détermination du siège du pli sourcilier pour l'opération du trépan.

On tire une ligne horizontale de 5 centimètres AB à partir de la base de l'apophyse orbitaire externe. Sur l'extrémité de cette ligne, on élève une perpendiculaire de 2 centimètres BC. On a ainsi en C la région de l'hémisphère gauche dont la destruction entraîne l'aphasie.

parole présentait à l'autopsie des lésions des lobes antérieurs ; aussi M. Bouillaud avait-il placé le siège de la parole dans les lobes antérieurs. Dax, médecin à Montpellier, fit remarquer que l'*aphasie* (impossibilité d'exprimer sa pensée par des paroles) coïncidait presque toujours avec une hémiplégie droite (1836). Il se crut autorisé à dire que la *faculté du langage* siège dans le lobe antérieur du côté gauche. Plus tard, Broca précisa davantage et observa que tous les aphasiques présentaient une lésion de la partie postérieure de la troisième circonvolution du côté gauche et, pour mieux préciser, dans le *pli sourcilier*, qui embrasse l'extrémité du prolongement antérieur de la scissure de Sylvius sur la face externe de l'hémisphère. La découverte de ce point, véritable centre moteur, puisqu'il préside aux mouvements d'une gymnastique musculaire nécessaire pour exprimer sa pensée, resta, pour ainsi dire, improductive au point de vue de la découverte des autres, et n'attira pas suffisamment l'attention des physiologistes.

Un grand nombre de *centres moteurs* ont été indiqués chez les chiens, mais on ne peut pas raisonnablement comparer le cerveau du chien à celui de l'homme. Le cerveau du singe, au contraire, supporte la comparaison, et les faits pathologiques ont déjà suffisamment parlé pour qu'on soit autorisé à dire qu'il existe sur le cerveau du singe, comme sur le cerveau humain, des centres moteurs indéniables.

Ceux-ci siègent sur la circonvolution frontale ascendante, sur la circonvolution pariétale ascendante, sur le lobule paracentral, sur l'extrémité antérieure de la circonvolution pariétale supérieure, sur le point d'insertion des 1re et 2e circonvolutions pariétales à la circonvolution frontale ascendante, enfin sur le pli courbe.

1º Vous trouvez un centre moteur (fig. 377, A) dans le tiers supérieur de la circonvolution frontale ascendante et dans la moitié antérieure du lobule paracentral ; ce centre, à cheval sur la scissure de Rolando, s'étend un peu sur la circonvolution pariétale ascendante. Son excitation par l'électricité provoque des mouvements dans le membre antérieur de l'animal (supérieur de l'homme).

2º Vous en trouvez un autre (fig. 377, B) dont l'excitation produit des mouvements dans le membre postérieur de l'animal (inférieur de l'homme). Il siège dans la moitié supérieure de la circonvolution pariétale ascendante, dans la moitié postérieure du lobule paracentral et dans la partie antérieure de la circonvolution pariétale supérieure.

3º Un centre moteur (fig. 377, C), beaucoup moins étendu que les deux précédents, existe sur la racine de la première circonvolution frontale, à 2 centimètres environ en avant du centre moteur du membre supérieur. Son excitation détermine des mouvements de rotation de la tête et du cou.

4º Vous en trouverez un autre au-dessous du précédent (fig. 377, D), sur la racine de la deuxième circonvolution frontale, à son insertion sur la frontale ascendante. Ce centre paraît présider aux mouvements des muscles de la face, mais seulement des muscles inférieurs ; il n'a aucune action sur l'orbiculaire des paupières.

En vous reportant à ce que je vous ai dit plus haut du centre moteur de la troisième circonvolution frontale, région qui tient sous sa dépendance les mouvements nécessaires pour l'articulation de la parole, vous voyez que les trois circonvolutions frontales présentent chacune un centre moteur au niveau du point où elles se détachent de la frontale ascendante. Ces trois centres moteurs sont échelonnés de haut en bas (fig. 377, C, D, E).

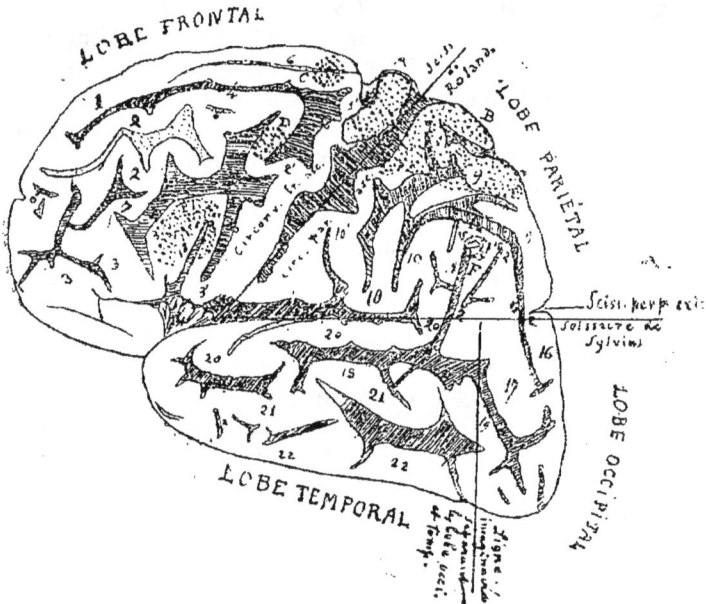

Fig. 377. — Centres moteurs sur l'hémisphère gauche d'un cerveau. (Ce cerveau, dessiné d'après nature et réduit par la photographie, a été préparé par Mlle Skwortzoff, procédé de Broca.) Toutes les régions y sont indiquées.

A. Centre moteur du membre supérieur. — B. Du membre inférieur. — C. Des mouvements de rotation de la tête et du cou. — D. Des mouvements des muscles de la face. — E. Du langage articulé. — F. De quelques mouvements des yeux. — 1, 2, 3. Les trois circonvolutions frontales. — 1', 2', 3'. Leur point d'insertion sur la circonvolution frontale ascendante. — 4. Sillon frontal supérieur. — 5. Sillon frontal inférieur. — 6, 6. Fossettes à la surface des circonvolutions. — 7. Pli de passage unissant la 2e et la 3e circonvolution. — 8, 8. Scissure frontale parallèle. — 9, 9. Circonvolution pariétale supérieure. — 10, 10. Circonvolution pariétale inférieure. — 11, 11, 11. Scissure inter-pariétale. — 12. Prolongement postérieur de la scissure de Sylvius. — 13. Son prolongement antérieur. — 14. Insula. — 15, 15. Pli courbe. — 16, 17. Deux circonvolutions occipitales. — 18, 18. Scissure parallèle. — 19. Son prolongement dans le lobe occipital. — 20, 20. Première circonvolution temporale. — 21, 21. 2e circonvolution temporale. — 22, 22. 3e circonvolution temporale.

Le pli courbe, qui coiffe, pour ainsi dire, l'extrémité postérieure de la scissure parallèle, renferme un petit centre moteur dont l'excitation provoque des mouvements des yeux (fig. 377, F).

Il me paraît inutile de vous parler des autres centres moteurs signalés chez les animaux, comme, par exemple, du centre moteur des mouvements de l'oreille externe. Ceux que j'ai indiqués ont été consacrés chez l'homme par la pathologie ; ils sont donc définitivement acquis à la science.

Les recueils scientifiques ont enregistré, dans ces dernières années, une quantité considérable de faits analogues à ceux-ci. — 1° Un malade est paralysé du côté droit (hémiplégie) et il est apha-sique ; l'autopsie montre une destruction plus ou moins complète de la 3e circonvolution frontale gauche. — 2° Voici un malade, un tuberculeux, par exemple, chez lequel survient une paralysie du bras gauche (monoplégie brachiale) ; on trouve un tubercule qui a détruit, sur l'hémisphère droit, une partie du centre moteur du membre supérieur. — 3° Un homme est atteint d'une fracture à la suite du crâne, il est monoplégique à droite et aphasique : on applique une couronne de trépan sur la ligne Rolandique du côté gauche ; on relève des esquilles et on donne issue au sang qui comprimait le cerveau ; aussitôt le malade recouvre les mouve-ments, ainsi que la parole. Les faits de ce genre se complètent bientôt par centaines.

M. Landoury (*Contribution à l'étude des convulsions et para-lysies liées aux méningo-encéphalites fronto-pariétales*, thèse, 1876) a montré que les convulsions et la contracture accompagnant la méningo-encéphalite sont dues à une altération de la substance corticale du cerveau, dans le point où siègent les centres moteurs.

Divers observateurs ont rapporté les phénomènes paralytiques de la paralysie générale aux lésions de la substance grise corticale du cerveau (Calmeil, Foville, etc.).

La *délimitation* exacte de chaque centre moteur, en étendue, est assez difficile à établir, et sur ce point la science n'a pas dit son dernier mot ; il suffit donc de se rappeler le siège de ces régions et leur étendue relative, comme on peut le voir sur les figures 377 et 378. Mais, je vous le répète, ces limites sont approxi-matives.

La *structure*, comme je vous l'ai déjà dit, est à peu près celle du reste de la substance corticale du cerveau, avec cette différence que les centres moteurs renferment dans la 3e couche une grande quantité de cellules pyramidales géantes.

Action croisée des centres moteurs. — Leur action est croisée, c'est-à-dire qu'un centre moteur du côté droit préside aux mou-vements du côté gauche, et *vice versâ*. Notez cependant que le centre moteur du langage articulé se distingue des autres sous ce rapport. Tandis que les centres moteurs siègent sur les deux hémisphères, en des points symétriques, celui du langage articulé n'existe que dans la 3e circonvolution frontale du côté gauche. Voici pour quelles raisons : l'hémisphère gauche dirige la plupart des actes qui exigent le plus de force et d'adresse ; l'homme est droitier. Le langage articulé étant une sorte de fonction conventionnelle, on conçoit que l'enfant puisse contracter l'habitude

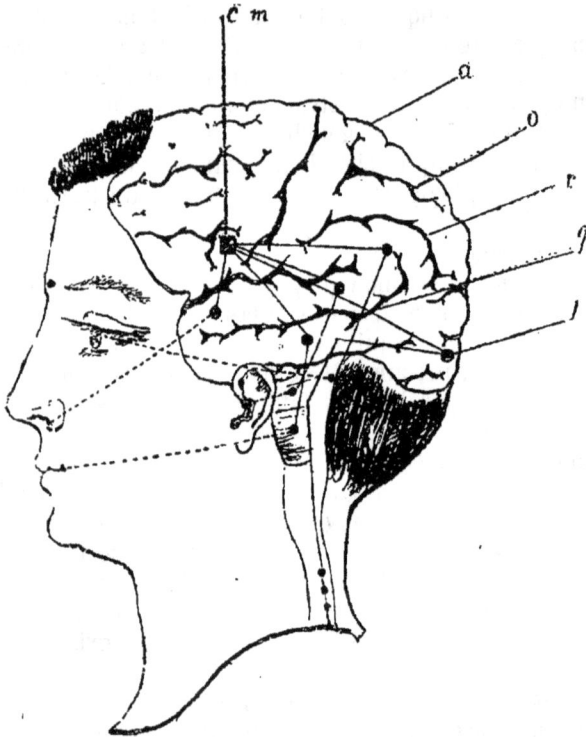

Fig. 378. — Schéma de Magnan destiné à montrer les rapports des divers centres psychiques de la zone motrice et de la troisième circonvolution frontale.

cm. Centre moteur des organes destinés à la représentation des idées. — a. Centre des perceptions auditives. — g. Centre de la gustation. — a. Centre des perceptions auditives. — g. Centre de la gustation. — o. Centre des perceptions olfactives. — r. Centre des perceptions visuelles. — t. Centre des impressions tactiles générales.

de diriger de préférence avec l'hémisphère gauche la gymnastique spéciale de l'articulation de la parole. (Broca : *Société anatomique*, juillet 1863 ; *Société d'anthropologie*, 1865.)

Mais, me demanderez-vous, pourquoi l'homme est-il naturellement droitier ? A cette question, Gratiolet répond que l'hémisphère gauche est manifestement plus développé que l'hémisphère droit jusqu'à la naissance ou un peu après, ce qui explique la prédominance et la précocité d'action de l'hémisphère gauche sur le droit.

On a été étonné, cependant, de rencontrer l'aphasie avec lésion de la troisième circonvolution droite. Or, Broca, en étudiant les faits, est resté convaincu que les lésions de la troisième circonvolution droite s'observaient chez des gauchers. Il est probable que chez eux, exceptionnellement, l'hémisphère droit était plus précoce que le gauche. M. Lépine a cité également des cas de gauchers non aphasiques, malgré une lésion de la 3e circonvolution frontale du côté gauche. (Thèse d'agrégation, 1875.)

Délimitation en profondeur des centres moteurs. — Voici certainement un point sur lequel la science n'a pas dit son dernier mot ; aussi, les uns placent-ils le siège des régions motrices dans la substance grise des circonvolutions, tandis que les autres sont assez disposés à les localiser plus profondément dans les faisceaux moteurs qui en partent. *A priori*, et d'après ce que l'on sait sur le fonctionnement de la substance grise, on est porté à se ranger à la première opinion ; mais celle-ci se trouve vigoureusement attaquée par les faits expérimentaux.

1° Le courant galvanique appliqué directement sur la substance grise, au niveau des centres moteurs, produit des contractions musculaires. Mais, si on enlève avec une curette (Carville et Duret, Société de biologie, décembre 1873 et janvier 1874) la substance grise des centres moteurs, ou si on la détruit avec un fer rouge, le courant galvanique appliqué sur la substance blanche sous-jacente détermine la production des mêmes mouvements.

2° La paralysie produite par la destruction d'un centre moteur guérit au bout d'un certain temps, quoiqu'il n'y ait pas eu de travail réparateur au niveau du point lésé. Il y a à peine quinze jours que M. Bourdon a présenté à l'Académie de médecine le cerveau d'un malade ayant eu un ramollissement du centre moteur du membre supérieur. La paralysie avait guéri, et cependant la lésion avait persisté, puisqu'on l'a constatée à l'autopsie. Y a-t-il eu suppléance de la fonction par le centre moteur du côté opposé ?

3° Non évidemment, puisque le même phénomène se reproduit dans le cas suivant. Détruisez sur les deux hémisphères d'un animal deux centres moteurs correspondants, la paralysie guérira, malgré l'absence de travail de réparation du niveau de la lésion. Y a-t-il eu suppléance de la part des centres moteurs voisins ? Voilà ce qu'il est difficile d'établir et ce que l'expérimentation finira par expliquer sans doute.

Il résulte de ce qui précède que l'excitabilité de la substance grise n'est pas absolument prouvée, puisque l'électricité peut produire l'excitation des fibres sous-jacentes. Il y a peu de temps (1876), M. Bochefontaine a communiqué une note à l'Académie des sciences, note dans laquelle il assure que la dure-mère a une sensibilité propre et que son excitation mécanique peut produire des mouvements dans les muscles de la face, d'un membre, de deux et même de quatre membres, selon le degré d'excitation. Il n'est pas nécessaire que la dure-mère soit intacte, car l'excitation isolée de lambeaux de dure-mère renversée et adhérente produit les mêmes phénomènes. Il faudrait donc, d'après Bochefontaine, faire la part d'action de l'excitabilité de la dure-mère parmi les symptômes observés dans les méningo-encéphalites et dans les expériences sur les centres moteurs.

Il ne faudrait pas croire que tous les physiologistes acceptent l'existence des centres moteurs. Dans un travail fait sous l'inspiration de Brown-Séquard, Eugène Dupuy passe en revue les travaux de Meynert à Vienne, de Fritsch et Hitzig à Berlin ; il a répété toutes les expériences de Ferrier lui-même, mais il ne peut accepter les déductions qui en ont été tirées, et il formule, d'après ses recherches personnelles, les conclusions suivantes :

1° L'état de la science ne permet pas de localiser, en des parties définies des hémisphères cérébraux, les centres des facultés sensorielles, sensitives et motrices;

2° Étant donné une partie quelconque des hémisphères cérébraux, de l'un ou de l'autre côté, comme un centre de réflexion, ce centre acquiert toutes les apparences du centre fonctionnel.

3° Les symptômes des affections cérébrales sont dus soit à des actions réflexes, soit à des actions inhibitoires.

4° Les deux hémisphères, quoique non actifs à égal degré et ne remplissant pas les mêmes fonctions, sont identiques physiologiquement, et celui qui est ordinairement actif pour les manifestations des fonctions organiques seulement, par exemple, peut acquérir toutes les facultés que l'autre aura perdues, ou bien arrêter les manifestations de ces facultés.

3° *De la substance grise en rapport avec la sensibilité.* — Selon Betz, de Kiew, les régions postérieures de l'écorce grise des circonvolutions seraient destinées aux fonctions de sensibilité. Ces régions comprendraient les circonvolutions dans lesquelles se trouve le ruban de Vicq d'Azyr, et notamment le lobe temporal, le lobe sphénoïdal, y compris les lobules triangulaire et quadrilatère de la face interne des hémisphères. Plusieurs auteurs font de ces régions le siège du *sensorium commune,* hypothèse qui, selon M. Charcot, se fonde encore sur des considérations anatomiques et pathologiques (Charcot, *Localisations,* p. 41).

4° *Rôle des fibres de la substance blanche des circonvolutions.* —

Nous avons vu plus haut que les circonvolutions renferment quatre espèces de fibres aboutissant, selon toute probabilité, aux cellules de la substance grise : des fibres commissurales, des fibres arciformes, unissantes ou d'association, des fibres pédonculaires et des fibres rayonnantes.

a. Les *fibres commissurales*, selon quelques auteurs, auraient pour usage d'associer les deux hémisphères cérébraux, qui fonctionneraient simultanément. Mais il y a des animaux dépourvus de corps calleux, par conséquent de fibres commissurales, et l'absence du corps calleux a été constatée dans le cerveau de certains hommes chez lesquels on n'aurait pu soupçonner une telle anomalie pendant la vie. On ne connaît donc pas encore le rôle des fibres commissurales.

b. Nous en dirons de même des *fibres d'association.* Il est possible que la fonction de ces fibres, de même que celle des précédentes, se rattache aux phénomènes centraux qui se manifestent sous le nom de mémoire, volonté, etc.

c. Les *fibres pédonculaires* et *rayonnantes* sont, les unes motrices, centrifuges, les autres sensitives, centripètes.

Par induction, nous devons admettre que des fibres centripètes portent les impressions des ganglions centraux à la substance grise corticale, et que des fibres centrifuges vont de cette dernière aux ganglions centraux ; mais une distinction entre ces fibres n'a pas été possible jusqu'à ce jour.

Il n'en est pas de même des fibres pédonculaires. Vous vous rappelez, sans doute, que les fibres venues des pédoncules cérébraux forment la capsule interne et que la plupart de ces fibres se terminent dans les corps striés. Je vous ai dit aussi que parmi les fibres pédonculaires, quelques-unes, faisant partie de la portion *lenticulo-striée* de la capsule interne, se portaient directement aux circonvolutions, et que d'autres, situées dans la portion *lenticulo-optique* de la capsule interne, se dirigeaient vers les lobes postérieurs du cerveau. Si vous n'avez pas oublié que les fibres de la région lenticulo-striée sont motrices, et que celles de la région lenticulo-optique sont sensitives (Turk, Charcot, Vessière, etc.), vous devez admettre qu'il y a des fibres pédonculaires motrices dans les régions antérieures de la capsule interne, et des fibres pédonculaires sensitives dans les régions postérieures.

Les *fibres pédonculaires sensitives* viennent du plan supérieur du pédoncule cérébral et renferment un faisceau sensitif que Meynert a signalé (voir plus haut *Pédoncules cérébraux*) dans la partie externe du plan inférieur. Elles se dirigent en arrière vers les circonvolutions à structure spéciale que je vous ai signalées plus haut dans le lobe occipital et dans les parties voisines.

Les *fibres pédonculaires motrices* viennent du plan inférieur du pédoncule cérébral, et se dirigent vers les régions motrices des circonvolutions, c'est-à-dire vers les circonvolutions fronto-pariétales. Ce sont ces fibres qui, selon toute probabilité, sont destinées aux mouvements volontaires. Elles se continuent, en bas, en s'entre-croisant, avec celles du côté opposé de la moelle. Anatomiquement et physiologiquement, la démonstration de ces fibres n'est guère certaine, mais la pathologie ne laisse aucun doute sur leur existence. Turk, 1851, Charcot, Vulpian (*Physiologie du système nerveux*, 1866), Bouchard (*Archéologie générale de médecine*, 1866) ont étudié les *dégénérations consécutives*, ou *scléroses descendantes*, qu'on observe après les lésions des régions motrices intéressant toute l'épaisseur de la substance grise et une partie des fibres sous-jacentes, le *ramollissement ischémique*, par exemple. On les observe également lorsqu'une lésion interrompt le trajet de ces fibres dans l'épaisseur de la capsule interne. Ces dégénérations, qui ne se montrent pas lorsque les lésions siègent sur les autres points de l'écorce cérébrale, se traduisent à l'œil nu par un aplatissement du pédoncule cérébral du côté correspondant, et par la présence sur ce pédoncule d'une *bande grisâtre*, d'autant plus rapprochée du bord interne du pédoncule que la lésion siégera sur un point plus antérieur de l'hémisphère. Au-dessous du pédoncule cérébral, cette bande grisâtre disparait par suite de la pénétration des fibres pédonculaires dans la protubérance, puis elle reparait dans la pyramide antérieure du bulbe qui est étroite et aplatie. Au-dessous du collet du bulbe, point principal de l'entre-croisement des fibres, le ruban grisâtre se montre dans la partie postérieure du cordon latéral de la moelle du côté opposé, près de la corne postérieure, et peut être suivi jusqu'aux parties inférieures de la moelle, où il se termine en s'amincissant.

D'autres *fibres pédonculaires motrices* existent certainement, outre celles qui descendent le long de la moelle, et s'arrêtent dans les masses de substance grise, situées dans les régions intermédiaires à la moelle et aux hémisphères cérébraux. Telles sont évidemment les fibres qui descendent des divers centres moteurs. On peut supposer que des faisceaux blancs se portent du centre moteur de la 1re circonvolution frontale à la substance grise du bulbe et de la moelle (origine des noyaux du spinal et des premiers nerfs cervicaux) ; que d'autres faisceaux s'étendent du centre moteur de la 2e circonvolution frontale à la substance grise du bulbe (noyau d'origine du nerf facial) ; que d'autres font communiquer le centre moteur du langage articulé, 3e circonvolution frontale, avec les noyaux d'origine du grand hypoglosse, du trijumeau, etc. C'est à la physiologie expérimentale et surtout à la pathologie d'établir le siège respectif de ces diverses fibres.

CIRCULATION DU CERVEAU.

Le cerveau reçoit toutes les branches fournies par la terminaison des artères vertébrales et carotides internes, artères qui s'anastomosent à la face inférieure du cerveau pour former l'hexagone

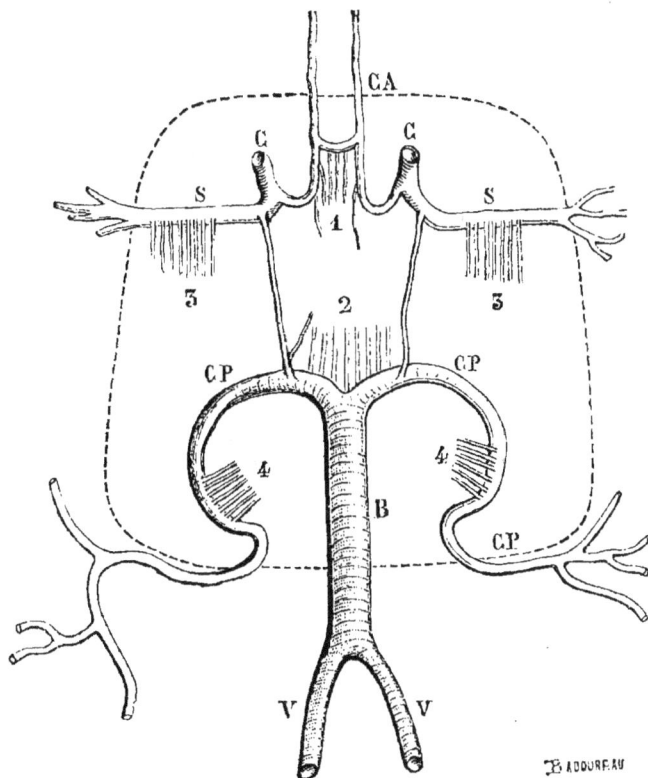

FIG. 379. — Schéma de la circulation artérielle de la base de l'encéphale. Hexagone de Willis. La ligne ponctuée circonscrit la sphère des ganglions centraux.

V, V. Artères vertébrales. — C, C. Carotides internes. — B. Tronc basilaire. — CA. Cérébrales antérieures unies par la communicante antérieure. — S. Artère sylvienne ou cérébrale moyenne. — CP. Cérébrale postérieure unie à la précédente par la communicante postérieure. — 1, 2, 3, 4. Groupes de petites artères pénétrant dans la substance du cerveau (Raymond).

artériel de Willis. Les ramifications parties de l'hexagone se répandent à la surface du cerveau pour pénétrer dans l'épaisseur de la substance cérébrale, à laquelle elles distribuent le sang. Ce liquide traverse les capillaires et sort du cerveau par des veines nombreuses, dépourvues de valvules, qui se jettent dans les sinus de la dure-mère.

Hexagone de Willis. — L'hexagone de Willis occupe l'intervalle qui sépare les deux espaces perforés antérieurs et l'espace perforé postérieur de la racine grise des nerfs optiques. Les côtés postérieurs sont formés par les cérébrales postérieures, branches de bifurcation du tronc basilaire. Les côtés antérieurs sont constitués par les cérébrales antérieures, branches de la carotide interne. Les communicantes postérieures, étendues de la carotide à la cérébrale postérieure, forment les côtés latéraux.

Des angles latéraux et postérieurs partent les artères cérébrales postérieures; les artères cérébrales moyennes ou Sylviennes émergent des angles latéraux et antérieurs. L'angle antérieur est formé par la communicante antérieure, artère de 2 à 3 millimètres de long, qui fait communiquer les deux cérébrales antérieures.

Vous ne trouverez pas la description de ces vaisseaux dans vos livres classiques; ils ont été étudiés d'abord en France par M. Duret (*Archives de physiologie*, 1874), et ensuite en Allemagne par M. Heubner (*Centralblatt*, 1872). La publication de M. Duret est postérieure, mais ses recherches ont précédé celles de M. Heubner.

Deux systèmes de circulation dans le cerveau. — Vous devez distinguer deux sytèmes d'artères dans le cerveau et deux circulations : 1° le système des *artères corticales*, la circulation corticale ou des circonvolutions ; 2° le système des *artères centrales* ou *ganglionnaires*, la circulation centrale ou des ganglions centraux (corps striés et couches optiques). — Ces deux systèmes offrent ceci de remarquable, c'est qu'ils n'ont entre eux *aucune communication ;* ils sont complètement indépendants l'un de l'autre. Le système des artères centrales est composé d'un grand nombre de petits vaisseaux naissant de l'hexagone de Willis ou du pied des trois artères cérébrales. Les trois artères cérébrales constituent le système des artères corticales.

1° Circulation corticale, circulation des circonvolutions. — Le sang est apporté aux circonvolutions par les trois artères cérébrales qui émergent des angles antérieur et latéraux de l'hexagone de Willis. Ces trois artères, artères corticales, se ramifient à la surface du cerveau, dans l'épaisseur de la pie-mère, qu'elles constituent, pour ainsi dire, avant de pénétrer dans la substance cérébrale. Chacune des artères cérébrales se rend à une partie de la surface de l'hémisphère, de sorte que cette surface se trouve divisée en trois grandes parties, ou *départements*, sur les limites desquels il se fait des anastomoses peu nombreuses, mais suffisantes cependant pour permettre l'injection des trois artères par une seule d'entre elles, à condition que la matière de l'injection soit suffisamment pénétrante. Le vaste lacis établi par les ramifications de ces artères forme une véritable membrane vasculaire appliquée immédiatement sur la surface du cerveau, dont elle suit tous les angles, toutes les saillies, tous les enfoncements, d'où il résulte qu'il n'existe pas une seule partie, si petite qu'elle soit, dépourvue de la pie-mère.

a. *Département de la cérébrale moyenne.* — L'artère cérébrale antérieure, ou artère Sylvienne, la plus volumineuse des trois cérébrales, fait suite à la carotide interne et pénètre aussitôt dans la partie la plus profonde de la scissure de Sylvius, dans laquelle elle rampe jusqu'à l'insula de Reil.

A l'insula, elle se divise en quatre *branches* flexueuses qui serpentent dans les sillons qui séparent les circonvolutions de ce lobule, pour se montrer ensuite sur la face externe de l'hémisphère cérébral, où elles abordent chacune une circonvolution.

La *première* de ces branches se porte en avant dans la 3e circonvolution frontale (*artère de la 3e circonvolution frontale*).

La *deuxième* monte sur la circonvolution frontale ascendante, qu'elle parcourt de bas en haut jusqu'au voisinage du lobule paracentral (*artère de la circonvolution frontale ascendante*).

La *troisième* se comporte de la même manière sur la circonvolution pariétale ascendante (*artère de la circonvolution pariétale ascendante*).

La *quatrième* se dirige en arrière dans le prolongement postérieur de la scissure de Sylvius et se rend au lobule du pli courbe, au pli courbe et à la première circonvolution temporale (*artère du pli courbe*).

Le département de cette artère sépare le département de la cérébrale antérieure de celui de la cérébrale postérieure. Il correspond à peu près à la face interne du pariétal.

Territoires principaux. — Chacune des branches que je viens de vous nommer nourrit une portion du département, c'est-à-dire une sorte de *territoire* isolé et indépendant des territoires voisins. Faites bien attention à ceci. Les branches qui forment ces *quatre territoires* ont bien entre elles quelques communications, mais de beaucoup moins nombreuses que les anastomoses qui se font entre les trois départements. Il en résulte que l'oblitération de l'une de ces branches produit, dans un grand nombre de cas, l'*ischémie* de la substance nerveuse de son territoire, et consécutivement un *ramollissement ischémique*, c'est-à-dire une fonte, une sorte de désorganisation de la substance nerveuse qui n'est plus alimentée par le sang artériel. Vous voyez donc que le *département* de la cérébrale moyenne peut être divisé en quatre *territoires* : celui de la 3ᵉ *circonvolution frontale*, celui de la *circonvolution frontale ascendante*, celui de la *circonvolution pariétale ascendante* et celui du *pli courbe*.

Territoires secondaires. — De chacune des branches de la cérébrale moyenne partent deux, trois ou quatre *rameaux* qui s'écartent des branches d'où ils naissent, en formant des angles plus ou moins ouverts et qui vont former des *territoires secondaires* plus petits. De sorte que le territoire de chacune des branches peut être divisé en deux, trois ou quatre territoires plus petits, auxquels il est inutile d'appliquer un nom, parce que les rameaux qui s'y rendent ont des dimensions et une direction variables. Mais ce qu'il importe que vous reteniez, c'est ceci : plus on s'éloigne du *tronc* des artères cérébrales, plus les anastomoses artérielles sont rares. Vous avez vu qu'elles sont assez rares entre les *branches*; elles sont beaucoup plus rares entre les *rameaux*. Entre M. Duret qui nie les anastomoses des rameaux entre eux, et M. Heubner qui les dit assez nombreuses, vous adopterez une opinion intermédiaire. Ces anastomoses paraissent exister, mais si rares et si étroites qu'il est à peu près fatal de voir l'oblitération d'un rameau produire l'ischémie du petit territoire correspondant, et consécutivement un ramollissement ischémique du cerveau. Chacun des rameaux, artères des petits territoires, couvre, en étalant ses *ramuscules*, la surface de son territoire. Les ramuscules qui les terminent sont *pénicillés*, c'est-à-dire qu'ils ressemblent à un pinceau. Les vaisseaux de la substance nerveuse naissent de ces vaisseaux terminaux, et même des parois, des troncs des branches et des rameaux artériels.

Veuillez remarquer, Messieurs, que tous les vaisseaux dont nous venons de parler rampent à la surface de la substance grise, et qu'aucun, pas même les ramuscules, ne pénètre dans la pulpe nerveuse. Nous examinerons un peu plus loin les vaisseaux de la substance nerveuse.

L'*artère Sylvienne* est souvent oblitérée par des caillots; il en résulte un ramollissement du territoire cérébral arrosé par cette artère et une hémiplégie. Le corps strié est complètement arrosé par des branches de l'artère Sylvienne, d'après Duret. Cependant l'orbiculaire des paupières n'est pas paralysé dans ces cas, et il devrait l'être si l'assertion de Duret était exacte. Au contraire, les lésions propres de la partie antérieure du corps strié affectent l'orbiculaire des paupières. C'est qu'en effet la proposition de

Duret est trop exclusive, et il est fort probable que les artères de la partie antérieure du corps strié viennent d'une autre source. Hallopeau a vu deux fois une artère issue de la cérébrale antérieure pénétrer dans la partie antérieure du corps strié; Heubner dit que la branche de la partie antérieure du corps strié (noyau lenticulaire) se détache du point de fusion de la Sylvienne et de la cérébrale antérieure. Rendu attribue à la cérébrale antérieure une part dans l'irrigation des deux noyaux du corps strié.

b. *Département de l'artère cérébrale antérieure*. — Née de la carotide interne, la cérébrale antérieure se dirige en avant et pénètre dans la scissure inter-hémisphérique. Elle atteint bientôt le genou du corps calleux, parallèlement à celle du côté opposé, jusqu'au lobule quadrilatère, dans lequel elle se termine ordinairement. Vous pouvez voir sur les fig. 380 et 381, que le département qu'elle occupe à la surface des hémisphères est assez étendu.

Les branches formées par la cérébrale antérieure, indépendamment de petits rameaux qui se jettent dans le corps calleux et dans le gyrus fornicatus qui le contourne, sont au nombre de trois. Elles rampent à la face interne de l'hémisphère cérébral, pour se terminer chacune dans une région distincte. Leur position permet de les désigner sous les noms simples de branche antérieure, branche moyenne et branche postérieure.

La *branche antérieure* prend naissance au niveau du genou du corps calleux, se dirige en avant et en bas, pour se terminer à la face inférieure du lobe frontal. Elle fournit le sang à la partie interne et antérieure de la première circonvolution frontale et aux deux circonvolutions qui limitent le sillon olfactif.

La *branche moyenne*, la plus volumineuse, se porte en haut et en arrière. Elle se divise et fournit des rameaux à la partie postérieure de la face interne de la première circonvolution frontale et au lobule paracentral. Quelques-uns de ses rameaux passent sur le bord supérieur de l'hémisphère et se jettent sur sa face externe, où ils se terminent: 1° dans les première et deuxième circonvolutions frontales ; 2° dans la partie supérieure de la circonvolution frontale ascendante ; 3° dans la partie supérieure de la circonvolution pariétale ascendante, et dans la partie antérieure de la circonvolution pariétale supérieure.

La *branche postérieure* se termine dans le lobule quadrilatère.

Territoires principaux. — Il y a donc *trois territoires* dans le département de la cérébrale antérieure : 1° celui de la branche antérieure, qui comprend la partie antérieure de la face interne de l'hémisphère et la partie interne de la face inférieure du lobe antérieur ; 2° celui de la branche moyenne, qui embrasse la face

interne de l'hémisphère, depuis le territoire de la branche antérieure jusqu'au lobule quadrilatère, et la partie antérieure de la
face externe de l'hémisphère, en avant d'une ligne qui partirait

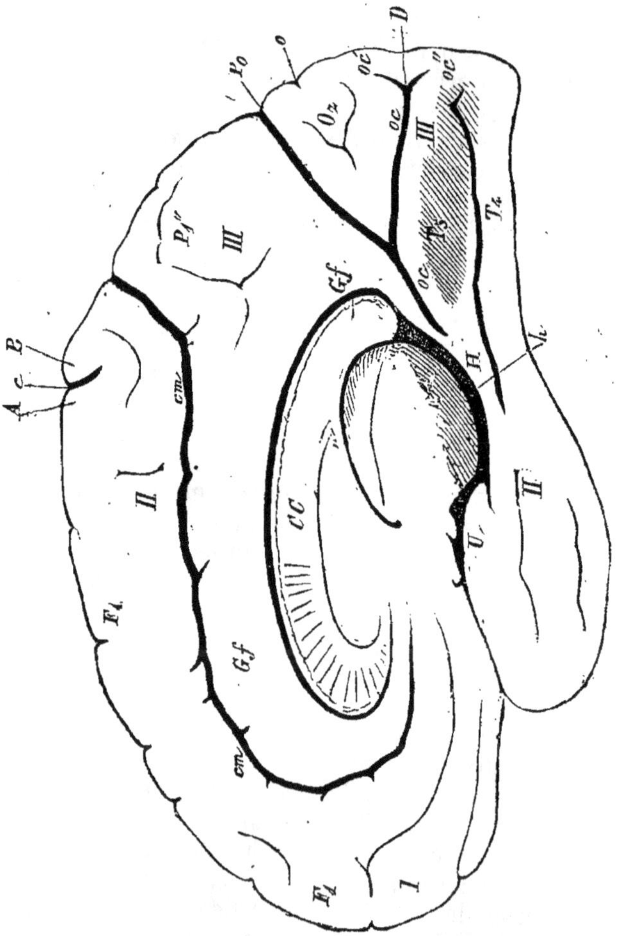

Fig. 380. — Territoires vasculaires de la face interne de l'hémisphère.

CC. Corps calleux. — F1. Face interne de la première circonvolution frontale. — Gf.
Circonvolution du corps calleux (gyrus fornicatus). — H. Circonvolution de l'hippocampe. — Oz. Coin (cuneus de Zwickel). — P1". Avant-coin (præcuneus). — A. Partie
interne de la circonvolution frontale ascendante. — B. Partie interne de la circonvolution pariétale ascendante.
cm. Sillon calloso-marginal. — h. Scissure de l'hippocampe. — Ps. Scissure pariéto-
occipitale. — oc. Scissure calcarine divisée en oc' et oc".
I. Territoire de l'artère frontale interne et antérieure. — II. Territoire de la frontale
interne et moyenne. — III. Territoire de la frontale interne et postérieure. (Ces territoires sont limités par des lignes ponctuées.) — II (en bas). Territoire de l'artère temporale postérieure. — II (en bas). Territoire de l'artère occipitale.

du sillon de séparation de la 2e et de la 3e circonvolutions frontales, et qui aboutirait au bord supérieur de l'hémisphère, à
deux ou trois centimètres en arrière de la scissure de Rolando ;
3° le territoire de la branche postérieure est parfaitement limité ;
il comprend seulement le lobule quadrilatère.

Territoires secondaires. — Des territoires secondaires dépendent
de chacun des trois territoires principaux. Leur nombre est égal
à celui des *rameaux* fournis par les branches artérielles.

Tout ce que je vous ai dit relativement au mode de distribution, aux anastomoses et aux conséquences pathologiques du
mode de terminaison de la cérébrale moyenne s'applique de tous
points à la cérébrale antérieure et à la cérébrale postérieure.

c. *Département de l'artère cérébrale postérieure.* — Après son
origine sur l'artère vertébrale, la cérébrale postérieure se porte
au-dessous du pédoncule cérébral qu'elle contourne et se porte
en arrière, en suivant d'abord les parties latérales de la fente de
Bichat.

Elle suit la partie interne du lobe postérieur du cerveau pour
se perdre dans la corne occipitale. Cette artère fournit trois
branches : *antérieure, moyenne* et *postérieure.*

Le département de cette artère occupe la partie postérieure
de la face interne de l'hémisphère en arrière du lobule quadrilatère, toute la face inférieure du lobe temporal et du lobe
occipital, toute la face externe du lobe occipital, jusqu'à la scissure perpendiculaire externe et jusqu'au pli courbe, enfin la face
externe du lobe temporal, excepté la première circonvolution
temporale.

Territoires principaux. — La *branche antérieure* se rend à la
partie antérieure des circonvolutions temporo-occipitales, pour y
former un territoire principal qui comprend la plus grande partie
de la corne sphénoïdale du cerveau et de la face externe du lobe
temporal.

La *branche moyenne* se porte vers la partie moyenne des mêmes
circonvolutions et empiète un peu sur la face externe des circonvolutions temporales, la première exceptée. Ce deuxième territoire est intermédiaire au précédent et à celui qui suit.

La *branche postérieure* se répand sur les trois faces et sur le
sommet de la corne occipitale du cerveau. Elle remonte en
dedans jusqu'au cuneus. Ce territoire a donc la forme d'une pyramide triangulaire à sommet postérieur. Il est très étendu.

Est-il besoin de vous dire que les *rameaux* des branches artérielles donnent naissance à autant de territoires secondaires qu'il
y a de rameaux ?

d. *Terminaison des artères cérébrales dans la pulpe nerveuse.* —

Ce qui précède a trait uniquement à la disposition des vaisseaux ramifiés à la surface de la pulpe nerveuse, dans l'épaisseur de la pie-mère. Les territoires que nous avons désignés jusqu'à présent doivent être envisagés seulement *en surface*. Nous allons les étudier maintenant *en profondeur*.

Si vous soulevez délicatement un point quelconque de la pie-mère, vous constaterez qu'il se détache de la face profonde un nombre considérable de vaisseaux très fins qui pénètrent perpendiculairement dans la substance cérébrale. Tous ces vaisseaux conservent leur indépendance jusqu'au centre du cerveau ; et comme ils vont en convergeant des parties superficielles vers les parties centrales, vous devez comprendre que tous les vaisseaux dépendant du même territoire représentent un cône dont la base correspond à la surface du cerveau et le sommet vers le centre.

Effet de l'oblitération des artères cérébrales. — On sait, en effet, qu'après l'oblitération d'une branche ou d'un rameau artériel de la pie-mère, la partie correspondante de la pulpe nerveuse ne recevant plus de sang, il existe un ramollissement ischémique en forme de cône ayant la disposition que nous venons d'indiquer, ramollissement formant, lorsqu'il est un peu ancien, ce qu'on appelle une *plaque jaune*, à cause de la couleur jaune que présente sa surface libre. Il se produit ici, lorsqu'une artère est oblitérée, les mêmes phénomènes qu'on observe dans les reins, la rate et le poumon, lorsqu'ils deviennent le siège d'*infarctus*.

Infarctus. — Dans les infarctus, la lésion est également conique à base dirigée vers la surface de l'organe ; mais cet infarctus se produit en sens inverse. Je m'explique.

L'infarctus type ne se produit que dans les viscères où les artères se divisent en branches, formant des départements particuliers et ne s'anastomosant pas entre eux, comme dans la rate, le foie et le poumon ; dans ce dernier organe, par exemple, on voit une artériole se terminer dans un lobule et ne communiquer avec celle du lobule voisin par aucune anastomose. Si cette artériole vient à être oblitérée, la partie du tissu où elle portait le sang, étant privée du fluide nourricier, va se désorganiser, se ramollir, se gangrener, de manière à former un foyer conique dont le sommet correspondra à l'oblitération et la base aux capillaires, du côté de la surface de l'organe. Voilà ce qu'on appelle *infarctus*.

Vous voyez bien qu'il existe une grande analogie entre l'infarctus et le ramollissement ischémique. Ils ont tous les deux une forme conique, et si je vous ai dit qu'ils se produisent en sens inverse, c'est parce que, dans le ramollissement, l'oblitération artérielle siège à la surface même du cerveau, et que les artérioles qui naissent des ramifications de l'artère oblitérée pénètrent dans la pulpe cérébrale en convergeant.

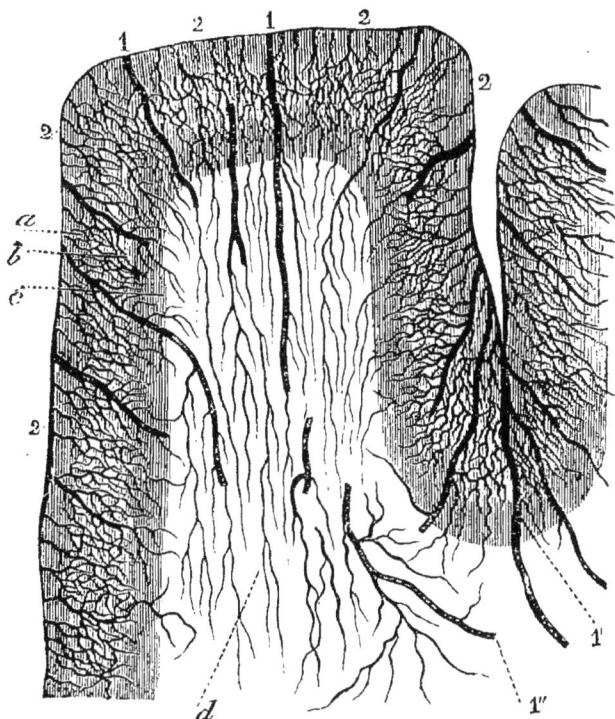

Fig. 381. — Schéma de la distribution des vaisseaux à l'écorce cérébrale.

1, 1. Artères médullaires. — 1'. Groupe d'artères médullaires partant du fond d'une anfractuosité. — 1". Artères des fibres commissurales de Gratiolet. — 2, 2, 2. Artères corticales. — *a*. Réseau capillaire à mailles serrées situé sous la pie-mère. — *b*. Réseau à mailles polygonales plus serrées situé dans la région de la substance grise. — *c*. Réseau de transition à mailles plus larges. — *d*. Réseau capillaire de la substance blanche (Raymond).

Nature des vaisseaux de la pulpe. — Les vaisseaux fins qui pénètrent dans la substance nerveuse ne sont pas des capillaires, mais des artérioles possédant encore les trois tuniques des artères; ils ne deviennent capillaires que dans l'épaisseur de la pulpe nerveuse. Il est regrettable de voir un auteur des plus recommandables ranger ces vaisseaux parmi les capillaires. Aujourd'hui, les auteurs, sauf quelques rares exceptions, s'accordent pour n'admettre comme vaisseaux capillaires que les plus petits vaisseaux microscopiques, n'ayant qu'une paroi épithéliale, dépourvue de contractilité, vaisseaux au niveau desquels se produisent les phénomènes de nutrition. (Voyez, pour détails, Fort, *Traité élémentaire d'histologie*, 2ᵉ édition.) Ces artérioles ne sont pas seulement la terminaison des rameaux de la surface du cerveau, mais aussi des ramuscules collatéraux qui naissent de toutes les artères, troncs, branches et rameaux, le long de leur trajet. Les artères des cérébrales possèdent ce caractère particulier, d'émettre sur tout leur trajet de fines artérioles, de sorte qu'elles paraissent entourées d'une sorte de chevelu à la manière des racines de certaines plantes.

Il y a deux espèces d'artères dans la pulpe nerveuse : les unes se rendent à la substance blanche, *artères médullaires* ; les autres à la substance grise, *artères corticales.*

Les *artères médullaires*, très longues, sont la terminaison des ramuscules artériels répandus à la surface du cerveau, ou des branches collatérales nées sur le trajet des artères qui serpentent dans la pie-mère. Elles traversent la substance grise et pénètrent en droite ligne dans la substance blanche jusqu'à une petite distance des noyaux gris centraux. Mais jamais on ne constate aucune communication entre ces vaisseaux et ceux des noyaux gris centraux. Sur une coupe perpendiculaire d'une circonvolution, on peut constater la présence de 12 à 15 artérioles qui pénètrent par le sommet et par les faces latérales de la circonvolution.

Les *artères corticales*, beaucoup plus courtes, ne dépassent pas la substance grise dans laquelle elles se terminent. Ces artères, très grêles, se terminent par un réseau capillaire, à la formation duquel concourent les capillaires nées sur le trajet des artères médullaires.

Le réseau capillaire de la substance blanche a des mailles allongées dans le sinus des faisceaux de fibres.

Le réseau capillaire de la substance grise est beaucoup plus riche et sa présence concourt à donner à la substance grise sa coloration. Ce réseau est très serré dans les couches de cellules nerveuses, c'est-à-dire dans la deuxième et la troisième couches de substance grise : les mailles du réseau sont polygonales ou plus ou moins arrondies. Dans la deuxième couche, le diamètre de ces mailles, en rapport avec celui des cellules nerveuses, est de 10 à 12 μ, tandis qu'il est beaucoup plus grand dans la couche sous-jacente, où les mailles polygonales ou arrondies mesurent de 20 à 30 μ. Les couches de névroglie, qui ferment la première et la quatrième couche de la substance grise, possèdent un réseau à mailles plus larges et de forme polygonale.

Les *veines*, nées des capillaires de la substance blanche et de la substance grise, rapportent le sang vers la surface du cerveau.

Ces vaisseaux, absolument dépourvus de valvules, augmentent de volume en s'anastomosant et se jettent dans les sinus de la dure-mère.

Avant de terminer, je vous rappelle, encore une fois, que les vaisseaux corticaux n'ont aucune communication avec les vaisseaux centraux.

2· Circulation centrale, circulation des noyaux gris centraux. — Les artères centrales pénètrent dans le cerveau par la base, c'est-à-dire verticalement, pour se porter dans le corps *strié* et dans la couche optique. On peut les diviser en artères striées et artères *optiques*.

a. **Artères striées.** — Elles naissent de l'origine de la cérébrale antérieure et de la cérébrale moyenne.

Artères striées antérieures. — Elles viennent de la cérébrale antérieure; elles ne sont pas constantes. Elles forment une sorte de chevelu qui pénètre la substance cérébrale de bas en haut, pour se perdre dans l'extrémité antérieure, ou tête du corps strié.

Les artères striées qui naissent de la cérébrale moyenne sont plus nombreuses et plus volumineuses. Elles forment un groupe extrêmement important qui passe par les trous de la substance perforée antérieure et qui aborde le noyau lenticulaire par sa partie inférieure. A ce niveau, ces artères se divisent en deux groupes: les *artères striées externes* et les *artères striées internes*.

Artères striées externes. — Celles-ci se répandent, en formant une sorte d'éventail, sur la face externe du noyau lenticulaire, entre ce noyau et la capsule externe. Arrivées près de la partie supérieure du noyau lenticulaire, elles pénètrent dans son segment externe, pour suivre ensuite la direction des fibres de la capsule interne.

En sortant du noyau lenticulaire pour traverser la capsule interne, les artères striées externes forment deux groupes différents : les artères lenticulo-striées et les artères lenticulo-optiques.

Les *artères lenticulo-striées* traversent la région de la capsule interne qui porte le même nom et se jettent dans le noyau caudé.

Les *artères lenticulo-optiques*, après avoir traversé la partie postérieure, ou lenticulo-optique, de la capsule interne, se jettent dans la partie antérieure et externe de la couche optique, où elles se terminent.

Parmi les artères lenticulo-striées, il y en a une très importante à cause de son volume et de sa longueur; elle traverse la capsule interne vers sa partie moyenne, puis elle se porte en avant dans l'épaisseur du noyau caudé jusqu'à son extrémité antérieure, où elle se termine. C'est cette branche que M. Charcot propose de nommer *artère de l'hémorrhagie cérébrale*. Nous avons déjà vu, en étudiant le noyau lenticulaire, que ce dernier est séparé de la capsule externe par un espace virtuel dans lequel le sang s'infiltre facilement à la suite de la rupture d'une des artères striées externes, phénomène que vous vous expliquez, puisqu'il n'y a aucune adhérence, aucune communication, entre le noyau lenticulaire et la capsule externe.

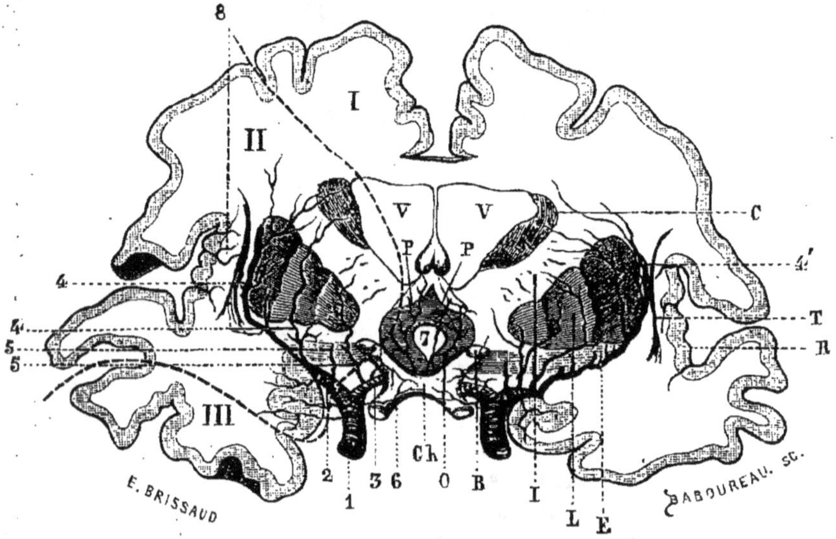

FIG. 382. — Coupe transversale du cerveau pratiquée à un centimètre en arrière du chiasma. Artères du corps strié.

B. Bandelette optique. — Ch. Chiasma. — C. Noyau caudé. — E. Capsule externe. — I. Capsule interne ou pied de la couronne rayonnante. — L. Noyau lenticulaire. — O. Substance grise du troisième ventricule. — PP. Piliers du trigone. — R. Insula. — T. Noyau tœniforme, avant-mur. — V, V. Coupe des ventricules latéraux.
I. Territoire vasculaire de l'artère cérébrale antérieure. — II. T. de la cérébrale moyenne. — III. T. de la cérébrale postérieure. — 1. Artère carotide interne. — 2. Sylvienne. — 3. Cérébrale antérieure. — 4, 4'. Artères externes du corps strié ou lenticulo-striées. — 5, 5. Artères internes du corps strié ou lenticulaires (Raymond).

Artères striées internes. — Elles sont formées par le groupe des artères striées qui pénètrent dans les segments interne et moyen du noyau lenticulaire, en dedans, par conséquent, des artères striées externes. Ces vaisseaux traversent le noyau lenticulaire de bas en haut, passent à travers la capsule interne et se terminent dans le noyau caudé.

b. *Artères optiques.* — Les artères de la couche optique sont les optiques externes, les optiques inférieures, l'optique postérieure et interne, et l'optique postérieure et externe.

Les *artères optiques externes* sont la terminaison des lenticulo-optiques, terminaison des branches postérieures des striés externes. Je viens de vous les décrire.

Les *artères optiques inférieures* sont des artères nombreuses, nées de l'origine de la cérébrale postérieure et pénétrant dans les trous de l'espace perforé postérieur; elles se rendent aux pa-

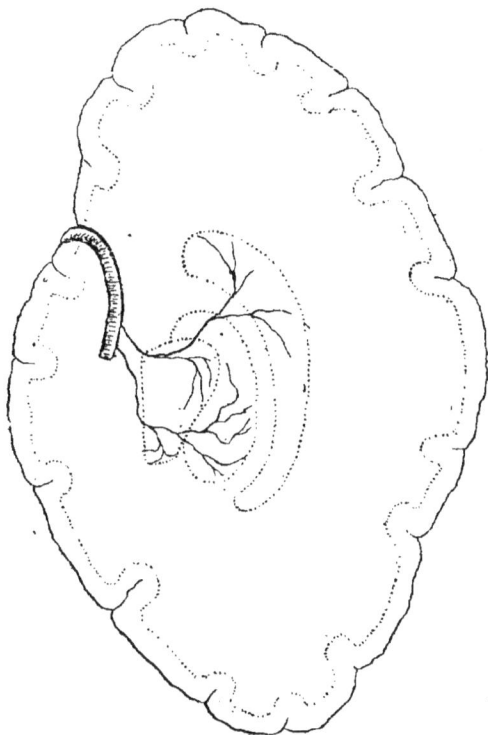

Fig. 383. — Schéma montrant la disposition relative des vaisseaux lenticulo-optiques et lenticulo-striés (Raymond).

rois du ventricule moyen, autrement dit, à la face interne des couches optiques.

L'*artère optique postérieure et interne* naît à l'origine de la cérébrale postérieure, au niveau du point où cette artère s'engage au-dessous du pédoncule cérébral. Elle se porte à la partie postérieure et interne de la couche optique, en pénétrant la substance cérébrale au niveau du bord interne du pédoncule cérébral. Elle donne, en outre, des rameaux aux tubercules quadrijumeaux et au plan supérieur du pédoncule cérébral.

L'*artère optique postérieure et externe* prend naissance égale-

23*

ment sur l'artère cérébrale postérieure, en dehors du pédoncule cérébral, dans la fente de Bichat, puis elle se jette dans la partie postérieure et externe de la couche optique.

Remarques. — Toutes les artères que je viens de vous décrire se distinguent des artères du système cortical en ce qu'elles sont relativement très volumineuses; leur diamètre varie entre un demi-millimètre et un millimètre.

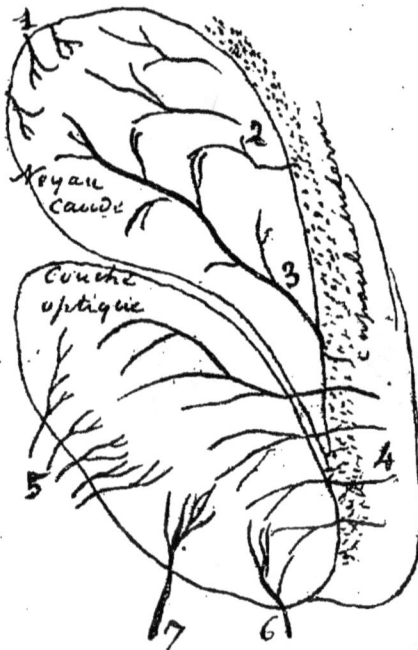

FIG 384. — Terminaison des artères centrales du cerveau.

1. Artères striées antérieures. — 2. Artères lenticulo-striées, groupe antérieur des striées externes. — 3. Artère de l'hémorrhagie cérébrale (Charcot). — 4. Artères lenticulo-optiques, groupe postérieur des striées externes. — 5. Artères optiques inférieures. — 6. Artère optique postérieure et interne. — 7. Artère optique postérieure et externe.

Les artères striées externes se font remarquer par leur nombre et par leur volume. Toutes ces artères offrent deux points particuliers fort importants : 1° elles n'ont aucune communication avec le système des artères corticales; 2° elles forment des *artères terminales*, c'est-à-dire qu'elles n'offrent entre elles aucune anastomose, de sorte que chacune d'elles se porte dans un petit territoire spécial, territoire en forme de cône, dont le sommet inférieur correspond à l'origine de l'artère et dont la base répond à la face supérieure du corps strié. Remarquez que l'absence d'anastomoses collatérales dans ces artères, le volume de ces vaisseaux et leur direction verticale, sont autant de conditions qui favorisent la rupture des artères striées et prédisposent aux hémorrhagies cérébrales.

Toutes ces artères donnent naissance à des veinules correspondantes qui se réunissent pour former la veine de Galien. Ce petit système veineux, dépourvu de valvules, se déverse dans le sinus droit.

— M. Duret, continuant ses recherches sur la circulation cérébrale (communication à la Société de biologie, 6 janvier 1887), a trouvé chez les animaux un rapport constant entre la distribution de l'artère sylvienne et les régions motrices décrites par Ferrier, sur l'écorce cérébrale.

Il montre à la Société des préparations et des dessins à l'appui de sa thèse. Il résulterait de ce fait que les divisions physiologiques et vasculaires ne correspondraient nullement à l'aspect extérieur, et que les sillons et le relief des circonvolutions n'auraient qu'un rôle secondaire. M. Duret a fait aussi quelques recherches sur le mode de développement des circonvolutions ; il attribue une influence prépondérante à l'action mécanique du crâne ; plus l'angle facial est petit, plus le sillon de Rolando est en avant. A l'époque où se forment les plis sur la vésicule encéphalique, le crâne présente déjà une résistance considérable. Il établit, par des considérations tirées des distributions vasculaires, ces faits déjà en partie connus. Enfin, ayant remarqué que chez les animaux, comme chez l'homme, il existe une artère spéciale pour la troisième circonvolution ou pour des parties similaires ; que sur le territoire de cette artère sont situés les centres moteurs de la langue et des lèvres, il a essayé sur des chiens d'extirper cette région dans le but de rechercher s'il surviendrait quelques phénomènes analogues à ceux qu'on observe chez l'homme (l'aphasie) ; ses résultats ne sont pas définitifs, mais il semble dès à présent que les animaux auraient perdu la faculté d'aboyer.

C. — CERVELET.

Conformation extérieure.

Le cervelet, situé à la partie postérieure et inférieure de la cavité crânienne, repose sur l'occipital. Sa face supérieure est séparée du cerveau par la tente du cervelet, et sa circonférence correspond à la portion horizontale des sinus latéraux et aux sinus pétreux supérieurs.

Le cervelet est séparé de la protubérance annulaire et du bulbe par la cavité du quatrième ventricule. Il est uni au reste de l'encéphale par six prolongements ou cordons de substance blanche, situés de chaque côté du quatrième ventricule, et connus sous le nom de *pédoncules cérébelleux*.

La surface du cervelet, de couleur grise, comme celle du cerveau, est recouverte de sillons et de saillies, à la manière du cerveau ; mais ici les saillies ne sont pas sinueuses et décrivent des courbes régulières. Il en est de même, par conséquent, des sillons qui les séparent. Les premières constituent les *lames* du cervelet ; on donne uniquement le nom de *sillons* aux enfoncements qui les séparent.

La *face supérieure* offre sur la ligne médiane une saillie antéro-postérieure, appelée *vermis superior*, et deux parties latérales

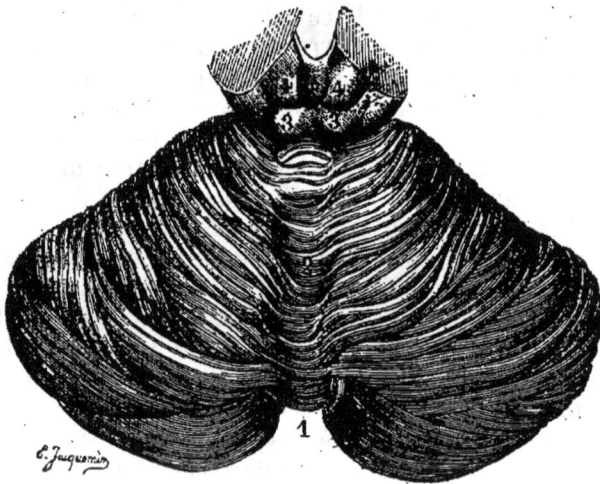

FIG. 385. — Face supérieure du cervelet.

1. Partie postérieure du vermis superior. — 2. Vermis superior. — 3, 3. Tubercules quadrijumeaux postérieurs. — 4, 4. Tubercules quadrijumeaux antérieurs. — 5. Glande pinéale.

formant un plan incliné qui regarde en haut et en dehors. Dans toute l'étendue de cette face, vous remarquerez des lames et des sillons qui décrivent des courbes à concavité antérieure.

La *face inférieure* est divisée en deux moitiés, *hémisphères cérébelleux*, ou *lobes latéraux du cervelet*, par un sillon large et peu profond, *scissure inter-hémisphérique*. En écartant légèrement les lèvres de cette scissure, vous voyez une saillie antéro-postérieure, *vermis inferior*. Cette saillie se continue en arrière avec l'extrémité postérieure du vermis superior ; en avant, elle se termine dans la cavité du quatrième ventricule par un petit prolongement libre, appelé *luette*, parce qu'on l'a comparée à la luette du voile du palais. Les deux vermis réunis constituent le *lobe médian* du cervelet. A leur extrémité antérieure, ils sont séparés par la *valvule de Vieussens*, membrane de substance nerveuse réunissant les deux pédoncules cérébelleux supérieurs et concourant à former la voûte du quatrième ventricule.

Les lames de la face inférieure du cervelet ont une disposition différente de celles de la face supérieure. Vous voyez que celles du vermis inferior sont dirigées transversalement, tandis que celles des lobes latéraux, qui ne se continuent pas avec les précédentes, décrivent des courbes à concavité interne et antérieure.

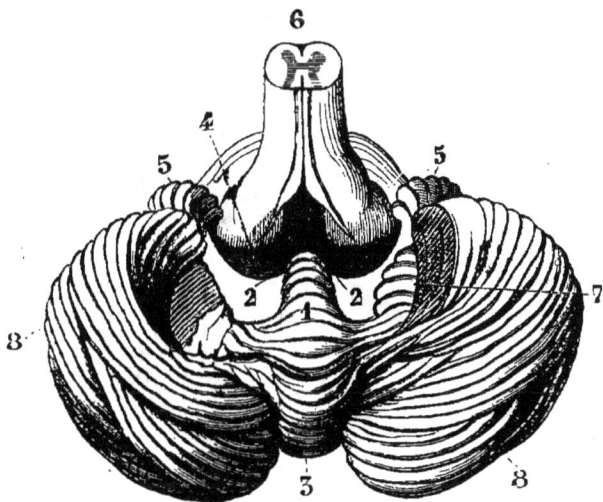

Fig. 386. — Cervelet vu par sa face inférieure. Le bulbe est écarté pour montrer la cavité du quatrième ventricule et la luette.

1. Prolongement antérieur du vermis inferior ou luette. — 2, 2. Valvules de Tarin, qu'on ne peut apercevoir qu'après avoir enlevé les tonsilles. — 3. Réunion du vermis superior et du vermis inferior. — 4. Cavité du quatrième ventricule. — 5, 5. Lobule du nerf pneumogastrique. — 6. Collet du bulbe. — 7. Coupe des tonsilles pour laisser voir les valvules de Tarin.

Si vous écartez, comme je le fais devant vous, les deux hémisphères cérébelleux, vous verrez que quelques lamelles du vermis inferior pénètrent dans les deux hémisphères de manière à former avec le vermis inferior une saillie cruciale, saillie qui a reçu le nom de *pyramide de Malacarne*.

Je dois vous signaler encore les *valvules de Tarin*, deux lamelles de substance nerveuse situées de chaque côté de la luette ; mais il me semble plus à propos de vous parler de ces valvules quand je vous ferai la description du quatrième ventricule.

Le *lobule du nerf vague* est un petit amas arrondi de lames du cervelet situé à la partie antérieure du cervelet, sur le bord in-

férieur du pédoncule cérébelleux moyen. Ce lobule, du volume
d'un gros pois, tire son nom du rapport de voisinage qu'il affecte
avec les racines du nerf vague ou pneumogastrique.

Vous apercevez une autre saillie arrondie, beaucoup plus volumineuse, en arrière et de chaque côté du bulbe rachidien. C'est
le *lobule du bulbe rachidien*, encore appelé *tonsille*. Remarquez

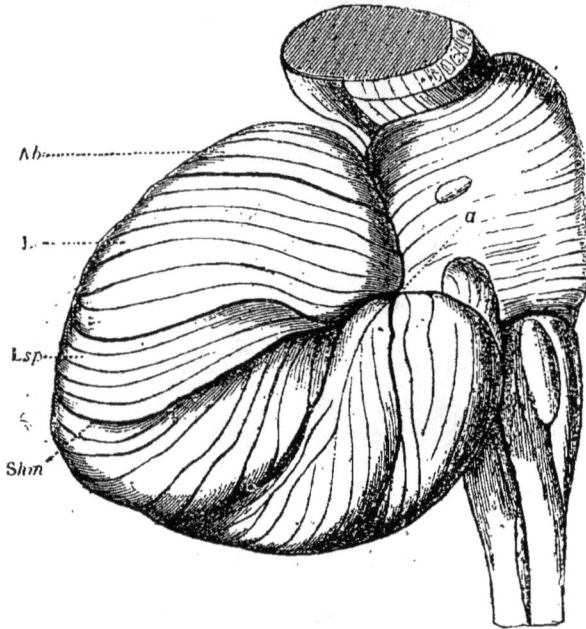

FIG. 387. — Vue de la face latérale droite du cervelet, d'après Huguenin.

a. Point de réunion de divers sillons. — **Shm**. Grand sillon horizontal. — **Lsp**. Lobule
supérieur et postérieur. — **Ls**. Lobule supérieur et antérieur.

que ce groupe de lames est situé sur le trou occipital, dans lequel
il fait légèrement saillie, en sorte que le trou occipital est rempli
par le bulbe, les tonsilles, les artères vertébrales et les deux nerfs
spinaux.

La circonférence du cervelet est parcourue par un sillon très
profond qui permet de diviser le cervelet, ainsi que je vous le
montre, et dans une assez grande étendue, en deux moitiés, supérieure et inférieure. Voilà le *grand sillon circonférentiel* de Vicq
d'Azyr.

Lorsque vous séparez deux lames voisines, vous pouvez constater que le sillon qui les sépare pénètre dans le cervelet jusqu'à
une profondeur de un centimètre et demi à deux centimètres. Sur

les parois de ce sillon, vous apercevez d'autres sillons et d'autres lames qui ne sont pas visibles à la surface même du cervelet. Ces lames constituent les *lamelles* du cervelet.

D. — CERVELET.

Conformation intérieure.

Messieurs, il suffit, pour l'étude de la conformation intérieure du cervelet, de pratiquer sur cet organe une coupe horizontale et deux coupes verticales antéro-postérieures, l'une sur le lobe médian, l'autre sur l'un des lobes latéraux.

La coupe antéro-postérieure et verticale du lobe médian vous montre, comme vous le voyez sur cette figure, que la substance blanche centrale du cervelet se porte vers la substance grise sous forme de faisceaux lamelleux ramifiés. Ces faisceaux étant recouverts de substance grise au niveau de leur point de séparation, et se montrant à la coupe sous forme de rubans blancs, vous devinez qu'une coupe du lobe médian vous montrera la substance blanche ramifiée dans la substance grise. C'est à cette disposition que s'applique l'expression d'*arbre de vie du lobe médian*.

Il en est de même des lobes latéraux, sur lesquels une coupe analogue vous fait voir l'*arbre de vie des lobes latéraux*, qui diffère du premier en ce que les ramifications de la substance blanche y sont plus larges, et que la substance grise y est relativement moins abondante.

Une coupe horizontale faite d'avant en arrière, en suivant exactement la face supérieure des pédoncules cérébelleux supérieurs et de la valvule de Vieussens, comme je le fais devant vous, vous permet d'apercevoir dans chacun des lobes latéraux une ligne d'un gris foncé, très sinueuse. Cette ligne vous montre la coupe d'une membrane, d'une paroi formée de substance grise. Cette membrane plissée représente une cavité, une poche pourvue d'une ouverture vers les angles latéraux du quatrième ventricule. Voilà le *corps rhomboïdal* du cervelet.

Vers les angles latéraux du quatrième ventricule, vous pouvez voir le point d'émergence des trois pédoncules cérébelleux qui se dégagent des lames grises qui les recouvrent et se séparent en divergeant.

1° Les *pédoncules cérébelleux supérieurs* se portent en avant et en haut pour s'engager au-dessous des tubercules quadrijumeaux.

2° Les *pédoncules cérébelleux moyens*, beaucoup plus volumineux, se portent directement en avant pour se confondre avec la protubérance annulaire.

3º Les *pédoncules cérébelleux inférieurs*, que vous ne pouvez voir qu'à la condition d'écarter le bulbe du cervelet, se dirigent en bas et un peu en dedans, pour s'unir aux bords du plancher du quatrième ventricule.

Structure du cervelet. — Le cervelet, comme le cerveau, est composé de substance blanche et de substance grise.

Substance blanche. — La substance blanche est formée des mêmes fibres que celles du cerveau. Je crois inutile de vous les décrire

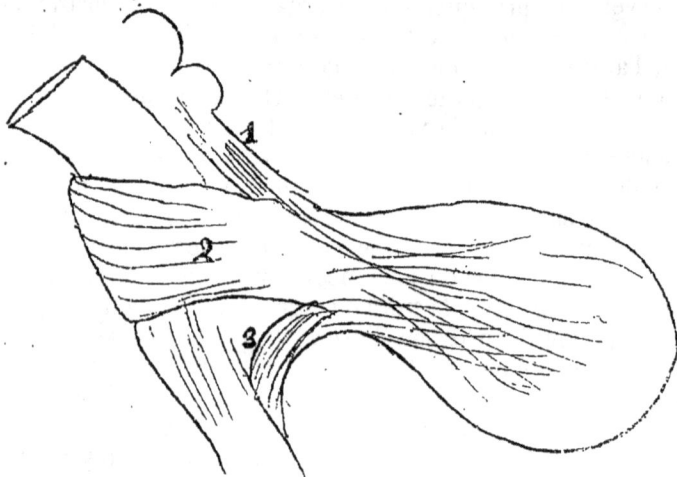

Fig. 388. — Schéma des trois pédoncules cérébelleux.

1. Pédoncule supérieur. — 2. Pédoncule moyen. — 3. Pédoncule inférieur.

de nouveau. Ces fibres sont, pour la plupart, le prolongement de celles des pédoncules cérébelleux dans l'épaisseur du cervelet. Quelques-unes sont étendues du corps rhomboïdal à la substance grise superficielle. Des coupes bien faites vous montreront que les pédoncules supérieurs et inférieurs s'épanouissent principalement dans les lobes latéraux et que les fibres du pédoncule moyen divergent dans tous les sens, aussi bien dans le lobe médian que dans les lobes latéraux.

Y a-t-il dans le cervelet, comme dans le cerveau, dix *fibres commissurales* unissant les deux hémisphères cérébelleux et des *fibres unissantes*, ou d'association, réunissant les lames et les lamelles d'un même hémisphère? C'est ce que le microscope n'a pas encore démontré. La *névroglie* de la substance blanche du cervelet est identique à celle de la substance blanche du cerveau, mais elle renferme beaucoup plus de noyaux.

Mais ce que vous devez savoir, Messieurs, c'est que la terminaison des pédoncules cérébelleux en dehors du cervelet est aujourd'hui parfaitement connue.

1° On sait que les fibres des pédoncules cérébelleux supérieurs s'entre-croisent en totalité entre les pédoncules cérébraux et les tubercules quadrijumeaux, pour se terminer dans les cellules nerveuses du *noyau rouge de Stilling* situé dans l'épaisseur de la couche optique.

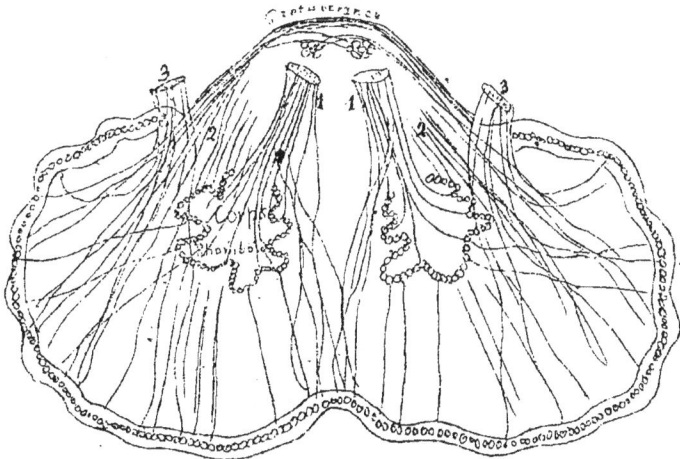

Fig. 389. — Schéma de la structure du cervelet.

1. Pédoncules cérébelleux supérieurs. — 2. Pédoncules moyens. — 3. Pédoncules inférieurs.

2° Les fibres des pédoncules cérébelleux moyens s'étalent en avant pour former la couche superficielle de la protubérance. Elles s'entre-croisent sur la ligne médiane avec celles du côté opposé et se jettent dans les cellules de la substance grise située dans l'épaisseur de la protubérance. Un grand nombre passe dans le pédoncule moyen du côté opposé, sans contracter aucun rapport avec les cellules nerveuses, de manière à former une véritable commissure entre les deux hémisphères cérébelleux.

3° Les fibres des pédoncules cérébelleux inférieurs se perdent dans les cellules nerveuses situées sur le plancher du quatrième ventricule, au niveau du bulbe.

Vous voyez que les pédoncules du cervelet forment un système particulier de fibres aboutissant à trois centres gris : noyau de Stilling, substance grise de la protubérance et substance grise du plancher du quatrième ventricule. Aucune fibre ne va du cer velet à la moelle ni au cerveau, si ce n'est à la couche optique.

Substance grise. — Comme dans le cerveau, la substance grise occupe la surface ; elle n'existe dans les parties centrales qu'au niveau du corps rhomboïdal ou dentelé et à la voûte du quatrième ventricule. A la surface des lamelles du cervelet, elle forme une épaisseur analogue à celle de la substance grise des circonvolu-

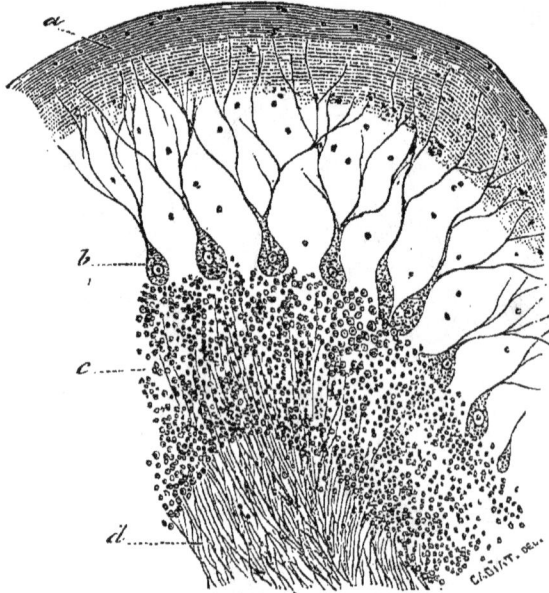

Fɪɢ. 390. — Coupe perpendiculaire d'une lamelle du cervelet.

a. Couche amorphe parsemée de myélocytes. — *b.* Cellule de Purkinje. — *c.* Couche de myélocytes. — *d.* Substance blanche (Cadiat).

tions cérébrales ; elle est disposée en deux couches assez distinctes à l'œil nu, l'une jaune rougeâtre, profonde, l'autre grise, superficielle, qui renferment les mêmes éléments que la substance grise du cerveau et de la moelle.

Cellules. — Elles forment trois couches distinctes et superposées.

La plus profonde est constituée par des cellules très nombreuses répandues au milieu d'un plexus nerveux à mailles très serrées ; ces cellules sont tellement délicates et molles, qu'elles s'unissent entre elles, de sorte qu'on n'aperçoit que les noyaux arrondis au milieu d'une masse de protoplasma, *noyaux en apparence libres*, pourvus d'un nucléole et présentant un diamètre égal à celui des globules rouges du sang.

La couche moyenne renferme les *grosses cellules* de Purkinje, cellules que cet anatomiste a découvertes à la face interne de la couche grise superficielle, en dehors des précédentes ; elles dépassent rarement 70 μ. Leurs prolongements, au nombre de deux, trois ou quatre, présentent une direction et une conformation spéciales ; l'un d'eux [1], plus fin, est tourné vers la substance blanche, les autres regardent la surface du cervelet ; ils sont

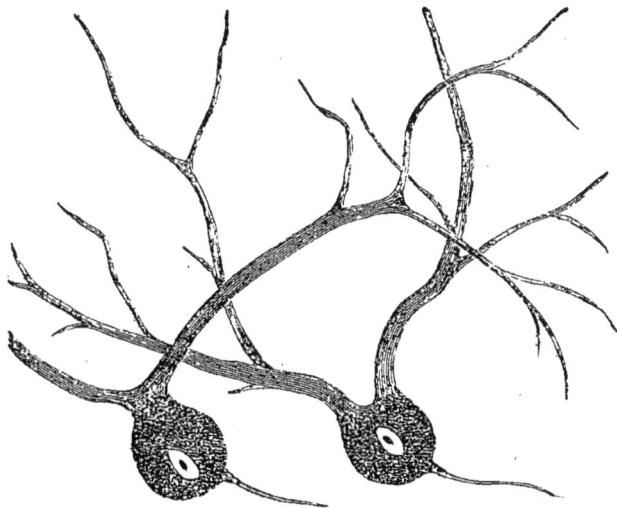

Fig. 391. — Grosses cellules de la couche corticale de la substance grise du cervelet de l'homme. — Les prolongements supérieurs sont périphériques, l'inférieur est en continuité avec les éléments centraux. (Grossissement, 350.)

très gros à leur origine, où ils peuvent avoir le quart du diamètre de la cellule, et se ramifient de manière à donner naissance à des faisceaux de fibrilles extrêmement délicates. Ces fibrilles suivent deux directions différentes : quelques-unes cheminent horizontalement, le plus grand nombre se porte perpendiculairement vers la surface du cervelet.

La couche la plus superficielle est formée par un mélange des prolongements des cellules précédentes, de substance conjonctive et de petites cellules. Celles-ci dépassent rarement 20 μ ; il est impossible de suivre leurs prolongements très fins. Ces mêmes cellules se rencontrent encore en petit nombre dans la couche profonde (*couche rouillée* ou *ferrugineuse* de Kölliker).

Les fibres nerveuses émanées de la substance blanche, comme

---

1. Deiters lui donne le nom de *prolongement du cylindre d'axe*, comme nous l'avons déjà vu plus haut pour les cellules du cerveau.

dans le cerveau, et réunies en faisceaux, traversent la couche profonde dans laquelle nous avons signalé les noyaux en apparence libres. Dans l'épaisseur même de la couche profonde, ces

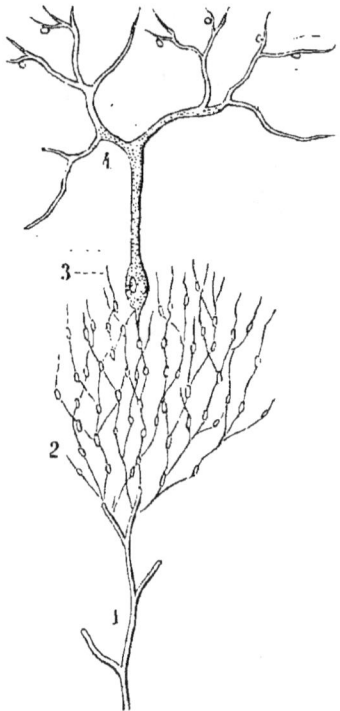

FIG. 393. — Continuité des éléments nerveux du cervelet.

1. Tube nerveux de la substance blanche du cervelet.— 2. Réticulum formé par des filaments pourvus de noyaux. — 3. Grosse cellule nerveuse émettant vers la périphérie du cervelet des prolongements 4, dont quelques-uns sont pourvus de noyaux.

fibres s'amincissent de plus en plus, se ramifient et s'anastomosent de manière à former un réseau serré, duquel partent un nombre considérable de filaments extrêmement fins, que l'on ne peut suivre au delà de la couche de grosses cellules. A mesure que ces filaments s'amincissent, ils perdent leurs contours foncés, et se transforment en fibres pâles tout à fait analogues aux filaments qui résultent des prolongements ramifiés des grosses cellules. Il est extrêmement probable qu'il existe des anastomoses entre les extrémités de ces fibres nerveuses et celles des prolongements celluleux.

Vaisseaux. — Les trois artères cérébelleuses, fournies par la vertébrale et le tronc basilaire, se ramifient à la surface du cervelet dans l'épaisseur de la pie-mère. Vous pouvez constater ici que la pie-mère n'envoie pas un double feuillet entre les lames et lamelles, comme vous l'avez vu entre les circonvolutions. Les prolongements de la pie-mère entre les lamelles du cervelet sont des cloisons simples portant les vaisseaux jusqu'au fond des sillons. Les artérioles se détachent de la pie-mère pour pénétrer dans la substance grise et dans la substance blanche de la même manière que pour le cerveau. Cependant, le réseau de la substance grise est moins considérable et moins serré dans le cervelet, où il n'existe, à proprement parler, que dans la couche des cellules de Purkinje. On ne sait pas si les vaisseaux du cervelet se distribuent, comme ceux du cerveau, à des territoires déterminés.

Les veines, nées de tous les points du cervelet, émergent à sa surface pour se jeter dans les sinus veineux situés à la circonférence de la tente du cervelet.

Fonctions. — Les physiologistes ont cherché de tous temps quels peuvent être les usages du cervelet. On y a localisé le *sensorium commune*, on lui a fait jouer un grand rôle dans les *mouvements*, on en a fait le siège de *l'instinct de la propagation*. Pour M. Lussana, de Padoue, le cervelet serait le siège du *sens musculaire*, c'est-à-dire de cette sensibilité musculaire qui nous donne la faculté de mesurer et de gouverner les contractions nécessaires à l'accomplissement de tel ou tel mouvement. Tout ce qu'on sait de positif sur les fonctions du cervelet, c'est que cet organe a des fonctions différentes de celles du cerveau. Il ne prend aucune part aux fonctions cérébrales. M. Flourens a démontré qu'il est un organe coordonnateur des mouvements de locomotion ; les lésions expérimentales des parties profondes du cervelet déterminent un désordre, une ataxie remarquable de ces mouvements.

D. — MOELLE ÉPINIÈRE.

La moelle épinière, portion des centres nerveux située dans le canal rachidien, est étendue depuis l'apophyse odontoïde de l'axis jusqu'à la première vertèbre lombaire. Chez l'embryon, la moelle arrive au coccyx, tandis qu'à la naissance elle atteint à peine la base du sacrum. Cette sorte d'ascension de la partie terminale de la moelle jusqu'à la première vertèbre lombaire est due à l'allongement relativement beaucoup plus considérable de la colonne vertébrale. Il résulte de cet allongement que la moelle, ainsi que les racines des nerfs inférieurs, semblent remonter dans le canal rachidien. L'ensemble de ces racines nerveuses contenues dans le canal rachidien, au-dessous de la moelle, constitue la *queue de cheval*.

La moelle ne remplit pas le canal rachidien, ses diamètres sont à ceux du canal comme 3 est à 5. Entre la moelle et la paroi osseuse du canal, revêtue d'un périoste, vous trouverez de dedans en dehors : 1° la pie-mère ; 2° une couche de liquide céphalo-rachidien ; 3° le feuillet viscéral arachnoïdien ; 4° le feuillet pariétal et la dure-mère ; 5° une couche de graisse molle au milieu de laquelle serpentent les veines intra-rachidiennes.

Cet organe si important offre des dimensions qui étonnent souvent ceux qui ne sont pas prévenus. Son diamètre moyen n'est que de dix millimètres dans tous les sens ; cependant, à la partie inférieure de la région cervicale et à la partie inférieure de la.

région dorsale, le diamètre transversal augmente de 2 à 3 millimètres.

Il résulte de cette augmentation de diamètre que la moelle présente un *renflement cervical* ou *brachial* et un *renflement lombaire*
ou *crural*, renflement correspondant à l'origine des nerfs des
membres supérieurs et inférieurs. Au-dessous du renflement lombaire, la moelle se termine assez rapidement en cône, puis le

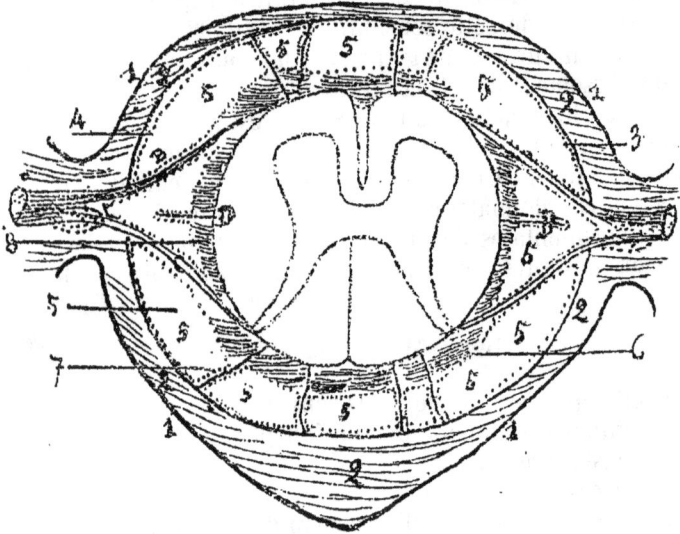

FIG. 391. — Coupe de la moelle et du canal rachidien.

1. Paroi osseuse. — 2. Graisse entre les parois du canal et la dure-mère. — 3. Dure-
mère. — 4. Feuillet pariétal de l'arachnoïde. — 5. Cavité arachnoïdienne. — 6. Feuillet
viscéral de l'arachnoïde. — 7. Ligaments antérieurs et postérieurs entourés d'une gaine
arachnoïdienne. — 8 Liquide céphalo-rachidien. — A. Nerf rachidien. — B. Racines
antérieures. — C. Racines postérieures. — D. Coupe du ligament dentelé entre deux
trous de conjugaison.

sommet du cône s'effile en un cordon extrêmement fin, occupant
le cercle du ligament coccygien et connu sous le nom de *filum
terminale.*

La moelle épinière se trouve solidement fixée dans la cavité du
canal rachidien au moyen des prolongements fibreux qui se portent de la moelle aux divers points des parois du canal : ligament
coccygien, ligaments dentelés, gaines névrilématiques des nerfs,
ligaments antérieurs et postérieurs.

Tous ces ligaments sont des prolongements de la pie-mère, membrane fibreuse qui fait corps avec la moelle. La pie-mère repré-

sente, pour ainsi dire, la peau de la moelle, et je vous dirai plus tard qu'elle en fait partie intégrante.

Le *ligament coccygien* est un cordon fibreux, très mince, qui naît au sommet même, à la queue de la moelle, et qui s'attache en bas à la base du coccyx, après avoir parcouru l'axe de la queue de cheval. Le ligament coccygien renferme le filum terminale.

Les *ligaments dentelés* sont deux bandelettes latérales situées entre les racines antérieures et postérieures des nerfs rachidiens, et occupant toute la longueur de la moelle. Ils ont une face antérieure et une postérieure. Leur bord interne se confond avec les côtés de la moelle, et leur bord externe, dentelé, correspond aux trous de la dure-mère qui laissent passer les nerfs rachidiens. Chacune des dentelures s'attache par sa pointe sur la dure-mère, entre deux nerfs rachidiens ; la concavité, le feston qui sépare les points, correspondent aux points de réunion des racines antérieures et postérieures des nerfs rachidiens, autrement dit aux troncs de conjugaison. Les pointes des ligaments dentelés soulèvent nécessairement le feuillet viscéral de l'arachnoïde pour s'attacher à la dure-mère (fig. 394). Il y a une ou deux dentelures de moins qu'il n'y a de trous de conjugaison correspondant au ligament dentelé, parce que vous constaterez ordinairement l'absence d'une ou deux dentelures, de sorte qu'à ce niveau deux troncs de conjugaison correspondent à un seul feston du ligament dentelé.

Les *prolongements névrilématiques* des nerfs se portent de la pie-mère à la surface des racines des nerfs. Ils se confondent avec la dure-mère au niveau des points où cette membrane se laisse traverser par les nerfs, et les deux membranes réunies se prolongent sur eux pour former leur névrilème (fig. 393).

Les *ligaments antérieurs et postérieurs* sont de nombreux faisceaux de tissu fibreux, irréguliers, variables comme nombre et comme volume, et s'étendant des faces antérieure et postérieure de la moelle aux parties correspondantes de la dure-mère. Ces ligaments soulèvent le feuillet viscéral de l'arachnoïde, qui leur forme autant de gaines séreuses au moyen desquelles le feuillet viscéral arachnoïdien se continue avec le feuillet pariétal (fig. 394, 7).

Si vous étudiez la moelle revêtue de pie-mère, et c'est ainsi que vous devez l'étudier, vous remarquerez en avant et en arrière un sillon longitudinal, exactement rectiligne, qui divise la moelle en deux moitiés latérales parfaitement symétriques.

L'antérieur, *sillon médian antérieur*, est interrompu en haut par l'entre-croisement des faisceaux de la moelle, *décussation des pyramides*. Il n'occupe en profondeur que le tiers de l'épaisseur de la moelle, et sa partie profonde est formée par la *commissure blanche,* ou *antérieure,* de la moelle. Vous pourrez, en prenant des précautions, écarter les deux lèvres de ce sillon, y passer le manche d'un scalpel et constater que la pie-mère envoie dans son sillon médian antérieur un double feuillet, comme dans les anfractuosités du cerveau.

Le postérieur, *sillon médian postérieur,* est beaucoup plus profond et plus mince. Il occupe près de la moitié de l'épaisseur de la moelle et il est limité profondément par la *commissure grise,* ou *postérieure,* de la moelle. Vous verrez qu'il est bien difficile, pour ne pas dire impossible, d'écarter les deux lèvres de ce sillon, dans lequel la pie-mère n'envoie qu'un simple feuillet, comme au niveau des sillons de la surface du cervelet.

Les nerfs rachidiens naissent sur la moelle par deux espèces de racines, antérieures et postérieures. Les *racines postérieures* pénètrent dans la moelle d'une manière fort régulière en formant une ligne droite, légèrement concave en dedans, au niveau des renflements cervical et lombaire. Si vous arrachez ces racines, chacune d'elles formera un petit trou au fond duquel vous apercevrez un point gris appartenant à la substance grise centrale de la moelle. On donne à la série de ces trous, étendue de haut en bas sur toute la longueur de la moelle, le nom de *sillon collatéral postérieur,* sillon fort important. La portion de moelle comprise entre le sillon collatéral postérieur et le sillon médian postérieur est le *cordon postérieur.*

Les *racines antérieures* naissent sur la face antérieure de la moelle; seulement, leur insertion est moins régulière que celle des racines postérieures. Au lieu de s'implanter régulièrement en série linéaire de haut en bas, elles pénètrent dans la moelle sans régularité, de sorte que leurs points d'insertion occupent une bande d'une largeur de 1 à 2 millimètres. On donne à cette bande le nom de *sillon collatéral antérieur.* Vous verrez plus loin que ce sillon fictif est fort peu important; il sépare le *cordon antérieur* de la moelle, situé entre le sillon collatéral antérieur et le sillon médian antérieur du *cordon latéral,* qui sépare les racines antérieures des racines postérieures. La physiologie ayant démontré que le cordon antérieur et le cordon latéral sont moteurs, la signification du sillon collatéral antérieur devient fort minime, et l'on considère habituellement deux cordons dans chaque moitié de la moelle : un *cordon postérieur* et un *cordon antéro-latéral.*

La partie la plus interne des cordons antérieur et postérieur porte un nom particulier. La partie interne du cordon postérieur, qui forme les parois du sillon médian postérieur, a la forme d'un prisme; la coupe a la forme d'un coin, ce qui l'a fait nommer *cordon cunéiforme* ou *cordon de Goll*. Un sillon, visible seulement dans la région cervicale, *sillon intermédiaire postérieur*, sépare le cordon de Goll du cordon postérieur.

Une ligne fictive, tirée de la partie interne de la corne antérieure au bord antérieur du sillon médian antérieur, divise le cordon antérieur en deux parties : l'externe, cordon antérieur proprement dit, et l'interne, auquel M. Charcot donne le nom de *cordon de Turck*, dénomination nécessitée par la pathologie.

Conformation intérieure de la moelle.

Vous ne pouvez étudier la conformation intérieure de la moelle qu'au moyen de coupes perpendiculaires à son axe. Ces coupes vous montreront que la moelle est formée, comme le cerveau et le cervelet, de substance blanche et de substance grise, avec cette différence que la substance grise occupe ici le centre et que la substance blanche lui forme une sorte d'écorce.

Toutes les coupes vous montreront, comme vous pouvez le voir sur cette figure : 1° le sillon médian antérieur ; 2° le sillon médian postérieur ; 3° la *commissure blanche* ou *commissure antérieure*, située au fond du sillon médian antérieur ; la *commissure grise*, ou *commissure postérieure*, située au fond du sillon médian postérieur, et adossée à la commissure blanche. Au centre de cette commissure, vous pourrez apercevoir la coupe du canal de l'épendyme, occupant l'axe de la moelle et situé entre deux veines qui suivent ses bords latéraux.

De chaque côté de la ligne médiane, vous voyez que les deux moitiés de la moelle sont symétriques. Dans chacune de ces deux moitiés, la substance grise centrale se montre sous la forme d'un croissant dont la concavité regarde en dehors et dont la convexité est unie à celle du côté opposé par la commissure grise. La partie antérieure du croissant constitue la *corne antérieure* de la substance grise, l'extrémité opposée est la *corne postérieure*. Ce croissant est la coupe d'une colonne de substance grise, occupant toute la longueur de la moelle, colonne concave en dehors en forme de gouttière. Les quatre cornes, considérées dans toute la hauteur de la moelle épinière, représentent donc quatre colonnes reliées entre elles par la commissure grise, et séparées les unes des autres par quatre cannelures profondes, comme vous pouvez vous en rendre compte en jetant les yeux sur les coupes de la moelle. Le volume relatif de ces colonnes grises et la profondeur des cannelures ne sont pas exactement les mêmes dans toute la hauteur de la moelle ; mais, quelles que soient ces modifications, la coupe de la substance grise n'en présente pas moins, dans tous les cas, les

quatre cornes et la commissure grise ; de sorte que la coupe offre
tantôt l'image de deux croissants unis par une ligne transversale,
tantôt celle d'une croix ou d'un X, tantôt celle de deux C adossés
par leur convexité.

L'étude des coupes de la moelle à l'œil nu ne vous montrera

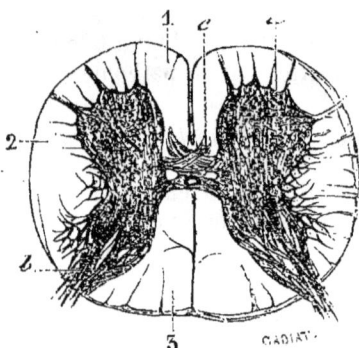

FIG. 395. — Coupe de la moelle
de l'homme à la région lombaire.

a. Corne antérieure. — *b.* Corne postérieure. — *c.* Commissure blanche. —
1. Faisceau antérieur. — 2. Faisceau latéral. — 3. Faisceau postérieur (Cadiat).

aucune séparation dans la substance blanche qui entoure la corne
antérieure et la face externe de la corne postérieure, c'est-à-dire
dans le *cordon antéro-latéral*. Mais, en arrière, la corne postérieure sépare nettement le cordon antéro-latéral du *cordon postérieur*. Sur les coupes pratiquées dans la région cervicale, vous
verrez assez nettement le *sillon intermédiaire postérieur*, à un
millimètre ou un millimètre et demi de la ligne médiane, sillon
séparant le *cordon de Goll* situé en dedans du cordon postérieur

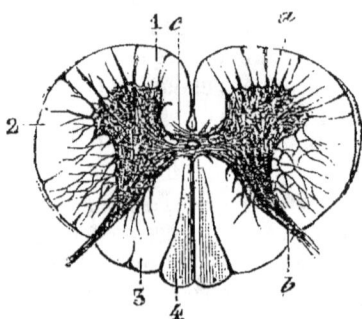

FIG. 396. — Coupe de la moelle
à la partie supérieure de la
région dorsale.

a. Corne antérieure. — *b.* Corne postérieure. — *c.* Commissure blanche. —
1. Cordon antérieur. — 2. Cordon latéral. — 3. Cordon postérieur. — 4. Cordon de Goll.

proprement dit, lequel est appuyé contre la face interne de la
corne postérieure. La substance grise de la corne postérieure
n'atteint pas la surface de la moelle de manière à former le fond
du sillon collatéral postérieur ; le sommet de la corne est une
substance particulière, faisant partie de la névroglie de la moelle,
et qu'on désigne sous le nom de *substance gélatineuse de Rolando.*

Cette substance, sur une coupe, a la forme d'un V ou d'un U dont la concavité coiffe le sommet de la corne postérieure.

Toutes les parties que je viens de vous indiquer existent sur toute la longueur de la moelle. La substance grise dépasse la moelle en haut et en bas : en bas, elle constitue le *filum terminale* dans l'épaisseur du ligament coccygien ; en haut, elle se continue, avec des modifications de forme, dans la région du bulbe.

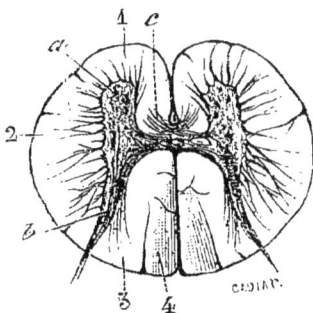

Fig. 397. — Coupe de la moelle à la région cervicale.

a. Corne antérieure. — *b*. Corne postérieure. — *c*. Commissure blanche. — 1. Cordon antérieur. — 2. Cordon latéral. — 3. Cordon postérieur. — 4. Cordon de Goll.

Les cordons s'étendent régulièrement d'un bout à l'autre de la moelle. Les deux cordons postérieurs sont constamment parallèles et arrivent, sans s'entre-croiser, jusqu'au bulbe rachidien. Il en est de même des cordons latéraux situés dans la concavité du croissant formé par la substance grise. Quant aux cordons antérieurs, ils s'entre-croisent sur toute la longueur de la moelle, dans toute l'étendue de la commissure blanche. Nous verrons plus tard comment tous ces cordons se comportent dans la région du bulbe. Pour le moment, étudions la constitution de la substance blanche et celle de la substance grise.

Etude microscopique de la moelle épinière.

Assurément, la science n'a pas dit son dernier mot sur ce sujet, et je serai forcé de vous avouer plusieurs fois que tel ou tel détail de la structure de la moelle est encore inconnu. Néanmoins, vous pourrez juger, par ce que je vais vous dire, des progrès qu'a faits, dans ces derniers temps, l'étude microscopique de la moelle. Ces progrès ne sont pas dus seulement aux perfectionnements des instruments mis en usage pour cette étude, ils sont dus bien plus à ceux de la technique microscopique, car on est arrivé aujourd'hui à des résultats remarquables sous le rapport du durcissement des pièces et de la coloration variée qu'on peut donner à chacun des éléments de la moelle, indépendamment des autres. Etudions d'abord la substance blanche en général, puis chacun des cordons en particulier, ainsi que la commissure blanche et les racines des nerfs rachidiens ; nous procéderons ensuite d'une

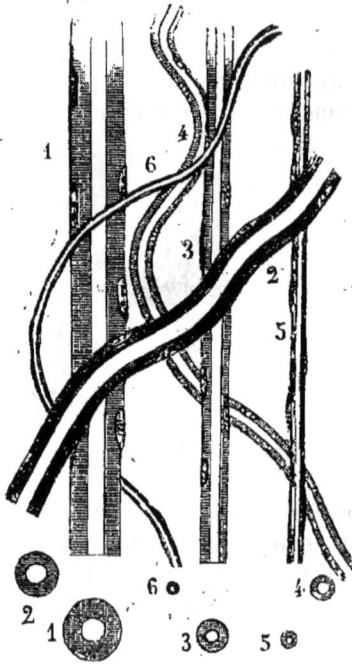

FIG. 398. — Tubes nerveux frais de différentes dimensions A la partie inférieure de la figure, on trouve une coupe transversale des mêmes tubes avec les mêmes chiffres.

1. Tube nerveux gros ; on voit les noyaux de la gaine du tube, la myéline et le cylinder-axis transparent. — 2. Tube moyen. — 3, 4 Tubes plus petits. — 5, 6. Tubes nerveux fins.

manière analogue à l'étude de la substance grise. Les vaisseaux des deux substances seront étudiés ensemble.

Substance blanche de la moelle épinière. — La substance blanche est formée de fibres nerveuses et de névroglie.

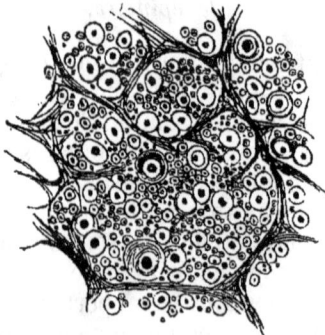

FIG. 399. — Coupe transversale de la substance blanche de la moelle (Cadiat).

a. Les *fibres nerveuses* sont les mêmes que celles du cerveau et du cervelet : elles sont formées d'un cylinder-axis situé au centre d'une gaine de myéline. Les dimensions de ces fibres varient entre $5\ \mu$ et $15\ \mu$.

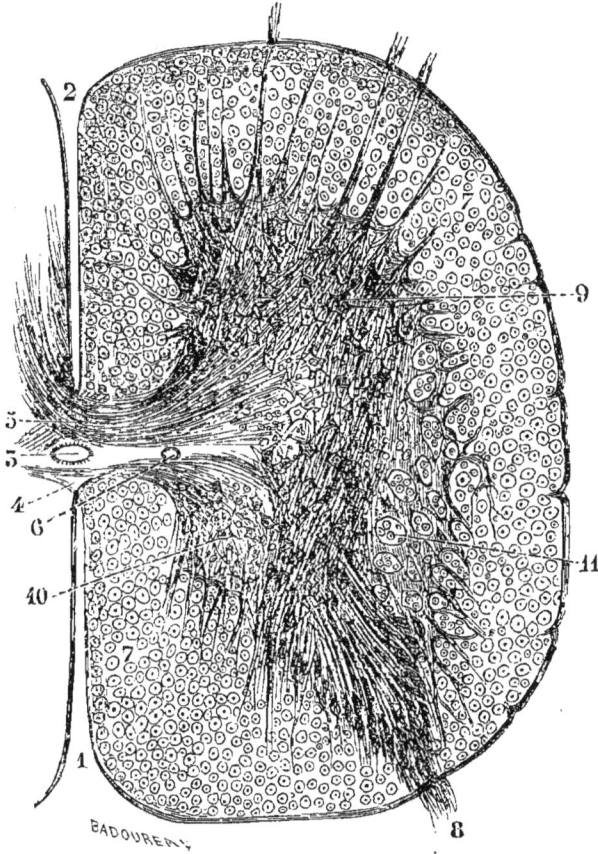

Fig. 400. — Coupe horizontale schématique de la moelle épinière au niveau de la région lombaire, d'après Luys. On y voit les diverses cellules.

1. Sillon médian postérieur. — 2. Sillon médian antérieur. — 3. Coupe de l'épendyme. — 4. Commissure postérieure. — 5. Faisceau de tubes nerveux concourant à former la commissure antérieure ; ces tubes, venus du côté gauche, se rendent aux cellules 9 de la corne antérieure du côté droit. — 6. Un gros vaisseau divisé. — 7. Tous les petits points noirs entourés d'un cercle indiquent les tubes nerveux coupés. — 8. Tubes nerveux des racines postérieures en continuité avec les cellules gélatineuses de la corne postérieure. — 9. Grandes cellules motrices de la corne antérieure formant un réseau par leurs anastomoses. — 10. Cellules spéciales recevant une partie des racines postérieures des nerfs, et réunies à celles du côté opposé par des tubes transversaux 4. — 11. Faisceau de tubes nerveux entouré par la substance grise.

Les fibres de la moelle n'ont aucune connexion avec celle des nerfs rachidiens. Les racines des nerfs rachidiens arrivent à

23***

la substance grise, dans laquelle elles pénètrent après avoir croisé la direction des fibres de la substance blanche ; mais aucune d'elles ne prend part à la constitution des cordons de la substance blanche. Nous verrons cependant qu'un grand nombre de racines postérieures ont un court trajet ascendant ou descendant, dans le cordon postérieur de la moelle, avant de pénétrer dans la substance grise de la corne postérieure. L'extrémité inférieure des fibres de la substance blanche de la moelle prend son origine sur la substance grise. Les fibres ont ensuite un trajet ascendant et elles se perdent par leur extrémité supérieure sur un point plus ou moins élevé de la même substance grise. Les fibres de la moelle établissent donc des communications entre les diverses régions de la substance grise de la moelle. Il y en a de courtes et de longues, celles-ci étant généralement superficielles.

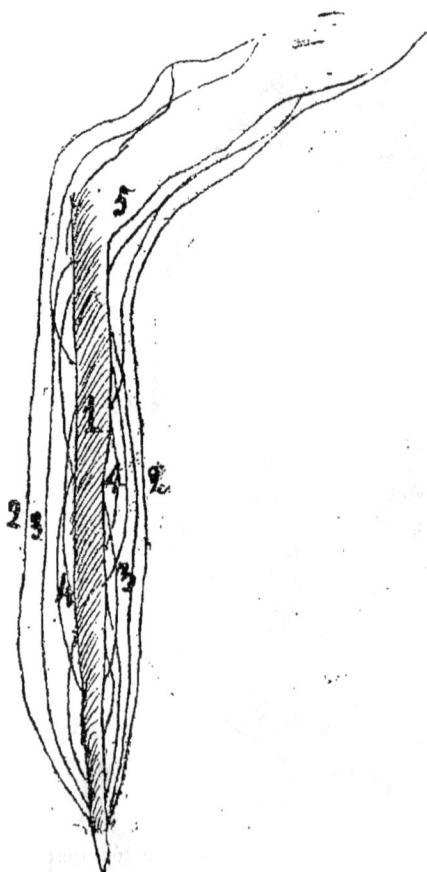

Fig. 401. — Schéma des fibres de la moelle.

1. Substance grise. — 2. Fibres blanches étendues de la partie inférieure de la moelle au cerveau. — 3. Fibres superficielles longues allant d'une extrémité à l'autre de la moelle. — 4. Fibres profondes. — 5. Fibres supérieures de la moelle allant au cerveau.

Les fibres de la moelle sont donc, en partie, des fibres propres à cette portion des centres nerveux. Je dis en partie, parce que quelques-unes des fibres venues des région les plus inférieures, et un certain nombre de celles qui naissent dans la région cervicale, se portent aux ganglions cérébraux après avoir traversé le bulbe la protubérance et les pédoncules cérébraux.

b. La névroglie se continue sans ligne de démarcation avec la pie-mère. La pie-mère recouvre immédiatement la moelle, dont elle est inséparable. A sa face profonde, vous observerez des fibres circulaires de tissu conjonctif qui forment à la moelle une gaine incomplète. Des cloisons partent de la face profonde de la pie-mère et pénètrent dans la substance blanche, qu'elles divisent en faisceaux prismatiques et triangulaires, dont la base regarde la surface de la moelle et dont le sommet arrive au contact de la substance grise. Ces *cloisons principales* (fig. 402) se divisent en *cloisons secondaires*, qui se subdivisent à leur tour dans l'épaisseur des faisceaux. L'aspect de ces divisions et subdivisions représente assez bien sur une coupe les nervures d'une feuille de dicotylédone, sorte de réseau dont les mailles polygonales mesurent de 40 à 80 μ.

Quatre éléments entrent dans la constitution de ces cloisons : des fibrilles de tissu conjonctif, des fibres élastiques, des cellules et de la matière amorphe.

Les *fibres de tissu conjonctif* se rencontrent dans les cloisons principales fournies par la pie-mère. Elles occupent le centre de ces cloisons et ne se montrent pas dans les cloisons les plus petites. Ce sont des fibrilles très fines, se continuant à la surface de la moelle avec celles de la couche profonde de la pie-mère.

Les *fibres élastiques* sont également très fines, isolées. Elles n'existent que dans les points où l'on trouve des fibres de tissu conjonctif. Ces fibres sont tellement délicates qu'on ne les aperçoit bien qu'avec le secours des réactifs, des solutions alcalines, en particulier, qui font disparaître les éléments du tissu conjonctif.

Les *cellules* de la névroglie se rencontrent dans toutes les cloisons, même dans celles qui n'ont pas des fibres de tissu conjonctif, cellules araignées de Jarkowitz.

La *matière amorphe* joue le rôle de ciment par rapport aux éléments précédents. Elle forme la surface des cloisons principales, de sorte que les fibres de tissu conjonctif ne sont jamais en contact avec les tubes nerveux. Dans les plus minces cloisons, il n'existe pas de fibres de tissu conjonctif, mais seulement de la matière amorphe.

Les fibres nerveuses sont disposées par faisceaux. Ceux-ci sont séparés les uns des autres par des cloisons, mais dans chaque faisceau les fibres ne sont pas en contact direct, et elles sont séparées les unes des autres par une couche très mince de matière amorphe.

M. Ranvier a étudié la névroglie de la moelle en faisant dans cet organe une injection interstitielle de solution aqueuse d'acide osmique (1 : 300). Pour ce savant, la névroglie est un *tissu conjonctif réticulé*. Les fibres de la névroglie sont des faisceaux de fibres extrêmement fins, entre-croisés et revêtus de distance en distance par les cellules de la névroglie. Lorsque ces cellules correspondent au point d'entre-croisement de faisceaux fibrillaires,

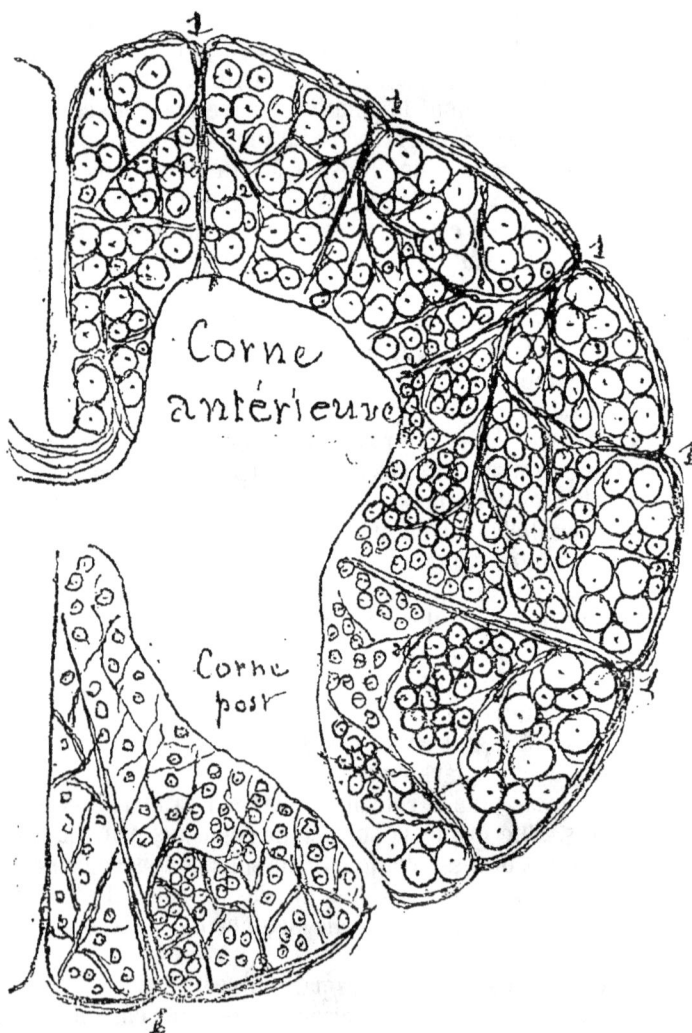

Fig. 402. — Disposition de la névroglie dans la substance blanche.

il semble qu'on ait sous les yeux une cellule à prolongements ramifiés, apparence qui lui a fait donner le nom de *cellule arai-gnée*. Mais, à un très fort grossissement, M. Ranvier est parvenu à constater que ce n'est là qu'une simple apparence, que les prolongements n'appartiennent pas à la cellule et qu'on a pris pour des prolongements les fibrilles mêmes de tissu conjonctif.

Cordon antérieur. — Situé entre le point d'implantation des racines antérieures des nerfs et le sillon médian antérieur, ce faisceau est formé de fibres un peu volumineuses, surtout à sa partie interne, et mesurant de 10 à 15 μ.

M. Charcot propose de donner le nom de *faisceau de Turck* à la partie interne du cordon antérieur. Ce faisceau, d'une grande importance, au point de vue pathologique, serait séparé du cordon antérieur proprement dit par une ligne fictive, allant de la partie interne de la corne antérieure à la partie antérieure du sillon médian antérieur.

Les cordons antérieurs nés des divers points de la substance grise de la moelle se rendent aux ganglions cérébraux, couches optiques et corps striés, après avoir traversé le bulbe et la protubérance. Leurs fibres les plus internes s'entre-croisent dans toute la hauteur de la moelle et forment, en grande partie, la commissure blanche, de telle sorte que la plus grande partie du cordon antérieur du côté droit prend naissance dans la corne antérieure du côté gauche, et *vice versâ*.

Cordon latéral. — Ce faisceau, qui sépare les racines antérieures des racines postérieures des nerfs rachidiens, renferme des fibres grosses, moyennes et petites ; les plus volumineuses se trouvent vers sa surface, et elles se rencontrent de plus en plus fines à mesure qu'on se rapproche de la substance grise.

Aucun entre-croisement n'existe entre les deux cordons latéraux. Mais, au niveau du bulbe rachidien, vous pouvez constater l'entre-croisement d'une partie des cordons latéraux qui passe en avant des cordons antérieurs.

Cordon postérieur. — Compris entre le sillon médian postérieur et le sillon collatéral postérieur, le cordon postérieur renferme des fibres nerveuses fines, surtout dans la partie interne ou cordon de Goll. Vers la partie profonde du cordon postérieur, les fibres se montrent un peu plus volumineuses. Le cordon postérieur se distingue des autres en ce qu'il renferme une quantité plus considérable de névroglie. Cette substance est surtout abondante dans le cordon de Goll, faisceau prismatique et triangulaire, confondu avec le cordon postérieur par la face externe, en rapport avec celui du côté opposé par sa face interne, libre par sa face postérieure, faisceau dont le bord antérieur est séparé de la commissure grise par un intervalle d'un millimètre environ.

Commissure blanche ou antérieure. — Cette commissure, située au fond du sillon médian antérieur, en avant de la commissure grise, est formée de fibres transversales véritablement commissurales, mettant en rapport les deux cornes antérieures, et de fibres obliques. Ces dernières naissent à droite et à gauche sur la face interne de la corne antérieure, se dirigent en dedans et en haut et s'entre-croisent pour se continuer avec le cordon antérieur du côté opposé. La commissure antérieure fait donc, pour ainsi dire, partie des cordons antérieurs.

Racines des nerfs rachidiens et sympathiques. — Indépendamment des fibres longitudinales des cordons et des fibres transversales et obliques de la commissure, la moelle renferme des fibres transversales et obliques qui croisent la direction des fibres des cordons pour se porter vers la substance grise. Ces fibres qui existent sur la hauteur de la moelle sont les racines antérieures et postérieures des nerfs rachidiens, contenant quelques filaments du nerf grand sympathique.

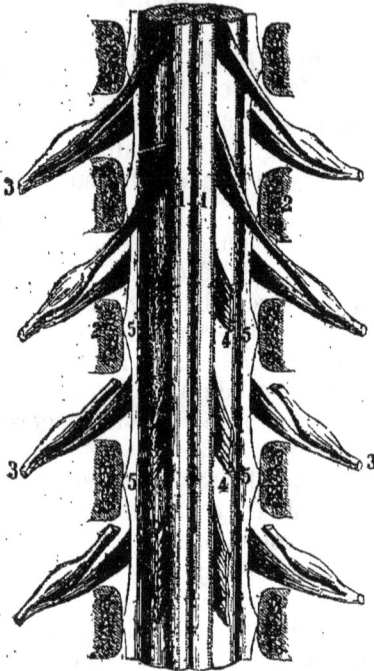

FIG. 403. — Racines des nerfs rachidiens ; fragment de moelle vue par derrière.

1, 1. Cordons postérieurs. — 2, 2. Coupe des pédicules des vertèbres. — 3, 3. Nerfs rachidiens. — 4, 4. Racines postérieures sensitives divisées. — 5, 5. Ligament dentelé.

a. *Racines antérieures des nerfs rachidiens.* — Les racines antérieures, motrices, pénètrent entre les fibres des cordons antérieurs et se portent à la corne antérieure de la substance grise, qu'elles abordent par les parties externe, antérieure et interne. Ces fibres sont, en général, obliques, de sorte qu'on les aperçoit difficilement sur des coupes transversales ; elles sont plus apparentes sur des coupes longitudinales. Elles sont volumineuses (10 à 15 μ). Elles se perdent, sans se diviser, dans la corne antérieure de la substance grise ; mais on n'a pas encore vu d'une manière certaine comment elles s'y terminent.

b. *Racines postérieures des nerfs rachidiens.* — Ces racines, après avoir traversé le ganglion rachidien, se portent vers le sillon collatéral postérieur et pénètrent dans l'épaisseur de la moelle, au niveau du sillon collatéral postérieur. Ces fibres, plus minces que celles des racines antérieures, se divisent en deux

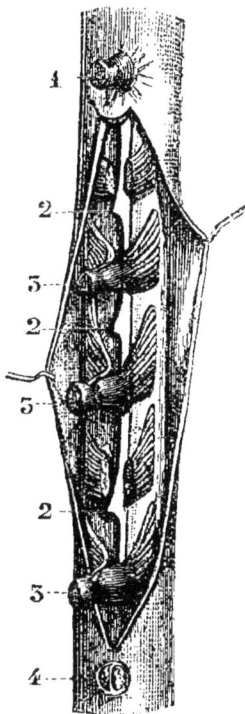

FIG. 404. — Face latérale de la moelle.

1. Un nerf rachidien traversant la dure-mère ; celle-ci présente au-dessous une ouverture dont les bords sont écartés au moyen de crochets. — 2, 2, 2. Dentelures du ligament dentelé, situé entre les racines antérieures et les racines postérieures des nerfs rachidiens — 3, 3, 3. Nerfs rachidiens avec leurs racines et leurs ganglions. — 4. Coupe d'un nerf rachidien au moment où il traverse la dure-mère.

On voit les racines de deux nerfs qui ont été coupées pour laisser voir complètement le ligament dentelé.

groupes, un groupe externe, *fibres radiculaires externes*, et un groupe interne, *fibres radiculaires internes* (fig. 404).

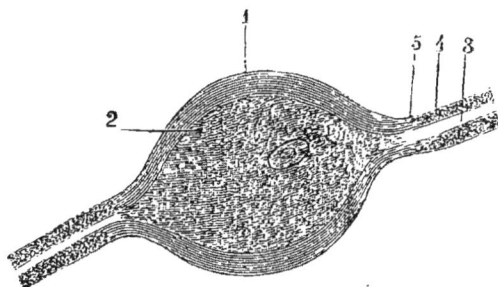

FIG. 405. — Cellule nerveuse ganglionnaire en rapport avec les racines des nerfs rachidiens.

Les fibres radiculaires externes pénètrent dans la substance gélatineuse de Rolando. Après un court trajet horizontal, quel-

ques-unes changent de direction pour devenir ascendantes (quelques-unes sont probablement descendantes) ; après un trajet longitudinal variable, elles s'infléchissent de nouveau pour pénétrer
dans la substance grise de
la corne postérieure. Celles
qui ne changent pas de direction pénètrent directement dans la substance
grise.

*Les fibres radiculaires in-
ternes* passent entre la substance gélatineuse et le cordon postérieur, pénètrent
aussitôt dans ce cordon dont
elles suivent d'arrière en
avant la face profonde, en
croisant la direction des
fibres les plus internes du
cordon postérieur. Elles se
dirigent vers le col de la
corne postérieure; mais,
avant de l'atteindre, elles
changent brusquement de
direction pour devenir ascendantes et se mélanger
aux fibres longitudinales
externes du cordon posté-
rieur. Après un certain
trajet, elles abandonnent le
cordon de la moelle pour
pénétrer, les unes dans la
substance gélatineuse de
Rolando, les autres dans
la substance grise, au niveau de la *colonne de
Clarke*. Quelques-unes des
fibres radiculaires internes
ont probablement un tra-
jet descendant avant de se terminer dans la substance grise.

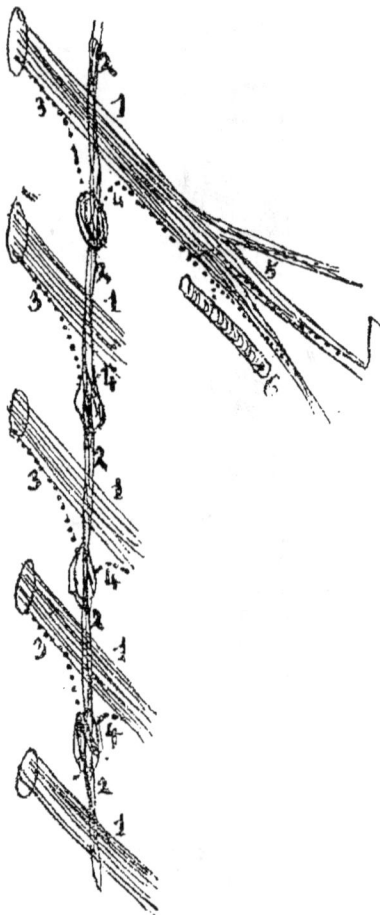

Fig. 406. — Rapports du grand sympathique avec les nerfs rachidiens.

1. On voit sortir des trous de conjugaison
les racines du grand sympathique.

c. *Racines du grand sympathique.* — Le grand sympathique,
situé de chaque côté de la colonne vertébrale, au-devant de
l'origine des troncs nerveux rachidiens, est relié à la moelle épinière par des rameaux communicants, décrits ordinairement sous
le nom de *racines médullaires* du grand sympathique (fig. 406, 3).

Nous verrons plus tard si ces rameaux doivent être tous considérés comme des racines. Tous les nerfs rachidiens reçoivent, à leur sortie du trou de conjugaison, un ou deux rameaux communicants, venus du ganglion sympathique le plus voisin(fig. 406, 3 et 4). Ces rameaux communicants se divisent en deux sortes de fibres en abordant les nerfs rachidiens ; les unes se portent vers la périphérie pour former les *nerfs vaso-moteurs* des régions où se distribue le nerf (fig. 406, 4, 5 et 6) ; les autres se portent vers la moelle et ont été décrits sous le nom de *racines médullaires* vaso-motrices du grand sympathique (fig. 406, 3).

Ces racines, vaso-motrices, se dirigent vers la moelle. Elles suivent pour la plupart les racines antérieures des nerfs rachidiens, et ce sont les seules racines médullaires du grand sympathique qui aient été connues de Waller, Schiff, Courvoisier, Cl. Bernard, etc. Mais Vulpian a constaté que quelques-unes arrivent à la moelle en suivant le trajet des racines postérieures.

Voici une expérience qui prouve l'origine de ces nerfs vaso-moteurs sur la moelle et leur passage au milieu des racines des nerfs rachidiens. Divisez les racines des nerfs rachidiens se rendant à un membre, chez un mammifère ou sur une grenouille ; il se produira une dilatation des vaisseaux de ce membre. Excitez le bout périphérique des racines divisées, vous obtenez une constriction des mêmes vaisseaux (expérience concluante). Si l'animal en expérience est un mammifère, vous aurez de plus des modifications de la température, augmentation après la section des racines, diminution au moment de la galvanisation du bout périphérique. Vous pouvez constater vous-mêmes ces phénomènes en étudiant, comme Pflüger, la membrane interdigitale d'une grenouille dont vous aurez divisé les racines nerveuses correspondant au même membre.

Des expériences de Courvoisier et de Giannuzzi prouvent que les racines médullaires du grand sympathique ont leur *centre trophique* dans la moelle épinière. Divisez un nerf rachidien entre le trou de conjugaison et l'origine d'un rameau communicant, presque toutes les fibres de ce rameau subiront la dégénérescence Wallérienne ; divisez le rameau communicant lui-même, le bout attenant au ganglion sera en dégénérescence, tandis que l'autre, le bout central, conservera son intégrité.

Indépendamment de ces *racines centrifuges* des nerfs vaso-moteurs, les physiologistes, Vulpian entre autres, pensent qu'il existe des *racines centripètes* allant des ganglions du grand sympathique à la moelle, en passant par les rameaux communicants.

Cette hypothèse n'a pour elle aucune expérience décisive, mais on considère aujourd'hui comme extrêmement probable l'existence de ces rameaux, dont les fonctions seraient de présider aux contractions des fibres musculaires des vaisseaux de la moelle. Ce seraient les nerfs vaso-moteurs des vaisseaux mêmes de la moelle.

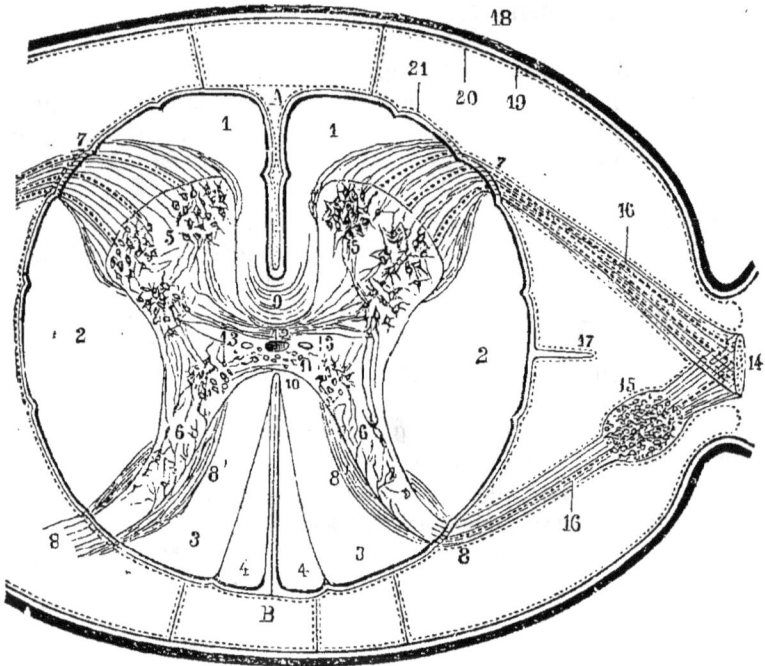

Fig. 407. — Schéma de la moelle et de ses enveloppes (coupe).

A. Sillon médian antérieur. — B. Sillon médian postérieur. — 1, 2, 3. Cordons antérieurs, latéraux et moyens. — 4, 4. Cordons de Goll. — 5. Corne antérieure. — 6. Corne postérieure. — 7, 7. Implantation des racines antérieures sur la moelle. — 8. Implantation des racines postérieures. — 9. Commissure blanche. — 10. Commissure grise. — 11, 12. Coupe du canal de l'épendyme. — 13, 13. Coupe d'un gros vaisseau. — 14. Coupe du tronc du nerf rachidien. — 15. Ganglion des racines postérieures. — 16, 16. Racines du grand sympathique mêlées aux racines des nerfs rachidiens. — 17. Coupe du ligament dentelé. — 18. Paroi osseuse. — 19. Dure-mère. — 20. Feuillet pariétal de l'arachnoïde. — 21. Feuillet viscéral de l'arachnoïde.

Sur l'origine réelle des nerfs de sensibilité générale dans le bulbe rachidien et la moelle épinière. — Les expériences de Charles Bell et de Magendie ont amené les anatomistes à rechercher, dans les cornes antérieures et postérieures de la substance grise médullaire, des cellules motrices et des cellules sensitives. Pour les cellules motrices, le doute n'est plus permis : on sait exactement leur rôle et le point où elles sont situées. Il n'en est pas de même pour les cellules sensitives.

A l'aide de considérations tirées de l'anatomie normale, de

l'anatomie pathologique et de la physiologie expérimentale, l'auteur fait voir : 1° que chez l'homme il n'existe pas de cellules nerveuses dans la *tête* de la corne postérieure de la moelle épinière ; 2° que les fibres spinales postérieures ne se rendent qu'en partie dans la corne antérieure, et que *la plupart* d'entre elles remontent dans la partie la plus profonde des cordons latéraux jusqu'à leurs centres d'origine.

Rappelant ensuite les caractères *morphologiques* et *topographiques* des ganglions du trijumeau, il fait comprendre que les centres ganglionnaires des fibres spinales postérieures, lombaires, dorsales ou cervicales, doivent présenter les mêmes caractères. Recherchant alors s'il existe dans la moelle des groupes cellulaires qui remplissent les conditions voulues, il arrive à démontrer que seules les colonnes de Clarke, formées de cellules nerveuses, possèdent les caractères exigés.

« Si ces groupes cellulaires, ajoute Vulpian, sont bien les foyers d'origine des fibres sensitives formant les racines postérieures des nerfs rachidiens, on est conduit à admettre que les fibres sensitives lombaires ne trouvent leur centre d'origine qu'au-dessus du renflement lombaire lui-même, puisque les colonnes de Clarke n'existent chez l'homme que dans la région dorsale de la moelle épinière. D'autre part, les fibres des racines postérieures cervicales, après leur trajet ascendant vers le bulbe, doivent nécessairement rencontrer leurs cellules propres d'origine en un point rapproché du noyau dit du *trijumeau*. (Note de M. Aug. Pierret présentée par Vulpian à l'Académie des sciences.)

2° Substance grise de la moelle épinière. — Nous venons de voir la substance blanche, formée uniquement de fibres nerveuses. Lorsqu'un point des centres nerveux ne se présente pas avec une blancheur parfaite, et qu'il prend une teinte plus ou moins jaunâtre ou grisâtre, on peut être certain qu'il y existe quelques cellules nerveuses, c'est-à-dire un mélange de substance grise. Celle-ci est, en effet, constituée en grande partie par des cellules ; mais comme ces cellules fournissent fréquemment des prolongements rameux, sans enveloppe, fragiles, et que les tubes nerveux pénètrent dans la substance grise, il en résulte que l'étude de la substance grise est fort délicate et attend encore de nouveaux éclaircissements. Indépendamment des vaisseaux et de la substance conjonctive, qui seront étudiés plus loin, la substance grise renferme des cellules nerveuses, des fibres et les prolongements des cellules.

La substance grise de la moelle est formée de *cellules nerveuses*, d'un *réseau nerveux* formé par les prolongements anastomosés des cellules, de *fibrilles nerveuses* et de *névroglie*. On trouve le *canal de l'épendyme* au centre de la commissure grise, la *substance gé-*

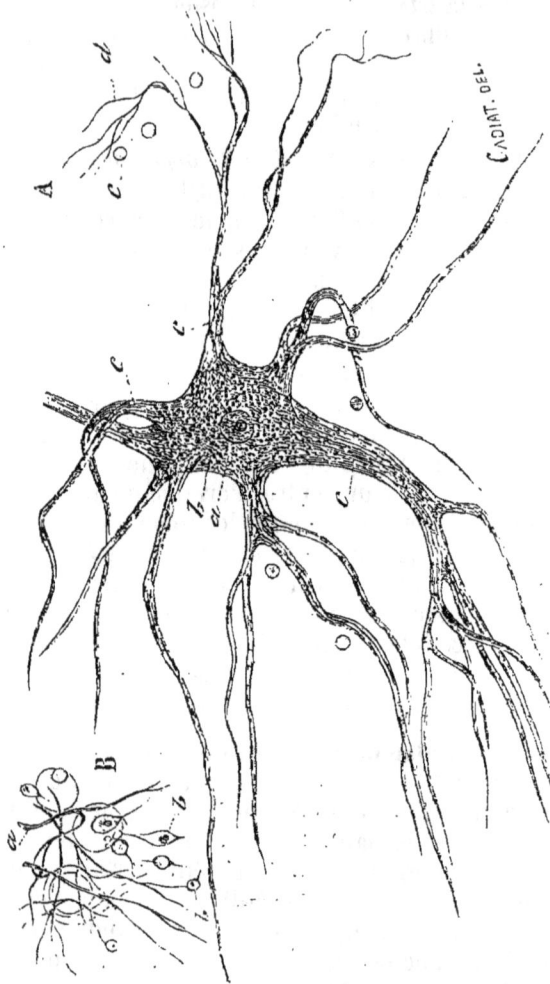

FIG. 408. — Grosse cellule nerveuse de la corne antérieure de la moelle du bœuf (Cadiat).

A. Cellule nerveuse. — a' Noyau. — b. Protoplasma de la cellule. — c, c. Prolongements. — d. Ramifications des prolongements. — e. Myélocytes.
B. Prolongements de cellules, cylinder-axis, et myélocytes dans la substance grise (Cadiat).

latineuse dans le sillon collatéral postérieur, et le *filum terminale* dans le ligament coccygien.

Cellules nerveuses. — Elles sont disséminées dans toutes les régions de la moelle, mais elles se rencontrent en certains points déterminés par masses ou groupes. Celles de la corne antérieure forment trois groupes : le groupe externe, le groupe antérieur et le groupe interne. L'*externe* ou *postérieur* est situé en dehors et un peu en arrière de la corne antérieure; l'*antérieur*, à la partie antéro-externe de la corne antérieure, et l'*interne*, à la partie antéro-interne. Un groupe de cellules se trouve à la partie interne

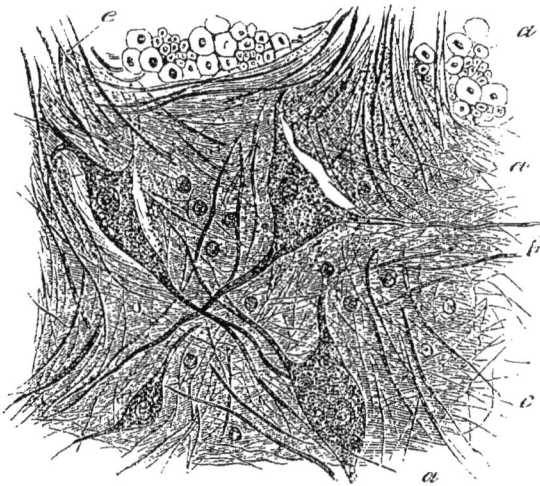

FIG. 409. — Substance grise de la corne antérieure de la moelle du bœuf.

a. Cellule nerveuse. — *b.* Cylindres d'axe traversant la matière amorphe. — *c.* Matière amorphe. — *d.* Substance blanche des cordons. — *e.* Prolongement des cellules en communication avec les racines des nerfs (Cadiat).

du col de la corne postérieure; il constitue le *noyau de Stilling* ou la *colonne vésiculaire postérieure* de Clarke. Remarquez que ces groupes, considérés dans la longueur de la moelle, représentent de véritables colonnes dans l'épaisseur de la substance grise.

Toutes ces cellules offrent les caractères généraux des cellules nerveuses centrales, c'est-à-dire qu'elles sont dépourvues d'enveloppe. Elles sont constituées par une masse fibrillaire (A. Schultze, 1868); on voit quelques granulations pigmentaires autour du noyau, et elles sont pourvues de prolongements.

a. Les cellules de la corne antérieure sont volumineuses (de 80 μ à 120 μ), presque visibles à l'œil nu; elles sont pourvues d'une dizaine de prolongements ramifiés et d'un prolongement

régulier sans ramifications. Les prolongements ramifiés à constitution fibrillaire (Schultze) s'anastomosent entre eux et avec les
fibrilles nerveuses pour former un réseau de cellules. Le prolongement non ramifié, *prolongement de Deiters*, du nom de l'anatomiste qui l'a décrit, également fibrillaire, est dirigé en avant
vers les racines antérieures des nerfs rachidiens. On n'a jamais
constaté d'une manière bien nette la continuité des cellules ner-

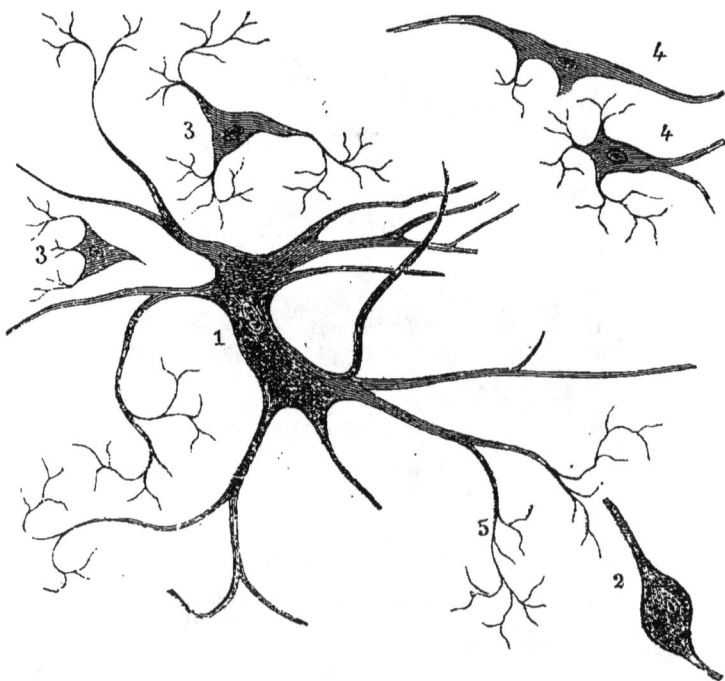

Fig. 410. — Variétés de cellules nerveuses provenant des centres
nerveux.

1. Cellule *motrice*, *polyclone*, multipolaire, provenant des cornes antérieures de la
moelle. — 2. Cellule *sympathique*, bipolaire, *niclone*, provenant du voisinage de la commissure postérieure de la moelle. — 3, 3. Cellules de la substance corticale du cerveau.
— 4, 4. Cellules *sensitives*, prises sur les cornes postérieures de la moelle. — Grossissement, 300 diamètres.

veuses avec les fibres des racines des nerfs; mais la situation du
prolongement de Deiters, la direction des fibres des racines antérieures et ce que l'on sait des rapports des cellules et des fibres
nerveuses du cerveau, tout porte à penser que le prolongement
de Deiters forme le cylinder-axis des racines nerveuses, et que
la plupart des racines prennent naissance, par conséquent, sur

es cellules de la corne antérieure de la substance grise. Est-ce que ces cellules ne sont pas altérées dans l'atrophie musculaire progressive ? Voilà pourquoi on les appelle *cellules motrices*. Ces cellules sont plus nombreuses dans les renflements cervical et lombaire de la moelle, où les racines nerveuses sont plus nombreuses également.

b. Les cellules de la colonne de Clarke sont moins volumineuses (60 μ en moyenne). Elles n'ont pas plus de trois ou quatre prolongements. On ne sait rien exactement de leurs relations avec les fibrilles nerveuses et avec les racines des nerfs rachidiens.

c. Dans la corne postérieure, les cellules sont petites (20 μ en moyenne) ; elles offrent peu de ramifications et sont irrégulièrement dispersées au milieu de la névroglie et des fibrilles.

Quelques savants, probablement convaincus de l'union intime des racines nerveuses avec les prolongements des cellules voisines du point d'implantation des nerfs, ont divisé en trois groupes les cellules de la moelle, tout en reconnaissant qu'en certains points il n'était pas possible de distinguer les diverses cellules. C'est ainsi qu'on a admis les cellules *motrices* dans la corne antérieure, les cellules *sensitives* dans la corne postérieure et les cellules *sympathiques* de Jacubowitsch, à la face interne de la corne postérieure, près de la commissure postérieure. Or, il faut l'avouer avec l'autorité des savants compétents qui se sont livrés à une étude consciencieuse des cellules nerveuses (Clarke, Goll, Kölliker), s'il est extrêmement probable que certaines fibres nerveuses aboutissent à des cellules, il n'est pas exact qu'on puisse l'affirmer pour le plus grand nombre : Goll et Kölliker confessent n'avoir jamais pu suivre un prolongement de cellules dans une fibre nerveuse à moelle [1]. Il est donc préférable, dans l'état actuel de la science, d'établir une classification de ces cellules, non pas d'après des propriétés supposées, mais d'après leur configuration. Nous voyons de la sorte que les cellules de la moelle diffèrent entre elles, et qu'on peut distinguer des formes diverses dans l'extrémité libre de la corne antérieure, dans l'extrémité libre de la corne postérieure, dans l'épaisseur même de la corne postérieure,

---

1. Nous devons dire cependant que la plupart des anatomistes considèrent comme démontrée l'union des cellules avec les fibres nerveuses. La facilité avec laquelle on suit certains nerfs crâniens jusqu'à des groupes de cellules, les fibres nerveuses se portant toujours vers des amas celluleux, et la fragilité des prolongements des cellules nerveuses centrales, sont autant de raisons pour faire croire à l'union des fibres et des cellules nerveuses. Si, au niveau des ganglions, les rapports sont faciles à constater, cela tient à ce que le prolongement de la cellule est pourvu d'une gaine qui lui donne une certaine résistance.

et sur la face externe de la substance grise, entre la corne antérieure et la corne postérieure. Nous supposons, en ce moment, que nous examinons ces cellules à la surface d'une coupe transversale de la moelle. Si on les envisage dans toute la hauteur de la moelle, chaque espèce représente une petite colonne grise étendue d'une extrémité à l'autre de la moelle.

Selon Jacubowitsch, il existe un groupe spécial de cellules situé à la face interne et à la base de la corne postérieure ; ces cellules, en général fusiformes, de petit volume, recevraient les fibres

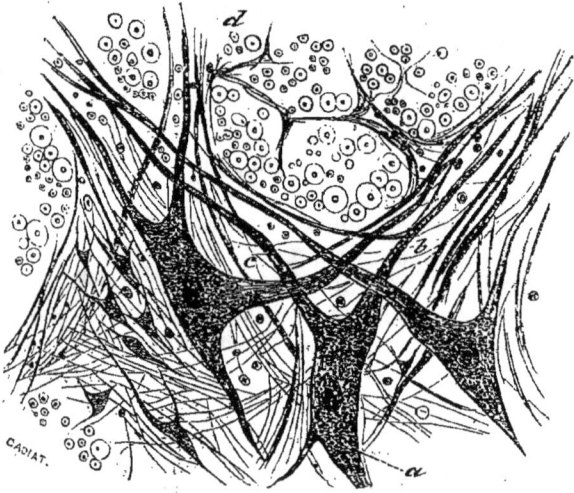

Fig. 411. — Substance grise de la corne antérieure de la moelle du squale.

a. Cellules nerveuses. — *b, c.* Prolongements des cellules se mettant en communication avec les fibres radiculaires des nerfs. — *d.* Coupe de la substance blanche.

sympathiques des nerfs ; elles donneraient naissance à une région sympathique de la substance grise, et pour cette raison cet auteur les appelle *cellules sympathiques.*

Fibrilles nerveuses. — Les fibrilles nerveuses et les cellules nerveuses forment la masse principale de la substance grise. Ces fibrilles affectent toutes sortes de directions. Un grand nombre affecte une direction transversale ; ainsi, la commissure grise est presque entièrement formée de fibrilles transversales mettant en communication les deux parties latérales de la substance grise. On voit un gros faisceau de fibrilles transversales entre le canal de l'épendyme et la commissure blanche. On en trouve un autre en arrière de la même commissure, au fond du sillon médian postérieur. Ce faisceau de fibrilles est séparé du canal de l'épendyme par un réseau de fibrilles (fig. 411). On trouve donc dans une coupe de moelle, sur la ligne médiane : 1° le sillon médian antérieur; 2° la commissure blanche ; 3° un faisceau de fibrilles formant une commissure grise antérieure; 4° le canal de l'épendyme ; 5° un réseau de fibrilles ; 6° un faisceau de fibrilles formant une commissure grise postérieure ; 7° le sillon médian postérieur.

Les fibrilles les plus larges ne dépassent pas 4 μ ; ce sont les moins grosses membranes. Quelques-unes sont si petites qu'on ne peut pas les suivre, même avec les plus forts grossissements. Elles ont pour caractère principal de se ramifier à leurs extrémités, et leurs prolongements ramifiés s'anastomosent entre eux et avec les prolongements des cellules nerveuses, de manière à former un réticulum dans les mailles duquel sont comprises les cellules nerveuses.

Quelques-unes de ces fibrilles sont probablement la continuation du cylinder-axis des fibres nerveuses des cordons de la moelle ou des racines des nerfs rachidiens.

La plupart sont simples et formées d'une substance analogue à celle du cylinder-axis ; quelques-unes sont revêtues d'une mince gaine de myéline, faisant suite probablement à la myéline des fibres de la substance blanche qui pénètrent dans la grise.

Névroglie. — La névroglie de la substance grise a une constitution différente de celle de la substance blanche. Ici, pas de fibres de tissu conjonctif, mais une substance amorphe plus ou moins granuleuse, qui joue le rôle de ciment par rapport aux éléments nerveux. Dans cette matière, on trouve un grand nombre de noyaux.

Ranvier a présenté la note suivante, en 1873, à la *Société de biologie :*

« Les histologistes, qui, dans ces dernières années, se sont occupés du tissu conjonctif des centres nerveux, entre autres Golgi et F. Boll, s'entendent à admettre que ce tissu est essentiellement formé par des cellules spéciales. Ces cellules, découvertes et figurées par Deiters, portent aujourd'hui le nom de ce dernier auteur...

« Les *cellules de Deiters* seraient constituées par un noyau, un corps cellulaire très petit et de nombreux filiformes. Ces prolongements, enchevêtrés et anastomosés avec les prolongements des cellules voisines, composeraient à eux seuls le stroma fibrillaire des centres nerveux. Si cette manière de voir était fondée, il y aurait une différence morphologique importante entre le tissu conjonctif du système nerveux central et celui des autres

24*

organes. Je suis arrivé à me convaincre que cette différence
n'existe pas; en effet, le tissu conjonctif de la moelle épinière et
celui des cordons nerveux périphériques, par exemple, sont cons-
truits sur le même type. Je dois ajouter que les personnes compé-
tentes, auxquelles j'ai montré mes préparations, ont complètement
partagé ma conviction.

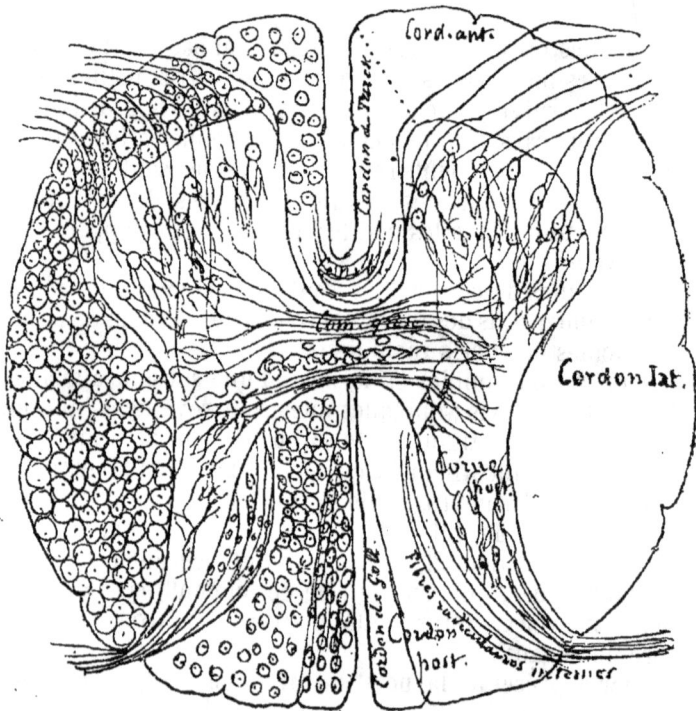

FIG. 412. — Schéma de la structure de a moelle épinière (coupe).

« En résumé, le tissu conjonctif de la moelle épinière est formé
par des faisceaux de fibrilles connectives et des cellules plates. i.
se montre avec les mêmes caractères dans tous les organes où je
l'ai étudié jusqu'à présent, et en particulier dans les cordons nerveux périphériques; seulement, dans les centres nerveux, le rapport des faisceaux et des cellules est tel, que les figures qui en
résultent en ont imposé aux histologistes, pour des cellules rami-
fiées. »

Canal de l'épendyme. — Appelé encore *canal central* de la
moelle, *ventricule* de la moelle, le canal de l'épendyme s'étend

depuis l'extrémité inférieure du calamus scriptorius jusqu'à la terminaison du filum terminale. Il est interrompu à la partie inférieure de la moelle, car il s'ouvre au fond du sillon médian postérieur (Stilling, 1847), vers le milieu du renflement lombaire, pour reparaître à la partie supérieure du filum terminale jusqu'à la partie inférieure de ce prolongement nerveux.

Le canal de l'épendyme, perméable et très visible chez le fœtus, est à peu près complètement oblitéré chez l'adulte par les débris des cellules épithéliales qui en tapissent la surface interne. La couche de ce canal est triangulaire dans la région cervicale arrondie à la région dorsale, cordiforme dans la région lombaire.

La structure comprend, de dedans en dehors, une couche épithéliale, une couche amorphe sous-épithéliale, et une couche fibrillaire.

L'*épithélium* est formé de cellules cylindriques allongées dont la base, qui regarde la cavité du canal, est recouverte de cils vibratiles, cils qui flottent dans la cavité du canal. Le pied des cellules cylindriques pénètre, par de longs prolongements filiformes, dans la couche sous-jacente formée d'une matière amorphe granuleuse renfermant des noyaux. Autour de cette couche mince de matière amorphe dépendant de la névroglie, il existe une substance qui se rapproche, par sa structure, du *tissu conjonctif* ordinaire et qui est aussi une dépendance de la névroglie. Autour de cette couche conjonctive, on rencontre les fibrilles nerveuses que nous avons déjà signalées dans la commissure grise.

Substance gélatineuse de Rolando. — Je vous ai déjà dit que cette substance remplit le sillon collatéral postérieur et que, sur une coupe, elle se prolonge en dehors et en dedans de la corne postérieure, de manière à la coiffer et à affecter la forme d'un V ou d'un U. Les éléments nerveux y font défaut, si l'on excepte quelques cellules nerveuses très rares que l'on y trouve. La substance gélatineuse n'est autre chose que de la névroglie (myélocytes). Les fibrilles du tissu conjonctif que je vous ai décrites avec la névroglie de la substance blanche y font presque absolument défaut.

Filum terminale — Le filum est une partie de la moelle qui se prolonge dans le ligament coccygien, dont il occupe la moitié supérieure. Le canal de l'épendyme existe au centre du filum terminale, dont les parois sont formées de cellules nerveuses, de fibrilles et de quelques fibres nerveuses.

Vaisseaux de la moelle. — La moelle possède trois *artères spinales* principales et un grand nombre de spinales de renforcement qui serpentent en formant un réseau autour de cet organe.

Les trois *artères spinales principales* sont formées par les vertébrales. La spinale antérieure prend son origine par deux rameaux sur les vertébrales, à quelques millimètres en arrière de l'origine du tronc basilaire. Ces deux rameaux s'anastomosent au-devant du bulbe et forment un tronc très mince qui descend verticalement, en avant du sillon médian antérieur, jusqu'à l'extrémité inférieure du ligament coccygien.

Les *spinales postérieures* viennent de la vertébrale ou des cérébelleuses. Elles en descendent en serpentant en arrière du cordon postérieur jusqu'à la partie inférieure du ligament coccygien. A une petite distance de leur origine, ces artères donnent une petite branche, très longue également, qui descend le long de la moelle, entre les racines postérieures des nerfs rachidiens et la partie postérieure du cordon latéral. Cette branche s'anastomose fréquemment avec le tronc principal entre les racines postérieures des nerfs rachidiens.

Les *artères spinales de renforcement* sont des artères qui abordent la moelle de dehors en dedans, à travers les trous de conjugaison, et qui s'anastomosent avec les artères spinales principales, pour lesquelles elles représentent de véritables affluents.

Ces artères sont fournies au cou par les vertébrales et les cervicales ascendantes, au dos par les intercostales, et aux lombes par les lombaires. Toutes ces artères de renforcement, cervicales, dorsales et lombaires, arrivent aux faces latérales de la moelle et se divisent en rameaux antérieurs et postérieurs qui s'anastomosent avec les artères spinales principales.

Du réseau artériel qui entoure la moelle, les artères pénètrent dans l'épaisseur de cet organe, les unes en suivant les sillons médians, d'autres en suivant les racines des nerfs, les autres irrégulièrement dans les cloisons de la névroglie. Les premières, *artères médianes* de M. Duret, se rendent aux commissures et à la face interne des cordons qui limitent les sillons. Les secondes, *artères radiculaires* de M. Duret, pénètrent dans la substance grise avec les racines nerveuses; les radiculaires antérieures dans la corne antérieure, les radiculaires postérieures dans la corne postérieure. Les dernières, *artères périphériques*, pénètrent par tous les points de la moelle. Les plus nombreuses s'observent dans le cordon latéral, et on en trouve deux d'un volume assez considérable dans le sillon qui sépare le cordon de Goll du cordon postérieur.

Tous ces vaisseaux se confondent sur la limite de la substance blanche et de la substance grise.

Le réseau capillaire est beaucoup plus serré dans la substance grise. Il offre des mailles très fines et polygonales dans la corne antérieure, fines et allongées d'avant en arrière dans la corne postérieure. Au niveau des cordons de la moelle, des racines des nerfs et de la commissure blanche, les mailles du réseau capil-laire sont allongées dans le sens des fibres, verticalement par conséquent dans les cordons, obliquement au niveau des racines nerveuses et transversalement dans la commissure antérieure.

Le sang du réseau capillaire se jette dans deux *troncs veineux* collecteurs qui descendent le long de la moelle, de chaque côté du

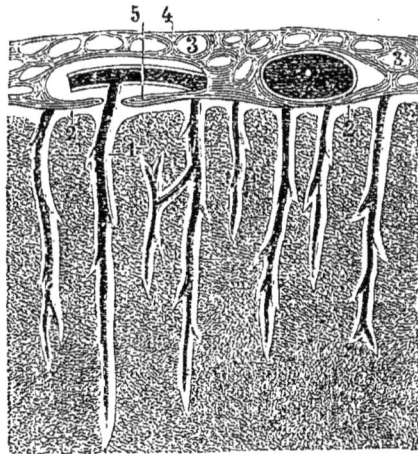

Fig. 413. — Espaces lym-phatiques et gaines lym-phatiques de la surface de l'encéphale de l'hom-me, d'après His.

1. Gaine lymphatique autour d'une artériole. — 2, 2. Espace lymphatique épicérébral entre l'encéphale et la pie-mère. — 3, 3. Espaces arachnoïdiens. — 4. Arachnoïde. — 5. Pie-mère.

canal central de la moelle, au fond du sillon médian postérieur. De ces canaux, partent des veines nombreuses qui s'anastomosent en plexus sur la face postérieure de la moelle. De ce plexus par-tent des troncs veineux, qui suivent le trajet des racines posté-rieures des nerfs et s'anastomosent en dehors de la dure-mère avec les veines intra-rachidiennes.

Les *vaisseaux lymphatiques* des centres nerveux ne sont pas connus. Cependant, Robin a décrit des gaines vasculaires qui en-tourent les capillaires de l'encéphale, de la moelle et de la pie-mère. La membrane qui forme ces gaines est transparente; elle est séparée du vaisseau qu'elle entoure par une couche de liquide, dans laquelle on trouve des corpuscules analogues aux cellules lymphatiques. Les capillaires des centres nerveux ne sont donc pas en contact direct avec les éléments nerveux.

Dernièrement, His a décrit de nouveau ces gaines sous le nom de *canaux périvasculaires*. A la surface du cerveau, ces canaux s'élargissent autour des vaisseaux qui partent de la pie-mère, et constituent des espaces assez considérables; c'est à leur ensemble que le même auteur donne le nom d'*espace épicérébral*. Selon His, les canaux périvasculaires n'ont pas de paroi propre, et sur quelques larges espaces de la surface de la moelle, cet auteur a pu constater l'existence d'un épithélium.

His considère les espaces de ces gaines comme une dépendance du système lymphatique ; les vaisseaux lymphatiques, qui descendent de la pie-mère et qui sortent par la base du crâne, peuvent être injectés, selon cet auteur, lorsqu'on pousse l'injection dans un canal périvasculaire.

On ne sait pas autre chose sur les lymphatiques du cerveau. On ne se doute pas, par conséquent, des lésions dont ils peuvent devenir le siège. Aussi, sommes-nous surpris de lire un article sur les maladies des vaisseaux lymphatiques du cerveau, signé docteur Golgi, dans *Archiv. italian. p. malattia nerv. e p. alienaz. ment.*, mai 1871. L'auteur de l'article parle de l'état des lymphatiques dans la congestion cérébrale, de la dégénérescence graisseuse, calcaire et pigmentaire des gaines lymphatiques, et même du transport de nouvelles formations pathologiques d'un point à un autre du cerveau par les gaines lymphatiques ! Ce médecin italien a une imagination féconde ; mais, pour être convaincu, nous demandons à voir et à toucher.

Un autre médecin italien a publié dans la *Revue clinique de Bologne*, 1868, un mémoire sur quelques altérations des lymphatiques du cerveau et de la pie-mère. L'auteur de ce mémoire, Bizzozero, de Pavie, admet comme vaisseaux lymphatiques non seulement les gaines vasculaires de Robin, mais encore des lymphatiques isolés, solitaires, connus de lui seul. Les conclusions du professeur italien ont été réfutées avec beaucoup de finesse et de jugement par son collègue le professeur Pacini, de Florence. (*Dei fenomeni osmotici e delle funzioni di assorbimento nello organismo animale. Memoria. Firenze*, 1873.)

Pacini dit, d'abord, que les lymphatiques du cerveau ont été découverts un grand nombre de fois, mais sans preuves à l'appui. Il fait justement observer que Robin a simplement émis une hypothèse, a fait une supposition en considérant les gaines vasculaires comme des vaisseaux lymphatiques. Pour Pacini, il faudrait que Bizzozero montrât deux choses : et l'épithélium de ces vaisseaux lymphatiques, et leur communication avec le système veineux, ou tout au moins avec des ganglions. C'est ce que n'a pas fait Bizzozero ; aussi, ses lymphatiques imaginaires et son admiration pour les travaux de His lui ont-ils attiré ces mots bien sentis de la part de Pacini : « Si vede bene che l'egregio Prof. « Bizzozero é di quelli italiani progressisti, che credono più ad « un Tedesco quando sogna, che ad un Italiano quando é sveglio. »

Fonctions de la moelle. — Vous comprenez, messieurs, que la question de la physiologie de la moelle est une question complexe, dont l'étude complète nous entraînerait bien loin. En quelques mots, je vais vous dire comment fonctionne cet organe ; et si vous voulez avoir plus de détails sur cette question, je vous engage à lire le savant article que M. Vulpian a publié dans le *Dictionnaire encyclopédique des sciences médicales*, art. *Moelle*.

La moelle, au point de vue fonctionnel, représente un gros nerf mixte *excitable ;* elle conduit les *impressions sensitives* à la manière d'un nerf sensitif et les *incitations des mouvements volontaires* comme un nerf moteur. C'est donc un organe doublement conducteur. Elle possède encore une autre propriété : elle représente un *centre nerveux spécial*, pouvant agir sans le secours de l'encéphale en présidant à un grand nombre de *mouvements réflexes*.

1° *De l'excitabilité de la moelle.* — Les cordons de la moelle sont excitables comme les nerfs, mais la substance grise ne l'est pas.

La *substance grise de la moelle est inexcitable*, comme la substance grise des autres parties des centres nerveux. C'est là une loi générale, qui ne présente qu'une exception pour les centres moteurs de la substance grise des circonvolutions. Encore n'est-il pas absolument démontré que l'excitation des centres moteurs ne dépasse pas l'épaisseur de la substance grise, et n'atteigne pas les fibres blanches sous-jacentes.

On peut varier les expériences prouvant l'inexcitabilité de la substance grise de la moelle. Un stylet introduit dans cette substance, sa déchirure, sa cautérisation, lorsqu'elle est mise à découvert, ne provoquent chez l'animal aucune réaction, soit au point de vue du mouvement, soit au point de vue de la sensibilité.

Les cordons, formés de fibres blanches, sont tous excitables, et les excitations portées sur eux produisent des phénomènes indiquant que certaines fibres conduisent la sensibilité aux centres nerveux (centripètes) et que d'autres sont conductrices de l'incitation des mouvements volontaires (centrifuges).

2° *De la moelle comme conducteur des impressions sensitives.* — La moelle étant complètement divisée en travers, l'animal est absolument insensible aux excitations des parties animées par les nerfs qui naissent de la moelle au-dessous de la division. La moelle est donc un organe conducteur des impressions sensitives.

Quelles sont les parties de la moelle qui conduisent ces impressions ? Ce sont : 1° les cordons postérieurs excitables ; 2° la partie postérieure des cordons latéraux, excitable également ; 3° la substance grise, dont l'inexcitabilité est démontrée.

a. *Les cordons postérieurs* conduisent les impressions sensitives, car si vous mettez à nu la face postérieure de la moelle sur un animal, l'excitation mécanique des cordons postérieurs provoque de la douleur (se manifestant par des cris et des mouvements réflexes énergiques). Ces cordons sont donc sensibles et excitomoteurs. (On dit qu'une partie du système nerveux est excito-motrice lorsque son excitation provoque des mouvements réflexes.)

Mais, les racines postérieures des nerfs rachidiens pénétrant dans le cordon postérieur avant de se jeter dans la substance grise, on peut se demander si la sensibilité de ces cordons est due à la présence des racines postérieures, comme le voulait autrefois M. Brown-Séquard, ou bien si les fibres mêmes des cordons sont douées d'une excitabilité propre. Quoique la sensibilité de ces cordons soit d'autant plus marquée qu'on se rapproche davantage du sillon collatéral postérieur, c'est-à-dire des racines postérieures, les expériences suivantes *prouvent l'excitabilité propre des fibres des cordons postérieurs.*

1re *expérience.* — Divisez complètement la moelle en travers, isolez dans le bout central, les cordons postérieurs dans une étendue de 5 à 6 centimètres, excitez ces cordons isolés tenant par leur extrémité supérieure au tronçon supérieur de la moelle; l'animal éprouvera de la douleur (Schiff). Les racines postérieures des nerfs rachidiens n'ayant jamais un trajet aussi étendu dans la moelle, on ne peut pas nier la sensibilité des fibres propres des cordons postérieurs.

2e *expérience.* — Divisez les racines postérieures de plusieurs nerfs rachidiens; le bout central, séparé du ganglion rachidien, va subir la dégénérescence wallérienne, non seulement dans sa portion libre, mais dans l'épaisseur de la moelle. Malgré cette dégénérescence, les cordons postérieurs restent sensibles (G. Giannuzzi). Or, on sait que les fibres nerveuses dégénérées ne répondent plus aux excitations.

b. *La partie postérieure des cordons latéraux* conduit également les impressions sensitives. Des expériences analogues aux précédentes prouvent que la portion des cordons latéraux, en contact avec les cornes postérieures de la substance grise, possède les mêmes propriétés que les cordons postérieurs.

c. *La substance grise de la moelle est le principal conducteur de la sensibilité.* — Après la division des cordons postérieurs, antérieurs et latéraux, la substance grise restant intacte dans une partie de son épaisseur, on peut constater que la sensibilité est conservée dans les parties situées au-dessous de la division.

Si vous excisez sur un animal, dans une étendue de plusieurs centimètres, un tronçon des cordons sensitifs (postérieurs et partie postérieure des latéraux), pourvu qu'il reste un peu de substance grise en continuité le long de la partie restée en place, vous constaterez que les parties sous-jacentes ont conservé leur sensibilité.

Conclusion. — La substance grise de la moelle est le principal conducteur de la sensibilité, car les fibres des cordons postérieurs et les fibres postérieures des cordons latéraux sont pour la plupart des fibres mettant en communication deux régions différentes de la substance grise. Il résulte de cette disposition que toute excitation de ces fibres, pour arriver au cerveau, traverse la substance grise de la moelle.

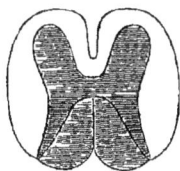

Fig. 414. — La moelle est divisée dans toutes ses parties, excepté dans le cordon postérieur et dans la substance grise ; la sensibilité est transmise des membres inférieurs à l'encéphale.

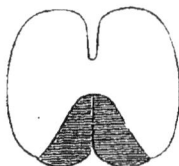

Fig. 415. — Section de la substance grise, des cordons antérieurs et des cordons latéraux ; il n'y a plus de sensibilité.

L'anatomie pathologique et l'expérimentation montrent que la plupart des cordons sensitifs se perdent dans les régions supérieures de la substance grise de la moelle. En effet, la destruction expérimentale ou pathologie des cordons postérieurs produit une dégénérescence ascendante de ces cordons ; le *faisceau dégénéré monte vers les régions supérieures de la moelle, où il finit en s'amincissant graduellement,* avant d'atteindre le bulbe. Ce faisceau s'amincit à mesure qu'il monte, parce que ses fibres l'abandonnent insensiblement pour pénétrer dans la substance grise. Nous verrons plus loin que d'autres fibres, nées dans les régions supérieures de la moelle, forment un cordon qui s'entrecroise dans le bulbe.

Différentes sensibilités. — Je vous ai dit que la substance grise est le principal, mais non le seul conducteur de la sensibilité. — En effet, une expérience de Schiff démontre qu'un animal auquel on a divisé la moelle, à l'exception des cordons postérieurs, conserve une espèce de sensibilité, celle du *contact.* Si on pique la patte de l'animal au-dessous de la section, si on la broie, si on la brûle, l'animal ne pousse pas un cri, il ne manifeste aucune douleur ; mais il tourne la tête et regarde sa blessure, comme s'il avait conservé simplement une sensibilité de contact.

Y a-t-il dans la moelle des voies conductrices spéciales pour les sensations de *douleur*, de *toucher*, de *température*, etc. ? Voilà une question qui n'a pas encore été résolue et qui réclame de nouvelles observations. Aujourd'hui, on croit généralement que la substance grise est une voie de *conductibilité indifférente centripète* et qu'il n'existe pas de conducteurs spéciaux pour chaque espèce de sensibilité.

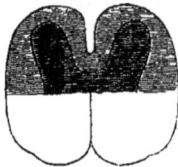

Fig. 416. — Section de la moitié postérieure de la moelle ; la sensibilité est encore transmise des membres inférieurs à l'encéphale.

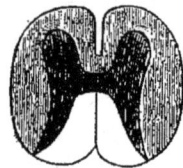

Fig. 417. — Les cordons postérieurs sont seuls divisés ; la sensibilité est encore transmise à l'encéphale par la substance grise.

Disons cependant que les uns, avec M. Vulpian, considèrent toutes les parties de la substance grise comme conductrices, tandis que d'autres, comme MM. Mac-Donnel et Brown-Séquard, n'accordent cette propriété qu'aux régions postérieures de la substance grise, c'est-à-dire à la moitié postérieure de la commissure grise et aux cornes postérieures.

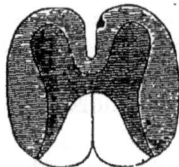

Fig. 418. — Section des cordons postérieurs de la moelle. La sensibilité des parties postérieures persiste.

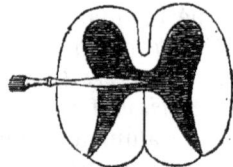

Fig. 419. — Section des cordons antérieurs, latéraux et postérieurs de la moelle. La sensibilité est encore transmise des parties postérieures à l'encéphale.

Les schémas suivants prouvent que la substance grise est la voie de transmission de la sensibilité. Celle-ci est transmise par n'importe quelle partie de la substance grise, pourvu qu'elle soit en relation avec la partie supérieure et la partie inférieure de la moelle par quelques anastomoses de cellules.

Si on fait des hémisections de la moelle à des hauteurs différentes, comme dans la figure 420, de manière à diviser entièrement les tubes nerveux, la sensibilité continue à être transmise, ce qui prouve que la sensibilité chemine à travers les cellules nerveuses de la substance grise anastomosées.

Voie de la sensibilité. — Il est probable que l'excitation des fibres sensitives des nerfs ou des fibres sensitives de la moelle met en jeu l'activité des cellules nerveuses, et que celle-ci se propage de bas en haut par le réseau de cellules nerveuses. Ce qui semble indiquer qu'il en est ainsi, c'est que les mutilations des diverses portions de substance grise de la moelle, selon Vulpian, laissent persister la sensibilité dans les parties inférieures,

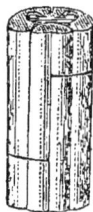

Fig. 420. — Deux hémisections de la moelle faites à des hauteurs différentes. Les tubes nerveux sont complètement interrompus, mais la substance grise est en continuité par des cellules anastomosées.

pourvu qu'il reste une portion de substance grise non interrompue. Faites une hémisection de la moelle, l'animal conservera la sensibilité au-dessous et des deux côtés. Faites une hémisection à droite et plus haut, une autre à gauche, de manière à dépasser chaque fois les sillons médians, vous êtes certains d'avoir divisé toute la substance grise à deux hauteurs différentes; cependant l'animal conserve la sensibilité. Il en sera de même si vous divisez longitudinalement la moelle dans une certaine étendue sur la ligne médiane.

Une expérience mal interprétée de M. Brown-Séquard aurait pu faire croire à un entre-croisement des cordons postérieurs qui n'existe pas. En divisant une moitié latérale de la moelle, il observait une hyperesthésie du côté correspondant et une anesthésie du côté opposé à celui de la section. Or, il est démontré que l'anesthésie est relative, autrement dit apparente. L'hyperesthésie est bien réelle, mais elle se manifeste toutes les fois qu'on excite profondément le cordon postérieur d'une manière quelconque.

3º *De la moelle comme conducteur des incitations des mouvements volontaires.*— Lorsqu'on divise la moelle en deux parties, l'animal ne peut exécuter aucun mouvement volontaire dans les muscles situés au-dessous de la section. Cet organe transmet donc les ordres du cerveau aux racines antérieures des nerfs ra-chidiens.

Les parties de la moelle qui jouent le rôle de conducteurs des mouvements volontaires sont : 1° les cordons antérieurs ; 2° les trois quarts antérieurs des cordons latéraux.

Les cordons antérieurs, excités mécaniquement, ne produisent aucune douleur, mais ils provoquent la contraction des muscles situés au-dessous du point excité.

Autrefois, on n'admettait pas leur excitabilité (Flourens, etc.). Mais M. Vulpian l'a démontrée et il a prouvé, en outre, que cette excitabilité, pour être mise en jeu, nécessite l'emploi des moyens mécaniques énergiques.

Expérience de Vulpian. — Mettez à nu une portion de la moelle épinière d'un lapin endormi par l'éther, divisez-la totale-ment le plus haut possible, puis fermez et cousez la plaie. Ou-vrez-la après une heure de repos, divisez les racines antérieures et postérieures des nerfs rachidiens de toute la portion mise à nu, puis enlevez par arrachement ou excision les cordons posté-rieurs et une grande partie des cordons latéraux. Piquez alors avec une épingle, ou même pressez, avec des pinces, les cordons antérieurs séparés du tronçon supérieur de la moelle, mais adhérant au tronçon inférieur, vous déterminerez un violent soubresaut *dans le train postérieur de l'animal, et principalement dans le membre du côté irrité.*

On prouve la même propriété pour les trois quarts antérieurs des cordons latéraux.

Expérience vulgaire. — Un animal auquel on divise en travers la moelle épinière, en laissant intacts les cordons antérieurs et la partie antérieure des cordons latéraux, conserve les mouvements volontaires des parties situées au-dessous de la section. La division des cordons restés intacts produit sur l'animal une perte instan-tanée de ces mouvements.

Résumé : 1° Les *cordons antérieurs* sont composés de fibres centrifuges (motrices volontaires) ; 2° les *cordons postérieurs* sont un composé de fibres centripètes (sensitives), qui établissent des anastomoses longitudinales entre les diverses régions de la sub-stance grise ; 3° les *cordons latéraux* sont formés de fibres centri-fuges (motrices volontaires) dans les trois quarts antérieurs, et de fibres centripètes (sensitives) dans le quart postérieur adossé à la corne postérieure de la substance grise.

4° *De la moelle comme centre nerveux.* — La moelle ne sert pas seulement à transmettre à l'encéphale les impressions sensitives périphériques et à conduire l'incitation motrice de mouvements volontaires, autrement dit, la moelle n'agit pas simplement comme un organe conducteur, elle joue aussi le rôle d'un centre nerveux. Comme centre nerveux, elle préside à un grand nombre de *mouvements réflexes*, et elle intervient encore dans le mécanisme même de la sensibilité et des mouvements volontaires.

Les mouvements dont il a été question jusqu'ici sont volontaires, leur manipulation exige l'intégrité du cerveau. Il existe une autre catégorie de mouvements, à la production desquels la volonté ne participe nullement. Ces mouvements involontaires sont appelés *mouvements réflexes*. Les réflexes types sont ceux qu'on provoque dans les membres des animaux décapités.

Mouvements réflexes types. — Excitez par le contact, la pression ou l'électricité, l'extrémité du membre d'une grenouille décapitée ou de tout autre animal, vous verrez se produire dans ce même membre un mouvement proportionné au degré de l'excitation. Si l'excitation est plus forte, les mouvements se manifestent dans les deux membres symétriques. Si elle est énergique, les quatre membres seront mis en mouvement. L'animal ayant été privé de cerveau, il faut bien admettre que la moelle est le centre de la production de ces mouvements.

Si vous voulez faire cette expérience, je vous recommande de laisser reposer l'animal pendant quelque temps après la section de la moelle, parce que le choc, le traumatisme même du centre nerveux détermine un engourdissement momentané de la moelle, pendant lequel elle ne répond pas aux excitations. Si vous divisez la moelle près du bulbe, il faut avoir recours à la respiration artificielle pour entretenir la circulation.

Ce qui prouve bien que la moelle est le lieu où les *excitations centripètes* se transforment en *excitations centrifuges*, c'est que les mouvements réflexes ne se produisent plus si l'on détruit la moelle dans les points correspondant à l'insertion des nerfs sensitifs de la région que l'on excite.

Conditions de production d'un mouvement réflexe. — Pour qu'un mouvement réflexe se produise, il faut : 1° un point impressionnable, le plus souvent la peau ou une muqueuse ; 2° un nerf centripète, sensitif ou sensoriel, mettant en relation le point impressionné avec la moelle ; 3° un réseau de cellules transmettant l'excitation à un nerf moteur ; 4° un nerf moteur conduisant cette excitation vers les muscles ; 5° un ou plusieurs muscles qui entrent en contraction sous l'influence de l'excitation. (Nous parlons ici de la moelle, mais il est bien entendu qu'il en est de même des mouvements réflexes qui ont leur centre dans le bulbe ou dans la protubérance.)

Vous voyez qu'on peut définir les mouvements réflexes : des *mouvements involontaires succédant à une impression*. On donne le nom d'*excito-motricité* à cette propriété que possède la moelle de produire des mouvements réflexes lorsqu'elle est excitée.

Mécanisme. — On admet que l'excitation du nerf sensitif se transmet aux cellules nerveuses de la corne postérieure de la substance grise, d'où elle se propage d'arrière en avant dans les cellules motrices de la corne antérieure, pour passer ensuite dans le nerf moteur qui produit le mouvement. On pourrait donc considérer la moelle épinière comme formée par la superposition de tronçons pouvant donner lieu chacun à un certain groupe de mouvements réflexes. Il est démontré, en effet, que l'excitation des fibres sensitives d'un nerf rachidien provoque des mouvements réflexes dans les muscles animés par les fibres motrices correspondantes.

Quant à la transmission de l'excitation à la substance grise du côté opposé, il est certain qu'elle a lieu par les fibres commissurales et probablement par celles de la commissure grise et de la commissure blanche.

De l'impression dans les mouvements réflexes. — Autrefois, on définissait le mouvement réflexe : un mouvement involontaire succédant à une impression non sentie. Certaines impressions produisant des mouvements réflexes sont parfaitement perçues : 1° la pupille se contracte à la lumière (sensation perçue); 2° la toux est produite par une sensation de corps étranger dans les voies respiratoires; 3° l'éternuement succède à une irritation de la muqueuse pituitaire. Malgré ces exceptions, on peut dire que la plupart des actes réflexes se manifestent à la suite de mouvements dont le sujet n'a pas conscience.

a. *Il y a des mouvements réflexes des muscles de la vie animale provoqués par des excitations des nerfs de la vie animale.* — Tous les genres d'excitation de la peau, des muqueuses ou des tissus sous-jacents peuvent les faire naître. Ils peuvent se montrer chez l'animal intact ou après la section de la moelle épinière; on les observe également chez l'homme sain. A ce groupe appartiennent les mouvements involontaires produits par le chatouillement de la plante des pieds, des côtes, ou par la pression, entre les doigts, de la cuisse au-dessus du genou; la toux, l'éternuement, les convulsions tétaniques, produites par les blessures, les contractions des muscles du périnée, lors de l'émission du sperme.

b. *Il y a des mouvements réflexes des muscles de la vie animale provoqués par l'intermédiaire des nerfs centripètes de la vie organique.* — Exemple : la contraction des muscles de l'abdomen pendant la défécation et pendant le vomissement; les convulsions de l'hystérie provoquées parfois par la pression des ovaires; les convulsions produites par la présence des vers intestinaux; la contraction du crémaster et le soulèvement du testicule chez les sujets atteints de colique néphrétique, etc., etc.

c. *Il y a, au contraire, des mouvements réflexes des muscles de la vie organique provoqués par l'irritation des nerfs centrifuges de la vie animale.* — L'irritation du bout central du nerf optique divisé produit des mouvements de la pupille; une violente douleur fait pâlir la face en produisant la contraction réflexe des fibres musculaires des artérioles : le froid produit la chair de poule

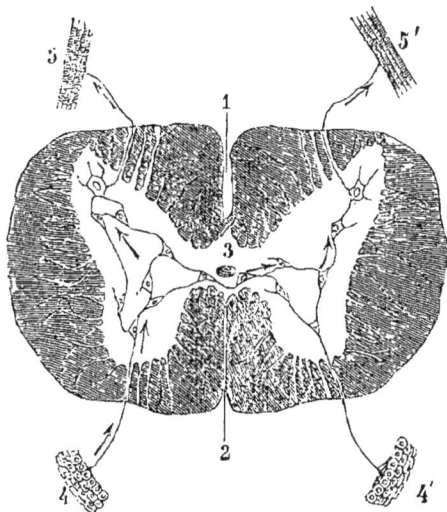

FIG. 421. — Coupe de la moelle pour l'étude des mouvements réflexes.

1. Sillon médian antérieur. — 2. Sillon médian postérieur. — 3. Commissures et canal central. — 4, 4. Surfaces épithéliales d'où partent les excitations. — 5, 5'. Faisceaux musculaires, siège des mouvements.

(saillie des bulbes pileux sous l'influence des faisceaux musculaires qui y sont annexés); l'excitation du gland provoque la contraction des vésicules séminales, etc.

d. *Enfin, il y a des mouvements des muscles de la vie organique provoqués par des irritations des nerfs centripètes de la vie organique.* — L'injection d'eau froide dans l'utérus inerte, après l'accouchement, amène sa contraction; la pupille peut se modifier sous l'influence des vers intestinaux, etc., etc.

Vous pourrez vous assurer, en y réfléchissant un peu, que tous les mouvements réflexes peuvent être rangés dans l'une de ces catégories.

A propos des réflexes. — Dans une conférence à Boston, dit le *Medical Press and circular*, M. Brown-Séquard a rapporté qu'il résulte de beaucoup de faits que les phénomènes morbides de la respiration peuvent toujours être arrêtés par une compression. La toux, par exemple, peut être arrêtée par la compression des nerfs de la lèvre près du nez. Une pression exercée sur ce point arrête une toux qui commence. On sait généralement que l'éternuement peut être arrêté de cette manière ; mais ce qui est nouveau pour beaucoup de monde, c'est qu'on puisse arrêter de même la toux. M. Brown-Séquard, dont l'autorité scientifique est universellement reconnue, l'affirme. Il a ajouté qu'une pression près et en face de l'oreille arrête de même la toux. On arrête aussi par le même moyen le hoquet, mais moins sûrement que l'éternuement et la toux. On suspend encore la toux en pressant très fortement dans l'intérieur de la bouche, au sommet du palais. Pour montrer que la volonté exerce aussi une très grande influence, M. Brown-Séquard a rappelé ce mot d'une garde-malade française : « Le premier malade qui toussera sera mis à la diète. » Il était rare qu'un malade toussât après cet avertissement.

De l'intensité de l'excitabilité réflexe de la moelle. — Certaines causes augmentent l'excitabilité réflexe de la moelle, d'autres la diminuent. Parmi celles qui en déterminent l'augmentation, je vous citerai la section même de la moelle ; le fait même de la section de cet organe suffit pour augmenter son pouvoir excito-moteur au-dessous de la section (expérience faite par Brown-Séquard sur des grenouilles pouvant soulever par action réflexe des poids deux ou trois fois plus lourds qu'avant la section de la moelle). Il en est de même chez l'homme atteint de lésion de la moelle dans le cas de fracture de la colonne vertébrale, ou dans le cas de blessure par instruments piquants. Des poisons, comme la noix vomique et son produit, la strychnine, augmentent considérablement, exaltent l'excitabilité réflexe de la moelle.

Les excitations prolongées du système nerveux central et des racines nerveuses des nerfs rachidiens diminuent ou font disparaître momentanément l'excitabilité réflexe de la moelle. Il en est de même, dans quelques cas, des commotions violentes, de chocs sur la tête et sur la colonne vertébrale.

Les anesthésiques absorbés produisent l'abolition momentanée des mouvements réflexes médullaires, etc., etc.

Durée de l'excitabilité réflexe de la moelle après la mort brusque, chez l'homme. — On n'admet pas que les mouvements réflexes médullaires persistent plus d'une heure après la décapitation. Chez les mammifères adultes, ils ne durent pas au delà de quelques minutes ; mais chez leurs petits, au moment de la naissance, ils persistent pendant un quart d'heure.

Action réflexe permanente de la moelle. — La tonicité musculaire est sous la dépendance de la moelle. Les muscles non contractés sont constamment dans un état de demi-tension comme des ressorts tendus, ce qui fait que leur section, sur le vivant, est suivie d'un retrait considérable des deux bouts du muscle. Cette demi-tension, qui n'est pas la contraction, est nommée *tonus musculaire, tonicité*. C'est un acte réflexe que l'on fait disparaître en détruisant la moelle ou les racines des nerfs rachidiens.

Nous aurions encore à examiner l'influence de la moelle sur la respiration, la circulation, la calorification, l'absorption, les sécrétions et les excrétions, etc. ; nous aurions aussi à étudier certaines régions de la moelle jouant le rôle de *centres*, telles que le *centre cilio-spinal*, le *centre cardiaque*, le *centre génito-spinal*, etc.; mais ceci nous entraînerait trop loin, et je vous renvoie de nouveau, pour cette étude, à l'article *Moelle* du Dict. encyc. des Sc. méd.

La tonicité musculaire est due au pouvoir réflexe de la moelle. — Si l'on décrit cette force particulière comme une propriété des muscles, c'est plutôt par habitude. On appelle *tonicité, tonus*, cette propriété des muscles d'être sans cesse dans un état de demi-contraction ; c'est en vertu de la force tonique que les sphincters sont fermés, que les deux moitiés d'un muscle divisé se rétractent. Voici la preuve que cette force réside dans la moelle : coupez un nerf sensitif, un nerf moteur ; la force tonique disparaîtra dans les muscles correspondants. Enlevez un tronçon de moelle, la tonicité disparaîtra dans les muscles qui reçoivent leurs nerfs de cette portion de moelle. Enlevez la moelle entière, la tonicité disparaîtra dans tous les muscles du tronc et des membres. Donc, on peut conclure que la propriété des muscles, dite tonicité musculaire, est une dépendance de la substance grise.

Développement de la moelle épinière.

Époque d'apparition. — La moelle épinière est le premier organe qui se montre chez l'embryon ; on peut voir le début de formation sur l'œuf du poulet, dans la première journée de l'incubation. C'est vers la seizième ou la dix-huitième heure qu'on l'aperçoit.

Lieu d'apparition. — Dès le début, dans les premières heures de l'incubation, le blastoderme se modifie sous l'influence de la seule chaleur maternelle. L'aire transparente et l'aire opaque se dessinent, le blastoderme se sépare en trois feuillets et la multiplication des cellules du mésoblaste donne lieu à une légère opacité médiane qui forme la tache embryonnaire. C'est sur la ligne médiane de la tache embryonnaire qu'apparaît la moelle. Un sillon se montre au-dessus du *sillon primitif*, c'est le *sillon médullaire*. Nous allons voir que ce sillon est produit par une dépression linéaire du feuillet externe du blastoderme ou épiblaste.

Mode de formation. — Le sillon médullaire résulte de l'épaissis-

sement du mésoblaste de chaque côté de la ligne médiane. L'é-
paississement longitudinal constitue ce qu'on appelle les lames
médullaires, dont les deux bords, ou crêtes, finissent par arriver
au contact et emprisonnent dans toute leur longueur un canal qui
se trouve naturellement tapissé par l'épiblaste. Ce canal sera le
canal de la moelle, le canal de l'épendyme.

A partir de ce moment, le canal de la moelle se trouve constitué. Comment se formeront les éléments de la moelle ?

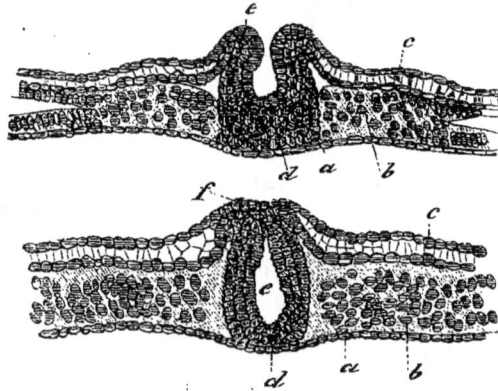

Fig. 422. — Embryon de poulet de quarante-huit heures. Coupe transversale montrant les trois feuillets et le commencement de la trans-
formation du sillon médullaire en canal.

a. Feuillet interne, hypoblaste. — *b.* Feuillet moyen, mésoblaste. — *c.* Feuillet externe,
épiblaste, s'enfonçant sur la ligne médiane pour former le sillon médullaire. — *e.* Crêtes
médullaires, bords du sillon médullaire. — *d.* Épaississement du fond du sillon médullaire produit par la prolifération des cellules de l'épiblaste.

Fig. 423. — Même coupe quelques heures après. — *a.* Feuillet interne. — *b.* Feuillet
moyen. — *c.* Feuillet externe. — *d.* Fond du sillon médullaire. — *e.* Sillon médullaire
transformé en canal, canal de la moelle. — *f.* Soudure des crêtes médullaires pour la
formation du canal de la moelle (Cadiat).

Le canal de la moelle se complète à la partie supérieure, du
côté de l'extrémité céphalique, par soudure des deux crêtes médullaires; la réunion est un peu plus tardive du côté de l'extrémité céphalique. Lorsque le canal est fermé, les cellules du mésoblaste se multiplient et forment une couche qui isole le canal
médullaire de l'épiblaste qui lui a donné naissance.

Les *cellules du canal de la moelle* sont allongées, leur axe est
perpendiculaire à celui du canal. Elles se multiplient en dehors,
et les cellules qui résultent de leur multiplication donnent naissance aux cellules de la moelle.

Accroissement de la moelle. — C'est par suite de cette prolifération cellulaire que la moelle s'accroît en épaisseur et en longueur.

En avant et en arrière de chacune des deux moitiés de la moelle, les cellules s'épaississent et forment quatre colonnes qui constituent sur une coupe les *cornes* antérieures et postérieures de la moelle. On peut apercevoir ces modifications dès le quatrième jour.

Le cinquième jour, les cornes antérieures arrivent au contact et donnent naissance à la *commissure grise antérieure.*

Le neuvième jour, la *commissure grise postérieure* se montre.

La *substance blanche* de la moelle se montre dès le quatrième jour. Selon les uns, les fibres se forment aux dépens des cellules de l'épiblaste, dont l'involution s'est faite dans le mésoblaste; elles seraient, par conséquent, dépendantes du feuillet externe du blastoderme. D'après Foster et Balfour, les fibres de la moelle seraient le résultat de la modification des cellules du mésoblaste, feuillet moyen du blastoderme.

Les *cordons antérieurs* se montrent les premiers, puis les *postérieurs*, enfin les *latéraux.*

Au cinquième jour, on voit le *sillon médian antérieur* augmenter par suite de l'épaississement des cordons antérieurs. Le *sillon médian postérieur* se constitue de la même manière.

ISTHME DE L'ENCÉPHALE.

Jusqu'ici, nous avons étudié le cerveau, le cervelet et la moelle. Nous avons vu comment les fibres des pédoncules cérébraux se mettent en rapport avec le cerveau, de quelle manière le cervelet communique avec le reste de l'encéphale par les trois pédoncules cérébelleux. Nous connaissons les fibres de la moelle, leur direction et leurs connexions. Pour avoir une idée juste des centres nerveux, nous devons maintenant étudier : 1° la continuité des fibres de la moelle et des pédoncules cérébraux à travers l'isthme de l'encéphale; 2° le mode de distribution des fibres des pédoncules cérébelleux.

Comprenant le bulbe rachidien dans l'isthme de l'encéphale, nous décrirons sous cette dénomination toutes les parties blanches que l'on voit sur la base de l'encéphale, et de plus quelques organes que l'on n'aperçoit qu'après avoir enlevé le bourrelet du corps calleux et les lames supérieures du cervelet.

Ces diverses régions forment deux plans superposés : 1° le plan supérieur, correspondant à la partie moyenne de la fente de Bichat, et comprenant, d'avant en arrière, les tubercules quadrijumeaux séparés du plan inférieur par l'aqueduc de Sylvius, les pédoncules cérébelleux supérieurs, la valvule de Vieussens qui réunit ces pédoncules, et le ruban de Reil situé de chaque côté

de ce plan ; 2° le plan inférieur, comprenant, d'avant en arrière,
les pédoncules cérébraux, la protubérance annulaire, les pédoncules cérébelleux moyens et le bulbe rachidien, d'où émanent
les pédoncules cérébelleux inférieurs. Au-dessous de l'aqueduc
de Sylvius, vous verrez, en outre, le quatrième ventricule qui
sépare les deux plans.

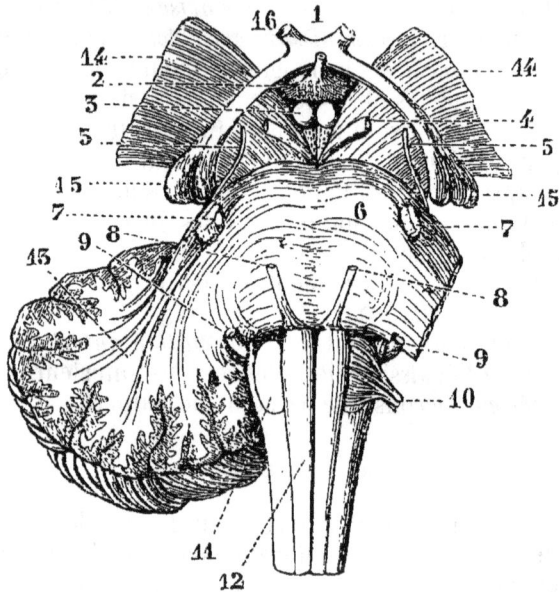

Fig. 424. — Plan inférieur de l'isthme de l'encéphale.

1. Chiasma des nerfs optiques. — 2. Tuber cinereum et tige pituitaire. — 3. Tubercules mamillaires. — 4. Nerf moteur oculaire commun. — 5, 5. Nerf pathétique. —
6. Protubérance. — 7, 7. Nerf trijumeau (origine). — 8, 8. Nerf moteur oculaire
externe. — 9, 9. Nerf auditif. — 10. Grand hypoglosse. — 11. Olive du bulbe. —
12. Pyramide antérieure du bulbe. — 13. Fibres du pédoncule cérébelleux moyen se
perdant dans la substance du cervelet. — 14. Pédoncule cérébral. — 15. Corps
genouillés appartenant à la couche optique. — 16. Nerf optique.

Nous sommes arrivés au point le plus délicat de la structure
des centres nerveux. Je risquerais de ne point me faire comprendre, si je commençais immédiatement l'étude de cette structure, et si je ne prenais pas soin de vous rappeler en même temps
les détails les plus importants de l'anatomie descriptive de ces
régions.

En terminant la structure du bulbe, et après avoir décrit le
quatrième ventricule, nous indiquerons le point d'origine réelle
de la plupart des nerfs crâniens sur le plancher du quatrième ventricule.

Commençons par le plan inférieur de l'isthme de l'encéphale.

1° Pédoncules cérébraux.

Je vous ai déjà décrit les pédoncules cérébraux; je me contenterai de vous en donner aujourd'hui un résumé et de compléter ma première description.

Etendus de la protubérance annulaire aux couches optiques et aux corps striés, les pédoncules cérébraux représentent deux énormes faisceaux de fibres nerveuses longitudinales mettant en communication le cerveau avec les autres parties des centres nerveux.

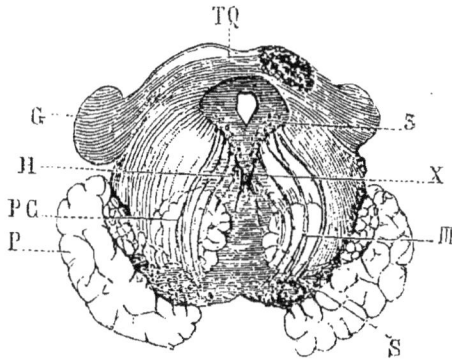

Fig. 425. — Coupe des pédoncules cérébraux près de la protubérance annulaire, d'après M. Duval.

G. Corps genouillé interne. — 3. Noyau d'origine du moteur oculaire commun. — III. Racines de ce nerf. — P. Fibres motrices du pédoncule cérébral. — TQ. Tubercules quadrijumeaux antérieurs. — PC. Pédoncule cérébelleux supérieur. — H. Bandelette longitudinale postérieure. — X. Limite de la substance grise. — S. Locus niger.

Vous devez vous rappeler qu'une coupe de ces pédoncules montre une masse de substance grise, *locus niger*, divisant la substance blanche en deux parties, l'une inférieure, l'autre supérieure.

La partie blanche inférieure est la coupe d'un gros faisceau aplati de bas en haut, et s'élargissant en se portant en avant et en dehors. Ce faisceau, plan inférieur du pédoncule, *crusta*, *pes*, se continue en bas avec les fibres motrices de la moelle à travers la protubérance et le bulbe. En haut, il passe au-dessous de la couche optique et s'étale, en participant pour une grande part à la formation de la capsule interne, entre les noyaux caudé et lenticulaire du corps strié.

Le plan inférieur est donc formé de fibres motrices reliant la moelle au corps strié. Cependant, Meynert a décrit un faisceau

21***

sensitif spécial dans le plan inférieur du pédoncule. Il se continue en bas, d'après Meynert, avec la partie postérieure, ou sensitive, de la pyramide antérieure correspondante. En haut, ce faisceau formerait la partie la plus postérieure de la capsule interne, la région lenticulo-optique, et se recourberait ensuite en arrière pour se perdre dans la couche corticale du lobe occipital du cerveau.

L'expérimentation chez les animaux (Duret et Veyssière) et les faits anastomo-pathologiques étudiés chez l'homme (Türck, Rosenthal, Charcot) prouvent l'existence de ce faisceau sensitif, côtoyant le bord externe du gros faisceau moteur du pédoncule cérébral.

La partie blanche située au-dessus du locus niger, plan supérieur du pédoncule (*calotte*, *tegmentum*), représente la coupe de fibres longitudinales, dans lesquelles vous devez distinguer deux faisceaux : l'interne, formé par le pédoncule cérébelleux supérieur, dont il sera question plus loin ; l'externe, constitué par des fibres sensitives se continuant en bas avec la partie postérieure, ou sensitive, de la pyramide antérieure correspondante du bulbe, et se terminant en haut dans le groupe de cellules nerveuses rougeâtres formant, dans la couche optique, une masse grise située en avant et au-dessous du *noyau rouge de Stilling*. Ce faisceau serait donc affecté à la sensibilité. Il va sans dire que toutes les fibres des pédoncules cérébraux, dont nous venons de nous occuper, forment les fibres verticales de la protubérance annulaire et que celle-ci ne possède pas d'autres fibres verticales. Par conséquent, toutes les fibres qui vont de la moelle au cerveau doivent traverser la protubérance pour arriver au cerveau, les motrices suivant le plan inférieur du pédoncule, les sensitives formant le plan supérieur.

La face supérieure des pédoncules cérébraux est recouverte par l'entre-croisement des pédoncules cérébelleux supérieurs et par les tubercules quadrijumeaux.

La substance grise du locus niger cesse vers la partie moyenne des pédoncules cérébraux ; en bas, elle se continue avec celle de la protubérance annulaire.

Indépendamment de cet amas de substance grise, vous y trouverez trois autres masses grises beaucoup moins considérables : 1° une petite masse à la partie interne de l'étage supérieur, près de la ligne médiane ; 2° un petit amas situé en dehors, dans l'épaisseur et au-dessous de l'étage supérieur ; 3° une petite masse de substance grise au-dessous de l'aqueduc de Sylvius, d'où naissent la 3e et la 4e paire des nerfs crâniens.

En somme, les pédoncules cérébraux seraient formés : par des fibres étendues de la moelle et du bulbe au cerveau; par des fibres nées de la substance grise du bulbe et de la protubérance, ce qui explique pourquoi les pédoncules cérébraux sont beaucoup plus volumineux que la moelle; par des fibres nées de la substance grise qui constitue le locus niger et se portant vers le cerveau; enfin, par des fibres étendues des tubercules quadrijumeaux au cerveau.

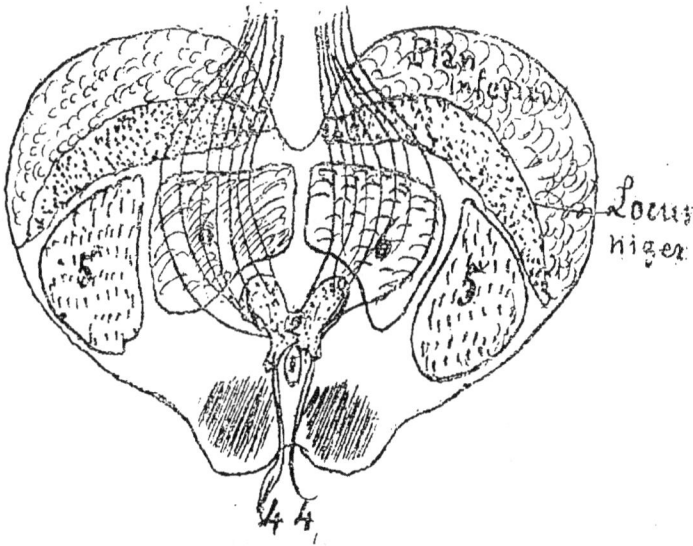

Fig. 426. — Coupe des pédoncules cérébraux.

1. Aqueduc de Sylvius. — 2. Noyau des 3ᵉ et 4ᵉ paires. — 3. 3ᵉ paire. — 4. 4ᵉ paire. — 5. Coupe du faisceau sensitif des pyramides prolongé. — 6. Coupe du pédoncule cérébelleux supérieur.

Usages des pédoncules cérébraux. — La masse grise qu'ils contiennent prouve que les pédoncules cérébraux jouent un rôle important comme centre, mais on ne connaît rien de positif sur ce point. Il est difficile d'expérimenter sur ces parties, et généralement, leur fonction se confond avec celles de a protuberance annulaire.

Plusieurs physiologistes, MM. Budge, Schiff, etc., ont pensé que les pédoncules cérébraux exerçaient une influence sur l'estomac, les intestins et la vessie, mais rien ne le prouve.

Les pédoncules cérébraux sont sensibles et excito-moteurs, car, lorsqu'on les blesse dans les expériences physiologiques, l'animal pousse des cris de douleur et il est pris de secousses convulsives.

Mais on n'a pas pu distinguer encore directement quelles sont les parties sensibles et les parties excito-motrices.

Les lésions des pédoncules cérébraux produisent des effets croisés, au moins chez l'homme, de sorte qu'une lésion pédonculaire donne lieu à une hémiplégie du côté opposé.

Une lésion du pédoncule cérébral peut donner lieu à une paralysie du nerf moteur oculaire commun et du pathétique, si les filets de ces nerfs sont atteints. Comme une partie des racines de la troisième paire naissent directement de la substance grise des pédoncules cérébraux, vous comprenez qu'une lésion pédonculaire peut donner lieu à une paralysie alterne, c'est-à-dire hémiplégie du côté gauche et paralysie de la troisième paire du côté droit, par une lésion du pédoncule du côté droit.

2° Protubérance annulaire et pédoncules cérébelleux moyens.

a. La protubérance annulaire, pont de Varole, mésocéphale, est la partie blanche centrale d'où partent, en rayonnant, les pédoncules cérébraux, le bulbe rachidien et les pédoncules cérébelleux moyens.

Sa *face antérieure* est séparée de la gouttière basilaire de l'occipital par le tronc basilaire qui imprime un sillon médian et vertébral sur la protubérance.

Sa *face postérieure* offre un triangle, dont le sommet supérieur atteint l'orifice inférieur de l'aqueduc de Sylvius. Ce triangle, qui constitue la moitié supérieure du plancher du 4e ventricule, sera décrit plus loin.

Ses *faces latérales* sont confondues avec les pédoncules cérébelleux moyens qui en forment les prolongements. On est convenu de les placer en dehors de l'insertion du nerf trijumeau.

Sa *face supérieure* se confond avec les pédoncules cérébraux, et sa *face inférieure* avec le bulbe rachidien, de la même manière que les faces latérales sont confondues avec les pédoncules cérébelleux moyens.

b. Les pédoncules cérébelleux moyens, situés de chaque côté de la protubérance annulaire, sont deux gros cordons nerveux, complètement blancs, formés de fibres nerveuses longitudinales.

Ils se confondent par leur extrémité interne avec la protubérance, tandis que leur extrémité externe s'irradie dans l'hémisphère cérébelleux.

La plus grande partie des pédoncules cérébelleux moyens est enfouie au milieu des lames du cervelet, qu'on est obligé d'écarter en haut et en bas pour mettre à nu la surface du pédoncule.

Sa face inférieure est recouverte particulièrement par les lamelles nerveuses qui constituent le *lobule du nerf vague*.

Structure. — La protubérance est une sorte de nœud où s'entre-croisent des fibres transversales venues du cervelet et des fibres verticales étendues du bulbe aux pédoncules cérébraux. Une masse de substance grise existe entre ces fibres.

Les *fibres transversales* se continuent toutes en dehors avec les pédoncules cérébelleux moyens, de sorte qu'elles forment, avec les deux pédoncules cérébelleux moyens, une grande commissure mettant en communication les deux hémisphères du cervelet. Quelques-unes de ces fibres s'étendent directement d'un pédoncule à celui du côté opposé, d'autres se perdent dans la substance grise de la protubérance, après s'être entre-croisées sur la ligne médiane et avoir donné naissance à un raphé médian.

Les *fibres verticales* s'étendent du bulbe aux pédoncules cérébraux. Vous pourrez y distinguer trois faisceaux distincts qui s'entre-croisent avec les fibres transversales : 1° Un faisceau vertical antérieur réunit la partie superficielle, motrice, de la pyramide antérieure du bulbe au plan inférieur du pédoncule cérébral. Pour apercevoir ce faisceau, qui s'élargit un peu à mesure qu'il monte, il suffit d'enlever avec un scalpel les fibres transversales les plus superficielles de la protubérance. Ce faisceau fait suite au cordon latéral de la moelle. 2° Un faisceau vertical moyen, plus petit, s'étend de la partie postérieure de la pyramide antérieure du bulbe à la partie externe du plan supérieur du pédoncule cérébral. Ce faisceau est donc oblique en haut et en dehors, tandis que le précédent est tout à fait vertical et parallèle à celui du côté opposé. Ce faisceau moyen est séparé du précédent par une mince couche de fibres transversales : il en est séparé aussi par un amas de substance grise, prolongement inférieur du locus niger, qui finit en pointe vers le bulbe rachidien. Ce faisceau est la continuation du faisceau postérieur de la moelle. 3° Un faisceau vertical postérieur, rapproché du plancher du quatrième ventricule et entrecoupé de fibres transversales, fait suite au cordon antérieur de la moelle qui est devenu postérieur au niveau du bulbe.

Vous voyez donc que la protubérance est formée, d'avant en arrière, par une succession de plans de fibres transversales et verticales superposées, au nombre de sept : 1° fibres transversales superficielles ; 2° fibres verticales motrices de la pyramide antérieure ; 3° fibres transversales ; 4° fibres verticales sensitives de la pyramide antérieure ; 5° fibres transversales ; 6° fibres verticales prolongeant le cordon antérieur de la moelle ; 7° fibres

transversales, un peu obliques, situées entre ce cordon et la substance grise du plancher du 4e ventricule.

Les *racines du trijumeau* constituent aussi des faisceaux blancs
qui parcourent la protubérance, et sur lesquels j'aurai à revenir
en parlant de l'origine des nerfs crâniens.

La *substance grise* de la protubérance forme un amas considérable interposé aux divers faisceaux de fibres. Nous en parlerons
lorsque nous étudierons le bulbe, et nous verrons quelles sont
ses relations avec celles du bulbe et de la moelle. De cette substance grise naissent certainement des fibres qui se portent dans
les pédoncules cérébraux et dans les pédoncules cérébelleux
moyens, et qui s'ajoutent aux fibres transversales et verticales
étudiées précédemment. D'autres fibres *commissurales* mettent
en communication la substance grise du côté droit avec celle du
côté gauche.

**Usages de la protubérance et des pédoncules cérébelleux
moyens.** — 1° Les *excitations* de la moelle prouvent que la
face supérieure de la protubérance est sensible ; les animaux

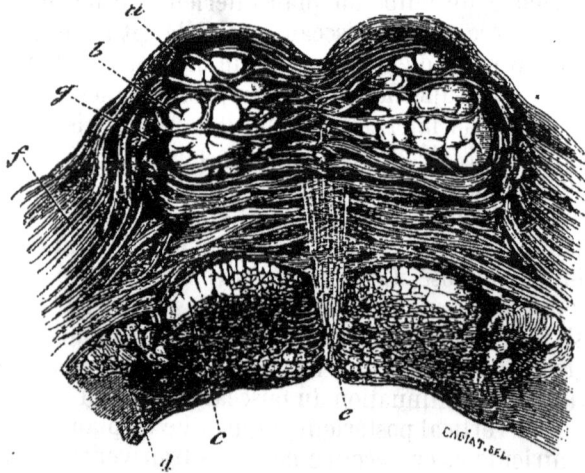

Fig. 427. — Coupe de la protubérance au niveau de son tiers moyen.

a, b. Faisceaux blanchâtres formés par la portion motrice des pyramides antérieures.
— *c.* Portion sensitive des pyramides. — *d.* Racine descendante du trijumeau. —
e. Fibres blanches antéro-postérieures. — *f.* Fibres des pédoncules cérébelleux moyens.
— *g.* Substance grise.

sur lesquels on l'exécute présentent des signes évidents de douleur. Selon Longet, l'excitation de la face antérieure produirait
des convulsions épileptiques, à la condition de porter cette

excitation un peu profondément dans l'épaisseur de la protubérance à l'aide des réophores d'un appareil galvanique. On admet, sans pouvoir le démontrer expérimentalement, que la substance grise est inexcitable.

2º La protubérance, ayant des fibres blanches, joue le rôle *d'organe conducteur*, mais il est bien difficile d'étudier expérimentalement le rôle des divers faisceaux. C'est surtout en étudiant les cas pathologiques qu'on s'est fait une juste idée de la fonction des fibres qui traversent la protubérance.

Les lésions de la protubérance peuvent ne point s'accompagner de paralysie, elles peuvent produire une paralysie du même côté, ou une paralysie du côté opposé ; enfin, elles peuvent donner lieu

FIG. 428. — Coupe de la protubérance annulaire près de son bord inférieur.

a. Portion motrice de la pyramide antérieure faisant suite aux cordons latéraux de la moelle. — *b*. Portion sensitive de la pyramide. — *c*. Prolongement des cordons antérieurs de la moelle. — *d*. Racine descendante du trijumeau. — *e*. Faisceaux blancs continuant les cordons antérieurs de la moelle. — *f*. Facial avec son noyau inférieur (Cadiat).

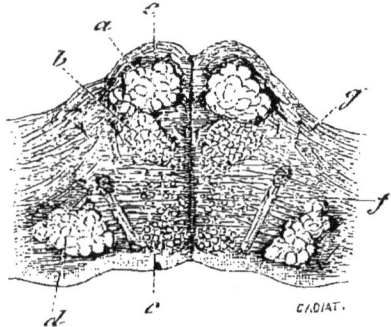

à une paralysie alterne, dans laquelle le nerf facial est paralysé du côté de la lésion et le corps du côté opposé.

La *paralysie sera nulle* lorsque la lésion affectera uniquement les plans transversaux des fibres émanées des pédoncules cérébelleux moyens, fibres qui n'ont aucune action sur les mouvements volontaires.

La *paralysie sera directe*, c'est-à-dire du même côté, lorsque la lésion atteindra le prolongement des faisceaux latéraux de la moelle qui arrive à la protubérance annulaire sans avoir subi d'entre-croisement dans le bulbe.

La *paralysie sera croisée* dans la majorité des cas, parce que les faisceaux verticaux de la moelle sont les plus nombreux et que la grande majorité de ceux-ci s'entre-croisent dans la région du bulbe.

L'*hémiplégie alterne* est due à une lésion d'une des moitiés de la protubérance intéressant le nerf facial ou son noyau d'origine, situé au point de réunion de la protubérance et du bulbe. S'il existe, par exemple, un foyer hémorrhagique intéressant le nerf facial (*c*) dans la moitié droite de la protubérance, il y aura *hémiplégie faciale* du même côté, parce que le nerf du côté droit se trouvera interrompu, détruit, par la lésion, tandis qu'il y aura *hémiplégie gauche*, parce que les faisceaux du côté droit de la protubérance passent à gauche au-dessous du bulbe et animent les muscles du côté gauche du corps. Je vous ferai remarquer, en passant, que, dans ce cas, le facial étant séparé, par destruction, de son centre nutritif, présente une dégénérescence graisseuse, et que les excitations galvaniques, au bout de quelques jours, ont une action moins vive sur les muscles de la face.

3° *Les fibres des pédoncules cérébelleux moyens* sont en rapport avec certaines coordinations de mouvement, mais on n'est pas encore bien fixé sur le rôle des pédoncules. On sait seulement que les lésions expérimentales des pédoncules produisent chez l'animal un mouvement de rotation autour de l'axe de l'animal, lequel tourne autour d'un axe longitudinal qui traverserait son corps dans toute la longueur. La rotation sur l'axe se fait du côté lésé si la lésion atteint la partie postérieure du pédoncule ; elle se fait du côté opposé si elle atteint sa partie antérieure.

4° Comme *centre nerveux*, la protubérance joue un rôle important par sa substance grise. Je vous parlerai plus loin de quelques centres particuliers qu'elle possède et qui seront décrits avec plus d'utilité lorsque je vous parlerai de ceux qui existent dans le bulbe. Pour le moment, je veux vous en dire quelques mots comme centre de mouvement et de sensibilité.

Son action sur le *mouvement* n'est pas douteuse. La protubérance est le centre nerveux qui met en jeu, par l'intermédiaire de la moelle épinière, les mouvements nécessaires à la locomotion. De plus, ce centre nerveux tient sous sa dépendance la contraction des muscles dont le concours est exigé par la *station*.

On prouve l'*action de ce centre sur la locomotion* par des expériences. Otez à un poisson le cerveau entier et laissez la protubérance intacte, il nagera comme si son cerveau était intact. — Enlevez le cerveau à une grenouille, elle restera immobile dans son attitude naturelle ; excitez-la, elle fait un saut (mouvement réflexe), puis elle reprend sa première attitude. Jetez-la dans l'eau, elle nagera jusqu'à ce qu'elle rencontre un obstacle ; elle se mettra de nouveau à nager si vous la remettez dans l'eau. — Prenez un pigeon, enlevez-lui le cerveau, il se tient debout ; excitez-le, il fait quelques pas ; jetez-le en l'air, il ouvre les ailes et il exécute les mouvements du vol jusqu'à ce qu'il tombe à terre. — Détruisez la protubérance sur un animal, il sera incapable de se tenir debout et de faire un mouvement.

Dans les expériences qui précèdent, l'excitation volontaire normale du cerveau est remplacée par des excitations extérieures, contact de l'eau pour le poisson et la grenouille qui nagent, etc.

Ces expériences prouvent que le cerveau proprement dit n'est pas indispensable dans les mouvements de la locomotion et que la protubérance est le foyer de cette fonction. On peut appliquer ces données à l'homme. La volonté a une influence sur la locomotion, sur la marche, ce n'est pas douteux ; mais l'action du cerveau est faible et elle n'est pas indispensable, car, après la première impulsion donnée par le cerveau, la locomotion se soutient sans sa

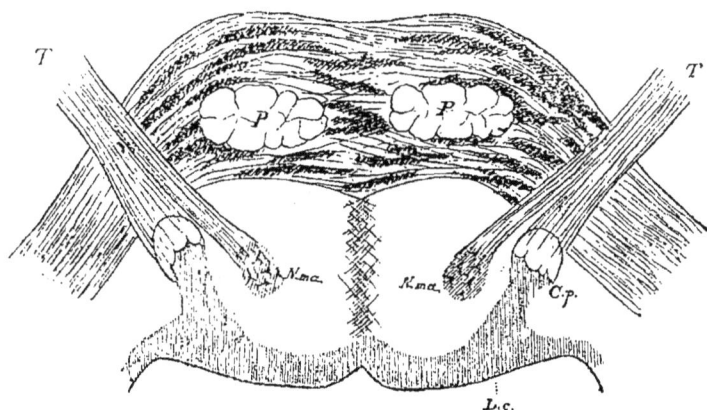

Fic. 429. — Coupe schématique des pédoncules cérébelleux moyens et de la protubérance.

P. Pyramides antérieures. — *T.* Trijumeau — *Cp.* Corne postérieure représentant la racine sensitive du trijumeau et la substance gélatineuse de Rolando. — *Lc.* Locus cœruleus. — *Nma.* Racine motrice du trijumeau (Raymond).

participation et par un mouvement réflexe produit par le seul contact du sol. N'est-ce pas ce qui se passe chez l'individu qui réfléchit en marchant et qui finit même par oublier qu'il marche ?

Ce centre a une action sur la sensibilité. — Longet et Vulpian ont fait de la protubérance le siège du *sensorium commune*. Autrement dit, la protubérance est le *centre perceptif des impressions sensitives.* Otez le cerveau à un animal, pincez-lui le nerf trijumeau ou excitez fortement un de ses membres, l'animal poussera des cris plaintifs et prolongés qui indiquent qu'il souffre. Détruisez la protubérance chez cet animal, il ne poussera plus des cris plaintifs. Ces cris ne doivent pas être confondus avec le cri sec, unique, court, véritable cri réflexe, que l'on produit en excitant un animal auquel on a enlevé l'encéphale entier, excepté le bulbe rachidien.

3° Bulbe rachidien.

Je réserve la description du bulbe rachidien pour la fin de ces leçons (voyez plus loin). Etudions maintenant le plan supérieur de l'isthme de l'encéphale.

Pour apercevoir ces parties, il vous suffira, l'encéphale reposant sur sa base, d'écarter les deux hémisphères à leur partie postérieure, et de diviser le bourrelet du corps calleux. Vous pourrez constater alors que les tubercules quadrijumeaux forment le milieu de la partie moyenne de la fente de Bichat et que les pédoncules cérébelleux supérieurs, de même que la valvule de Vieussens, sont recouverts par les lamelles les plus antérieures de la face supérieure du cervelet, qu'il faut enlever pour mettre ces organes à découvert.

4° Pédoncules cérébelleux supérieurs et valvule de Vieussens.

Les *pédoncules cérébelleux supérieurs* sont deux faisceaux de fibres blanches étendus du cervelet aux couches optiques. Ils émergent de la partie antérieure du cervelet, au-dessus du pédoncule cérébelleux moyen, et se portent en convergeant vers les tubercules quadrijumeaux. Au moment où ils abordent ces tubercules, ils sont juxtaposés, puis passent au-dessus des tubercules quadrijumeaux, entre ces tubercules et les pédoncules cérébraux. Toutes les fibres des pédoncules cérébelleux supérieurs s'entre-croisent avec celles du côté opposé et se jettent ensuite dans un groupe de cellules nerveuses situées dans l'épaisseur de la couche optique et constituent le *noyau rouge de Stilling*.

Dans leur trajet, les pédoncules cérébelleux supérieurs adhèrent à la face postérieure de la protubérance par leur bord externe ; ils donnent insertion à la valvule de Vieussens par leur bord interne, et leur face inférieure, de même que celle de la valvule, forme la moitié supérieure de la voûte du quatrième ventricule. Par leur face supérieure lisse et arrondie, les pédoncules sont en rapport avec les lamelles de la partie antérieure du cervelet. Il en est de même de la face supérieure de la valvule de Vieussens, qui offre une couleur grisâtre et des stries transversales.

On voit émerger le nerf *pathétique* de la partie antérieure et interne des pédoncules cérébelleux supérieurs au sommet de la valvule de Vieussens.

Les *fonctions* de ces organes sont inconnues. On sait seulement que la lésion d'un pédoncule cérébelleux supérieur détermine la chute de l'animal du côté de la lésion, et l'animal reste dans cette attitude jusqu'au moment de la mort (Curschmann, 1873). Longet pensait que la lésion d'un des pédoncules produisait un *mouve-ment de manège* du côté opposé au pédoncule atteint ; mais ce mouvement ne se produit que lorsqu'on a blessé en même temps le pédoncule cérébral.

Fig. 430. — Face posté-rieure de la protubé-rance, du bulbe et de la portion cervicale de la moelle épinière.

1. Tubercules quadrijumeaux postérieurs. — 2. Ruban de Reil. — 3. Pédoncule cérébelleux su-périeur. — 4. Coupe du pédon-cule cérébelleux moyen. — 5. Coupe du pédoncule cérébelleux inférieur. — 6. Pyramide posté-rieure ou renflement mamelonné du bulbe. — 7. Cordon intermé-diaire postérieur de la moelle. — 8. Cordon postérieur de la moelle. — 9. Sillon collatéral postérieur, formé par une série de points qui correspondent au point d'implantation des racines postérieures des nerfs rachidiens. — 10, 10. Ganglions situés sur le trajet des racines postérieures. — 11, 11. Ligament dentelé. — 12. Nerf spinal. — 13 Nerf pneumogastrique. — 14. Nerf glosso-pharyngien. — 15. Ra-cines postérieures des nerfs ra-chidiens.

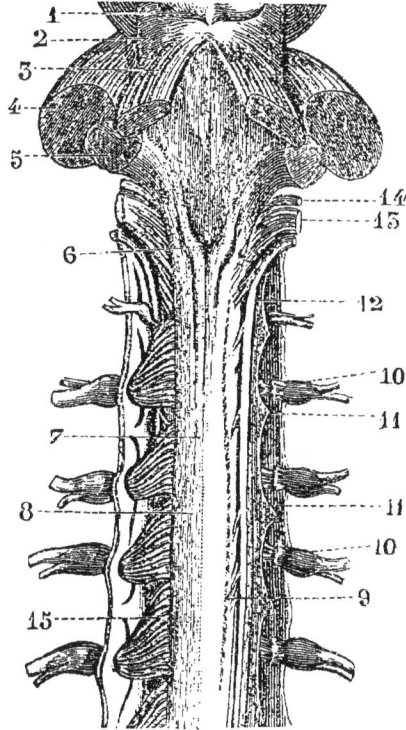

La *valvule de Vieussens* est une membrane nerveuse formée de substance grise, unissant les deux pédoncules cérébelleux supé-rieurs et séparant la cavité du quatrième ventricule des lamelles antérieures et supérieures du cervelet. Elle a une forme triangu-laire ; sa base se perd dans le lobe médian du cervelet, entre les deux vermis ; son sommet est situé en arrière des tubercules quadrijumeaux, au point de réunion des deux pédoncules céré-belleux supérieurs.

5° Ruban de Reil.

Encore connu sous le nom de *faisceau triangulaire de l'isthme*, le ruban de Reil est un faisceau de fibres blanches situé de chaque côté de l'isthme, en dehors et au-dessous du pédoncule cérébelleux supérieur. Ce ruban offre trois bords d'un centimètre de côté environ, une face superficielle libre et une face profonde adhérente.

Son *bord inférieur* est séparé du pédoncule cérébelleux moyen et des parois latérales de la protubérance par un sillon profond, sillon latéral de l'isthme. Son *bord antérieur* répond au tubercule quadrijumeau postérieur. Son *bord postérieur* embrasse la partie antérieure du pédoncule cérébelleux supérieur. Son *sommet* passe sur le pédoncule cérébelleux et semble confondre ses fibres avec celles de la valvule de Vieussens. La plupart des fibres du ruban de Reil se portent en avant, s'inclinent vers la ligne médiane, en s'entre-croisant comme celles des pédoncules cérébelleux supérieurs, dont elles partagent la direction et la terminaison.

Ses fonctions sont inconnues.

BULBE RACHIDIEN.

Le bulbe rachidien est cette portion des centres nerveux unissant la protubérance annulaire à la moelle épinière. On lui donne souvent le nom de *moelle allongée*. C'est un organe médian, impair et symétrique.

Le bulbe a une longueur de près de 3 centimètres.

Il est situé en partie dans le crâne, sur l'apophyse basilaire de l'occipital, en partie dans le canal rachidien, en arrière de l'apophyse odontoïde de l'axis et du ligament cruciforme.

Il a la forme d'un cône à sommet inférieur se continuant avec la moelle.

Ses diamètres horizontaux sont plus longs que ceux de la moelle, attendu que le bulbe donne naissance à un grand nombre de nerfs et qu'il possède une grande quantité de substance grise. Le diamètre transversal le plus grand est de 18 millimètres; l'antéro-postérieur est de 12 à 13 millimètres.

La portion intra-crânienne du bulbe est dirigée obliquement en bas et en arrière, comme la gouttière basilaire; la portion intra-rachidienne est verticale et forme avec la précédente un angle obtus de 140° environ.

Le bulbe est limité en bas par un plan fictif qui couperait la moelle au-dessous de l'entre-croisement des pyramides. Ce point, au niveau duquel le bulbe et la moelle paraissent se continuer sans ligne de démarcation, est appelé *collet du bulbe*. En haut, le bulbe est limité par la protubérance; cette limite est déterminée en avant par le bord inférieur du pont de Varole, et en arrière par une ligne transversale réunissant les angles latéraux du quatrième ventricule et divisant en deux triangles le plancher du quatrième ventricule.

A. — Conformation extérieure du bulbe rachidien.

1° *Dans son tiers inférieur*, le bulbe rachidien offre la même conformation que la moelle, c'est-à-dire qu'il est divisé en deux moitiés symétriques par le *sillon médian antérieur* et le *sillon médian postérieur* On y trouve, comme dans la moelle, la *commissure blanche* au fond du sillon antérieur et la *commissure grise* au fond du sillon postérieur. Chaque moitié offre, comme dans la moelle, quatre cordons nettement accusés : le *cordon antérieur*, le *cordon latéral*, le *cordon postérieur* et le *cordon cunéiforme* ou *cordon de Goll*.

En apparence, la surface de cette portion du bulbe fait donc suite directement à la surface de la moelle ; mais, si vous écartez les deux cordons antérieurs, vous remarquerez que de gros faisceaux de fibres passent du cordon antérieur du côté droit dans celui du côté gauche, et réciproquement. Cet entre-croisement est connu sous le nom de *décussation des pyramides antérieures du bulbe*. On donne le nom de *pyramides antérieures* aux deux cordons antérieurs qui semblent continuer la direction des cordons antérieurs de la moelle et qui augmentent de volume en se rapprochant de la protubérance. La découverte de l'entre-croisement des pyramides a été faite en 1709 par Mistichelli.

2° *Dans sa partie supérieure*, le bulbe rachidien, subitement élargi, offre une surface dans laquelle on distingue les cordons et les sillons de la partie inférieure ayant subi des modifications.

En avant, vous verrez, en procédant de la ligne médiane vers les parties latérales :

1° Le *sillon médian antérieur*, séparant les pyramides, interrompu en bas par la décussation des pyramides, et se terminant en haut à la protubérance par une dépression connue depuis Vicq d'Azyr sous le nom de *trou borgne :* ce sillon fait suite à celui de la moelle.

2° La *pyramide antérieure*, cordon se renflant de plus en plus jusqu'à la protubérance, où il se rétrécit subitement pour s'engager au-dessous de ses fibres les plus superficielles. La pyramide antérieure *semble* faire suite au cordon antérieur de la moelle, mais vous verrez plus loin que ce n'est qu'une simple apparence.

Un nerf émerge du bulbe à la base de la pyramide antérieure, au niveau du bord inférieur de la protubérance : c'est l'*origine apparente de la sixième paire*.

3º Un sillon parfaitement marqué, faisant suite au sillon collatéral antérieur. Ce *sillon intermédiaire* à la pyramide et à l'olive présente l'émergence d'une série verticale de filaments nerveux, *origine apparente de la douzième paire.*

4º Une éminence ovalaire offrant une largeur de 4 à 5 millimètres et une hauteur de 12 à 14. Cette éminence, ou *olive* du bulbe, est un renflement surajouté au bulbe, ne faisant suite à aucun cordon de la moelle. Je vous en parlerai en décrivant la conformation intérieure et la structure du bulbe.

5º Une dépression sans importance, *fossette sus-olivaire*, qui sépare l'olive du bord inférieur de la protubérance et qui se continue en arrière avec la *fossette latérale du bulbe.*

6º Un sillon vertical, à peine marqué, ne portant aucun nom particulier et séparant l'olive du faisceau suivant, dit faisceau latéral du bulbe.

7º Un faisceau vertical et mince, de 2 millimètres de largeur environ, séparé de l'olive par le sillon précédent, se continuant en bas avec le faisceau latéral de la moelle, entre les racines antérieures et postérieures des nerfs rachidiens, et disparaissant en haut dans l'épaisseur de la protubérance. C'est le *faisceau latéral du bulbe.* Ce faisceau est la continuation du cordon latéral de la moelle, mais seulement d'une partie de ce cordon, l'autre partie se portant en avant vers la pyramide antérieure qu'elle forme en grande partie.

8º Une dépression, assez profonde, située au-dessus du faisceau latéral, au-dessous de la protubérance, et se continuant en avant avec la fossette sus-olivaire. Cette dépression, dite *fossette latérale du bulbe*, offre l'émergence de deux nerfs : 1º *l'origine apparente de la 7e paire;* 2º au-dessous d'elle, *l'origine apparente de la 8e paire.*

Le faisceau latéral établit la limite de la face antérieure. Vous ne pouvez pas apercevoir les parties situées en arrière de ce faisceau sans renverser le bulbe. Etudions-le donc par sa face postérieure.

En arrière, l'aspect de la partie supérieure du bulbe diffère complètement de celui de la partie intérieure. A l'union du tiers inférieur avec les deux tiers supérieurs du bulbe, vous voyez le sillon médian postérieur s'élargir subitement par suite de l'écartement brusque des deux cordons de Goll et des deux cordons postérieurs.

Cet écartement met à nu la commissure grise, qui s'écarte également jusqu'au canal central de la moelle, de sorte que ce canal se trouve ouvert à ce niveau et cesse d'exister au moment où se produit l'écartement des cordons postérieurs. Vous pourrez constater, en effet, cette ouverture, souvent visible à l'œil nu, sur la ligne médiane et à la partie inférieure de la surface triangulaire résultant de l'écartement des cordons postérieurs concourant à la formation du plancher du 4ᵉ ventricule.

Les cordons postérieurs proprement dits, de verticaux qu'ils étaient, deviennent obliques en haut et en dehors, et vous les voyez se diriger vers les angles latéraux du 4ᵉ ventricule, d'où ils se détachent pour s'incliner en arrière et en dehors et pénétrer dans le cervelet.

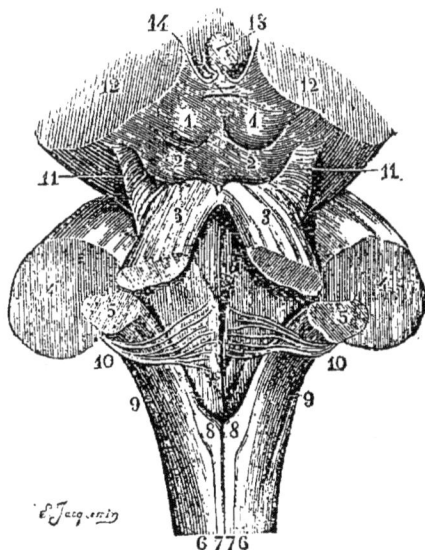

FIG. 431. — Face postérieure du bulbe rachidien et plancher du 4ᵉ ventricule.

1, 1. Tubercules quadrijumeaux antérieurs. — 2, 2. Tubercules postérieurs. — 3, 3. Pédoncules cérébelleux supérieurs. — 4, 4. Coupe des pédoncules moyens. — 5, 5. Coupe des pédoncules inférieurs. — 6, 6. Cordons postérieurs de la moelle. — 7, 7. Cordons de Goll. — 8, 8. Pyramides postérieures. — 9, 9. Corps restiformes. — 10, 10. Racines postérieures du nerf auditif. — 11, 11. Ruban de Reil. — 12, 12. Coupe des pédoncules cérébraux. — 13, 14. Pédoncules postérieurs de la glande pinéale.

Toutes ces parties semblent former un seul et même organe, mais c'est là une fausse apparence, comme nous l'avons vu également pour les cordons antérieurs et latéraux. Il se fait à la partie inférieure du bulbe un véritable entre-croisement presque inextricable entre les cordons du côté droit et ceux du côté gauche, entre-croisement bien étudié de nos jours et sur lequel nous aurons bientôt à revenir. Quoique on sache positivement que les diverses parties que nous venons de nommer ne sont pas en parfaite continuité, on n'en a pas moins conservé les anciennes dénominations. Le cordon postérieur change de nom au moment où il change de direction et où il devient oblique en haut et en dehors. Cette portion oblique s'appelle *corps restiforme*, nom tiré de sa forme arrondie (en forme de corde). Celui-ci perd son nom et prend celui de *pédoncule cérébelleux in-*

férieur au moment où il change de direction pour plonger dans le cervelet. Mais vous verrez que dans le langage on réunit souvent ces deux parties sous le nom de pédoncule cérébelleux inférieur.

Les cordons de Goll, subissant une déviation analogue à celle des cordons postérieurs, s'appliquent au bord interne de ces derniers, sur lesquels ils se terminent insensiblement. Au moment où ils s'écartent l'un de l'autre, ces cordons présentent un léger renflement. On donne à cette portion oblique des cordons de Goll le nom de *renflements mamelonnés du bulbe* ou de *pyramides postérieures*.

De l'écartement des faisceaux postérieurs et de l'ouverture du canal central de la moelle, il résulte que la substance grise, au lieu d'être cachée au centre du bulbe, s'étale en surface pour former le plancher du 4e ventricule.

La partie supérieure du bulbe présente donc en arrière, et de dedans en dehors :

1º Un sillon qui se continue en haut avec celui de la face postérieure de la protubérance et qui se termine en bas au point où les pyramides antérieures s'écartent. Ce sillon est le *calamus scriptorius*.

2º Une surface grisâtre formant la moitié inférieure du *plancher du 4e ventricule* et constituée par la substance grise du bulbe étalé. Cette surface offre plusieurs groupes de cellules nerveuses, origine réelle de plusieurs nerfs crâniens, sur lesquels nous reviendrons plus loin en parlant de la structure du bulbe.

3º Les *barbes du calamus scriptorius*, filaments blancs partis de divers points de cette surface et se groupant au-dessous de la concavité du pédoncule cérébelleux inférieur. Ces filaments, au nombre de 6 à 8, rampant dans l'épaisseur de la substance grise, constituent la *racine postérieure* du nerf auditif.

4º Les *pyramides postérieures*, ou *renflements mamelonnés* du bulbe, se terminant insensiblement sur le bord interne du pédoncule cérébelleux inférieur.

5º Le *bec du calamus scriptorius* est l'angle aigu formé par l'adossement des deux pyramides postérieures.

6º Si vous écartez ces deux renflements, autrement dit, si vous ouvrez le bec du calamus, vous y verrez l'ouverture supérieure du canal de la moelle, ouverture située à l'extrémité inférieure du calamus.

7º Les *corps restiformes* et les *pédoncules inférieurs* formant les limites du plancher du 4e ventricule et semblant se continuer avec les cordons postérieurs de la moelle.

8º Le sillon collatéral postérieur de la moelle s'incline en dehors et en haut comme le cordon postérieur. Ce sillon, *sillon latéral du bulbe*, sépare, comme dans la moelle, le cordon postérieur du cordon latéral. Des nerfs y prennent naissance, comme dans le sillon collatéral postérieur de la moelle. Ce sont les 9e, 10e et 11e paires, glosso-pharyngien, pneumogastrique et spinal. La 9e paire prend naissance à la partie supérieure du sillon, au-dessous de la 8e paire, par un faisceau de racines triangulaire à sommet externe. La 10e paire naît au-dessous par un faisceau également triangulaire, en arrière des racines du spinal. Le spinal, 11e paire, naît du même sillon par ses racines bulbaires. Celles-ci forment aussi un faisceau triangulaire à sommet externe. Les faisceaux des racines de ces trois nerfs représentent un triangle dont la base est appliquée sur le bulbe. Les racines des 9e et 10e paires ne sont pas exactement implantées dans le sillon, mais elles pénètrent dans le bord antérieur du corps restiforme. Celles du spinal sont situées en avant des précédentes, comme les racines médullaires du même nerf qui naissent en avant des racines postérieures sur le cordon latéral de la moelle épinière.

Fibres arciformes. — Les fibres du bulbe sont dirigées verticalement comme celles de la moelle auxquelles elles font suite. Indépendamment de ces fibres, il en existe d'obliques et de transversales, complètement indépendantes de celles de la moelle, et qui sont la continuation des fibres des corps restiformes. Ces fibres constituent les *fibres arciformes.*

Autrefois, on croyait que les fibres des corps restiformes se continuaient avec celles du cordon postérieur de la moelle ; aujourd'hui, on sait que ces faisceaux de fibres sont complètement indépendants et que les corps restiformes font suite aux pédoncules cérébelleux inférieurs et se terminent dans le bulbe.

Au moment où le corps restiforme s'applique sur les parties latérales et postérieure du bulbe, ses fibres se dissocient pour se porter vers la ligne médiane, où celles du côté droit s'entrecroisent avec celles du côté gauche pour former le raphé du bulbe et se terminer ensuite dans la substance grise du bulbe. Il résulte de cette disposition que les fibres arciformes du bulbe, les corps restiformes et les pédoncules cérébelleux inférieurs constituent une grande commissure, assez analogue à celle que forment les pédoncules cérébelleux moyens et mettant en communication les deux hémisphères cérébelleux.

Le trajet que suivent les fibres arciformes pour se porter du corps restiforme au raphé médian est un peu compliqué. Elles peuvent être divisées en superficielles et profondes.

1° Les *fibres arciformes superficielles* partent de la partie superficielle du corps restiforme et se portent à la surface du

bulbe en recouvrant le faisceau latéral, l'olive et la pyramide
antérieure. Ces fibres passent au milieu des racines des nerfs
glosso-pharyngien et pneumogastrique. Elles ne forment pas une
couche régulière du haut en bas ; vous en observerez un groupe
inférieur au niveau de l'extrémité inférieure de l'olive et un
groupe supérieur vers l'extrémité supérieure. Ces fibres décrivent des courbes à concavité supérieure et offrent de grandes
variétés de nombre. Parties du corps restiforme, elles pénètrent
dans l'épaisseur du bulbe à différents niveaux, quelques-unes
entre l'olive et la pyramide, un certain nombre entre les deux
pyramides, dans le sillon médian antérieur.

2º Les *fibres arciformes profondes* naissent de la face profonde
du corps restiforme et se portent en dedans et en avant dans
l'épaisseur du bulbe, jusqu'à la ligne médiane, où elles concourent à la formation du raphé. Ces fibres, qui existent sur toute
la hauteur du corps restiforme, s'anastomosent entre elles pour
former un réseau au milieu de la substance grise du bulbe (formation réticulée de quelques auteurs). Les fibres arciformes profondes croisent la racine sensitive du trijumeau, en passant soit
entre les fibres de cette racine, soit en avant de cette même
racine.

Tubercule cendré de Rolando. — On donne ce nom à une
petite tache grisâtre, non constante, large de quelques millimètres et située à 4 ou 5 millimètres au-dessous de l'olive, sur le
faisceau latéral du bulbe, un peu en avant des racines du spinal. Le tubercule cendré de Rolando n'est autre chose que la
tête de la corne postérieure de la substance grise qui se trouve
recouverte, à ce niveau, par quelques fibres blanches.

Conformation intérieure et structure du bulbe rachidien.

Messieurs, vous savez qu'il est facile d'établir la direction des
cordons de la moelle et des fibres qui les constituent. Il en est
de même pour les fibres de la protubérance et des pédoncules
cérébraux. Mais, au niveau du bulbe, l'inclinaison, le changement de direction, la dissociation, l'entre-croisement des fibres
sont tels qu'il est d'une extrême difficulté d'arriver à une connaissance bien nette de la disposition des fibres nerveuses. Tout
ce que l'on savait autrefois se bornait à la découverte faite en
1709 par Mistichelli sur la décussation des pyramides. Depuis,
divers anatomistes ont élucidé certains points de la structure du
bulbe. Le travail le plus récent et le plus complet (sur les cordons qui relient l'encéphale à la moelle) est dû à M. le profes-

seur Sappey et à M. Mathias Duval, professeur agrégé (communication à l'Académie des Sciences, janvier 1876). Ce sont les résultats de l'observation de nos savants confrères que nous allons exposer ci-dessous.

1° Substance blanche du bulbe rachidien. — Elle est formée par le prolongement des cordons de la moelle, et par une masse blanche surajoutée, l'olive. Les quatre cordons de la moelle changent de direction au niveau du bulbe ; parmi ces quatre cordons, deux s'entre-croisent dans le bulbe, l'un complètement, l'autre en partie, et deux ne sont pas entre-croisés.

Les *cordons antérieurs*, qui s'entre-croisent sur toute la hauteur de la moelle pour donner naissance à la commissure antérieure de la moelle, ne s'entre-croisent pas dans le bulbe et changent seulement de direction ; d'antérieurs ils deviennent postérieurs.

Les *cordons de Goll* ne s'entre-croisent pas ; ils changent simplement de direction et ils s'écartent au niveau du bec du calamus scriptorius, pour se porter obliquement en haut et en dehors, sur le bord interne des corps restiformes, et pénétrer avec eux dans le cervelet, en concourant à la formation du pédoncule cérébelleux inférieur.

Les *cordons latéraux* s'entre-croisent incomplètement et deviennent antérieurs pour former la partie superficielle des pyramides antérieures. La portion non entre-croisée continue son trajet à la surface de la moelle, entre le sillon latéral du bulbe et l'olive, pour former le faisceau latéral du bulbe et pénétrer ensuite dans la protubérance.

Les *cordons postérieurs* s'entre-croisent complètement, affectant la même direction que les cordons latéraux ; ils se portent en avant et forment la partie profonde ou postérieure des pyramides antérieures. Vous voyez, par ce court exposé, qu'il n'est pas facile de se faire une idée complète de la disposition des fibres dans le bulbe. Aussi dois-je entrer dans quelques détails.

Cordons antérieurs. — Les cordons antérieurs, formant la commissure blanche par leur entre-croisement incomplet, montent parallèlement jusqu'au collet du bulbe, au-dessous de la décussation des pyramides. Arrivés là, ils s'écartent et se portent en dehors, en arrière et en haut, en passant sur la face externe des cordons latéraux et des cordons postérieurs. Ils se réunissent de nouveau en arrière du cordon postérieur. Ils sont alors sous-jacents à la couche grise du plancher du 4e ventricule, deviennent ascendants en restant parallèles, mais sans s'entre-croiser. Enfin, ils traversent la protubérance près de sa face postérieure en s'écartant un peu l'un de l'autre, et vont en définitive former, avec d'autres fibres surajoutées et nées de la substance grise de la protubérance, le plan supérieur ou sensitif du pédoncule cérébral.

En se séparant au niveau du collet du bulbe, les deux cordons forment une boutonnière dans laquelle passent les deux cordons latéraux et les deux cordons postérieurs, boutonnière elliptique, dirigée en arrière et en haut.

Cordons latéraux. — Dans toute la longueur de la moelle, ces cordons ne subissent aucun entre-croisement. Celui-ci commence au moment où l'entre-croisement des cordons antérieurs cesse, et, comme l'entre-croisement des cordons latéraux forme la décussation des pyramides, on peut dire que la décussation commence au point où cesse la commissure blanche de la moelle. A ce niveau, c'est-à-dire immédiatement au-dessus, les cordons latéraux, jusque-là séparés par les deux cordons antérieurs, se portent en dedans, en avant et en haut, en écartant les cordons antérieurs qui deviennent externes. De latéraux, ils deviennent antérieurs, et ils se décomposent aussitôt en plusieurs faisceaux qui s'entre-croisent avec des faisceaux semblables, venus du cordon latéral du côté opposé pour aller donner naissance à la pyramide antérieure du côté opposé.

Le cordon latéral ne s'entre-croise pas en totalité. La partie la plus postérieure, celle qui côtoie la corne postérieure de la substance grise, ne subit aucun entre-croisement, elle continue son trajet ascendant, sous le nom de faisceau latéral du bulbe, entre l'olive et le sillon latéral, pour disparaître ensuite dans la protubérance annulaire.

Le seul entre-croisement des cordons latéraux n'a lieu qu'au niveau de la décussation des pyramides, dans une étendue en hauteur de 10 à 11 millimètres. Au-dessus de ce point, les cordons latéraux, c'est-à-dire les pyramides antérieures, ne s'entre-croisent pas ; ils montent parallèlement dans la protubérance et vont former, avec des fibres surajoutées venues de la substance grise de la protubérance, le plan inférieur des pédoncules cérébraux.

Le cordon latéral ne forme pas la totalité de la pyramide antérieure, mais seulement ses trois quarts antérieurs, c'est-à-dire la portion motrice. Vous allez voir que la partie profonde, ou postérieure, de la pyramide antérieure, est formée par le cordon postérieur de la moelle, cordon sensitif.

Cordons postérieurs. — Comme les cordons latéraux, les postérieurs ne subissent aucun entre-croisement dans la moelle, et ne sont séparés que par le sillon médian postérieur. Ils donnent naissance aux cordons de Goll non entre-croisés. Arrivés au niveau du collet du bulbe, ils suivent la direction oblique des cordons latéraux et se portent, comme ces derniers, en avant et en haut sans les abandonner. Dans ce trajet, les deux cordons postérieurs, constamment adossés, passent dans la boutonnière formée par l'écartement des cordons antérieurs et, par conséquent, en dedans des corps restiformes et de la portion non entre-croisée du faisceau latéral.

Les deux cordons postérieurs restent parallèles jusqu'au-dessus de la décussation des pyramides. Mais, à ce niveau, ils s'entre-croisent complètement sur la ligne médiane, et forment la portion profonde, postérieure, ou sensitive des pyramides antérieures. Les deux portions, motrice et sensitive, de la pyramide continuent leur trajet ascendant dans la protubérance, où elles sont séparées par une couche de substance grise qui prolonge en bas le *locus niger* des pédoncules cérébraux.

Je vous ferai remarquer, en passant, que les trois faisceaux de la moelle subissent un entre-croisement à des hauteurs différentes : 1° les cordons antérieurs s'entre-croisent incomplètement pour former la commissure blanche ou antérieure ; 2° les cordons latéraux s'entre-croisent incomplètement, immédiatement au-dessus de la commissure blanche, pour donner naissance à la décussation des pyramides ; 3° immédiatement au-dessus de la décussation, en arrière des pyramides antérieures, les cordons postérieurs s'entre-croisent complètement. En allant de bas en haut, on voit donc l'entre-croisement : 1° des cordons antérieurs ; 2° des cordons latéraux ; 3° des cordons postérieurs.

Plus tard, je vous dirai quelques mots de l'*olive*. Nous allons étudier maintenant la substance grise du bulbe rachidien.

2° Substance grise du bulbe rachidien. — Vous n'avez pas oublié, sans doute, Messieurs, que les cornes antérieures de la substance grise de la moelle sont motrices depuis la base jusqu'au sommet, et que les cornes postérieures sont sensitives dans toute leur étendue. N'oubliez pas que le canal central de la moelle occupe le centre de la commissure grise.

Au niveau du collet du bulbe, la substance grise affecte la même disposition ; mais bientôt elle va subir des modifications importantes par suite de l'entre-croisement des cordons de la moelle dans le bulbe rachidien, et surtout par suite de l'élargissement du sillon médian postérieur, de l'écartement des cordons postérieurs de la moelle et de l'ouverture du canal central de la moelle à la partie inférieure du plancher du 4° ventricule. Je vous parlerai successivement : 1° de la modification imprimée à la substance grise par l'écartement des cordons postérieurs de la moelle et la formation du plancher du 4e ventricule; 2° de celle que l'entre-croisement des cordons latéraux imprime aux cornes an-

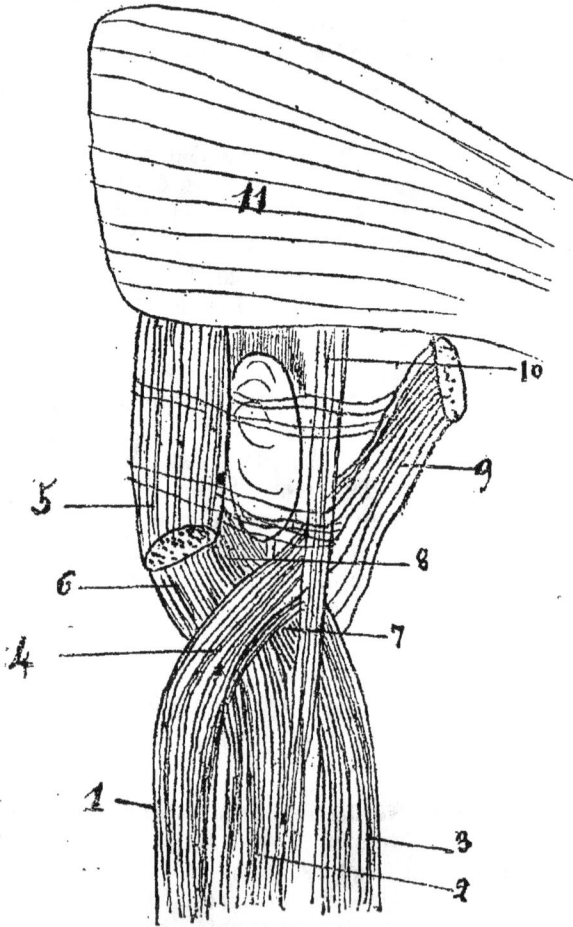

Fig. 432. — Entre-croisement des cordons de la moelle.

1. Cordon antérieur de la moelle. — 2. Cordon latéral. — 3. Cordon postérieur. — 4. Cordon antérieur s'inclinant en dehors. — 5. Pyramide antérieure gauche divisée. — 6. Continuation du faisceau latéral gauche avec la pyramide droite. — 7, 8. Continuation dans le bulbe de la portion entre-croisée du faisceau latéral. — 9. Corps restiforme et fibres arciformes. — 10. Faisceau latéral du bulbe, portion non entre-croisée du faisceau latéral de la moelle. — 11. Face latérale de la protubérance.

térieures; 3° des changements qui s'opèrent dans la corne posté-rieure, par suite de l'entre-croisement des cordons postérieurs.

Plancher du quatrième ventricule. — Aussitôt après l'écartement des cordons postérieurs et l'ouverture du canal central de

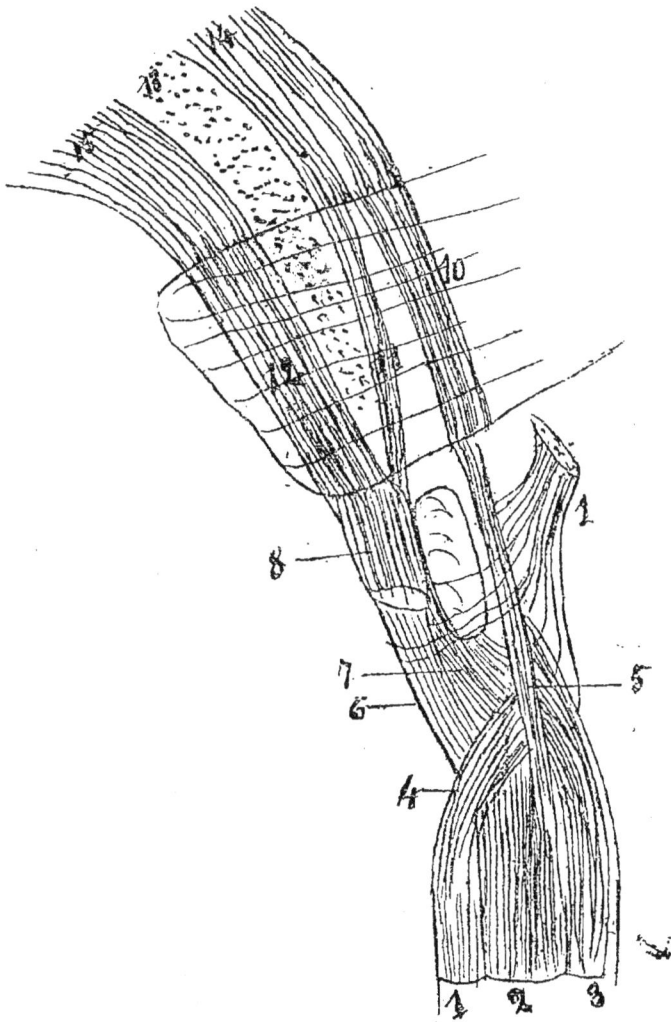

Fig. 433. — Continuité des cordons du bulbe avec les pédoncules
cérébraux.

1. Cordon antérieur. — 2. Cordon latéral. — 3. Cordon postérieur. — 4. Cordon antérieur se portant en arrière, en dehors et en haut. — 5. Portion non entre-croisée du cordon latéral. — 6. Pyramide antérieure, portion motrice formée par le cordon latéral. — 7. Continuation du cordon postérieur formant la portion sensitive de la pyramide antérieure. — 8. Pyramide antérieure divisée. — 9. Corps restiforme. — 10. Cordon antérieur dans la protubérance. — 11. Cordon postérieur. — 12. Cordon latéral. — 13. Locus niger. — 14. Plan inférieur du pédoncule cérébral.

la moelle, la substance grise est profondément modifiée. Le canal central étant ouvert en arrière, la partie postérieure de la commissure grise et la base des racines postérieures se trouvent déjetées en dehors et appliquées sur le plancher du quatrième ventricule. La substance grise de la base de la corne postérieure forme une colonne sensitive étendue verticalement de chaque côté de la ligne médiane, mais à une distance de quelques millimètres. Immédiatement de chaque côté de la ligne médiane, entre la colonne précédente et le *calamus scriptorius*, il existe une autre colonne grise formée par la base de la corne antérieure motrice. Il est utile de fixer ces détails dans notre esprit pour comprendre l'origine des nerfs crâniens.

Séparation de la tête de la corne antérieure. — Au point où les cordons latéraux ont formé la décussation des pyramides, ils ne peuvent changer de direction et devenir antérieurs sans traverser la corne antérieure. C'est ce qui a lieu en effet. Les faisceaux les plus inférieurs déterminent une échancrure sur le côté externe de la corne antérieure, et plus haut, celle-ci se trouve complètement divisée en deux parties par suite de la séparation de la tête, ou extrémité libre de la corne, qui se trouve ainsi décapitée. La base de la corne antérieure est cette portion motrice que je vous ai signalée plus haut de chaque côté du calamus scriptorius. Quant à la tête, elle forme une colonne centrale, plus ou moins régulière, dans l'épaisseur du bulbe et même de la protubérance annulaire.

Séparation de la tête de la corne postérieure. — Il en est de même pour la corne postérieure. Je vous ai déjà dit que les cordons postérieurs se portent en avant en suivant la direction des cordons latéraux, au moment de leur entre-croisement, pour s'appliquer à la face postérieure de ces cordons et former la portion sensitive des pyramides antérieures du bulbe. Ce déplacement des cordons postérieurs en avant ne peut pas s'opérer sans que la corne postérieure se trouve divisée en deux parties distinctes, la tête et la base. La base reste étalée sur le plancher du 4e ventricule, tandis que la tête, l'extrémité libre, se trouve refoulée en dehors vers la surface du bulbe sous forme d'une colonne centrale sensitive ascendante, analogue à celle qui est formée par la tête de la corne antérieure, mais plus externe et plus postérieure que cette dernière.

Cette colonne est tout à fait déjetée au dehors vers la partie inférieure du bulbe, et elle devient si superficielle qu'elle apparaît souvent sous forme d'une tache grise qui constitue le *tubercule cendré de Rolando*. À mesure qu'on s'élève vers la partie supérieure du 4e ventricule, cette colonne sensitive devient plus interne et elle se confond, pour ainsi dire, en haut, avec la colonne motrice.

Pour comprendre la disposition de la substance grise dans le bulbe et suivre ces colonnes grises, il faut, à l'exemple de

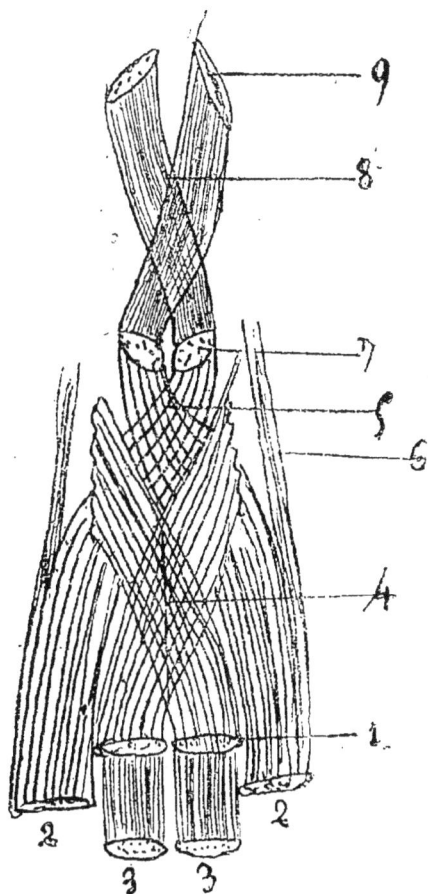

Fig. 433 bis. — Entre-croisement des cordons de la moelle à des hauteurs différentes.

1. Cordon antérieur. — 2. Cordon latéral. — 3 Cordon postérieur. — 4. Commissure blanche de la moelle, entre-croisement des cordons antérieurs. — 5. Décussation des pyramides, entre-croisement des cordons latéraux. — 6. Portion non entre-croisée du cordon latéral. — 7. Coupe de la pyramide antérieure. — 8. Entre-croisement des cordons postérieurs en arrière des pyramides — 9. Coupe des cordons postérieurs.

MM. Sappey et Duval, pratiquer des coupes du bulbe, par couches successives, depuis la terminaison de la moelle jusqu'à la protubérance.

Parties grises du bulbe ne paraissant pas faire suite à celles de la moelle. — On trouve cette substance grise en cinq points différents : 1° dans la pyramide postérieure ; 2° dans l'épaisseur de l'olive ; 3° entre la pyramide et l'olive ; 4° entre l'olive et la corne antérieure ; 5° dans le corps restiforme.

La substance grise de la corne postérieure, *noyau des cordons*

grêles, a la forme d'une petite colonne émanée de la base de la
corne postérieure.

La substance grise de l'olive forme une sorte de membrane
plissée sur elle-même et formant une sorte de poche allongée de

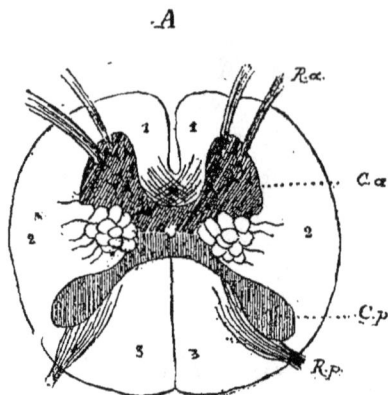

FIG. 434. — Coupe du bulbe
au-dessous du collet.

A. Partie antérieure. — 1, 2, 3.
Les trois cordons de la moelle. — *Ra*.
Racines antérieures. — *Rp*. Racines
postérieures. — *Ca*. Corne antérieure. — *Cp*. Corne postérieure.

haut en bas et ouverte à ses deux extrémités. On y trouve de
petites cellules multipolaires. Les fibres qui existent dans sa cavité appartiennent au système des fibres arciformes venues des
corps restiformes, ou bien naissent des cellules mêmes de l'olive.

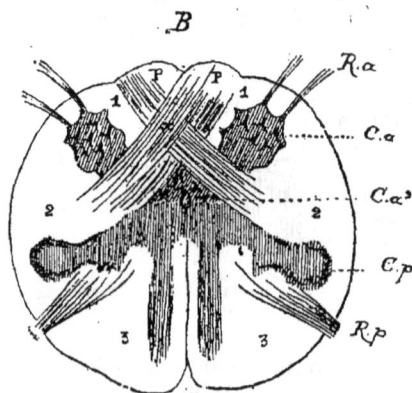

FIG. 435. — Montrant la décapitation de la corne antérieure par l'entre-croisement des cordons latéraux.

B. Partie antérieure. — 1, 2, 3.
Les trois cordons de la moelle. —
Ra. Racines antérieures. — *Rp*.
Racines postérieures. — *Ca*. Corne
antérieure. — *Cp*. Corne postérieure.

Quant aux fibres blanches superficielles de l'olive, ce sont des
fibres verticales dépendantes d'une portion du cordon latéral de
la moelle.

On ne connait nullement l'usage de l'olive ni des parties grises
surajoutées à celles qui font suite à la substance grise de la moelle
et que je viens d'énumérer.

La substance grise *olivaire interne* est formée de deux lames verticales de substance grise formant un angle droit dont l'ouverture regarde en dehors. L'olive est située entre ces deux lames, dans lesquelles on rencontre des cellules multipolaires de dimensions moyennes. Cette substance forme le *grand noyau pyramidal de Stilling,* le noyau juxta-olivaire interne de MM. Sappey et Duval. La substance grise olivaire externe est une lame verticale, amincie en dehors et en dedans, et se terminant en pointe à ses deux extrémités. C'est le noyau juxta-olivaire externe de MM. Sappey et Duval.

Fig. 436. — Coupe du bulbe au niveau de l'entre-croisement des cordons postérieurs.

1, 2, 3. Les trois cordons de la moelle. — *P.* Pyramides antérieures. — *Ca.* Tête de la corne antérieure séparée. — *Ca.* Portion de corne antérieure séparée de la tête. — *Cp.* Corne postérieure. — *Nr.* Noyau du corps restiforme. — *Np.* Noyau des pyramides postérieures.

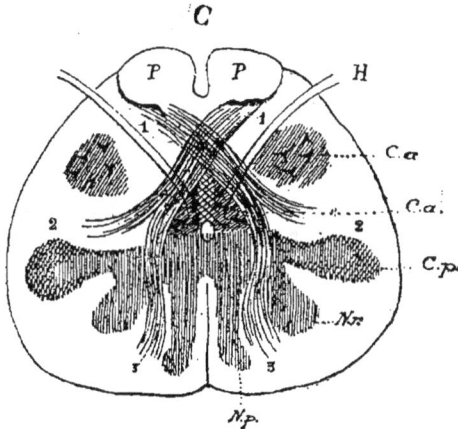

La substance grise du corps restiforme représente une mince colonne allongée située dans l'épaisseur du corps restiforme et du pédoncule cérébelleux inférieur. Cette colonne, qui se termine en pointe à ses deux extrémités, se montre à la coupe sous forme d'une petite surface arrondie, d'où le nom de *noyau du corps restiforme* qui lui a été donné.

Résumé de la structure du bulbe rachidien. — Le bulbe rachidien est un organe symétrique formé de substance blanche et de substance grise.

Substance blanche. — La substance blanche est formée, dans chaque moitié, de cinq cordons qui font suite à ceux de la moelle et de fibres qui viennent du cervelet.

1° Les *cordons antérieurs* de la moelle, entre-croisés dans toute la hauteur de la commissure blanche, cessent de s'entre-croiser au collet du bulbe et se portent en arrière en formant une boutonnière dans laquelle passent les cordons latéraux et postérieurs. Cette boutonnière se ferme en arrière après avoir passé au-des-

sous d'une petite portion du cordon latéral et du corps restiforme.
Devenus postérieurs, les cordons antérieurs rampent sous la substance grise du plancher du quatrième ventricule et vont former
le plan supérieur du pédoncule cérébral.

2° Les *cordons latéraux*, non entre-croisés dans la moelle, passent dans la boutonnière formée par l'écartement des cordons an-

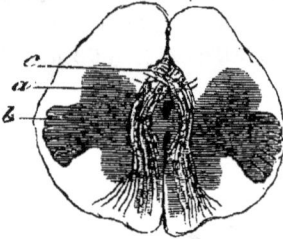

Fig. 437. — Coupe du bulbe au
point d'entre-croisement des cordons
postérieurs.

a. Corne antérieure. — *b*. Corne postérieure. — *c*. Point d'entre-croisement des
cordons postérieurs au fond du sillon médian
antérieur, après que ces cordons ont contourné le canal central (Cadiat).

térieurs et s'entre-croisent au-dessus du collet du bulbe (décussation des pyramides), pour se continuer avec les pyramides antérieures, traverser la protubérance et concourir à la formation du
plan inférieur du pédoncule cérébral.

3° Une portion du cordon latéral de la moelle ne subit pas l'entre-croisement. Il monte verticalement entre l'olive et le sillon

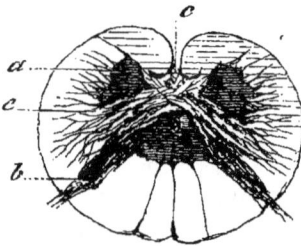

Fig. 438. — Entre-croisement des
cordons latéraux.

a. Corne antérieure, séparée du reste de
la substance grise par l'entre-croisement des
cordons latéraux. — *b*. Corne postérieure.
— *c*. Formation réticulaire de Deiters. — *c*.
Sillon médian antérieur (Cadiat).

latéral du bulbe, pour disparaître dans la protubérance et se mêler
probablement aux fibres du plan inférieur du pédoncule cérébral.

4° Les *cordons postérieurs* n'abandonnent pas les cordons latéraux, ils se portent en avant, comme ces derniers, et s'appliquent
à leur partie postérieure, pour former la portion postérieure ou
sensitive des pyramides antérieures. Ils sont contenus, comme les
latéraux, dans la boutonnière formée par les cordons antérieurs.
Ils s'entre-croisent au-dessus du point où les cordons latéraux se
sont entre-croisés.

5° Les cordons de Goll ne s'entre-croisent pas plus que la petite
portion du faisceau latéral du bulbe. Ils se terminent sur le bord
interne du corps restiforme.

6° Les fibres venues du cervelet forment le pédoncule cérébelleux inférieur. Celui-ci se continue en arrière du bulbe sous le nom de corps restiforme, puis ses fibres se dissocient pour donner naissance au système des fibres dites fibres arciformes. Celles-ci, faisant suite à celles du corps restiforme, passent, les unes dans l'épaisseur du bulbe en se portant vers la ligne médiane, les autres à la surface du bulbe pour pénétrer dans cet organe par le sillon de la face antérieure et gagner aussi la ligne médiane, où toutes les fibres arciformes s'entre-croisent pour former le raphé du

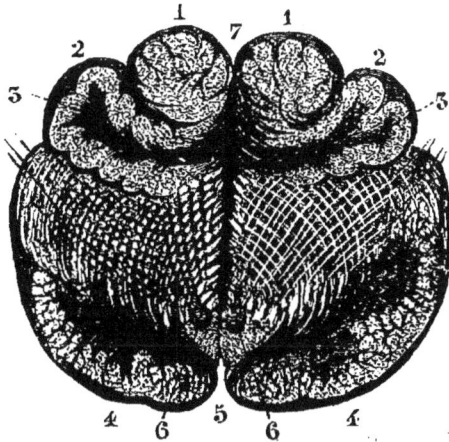

Fig. 439. — Coupe horizontale du bulbe, un peu au-dessous de la partie moyenne, d'après Luys.

1, 1. Pyramides antérieures. — 2, 2. Olives. — 3, 3. Tubes afférents des olives. — 4, 4. Corps restiformes. — 5. Sillon médian postérieur, au niveau du bec du calamus scriptorius. — 6, 6. Partie la plus inférieure du noyau de cellules qui donnent naissance au grand hypoglosse. — 7. Sillon médian antérieur.

bulbe, sorte de cloison antéro-postérieure et médiane. Les fibres arciformes représentent donc des sortes de liens transversaux reliant les cordons de fibres verticales du bulbe.

Substance grise. — 1° Des masses grises indépendantes, et dont l'usage est inconnu, sont disséminées dans le bulbe : ce sont le noyau des cordons grêles, le corps olivaire, le noyau juxta-olivaire interne, le noyau juxta-olivaire externe et le noyau restiforme. Ces divers noyaux sont des masses grises isolées en forme de colonnes arrondies comme ceux des cordons grêles et des corps restiformes, de colonnes aplaties comme les noyaux juxta-olivaires, et de bourse comme le corps olivaire.

2° La substance grise la plus essentielle du bulbe fait suite à celle de la moelle, dont on peut suivre les modifications, par suite de l'ouverture du canal central de la moelle. Elle est étalée sur le plancher du quatrième ventricule, où elle forme, de chaque côté du calamus, deux colonnes juxtaposées, et on la trouve aussi sous forme de deux colonnes centrales dans le bulbe.

Immédiatement en dehors du calamus, se trouve une traînée motrice de substance grise formée par la base de la corne antérieure, et d'où naissent des nerfs moteurs.

En dehors de cette traînée motrice, il en existe une autre sensitive, d'où naissent des fibres nerveuses sensitives.

Une colonne centrale motrice, formée par la tête de la corne antérieure (celle-ci étant séparée de la base de la corne par suite de l'entre-croisement des cordons latéraux), s'étend de bas en haut au milieu du bulbe, jusqu'à l'aqueduc de Sylvius. Des fibres motrices naissent de cette colonne.

Enfin, une colonne analogue, centrale, mais sensitive, formée par la tête de la corne postérieure séparée du reste de cette corne, existe en dehors et en arrière du bulbe. Elle donne naissance à des fibres sensitives.

Etudions maintenant comment la plupart des nerfs crâniens naissent du bulbe.

Plancher du 4ᵉ ventricule et origine des nerfs crâniens.

Si vous étudiez avec soin le plancher du quatrième ventricule formé par le bulbe et la protubérance, vous verrez, sur la ligne médiane, le calamus scriptorius, et de chaque côté plusieurs saillies assez peu apparentes. 1° L'une siège à quatre ou cinq millimètres en dehors du calamus, à une distance à peu près égale de l'orifice inférieur de l'aqueduc de Sylvius : c'est le *locus cœruleus;* 2° vers le milieu du calamus, tout près de ce sillon, vous apercevrez une éminence arrondie, parfaitement visible, *eminentia teres,* qui se trouve située sur le trajet d'une ligne transversale réunissant les angles latéraux du plancher du quatrième ventricule; 3° à la partie inférieure du plancher du quatrième ventricule, entre le calamus et la pyramide postérieure, vous pourrez constater trois saillies allongées et de forme plus ou moins triangulaire; la plus rapprochée du calamus est l'*aile blanche interne,* la plus rapprochée de la pyramide postérieure est l'*aile blanche externe;* l'intermédiaire est connue sous le nom d'*aile grise.*

Chacune de ces saillies, moins apparente certainement que ne l'affirment quelques auteurs, correspond à l'origine d'un nerf. Le locus cœruleus répond à l'origine de la petite racine du *trijumeau;* l'eminentia teres est formée par un groupe de cellules

ou noyau commun du *facial* et du *moteur oculaire externe*. De
l'aile blanche interne naissent le *grand hypoglosse* de l'aile blanche externe, de l'*auditif* et de l'aile grise, les trois nerfs qui
passent par le tronc déchiré postérieur et qui émergent du sillon
latéral du bulbe, c'est-à-dire le *glosso-pharyngien*, le *pneumogas-*
trique et le *spinal*.

Nous suivons une marche plus régulière pour étudier l'origine
réelle des nerfs crâniens qui naissent du bulbe, et étudions succes-

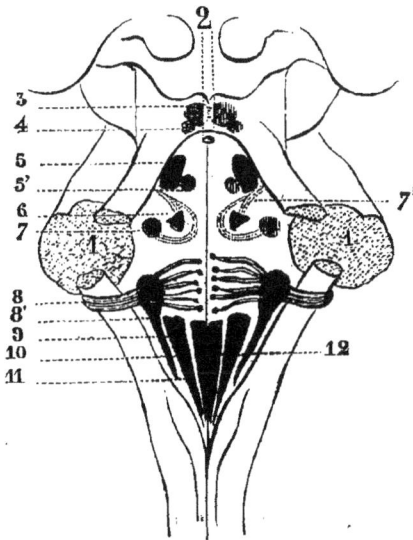

FIG. 440. — Schéma des noyaux des nerfs qui naissent sur le plancher
du quatrième ventricule.

1, 1. Coupe des trois pédoncules cérébelleux. — 2. Aqueduc de Sylvius. — 3. Noyau
de la troisième paire. — 4. Noyau de la quatrième paire. — 5. Noyau de la cinquième
paire. — 6. Noyau de la sixième paire. — 7. Noyau de la septième paire. — 7'. Fibres
du facial venant du noyau de la septième paire. — 8. Racines postérieures de la huitième paire. — 8'. Noyau de la huitième paire. — 9, 10, 11. Noyau des neuvième,
dixième et onzième paires. — 12. Noyau de la douzième paire.

sivement la substance grise de la base de la corne antérieure,
celle du sommet de cette corne, la substance grise de la base de
la corne postérieure, enfin le sommet de celle-ci.

1º *Base de la corne antérieure.* — Cette base, formée de substance nerveuse motrice, se trouve située près du calamus scriptorius par suite de l'ouverture postérieure du canal de la moelle
et de l'écartement des cornes postérieures. Cette base forme une
colonne irrégulière qui continue sensiblement la direction de la
colonne de Clarke que vous avez vue dans la moelle. Vous la

trouverez moins régulière que dans la moelle, où les nerfs sont
régulièrement échelonnés de bas en haut. Elle forme quatre
masses grises importantes, sur lesquelles 4 nerfs crâniens prennent une portion ou la totalité de l'origine : 1° tout à fait à la
partie inférieure du calamus scriptorius, vous trouverez un noyau
allongé en forme de colonne sensiblement triangulaire (aile blanche interne), d'où naît la partie principale du *grand hypoglosse ;*
2° au milieu du calamus, vous trouverez dans l'eminentia teres
un renflement de la substance grise ou noyau, d'où naissent le
moteur oculaire externe et quelques fibres du *facial,* noyau commun au facial et au moteur oculaire externe ; 3° enfin, plus
haut, au-dessous et en avant de l'orifice inférieur de l'aqueduc
de Sylvius, vous pourrez constater la présence d'une masse grise,
noyau d'origine réelle du *pathétique* et du *moteur oculaire commun.*

2° *Tête de la corne antérieure.* — Vous avez vu que les cordons
latéraux de la moelle, en s'entre-croisant, séparent la tête de la
corne antérieure et la rejettent vers le centre du bulbe sous
forme d'une colonne grise interrompue par le passage des fibres
arciformes. Cette colonne présente trois masses principales de
substance grise, origine réelle de plusieurs nerfs crâniens moteurs : 1° au niveau du point d'implantation des nerfs glosso-pharyngien, pneumogastrique et spinal, vous verrez une sorte de
colonne grise centrale, noyau antéro-latéral du bulbe, non visible
à l'extérieur, sur laquelle prennent naissance les fibres motrices de ces trois nerfs mixtes, *glosso-pharyngien, pneumogastrique* et *spinal ;* 2° au même niveau, sur le côté interne du
noyau antéro-latéral, vous trouverez un groupe de cellules,
d'où naissent quelques fibres du *grand hypoglosse, noyau accessoire de l'hypoglosse ;* 3° un peu plus haut, au niveau du plan
de séparation de la protubérance et du bulbe, nous trouvons
le noyau du *facial* (noyau inférieur) ; 4° enfin, plus haut,
en pleine protubérance, le noyau d'origine réelle de la racine
motrice du *trijumeau.* A son extrémité supérieure, cette colonne se confond avec la précédente au niveau du noyau commun au pathétique et au moteur oculaire commun.

3° *Base de la corne postérieure.* Vous savez que les cornes
postérieures sont déjetées en dehors par l'écartement des cordons
postérieurs et la formation du plancher du 4° ventricule. La
base de la corne postérieure occupe sur le plancher du 4° ventricule une surface allongée de haut en bas, en forme de colonne
un peu étalée en dehors de la colonne motrice formée par la
base de la corne antérieure. La corne postérieure étant sensitive,
vous comprenez que des nerfs sensitifs prennent naissance sur

cette colonne. En effet, 1° vers la partie inférieure du plancher du 4e ventricule, elle forme les *noyaux sensitifs des nerfs* mixtes (glosso-pharyngien, pneumogastrique et spinal), qui donnent naissance à une petite colonne de substance grise en dehors de l'aile blanche interne, entre les barbes et le bec du calamus scriptorius; 2° en dehors des noyaux des nerfs mixtes, elle forme *l'aile blanche externe* d'où naissent les fibres de la racine antérieure de *l'auditif;* 3° un peu au-dessus, elle s'étale surtout en largeur et donne naissance aux racines postérieures du nerf

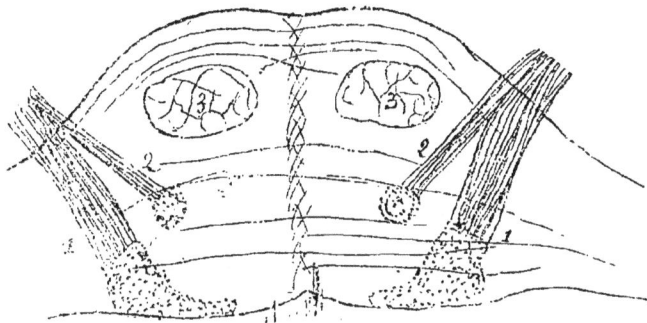

FIG. 441. — Origine du trijumeau. On y voit la petite racine naître de la colonne motrice, et la racine sensitive venir du gros noyau situé sur le plancher du 4e ventricule. (Coupe de la protubérance.)

1, 1. Grosse racine du trijumeau. — 2, 2. Petite racine. — 3, 3. Coupe de la pyramide antérieure du bulbe.

auditif, base du calamus; 4° plus haut, elle s'étale surtout en hauteur et forme une longue colonne de laquelle naissent un grand nombre de fibres sensitives du *trijumeau.*

Tête de la corne postérieure. — Celle-ci, séparée de la base par les cordons postérieurs de la moelle qui se portent en avant, et fortement déjetée en dehors, forme une colonne dont la partie inférieure, souvent apparente à l'extérieur, constitue le *tubercule cendré de Rolando,* ainsi que nous l'avons déjà vu plus haut. Cette colonne se porte en haut et en avant jusqu'à la protubérance, où elle se termine au niveau du noyau moteur du trijumeau. Dans son trajet ascendant, cette colonne donne naissance à un grand nombre de fibres formant une bonne partie de la racine sensitive du *trijumeau.*

Maintenant que vous connaissez la distribution de la substance grise dans le bulbe et dans la protubérance, vous pourrez étudier l'origine des nerfs crâniens qui y prennent naissance, c'est-à-dire des 3e, 4e, 5e, 6e, 7e, 8e, 9e, 10e, 11e et 12e paires, au-

trement dit de tous les nerfs crâniens, l'olfactif et l'optique
exceptés.

a. La 3e paire, *moteur oculaire commun*, dont l'origine apparente se trouve sur la face interne des pédoncules cérébraux,
pénètre profondément dans les pédoncules cérébraux et se porte

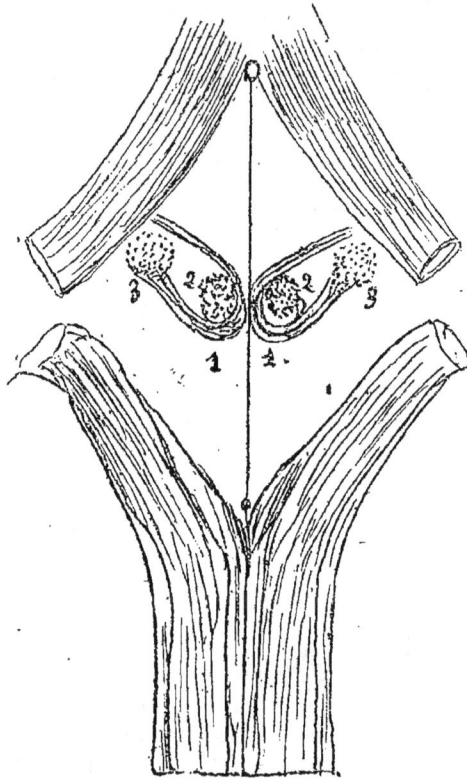

Fig. 442.²⁄₂ — Origine du facial.

1. Fasciculus teres. — 2. Noyau commun à la 6ᵉ et à la 7ᵉ paire. — 3. Noyau
inférieur du facial.

en arrière et en haut, pour aboutir au groupe de cellules
nerveuses qui termine la colonne motrice formée par le prolongement de la base de la corne antérieure, au-dessous et en
avant de l'orifice inférieur de l'aqueduc de Sylvius.

b. La 4e paire, *pathétique*, dont l'origine apparente se trouve
au sommet de la valvule de Vieussens, pénètre de haut en bas
dans l'épaisseur de la substance nerveuse, pour se rendre aux
parties latérales et supérieure du noyau commun à la 3e et à
la 4e paire.

c. La 5e paire, *trijumeau*, présente deux racines à son origine apparente : sur les parties latérales de la face inférieure de la protubérance, une petite, motrice, située au-dessous, une plus volumineuse, sensitive et située, par conséquent, au-dessous.

La petite racine pénètre d'avant en arrière et de dehors en dedans, et arrive vers la partie supérieure du plancher du 4e ventricule, à un noyau d'origine situé à l'extrémité supérieure de la colonne grise formée par la tête de la corne antérieure.

La grosse racine plonge également dans la protubérance et se porte en arrière, pour descendre ensuite obliquement dans la région du bulbe et de la protubérance. Ce noyau d'origine réelle de cette racine est très long et étendu de haut en bas sur presque toute la hauteur du plancher du 4e ventricule, de sorte que les fibres de la racine sensitive du trijumeau se dissocient, pour ainsi dire, pour se rendre dans les cellules de la substance grise formée par la corne postérieure. (Voir fig. 441. Coupe de la protubérance.)

d. La 6e paire, *moteur oculaire externe*, a son origine apparente à la base de la pyramide antérieure du bulbe. Ses racines traversent le bulbe d'avant en arrière et se portent à un groupe de cellules nerveuses occupant la partie moyenne de la colonne motrice formée par la base de la corne antérieure, noyau d'origine réelle commun à la 6e et à la 7e paire.

e. La 7e paire, *facial*, pénètre dans la fossette latérale du bulbe, origine apparente, et se porte en arrière et en dedans jusque vers la partie moyenne du calamus scriptorius, où elle décrit un trajet très compliqué, très bien décrit par M. Duval dans le *Journal de l'anatomie et de la physiologie de Ch. Robin,* 1876.

La courbe que décrit le facial à ce niveau forme une concavité antéro-externe qui embrasse le noyau d'origine réelle de la 6e paire. Ce faisceau, dit *fasciculus teres,* très superficiel, se traduit à l'extérieur par la saillie appelée *eminentia teres.* Le genou du facial, c'est-à-dire l'inflexion produite par le fasciculus teres, est adossé sur la ligne médiane à celui du côté opposé. Après avoir contourné le noyau de la 6e paire, les racines du facial se portent vers les parties antéro-latérales du bulbe, pour se terminer dans le *noyau inférieur* du facial, noyau appartenant à la colonne grise formée par la tête de la corne antérieure et se prolongeant en bas avec le noyau de la 12e paire. Au moment où les fibres parties de ce noyau inférieur côtoient le noyau de la 6e paire, elles reçoivent quelques fibres de la partie externe de ce noyau, qui est appelé pour cela *noyau commun* à la 6e et à la 7e paire.

f. La 8ᵉ paire, *auditif*, a son origine apparente dans la fossette latérale du bulbe, comme le facial. Les racines se divisent en deux groupes ; le postérieur ou externe contourne la partie infléchie du pédoncule cérébelleux inférieur et se perd dans les

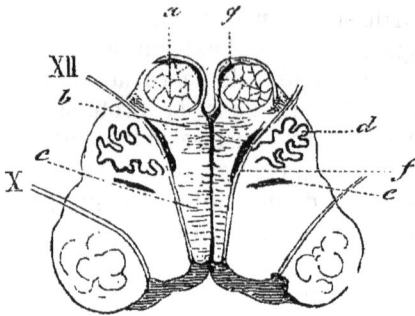

FIG. 443. — Coupe du rachidien à l'origine du pneumogastrique.

a Pyramides antérieures. — *b.* Partie sensitive des pyramides antérieures. — *c.* Cordons antérieurs de la moelle. — *d.* Olives. — *e.* Noyau juxta-olivaire postéro-externe. — *f.* Noyau juxta-olivaire antéro-interne. — *g.* Substance grise des pyramides. — X. Pneumogastrique — XII. Grand hypoglosse (Cadiat).

cellules nerveuses du plancher du 4ᵉ ventricule, en formant les barbes du calamus scriptorius. Le groupe antérieur ou interne passe 'en dedans et en avant du corps restiforme, pour se porter

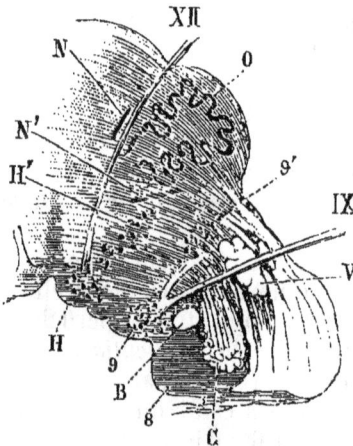

FIG. 444. — Coupe de la moitié droite du bulbe rachidien pour montrer les noyaux d'origine des neuvième et douzième paires.

9. Noyau sensitif des nerfs mixtes. — 9'. Noyau accessoire ou moteur des mêmes nerfs. — IX. Glosso-pharyngien. — XII. Nerf grand hypoglosse. — H. Son noyau d'origine. — H'. Son noyau accessoire. — V. Trijumeau. — O. Olive. — N. Noyau juxta-olivaire antéro-interne. — N'. Noyau juxta-olivaire postéro-externe. — C. Corps restiforme. — 8. Masse grise appartenant au nerf auditif (Cadiat).

dans un noyau d'origine réelle situé vers les parties latérales du plancher et représentant les cornes postérieures de la substance grise de la moelle. Ce noyau correspond à l'aile blanche externe située en dehors de l'aile grise sur le plancher du 4ᵉ ventricule.

g. Les trois nerfs mixtes, 9ᵉ, 10ᵉ et 11ᵉ paires, *glosso-pharyngien, pneumogastrique* et *spinal*, pénètrent dans le bulbe au ni-

veau du sillon latéral, les deux premiers à travers les fibres
les plus antérieures du corps restiforme, le spinal à quelques
dixièmes de millimètre en avant. Leurs fibres s'enfoncent dans
le bulbe, se dirigent en arrière et en dedans et se divisent en
deux ordres de racines, motrices et sensitives.

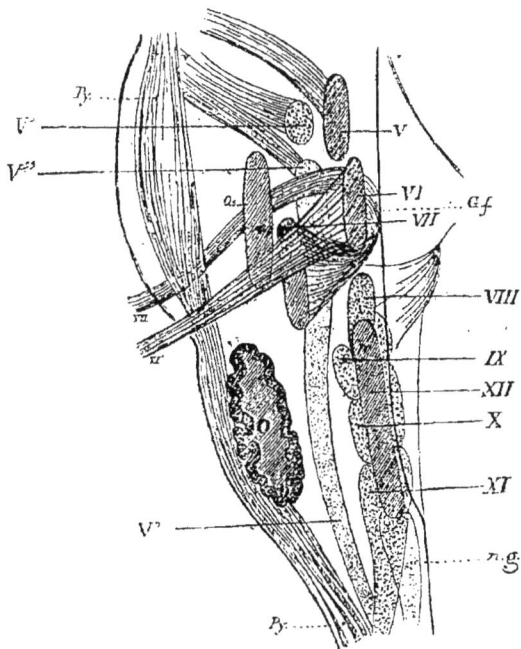

Fig. 445. — Origine et rapports des noyaux d'origine des nerfs
bulbaires (d'après Erb).

V. Noyau de la 3ᵉ paire. — V'. Racine sensitive de la 5ᵉ paire et son noyau. — V"
Racine motrice de la 5ᵉ paire et son noyau. — VI. Noyau de la 6ᵉ paire. - VII. Noyau
du facial d'où part le *fasciculus teres* pour former en *Gf* le *genou* ou *minentia teres*.
— VIII. Noyau de l'auditif. - IX, X, XI. Noyau des trois nerfs du trou déchiré postérieur. — XII. Noyau de l'hypoglosse.
O. Olive. — Py. Pyramides antérieures. — n, g. Noyau des cordons grêles, *funi-
culus gracilis*.

Les racines sensitives passent en avant du corps restiforme et
se portent horizontalement en dedans pour aboutir à *l'aile grise*
du plancher du 4ᵉ ventricule, saillie formée par une colonne grise
appartenant à la base de la corne postérieure. Les groupes de substance grise, dont l'ensemble correspond à l'aile grise, sont connus
sous le nom de *noyaux sensitifs* des *nerfs mixtes* (9ᵉ, 10ᵉ et 11ᵉ
paires).

Les racines motrices offrent la même direction, mais elles péné-

25***

trent moins profondément que les autres et n'arrivent pas au plancher du 4e ventricule. Elles s'arrêtent à la partie inférieure de
la colonne grise motrice formée par la tête de la corne antérieure,
colonne assez superficielle située près de la face latérale du bulbe.
Cette portion, dans laquelle s'arrêtent les racines motrices des
9e, 10e et 11e paires, est connue sous le nom de *noyau antéro-
latéral.*

h. La 12e paire, *grand hypoglosse,* naît par un grand nombre de
filaments superposés du sillon qui sépare la pyramide antérieure
de l'olive, origine apparente. Les fibres se portent en arrière vers
la ligne médiane, pour aboutir à une colonne grise formée par la
base de la corne antérieure de la substance grise ; cette petite
colonne correspond à l'aile blanche interne ; elle constitue le
noyau de l'hypoglosse. Il existe un *noyau accessoire de l'hypoglosse,* à la partie interne du noyau antéro-latéral ; ce noyau accessoire paraît une dépendance de la substance grise du noyau
antéro-latéral.

Fonctions du bulbe rachidien.

Le bulbe rachidien offre des propriétés de conduction analogues
à celles de la moelle épinière ; il est traversé par le courant nerveux moteur, centrifuge, et par le courant sensitif, centripète. Il
est le siège d'un grand nombre de mouvements réflexes, dont le
nombre et l'importance sont en rapport avec le nombre et l'importance des nerfs crâniens qui y prennent naissance.

1o Je vous dirai d'abord quelques mots de son excitabilité et de
sa conductibilité.

a. L'excitation des pyramides antérieures produit des mouvements conductifs, et peut-être un peu de douleur, d'après Vulpian.
Si les recherches de MM. Duval et Sappey sont exactes, la partie
postérieure ou profonde des pyramides antérieures doit être douée
d'une vive sensibilité, puisqu'elle est formée par la continuation
du cordon postérieur de la moelle.

b. On est mal fixé aujourd'hui sur l'effet des excitations des
parties latérales du bulbe : olives, faisceaux latéraux.

c. Le corps restiforme était considéré autrefois comme extrêmement sensible et faisant suite directement aux fibres des cordons postérieurs de la moelle. Il est démontré aujourd'hui que
les cordons postérieurs pénètrent profondément dans le bulbe et
que les corps restiformes sont des fibres cérébelleuses qui vont
se continuer avec les fibres arciformes du bulbe. Les corps restiformes, selon Vulpian, sont sensibles et excito-moteurs. Il
en est de même des pyramides postérieures.

L'action des excitations est croisée, car il ne faut pas oublier que les cordons principaux de la moelle s'entre-croisent complètement, l'antérieur le long de la commissure blanche, le latéral au niveau du collet du bulbe et le postérieur un peu plus haut. Il en résulte que toutes les lésions unilatérales de l'encéphale donnent une paralysie du mouvement et de la sensibilité dans le côté opposé du corps.

Indépendamment des fibres verticales entre-croisées, le bulbe renferme un certain nombre de fibres horizontales qui ne s'entre-croisent pas et dont la plupart appartiennent aux nerfs bulbaires, de sorte qu'une lésion de ces fibres produit une paralysie du nerf correspondant. Souvent, la lésion n'affecte pas seulement le nerf, mais encore une partie des fibres propres du bulbe. Dans ces cas, comme on l'observe dans les lésions de la partie inférieure de la protubérance et de la base du bulbe, il se produit fréquemment une *paralysie alterne*, paralysie de la moitié du corps opposé à la lésion et du nerf facial, ou du moteur oculaire commun du côté lésé.

Cependant, les deux nerfs de chaque paire nerveuse ne sont pas complètement indépendants, et, au niveau du noyau d'origine réelle des nerfs, celui du côté droit et celui du côté gauche, existent des filets nerveux de communication, de véritables fibres commissurales, qui assurent le synchronisme des deux nerfs. C'est ainsi qu'on explique le clignement, par exemple, qui se produit dans les deux yeux et au moyen des deux nerfs faciaux simultanément. Une section médiane et verticale du bulbe détruit ce synchronisme.

2º Il m'est impossible d'aborder, même incomplètement, l'étude des centres réflexes du bulbe, et vous devez recourir pour cette étude à des traités spéciaux.

Vous y verrez que le bulbe renferme le centre réflexe des mouvements de la respiration, centre réflexe dit *nœud vital,* parce que sa lésion produit la mort immédiate. Le nœud vital correspond au noyau d'origine réelle du pneumogastrique, nerf sensitif des bronches. A ce noyau correspondent les origines des principaux, sinon de tous les nerfs moteurs de la respiration. La section du nœud vital tue donc l'animal par cessation de la respiration, et ce qui le prouve, c'est qu'on peut entretenir la vie de l'animal en expérience, en pratiquant la respiration artificielle. C'est à la partie inférieure du plancher du 4º ventricule, près du bec du calamus, que se trouve le nœud vital.

Vous trouverez dans le bulbe un centre réflexe des mouvements du cœur, agissant certainement sur le cœur par l'intermédiaire du pneumogastrique. Vous savez que ce nerf est un nerf modérateur du cœur et que son excitation ralentit les mouvements de cet organe et les arrête, en définitive, en diastole. Le même phénomène se produit lorsque, au lieu d'exciter le nerf, on excite le noyau d'origine du nerf.

C'est dans le bulbe que vous constaterez la présence du centre réflexe du mouvement de la déglutition. L'excitation produite dans l'isthme du gosier par le bol alimentaire est portée au bulbe par les filets sensitifs du glosso-pharyngien et du pneumogastrique. Elle se réfléchit dans les parties grises du bulbe et produit des mouvements du pharynx par l'intermédiaire des filets moteurs des nerfs qui naissent du sillon latéral du bulbe.

Autant de nerfs moteurs dans le bulbe, autant de centres réflexes.

Vous y trouverez encore, et ceci est digne d'intérêt, des centres de sécrétion. Ainsi Cl. Bernard a montré que la piqûre du plancher du quatrième ventricule exerce une action sur la sécrétion urinaire au point de vue de l'abondance et de la composition du liquide sécrété. Une piqûre faite près du bec du calamus, entre l'origine du pneumogastrique et celle de l'auditif, détermine l'apparition du sucre dans l'urine et produit, par conséquent, un diabète temporaire. Si cette piqûre est faite un peu plus bas, l'animal présente seulement de la polyurie simple, c'est-à-dire une abondante sécrétion urinaire, mais sans sucre. Si la piqûre est faite, au contraire, sur un point plus élevé, on voit apparaître l'albumine dans l'urine, il y a albuminurie.

Développement de l'encéphale.

Origine. — L'encéphale procède du feuillet externe du blastoderme, comme la moelle épinière.

Époque d'apparition. — Dès que le canal médullaire est constitué (voy. *Dév. de la moelle*), son extrémité supérieure ou céphalique se dilate et forme trois ampoules superposées, appelées *vésicules cérébrales* et devant donner naissance à toutes les parties de l'encéphale.

Mode de formation. — Les vésicules cérébrales sont superposées et séparées au début par des étranglements incomplets. On leur donne le nom d'antérieure, moyenne et postérieure. Elles sont constituées par une paroi lisse et régulière ; leur cavité est remplie d'un liquide transparent.

Modification des vésicules cérébrales. — A mesure que les vésicules s'accroissent, elles changent de situation. La *vésicule supé-*

rieure s'incline en avant de l'autre et devient antérieure, la *moyenne* devient supérieure et forme la saillie du sommet de la tête, l'*inférieure* reste au-dessous.

La *vésicule inférieure* donnera naissance au cervelet et à une partie de l'isthme de l'encéphale. Un sillon très profond divise cette vésicule en arrière ; la partie située au-dessous prend le nom d'*arrière-cerveau* et donne naissance au bulbe rachidien ; celle qui est au-dessus forme le *cervelet* et la *protubérance annulaire*, et constitue le *cerveau postérieur*.

La *vésicule moyenne* reste plus petite et semble se cacher au-dessous de la vésicule supérieure ; prenant le nom de *cerveau moyen*, elle formera les *pédoncules cérébraux*, l'*aqueduc de Sylvius* et les *tubercules quadrijumeaux*.

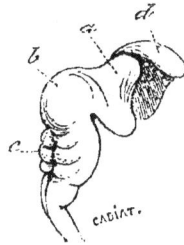

Fig. 446. — Développement du cerveau.

a. Vésicule cérébrale antérieure. — *b*. Vésicule cérébrale moyenne. — *c*. Vésicule postérieure. — *d*. Vésicule hémisphérique commençant à se développer (Cadiat).

La *vésicule antérieure* donnera naissance à la plus grande partie du *cerveau*, à la *couche optique* et au *ventricule moyen*. La formation de ces parties se fait de la manière suivante : deux *vésicules additionnelles*, ou *vésicules des hémisphères*, partent de la vésicule antérieure et donnent naissance aux hémisphères cérébraux ; quant à la vésicule proprement dite, elle devient la *vésicule des couches optiques* ou *cerveau intermédiaire*, et donne naissance aux couches optiques et au ventricule moyen.

De ce qui vient d'être dit, il résulte que l'encéphale est formé de cinq vésicules définitives, en comptant pour une seule les deux vésicules greffées sur l'antérieure.

Modifications ultérieures des vésicules. — 1° *Vésicule intermédiaire* ou *vésicule des couches optiques*. Les parois latérales de cette vésicule s'épaississent sur leur face interne, de sorte que la cavité de la vésicule se rétrécit insensiblement. La cavité sera le *ventricule moyen* et l'épaississement formera les *couches optiques*. La partie supérieure de la vésicule, recouverte par la pie-mère, s'abaisse et s'atrophie, de sorte que la pie-mère recouvre la cavité rétrécie, où elle va former la toile choroïdienne. Les parties qui recouvrent la toile choroïdienne, dépendance de la pie-mère, sont formées par les vésicules des hémisphères qui se portent en arrière, dans leur développement ultérieur.

2° *Vésicules des hémisphères.* — Chacune de ces deux vésicules offre une paroi mince, lisse, et une cavité centrale communiquant avec la cavité du cerveau intermédiaire par une large fente qui deviendra plus tard le *trou de Monro.* Le trou de Monro se rétrécit insensiblement. La partie postérieure des vésicules des hémisphères se porte en arrière en recouvrant la pie-mère, qui forme la toile choroïdienne au milieu et les plexus choroïdes de chaque côté.

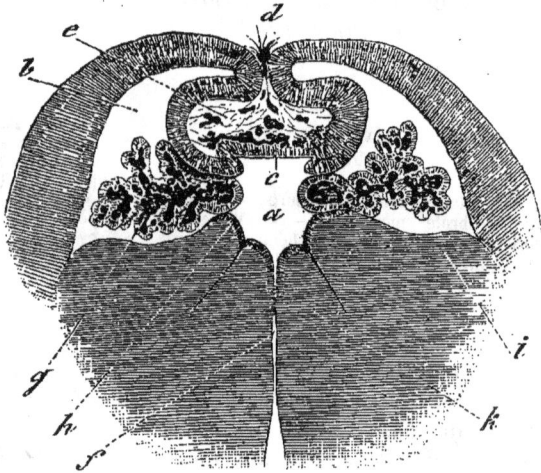

Fig. 447. — Coupe horizontale et un peu oblique d'un cerveau d'embryon de douze centimètres.

a. Troisième ventricule. — *b.* Ventricule latéral. — *c.* Épithélium de la toile choroïdienne. — *d.* Vaisseaux de la faux du cerveau. — *e.* Vaisseaux de la toile choroïdienne. — *h.* Épithélium de l'épendyme. — *i.* Corps strié. — *k.* Couche optique.

Sur la paroi externe des vésicules des hémisphères, on voit un épaississement qui fait saillie dans la cavité de la vésicule et se porte vers la couche optique. C'est le *corps strié,* qui finit par se confondre avec la couche optique.

De la fusion des deux vésicules des hémisphères sur la ligne médiane résultent le *trigone* et le *corps calleux,* qui se complètent par un développement consécutif. Quant au *septum lucidum,* c'est une mince cloison entre le trigone et le corps calleux résultant de l'adossement d'une portion des deux vésicules. Le *ventricule de la cloison* est un intervalle ayant persisté entre les deux parois des vésicules au moment de la formation du septum lucidum.

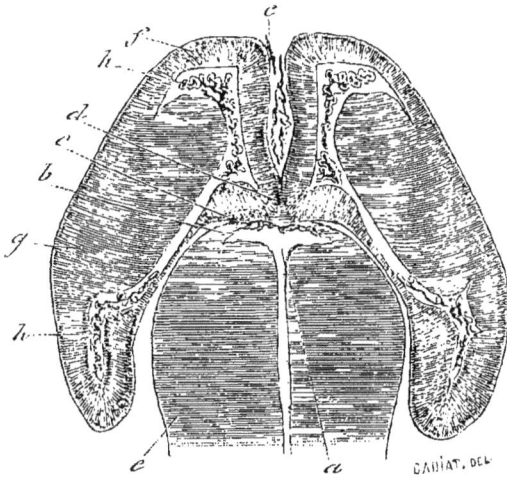

FIG. 448. — Développement du trigone cérébral, embryon de mouton de trois centimètres.

a. Troisième ventricule. — *b*. Sa paroi supérieure. — *d*. Soudure des deux hémisphères au-dessus de la toile choroïdienne. — *e*. Vaisseaux de la faux du cerveau. — *f*. Paroi de la vésicule hémisphérique. — *g*. Corps strié. — *h*. Vaisseaux des plexus choroïdes. — *i*. Couche optique (Cadiat).

3° *Vésicule des tubercules quadrijumeaux*. — Cette vésicule, ou *cerveau moyen*, subit peu de modifications. La cavité formera

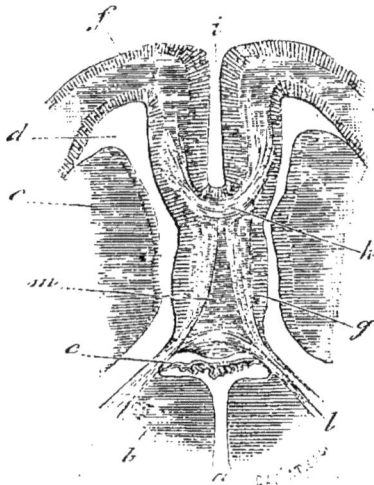

FIG. 449. — Développement du trigone cérébral, du septum lucidum et du corps calleux. Coupe horizontale du cerveau d'un embryon de mouton de douze centimètres.

a. Troisième ventricule. — *b*. Couche optique. — *c*. Paroi supérieure de la vésicule antérieure doublée de la toile choroïdienne. — *d*. Ventricule latéral. — *e*. Corps strié. — *g*. Portion soudée des deux hémisphères. — *h*. Corps calleux. — *m*. Piliers antérieurs du trigone contournant en *i* la couche optique (Cadiat).

l'aqueduc de Sylvius, tandis que ses parois donnent naissance, en s'épaississant, aux tubercules quadrijumeaux et à la partie postérieure des pédoncules cérébraux.

4° La *vésicule du bulbe* s'épaissit en avant et sur les côtés, pour former le bulbe. En arrière, elle s'amincit considérablement et recouvre le quatrième ventricule d'une pellicule extrêmement mince, qui se laisse refouler un peu plus tard par les plexus choroïdes du quatrième ventricule.

5° La *vésicule cérébelleuse* forme la protubérance, la partie antérieure des pédoncules cérébraux, les pédoncules cérébelleux supérieurs et la valvule de Vieussens.

Le *canal de la moelle* et les *cavités ventriculaires* forment un même système. Ce sont des cavités plus ou moins modifiées du canal médullaire primitif. Ces cavités sont formées de bas en haut par le canal central de la moelle, le quatrième ventricule, l'aqueduc de Sylvius, le troisième ventricule et les ventricules latéraux.

Applications pathologiques.

De même que pour les fonctions du système nerveux, nous serons obligé de nous restreindre dans l'exposé des applications pathologiques. Nous ne parlerons que des maladies qui ont un rapport direct avec les descriptions anatomiques et physiologiques.

Nous dirons quelques mots des maladies suivantes: méningites, hydrocéphale, commotion, contusion, compression du cerveau, congestion, apoplexie, ramollissement. Notre but n'est point de donner une description de chacune de ces maladies; mais nous avons pensé qu'en raison des difficultés que les élèves trouvent dans leurs études, il serait bon d'en dire quelques mots, ne fût-ce que pour leur faire comprendre la valeur de certaines expressions si fréquemment employées et souvent si mal interprétées dans les affections du système nerveux.

a. **Méningites.** — On appelle méningite l'inflammation des membranes du cerveau. Elle siège sur la pie-mère et le feuillet viscéral de l'arachnoïde. La *méningite aiguë* détermine fréquemment l'inflammation de la surface du cerveau et prend alors le nom de *méningo-encéphalite*.

Les convulsions, les spasmes et la contracture qui se montrent dans les muscles sont des symptômes qu'il est difficile d'expliquer physiologiquement; ils se montrent presque toujours dans les affections des méninges. Le délire, de même que le coma et la paralysie, deux symptômes ultérieurs, tiennent plutôt à la lésion de la substance grise du cerveau. Cette maladie, d'une gravité extrême, affecte quelquefois une marche chronique et constitue une des variétés assez fréquentes d'aliénation mentale, *paralysie générale des aliénés*, ou *méningo-encéphalite diffuse*.

La *méningite tuberculeuse*, mieux nommée *tubercules des méninges*, est caractérisée par le développement de granulations tuberculeuses sur la pie-mère et le feuillet viscéral de l'arachnoïde.

Ces tubercules, véritable feu caché sous la cendre, constituent une sorte d'épine ; de sorte que, sous l'influence d'une cause en apparence légère, la méningite se développe.

Cette maladie détermine toujours un épanchement séreux plus ou moins abondant, tenant en suspension des globules purulents qui en troublent la transparence, et siégeant dans la cavité arachnoïdienne. L'épanchement est tellement abondant dans certains cas, qu'il a fait croire à un hydrocéphale aigu. La méningite tuberculeuse peut durer plus ou moins longtemps ; elle peut présenter des rémissions, mais elle ne pardonne jamais. Elle se montre quelquefois d'emblée, tandis que le plus souvent elle complique une autre maladie tuberculeuse, principalement la phtisie. Elle n'est donc point une maladie locale.

b. **Hydrocéphale.** — L'hydrocéphale, hydropisie du crâne, est une maladie presque toujours congénitale.

Le liquide de l'hydrocéphale, séreux, transparent et tenant en dissolution de l'albumine, varie en quantité, depuis quelques onces jusqu'à deux et trois litres ; cet épanchement repousse de dedans en dehors les os du crâne, qui se séparent au niveau des sutures de la voûte, et s'écartent comme les pétales d'une fleur qui s'épanouit.

Le liquide de l'hydrocéphale siège dans la *cavité arachnoïdienne* ou dans les *ventricules*. Dans le premier cas, le cerveau est comprimé par l'épanchement, tandis que, dans l'hydrocéphale des ventricules, ces cavités sont considérablement augmentées et le cerveau réduit à une membrane plus ou moins épaisse. L'hydrocéphale congénitale ou vraie ne siège que dans les ventricules. Lorsque l'épanchement séreux siège dans la cavité arachnoïdienne, il est sous la dépendance de granulations tuberculeuses ou d'une ancienne hémorrhagie.

A moins d'un développement énorme et rapide de l'épanchement, le cerveau s'habitue à la compression, et on n'observe de paralysie complète. Les fonctions nerveuses et celles des organes des sens sont un peu obtuses. Inutile de dire que cette maladie a une marche lente et qu'elle ne présente jamais de symptômes fébriles. Elle se termine presque inévitablement par la mort.

c. **Commotion cérébrale.** — La commotion, la contusion et la compression du cerveau sont produites ordinairement par le traumatisme. Ces lésions sont des complications fréquentes et immédiates de quelques fractures du crâne. On appelle *commotion* un ébranlement de la pulpe cérébrale pouvant déterminer la mort subite (3e degré), ou un simple vertige avec ou sans perte de connaissance, comme à la suite d'un coup sur la tête (1er degré). On observe plus fréquemment un degré intermédiaire (2e degré), caractérisé anatomiquement par de petits foyers hémorrhagiques de la grosseur d'une tête d'épingle, disséminés dans la pulpe cérébrale ; et symptomatiquement, par la perte de connaissance, de sensibilité et de mouvement, symptômes qui diminuent graduellement. Mais le malade conserve de l'embarras dans la parole et une perte incomplète de la mémoire. On a dit, et cela s'observe en effet fort souvent, que les symptômes de la commotion vont en diminuant à partir du moment de l'accident.

d. **Contusion.** — La contusion est bien, comme la commotion, un ébranlement du cerveau ; mais il y a, en outre, un point de la surface cérébrale qui est le siège d'une attrition plus ou moins marquée. Ce point se montre au niveau de l'endroit frappé, ou bien sur la partie du cerveau diamétralement opposée : car on sait qu'un choc, sur une sphère creuse, peut se décomposer en une foule de rayons se réunissant sur le point opposé, et pouvant briser cette partie de la sphère, si elle est plus fragile que la partie frappée.

La contusion est caractérisée anatomiquement par de petits foyers sanguins miliaires disséminés dans la pulpe cérébrale, comme dans la commotion ; ces foyers sont beaucoup plus nombreux autour de la partie contuse, laquelle est rougeâtre, plus ou moins ramollie, et contient quelquefois un caillot sanguin assez volumineux.

Symptomatiquement, la contusion est caractérisée, au début, par les mêmes symptômes que la commotion ; et, à mesure que les premiers symptômes diminuent d'intensité, on voit le plus souvent se dessiner avec plus ou moins de netteté une hémiplégie. Dans presque tous les cas, au bout d'un temps qui varie de trois à cinq jours, le point du cerveau qui a été contus

est pris par l'inflammation, de même que la portion environ-
nante des membranes, et l'on voit se développer alors tous les
symptômes de la méningo-encéphalite qui conduisent presque
fatalement le malade à la mort.

e. **Compression.** — Il y a compression du cerveau lorsqu'une
tumeur, du pus ou un épanchement sanguin comprime le cerveau. Nous ne parlerons ici que de la compression produite par
le traumatisme, c'est-à-dire par un épanchement sanguin. Les
symptômes qui en résultent sont fort variables, et dépendent
surtout de la rapidité avec laquelle se fait l'épanchement. Le
siège de l'épanchement influe bien un peu sur les symptômes ; et
l'on comprend que, si le sang s'accumule dans les ventricules ou
dans la pulpe cérébrale, il donnera lieu à des symptômes un
peu différents de ceux que causera l'épanchement dans l'espace
sous-arachnoïdien, ou dans la cavité arachnoïdienne, ou bien
encore entre la dure-mère et les os du crâne.

D'une manière générale, si l'épanchement est rapide, on observe une paralysie complète ou une hémiplégie, avec somnolence et même coma. Si l'épanchement se fait lentement, le cerveau s'accoutume à cette compression lente, et souvent il n'y a
que de l'engourdissement et un peu de somnolence. On comprend que l'épanchement provenant d'une artère de la pie-mère
doit se faire avec plus de rapidité que celui qui est causé par
la rupture d'une veine. On ne voit presque jamais la méningite
ou l'encéphalite compliquer la compression.

Si les trois lésions du cerveau, commotion, contusion et compression, se montraient parfaitement isolées, leur diagnostic
serait assez facile ; mais comme leur isolement est rare et
qu'elles se compliquent ordinairement les unes les autres, il est
quelquefois extrêmement difficile d'établir un diagnostic précis.

f. **Congestion cérébrale.** — La congestion, ou hypérémie
cérébrale, est une maladie caractérisée par l'afflux trop considérable du sang dans les capillaires du cerveau. Lorsqu'elle détermine des symptômes vagues revenant de temps en temps, on
l'appelle *congestion lente.* La *congestion brusque* est celle dans
laquelle il survient une attaque, précédée ou non par les symptômes de la congestion lente.

Dans l'*attaque* de congestion, le malade tombe comme une
masse, avec perte de l'intelligence, du mouvement et de la sensibilité. Il peut mourir rapidement en cet état, mais le plus souvent
ces trois fonctions reparaissent lentement. Presque toujours une
saignée hâte leur retour.

Après l'attaque, le malade présente les mêmes symptômes

qu'on observe dans la congestion lente; il est toujours menacé
par un nouveau retour de l'attaque, et il devra s'estimer
fort heureux si cette nouvelle attaque n'est point une hémorrhagie.

Ces symptômes sont : étourdissements, céphalalgie, vertiges,
surtout quand le malade se baisse et principalement après les
repas (il ne faut pas confondre ces symptômes avec ceux qu'on
rencontre dans un état opposé, l'anémie), battements des artères temporales, rougeur de la face, constipation, pouls plein
et un peu dur. Tous ces symptômes sont sujets à des variations.

Mais ce qu'il y a de remarquable dans la congestion et ce
qu'il n'est pas facile d'expliquer, c'est la relation qui existe
entre cette maladie et les hémorrhoïdes; on voit en effet, tous
les jours, la suppression des hémorrhoïdes déterminer souvent
les symptômes de la congestion cérébrale, qui disparaissent dès
que les hémorrhoïdes ont été rappelées. On voit aussi, dans
bien des cas, les symptômes de congestion disparaitre, si l'on
parvient à provoquer le flux hémorrhoïdal.

Quelques médecins nient aujourd'hui l'existence de la congestion cérébrale.

g. **Hémorrhagie cérébrale.** — L'hémorrhagie cérébrale,
ou apoplexie, est caractérisée par la déchirure de la pulpe cérébrale et la formation d'un foyer sanguin. Cette lésion se produit surtout chez les vieillards, et doit être attribuée, dans beaucoup de cas, à la dégénérescence des parois des petites artères
qui circulent dans l'épaisseur de la pulpe cérébrale.

Dans tous les cas, l'apoplexie débute par une attaque, mais elle
présente plusieurs degrés :

Si le malade tombe avec abolition complète de l'intelligence,
du mouvement et de la sensibilité, et qu'il meure presque subitement, c'est l'*apoplexie foudroyante;*

S'il tombe, privé d'intelligence, de mouvement et de sensibilité, et qu'il meure au bout d'une ou de plusieurs heures sans
que ces symptômes aient disparu, c'est l'*apoplexie violente ;*

S'il tombe avec les mêmes symptômes, et qu'au bout d'un
temps variable, il recouvre ses fonctions abolies, tout en conservant une hémiplégie, c'est l'*apoplexie ordinaire* ou de moyenne
intensité.

Il y a une quatrième variété appelée *apoplexie légère*, dans
laquelle le malade, tout en conservant son intelligence, perd
subitement la sensibilité et le mouvement dans la moitié du corps
ou dans un membre seulement.

Dans ces deux derniers cas, les seuls qui ne déterminent pas une mort violente, il y a hémiplégie, et ce symptôme est un des plus importants dans cette maladie.

Le foyer sanguin, qui siège le plus ordinairement dans les corps striés et les couches optiques, détermine fréquemment autour de lui l'inflammation et le ramollissement de la pulpe cérébrale, et le malade meurt au bout d'un temps variable. Quelquefois, le sang se transforme, à la longue, en un kyste séreux ; et, dans quelques cas, le liquide se résorbe et la fibrine reste seule sous forme de cicatrice. Dans ces cas, les symptômes de l'hémorrhagie peuvent disparaître après quelques mois ou quelques années, mais le malade est toujours sous le coup d'une nouvelle attaque.

h. **Ramollissement cérébral.** — Le ramollissement du cerveau est caractérisé par la diminution de consistance de la pulpe cérébrale. Ce mot est assez impropre dans certains cas, attendu que dans le ramollissement on trouve souvent le cerveau induré. Les élèves doivent savoir que ce mot est, dans ces cas, synonyme d'inflammation. Voici quelles sont les variétés de ramollissement ; leur classification une fois comprise, il n'est rien de plus simple que d'apprendre leur histoire.

Il y a un seul ramollissement sans inflammation : on l'appelle *ramollissement non inflammatoire*, pulpeux ou blanc. Il survient lentement, tient le plus souvent à l'oblitération de quelque artériole ; c'est celui qui existe ordinairement chez les individus qu'on dit être ramollis.

Tous les autres ramollissements, fréquents, sont de nature inflammatoire ; on devrait les décrire comme des inflammations du cerveau ; mais l'usage, véritable tyran, en a décidé autrement.

Le ramollissement inflammatoire est aigu ou chronique.

A. Aigu, il peut siéger sur un point isolé de la pulpe cérébrale, le plus souvent à la surface, ou bien sur une grande étendue de la surface du cerveau. On appelle ces deux variétés *ramollissement inflammatoire aigu circonscrit*, et *ramollissement inflammatoire aigu diffus*, ce dernier étant synonyme d'encéphalite.

B. Chronique, il peut être également circonscrit ou diffus. On en distingue deux variétés analogues à celles de l'état aigu, et qui sont : le *ramollissement inflammatoire chronique circonscrit* et le *diffus*.

On trouve encore dans les auteurs le ramollissement rouge et le ramollissement gris. Ces deux expressions correspondent à deux degrés différents de l'inflammation du cerveau ; le ramollissement rouge, induration de quelques auteurs, indique la période de l'inflammation où la pulpe cérébrale est rouge et indurée, tandis que le gris correspond au moment où des points grisâtres de suppuration commencent à s'y montrer.

Ces divisions étant indiquées, voici comment se montre ordinairement le ramollissement. Lorsqu'il ne détermine pas d'attaque, il présente des symptômes si nettement tranchés qu'il est difficile de le méconnaître ; mais lorsqu'il débute par une attaque, il a la plus grande analogie avec l'apoplexie, à laquelle nous allons le comparer.

1° Le malade éprouve pendant un temps très long les symptômes particuliers du ramollissement, puis il est pris d'une attaque qui offre l'analogie la plus complète avec une attaque d'apoplexie, et qu'on appelle *attaque de ramollissement.*

2° Pendant quelques jours, les symptômes de ramollissement se sont montrés, à la suite desquels est survenue une attaque.

Dans ces deux cas, le diagnostic n'est point très difficile, car l'attaque a été précédée de symptômes particuliers : douleur fixe dans un point de la tête, diminution ou perte de la mémoire, embarras de la parole et quelquefois symptômes fébriles.

3° L'attaque de ramollissement peut débuter subitement sans symptômes antérieurs. Dans ce cas, il est très difficile de dire si l'on est en face d'un ramollissement, d'une hémorrhagie ou d'une congestion. Dans la congestion, le malade revient promptement à lui-même ; mais, dans les deux autres cas, il reste hémiplégique. Il est difficile de se décider pour ramollissement ou hémorrhagie ; cependant une douleur fixe dans un point de la tête, la conservation ou l'exagération de la sensibilité, des symptômes fébriles avec crampes et contracture, se montrent bien plus souvent dans le ramollissement.

§ 2. — Méninges crâniennes.

I. — DURE-MÈRE CRANIENNE.

Préparation. — Pour préparer la dure-mère crânienne, on détache les téguments du crâne, comme nous l'avons dit dans la préparation de l'encéphale ; puis, on fait tomber sur le crâne deux traits de scie se réunissant à leurs extrémités : l'un vertical et antéro-postérieur, étendu de la bosse frontale moyenne à 1 centimètre au-dessus de la protubérance occipitale, et passant à 2 centimètres en dehors de la ligne médiane ; l'autre horizontal, réunissant les extrémités du premier.

On enlève le segment osseux compris entre les deux traits de scie ; on enlève une portion triangulaire correspondante de dure-mère, et l'on retire toute la pulpe cérébrale avec précaution. Lorsque la pulpe est retirée, on aperçoit la surface interne de la dure-mère avec ses cloisons.

Membrane fibreuse qui tapisse la face interne de la cavité crânienne.

Son étude offre à considérer : 1° une surface externe en rapport avec les os ; 2° une surface interne en rapport avec l'arachnoïde ; 3° sa structure.

1° Surface externe. — Elle est en rapport avec les os. Quand on l'arrache de la cavité crânienne, elle présente des filaments qui lui donnent un aspect tomenteux. Elle est recouverte par les ramifications de l'artère méningée moyenne, très adhérentes à la dure-mère et dirigées de bas en haut et d'avant en arrière.

Son *adhérence* est un peu plus considérable chez les vieillards, parce qu'à cette époque de la vie beaucoup de petits vaisseaux se transforment en cordons fibreux. En certains points de la base du crâne, son adhérence est intime : 1° au niveau des sutures ; 2° au niveau de toutes les parties saillantes (apophyses clinoïdes, lame quadrilatère du sphénoïde, bord supérieur du rocher, bord postérieur des apophyses d'Ingrassias, etc.) ; 3° au niveau des trous dans lesquels elle se prolonge.

Sur les parties latérales du crâne, elle n'adhère pas aux sutures, elle est même lâchement unie aux os, de sorte qu'elle se laisse facilement décoller par les épanchements sanguins.

Parmi les *prolongements* que la dure-mère fournit au niveau des trous de la base du crâne, la plupart se portent à la surface extérieure du crâne, pour se confondre avec le périoste externe.

Au niveau du trou occipital, la dure-mère crânienne se continue avec la dure-mère rachidienne.

Au niveau des trous de la lame criblée, elle forme des tubes dans lesquels vient se ramifier le nerf olfactif.

Au niveau du trou optique et de la fente sphénoïdale, le prolongement de la dure-mère s'épanouit dans la cavité orbitaire, pour en former le périoste et se continuer avec celui de tous les os de la tête. Ce prolongement forme aussi, en se dédoublant, une gaine fibreuse au nerf optique (Richet). On observe, en effet, une continuité évidente entre la dure-mère, d'une part, le périoste orbitaire et la gaine fibreuse du nerf optique, de l'autre ; mais il faut reconnaître que ces deux derniers diffèrent de la dure-mère en ce qu'ils renferment un grand nombre de fibres élastiques, de vaisseaux sanguins et de nerfs.

Au niveau du trou déchiré antérieur, la dure-mère, épaissie et presque fibro-cartilagineuse, ferme complètement le trou.

2° Surface interne. — Cette surface est lisse, polie et tapissée par le feuillet pariétal de l'arachnoïde, de sorte qu'en regardant la surface interne de la dure-mère, c'est le feuillet pariétal, transparent, de l'arachnoïde qu'on aperçoit. Disons toutefois que le feuillet n'est pas séparable, et qu'on l'admet en se fondant sur l'anatomie générale plutôt que sur l'observation directe, comme nous le verrons en traitant de l'arachnoïde.

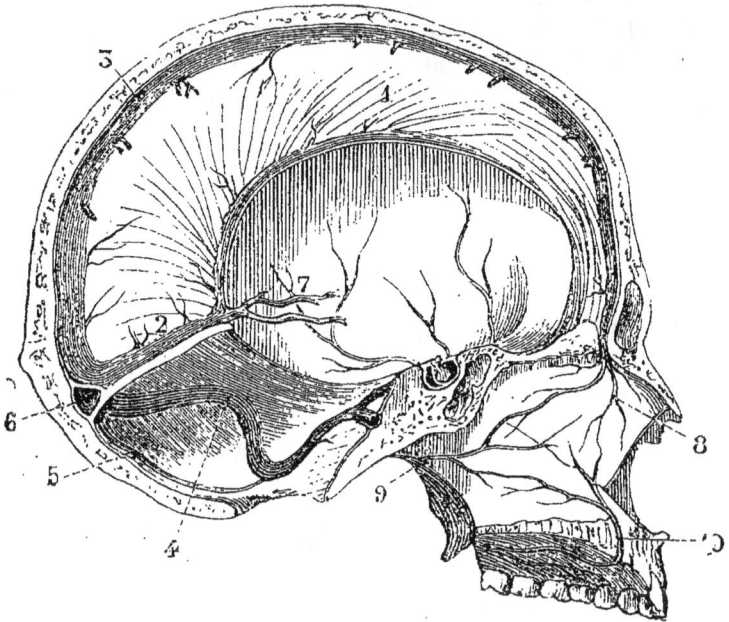

Fig. 450. — Coupe médiane et antéro-postérieure de la tête et de la dure-mère. Sinus de la dure-mère. Faux du cerveau.

1. Faux du cerveau. — 2. Sinus droit. — 3. Sinus longitudinal supérieur. — 4. Sinus latéral gauche. — 5. Sinus occipital postérieur. — 6. Pressoir d'Hérophile, lieu de réunion de plusieurs sinus. — 7. Veine de Galien. — 8. Petite veine de la cloison des fosses nasales formant quelquefois l'origine du sinus longitudinal supérieur. — 9. Veine nasale postérieure. — 10. Veine nasale antérieure se rendant à la voûte palatine.

On trouve à la surface interne de la dure-mère quatre prolongements fibreux : *faux du cerveau, tente du cervelet, faux du cervelet, diaphragme de l'hypophyse.* Ces cloisons sont destinées à séparer les diverses parties de l'encéphale et à empêcher leur compression réciproque.

Faux du cerveau. — C'est une cloison verticale située entre les deux hémisphères cérébraux et présentant (fig. 450) :

1° Un *sommet* inséré à l'apophyse crista-galli, à la crête frontale et au trou borgne, dans lequel il envoie un prolongement fibreux ;

2° Une *base* s'insérant sur la ligne médiane de la face supérieure de la tente du cervelet, et parcourue par le sinus droit ;

3° Un *bord supérieur* convexe, inséré sur la ligne médiane de la voûte crânienne, et renfermant le sinus longitudinal supérieur ;

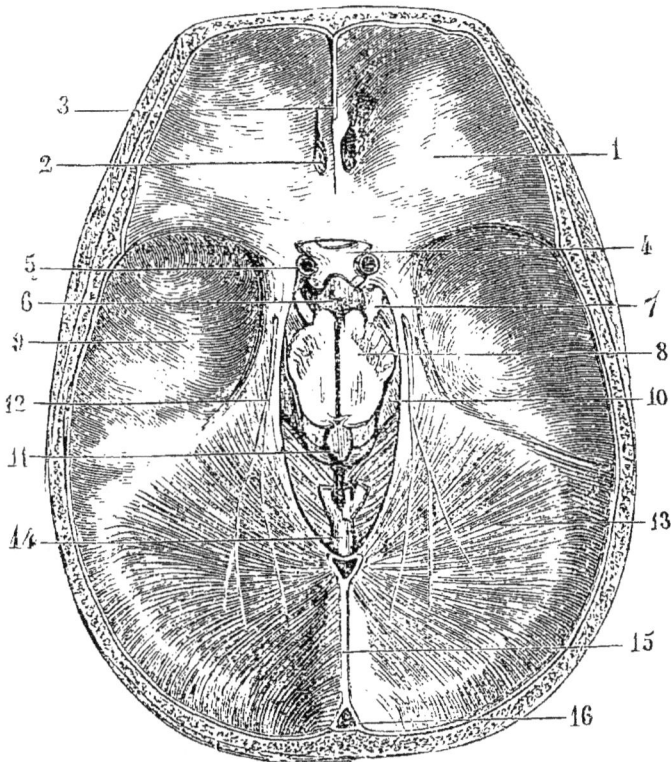

FIG. 451. — Tente du cervelet. Nerf récurrent de la tente du cervelet.

1. Bosse orbitaire. — 2. Gouttière ethmoïdale. — 3. Trou borgne. — 4. Chiasma des nerfs optiques — 5. Coupe de l'artère carotide interne. — 6. Diaphragme de l'hypophyse. — 7. Nerf moteur oculaire commun. — 8. Coupe des pédoncules cérébraux. — 9. Fosse sphéno-temporale de la base du crâne. — 10. Foramen ovale. — 11. Glande pinéale. — 12. Nerf récurrent de la tente du cervelet. — 13. Tente du cervelet. — 14. Veine de Galien. — 15. Insertion de la faux du cerveau sur la tente du cervelet. — 16. Coupe du sinus longitudinal supérieur.

4° Un *bord inférieur* concave et libre, placé au-dessus du corps calleux, et contenant le sinus longitudinal inférieur ;

5° Deux *faces* en rapport avec la face interne des hémisphères cérébraux, et recouvertes par le feuillet pariétal de l'arachnoïde.

On trouve donc dans la faux du cerveau trois *sinus : le sinus*

26*

longitudinal supérieur, situé dans le bord convexe; le *sinus longitudinal inférieur*, dans le bord concave, et le *sinus droit*, qui réunit les deux autres au point de réunion de la faux du cerveau et de la tente du cervelet.

Tente du cervelet. — Cloison de la dure-mère placée horizontalement entre le cerveau et le cervelet, qu'elle sépare. Elle offre :

1° Une *face supérieure* convexe, et inclinée de chaque côté de la ligne médiane en forme de dos d'âne. Elle est en rapport avec les lobes postérieurs du cerveau, qu'elle supporte dans la station verticale, et donne insertion sur la ligne médiane à la base de la faux du cerveau ;

2° Une *face inférieure* concave, en rapport avec le cervelet ;

3° Une *petite circonférence* ou *antérieure*, qui forme avec la gouttière basilaire un trou (*foramen ovale* de Pacchion). Cette petite circonférence, qui s'insère par ses extrémités aux apophyses clinoïdes antérieures, est placée au-dessous de la fente cérébrale de Bichat. Les parties des centres nerveux qui correspondent au trou ovale sont les pédoncules cérébraux et les tubercules quadrijumeaux (fig. 451).

4° Une *grande circonférence*, qui s'insère sur les gouttières latérales de l'occipital en arrière, et sur le bord supérieur du rocher en avant. Elle s'insère par ses deux extrémités à l'apophyse clinoïde postérieure, et, pour y arriver, ses extrémités passent au-dessous de celles de la circonférence antérieure.

On trouve dans la tente du cervelet les *sinus latéraux* et les *sinus pétreux supérieurs*, dans l'épaisseur de la grande circonférence. On y trouve aussi, au point de réunion de la tente du cervelet et de la faux du cerveau, le *sinus droit*. Enfin, au niveau du point où les deux circonférences s'entre-croisent pour se porter aux apophyses clinoïdes, on voit les *sinus caverneux*, un de chaque côté du corps du sphénoïde.

Faux du cervelet. — Petite cloison verticale séparant les deux hémisphères du cervelet. Sa *base* s'insère en haut sur la tente du cervelet; son *sommet* se perd en bas sur les côtés du trou occipital; son *bord antérieur* est placé entre les deux lobes du cervelet, et son *bord postérieur*, adhérent, s'insère à la crête occipitale interne; ses *faces latérales* sont en rapport avec les lobes du cervelet.

On voit les deux *sinus occipitaux postérieurs* dans l'épaisseur du bord postérieur de la faux du cervelet. On trouve, à sa base, le *pressoir d'Hérophile* (fig. 450), situé au niveau de la protubérance occipitale interne, au point où communiquent les

sinus longitudinal supérieur, droit, latéraux et occipitaux postérieurs (voy. *Sinus de la dure-mère*, ANGÉIOLOGIE).

Diaphragme de l'hypophyse. — C'est une cloison de la
dure-mère, disposée horizontalement, placée au-dessus de la selle
turcique et percée, au centre, d'un trou qui rappelle l'image de la
pupille au milieu de l'iris. Ce trou laisse passer la tige du
corps pituitaire.

FIG. 452. — Diaphragme de l'hypophyse
vu par sa face supérieure.

1. Face supérieure du diaphragme de l'hypophyse. — 2. Orifice central laissant passer la tige
du corps pituitaire. – 3. Sinus circulaire ou coronaire, communiquant sur les côtés avec les sinus
caverneux 4, 4. — 5. Chiasma des nerfs optiques.

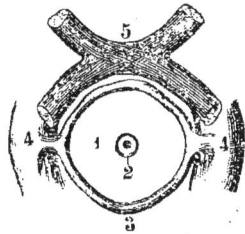

La *circonférence* du diaphragme est entourée par le sinus
coronaire, et se confond avec la dure-mère de la base du crâne;
sa *face supérieure* est en rapport avec l'arachnoïde, et sa *face
inférieure* avec le corps pituitaire, qui est fixé dans la selle turcique par cette cloison fibreuse.

FIG. 453. — Coupe antéro-postérieure
de la selle turcique, du corps pituitaire
et du diaphragme de l'hypophyse.

1. Coupe de la lame quadrilatère du sphénoïde.
— 2. Fond de la selle turcique tapissé par un feuillet
de la dure-mère. - 3. Dure-mère sur la gouttière
basilaire. — 4. Diaphragme de l'hypophyse. —
5. Corps pituitaire. — 6. Chiasma des nerfs optiques.

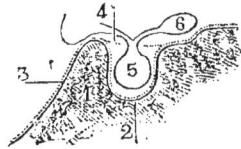

On admet que la dure-mère se dédouble au niveau de la selle
turcique, que le feuillet profond tapisse le fond de la fosse pituitaire, tandis que le feuillet superficiel passe horizontalement
sur le corps pituitaire, pour former le diaphragme de l'hypophyse (fig. 451).

3° **Structure.** — La dure-mère est une membrane fibreuse,
formée de faisceaux de tissu conjonctif entremêlés de réseaux de
fibres élastiques fines.

Des anatomistes ont assuré que la dure-mère était composée
de plusieurs feuillets; on en a admis jusqu'à cinq. Pendant longtemps, on a décrit à la dure-mère deux feuillets, ou lames,
entre lesquels seraient situés les sinus veineux. Quelques auteurs allemands décrivent encore ces deux lames.

La plupart des anatomistes sont unanimes pour reconnaître que la dure-mère est indivisible en deux membranes. Le même tissu fibreux et élastique existe dans toute son épaisseur ; seulement, vers sa surface externe, en contact avec la surface interne du crâne dépourvue de périoste, on trouve de nombreux vaisseaux et des filets nerveux. Les vaisseaux émanent des vaisseaux méningés, destinés particulièrement aux os. On pourrait, à la rigueur, considérer la couche externe de la dure-mère comme le périoste de la cavité crânienne intimement confondu avec le tissu de la dure-mère ; cette manière de voir serait justifiée par la propriété que possède la dure-mère *de former de la substance osseuse par sa surface externe seulement* (voy., t. I, *Périoste*).

Les *artères* de la dure-mère portent le nom d'artères méningées. Les *méningées antérieures* sont fournies par les ethmoïdales postérieures et antérieures, et se distribuent à la portion de dure-mère qui recouvre l'étage antérieur de la base du crâne. La *méningée moyenne* vient de la maxillaire interne, et se rend à la surface externe de la dure-mère, et surtout aux os du crâne ; la *méningée postérieure*, branche de la pharyngienne inférieure, se rend à la dure-mère qui tapisse la partie postérieure de la cavité crânienne. On trouve, en outre : 1° une branche passant à travers le trou déchiré antérieur, venue de la pharyngienne inférieure ; 2° l'artère *petite méningée*, branche de la maxillaire interne, passant par le trou ovale ; 3° une branche de la pharyngienne inférieure, passant par le trou condylien antérieur ; 4° l'artère mastoïdienne, fournie par l'auriculaire postérieure, ou l'occipitale, et passant par le trou mastoïdien ; 5° une branche terminale de l'occipitale pénétrant, à la voûte du crâne, par le trou pariétal ; 6° de petits rameaux artériels fournis par la carotide interne dans le sinus caverneux ; 7° enfin, quelques artérioles fournies par la cérébrale moyenne aux parties latérales de la dure-mère.

Les *veines* offrent ordinairement un trajet irrégulier ; cependant, l'artère méningée moyenne est accompagnée par deux *veines méningées moyennes* qui suivent le trajet de l'artère, sont contenues dans les gouttières osseuses de la surface interne du pariétal, où elles reçoivent des veines osseuses, communiquent en haut avec le sinus longitudinal supérieur, et passent par le trou petit rond pour se jeter dans le plexus veineux ptérygoïdien.

Les *nerfs* de la dure-mère sont divisés en *antérieurs, moyens* et *postérieurs*. Les premiers viennent du filet ethmoïdal du rameau nasal de la branche ophthalmique de Willis (Froment). Ceux de la partie moyenne viennent du ganglion de Gasser, et montent vers la dure-mère de la voûte en suivant la région temporale (Cruveilhier). Enfin, les nerfs postérieurs vont à la tente du cervelet (Bonamy); ils viennent de l'ophthalmique, et le filet qui les constitue est connu sous le nom de nerf récurrent d'Arnold. Tous ces nerfs sont fournis par le trijumeau.

Indépendamment des nerfs fournis par le trijumeau, on trouve des ramifications nerveuses appartenant au grand sympathique et accompagnant l'artère méningée moyenne.

II. — PIE-MÈRE CRANIENNE [1].

Préparation. — La pie-mère se trouve préparée lorsqu'on a extrait l'encéphale de la cavité crânienne ; elle est cependant recouverte par le feuillet viscéral de l'arachnoïde ; mais celui-ci est si transparent qu'on aperçoit la pie-mère comme s'il n'existait pas.

On s'assure que la pie-mère suit la surface du cerveau jusqu'aux anfractuosités en arrachant une portion de cette membrane, qu'on voit manifestement sortir de ces espaces.

A l'état normal, la pie-mère n'est pas adhérente au cerveau, qu'on peut dépouiller presque complètement, sans altérer la pulpe cérébrale. Lorsque les couches superficielles de la substance grise s'enlèvent avec la pie-mère, on est presque certain qu'il y a eu une inflammation récente ou ancienne.

La pie-mère est une membrane cellulo-vasculaire, qui recouvre immédiatement toute la surface de l'encéphale. La face externe est en rapport avec le feuillet viscéral de l'arachnoïde et le liquide céphalo-rachidien ; par sa face interne, elle adhère légèrement à la substance cérébrale par des prolongements vasculaires et des filaments de tissu conjonctif.

Le caractère principal de la pie-mère est de *s'enfoncer dans les anfractuosités, les trous et les dépressions de la surface du cerveau, et de ne jamais passer comme un pont, à la manière de l'arachnoïde, sur une cavité ou un enfoncement quelconque.*

Comme il existe dans le cerveau des cavités qui s'ouvrent à sa surface extérieure et que la pie-mère y pénètre par des ouvertures, on a divisé la pie-mère en *pie-mère externe* et *pie-mère interne.*

A. — Pie-mère externe.

C'est dans les mailles de la pie-mère et à sa surface externe

---

1. Je décris la pie-mère avant de parler de l'arachnoïde, parce que j'ai depuis longtemps reconnu qu'en suivant cet ordre l'étude des méninges, de l'arachnoïde principalement, était bien plus facile pour les élèves.

qu'on trouve le liquide céphalo-rachidien, au-dessous du feuillet viscéral de l'arachnoïde.

1° *Au niveau du cerveau*, cette membrane tapisse les trois faces des deux hémisphères, s'enfonce dans les anfractuosités et recouvre toutes les circonvolutions.

2° *Sur le cervelet*, la pie-mère tapisse les deux faces du cervelet, mais elle diffère de celle qui recouvre le cerveau en ce qu'elle envoie entre les lamelles du cervelet une simple cloison, tandis que les prolongements de la pie-mère dans les anfractuosités du cerveau forment un repli dont les deux feuillets sont adossés.

3° *Au niveau de la protubérance et du bulbe*, la pie-mère adhère très intimement à ces parties et s'épaissit au point de simuler une aponévrose.

4° *A la base de l'encéphale*, la pie-mère se prolonge sur tous les nerfs crâniens, pour former leur névrilème, et là elle prend les caractères du tissu fibreux.

Autrement dit, la pie-mère est lâche, celluleuse et très vasculaire sur les parties des centres nerveux dont la surface est formée par la substance grise (cerveau, cervelet) ; elle est, au contraire, résistante, fibreuse et peu vasculaire sur les parties dont la surface offre de la substance blanche (base de l'encéphale, moelle, nerfs).

Structure. — Cette membrane renferme deux éléments : 1° des vaisseaux ; 2° du tissu conjonctif.

Les *vaisseaux* sont très nombreux, car la pie-mère n'est en réalité qu'un lacis vasculaire, dans lequel il y a six fois plus de veines que d'artères. Presque tous ces vaisseaux se rendent dans la substance nerveuse ; on trouve aussi des réseaux capillaires serrés dans l'épaisseur même de la pie-mère. On ne connaît ni les *lymphatiques* ni les *nerfs* de la pie-mère crânienne, à moins qu'on ne considère comme appartenant à cette membrane les nerfs sympathiques, vaso-moteurs, qui accompagnent les artères cérébrales et cérébelleuses.

Le *tissu conjonctif* sert à réunir les vaisseaux ; il est lâche. La proportion entre ces deux éléments varie selon les régions : sur le cerveau et le cervelet, l'élément vasculaire prédomine ; sur la protubérance, le bulbe et les nerfs, c'est l'élément conjonctif, qui prend même tous les caractères du tissu fibreux.

Sur le cerveau et le cervelet, précisément dans les points où l'élément vasculaire prédomine, le tissu conjonctif est presque homogène ; il renferme des corpuscules de tissu conjonctif, mais pas de fibres. Quelques faisceaux réticulés de ce tissu se rencontrent cependant vers le milieu de la fente cérébrale, autour de la veine de Galien et de la glande pinéale. Sur les parties de la base de l'encéphale offrant de la substance blanche, bulbe et protubérance, on trouve du tissu conjonctif ordinaire, entre les fibres duquel on peut constater quelques cellules pigmentaires, en général fusiformes.

B. — Pie-mère interne, et mieux intérieure.

Nous l'avons étudiée avec les ventricules du cerveau. Nous indiquerons ici seulement son point de départ, sa continuité avec la pie-mère externe. Les deux portions de pie-mère communiquent : 1° au milieu de la fente cérébrale de Bichat par un orifice situé entre le bourrelet du corps calleux et les tubercules quadrijumeaux ; 2° aux extrémités de cette fente par un orifice en forme de fente, sur la partie interne et antérieure des lobes postérieurs du cerveau. La portion de pie-mère interne qui communique avec l'externe, au niveau de la ligne médiane, au-dessous du corps calleux, s'appelle *toile choroïdienne ;* celle qui communique au niveau des extrémités de la fente cérébrale de Bichat forme les *plexus choroïdes* des ventricules latéraux. Ces deux prolongements de la pie-mère à l'intérieur du cerveau n'en forment en réalité qu'un seul, comme nous l'avons vu plus haut en les décrivant.

Nous venons de voir la pie-mère pénétrer dans toute l'étendue de la fente cérébrale, et former une membrane intérieure appelée *toile choroïdienne* au milieu, et *plexus choroïdes* des ventricules latéraux sur les côtés. Nous devons signaler maintenant une exception à la règle que nous avons donnée sur les rapports de la pie-mère avec la surface du cerveau. Au niveau du trou de Magendie, orifice situé entre le bulbe et le cervelet, la pie-mère ne pénètre pas dans le cerveau, de sorte que le liquide céphalo-rachidien pénètre sans difficulté dans l'aqueduc de Sylvius et dans le troisième ventricule.

Quelques auteurs croient que la pie-mère ferme cette ouverture, et que le trou de Magendie est artificiel (Kölliker).

III. — ARACHNOÏDE CRANIENNE.

C'est une membrane séreuse extrêmement mince, si mince, qu'au premier abord les élèves qui l'étudient pour la première fois ne l'aperçoivent pas. Elle est transparente à l'état normal, et cette transparence permet, lorsqu'on examine la surface du cerveau extrait du crâne, d'apercevoir les nombreux vaisseaux

de la pie-mère Elle présente comme toutes les séreuses : 1° un
feuillet pariétal ; 2° un feuillet viscéral ; 3° une cavité intermédiaire aux deux feuillets.

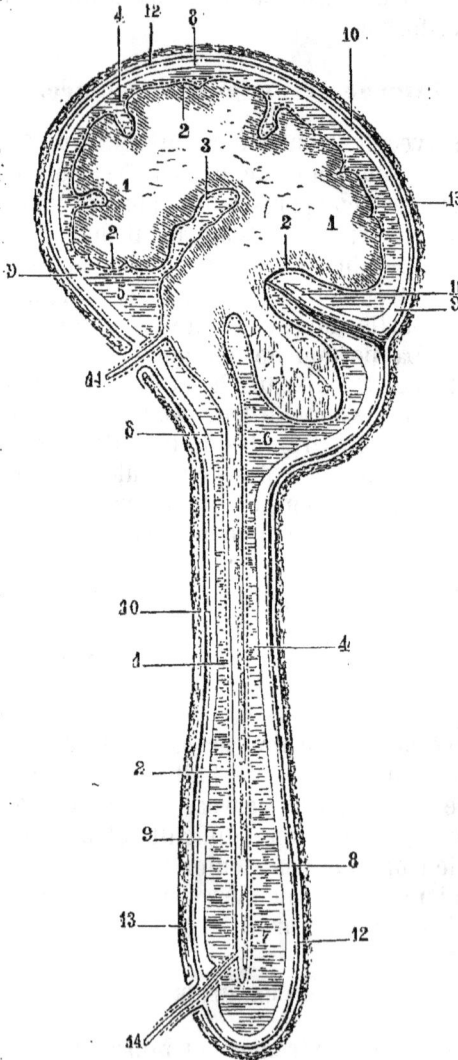

Fig. 454. — Coupe schéma-
tique antéro-postérieure
des centres nerveux et
des méninges.

1, 1, 1. Surface des centres
nerveux, encéphale et moelle. —
2, 2, 2, 2. Pie-mère recouvrant
les centres nerveux dans toute
leur étendue. — 3. Pie-mère interne pénétrant dans les ventricules. — 4, 4. Liquide céphalo-
rachidien en dehors de la pie-
mère. — 5. Confluent antérieur
du liquide céphalo-rachidien. —
6. Confluent postérieur. — 7.
Poche considérable remplie de
liquide céphalo-rachidien et occupant la partie inférieure du canal rachidien. — 8, 8.8. Feuillet
viscéral de l'arachnoïde recouvrant le liquide céphalo-rachidien. — 9, 9, 9. Cavité arachnoïdienne dont les deux feuillets
ont été écartés. — 10, 10. Feuillet
pariétal de l'arachnoïde. — 11.
Gaine fournie à la veine de Galien par la réflexion du feuillet
viscéral sur le feuillet pariétal.
— 12, 12. Dure-mère. — 13,
13. Parois osseuses. — 14, 14.
Deux nerfs revêtus de leur névrilème en continuité avec la pie-
mère et pourvus d'une gaine
arachnoïdienne.

1° Feuillet pariétal. — Découvert par Bichat, il peut être
considéré comme un vernis déposé à la surface de la dure-mère,
dont il n'est pas séparable. Ce n'est qu'en râclant la dure-mère

que l'on trouve, si l'on examine le produit du grattage au microscope, de l'épithélium pavimenteux.

2° Feuillet viscéral. — Découvert par Fallope, il entoure l'encéphale, et son caractère principal est le suivant : *au lieu*

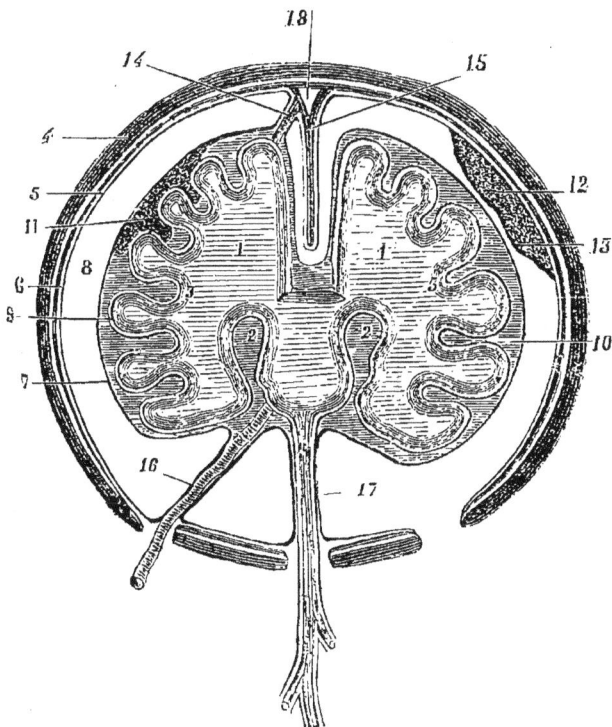

Fig. 455. — Coupe verticale et transversale des méninges
(figure schématique).

1, 1. Substance blanche des hémisphères cérébraux. — 2, 2. Ventricules latéraux communiquant avec l'espace sous-arachnoïdien. — 3. Pie-mère recouvrant exactement toute la surface du cerveau. — 4. Parois crâniennes. — 5. Dure-mère. — 6. Feuillet pariétal de l'arachnoïde. — 7. Feuillet viscéral. — 8. Cavité arachnoïdienne dont les deux feuillets ont été écartés à dessein. — 10. Liquide céphalo-rachidien dans l'espace sous-arachnoïdien. — 11. Caillot sanguin entre la pie-mère et l'arachnoïde (hémorrhagie méningée sous-arachnoïdienne). — 12. Caillot sanguin entre les deux feuillets de l'arachnoïde (hémorrhagie intra-arachnoïdienne). — 13 Surface libre du caillot limitée par une pseudo-membrane. — 14. Gaine séreuse de l'arachnoïde mettant en communication les deux feuillets et entourant une veine. — 15. Coupe de la faux du cerveau. — 16. Gaine séreuse arachnoïdienne autour d'une artère. — 17 Gaine séreuse arachnoïdienne autour d'un nerf. — 18. Coupe du sinus longitudinal supérieur.

de s'enfoncer dans les trous, dépressions et anfractuosités, à la manière de la pie-mère, il passe comme un pont à la surface de tous ces enfoncements.

Le feuillet viscéral de l'arachnoïde sépare la cavité arachno-
dienne de la pie-mère et du liquide céphalo-rachidien.

A la face supérieure du cerveau, l'arachnoïde s'enfonce dans
la scissure inter-hémisphérique en passant au-dessous de la
faux du cerveau, qui l'empêche de passer d'un hémisphère sur
l'autre.

A la face inférieure, elle passe d'un hémisphère à l'autre, en
arrière de l'apophyse crista-galli. Au niveau de la scissure de
Sylvius, elle passe aussi d'une lèvre à l'autre de cette scissure,
qu'elle voile et qu'on ne peut étudier qu'après avoir incisé l'a-
rachnoïde.

Dans toute l'étendue de la surface du cerveau, on la voit aussi
passer d'une circonvolution à une autre en recouvrant les anfractuosités, qu'elle transforme en autant de petits canaux prismatiques et triangulaires dans lesquels est situé le liquide
céphalo-rachidien.

Au niveau du cervelet, l'arachnoïde tapisse les deux hémisphères et se jette sur le bulbe. Là, entre le bulbe et la face
inférieure du cervelet, se trouve une cavité, le *confluent postérieur* du liquide céphalo-rachidien ou *espace sous-arachnoïdien
postérieur*.

Au niveau de la protubérance et du bulbe, elle se continue d'un
point à l'autre ; mais dans l'espace correspondant à l'hexagone
artériel de Willis et limité par la protubérance en arrière, les circonvolutions olfactives en avant, et la partie antérieure des lobes
postérieurs du cerveau sur les côtés, on voit l'arachnoïde passer
sur toutes ces parties et former le *confluent inférieur* du liquide
céphalo-rachidien, ou *espace sous-arachnoïdien antérieur*.

**3º Communication des deux feuillets, cavité de la sé-
reuse.** — Tout organe, tout filament, artère, veine, nerf, prolongement fibreux, qui du cerveau ou de la pie-mère se porte
à la dure-mère ou à l'extérieur du crâne, est obligé de traverser
l'arachnoïde. Au moment où il la traverse, il est enveloppé d'une
gaine de cette séreuse. Celle-ci ne se comporte pas différemment
des autres séreuses, la plèvre par exemple, qui, après avoir tapissé le poumon, va se continuer avec le feuillet pariétal en
formant une gaine séreuse aux organes qui constituent la racine du poumon.

Tous les nerfs qui sortent du crâne, toutes les artères qui vont
à l'encéphale, toutes les veines qui vont à l'extérieur du crâne
ou bien dans les sinus de la dure-mère, tous ces organes sont entourés par des gaines séreuses de l'arachnoïde.

Ces gaines se confondent par l'extrémité interne avec le

feuillet viscéral de l'arachnoïde, et par l'extrémité externe avec le feuillet pariétal. On voit nettement cette insertion de la gaine sur le feuillet pariétal, et mieux sur la dure-mère ; mais il est impossible de décoller une membrane au delà du point où se fait l'insertion (de sorte qu'on se fonde surtout sur l'analogie que l'arachnoïde offre avec les autres séreuses pour admettre un feuillet pariétal).

De la réunion du feuillet viscéral au feuillet pariétal par l'intermédiaire des gaines séreuses, il résulte que ces deux feuillets sont séparés, comme les deux feuillets de la plèvre, par une cavité virtuelle dont les deux parois, viscérale et pariétale, sont adossées. Cette cavité est appelée *cavité arachnoïdienne* : elle ne renferme aucun liquide, elle offre seulement une couche onctueuse qui facilite le glissement des deux feuillets pendant les mouvements du cerveau. La cavité arachnoïdienne ne devient réelle que lorsqu'elle est le siège d'un épanchement.

Parmi les gaines dont il vient d'être question, il en est une très remarquable, formée par l'arachnoïde sur la veine de Galien, en avant du sinus droit. On sait, en effet, que cette veine se porte de la toile choroïdienne au sinus droit, et constitue, par conséquent, un organe étendu du cerveau à la dure-mère. La gaine de la veine de Galien se continue donc avec le feuillet viscéral de l'arachnoïde vers le milieu de la fente cérébrale, et avec le feuillet pariétal à l'extrémité antérieure du sinus droit. Eh bien, cette gaine séreuse est nécessairement détruite lorsqu'on enlève l'encéphale de la cavité crânienne. Bichat, qui la détruisait comme les autres, avait pris la coupe de cette gaine séreuse pour un canal naturel, faisant communiquer la cavité arachnoïdienne avec les ventricules du cerveau, et qu'il avait nommé *canal arachnoïdien*. Malgré l'autorité de ce grand maître et les efforts de Ludovic Hirschfeld pour faire croire à l'existence de ce canal, on ne peut aujourd'hui l'admettre, et il est parfaitement démontré qu'*il n'existe aucune communication entre la cavité de l'arachnoïde et celle des ventricules*.

Structure. — L'arachnoïde est composée de deux couches : une couche superficielle, épithéliale, regardant la cavité arachnoïdienne, et une couche profonde, celluleuse, existant seulement sur le feuillet pariétal et sur les gaines arachnoïdiennes.

Épithélium. — L'épithélium est partout continu ; il recouvre la face externe du feuillet viscéral et la face interne de la dure-mère, de telle sorte que les parties qui glissent l'une sur l'autre dans les mouvements sont tapissées d'épithélium ; les cellules épithéliales regardent donc la cavité arachnoïdienne par l'une de leurs faces. C'est un *épithélium pavimenteux* à deux couches (Luschka), ou à plusieurs couches (Henle), dont les cellules mesurent 11 à 13 μ.

Tissu conjonctif. — Il forme une membrane continue au niveau du feuillet viscéral et des gaines seulement. Cette membrane est recouverte par l'épithélium que nous venons de décrire du côté de la cavité arachnoïdienne seulement; du côté de la pie-mère, elle est dépourvue d'épithélium, et elle est unie assez intimement avec la portion de la pie-mère qui recouvre le sommet des circonvolutions. Cette adhérence est quelquefois assez complète pour emprisonner au niveau d'une anfractuosité une portion du liquide céphalo-rachidien.

Le tissu conjonctif du feuillet viscéral de l'arachnoïde est formé de faisceaux anastomosés en réseaux et entourés de quelques fibres élastiques fines.

On ne connait ni les *vaisseaux* ni les *nerfs* de l'arachnoïde.

IV. — CORPUSCULES DE PACCHIONI.

On les appelle encore *granulations méningiennes*. Ce sont de petits grains, d'un blanc jaunâtre, offrant une certaine analogie avec les granulations de la méningite tuberculeuse.

Ils sont situés au niveau de la grande scissure inter-hémisphérique, le long du sinus longitudinal supérieur. On en trouve quelques-uns à la scissure de Sylvius et rarement à la surface externe des hémisphères.

La nature de ces corpuscules a été longtemps inconnue; certains anatomistes les ont pris pour des dépôts graisseux, d'autres pour des produits pathologiques. A l'origine, Pacchioni les considérait comme des glandes, et on les appelait *glandes de Pacchioni*.

Les micrographes s'accordent aujourd'hui pour admettre que ces petits corps dérivent immédiatement du tissu conjonctif. Ce sont des végétations exubérantes des corpuscules du tissu conjonctif. Dans certains cas morbides, cette prolifération prend une activité telle qu'il se forme des tumeurs de volume variable (fongus de la dure-mère).

Ces granulations n'existent pas chez le fœtus, mais sont très développées chez le vieillard, et leur situation n'est pas la même aux diverses époques de la vie. Primitivement, elles se développent dans l'épaisseur de la pie-mère; plus tard, elles deviennent plus nombreuses et plus superficielles, perforent le feuillet viscéral de l'arachnoïde, puis le feuillet pariétal. Elles se creusent des ouvertures, plus tard, dans la dure-mère;

quelques-unes pénètrent dans le sinus longitudinal supérieur, et enfin, après avoir traversé les trois membranes qui entourent l'encéphale, ces granulations usent la face interne des os du crâne, qu'elles perforent quelquefois d'une manière complète. Ces trous, plus ou moins profonds, de la surface interne du crâne, constituent un des principaux caractères de la voûte crânienne du vieillard.

§ 3. — Méninges rachidiennes.

Préparation. — Cette préparation se fait ordinairement après que l'encéphale a été découvert ou enlevé.

On incise la peau le long des épines des vertèbres, depuis la protubérance occipitale jusqu'à la partie inférieure du sacrum, et on la rejette de côté avec les muscles qui remplissent les gouttières vertébrales, de manière à dénuder toute la partie postérieure de la colonne vertébrale. Il faut avoir bien soin d'enlever toute la masse musculaire. On brise ensuite avec précaution les lames des vertèbres, ce qui se fait avec un gros ciseau ordinaire, ou mieux encore avec un ciseau convexe, garni d'une arête qui l'empêche de pénétrer plus qu'à cinq ou six lignes de profondeur (rachitome), en sorte qu'il est à peu près impossible de blesser la dure-mère rachidienne, que l'on met à nu en enlevant peu à peu tous les fragments des épines avec des tenailles. On se servira avec avantage du rachitome de Ludovic Hirschfeld, sorte de ciseau à deux branches fort longues ; on introduit l'une des pointes de l'instrument dans le canal rachidien, l'autre étant située à l'extérieur ; puis, on brise les lames de chaque côté des apophyses épineuses. On voit la moelle épinière dès que la dure-mère rachidienne est fendue dans toute sa longueur. Après avoir étudié les membranes qui enveloppent la moelle, sans oublier le ligament dentelé, on examine les nerfs vertébraux, ainsi que le nerf spinal, ou accessoire de Willis.

Les méninges rachidiennes se montrent dans le même ordre de superposition que les méninges crâniennes, dont elles sont une continuation. La dure-mère rachidienne fait suite à la dure-mère crânienne, la pie-mère crânienne se continue à la surface de la moelle épinière, sous le nom de pie-mère rachidienne, les deux feuillets de l'arachnoïde se comportent dans le canal rachidien comme dans le crâne ; la cavité arachnoïdienne du crâne et celle du rachis forment une seule et même cavité ; enfin, le liquide céphalo-rachidien, qui occupe l'espace sous-arachnoïdien, existe dans le crâne comme dans le rachis; il peut monter vers l'encéphale ou descendre vers la moelle, puisqu'il n'y a qu'un seul espace sous-arachnoïdien. Les méninges rachidiennes rappellent la disposition générale, et elles offrent en partie la structure des méninges crâniennes. Comme dans l'étude de ces dernières, nous commencerons par la dure-mère ; nous décrirons ensuite la pie mère, et nous terminerons par la membrane intermédiaire, l'arachnoïde.

I. — DURE-MÈRE RACHIDIENNE.

La dure-mère rachidienne offre la forme d'un tube allongé, situé à la face interne du canal rachidien. Ce tube se continue en haut avec la dure-mère crânienne, dont il est le prolongement ; à son extrémité inférieure, il représente un cul-de-sac situé dans le canal sacré.

La *face externe* est en rapport avec la surface du canal rachidien. Ce rapport n'est pas immédiat comme au crâne : le canal vertébral est tapissé de périoste ; on trouve, entre la partie antérieure de ce canal et la partie antérieure de la dure-mère, le ligament vertébral commun postérieur ; de plus, les nombreux plexus veineux intra-rachidiens sont situés entre la dure-mère et les parois du canal rachidien. Il existe donc un espace entre ces parties ; cet espace est plus large sur les côtés et surtout en arrière, où l'on constate la présence d'un tissu cellulo-adipeux lâche, mou, presque diffluent, et de plexus veineux assez volumineux. En avant, la dure-mère adhère au ligament vertébral commun postérieur, surtout dans les régions cervicale et lombaire, par des prolongements fibreux assez résistants qui font complètement défaut en arrière.

Au niveau du trou occipital, la dure-mère est intimement unie aux os ; c'est au même niveau que les artères vertébrales la traversent de dehors en dedans. Dans le canal sacré, la dure-mère rachidienne forme une enveloppe commune à toutes les racines nerveuses qui constituent la *queue de cheval*.

Sur les parties latérales, la dure-mère fournit autant de prolongements tubuleux qu'il y a de nerfs rachidiens. Ces prolongements se portent vers le trou de conjugaison, contractent quelques adhérences avec le périoste qui revêt les parois du trou, et se jettent ensuite sur les nerfs, dont ils forment le névrilème avec la pie-mère. Ces prolongements diffèrent donc de ceux de la dure-mère crânienne, qui se confondent avec le périoste de l'extérieur du crâne.

La *face interne* de la dure-mère rachidienne offre la plus grande analogie avec celle de la portion crânienne ; elle est également lisse et polie, aspect dû à la couche d'épithélium pavimenteux (feuillet pariétal de l'arachnoïde) qui la recouvre. Cette face donne insertion à une foule de prolongements fibreux venus de la pie-mère : en avant et en arrière, sur toute l'étendue de la moelle, ces prolongements sont irréguliers et mesurent une longueur de 3 à 4 millimètres ; sur les côtés, ces prolongements offrent une grande régularité ; ils constituent dans leur ensemble le *ligament dentelé* de la moelle, dont les dentelures se fixent par leur sommet à la dure-mère qui recouvre le pédicule des vertèbres. Le ligament dentelé sera décrit avec la pie-mère.

La *structure* diffère un peu de celle de la dure-mère crânienne. Comme cette dernière, elle est formée de fibres de tissu conjonctif entremêlées de fibres élastiques fines. Elle est presque dépourvue de *vaisseaux sanguins*, les artères qui viennent des vertébrales, des intercostales, des lombaires et des sacrées latérales, et qui pénètrent par les trous de conjugaison, étant destinées surtout aux os et à la moelle. On ne connaît ni les *lymphatiques* ni les *nerfs* de la dure-mère rachidienne.

II. — PIE-MÈRE RACHIDIENNE.

La pie-mère rachidienne fait suite à la pie-mère crânienne ; elle recouvre immédiatement la surface de la moelle épinière, et elle se comporte de la même manière que la pie-mère crânienne. Elle représente une véritable membrane fibreuse, résistante, formant, pour ainsi dire, une écorce à la moelle épinière.

La *face interne* est très adhérente à la substance nerveuse par les prolongements qu'elle lui fournit et par les nombreux vaisseaux qui se portent de la pie-mère à la moelle. Les prolongements principaux se trouvent en avant et en arrière, dans les sillons médians ; celui que la pie-mère envoie dans le sillon médian antérieur est double ; ses deux feuillets adossés se portent au fond du sillon jusqu'à la commissure antérieure de la moelle ; le prolongement qui pénètre dans le sillon médian postérieur est simple, c'est-à-dire formé d'un seul feuillet, qui se porte jusqu'à la commissure postérieure (ces deux prolongements portent des vaisseaux jusqu'au fond des sillons). Sur les parties latérales de la moelle, on observe une foule de prolongements de tissu conjonctif qui pénètrent dans l'épaisseur de la moelle, et qui se continuent avec ce tissu conjonctif particulier décrit sous le nom de *névroglie*.

La *face externe* de la pie-mère rachidienne est séparée de la dure-mère par l'arachnoïde ; elle fournit un certain nombre de prolongements qui fixent la moelle. 1° Elle donne sur les faces antérieure et postérieure, et notamment au niveau de la ligne médiane, des filaments qui vont s'insérer à la face interne de la dure-mère. 2° Elle fournit sur les parties latérales une enveloppe aux racines des nerfs rachidiens, enveloppe qui se confond avec celle des autres racines du même nerf, et plus loin avec le prolongement de la dure-mère, pour former le *névrilème* des nerfs. 3° Elle se prolonge en bas sur le *filum terminale* de la moelle, pour former le *ligament coccygien*. 4° Enfin, un ligament particulier, *ligament dentelé*, s'étend des parties latérales de la pièmère aux parties latérales de la dure-mère rachidienne.

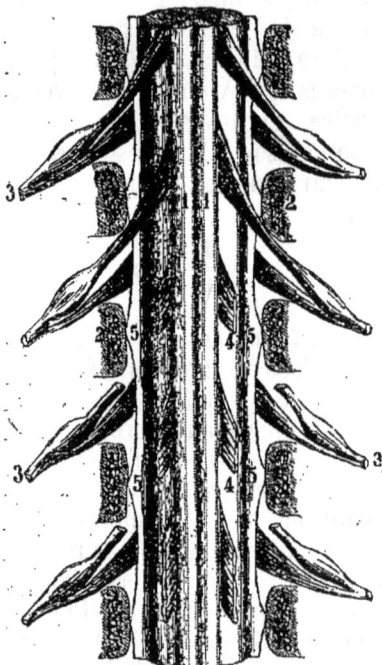

FIG. 456. — Ligament dentelé et racines des nerfs rachidiens.

1, 1. Cordons postérieurs de la moelle. — 2, 2. Section des pédicules des vertèbres. — 3, 3. Nerfs rachidiens. — 4, 4. Division du faisceau des racines postérieures des nerfs rachidiens. — 5, 5, 5, 5. Insertions du ligament dentelé sur les pédicules des vertèbres.

Le *ligament coccygien* est placé au centre de la queue de cheval; il s'étend de l'extrémité inférieure de la moelle à la base du coccyx, sur laquelle il s'insère. Ce ligament est un prolongement cylindrique filiforme, qui entoure la portion de substance nerveuse appelée *filum terminale*. Sa structure est la même que celle de la pie-mère.

Le *ligament dentelé* occupe les côtés de la moelle; il y en a un à droite et un à gauche. Il correspond à toute la longueur de la moelle; son extrémité supérieure arrive jusqu'à l'atlas; en bas, il cesse d'exister à la dernière vertèbre dorsale ou à la première lombaire. Le ligament dentelé offre une face antérieure et une face postérieure; il a deux bords : interne et externe. Le bord interne se confond avec la pie-mère, dans toute l'étendue des parties latérales de la moelle. Le bord externe est festonné, dentelé, disposition qui a fait donner à ce ligament le nom qu'il porte; il présente donc une série d'échancrures séparées par des pointes ou dentelures, comme on peut le voir dans la figure 456. Chaque pointe s'attache sur la dure-mère au niveau du pédicule des vertèbres, les échancrures, les concavités séparant les pointes, correspondant aux trous de conjugaison. Il devrait donc y avoir autant de dentelures qu'il existe de pédicules de vertèbres entre les deux extrémités du ligament dentelé ; il y en a moins, ce qui tient à cette particularité, qu'on rencontre de temps en temps un pédicule de vertèbre qui ne donne attache à aucune dentelure.

Le ligament dentelé est disposé de telle façon qu'il sépare les racines antérieures des racines postérieures des nerfs rachidiens. Si la cloison verticale formée par ce ligament était complète, elle diviserait la cavité arachnoïdienne en deux moitiés ; mais cette division n'existe pas, puisqu'au niveau des échancrures du ligament il y a continuité de la cavité arachnoïdienne.

On a rattaché le ligament dentelé à la pie-mère, à l'arachnoïde et à la dure-mère ; on en a même fait un ligament indépendant. Aujourd'hui on le rattache à la pie-mère. Je dois dire, cependant, qu'il est formé de fibres de tissu conjonctif et de fibres élastiques affectant la même disposition que dans la dure-mère rachidienne.

Structure. — La pie-mère rachidienne est formée de fibres de tissu conjonctif disposées parallèlement, et ne contient que de rares fibres élastiques. Des cellules pigmentaires sont éparses entre ces éléments : on rencontre ces cellules surtout dans la région cervicale. Les *vaisseaux sanguins* de la pie-mère rachidienne appartiennent principalement à la moelle ; on trouve quelques réseaux capillaires propres à la pie-mère. On ne connaît pas ses *vaisseaux lymphatiques*. Les *nerfs* de la pie-mère rachidienne sont nombreux : ce sont des rameaux sympathiques qui pénètrent dans la moelle avec les artères ; quelques-uns s'écartent des artères, mais on ne connaît pas leur mode de terminaison dans la pie-mère.

III. — ARACHNOÏDE RACHIDIENNE.

L'arachnoïde rachidienne offre deux feuillets, pariétal et viscéral, en continuité avec ceux de l'arachnoïde crânienne. Entre les deux feuillets, se trouve la cavité arachnoïdienne, qui est un prolongement de celle que nous avons vue dans le crâne. Enfin, l'espace sous-arachnoïdien du crâne, espace dans lequel nous avons vu le liquide céphalo-rachidien, se continue dans le canal rachidien, au-dessous du feuillet viscéral de l'arachnoïde rachidienne.

Feuillet pariétal. — Lorsqu'on examine la surface interne de la dure-mère dans le crâne, et qu'on la suit dans le rachis, on voit qu'elle continue à offrir son aspect lisse et poli, dû à la présence du feuillet pariétal qui la recouvre et qui est intimement confondu avec elle. Comme sur la dure-mère crânienne, on peut constater à la surface interne de la dure-mère rachidienne une couche [d'*épithélium pavimenteux*, semblable à celui de l'arachnoïde crânienne, dont les cellules offrent un diamètre de 11 à 13 μ. Comme la dure-mère rachidienne, ce feuillet descend jusqu'à la partie inférieure du canal sacré. Au niveau des trous du rachis, la dure-mère se prolonge sur les nerfs pour concourir à la formation du névrilème, tandis que le feuillet pariétal de l'arachnoïde se réunit au feuillet viscéral de manière à empêcher toute communication de la cavité arachnoïdienne avec l'extérieur du canal.

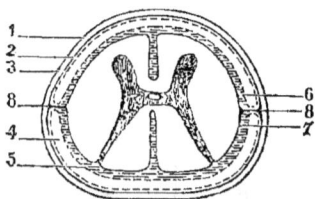

Fɪɢ. 457. — Coupe schématique de la moelle et de ses enveloppes.

1. Parois osseuses. — 2. Dure-mère. — 3. Feuillet pariétal de l'arachnoïde. — 4. Cavité arachnoïdienne. — 5. Feuillet viscéral de l'arachnoïde. — 6. Espace sous-arachnoïdien et liquide céphalo-rachidien. — 7. Pie-mère et surface de la moelle. — 8, 8 Coupe des deux ligaments dentelés, sur lesquels on voit la réflexion du feuillet viscéral de l'arachnoïde.

Feuillet viscéral. — Ce feuillet est le prolongement du feuillet viscéral de l'arachnoïde crânienne ; sa face interne ou profonde, celluleuse, est en rapport avec le liquide céphalo-rachidien ; sa face externe ou superficielle, épithéliale, limite la cavité arachnoïdienne. Les caractères physiques et anatomiques de l'arachnoïde rachidienne sont les mêmes que ceux de l'arachnoïde crânienne. Elle est très mince et transparente. Sa face interne est séparée de la pie-mère par un espace relativement assez considérable, contenant le liquide céphalo-rachidien. Cet espace augmente vers la partie inférieure du rachis, où le liquide céphalo-rachidien s'accumule et forme une sorte de poche au centre de laquelle est plongée la queue de cheval, et dont la paroi est formée par le feuillet viscéral de l'arachnoïde rachidienne.

Dans le crâne, l'arachnoïde crânienne est adhérente à la pie-mère au sommet des circonvolutions ; dans le rachis, la couche liquide est plus abondante, et ces deux membranes n'arrivent pas à contact.

Continuité des deux feuillets. — L'arachnoïde étant une séreuse, les deux feuillets doivent être unis de manière à limiter une cavité close. Comme dans le crâne, cette réunion des deux feuillets, cette continuité se fait sur une foule de points, au niveau de tout prolongement qui se porte de la pie-mère ou de la moelle à la dure-mère, ou à l'extérieur du rachis. Ces prolongements sont : des filaments de tissu cellulo-fibreux et des vaisseaux qui unissent la pie-mère à la dure-mère ; les racines des nerfs rachidiens, les dents du ligament dentelé, le ligament coccygien.

Les *filaments cellulo-fibreux* sont de petits tractus irréguliers qu'on trouve sur les faces antérieure et postérieure de la moelle ; ils sont nombreux surtout sur la ligne médiane. Sur chacun de ces filaments, l'arachnoïde rachidienne forme une gaine séreuse qui se prolonge jusqu'au feuillet pariétal, qui isole complètement le filament de la cavité arachnoïdienne. Des *vaisseaux* perforent la dure-mère pour se porter à la pie-mère ; ils sont revêtus d'une gaine séreuse, comme les tractus cellulo-fibreux.

Les *faisceaux de racines des nerfs rachidiens* se portent vers les trous de conjugaison avec la pie-mère qui les entoure. Au moment où ces faisceaux rencontrent le feuillet viscéral de l'arachnoïde, ils le repoussent en dehors et s'en forment une gaine qui adhère à leur surface.

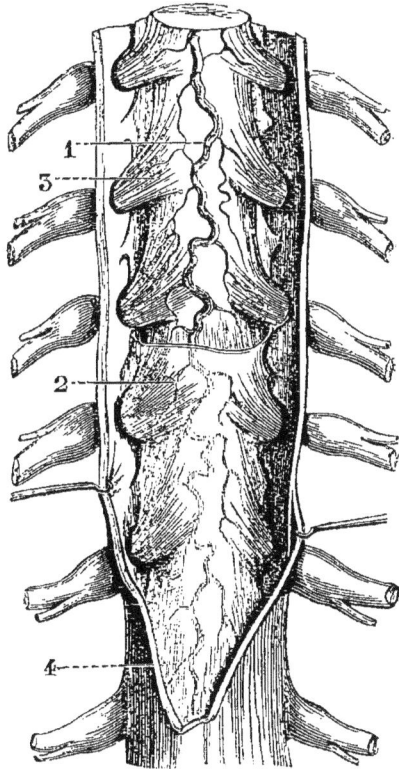

Fig. 458. — Tronçon de moelle avec ses enveloppes.

1. Pie-mère avec ses vaisseaux bien apparents. — 2. Feuillet viscéral de l'arachnoïde voilant en partie les vaisseaux de la pie-mère. — 3. Racines antérieures des nerfs rachidiens. — 4. Bords de la dure-mère incisée, écartés avec deux crochets. On voit le ligament dentelé sur cette figure.

Cette gaine se continue jusqu'à la dure-mère, où elle se confond avec le feuillet pariétal.

Les *dents du ligament dentelé* sont disposées, ainsi que nous l'avons déjà vu, de chaque côté de la moelle, comme les dents d'une lame de scie dont les pointes viendraient s'attacher à la face interne de la dure-mère, à droite et à gauche de la moelle. Chaque dent soulève le feuillet viscéral de l'arachnoïde, qui lui forme une gaine pour se confondre, vers le sommet de la dent, avec le feuillet pariétal.

Le *ligament coccygien* est entouré d'une gaine analogue à celles qui revêtent la surface des faisceaux de racines des nerfs rachidiens.

La *structure* de l'arachnoïde rachidienne ne diffère pas de celle de l'arachnoïde crânienne, à la description de laquelle nous renvoyons le lecteur. Ajoutons cependant qu'on ne trouve pas d'épithélium à la surface des gaines que l'arachnoïde semble fournir aux dents du ligament dentelé.

IV. — CAVITÉ ARACHNOÏDIENNE.

La cavité arachnoïdienne est située entre le feuillet pariétal et le feuillet viscéral de l'arachnoïde. C'est une vaste cavité étendue du sommet du crâne à la partie inférieure du canal rachidien. Si l'on compare l'arachnoïde aux autres séreuses: plèvre, péricarde, péritoine, la cavité arachnoïdienne représente les cavités pleurale, péricardique, péritonéale. Comme dans ces séreuses, la cavité est virtuelle et ne se manifeste que dans les cas où un liquide anormal s'y accumule. Quelques auteurs allemands n'admettent pas le feuillet pariétal de l'arachnoïde, et ils ne décrivent à cette membrane que le feuillet viscéral. Raisonnablement, on ne peut pas nier le feuillet pariétal: 1° parce qu'on voit manifestement les gaines, fournies par le feuillet viscéral aux divers organes, se porter vers la dure-mère, où elles se perdent; 2° parce que la face interne de la dure-mère est revêtue d'un épithélium pavimenteux analogue à celui du feuillet viscéral, épithélium continu avec celui du feuillet viscéral, par l'intermédiaire des gaines.

La cavité arachnoïdienne ne renferme aucun liquide à l'état normal; la surface épithéliale de l'arachnoïde est seulement humide et recouverte d'une couche très légère et onctueuse de sérosité, destinée à faciliter les mouvements du feuillet viscéral sur le feuillet pariétal.

Il n'y a aucune communication entre la cavité arachnoïdienne et les cavités épendymaires, c'est-à-dire les ventricules.

Le liquide céphalo-rachidien est situé ailleurs entre la pie-mère et le feuillet viscéral de l'arachnoïde, dans un espace connu sous le nom d'*espace sous-arachnoïdien*.

ESPACE SOUS-ARACHNOÏDIEN. — LIQUIDE CÉPHALO-RACHIDIEN.

La description de ces deux parties ne peut pas être séparée, attendu que le liquide céphalo-rachidien remplit l'espace sous-arachnoïdien.

1° Espace sous-arachnoïdien.

On donne ce nom à l'intervalle qui sépare la face profonde du feuillet viscéral de l'arachnoïde de la face superficielle de la pie-mère. Luschka dit qu'il existe un épithélium sur les parois de cet espace, c'est-à-dire à la surface de la pie-mère et à la face profonde du feuillet viscéral de l'arachnoïde. Cet épithélium ne me paraît pas exister.

Comme la cavité arachnoïdienne, l'espace sous-arachnoïdien s'étend du sommet du crâne à la partie inférieure du rachis, pour ne former qu'une seule cavité. Cependant, les adhérences entre les deux parois de l'espace sous-arachnoïdien sont assez nombreuses, principalement dans le crâne. En effet, à la surface des circonvolutions et sur les parties saillantes de la base de l'encéphale, le feuillet viscéral de l'arachnoïde et la pie-mère sont unis par un tissu conjonctif assez résistant.

L'espace sous-arachnoïdien communique avec les cavités ventriculaires.

L'espace sous-arachnoïdien renferme le liquide céphalo-rachidien. A la surface du cerveau, ce liquide est contenu dans de petits intervalles prismatiques et triangulaires (anfractuosités du cerveau) que recouvre le feuillet viscéral de l'arachnoïde. Ces espaces triangulaires sont sinueux comme les circonvolutions qu'ils séparent; ils communiquent entre eux à la surface des hémisphères et avec les espaces plus considérables qu'on trouve à la base de l'encéphale. Cependant, l'union de l'arachnoïde à la pie-mère est quelquefois assez intime, à la surface des circonvolutions, pour emprisonner une portion de liquide céphalo-rachidien qui ne communique pas avec le reste.

En certaines régions, l'espace sous-arachnoïdien est plus considérable; il offre des espèces de dilatations correspondant à des parties déprimées de la surface de l'encéphale. Je rappellerai ici, en passant, que le feuillet viscéral de l'arachnoïde s'étend d'une saillie à une autre, à la manière d'un pont, sans pénétrer dans les interstices, comme le fait la pie-mère. Les parties dilatées de l'espace sous-arachnoïdien, danslesquelles s'accumule le liquide céphalo-rachidien, ont été nommées *confluents* par Magendie; le mot confluent est impropre, parce qu'il donne l'idée d'un courant, et que *le liquide céphalo-rachidien ne circule pas*.

Le *confluent inférieur*, le plus considérable, est situé entre les deux cornes sphénoïdales du cerveau et la protubérance.

Le *confluent postérieur* est un intervalle situé entre la partie postérieure du bulbe et la partie inférieure du cervelet; c'est à ce niveau que l'espace sous-arachnoïdien communique avec la cavité du quatrième ventricule par le trou de Magendie, et avec les autres ventricules, par l'intermédiaire de l'aqueduc de Sylvius.

Voilà les deux confluents principaux; il serait facile d'en indiquer un plus grand nombre, mais sans nécessité : comme au niveau du genou du corps calleux, du bourrelet du corps calleux et de la scissure de Sylvius. Il existe encore une région dans laquelle le liquide céphalo-rachidien s'accumule en quantité considérable, et forme une véritable poche autour de la queue de cheval; je veux parler de la partie inférieure du canal rachidien. On pourrait l'appeler *confluent vertébral*.

2° Liquide céphalo-rachidien.

Le liquide céphalo-rachidien est transparent, fluide, d'une saveur salée.

Il occupe, comme nous venons de le voir, l'espace sous-arachnoïdien, qu'il remplit entièrement, ce qui ne veut pas dire qu'il forme un bain complet aux centres nerveux. Il pénètre dans les cavités ventriculaires en passant par le trou de Magendie, le quatrième ventricule et l'aqueduc de Sylvius. Il ne peut s'introduire dans les cavités par la fente de Bichat, à cause des adhérences de la pie-mère avec les deux lèvres de cette ouverture.

La *quantité* de ce liquide ne peut être précisée, parce qu'elle est extrêmement variable; elle dépend du rapport qui existe entre le volume des centres nerveux et la capacité de la cavité céphalo-rachidienne; elle est très minime lorsque l'encéphale est volumineux, comme on l'observe, par exemple, dans l'hypertrophie du cerveau. Si cet organe s'atrophie, elle devient, au contraire, considérable. Cette variété dans la quantité du liquide céphalo-rachidien explique pourquoi Cotugno, qui l'a découvert, l'évaluait à 140 grammes en moyenne, Magendie à 62 grammes, et pourquoi Longet a pu en trouver jusqu'à 372 grammes.

La portion de liquide céphalo-rachidien contenue dans les cavités ventriculaires est peu considérable, car, dans ces cavités, les parois arrivent presque à contact.

Lorsqu'on fait des vivisections et des autopsies, on peut se convaincre que ce liquide est relativement plus abondant pendant la vie, et qu'il distend les membranes du cerveau. Après la mort, la quantité diminue, les méninges sont flasques et presque plissées chez le cadavre, et il existe un espace vide plus ou moins considérable entre l'encéphale et les parois crâniennes. Cette différence tient à une résorption partielle qui se fait au moment de la mort ou après la mort.

L'analyse du liquide céphalo-rachidien donne, pour 100 grammes, 1 gramme 50 centig. de parties solides, et 98 grammes 50 centig. d'eau. Parmi les parties solides, on trouve 0,80 centig. de chlorures de sodium et de potassium, un peu d'albumine, d'osmazôme, et des traces de phosphate de chaux et de carbonate de soude.

La source de ce liquide est dans la pie-mère. C'est un produit d'exhalation des vaisseaux de cette membrane. Lorsque, dans une fracture du crâne, les méninges sont déchirées jusqu'au feuillet viscéral de l'arachnoïde inclusivement, le liquide céphalo-rachidien s'écoule incessamment et se reproduit à mesure qu'il s'échappe, de telle sorte qu'on peut en recueillir un litre et plus dans certains cas de fracture. Lorsqu'on soustrait ce liquide à un animal vivant, en faisant une ponction aux membranes de la moelle, les vaisseaux de la pie-mère laissent exhaler la partie séreuse du sang, et, au bout de vingt-quatre heures, il existe une aussi grande quantité de liquide qu'avant l'expérience.

Fonctions. — *Son vrai rôle.* — Il est certain que ce liquide n'est là que pour remplir le vide qui existe autour des centres nerveux. Peut-être même ne sert-il qu'à remplir le vide, car lorsque le cerveau est très volumineux, le liquide disparaît presque complètement du crâne, sans que cette disparition nuise en aucune façon aux fonctions cérébrales. Si ce liquide avait l'importance qu'on lui a attribuée, sa présence devrait être constante, et sa quantité devrait être toujours la même. Il remplit donc le vide de la cavité céphalo-rachidienne, comme la moelle remplit le vide qui se fait dans les os. Alors, dira-t-on, pourquoi existe-t-il un intervalle entre les centres nerveux et les parois osseuses ?

Les centres nerveux ne pourraient pas être appliqués directement contre les parois osseuses du crâne et du rachis pour deux raisons : 1° les gros vaisseaux de l'encéphale étant tous placés à la surface des centres nerveux, la circulation ne pourrait pas se faire librement dans ces vaisseaux ; 2° la moelle subirait une compression dans les mouvements de la colonne vertébrale ; voilà pourquoi il existe un intervalle.

Dans les cas où les centres nerveux s'atrophient, voici ce qui se passe. Les parois osseuses ne peuvent pas s'affaisser, à cause de leur rigidité, lorsque le cerveau s'atrophie. Si cet organe diminue de volume, un vide tend à se produire dans la cavité crânienne, et ce vide se comble immédiatement par la partie séreuse du sang qui transsude au travers des capillaires de la pie-mère.

Il est possible que ce soient là les seuls usages de ce liquide.

Opinion de Magendie. — D'après Magendie, le liquide céphalo-rachidien *exercerait une pression continue à la surface des centres nerveux*, pression salutaire, puisque, après la soustraction de ce liquide, les animaux *chancellent* comme s'ils étaient ivres, et finissent par tomber.

Réfutation par Longet. — Longet a démontré que la démarche des animaux ne présente aucune modification, lorsqu'on fait sortir le liquide céphalo-rachidien avec précaution et presque sans mutilation. Or, Magendie divisait les muscles de la nuque aux animaux en expérience, et Longet a constaté que la seule section de ces muscles suffit pour amener un trouble des mouvements.

Ce liquide diminuerait le poids des centres nerveux. — Foltz, de Lyon, considère ce liquide comme un coussin protecteur, un ligament suspenseur des centres nerveux. Cet auteur estime que les centres nerveux, baignés par le liquide céphalo-rachidien, perdent une partie de leur poids, les 98/100, selon la loi posée par Archimède : *tout corps plongé dans un liquide perd une partie de son poids égale au poids de la quantité de liquide qu'il déplace.* L'encéphale ne pèserait plus que 26 grammes environ, d'après Foltz. Je me demande si on peut comparer le cerveau entouré de liquide céphalo-rachidien à un corps plongé au milieu d'une masse liquide, car, en plusieurs points, la surface du cerveau est dépourvue de liquide céphalo-rachidien, comme à la surface de la plupart des circonvolutions et au niveau des parties saillantes de la base de l'encéphale. Si cette opinion était fondée, l'encéphale se trouverait fort exposé lorsque le liquide céphalo-rachidien disparaît plus ou moins complètement.

Le liquide céphalo-rachidien protège-t-il le cerveau ? — L'absence de liquide céphalo-rachidien, au niveau de la partie saillante de la plupart des circonvolutions, ne permet pas davantage de dire que ce liquide protège l'encéphale de la même manière que les eaux de l'amnios protègent le fœtus et atténuent l'effet des chocs extérieurs.

Oscillations, mouvements du liquide céphalo-rachidien.

Le liquide céphalo-rachidien n'est jamais à l'état de repos ; il est le siège d'oscillations incessantes qui sont en rapport avec la circulation et avec la respiration. On a beaucoup écrit et discuté sur la manière dont se produisent ces mouvements, qu'on a interprétés faussement jusqu'à ce jour.

1° Mouvements du liquide céphalo-rachidien en rapport avec la circulation du sang.

Au moment où le ventricule gauche lance une ondée sanguine dans l'aorte, toutes les artères se distendent et contiennent momentanément une plus grande quantité de sang. Par conséquent, les artères répandues à la surface de l'encéphale et de la moelle se dilatent. Or, comment peut-on expliquer cette dilatation, si le liquide céphalo-rachidien entoure les artères (les liquides sont incompressibles), si la paroi osseuse du crâne est inextensible, et si les centres nerveux ne se laissent pas réduire par la compression ? Voici l'explication :

Au crâne, la dure-mère adhère aux os, mais, au rachis, cette membrane n'est pas immédiatement appliquée contre la surface du canal rachidien ; il existe un intervalle rempli de tissu cellulo-adipeux et de veines entre la dure-mère rachidienne et la paroi osseuse.

Au moment de la diastole artérielle, le liquide céphalo-rachidien est refoulé, comprimé, dans le crâne comme dans le rachis ; celui du crâne rencontrant des parois inextensibles, puisque la dure-mère est adhérente aux os, reflue vers le rachis ; dans cette dernière région, la dure-mère, un peu élastique, se laisse distendre et loge momentanément l'excès du liquide céphalo-rachidien venu du crâne.

Le même phénomène se produit dans le rachis, mais il est inappréciable, à cause du petit volume des artères de la moelle.

Les auteurs admettent que le cerveau est soulevé en même temps par la dilatation des artères situées à sa base. Il est douteux que ce mouvement se produise. Du reste, il n'est admis que théoriquement, et personne ne l'a encore constaté.

Ce mouvement se répète soixante-dix fois par minute ; il est presque imperceptible ; mais il existe ; on peut le démontrer par l'expérience directe :

1° Lorsqu'une portion de la boîte crânienne vient à manquer, les parties qui la remplacent sont molles et extensibles, et laissent percevoir les mouvements. C'est ce qu'on observe au niveau de la fontanelle antérieure des nouveau-nés, dont la paroi molle et extensible est soulevée par le liquide céphalo-rachidien à chaque pulsation. On l'observe encore dans les cas semblables à celui que j'ai vu en 1867, dans le service de Maisonneuve : il s'agissait d'une malade dont la voûte crânienne avait été détruite par une nécrose syphilitique. .

2° Une expérience consiste à faire un trou au crâne, à y introduire un tube rempli d'eau colorée. Ce tube est fermé du côté de l'air atmosphérique et communique par l'autre extrémité avec le liquide céphalo-rachidien. Tant que le tube reste fermé à l'extérieur, il représente une portion inextensible des parois du crâne, et l'on n'observe aucun mouvement dans le liquide, comme l'a fait remarquer le Dr Bourgougnon ; mais, si on le fait communiquer avec l'air, on voit le liquide osciller à chaque pulsation artérielle. Le même phénomène se produit si on ferme le tube à l'extérieur avec une membrane souple, extensible, comme du caoutchouc. Cette expérience à elle seule suffit à l'étude complète des mouvements du liquide céphalo-rachidien.

Concluons donc qu'il se produit un mouvement dans le liquide céphalo-rachidien, mouvement isochrone aux pulsations artérielles, que ce mouvement est insensible dans le crâne, à l'état normal, et qu'il se manifeste seulement dans la région rachidienne, seule région dans laquelle la dure-mère se laisse dilater.

Sur ce qui précède, tous les physiologistes s'accordent ; il n'en est pas de même pour les mouvements du liquide céphalo-rachidien produits par les mouvements respiratoires.

2° Mouvements du liquide céphalo-rachidien en rapport avec les mouvements respiratoires.

Faits et expériences. — 1° Regardez la fontanelle antérieure d'un nouveau-né, elle s'affaisse au moment de l'inspiration, elle se soulève pendant l'expiration. Si l'expiration est forte, comme dans un effort, lorsque l'enfant crie, par exemple, la fontanelle se soulève davantage et se tend considérablement.

2° Voyez ce qui se passe dans l'hydro-rachis (l'enfant porte dans le dos, le plus souvent à la région lombaire, une tumeur liquide qui représente une sorte de fontanelle en forme de tumeur ; comme dans la fontanelle, il existe dans la tumeur de l'hydro-rachis une paroi souple et extensible recouvrant le liquide céphalo-rachidien) : pendant l'inspiration, la tumeur s'affaisse et se plisse ; pendant l'expiration, elle se soulève, et si l'enfant fait un effort, s'il crie, la distension de la tumeur devient considérable.

3º Lorsque les parois osseuses du crâne ont été détruites, comme chez la malade dont j'ai parlé plus haut, on constate un affaissement des parties molles correspondantes pendant l'inspiration, et un soulèvement pendant l'expiration.

4º Dans l'expérience précédemment citée, et qui consiste à visser dans le trou fait par une couronne de trépan, un tube en verre ouvert aux deux extrémités et rempli d'eau colorée, tube communiquant par l'une des extrémités avec le liquide céphalo-rachidien, et par l'autre avec l'air atmosphérique ; dans cette expérience, dis-je, on constate que le liquide s'abaisse dans le tube à chaque inspiration, et qu'il s'élève pendant l'expiration.

5º Dans l'expérience de Magendie, les mêmes phénomènes s'observent : ce savant plaçait le tube rempli d'eau colorée, non dans un trou du crâne, comme dans l'expérience précédente, mais au-dessous de l'occipital, *à l'extrémité supérieure du canal rachidien ;* la colonne liquide descendait à chaque inspiration et remontait à chaque expiration.

6º Richet, en présence de Longet et de Gavarret, place le tube dans la région lombaire ; seulement, il recouvre l'extrémité libre du tube d'un disque de peau fermant hermétiquement, puis, il constate les mêmes phénomènes : c'est-à-dire que le disque de peau s'affaisse pendant l'inspiration, et est soulevé pendant l'expiration. (Richet, *Anatomie chirurgicale,* quatrième édition, page 54.)

Dans ces expériences sur l'animal vivant, dans ces faits observés sur l'enfant et sur le malade, on constate donc la présence de deux mouvements : l'un plus accusé, se répétant seize à dix-huit fois par minute, et correspondant aux mouvements de la respiration ; l'autre, beaucoup moins étendu, consistant en petites oscillations isochrones aux pulsations artérielles, et se répétant, par conséquent, soixante-dix fois par minute environ. Ces deux mouvements se distinguent très bien dans l'expérience du tube de verre, telle que je viens de la décrire.

Tous les physiologistes admettent ces deux mouvements, et, s'ils sont à peu près d'accord en ce qui concerne le premier, il n'en est plus de même lorsqu'il s'agit d'expliquer le mouvement du liquide céphalo-rachidien isochrone aux mouvements respiratoires.

Avant d'essayer de démontrer comment tous les physiologistes ont mal interprété les expériences, disons d'abord de quelle manière se produisent les oscillations dont nous venons de parler.

Deux points doivent attirer l'attention. — Je commence par dire que les veines intra-crâniennes et intra-rachidiennes doivent attirer toute l'attention du lecteur. Ce sont ces organes qui détermine le mouvement.

Un second point qu'il ne faut pas omettre est celui-ci : à l'état normal, la dilatation du thorax pendant l'inspiration ne fait pas le vide seulement dans le poumon, il se produit, en même temps, une sorte de dilatation dans le cœur et dans les gros vaisseaux de la cavité thoracique. Cette dilatation, ou plutôt cette tendance au vide qui se manifeste dans les organes vasculaires du thorax, a pour effet d'aspirer, pour ainsi dire, le sang veineux vers le cœur. Tous les physiologistes savent cela. Barry l'a démontré par l'expérience : un tube est fixé par une extrémité dans la veine cave inférieure d'un cheval, l'autre extrémité plonge dans de l'eau colorée; à chaque inspiration, le liquide coloré s'élève à une certaine hauteur dans le tube. Cette aspiration du sang veineux est surtout marquée dans les veines qui avoisinent le thorax. Dans l'expiration, au contraire, les veines se remplissent de sang, la circulation y est plus lente ; on exagère l'effet de l'expiration sur le sang veineux lorsqu'on reste pendant quelques instants sans respirer : le sang s'accumule dans les vaisseaux veineux, et le visage devient turgescent, jusqu'à ce qu'une nouvelle inspiration appelle le liquide sanguin vers le cœur.

Le sang veineux du crâne et du rachis est attiré vers le thorax pendant l'inspiration; les veines de ces régions se dilatent pendant l'expiration. — Cette influence du sang veineux s'exerce également sur les veines intra-crâniennes et intra-rachidiennes.

Les veines intra-crâniennes : veines cérébrales, cérébelleuses et sinus de la dure-mère, se jettent dans la jugulaire interne, au niveau du trou déchiré postérieur. Le sang veineux s'écoule librement et rapidement pendant l'inspiration; pendant l'expiration, ces organes se distendent.

Les veines intra-rachidiennes, dépourvues de valvules, comme les veines intra-crâniennes, sont très volumineuses et très nombreuses; elles se jettent dans les veines intercostales, avec lesquelles elles s'anastomosent en dehors des trous de conjugaison, et, par l'intermédiaire des veines intercostales supérieures et des veines azygos, elles se rendent dans la veine cave supérieure et dans les troncs veineux brachio-céphaliques. (*On se rappelle que les veines azygos situées dans le thorax, en avant de la colonne vertébrale, reçoivent les veines intercostales des deux tiers inférieurs du thorax, tandis que celles du tiers supérieur se jettent dans les troncs des veines intercostales supérieures, lesquels troncs s'abouchent dans les troncs veineux brachio-céphaliques.)*

Je fais observer en passant que les sinus veineux crâniens sont situés dans l'épaisseur de la dure-mère, tandis qu'on trouve les sinus intra-rachidiens entre la dure-mère et les parois osseuses du canal rachidien.

Examinons maintenant ce qui se passe :

Pendant l'inspiration, le sang veineux intra-crânien et intra-rachidien est aspiré par le thorax ; ce liquide se précipite vers la veine cave supérieure par les voies que j'ai indiquées : jugulaires internes, azygos, tronc des intercostales supérieures. Pendant l'expiration, les veines cérébrales, les sinus de la dure-mère et les veines intra-rachidiennes se remplissent de sang ; si l'expiration est forte et prolongée, ces vaisseaux deviennent turgescents.

Le contenu du crâne et du rachis diminue pendant l'inspiration, il augmente pendant l'expiration. — Si le sang veineux fuit, en partie, de la cavité céphalo-rachidienne pendant l'inspiration, le contenu de cette cavité diminue évidemment ; s'il s'y accumule pendant l'expiration, le contenu augmente. Or, la diminution et l'augmentation de ce contenu ne peuvent avoir lieu, si les parois de la cavité céphalo-rachidienne sont inextensibles. Nous verrons bientôt que ces parois offrent des points qui se laissent distendre.

Ce qui précède n'explique-t-il pas suffisamment les expériences que nous avons données plus haut ? 1° Lorsque la fontanelle du nouveau-né s'affaisse pendant l'inspiration, c'est que le contenu de la cavité céphalo-rachidienne diminue par suite de l'aspiration du sang veineux, et que la peau de la fontanelle tend à s'enfoncer dans la cavité crânienne. 2° Lorsque la tumeur de l'hydro-rachis s'affaisse pendant l'inspiration, c'est pour la même raison. 3° Il en est de même dans le cas de destruction des os du crâne par la nécrose ; la peau se laisse déprimer pendant l'inspiration. 4° Nous avons vu, dans l'expérience du docteur Bourgougnon, que le liquide s'abaisse dans le tube fixé au crâne, à chaque inspiration ; c'est toujours pour la même raison : diminution du contenu de la cavité céphalo-rachidienne par aspiration du sang veineux intra-crânien et intra-rachidien pendant l'inspiration. 5° Le même phénomène se passe dans l'expérience de Magendie citée plus haut (tube à l'extrémité supérieure du canal rachidien), toujours pour la même raison. 6° Il en est enfin de même dans l'expérience de Richet (tube fixé à la région

lombaire) : à chaque inspiration, la membrane élastique qui
ferme le tube se déprime, comme la fontanelle antérieure,
comme la tumeur de l'hydro-rachis, parce que le contenu de la
cavité céphalo-rachidienne diminue.

Dans toutes ces expériences, un phénomène inverse se produit pendant l'expiration, parce que le sang s'accumule dans la
cavité céphalo-rachidienne ; par suite de cette distension des
vaisseaux veineux, le liquide céphalo-rachidien comprimé, refoulé,
se porte de tous côtés et tend à fuir. Voilà pourquoi la fontanelle
antérieure, la tumeur de l'hydro-rachis, le cuir chevelu des malades privés de paroi osseuse crânienne, se distendent ; voilà pourquoi le liquide monte dans les tubes à expérience, et pourquoi
aussi la membrane qui recouvre le tube de Richet est refoulée.

Nous voici en mesure d'expliquer ce qui se passe chez l'homme
à l'état normal :

Dans le crâne, il n'y a plus de fontanelle dépressible, les parois crâniennes constituent une cavité à parois rigides ; il existe
bien des trous à la base du crâne, mais ceux-ci sont complètement bouchés par les organes qui les traversent. Si le liquide
céphalo-rachidien se déplace, il ne peut se porter que vers la
cavité rachidienne, par le trou occipital.

Dans le rachis, c'est bien différent : d'abord, il existe un espace
rempli de tissu cellulo-graisseux et de veines entre la dure-mère
et les os ; ensuite, on trouve sur les côtés du rachis soixante-dix
trous (cinquante trous de conjugaison et vingt trous au sacrum et
à la base du coccyx) ; ces trous sont considérables, et chacun
d'eux laisse passer une veine, une petite artère et un nerf, organes dont la réunion ne suffit pas peut-être à combler le quart
du trou. Les trois autres quarts sont remplis de tissu cellulo-graisseux assez mou. Il existe donc au niveau de ces trous autant de
soupapes formées par ce tissu cellulo-graisseux. Ce sont ces soupapes qui jouent un grand rôle dans le mouvement qui nous
occupe. C'est au niveau de ces soupapes qu'on peut observer les
phénomènes que nous avons constatés sur la fontanelle, sur la
tumeur de l'hydro-rachis, etc. Examinons.

Au moment de l'inspiration, le sang veineux céphalo-rachidien
se précipitant vers le cœur, le vide qui se produit dans le rachis
est beaucoup plus considérable qu'au crâne. Pourquoi ? Parce que
les veines-intra-rachidiennes sont très nombreuses, très volumineuses, et à parois minces et flasques, tandis que les sinus de la
dure-mère, très volumineux aussi, ont des parois rigides, se dé-
primant moins facilement. Quoi qu'il en soit, il se fait un vide
dans le crâne et dans le rachis. Si ce vide tend à se faire, il est indispensable qu'il soit comblé en même temps qu'il se produit.

Une petite portion de liquide céphalo-rachidien du rachis pénètre dans le crâne à chaque inspiration. — La cavité crânienne est parfaitement close, et le vide qui se fait ne peut être comblé que par le liquide céphalo-rachidien du rachis, qui est, pour ainsi dire, aspiré vers le crâne. La quantité de liquide rachidien pénétrant dans la cavité crânienne correspond à la quantité de sang sortie du crâne, et doit être, par conséquent, fort peu considérable. Il est facile maintenant de se rendre compte de l'expérience qui consiste à visser à un trou du crâne un tube fermé à son extrémité et rempli d'eau ; ce liquide reste toujours immobile, dans l'inspiration comme dans l'expiration, quoiqu'il communique avec le liquide céphalo-rachidien. Cela se conçoit, parce que la paroi inextensible du tube représente exactement un point des parois du crâne ; le seul mouvement qui se produise est une légère ascension du liquide dans le crâne pendant l'inspiration.

Tout d'abord, on ne comprend pas pourquoi le liquide du rachis pénètre en partie dans le crâne pour combler le vide, quand on sait qu'il se produit un vide analogue et bien plus considérable dans le rachis.

Comment le vide produit dans le rachis est comblé ? — Si le canal rachidien était constitué à la manière de la cavité crânienne, le mouvement du liquide vers le crâne serait impossible ; mais, dans la région du rachis, les trous de conjugaison, remplis de tissu cellulo-graisseux, se comportent comme la fontanelle du nouveau-né, comme l'extrémité du tube fermé par une membrane souple, ainsi que nous l'avons vu plus haut dans l'expérience de Richet. Au moment où le vide se fait dans le crâne, et dans le rachis en même temps, le liquide céphalo-rachidien remplit le vide crânien ; le vide rachidien, qui se produit surtout entre la dure-mère et les parois osseuses, est comblé par les parties molles (tissu cellulo-graisseux remplissant les trous de conjugaison) tendant à rentrer, à faire hernie, dans la cavité du canal rachidien.

Conclusion. — La cavité céphalo-rachidienne devient plus petite au moment de l'inspiration, à cause de la diminution de volume des veines. C'est le tissu cellulo-graisseux des trous de conjugaison qui remplit le vide produit. Comme ces trous n'existent pas au crâne, le liquide céphalo-rachidien du rachis remplit le vide crânien. Donc *le mouvement du liquide céphalo-rachidien pendant l'inspiration consiste en une simple oscillation, dans laquelle une petite portion du liquide céphalo-rachidien pénètre dans le crâne.*

Au moment de l'expiration, des phénomènes inverses se montrent. L'aspiration du sang veineux vers le cœur ne se faisant plus sentir à cet instant, il en résulte une légère distension des veines voisines du thorax, et, par conséquent, des veines intra-crâniennes et intra-rachidiennes. Le sang s'accumule dans ces vaisseaux, qu'il dilate, de sorte que le contenu de la cavité céphalo-rachidienne se trouve augmenté.

Dans le crâne, les parois étant inextensibles, et de véritables soupapes comme celles des trous de conjugaison du rachis faisant défaut, il en résulte que le trop-plein produit par la réplétion des sinus et des autres veines intra-crâniennes, c'est-à-dire *le liquide céphalo-rachidien, se porte vers le canal rachidien, véritable tube de dégagement.*

Dans le canal rachidien, on le devine, les veines intra-rachidiennes se dilatent également et compriment le liquide céphalo-rachidien de dehors en dedans, à travers les parois de la dure-mère. Ce liquide, refoulé par toute sa surface, ne peut se porter vers le crâne, puisque le liquide crânien pénètre en partie dans le rachis. *Au niveau de chaque trou de conjugaison, il refoule les membranes qui le recouvrent et le tissu graisseux, de sorte qu'il tend à faire issue par toutes ces ouvertures.*

Les trous de conjugaison font donc l'office de véritables soupapes, au moyen desquelles la cavité céphalo-rachidienne peut augmenter ou diminuer de capacité :

1° *Pendant l'inspiration, le contenu de cette cavité diminuant par suite de la réduction de calibre des veines, le tissu graisseux et les membranes (soupapes), qui recouvrent le liquide au niveau des trous de conjugaison, se dépriment vers le canal rachidien et remplissent le vide.*

2° *Pendant l'expiration, le contenu de la cavité augmentant par suite de la réplétion des veines, le tissu graisseux et les membranes (soupapes), qui recouvrent le liquide au niveau des trous de conjugaison, sont soulevés et repoussés à l'extérieur.*

Réfutation des opinions des auteurs.

Les savants qui se sont occupés de cette question sont d'accord, comme nous l'avons vu plus haut, en ce qui concerne l'expérience en elle-même ; ils ont varié seulement dans les déductions qu'ils en ont tirées et dans les applications qu'ils en ont faites.

Bourgougnon (thèse inaugurale, 1839), et Magendie (mémoire, 1842), après avoir vissé un tube dans un trou du crâne, comme nous l'avons exposé précédemment, ont vu le liquide descendre dans le tube à chaque inspiration et monter à chaque expiration. Ils en ont conclu que, *pendant l'inspiration, une partie du liquide céphalo-rachidien se porte du crâne dans le rachis, tandis que, pendant l'expiration, il remonte du rachis dans le crâne.*

Richet a victorieusement réfuté cette interprétation de l'expérience du tube vissé aux parois du crâne et communiquant avec le liquide céphalo-rachidien. Ce savant a démontré l'influence de la circulation veineuse sur le contenu de la cavité crânienne, et il a fait voir que ce qui se passe dans le crâne est précisément l'inverse de ce qu'avaient avancé Bourgougnon et Magendie. En effet, *c'est pendant l'expiration qu'une partie du liquide passe du crâne dans le rachis, tandis que, pendant l'inspiration, ce liquide remonte vers le crâne.* Nous avons déjà fait observer que ce mouvement est très peu marqué, et que la quantité de liquide pénétrant dans le crâne et sortant de cette cavité est fort minime.

C'est donc à Richet qu'on doit d'avoir décrit d'une manière précise les mouvements du liquide céphalo-rachidien. Seulement, sa propre théorie est attaquable, non pas en ce qui concerne le mouvement dont il est question, mais relativement à ce qui se passe dans le canal rachidien.

Richet commet une légère erreur de physiologie, lorsqu'il s'agit d'expliquer l'ascension du liquide vers le crâne pendant l'expiration. Cet auteur, ne saisissant pas bien, sans doute, quelle influence exerce la respiration, en même temps sur le crâne et sur le rachis, a cru devoir faire intervenir une force qui repousse le liquide du rachis vers le crâne pendant l'expiration. Voici comment il s'exprime à ce sujet : « Dans le rachis, au
« contraire, les plexus veineux intra-rachidiens sont presque
« étrangers à la circulation spinale, et subissent toutes les
« variations que présente le sang en retour dans les veines
« abdominales, et principalement dans la veine azygos, où ils se
« jettent. Il en résulte que si, dans le crâne, l'expiration, par
« le reflux des veines jugulaires, retarde et même arrête momen-
« tanément la circulation en retour, et si l'inspiration l'accélère,
« *au rachis c'est tout l'opposé qu'on observe :* l'inspiration, alors
« que le diaphragme s'abaisse et refoule les viscères abdomi-
« naux, faisant pénétrer dans les plexus rachidiens une plus
« grande quantité de sang, tandis que l'expiration qui vide le
« système veineux abdominal, en facilite la déplétion. »

Dans une édition précédente, j'avais cru comprendre dans ce texte, qui manque de précision, que Richet place la veine azygos dans la cavité abdominale, tandis qu'elle se trouve dans la cavité thoracique. Quoi qu'il en soit de la situation de cette veine, je ne saurais admettre ce que dit Richet relativement à la circulation du sang dans les veines abdominales.

Comment le diaphragme, en s'abaissant, comprimerait-il suffisamment les viscères et les veines des parois abdominales pour faire refluer le sang vers le rachis ? Il faudrait admettre également que les viscères compriment la veine cave inférieure, et que toutes les veines sous-diaphragmatiques se remplissent pendant l'inspiration, pour se vider pendant l'expiration ! On sait le contraire.

Cette assertion est tout à fait anti-physiologique. Tous les physiologistes admettent que l'inspiration accélère le cours du sang veineux; voici que, pour Richet, l'inspiration accélère le cours du sang veineux crânien, et retarde celui du sang veineux rachidien, et cela uniquement pour faire plaisir à un physiologiste qui, pour les besoins de sa théorie, fait intervenir la dilatation des veines rachidiennes !

Mais si la théorie de Richet était exacte, qu'arriverait-il ? L'inspiration tendrait à vider la veine azygos qui se trouve dans le thorax, et la même inspiration ferait refluer le sang dans les veines abdominales qui se jettent dans l'azygos, de telle sorte que la même veine se viderait dans l'une de ses parties, se remplirait dans l'autre ! Ce serait là une contradiction physiologique. Voilà le seul point attaquable de la théorie de Richet. Ce savant a fort bien décrit le canal rachidien; il a remarqué la mollesse du tissu adipeux des trous de conjugaison, mais il n'a pas vu tout le parti qu'on en pouvait tirer. Il n'est pas besoin de faire intervenir le sang veineux rachidien pour remplir le vide du rachis produit par l'ascension du liquide céphalo-rachidien, il suffit de se rappeler que les parties molles des trous de conjugaison, en refluant en partie dans le canal rachidien, suffisent à remplir le vide.

ARTICLE SECOND

SYSTÈME NERVEUX PÉRIPHÉRIQUE.

Formé par l'ensemble des nerfs, ce système présente à étudier ceux qui viennent de l'encéphale, ou *nerfs crâniens*, et ceux qui viennent de la moelle épinière, ou *nerfs rachidiens*.

Dissection. — Les sujets les plus propres à la dissection de la névrologie sont ceux d'adultes très maigres et légèrement infiltrés. La dissection des nerfs exige beaucoup de précautions, qu'il est à peu près impossible d'énumérer toutes. En général, on ne coupe les muscles en travers ne lorsque cela est absolument indispensable, par exemple pour la dissection des filets nerveux qui rampent entre des muscles larges; mais alors on coupe seulement le muscle en travers, sans l'enlever en entier. Le plus souvent, en disséquant les nerfs des membres, il suffira d'isoler les muscles des parties voisines et de les incliner de côté et d'autre pour suivre les cordons qui passent dans leurs interstices. Quand on aura poursuivi un rameau nerveux jusqu'au point où il entre dans un muscle pour s'y distribuer, il faudra s'arrêter dans la dissection; car, si l'on suivait le nerf dans la substance musculaire, il se déchirerait facilement, et la préparation aurait, en outre, un aspect désagréable. Ceux qui dissèquent la névrologie pour la première fois feront bien d'enlever tous les vaisseaux voisins: mais, quand les élèves se seront déjà exercés à disséquer les nerfs, ils conserveront en rapport les principaux troncs vasculaires. Quant aux petits vaisseaux, ils devront toujours être enlevés, parce que leurs rapports ne sont d'aucune importance pratique, et que par leur nombre ils ne peuvent servir qu'à embrouiller l'étude de la préparation. La dissection des nerfs, et surtout de ceux de la tête, rend indispensable l'emploi d'une ou de plusieurs érignes à anneau, à moins qu'on n'ait constamment un aide à sa disposition; encore vaut-il mieux disséquer seul que d'avoir un aide peu intelligent. On saisira le moins possible les nerfs avec les pinces, sans quoi l'on courrait risque de les endommager. Souvent, on a de la peine à distinguer un nerf d'un vaisseau vide; on tâchera de les reconnaître, en se rappelant que les nerfs ne sont que très peu élastiques, tandis que les vaisseaux le sont beaucoup. La préparation sera de temps en temps humectée d'alcool étendu d'eau, qui raffermit les nerfs, les rend plus blancs et fait crisper le tissu cellulaire.

Nous avons décrit tout ce qui se rapporte aux nerfs en général dans le premier volume, page 218. Nous ne nous occuperons ici que de la description des nerfs en particulier.

§ 1. — Nerfs crâniens ou encéphaliques.

Les nerfs crâniens sont ceux qui naissent des diverses parties de l'encéphale et qui sortent du crâne par les trous de la base de cette boîte osseuse. On a l'habitude de les compter en procédant d'avant en arrière, d'après leur point d'émergence à la base du crâne.

On décrit *douze* paires de nerfs crâniens, d'après la classification de Sœmmering, qui est basée sur l'origine apparente de ces nerfs: et *neuf* paires d'après celle de Willis, basée sur le nombre des trous de la base du crâne revêtus de la dure-mère.

Différences entre les deux classifications. — La septième paire et la huitième paire de la classification de Sœmmering, généralement adoptée (facial et auditif), naissent isolément sur l'encéphale, passent dans le même trou de la base du crâne et forment la septième paire de Willis. La neuvième, la dixième et la onzième paire naissent sur trois points différents de l'encéphale, passent dans le même trou et constituent la huitième paire de Willis, tandis qu'ils forment les neuvième, dixième et onzième de Sœmmering.

Les nerfs crâniens ont été divisés jusqu'à ce jour en trois espèces :

1° Nerfs *moteurs ;* 2° nerfs de *sensibilité spéciale* ou *sensoriels ;* 3° nerfs *sensitifs.*

Les progrès de la physiologie nous forcent à rejeter aujourd'hui les nerfs purement sensitifs et à décrire :

1° Des *nerfs moteurs ;*
2° Des *nerfs de sensibilité spéciale* ou *sensoriels ;*
3° Des *nerfs mixtes.*

1° *Nerfs moteurs :*

3e PAIRE. — Moteur oculaire commun.
4e PAIRE. — Pathétique.
6e PAIRE. — Moteur oculaire externe.
7e PAIRE. — Facial.
11e PAIRE. — Spinal.
12e PAIRE. — Grand hypoglosse.

2° *Nerfs de sensibilité spéciale :*

1re PAIRE. — Olfactif.
2e PAIRE. — Optique.
8e PAIRE. — Auditif.

3° *Nerfs mixtes :*

5e PAIRE. — Trijumeau.
9e PAIRE. — Glosso-pharyngien.
10e PAIRE. — Pneumogastrique.

Résumé des nerfs crâniens.

(Voy. *Ostéologie*, tableau des trous de la base du crâne.)

1re PAIRE.

Nerf olfactif. — Nerf de sensibilité spéciale, servant à l'olfaction et se distribuant à la moitié supérieure des fosses nasales.

2e PAIRE.

Nerf optique. — Nerf de sensibilité spéciale, servant à la vision et se terminant dans la rétine.

3e PAIRE.

Nerf moteur oculaire commun. — Nerf moteur, se distribuant à tous les muscles de l'orbite, excepté au droit externe et au grand oblique.

4e PAIRE.

Nerf pathétique. — Nerf moteur, se distribuant à un seul muscle de l'orbite, le grand oblique.

5e PAIRE.

Nerf trijumeau. — Nerf mixte, donnant la sensibilité à la peau de la face, de la moitié antérieure du cuir chevelu et aux muqueuses de la face ; présidant à la sécrétion des glandes contenues dans la face, et donnant le mouvement aux muscles masticateurs, au ventre antérieur du digastrique et au mylohyoïdien.

6e PAIRE.

Nerf moteur oculaire externe. — Nerf moteur, donnant le mouvement au muscle droit externe de l'œil.

7e PAIRE.

Nerf facial. — Nerf moteur, se portant à tous les muscles de la face et du cuir chevelu, excepté aux muscles masticateurs, qui sont animés par le trijumeau, et se distribuant, en outre, au peaucier du cou.

8e PAIRE.

Nerf auditif. — Nerf de sensibilité spéciale, servant à l'audition et se terminant dans le labyrinthe membraneux de l'oreille interne.

9e PAIRE.

Nerf glosso-pharyngien. — Nerf mixte, donnant la sensibilité au tiers postérieur de la muqueuse de la langue et à l'isthme du gosier ; il donne le mouvement à quelques muscles du pharynx et du voile du palais.

10e PAIRE.

Nerf pneumogastrique. — Nerf mixte, se distribuant au

pharynx, au larynx, au poumon, au cœur, à l'œsophage, à l'estomac, au foie et au plexus solaire. Il préside à la sensibilité de ces
parties, mais il donne le mouvement à quelques muscles du
pharynx, à l'œsophage, à l'estomac et peut-être au cœur.

11e PAIRE.

Nerf spinal. — Nerf moteur, donnant le mouvement aux muscles du pharynx et du larynx, au sterno-cléido-mastoïdien et au
trapèze.

12e PAIRE.

Nerf grand hypoglosse. — Nerf moteur, donnant le mouvement à tous les muscles de la langue, aux muscles de la région
sous-hyoïdienne et au génio-hyoïdien.

Origine apparente et origine réelle des nerfs crâniens.

Il faut bien distinguer ces deux espèces d'origine. On appelle
origine apparente le point d'émergence d'un nerf à la surface des

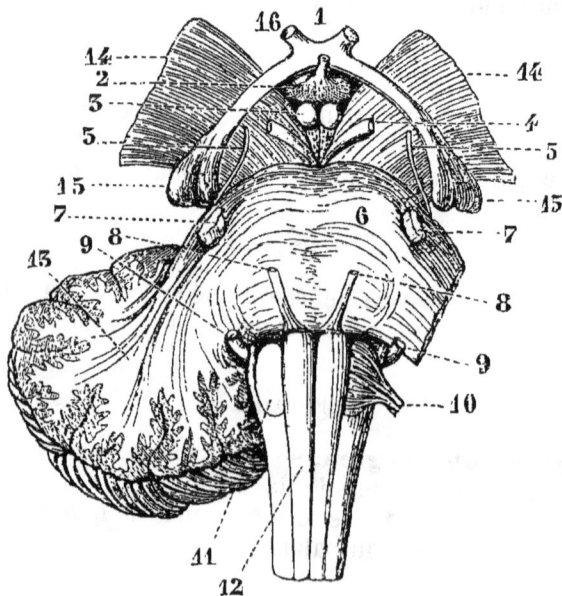

FIG. 459. — Origine apparente de la 3e paire, 4 ; de la 5e, 7 ; de la 6e, 8 ;
de la 7e, 9, et de la 12e, 10.

centres nerveux. Mais ce n'est pas là sa véritable origine, celle qu'on appelle *réelle*.

En effet, les fibres des nerfs pénètrent dans l'épaisseur des centres nerveux, et, après un trajet plus ou moins considérable, elles se rendent à un groupe de cellules, groupe connu sous le nom de *noyau d'origine* du nerf. Ce sont ces noyaux d'origine qui constituent l'*origine réelle* des nerfs. C'est dans le noyau d'origine que le nerf puise son influx nerveux ; aussi une lésion de ce noyau altère-t-elle la fonction du nerf.

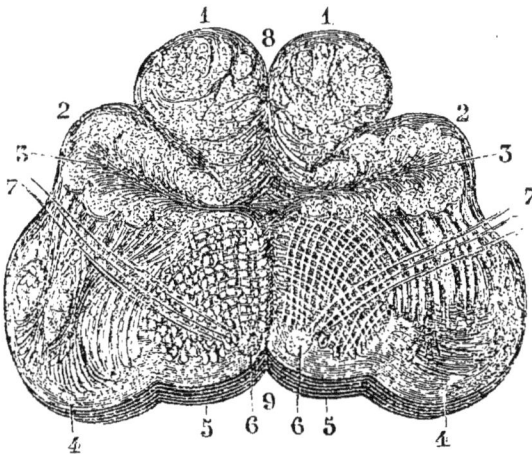

FIG. 460. — Origine réelle des nerfs.

Le facial, 7, prend son origine réelle sur les noyaux 6, 6, au niveau du plancher du quatrième ventricule, 9.

Dans la fig. 460, on voit l'origine réelle du nerf facial, constituée par un groupe de cellules, 6, sur le plancher du quatrième ventricule.

Les groupes de cellules qui constituent les noyaux d'origine des nerfs sont situés du même côté que l'origine apparente ; autrement dit, les deux nerfs de même nom ne s'entre-croisent pas, et ils prennent leur origine apparente et leur origine réelle du même côté. Il semble qu'il existe des fibres particulières réunissant les noyaux d'origine de la même paire nerveuse et s'entre-croisant sur la ligne médiane.

I. — NERF OLFACTIF.

Première paire.

Dissection. — Pour préparer le tronc et le bulbe du nerf olfactif, il suffit d'enlever avec précaution l'encéphale de la cavité crânienne ; on aperçoit, après avoir renversé la masse encéphalique, ce nerf situé dans le sillon qui sépare les deux circonvolutions olfactives.

Veut-on préparer les divisions terminales de ce nerf, on laisse macérer pendant une semaine une tête dans une solution très étendue d'acide nitrique, 1/100ᵉ, et l'on y pratique une coupe verticale et médiane. On prend la moitié sur laquelle la cloison osseuse du nez est restée adhérente, on enlève avec soin les os de cette cloison après les avoir brisés par de petits chocs, et l'on trouve les ramifications olfactives sur la face profonde de la muqueuse. On arrive aussi facilement sur les nerfs de la paroi externe des fosses nasales. Il faut, toutefois, se rappeler que les nerfs olfactifs doivent être recherchés sur la face profonde de la muqueuse.

Origine apparente. — Le nerf olfactif naît en avant de l'espace perforé antérieur, par trois racines : deux blanches et une grise.

Les racines blanches naissent par plusieurs filaments : la blanche interne, en avant et en dedans de l'espace perforé antérieur ; la blanche externe, plus longue, en dehors et en avant du même espace.

La racine naît au-dessus des deux autres ; elle est formée par la substance grise des circonvolutions olfactives.

Origine réelle (d'après Luys). — De même que les autres nerfs sensoriels, de même que tous les nerfs sensitifs, le nerf olfactif présente un ganglion sur le trajet de ses racines.

Nous avons décrit, dans la scissure de Sylvius, le *ganglion olfactif*. Nous avons vu qu'il a le volume d'une petite noisette, qu'il présente une couleur rouge, et qu'il est situé à la partie la plus antérieure de la fente de Bichat, vers le sommet de la corne d'Ammon, sur la lèvre inférieure de l'ouverture inférieure du ventricule latéral. Ce ganglion, signalé par Rolando, Foville, Serres, étudié par Luys, présente les rapports les plus intimes avec les racines de l'olfactif. Il joue, relativement au nerf olfactif, le même rôle que les ganglions spinaux relativement aux racines postérieures des nerfs rachidiens. Il peut être considéré comme un groupement de cellules nerveuses sur le trajet des fibres nerveuses.

On voit, en effet, la *racine externe* se porter en arrière, dans la substance nerveuse qui forme le fond de la scissure de Sylvius, et se jeter dans les cellules du ganglion olfactif. De la partie externe du ganglion, on voit naître un groupe de fibres efférentes qui se portent en arrière et en dehors pour remonter dans le sillon qui sépare la couche optique du corps strié, et se terminer dans la partie antérieure de la couche optique. Ce groupe de fibres blanches constitue le *tœnia semi-circularis*.

La racine grise, difficile à suivre, forme un mince filament dans l'épaisseur de la substance grise du cerveau.

La *racine interne* se porte en dedans et un peu en arrière ; elle s'entre-croise avec celle du côté opposé en avant et au-dessus du chiasma, pour se jeter dans un noyau de cellules nerveuses situé en avant du tuber cinereum, de chaque côté de la cloison transparente, dont ces noyaux sont dépendants.

Un autre faisceau est composé de fibres dont la terminaison est encore indéterminée. Ce faisceau, moyen, se porte en arrière et en haut dans le corps strié, en passant au-dessous des fibres de la commissure blanche, qu'il croise. Les fibres de ce faisceau

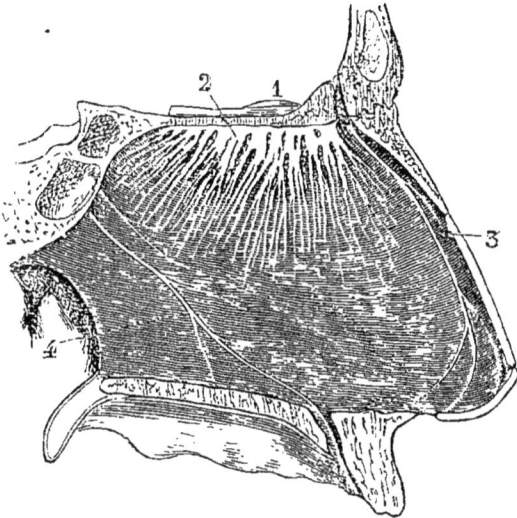

Fig. 461. — Figure montrant la cloison des fosses nasales et ses nerfs.

1. Bulbe du nerf olfactif. — 2. Ramifications internes du nerf olfactif. — 3. Filet interne du nerf nasal interne ou ethmoïdal. — 4. Nerf sphéno-palatin interne ou naso-palatin.

s'entre-croisent sur la ligne médiane et vont se distribuer vraisemblablement dans les cellules nerveuses du ganglion olfactif du côté opposé.

Conformation extérieure. Trajet Rapports. — Il se dirige en avant et un peu en dedans, entre les circonvolutions olfactives, et s'applique sur la lame criblée de l'ethmoïde, où il constitue un renflement grisâtre appelé *bulbe* du nerf olfactif. Le bulbe, comme les ganglions, est formé de cellules nerveuses qui reçoivent et émettent des fibres. Dans tout son trajet, le tronc nerveux est prismatique et triangulaire, si ce n'est au niveau du bulbe, où il est ovale et aplati de haut en bas. Il n'est pas en-

touré par le névrilème : aussi est-il mou comme tous les nerfs de
sensibilité spéciale, et se moule-t-il sur les parties voisines, qui
lui donnent une forme prismatique et triangulaire.

De même que les autres nerfs sensoriels, il ne présente pas
d'anastomoses.

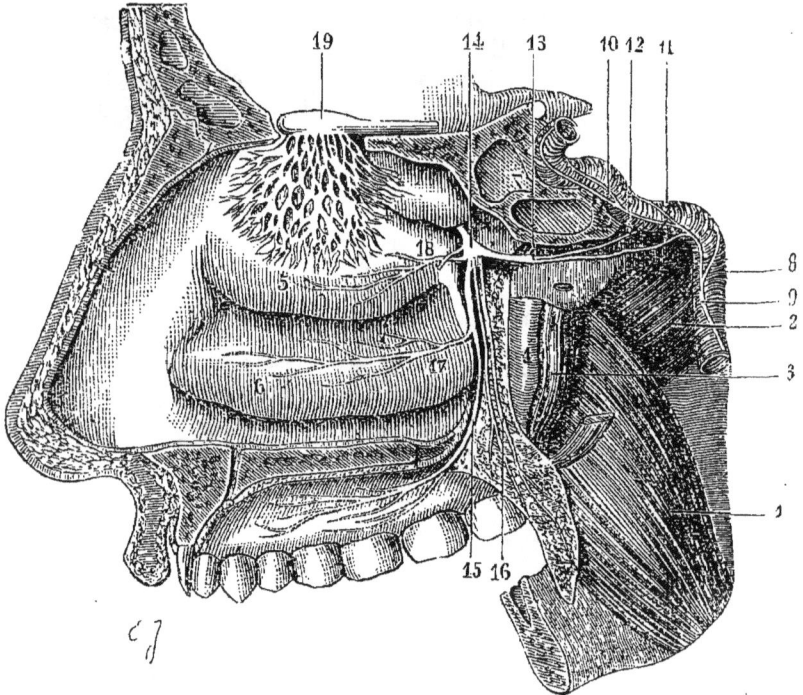

Fig. 462. — Rameaux externes du nerf olfactif et ganglion sphéno-
palatin.

1. Masséter. — 2. Ptérygoïdien interne. — 3. Péristaphylin externe. — 4. Apophyse
ptérygoïde. — 5, 6. Cornets moyen et inférieur. — 7. Sinus sphénoïdal. — 8. Carotide interne. — 9 Rameau carotidien du grand sympathique. — 10. Plexus carotidien.
— 11. Rameau carotidien du nerf vidien. — 12. Nerf grand pétreux superficiel. —
13. Nerf vidien. — 14. Ganglion sphéno-palatin. — 15. Nerf palatin antérieur. — 16.
Nerfs palatins moyen et postérieur. — 17. Nerf nasal postérieur. — 18. Nerf sphéno-
palatin externe. — 19. Nerf olfactif.

Branches terminales. — Elles naissent de la face inférieure
du bulbe, traversent la lame criblée et se distribuent à la muqueuse des fosses nasales, donnant des *rameaux internes* qui,
sous forme de pinceau, s'épanouissent dans la muqueuse de la
moitié supérieure de la cloison et des *rameaux externes* qui,
formant un réseau, se distribuent à la muqueuse de la moitié supérieure de la paroi externe des fosses nasales jusqu'au cornet
moyen (voy. fig. 462).

Les filets nerveux sont contenus dans des prolongements tubuleux de la dure-mère, de sorte que, dans une dissection de ces filets, on voit les tubes fibreux de la dure-mère et non les nerfs eux-mêmes. Ils sont situés sur la face profonde de la muqueuse. A leur terminaison, ces filets nerveux traversent l'épaisseur de la muqueuse et se terminent par des cellules nerveuses anastomosées entre elles à la surface libre de la muqueuse. Nous avons déjà fait connaître cette terminaison dans le premier volume (*Système nerveux*).

Usages. — Ce nerf sert à l'olfaction, ce qui est prouvé par les tumeurs qui compriment le nerf olfactif et causent l'anosmie, et par l'anosmie congénitale coïncidant avec l'absence du nerf olfactif.

Magendie et Cl. Bernard ont cru que le nerf trijumeau sert aussi à l'olfaction, ce qui est loin d'être prouvé. Cl. Bernard a cité le cas d'une femme Lemens dont le cerveau a été figuré et chez laquelle, d'après les renseignements recueillis *après la mort*, il n'existait point d'anosmie, malgré l'absence des deux nerfs olfactifs. Ces assertions venues après coup sont loin d'être des preuves. Dans l'état actuel de la science, on doit considérer l'olfactif comme le seul nerf de l'olfaction.

Le nerf olfactif est formé de deux parties très distinctes : l'une intra-crânienne, qui constitue le tronc, l'autre nasale, qui forme les branches, véritable nerf olfactif. La portion intra-crânienne est une expansion du cerveau, très volumineuse chez les animaux dont l'odorat est très développé. Chez le fœtus et chez beaucoup d'animaux, cette expansion cérébrale communique avec le ventricule latéral (Tiedmann). Disons, enfin, que dans tous les cas l'énorme développement du nerf olfactif est accompagné par celui du ganglion olfactif et des racines.

II. — NERF OPTIQUE.

Deuxième paire.

Dissection. — (Voy. plus loin la préparation des nerfs de l'orbite.) Pour la portion intra-crânienne du nerf optique, on prend un cerveau que l'on renverse sur sa convexité. On étudie le chiasma, et l'on suit la bandelette optique vers la face inférieure du pédoncule cérébral, en écartant une circonvolution qui la recouvre en partie. On enlève les artères de la base du cerveau. Ensuite, pour étudier les corps genouillés et les tubercules quadrijumeaux, on renverse le cerveau sur sa face inférieure, on soulève la partie postérieure des hémisphères cérébraux et on les divise horizontalement, comme si l'on voulait mettre à nu la couche optique et le corps strié. Il faut ensuite enlever avec précaution la pie-mère qui recouvre les tubercules quadrijumeaux.

Origine apparente. — Ce nerf prend naissance par trois racines : deux blanches et une grise.

Les deux *racines blanches* paraissent venir des corps genouillés, la racine blanche interne du corps genouillé interne, la racine blanche externe du corps genouillé externe. Ces deux racines blanches se réunissent, forment la bandelette optique, contournent le pédoncule cérébral correspondant et convergent vers la ligne médiane. Là, elles se réunissent au-devant du *tuber cinereum* et constituent le chiasma des nerfs optiques.

La *racine grise* est une lamelle triangulaire, déjà décrite avec la face inférieure du cerveau, et située au-dessus du chiasma, en arrière des pédoncules et du bec du corps calleux, au-dessous du ventricule moyen.

Origine réelle. — Les deux racines blanches, résultant de la division de la bandelette optique, se portent dans les corps genouillés correspondants. La *racine interne*, après avoir seulement traversé le corps genouillé interne, se porte vers le tubercule quadrijumeau postérieur; l'*externe* traverse le corps genouillé externe et se jette dans le tubercule quadrijumeau antérieur.

Les tubercules quadrijumeaux doivent être considérés comme formant les noyaux d'origine réelle du nerf optique.

La *racine grise* est formée de fibres qui viennent du nerf optique, se dirigent en dedans, s'entre-croisent sur la ligne médiane et se jettent dans la substance grise qui forme la racine grise et le tuber cinereum.

Trajet. Direction. Rapports. — Les deux racines blanches réunies constituent la *bandelette optique.* Cette bandelette est en rapport en haut avec la face inférieure du pédoncule cérébral; elle est située dans les parties latérales de la fente cérébrale de Bichat, au niveau du point où la pie-mère pénètre dans les ventricules latéraux pour former les plexus choroïdes. Plus loin, la bandelette optique forme les côtés antérieurs du losange de la base du cerveau inscrit dans l'hexagone artériel de Willis. Arrivées sur la ligne médianes, les deux bandelette s'entrecroisent pour former le chiasma.

Le *chiasma* repose sur la gouttière optique, au-dessous de la racine grise des nerfs optiques, et donne à droite et à gauche le nerf optique.

Parti du chiasma, le *nerf optique* traverse le trou optique en décrivant une courbe à concavité interne. Il est en rapport, à son côté externe, avec l'artère carotide interne, et, dans le trou optique, avec l'artère ophthalmique.

Dans l'orbite, le nerf optique est entouré par du tissu cellulo-graisseux et par les artères ciliaires. Il est croisé, à sa face supérieure, par l'artère ophthalmique.

Le nerf optique est pourvu d'un névrilème très épais. Il reçoit, en outre, dans l'orbite, une expansion de la dure-mère qui vient s'insérer à la sclérotique ; quelques auteurs admettent que le névrilème est un prolongement de la pie-mère, et que l'expansion de la dure-mère renforce ce névrilème de façon à protéger le nerf optique.

Le nerf optique est traversé dans sa portion orbitaire par un petit canal où sont placés l'artère et la veine centrales de la rétine, et un petit nerf découvert par Tiedmann et dont l'existence est douteuse.

Au niveau du globe oculaire, le nerf optique traverse la sclérotique et la choroïde, constitue la papille et s'épanouit dans la rétine (voy. *Œil*).

Au moment où il traverse ces membranes, il se rétrécit considérablement et prend une forme conique à sommet antérieur.

Il ne présente pas d'anastomoses.

L'entre-croisement de ce nerf au chiasma explique la possibilité de l'entre-croisement des lésions des tubercules quadrijumeaux et des phénomènes de paralysie qu'elles déterminent.

Structure de l'appareil optique. — On appelle *appareil optique* la réunion des tubercules quadrijumeaux, des corps genouillés, des bandelettes optiques, du chiasma, de la racine grise, du nerf optique, de la papille et de la rétine.

La structure de cet appareil est intéressante à connaître, en raison de la variété et de la multiplicité des lésions dont il peut devenir le siège.

Les *tubercules quadrijumeaux* sont formés de petites cellules jaunâtres anastomosées en plexus. Le tubercule postérieur, d'après Galezowski, présente un noyau arrondi, gris rougeâtre, un peu solide. Lorsqu'on le coupe d'avant en arrière, il fait saillie sur la surface coupée.

Les *corps genouillés* sont de véritables ganglions analogues au ganglion olfactif et aux ganglions des nerfs rachidiens. Ils présentent une membrane d'enveloppe très ténue, formée par des fibrilles de tissu conjonctif. Les cellules nerveuses de ces ganglions sont, pour la plupart, apolaires, encadrées par une série de fibres nerveuses grises, disposées concentriquement à leur pourtour : quelques-unes sont unipolaires. Presque toutes ces cellules sont ovoïdes, jaunâtres, contenant souvent des granulations pigmentaires et présentant peu de consistance. La matière amorphe, située entre les cellules, est également molle.

Les cellules des corps genouillés reçoivent les fibres des bandelettes optiques. Elles donnent naissance à un faisceau de fibres, qui se porte vers les cellules des tubercules quadrijumeaux. Le faisceau fourni par le corps genouillé externe se porte en avant et en dedans vers le tubercule quadrijumeau antérieur ; celui du corps genouillé interne se dirige en arrière et en dedans, vers le tubercule postérieur.

Les *bandelettes optiques* sont formées de fibres blanches parallèles formant un faisceau unique jusqu'au chiasma.

Le *chiasma*, point d'entre-croisement des bandelettes optiques, présente une structure particulière. Parmi les fibres qui le constituent, les centrales s'entre-croisent en X sur la ligne médiane pour se porter du nerf optique d'un côté à la bandelette et aux corps genouillés du côté opposé. Les fibres externes se portent, sans s'entre-croiser, du nerf optique aux corps genouillés du même côté ; elles décrivent une courbe à concavité externe, et forment le bord externe du chiasma.

Il existe aussi dans le chiasma des fibres étendues entre les cellules des deux rétines et formant le bord antérieur du chiasma. Elles décrivent une concavité antérieure et ne présentent aucune connexion avec le cerveau ; d'autres fibres postérieures sont étendues des corps genouillés et des tubercules quadrijumeaux, d'un côté, aux mêmes parties du côté opposé, décrivant une courbe à concavité postérieure, et formant le bord postérieur du chiasma.

La *papille* et la *rétine* seront étudiées plus loin (voy. *Œil*).

L'appareil optique reçoit un grand nombre de vaisseaux qu'il n'est pas sans intérêt d'étudier. D'après Galezowski, les *vaisseaux* de l'appareil optique viennent de l'artère communicante postérieure, de la cérébrale moyenne et de la cérébrale postérieure. L'une, *artère optique postérieure*, se porte dans les tubercules quadrijumeaux et se répand en capillaires autour des cellules gélatineuses de ces tubercules ; une autre, *artère optique moyenne* double, faisant d'abord partie des plexus choroïdes, se jette dans les corps genouillés et la partie postérieure des bandelettes optiques ; une troisième, *artère optique antérieure,* est fournie par la cérébrale moyenne et se porte au chiasma.

Indépendamment de ces vaisseaux principaux, de nombreux vaisseaux se portent de la pie-mère à l'appareil optique, qui présente ainsi une vascularisation extrêmement abondante. Tous ces vaisseaux forment un riche réseau non interrompu jusqu'à la papille du nerf optique (vaisseaux cérébraux de la papille). Ils donnent à la papille la couleur rosée qu'on aperçoit avec l'ophthalmoscope.

III. — NERF MOTEUR OCULAIRE COMMUN.

Troisième paire.

Dissection des nerfs de l'orbite, 3e, 4e et 6e paire. — Prenez un sujet *extrêmement maigre*, sur lequel la préparation sera plus facile, les rameaux nerveux n'étant pas masqués par le tissu graisseux de l'orbite. Ouvrez la cavité crânienne, en suivant les préceptes que nous avons donnés pour la préparation du cerveau et des méninges.

Brisez avec précaution la portion de la base du crâne qui forme la voûte de l'orbite, afin de laisser à peu près intact le périoste orbitaire.

Enlevez les débris osseux avec la pince, la gouge et le maillet, en ayant soin de laisser adhérent un pont osseux constitué par l'arcade orbitaire.

Allez à la recherche des troncs nerveux vers la fente sphénoïdale, où ils sont entourés par une forte gaine de tissu fibreux ; suivez ces nerfs vers le sinus caverneux, et préparez leurs anastomoses entre eux et avec le grand sympathique.

Ensuite, disséquez-les du tronc vers leurs rameaux, en commençant par le pathétique et l'ophthalmique, qui sont placés sur un plan supérieur.

Dans cette dissection, il faut aller lentement et préparer avec le plus grand soin ; sans ces précautions, on s'exposerait à diviser des rameaux nerveux.

Après avoir lu la description de ces nerfs, le préparateur saura qu'il doit rencontrer sur un plan supérieur, au-dessous de la voûte orbitaire : 1° le nasal et le pathétique, en dedans ; 2° le frontal, au milieu ; 3° le lacrymal, en dehors. Un peu plus profondément : 1° le moteur oculaire externe, en dehors ; 2° le moteur oculaire commun, en dedans ; 3° le ganglion ophthalmique, ses racines et le nerf optique, plus en dedans encore. Enfin, il sera facile de voir que l'artère ophthalmique est accompagnée par des ramifications du grand sympathique.

Dans cette dissection, on se trouvera bien, pour rechercher les rameaux nerveux, de fixer les troncs à leur partie postérieure au moyen de fils, d'épingles ou d'érignes.

Origine apparente. — Il prend naissance par dix à douze filaments insérés régulièrement et isolément d'avant en arrière à la face interne des pédoncules cérébraux, sur les côtés de l'espace perforé postérieur.

Origine réelle. — Les fibres de ce nerf s'enfoncent dans l'épaisseur du pédoncule cérébral et décrivent des courbes à concavité interne, pour se jeter dans deux groupes de cellules, situés au-dessous de l'aqueduc de Sylvius, près de son orifice postérieur. De ces groupes, partent des fibrilles qui s'entre-croisent sur la ligne médiane.

Trajet. Direction. Rapports. — De là, ce nerf se porte en avant et en dehors; il se place dans la paroi externe du sinus caverneux, au-dessus du moteur oculaire externe, en dedans du pathétique et de l'ophthalmique. Il traverse l'anneau de Zinn dans la fente sphénoïdale, et se termine aux muscles de l'orbite, excepté au grand oblique et au droit externe (voy. fig. 463).

Anastomoses. — Le nerf moteur oculaire commun s'anastomose au niveau du sinus caverneux avec un nerf sensitif, *l'ophthalmique de Willis*, et avec le nerf végétatif, le *grand sympathique*.

Branches. — Dans l'orbite, il se divise en deux branches : branche supérieure et branche inférieure.

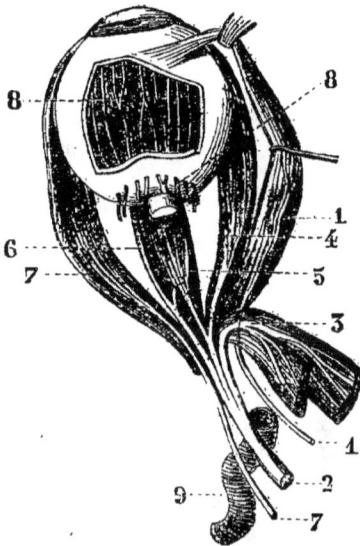

FIG. 463.   Muscles et nerfs de l'œil (côté gauche).

1. Nerf pathétique. — 2. Moteur oculaire commun. — 3. Rameau de ce nerf qui se rend aux muscles droit supérieur et releveur de la paupière supérieure. — 4. Muscle droit interne. — 5. Muscle droit inférieur. — 6. Rameau du moteur oculaire commun qui se rend au petit oblique. — 7, 7. Nerf moteur oculaire externe. — 8. Nerfs ciliaires qui traversent la sclérotique, et qui passent ensuite sur la face externe de la choroïde. — 9. Artère carotide interne.

La branche supérieure se divise en deux rameaux, dont l'un se distribue au muscle releveur de la paupière supérieure et l'autre au muscle droit supérieur (voy. fig. 463).

La branche inférieure se divise en trois rameaux : l'un se rend au muscle droit interne, un autre au muscle droit inférieur, et le troisième se rend au muscle petit oblique (voy. fig. 463).

Le rameau du petit oblique fournit dans son trajet la *racine courte* ou motrice du ganglion ophthalmique. Cette racine, après avoir traversé le ganglion, concourt à former les nerfs ciliaires qui se portent dans le muscle ciliaire et dans l'iris.

Usages. — On ne saurait mieux donner une idée des fonctions du nerf qu'en indiquant les troubles qu'on remarque lorsqu'il est paralysé. Pour se faire une juste idée de ces troubles, il faut se rappeler les muscles de l'orbite.

Dans la paralysie de ce nerf, on voit :

1° Prolapsus de la paupière supérieure ;

2° Strabisme externe ;

3° Mydriase (dilatation permanente de la pupille) ;

4° Déviation de la pupille en bas et en dehors ;

5° Diplopie qui se montre quand le malade incline la tête du côté opposé à la paralysie.

Il a été fréquemment question des anastomoses entre les noyaux d'origine de deux paires nerveuses symétriques et entre ceux de paires différentes. Des observations anatomiques irré-cusables prouvent l'existence de fibres, mettant en communica-tion le noyau d'origine du nerf *moteur oculaire commun* d'un côté, et le noyau du *moteur oculaire externe* du côté opposé. Au-trement dit, le nerf moteur oculaire commun droit, par exem-ple, prendrait naissance, en partie, sur son noyau d'origine du côté droit, et sur le noyau d'origine du moteur oculaire externe du côté gauche.

Dans la vision binoculaire à distance, lorsque le muscle droit externe gauche se contracte, le droit interne du côté opposé se contracte également. Dans ce cas, le droit interne droit tire son influence du noyau moteur oculaire commun du côté gauche par des filets spéciaux. Quand, au contraire, fermant un œil, on contracte le droit interne du côté opposé, c'est le noyau propre du moteur oculaire commun qui est le foyer d'inner-vation.

Schrœder van der Kolk, Stilling, Lockart-Clarke admettent cette interprétation, qui a reçu une consécration démonstrative dans une communication faite par Féréol à la Société de Méde-cine des hôpitaux de Paris (1873). Féréol a trouvé une tumeur tuberculeuse de la protubérance sur un sujet ayant présenté une paralysie alterne toute spéciale.

Le sujet avait une paralysie du côté droit du corps, une para-lysie du muscle droit externe du côté gauche et une paralysie du droit interne du côté droit. Dans la vision binoculaire à distance, si le sujet regardait à gauche, on constatait l'inaction des deux muscles en question ; mais, si l'on couvrait l'œil gauche, le ma-lade avait la faculté de faire contracter le droit interne du côté droit, ce qui est la démonstration du fait anatomique que je répète pour la deuxième fois : *le muscle droit interne puise à une double source l'innervation de sa contraction normale ; cette source est le noyau du moteur oculaire externe du côté opposé dans la vision binoculaire et le noyau propre du moteur oculaire commun du même côté dans la vision simple ou convergente.*

En 1878, Poulin, interne des Hôpitaux, a communiqué à la *Société anatomique* un fait analogue. Il s'agissait d'un homme ayant une paralysie du droit externe de l'œil droit avec inertie du droit interne de l'œil gauche, dans la vision binoculaire. A l'autopsie, on a trouvé un tubercule au niveau du nerf moteur oculaire externe du côté droit.

Graux a rassemblé plusieurs cas analogues dans une thèse (thèse de Paris, 1878).

C'est à Ach. Foville qu'il convient de reporter le mérite d'avoir le premier posé le point de départ de cette étude des mouvements associés des globes oculaires et d'avoir émis, dès 1859, l'idée que les muscles, abducteur d'un œil et adducteur de l'œil de l'autre côté, devaient recevoir leur influx nerveux d'une même source, de même que deux chevaux attelés sont entraînés tous les deux à la fois à droite ou à gauche par une seule rêne.

IV. — NERF PATHÉTIQUE.

Quatrième paire.

Origine apparente. — Le nerf pathétique, le plus grêle de tous les nerfs crâniens, prend naissance vers le sommet de la valvule de Vieussens.

Origine réelle. — Selon Hirschfeld, ce nerf fait suite aux fibres du ruban de Reil. Vulpian lui donne une origine dans le pédoncule cérébelleux supérieur. Stilling et Luys placent son origine réelle dans deux noyaux de cellules, situés de chaque côté de la ligne médiane, au-dessous des tubercules quadrijumeaux, sur les côtés de l'aqueduc de Sylvius. Ces deux noyaux donnent naissance à des fibrilles qui s'entre-croisent sur la ligne médiane.

Trajet et rapports. — Après son origine, ce nerf contourne la protubérance, passe au-dessous des pédoncules cérébraux, sur les parties latérales de la fente cérébrale de Bichat, au niveau du point où la pie-mère va former les plexus choroïdes des ventricules latéraux. Il s'engage dans l'épaisseur de la paroi externe du sinus caverneux, au-dessus de l'ophthalmique, en dehors du moteur oculaire externe.

Il traverse la fente sphénoïdale en dehors de l'anneau de Zinn, et vient se distribuer au muscle grand oblique.

Anastomoses. — Ce nerf s'anastomose, comme le précédent, au niveau du sinus caverneux, avec *l'ophthalmique* et avec le *grand sympathique*.

L'anastomose de l'ophthalmique et du pathétique est assez singulière: on voit, en effet, un filament se détacher de l'ophthalmique, traverser une ouverture, une sorte de boutonnière, que lui offre le pathétique, et se diriger en arrière vers la tente du cervelet, à laquelle il se distribue sous le nom de *nerf récurrent*. L'ophthalmique donne au pathétique plusieurs autres filaments qui vont fournir au nerf, d'après Cl. Bernard, la sensibilité récurrente.

Usages. — Le nerf pathétique, animant le muscle grand oblique, détermine des mouvements de rotation du globe oculaire en dedans et en haut sur son axe antéro-postérieur. Lorsqu'il est paralysé, si le malade regarde un objet, la tête étant droite, il ne se produit aucun phénomène; mais s'il regarde, la tête étant inclinée du côté paralysé, il y a diplopie. Il est rare d'observer la paralysie isolée de ce nerf.

VI. — NERF MOTEUR OCULAIRE EXTERNE (voy. fig. 463).

Sixième paire.

(Nous décrivons la sixième paire avant la cinquième, afin de présenter successivement tous les nerfs de l'orbite et de les réunir en tableau après avoir décrit cette paire.)

Origine apparente. — Il prend naissance à la base du bulbe, sur la pyramide antérieure, par deux faisceaux, au moment où

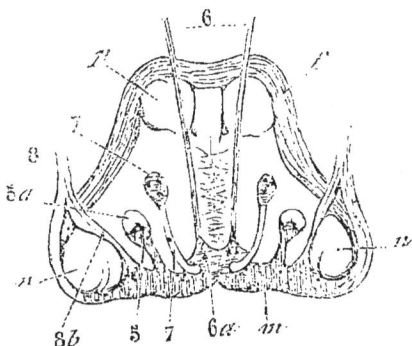

FIG. 464. — Coupe du bulbe rachidien au niveau du noyau d'origine du moteur oculaire externe.

6. Moteur oculaire externe. — 6a. Son noyau d'origine commun avec le facial. — 7. Facial. — 5a. Noyau d'origine du trijumeau. — 8. Auditif. — m. Substance grise du plancher du quatrième ventricule. — n. Corps restiformes. — p. Pyramides antérieures. — f. Fibres transverses les plus inférieures de la protubérance annulaire (Cadiat).

elle s'engage dans l'épaisseur de la protubérance. L'un de ces faisceaux passe quelquefois au milieu des fibres inférieures de la protubérance (voy. fig. 464).

Origine réelle. — Les fibres de ce nerf pénètrent dans l'épaisseur du bulbe, entre les fibres de la pyramide antérieure, et
se portent vers deux groupes de cellules nerveuses placés de
chaque côté de la ligne médiane, sur la partie moyenne du plancher du quatrième ventricule. Schrœder van der Kolk semble
croire que ces fibres se portent dans le moteur oculaire commun
du côté opposé, ce qui expliquerait la contraction simultanée des
muscles droit externe, d'un côté, et droit interne, du côté opposé
(voir plus loin).

M. Féréol a présenté à la *Société médicale des hôpitaux* (octobre
1873) une observation de tubercule situé au point d'origine du
facial et tendant à montrer l'indépendance de la 6e et de la
7e paire ; « la paralysie s'est bornée à la sixième paire. Il est arrivé là ce qui arrive souvent en pathologie. La maladie s'est char-
gée de prouver ce que le scalpel, aidé du microscope et de tous les
moyens modernes d'investigation, laissait indécis; et les doutes
théoriques soulevés sur l'autonomie du noyau de la sixième paire
sont mis à néant par cette importante autopsie. »

M. Féréol pense-t-il vraiment que son cas soit suffisant pour
prouver qu'il n'y a pas un noyau d'origine commun à la 6e et à
la 7e paire ?

— Avant de quitter ce sujet, nous ajouterons ici la communication faite par M. Mathias Duval à la *Société de Biologie*, le
28 juin 1879.

Les noyaux d'origine des troisième, quatrième et sixième paires
crâniennes sont unis entre eux par des faisceaux de fibres dont
la disposition éclaire la physiologie compliquée des mouvements
associés des yeux. Avant les recherches expérimentales de
M. Laborde, avant les faits cliniques publiés par M. Féréol
par M. Graux, il avait constaté en grande partie les faits anatomiques qu'il va exposer, et dont il a récemment complété l'étude
par des coupes pratiquées sur des bulbes de singe. Un faisceau
très manifeste va du noyau de la troisième paire à celui de
sixième du côté opposé : ainsi s'explique la contraction simultanée du droit interne et du droit externe gauche, et inverse-
ment. Ce faisceau est double chez le singe, une de ses branches
se jette dans le noyau du pathétique. Ce nerf tire donc partielle-
ment son origine du noyau du moteur oculaire externe : rien
d'étonnant dès lors qu'il innerve un muscle rotateur en dehors
tel que le grand oblique. Celui-ci, dans les mouvements d'inclinaison latérale de la tête, agit simultanément avec le petit
oblique du côté opposé, mais en sens inverse. Or, le noyau du
pathétique se confond avec la partie postérieure du noyau de
la troisième paire, point de départ du moteur oculaire commun

qui innerve le petit oblique, et le pathétique même, se décussant dans la valvule de Vieussens, va rejoindre le grand oblique du côté opposé à celui où il semble naître. La simultanéité d'action des deux muscles obliques en question s'explique ainsi d'elle-même par la communauté d'origine de leurs nerfs.

Trajet et rapports. — De là, ce nerf se porte en dehors et en avant, sur les côtés de la lame quadrilatère du sphénoïde; il traverse la cavité du sinus caverneux sur le côté externe de l'artère carotide interne, entouré de sang de tous côtés, au-dessous du moteur oculaire commun, en dedans du pathétique et de l'ophthalmique qu'il croise. Il pénètre dans l'orbite par la fente sphénoïdale, traverse l'anneau de Zinn et se distribue seulement au muscle droit externe de l'œil (voy. fig. 463).

Anastomoses. — Au niveau du sinus caverneux, ce nerf s'anastomose, comme les deux précédents, avec l'*ophthalmique* et avec le *grand sympathique*.

Usages. — Ce nerf préside au mouvement d'abduction de la pupille. Lorsqu'il est paralysé, il y a strabisme interne, parce que le droit interne agit seul sur le globe oculaire qu'il attire de son côté.

Tableau des nerfs de l'orbite.

1° Nerfs moteurs.	Moteur oculaire commun	Muscle releveur de la paupière supérieure.
		— droit supérieur.
		— droit inférieur.
		— droit interne.
		— petit oblique.
	Pathétique.	Muscle grand oblique.
	Moteur oculaire externe.	Muscle droit externe.

(Ces trois nerfs s'anastomosent dans le sinus caverneux avec le grand sympathique et l'ophthalmique.)

2° Nerf de sensibilité spéciale. . } Optique.

3° Nerf sensitif. . Ophthalmique. (Voyez le tableau du trijumeau.)

4° Nerf végétatif. Grand sympathique.

Le moteur oculaire commun, le nerf sensitif et le nerf végétatif envoient tous un filament au ganglion ophthalmique qui fournit les nerfs ciliaires, lesquels vont se distribuer au globe oculaire et à la conjonctive.

V. — NERF TRIJUMEAU.

Cinquième paire.

Dissection. — Cette dissection est plus facile sur une base de crâne qui a macéré pendant deux ou trois semaines dans une solution d'acide nitrique au cinquantième ; mais on est quelquefois obligé de préparer le trijumeau sans avoir recours à cette opération préalable.

Introduisez la lame d'un scalpel dans le trou de la dure-mère qui reçoit le trijumeau, vers le sommet du rocher, et incisez cette membrane en portant l'instrument en dehors et en arrière. Faites la même opération à la partie antérieure du même trou ; relevant ensuite avec une pince le feuillet superficiel de la dure-mère, vous découvrez le ganglion de Gasser et les trois branches qui en émanent. Il devient alors facile de poursuivre les trois branches jusqu'aux orifices qui leur livrent passage.

Si la pièce a macéré dans l'eau acidulée, on trouve sans difficulté les anastomoses que le sympathique envoie au ganglion de Gasser et à l'ophthalmique, de même que celles qui relient ce dernier nerf aux nerfs moteurs de l'orbite.

Résumé du nerf trijumeau.

Né par deux racines, le trijumeau fournit le ganglion de Gasser, qui s'anastomose avec le grand sympathique, donne des filaments à la dure-mère qui tapisse la fosse sphéno-temporale et le pariétal. Il se divise ensuite en trois branches : ophthalmique, maxillaire supérieur et maxillaire inférieur.

L'ophthalmique, après s'être anastomosé dans le sinus caverneux avec le grand sympathique et les nerfs moteurs de l'œil, se distribue à la peau du front, de la paupière supérieure, du lobule du nez, à la conjonctive, à la partie antérieure de la muqueuse pituitaire, à la partie antérieure de la dure-mère et à la glande lacrymale.

Par le *ganglion ophthalmique*, il se distribue au globe oculaire.

Le **maxillaire supérieur** se distribue à la peau de la paupière inférieure, de la joue, des parties latérales du nez et de la lèvre supérieure, à la muqueuse de la joue, de la lèvre supérieure, du sinus maxillaire et du canal nasal, de même qu'aux dents et aux gencives de la mâchoire supérieure.

Par le *ganglion sphéno-palatin*, il se distribue à la muqueuse qui avoisine l'orifice de la trompe d'Eustache, à la muqueuse de la partie postérieure des fosses nasales, à la muqueuse du voile du palais et de la voûte palatine, aux muscles palato-staphylin et péristaphylin interne.

Le **maxillaire inférieur**, nerf mixte, se distribue à six muscles : temporal, masséter, ptérygoïdien interne, ptérygoïdien externe, mylohyoïdien, ventre antérieur du digastrique. Il se distribue aussi à la muqueuse des deux tiers antérieurs de la langue, aux glandes sous-maxillaire, sublinguale et parotide, aux gencives et aux dents de la mâchoire inférieure, à la muqueuse et à la peau de la lèvre inférieure et du menton, à l'articulation du temporo-maxillaire, et enfin à la peau de la partie antérieure du pavillon de l'oreille et à celle de la région temporale.

Par le *ganglion otique*, il se distribue aux muscles interne du marteau et péristaphylin externe et à la muqueuse du tympan. En outre, les branches terminales du trijumeau s'anastomosent, en un grand nombre de points, avec celles du facial.

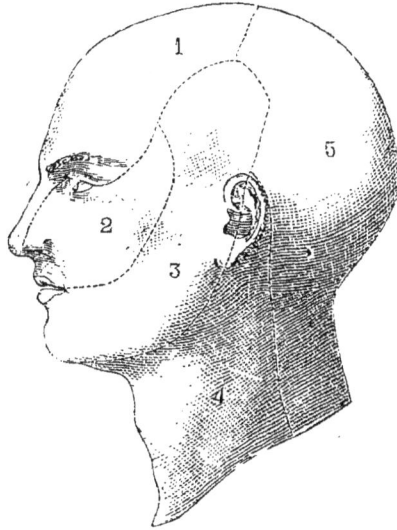

FIG. 465. — Sphère de distribution des trois branches du trijumeau.

1. Régions animées par l'ophthalmique. - 2. Régions animées par le maxillaire supérieur. — 3. Parties animées par le maxillaire inférieur. — 4 Régions qui reçoivent les nerfs du plexus cervical superficiel — 5. Parties animées par le nerf occipital.

(Dans la description du trijumeau, nous étudierons successivement les trois branches, et nous ferons suivre l'étude de chacune d'elles de la description du ganglion nerveux qui lui est annexé.)

Description du nerf trijumeau.

Origine apparente. — Ce nerf prend naissance par deux racines situées sur la protubérance annulaire, au niveau du point où elle se confond avec les pédoncules cérébelleux moyens : l'une grosse, *sensitive;* l'autre petite, *motrice.*

La grosse racine est la plus inférieure. Elle est formée d'un grand nombre de filaments, cinquante à soixante.

La racine motrice, plus petite, naît au-dessus et possède de huit à douze filets.

Origine réelle. — Les fibres de la racine motrice abandonnent celles de la racine sensitive aussitôt après qu'elles ont pénétré dans la protubérance ; elles se portent vers la ligne médiane, et se jettent dans un groupe de cellules nerveuses situées sur le plancher du quatrième ventricule, à l'orifice inférieur de l'aqueduc de Sylvius, un peu au-dessus du noyau d'origine du moteur oculaire externe; tel est le *noyau d'origine* de la racine motrice du trijumeau.

La grosse racine, sensitive, se dirige en bas, traverse la protubérance et la partie supérieure du bulbe sur la face postérieure du faisceau latéral; puis, elle se porte en bas, et ses fibres se dissocient pour se jeter dans une colonne nerveuse dirigée longitudinalement et située sur les côtés du plancher du quatrième ventricule (*tubercule gris*, ou principal noyau d'origine du trijumeau).

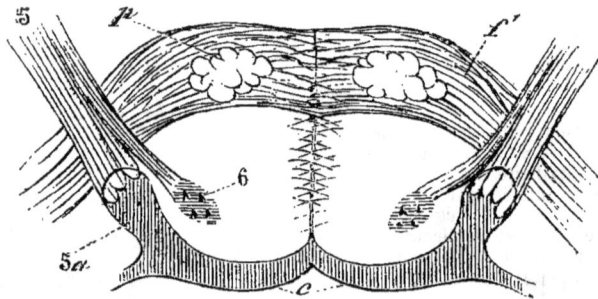

FIG. 466. — Coupe transversale de la protubérance au niveau du trijumeau.

p. Pyramides antérieures. — *f:* Fibres transverses de la protubérance. — 5. Trijumeau. — 5*a.* Colonne grise accompagnant sa racine descendante. — 6. Noyau de la racine motrice. — *c.* Substance grise du plancher du quatrième ventricule (M. Duval).

Lockhart-Clarke a établi que les noyaux d'origine des parties sensitives de la cinquième, de la septième et de la sixième paires, sont unis par un système de fibres commissurales avec le noyau d'origine de la troisième paire. C'est ce qui résulte du passage suivant : « Un certain nombre de fibres sortant de la base « du tubercule gris (principal noyau d'origine du trijumeau) « montent et s'incurvent de dehors en dedans, en se dirigeant « vers le noyau de la troisième paire. Immédiatement en dehors « de celles-ci, et se dirigeant vers le même point, se trouvent « les fibres blanches qui ont passé à travers et sous le noyau du « facial et de la sixième paire. » (*Philosophical transactions*, 1868, p. 306.)

Ganglion de Gasser. — De son origine apparente, le nerf trijumeau se porte en avant, dans une dépression creusée sur le sommet du rocher, où il se renfle pour former le *ganglion de Gasser*. Ce ganglion est situé dans un dédoublement de la dure-mère. Il recouvre les deux gouttières du rocher dans lesquelles passent les quatre nerfs pétreux.

Le ganglion de Gasser a la forme d'un rein. Il a un bord postérieur concave, confondu avec le nerf trijumeau, et un bord antérieur convexe, d'où partent trois nerfs. Il est aplati de haut en bas, et son grand axe est dirigé obliquement d'arrière en avant et de dehors en dedans. Il fournit par sa partie externe des rameaux à la dure-mère qui tapisse la fosse sphéno-temporale et le pariétal.

Ces filets, décrits par Cruveilhier, se rendent à la dure-mère de ces régions.

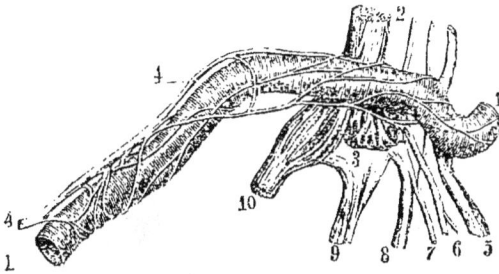

FIG. 467. — Ganglion de Gasser du côté gauche, et plexus carotidien du grand sympathique, d'après Rüdinger.

1, 1. Carotide interne dans le rocher et dans le sinus caverneux. — 2. Tronc du nerf trijumeau. — 3. Partie antéro-inférieure du ganglion de Gasser. — 4, 4. Plexus carotidien du grand sympathique. — 5. Troisième paire. — 6. Sixième paire. — 7. Quatrième paire. — 8. Nerf ophthalmique. — 9. Maxillaire supérieur. — 10. Maxillaire inférieur.

Le ganglion de Gasser a un aspect réticulé ; il est formé uniquement par la racine sensitive. La racine motrice passe au-dessous du ganglion, sans se confondre avec lui.

Ce ganglion, avant de se diviser en trois branches, reçoit quelques filets du grand sympathique qui suivent le trajet des branches du trijumeau.

Le ganglion de Gasser fournit trois grandes branches : l'ophthalmique, le maxillaire supérieur et le maxillaire inférieur.

A. — Nerf ophthalmique.

Dissection. — Brisez le crâne, retirez le cerveau, enlevez la voûte orbitaire, comme nous l'avons dit pour le moteur oculaire commun, et allez à la recherche des trois rameaux : lacrymal, frontal, nasal. Vous trouverez le lacrymal dans l'angle supérieur et externe de l'orbite, contre le périoste, et vous suivrez ses divisions jusqu'à la glande lacrymale et la paupière supérieure.

Redoublez de précautions pour le frontal, qui se trouve dans l'épaisseur du périoste, sur la partie moyenne de la voûte de l'orbite. Pour suivre

27***

ses ramifications, vous détacherez les parties molles qui recouvrent l'os frontal, vous les rejetterez en bas, et vous ne tarderez pas à rencontrer le nerf frontal au niveau de l'arcade orbitaire. Ensuite, vous disséquerez ce nerf du tronc vers les branches, et vous apercevrez un bouquet ner-

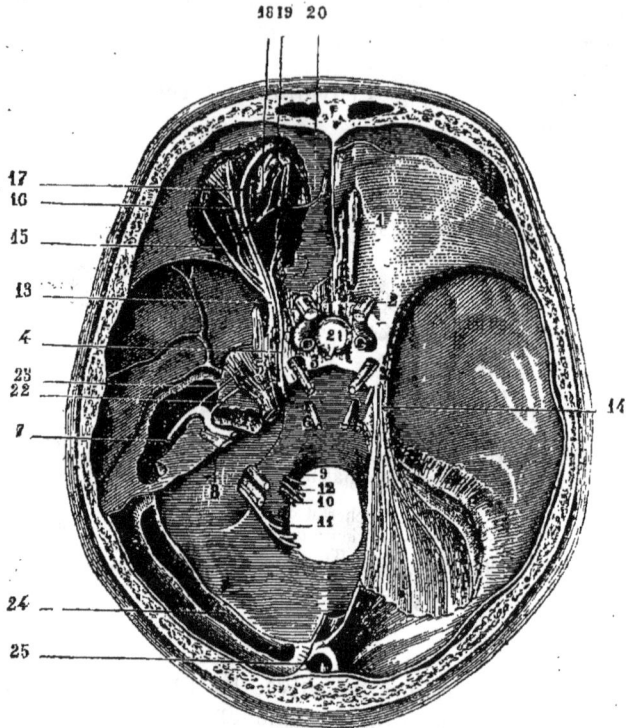

FIG. 468. — Ganglion de Gasser, nerf ophthalmique et nerfs crâniens.

1. Première paire, olfactif. — 2. Deuxième paire, optique. — 3. Troisième paire, moteur oculaire commun. — 4. Quatrième paire, pathétique. — 5. Cinquième paire, trijumeau et ses trois branches. — 6. Sixième paire, moteur oculaire externe. — 7. Septième paire, facial, dans l'aqueduc de Fallope. — 8. Huitième paire, auditif. — 9. Neuvième paire, glosso-pharyngien. — 10. Dixième paire, pneumogastrique — 11. Onzième paire, spinal. — 12. Douzième paire, grand hypoglosse. — 13. Ophthalmique. — 14. Nerf récurrent de la tente du cervelet. — 15. Nerf lacrymal. — 16. Nerf frontal externe. — 17. Nerf frontal interne. — 18. Nerf nasal. — 19. Nasal externe. — 20. Nasal interne. — 21. Corps pituitaire. — 22. Grand pétreux superficiel. — 23. Petit pétreux superficiel. — 24. Sinus latéral gauche. — 25. Pressoir d'Hérophile.

veux qui se ramifie dans la peau du front et dans la paupière supérieure.

Vous découvrirez le nerf nasal dans l'angle supérieur et interne, vous le suivrez avec le plus grand soin depuis son origine, en arrière de la fente sphénoïdale, jusqu'au trou orbitaire interne antérieur, où il se bifurque. Dans ce trajet, il faut avoir bien soin de conserver la racine longue et grêle du ganglion ophthalmique et un ou deux nerfs ciliaires qui en émanent.

Vous verrez la terminaison du nasal externe vers la racine du nez.

Quant au nasal interne, pour le suivre, vous briserez la lamelle osseuse du frontal qui borde les gouttières ethmoïdales, vous verrez le nerf venu de l'orbite se diriger vers la fente ethmoïdale. Pour découvrir ses deux branches terminales, vous pratiquerez la coupe que nous avons indiquée pour les ramifications du nerf olfactif.

Tableau des branches de l'ophthalmique.

OPHTHALMIQUE.	Collatérales.	Branches anasto- motiques pour	Moteur oculaire commun. Moteur oculaire externe. Pathétique. Grand sympathique.
		Nerf récurrent de la tente du cervelet.	
	Terminales.	Nasal.	Nerf ciliaire. Racine sensitive du ganglion ophthalmique. Nasal externe. Nasal interne.
		Frontal. . . .	Frontal interne. Frontal externe. Anastomose avec le nasal.
		Lacrymal. . .	Anastomose avec le rameau orbitaire. Lacrymo-palpébral. Temporo-malaire.
GANGLION OPHTHALMIQUE.	Racines. . .	sensitive. . — Nasal. motrice. . — Moteur oculaire commun. végétative . — Grand sympathique.	
	Branches. .	Nerfs ciliaires pour muscle ciliaire, iris, cornée et conjonctive.	

Le nerf ophthalmique naît de la partie interne et antérieure du ganglion de Gasser.

Trajet et rapports. — Il se porte dans la paroi externe du sinus caverneux, au-dessous du pathétique et en dehors des deux nerfs moteurs oculaires. Il passe ensuite dans la fente sphénoïdale, où il se divise en trois branches, qui sont, en procédant de dedans en dehors : le *nasal*, le *frontal*, et le *lacrymal*.

Anastomoses. — Le nerf ophthalmique s'anastomose au niveau du sinus caverneux : 1° avec le grand sympathique ; 2° avec les trois nerfs moteurs qui traversent le sinus caverneux : moteur oculaire commun, pathétique et moteur oculaire externe.

Avant de traverser la fente sphénoïdale, le nerf ophthalmique fournit les trois branches déjà indiquées.

1° Nasal. — Il passe dans l'anneau de Zinn, au-dessous du releveur de la paupière supérieure et du droit supérieur, se porte en avant et en dedans dans l'orbite, et arrive au trou orbitaire interne antérieur, où il se divise en deux rameaux : le nasal externe et le nasal interne.

Le *nasal externe* suit le même trajet que le tronc, et sort de l'orbite au niveau de la partie interne de l'arcade orbitaire, pour se distribuer à la peau de la région intersourcilière et de la racine du nez ; il donne aussi des rameaux à la partie interne de la conjonctive, à la caroncule lacrymale et à la muqueuse du sac lacrymal et du canal nasal. Quelques filaments s'anastomosent en descendant avec des filaments du nerf sous-orbitaire.

Le *nasal interne*, ou filet ethmoïdal du rameau nasal de l'ophthalmique, traverse le trou orbitaire interne antérieur, passe sur la lame criblée de l'ethmoïde, au-dessous du bulbe du nerf olfactif, où il donne de petits filets à la dure-mère de cette région (Froment), traverse la fente ethmoïdale et arrive dans les fosses nasales, où il se divise en deux filaments : l'un pour la paroi externe des fosses nasales, l'autre pour la cloison. Celui de la paroi externe se distribue à la muqueuse de la partie antérieure de la paroi externe. L'interne se porte vers la cloison et se distribue à la muqueuse de la partie antérieure. Un filet se détache du rameau externe, traverse le cartilage latéral du nez, et, sous le nom de nerf *naso-lobaire*, va se distribuer au lobule du nez.

Le nasal fournit avant sa bifurcation : 1° la *racine longue* ou sensitive du ganglion ophthalmique, et un ou deux *nerfs ciliaires* qui vont à l'œil sans traverser le ganglion ophthalmique. Ils se mélangent aux nerfs ciliaires venus de ce ganglion.

2° Frontal. — Le nerf frontal pénètre dans l'orbite par la partie externe de la fente sphénoïdale, entre le périoste et le releveur de la paupière supérieure. Au niveau du rebord orbitaire, il se bifurque pour former le frontal interne et le frontal externe.

Le nerf frontal, avant de se bifurquer, s'anastomose avec le nasal externe.

Le *frontal externe* ou *nerf sus-orbitaire* sort de l'orbite par le trou sus-orbitaire, et donne des filets supérieurs ou *frontaux* pour la peau du front, et des filets inférieurs ou *palpébraux* pour la peau et la muqueuse de la paupière supérieure.

Le *frontal interne* sort de l'orbite entre le trou sus-orbitaire et la poulie du grand oblique, et se divise à sa sortie de la même manière que le précédent.

Quelquefois, on trouve un troisième nerf frontal qui sort de l'orbite par l'échancrure qui donne insertion à la poulie du grand oblique : c'est le nerf sus-trochléaire d'Arnold.

Les nerfs frontaux donnent aussi quelques rameaux à l'os frontal.

3° Lacrymal. — Le nerf lacrymal se porte à la partie externe de la cavité orbitaire, vers la glande lacrymale, au-dessous du périoste et au-dessus du muscle droit externe. Il se bifurque et fournit le nerf *lacrymo-palpébral* et le *temporo-malaire*.

Le premier se distribue à la glande lacrymale, à la peau et à la muqueuse de la partie externe de la paupière supérieure.

Le second traverse le trou de l'apophyse orbitaire de l'os malaire et se divise dès son origine en deux filets, temporal et malaire.

Le filet *temporal* passe dans la fosse temporale, s'anastomose avec le nerf temporal profond antérieur, et se distribue à la peau de la partie antérieure de la région temporale.

Le filet *malaire* passe par le trou malaire et se distribue à la peau de la pommette.

Le nerf lacrymal, avant de se terminer, présente des anastomoses : 1° avec le rameau orbitaire du nerf maxillaire supérieur ; 2° avec le pathétique.

Le rameau orbitaire sera décrit avec le nerf maxillaire supérieur. L'anastomose du pathétique n'est autre chose qu'un filament d'origine du lacrymal qui part de l'ophthalmique et s'accole au nerf pathétique. Il s'en détache immédiatement après et se réunit au lacrymal.

Ganglion ophthalmique.

Dissection. — On prépare le ganglion ophthalmique comme les nerfs de l'orbite. Il faut apporter le plus grand soin dans cette dissection, qui

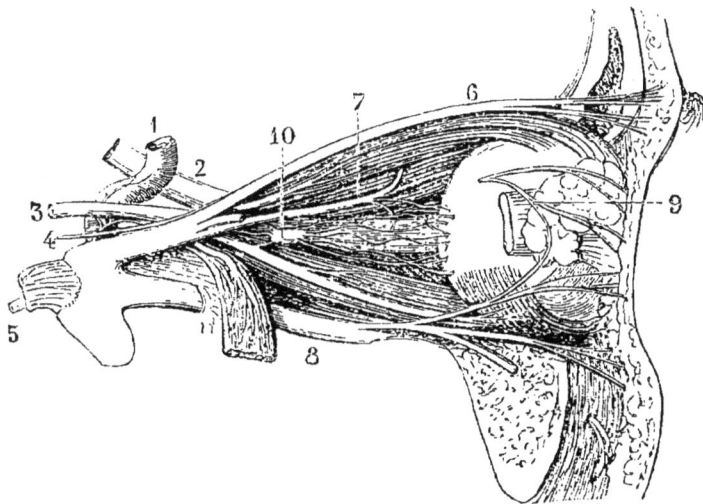

FIG. 469. — Nerfs de l'orbite et ganglion ophthalmique.

1. Artère carotide interne — 2. Nerf optique. — 3. Nerf moteur oculaire commun — 4. Pathétique — 5. Trijumeau. — 6. Frontal. — 7 Nasal — 8. Nerf maxillaire supérieur donnant le rameau orbitaire. — 9. Terminaison du nerf lacrymal s'anastomosant avec le précédent. — 10. Ganglion ophthalmique.

donne toujours de plus beaux résultats lorsqu'elle est faite sur une tête qui a macéré pendant deux à trois semaines dans l'eau acidulée au centième.

On trouve le ganglion sur le côté externe du nerf optique ; il ne faudra pas le confondre avec un lobule graisseux. On suivra ensuite ses trois racines, qui se portent en arrière vers le moteur oculaire commun, le nasal et le grand sympathique qui accompagne l'artère ophthalmique. On découvrira ensuite ses branches afférentes, qui entourent le nerf optique et pénètrent dans le globe oculaire.

C'est un petit renflement nerveux situé sur le côté externe du nerf optique, à l'union de son tiers postérieur avec ses deux tiers antérieurs. Il est aplati transversalement et mesure à peine 2 millimètres dans son plus grand diamètre.

Ce ganglion présente trois branches afférentes ou racines :

La *racine motrice*, ou grosse et courte, vient du rameau du moteur oculaire commun destiné au muscle petit oblique ; quelquefois, cette racine est fournie par le moteur oculaire externe.

La *racine sensitive* vient du nasal avant sa bifurcation.

La *racine végétative* vient du plexus caverneux, au niveau de l'artère carotide interne.

Du ganglion partent beaucoup de filets nerveux (branches efférentes), qui se portent au globe oculaire sous le nom de *nerfs ciliaires*. Ces nerfs traversent la sclérotique, se placent entre la sclérotique et la choroïde, et se distribuent au muscle ciliaire, à l'iris, à la conjonctive et à la cornée.

B. — Nerf maxillaire supérieur.

Dissection du maxillaire supérieur et du ganglion de Meckel. — Comme les divisions du nerf maxillaire supérieur parcourent, en grande partie, des canaux pratiqués profondément dans les os du crâne, la plus grande partie de la préparation devra être faite avec le ciseau et le marteau ; il est donc convenable d'enlever toutes les parties superflues pour pouvoir plus commodément manier la préparation. Il faut, en outre, observer qu'il est avantageux de pouvoir isoler la tête du tronc, en sorte qu'il serait à désirer que les nerfs cervicaux et les nerfs profonds du cou fussent déjà disséqués ; c'est dans cette supposition que nous indiquons les coupes à faire. On commence par mettre à découvert l'artère carotide interne et le ganglion cervical supérieur du grand sympathique, situés profondément à la partie latérale et supérieure du cou, derrière la branche de la mâchoire inférieure ; on recherche de même les nerfs glosso-pharyngien, pneumogastrique et spinal, qui sortent du crâne par le trou déchiré postérieur ; ces nerfs ne seront cependant pas encore disséqués au net, afin de ne pas couper les filets de communication qui existent entre eux et le nerf grand sympathique ; puis, on enlève la mâchoire inférieure, ainsi que la langue et la partie inférieure du pharynx ; mais on laisse le voile du palais et la partie supérieure du pharynx en rapport avec la tête, que l'on sépare ensuite dans l'articulation occipito-atloïdienne.

Nous supposons qu'on fasse la préparation sur la tête qui a servi à celle du maxillaire inférieur et des nerfs de l'œil. Si l'on avait une tête entière, on extrairait le cerveau, on mettrait à nu le ganglion de Gasser, on enlèverait la paroi supérieure de l'orbite et une portion des os de la tempe, comme cela a été indiqué pour les préparations-là.

On agrandit ensuite le trou grand rond avec le ciseau et le marteau, pour bien voir le passage du nerf, et l'on va à la recherche de son *rameau orbitaire*, que l'on poursuit au delà de sa bifurcation jusqu'à l'endroit où ses divisions entrent dans leurs canaux osseux; on enlève ensuite la plus grande partie de la paroi externe de l'orbite, depuis sa partie postérieure jusqu'à 4 millimètres environ en avant de l'extrémité antérieure de la fente sphéno-maxillaire, en ménageant soigneusement le *filet temporal* du rameau orbitaire, qui, dans ce point-là, passe de l'orbite dans la fosse temporale.

Le *nerf malaire* sera mis à découvert en agrandissant avec le ciseau le canal pratiqué à travers l'os de la pommette; cette préparation exige beaucoup de soin, afin de ne pas enlever le filet du lacrymal, qui vient s'anastomoser avec lui, ce qui n'a quelquefois lieu que dans l'épaisseur de l'os, en sorte que chacun d'eux a alors son canal osseux particulier; on vient à la rencontre du nerf par la face antérieure de l'os de la pommette, en agrandissant le trou malaire.

On renverse vers la ligne médiane le globe de l'œil avec ses muscles et ses nerfs, afin de gagner l'espace nécessaire pour ouvrir le canal sous-orbitaire par sa paroi supérieure; mais on ménagera soigneusement le nerf lacrymal, à cause de son anastomose avec le filet malaire. On peut laisser subsister un pont sur le canal sous-orbitaire, vers son extrémité antérieure, afin de ne pas briser le bord inférieur de l'orbite; mais on agrandira, si l'on veut, le trou orbitaire inférieur pour mieux voir la sortie du nerf. On emporte de même une partie de la table antérieure de la cloison osseuse du sinus maxillaire, afin de découvrir les nerfs *dentaires antérieurs*, et l'on suit les filets de ces nerfs dans leur distribution aux dents antérieures, en ouvrant avec précaution les canaux osseux qu'ils parcourent.

Les nerfs *dentaires postérieurs* sont facilement mis à découvert à la face postérieure de l'os maxillaire supérieur; on les suit jusqu'aux dents molaires, en enlevant avec précaution la table externe de l'os.

On arrive au *ganglion sphéno-palatin* en suivant les filets inférieurs que le nerf maxillaire fournit avant de donner les dentaires postérieurs. Quelquefois cependant, ce ganglion manque, et les nerfs qu'il doit donner proviennent alors directement des filets descendants.

Pour suivre les *nerfs palatins*, on enlève les muscles ptérygoïdiens le plus près possible de leur attache au sphénoïde; puis, on ouvre de haut en bas les canaux palatins postérieurs, en emportant plutôt des portions de l'os maxillaire supérieur et de l'os du palais, que des fragments de l'apophyse ptérygoïde, qui, dans cette préparation, est très exposée à briser à sa base; si cet accident arrivait, la pièce d'os détachée n'offrirait plus assez de résistance pour permettre d'en emporter des fragments avec le ciseau, et il vaudrait mieux alors enlever en entier l'os détaché, ce qui permettrait même de poursuivre plus commodément la dissection commencée. Les trois nerfs palatins étant ainsi mis à découvert, on suit le *palatin moyen* et le *palatin postérieur* en arrière dans le voile et dans l'amygdale, et l'on dissèque le *palatin antérieur* dans la voûte du palais, au moyen d'une incision qui, de la dernière grosse dent molaire, se dirige en avant ; on renverse de côté et d'autre les lambeaux de la muqueuse du palais, et l'on enlève grain par grain les glandes palatines sur le trajet des rameaux nerveux qui sont ordinairement profondément situés. Les *rameaux nasaux* du grand nerf palatin seront disséqués avec les nerfs nasaux postérieurs.

Pour mettre à découvert les deux rameaux dont se compose le *nerf vidien*, on ouvre le canal qu'il parcourt, en enlevant peu à peu la base de l'apophyse ptérygoïde et en travaillant ensuite dans le corps même du sphénoïde ; mais il faut beaucoup de précautions en maniant le ciseau : car, en le faisant pénétrer trop profondément, on risque de diviser d'un seul coup le nerf, qui est excessivement mou. Quand on a ouvert le canal vidien, le nerf n'est pas encore à découvert ; il y est enveloppé par une gaine membraneuse, et ce n'est qu'après avoir incisé celle-ci que l'on découvre les deux filets dont il se compose. On suit d'abord le *nerf pharyngien* et les *nerfs sphéno-palatins*, qui se détachent du ganglion sphéno-palatin à côté de l'origine du vidien ; puis, on poursuit les deux filets principaux qui composent ce dernier, à travers la substance fibro-cartilagineuse du trou déchiré antérieur, en commençant par le *nerf pétreux*. Cette dissection est difficile, et le fibro-cartilage ne peut être enlevé qu'insensiblement avec le scalpel ; on enlève ensuite la dure-mère qui recouvre le nerf pétreux, et on le suit avec le ciseau dans l'*hiatus de Fallope*. On ouvre l'aqueduc de Fallope jusqu'à l'endroit où le nerf pétreux s'unit au facial ; on ouvre de même le trou auditif interne par sa partie supérieure ; mais on laisse, pour le moment encore, le *nerf facial* et le *nerf auditif* enveloppés par la dure-mère, qui pénètre dans ce trou avec eux, et on ne la fend qu'après avoir mis à découvert tout le trajet du facial à travers l'aqueduc de Fallope, ce qui se fait en enlevant peu à peu la substance osseuse autour de lui, de manière que ce canal soit élargi jusqu'au diamètre de 4 à 6 millimètres ; mais on conçoit que cette préparation exige des soins infinis pour ne pas couper la corde du tympan ou bien le facial lui-même. On poursuit ensuite la *corde du tympan*, en ouvrant la cavité tympanique par sa face supérieure, et l'on enlève en entier la partie antérieure de la cavité glénoïde jusqu'à la fente de Glazer, pour voir la sortie de la corde du tympan.

On poursuit après cela, sur le promontoire de la caisse du tympan, le filet du facial qui va s'anastomoser avec le *rameau de Jacobson ;* ces filets ne sont pas entièrement à nu dans la caisse du tympan, mais renfermés dans des canaux osseux, dont les parois externes sont extrêmement minces, et par conséquent faciles à enlever ; cependant, il est à propos de faire remarquer que le rameau de Jacobson fait souvent de fortes inflexions dans son trajet, en sorte qu'on court risque de le perdre, si l'on n'y fait pas bien attention. On suit alors en avant le filet qui, du rameau de Jacobson, se porte dans le plexus carotidien.

Après avoir poursuivi le *rameau carotidien* du vidien à travers le fibro-cartilage du trou déchiré antérieur, on ouvre le canal carotidien par sa face externe et dans toute sa longueur ; on trouve alors l'artère carotide entourée par un plexus assez considérable de filets nerveux, qu'il est facile d'isoler de l'artère ; on les suit aisément en bas jusqu'au ganglion cervical supérieur, et en haut jusqu'au nerf de la sixième paire. On dissèque ensuite le ganglion cervical supérieur pour découvrir ses communications avec les nerfs voisins. La préparation de ces filets, qui, du reste, n'appartient directement ni au maxillaire supérieur ni au facial, est ordinairement faite à cette occasion, parce que, disséquant déjà dans la profondeur, le préparateur pourra les mettre aisément à découvert.

Ce n'est qu'à ce moment qu'il convient d'aller à la recherche des *nerfs nasaux*, qui, étant très profondément situés, devront être recherchés en disséquant de dedans en dehors. Pour cela, on divise la tête d'avant en arrière par une coupe qui laisse subsister la cloison des narines du côté où l'on fait la préparation ; on enlève ensuite la membrane muqueuse qui recouvre la cloison du nez ; puis, on casse la cloison elle-même, et on l'emporte par parcelles, de manière à laisser intacte la membrane muqueuse qui la tapisse du côté où la préparation sera faite. On verra alors sur cette membrane le *nerf sphéno-palatin interne* se diriger en diagonale du trou sphéno-palatin vers le canal palatin antérieur, que l'on ouvre avec le ciseau. On ne conserve ensuite de la membrane muqueuse de la cloison qu'une lanière de quelques millimètres de large, qui puisse soutenir le nerf naso-palatin, et l'on en coupe le reste pour voir dans l'intérieur des fosses nasales ; là, on suivra les ramifications des *nerfs nasaux* fournis par le nerf palatin antérieur, en fendant de haut en bas la muqueuse qui tapisse la partie externe de la fosse nasale, en commençant vis-à-vis le ganglion sphéno-palatin, et en suivant successivement les filets qui en partent.

Tableau des branches du maxillaire supérieur et du ganglion de Meckel.

MAXILLAIRE SUPÉRIEUR. (Branches.)	Collatérales.	Rameau orbitaire. Racines sensitives du ganglion sphéno-palatin. Nerfs dentaires postérieurs. Nerf dentaire antérieur.
	Terminales.	Rameaux sous-orbitaires.
GANGLION DE MECKEL (SPHÉNO-PALATIN).	Racines.	Sensitive. : Maxillaire supérieur. / Glosso-pharyngien. Motrice. : Grand pétreux superficiel. Végétative. : Grand sympathique.
	Branches.	Nerf ptérygo-palatin. Nerf sphéno-palatin. Nerfs palatins.

Branche moyenne du ganglion de Gasser, le nerf maxillaire supérieur prend naissance sur le milieu du ganglion, traverse le trou grand rond, la fosse ptérygo-maxillaire, et arrive sur le plancher de l'orbite. Il pénètre dans le canal sous-orbitaire avec l'artère sous-orbitaire, et se termine au trou sous-orbitaire. Dans la gouttière, le périoste sépare de la cavité orbitaire ce nerf, qui fournit dans son trajet quelques branches collatérales.

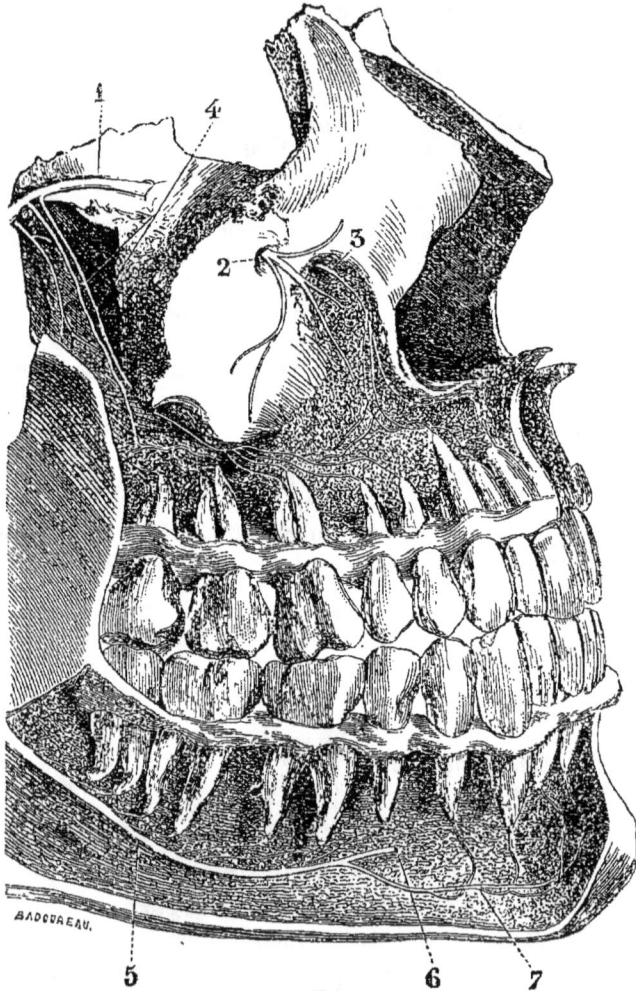

Fig. 470. — Nerfs des dents du côté droit (adulte). L'écorce osseuse a été usée pour montrer les racines des dents et leurs filaments nerveux.

1. Nerf maxillaire supérieur. — 2. Nerf sous-orbitaire. — 3. Nerf dentaire antérieur dans l'épaisseur de l'os. — 4. Nerfs dentaires postérieurs dans l'épaisseur de l'os. — 5. Nerf dentaire inférieur dans le canal dentaire. — 6. Rameau mentonnier coupé. — 7. Terminaison du nerf dentaire dans la canine et les incisives (rameau incisif).

Le **rameau orbitaire**, branche collatérale, naît du maxillaire supérieur, dans la fosse ptérygo-maxillaire, va à l'orbite et s'anastomose avec le lacrymal, dont il partage la distribution.

Dans la fosse ptérygo-maxillaire, le nerf maxillaire supérieur donne des *racines sensitives* au ganglion sphéno-palatin.

Les **nerfs dentaires postérieurs** naissent au moment où le maxillaire va traverser la fente sphéno-maxillaire, se dirigent en bas vers la partie postérieure du maxillaire supérieur, et donnent des filaments aux racines des molaires, à l'os, aux gencives et à la muqueuse du sinus maxillaire.

Les nerfs dentaires postérieurs se placent dans l'épaisseur de l'os, après avoir traversé les trous du bord postérieur du maxillaire.

Ils s'anastomosent au centre de l'os avec les rameaux du dentaire antérieur pour former avec lui le *plexus dentaire*.

Le **nerf dentaire antérieur** naît à l'intérieur du canal sous-orbitaire, et se dirige verticalement en bas vers la canine et les incisives, auxquelles il se distribue. Il parcourt le canal dentaire antérieur, dans l'épaisseur du maxillaire, au-devant du sinus maxillaire. Ce nerf se comporte comme le précédent et donne, en outre, deux filaments à la muqueuse du canal nasal.

Branches terminales. — Ce sont les *nerfs sous-orbitaires* qui donnent la sensibilité à la peau et à la muqueuse de la joue, du nez et de la lèvre supérieure. Ces rameaux sont situés entre le muscle canin et les élévateurs de l'aile du nez et de la lèvre supérieure. Ils descendent du trou sous-orbitaire sous forme de pinceau.

Ganglion sphéno-palatin ou de Meckel.

Découvert en 1749 par Meckel, ce ganglion est placé dans la fosse ptérygo-maxillaire ; il est situé contre le trou sphéno-palatin, en dehors de la pituitaire.

Il a trois racines ou branches afférentes.

La *racine motrice* vient du facial, sous le nom de grand nerf pétreux superficiel (voy. *Facial*).

La *racine sensitive* vient de deux sources : du glosso-pharyngien, sous le nom de petit pétreux profond interne, et du maxillaire supérieur, au moment où il traverse la fosse ptérygo-maxillaire. La racine venue du glosso-pharyngien s'accole au grand pétreux superficiel, dont elle partage la terminaison.

La *racine végétative* est fournie par le rameau du grand sympathique qui entoure l'artère carotide interne. Cette racine sort du canal carotidien, et se porte vers l'orifice postérieur du conduit vidien avec la racine motrice du ganglion. Là, elles se réunissent et constituent le *nerf vidien*, jusqu'au ganglion sphéno-palatin.

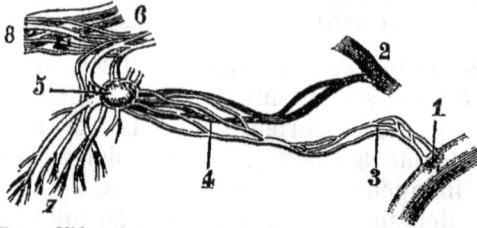

FIG. 471. — Le nerf vidien, d'après Bischoff.

1. Ganglion géniculé du facial, donnant naissance au grand pétreux superficiel. — 2. Nerf grand sympathique dans le canal carotidien, fournissant le rameau végétatif du nerf vidien. — 3. Grand nerf pétreux superficiel. — 4. Nerf vidien. — 5. Ganglion sphéno-palatin. — 6, 8. Nerf maxillaire supérieur. — 7. Nerfs palatins.

Le nerf vidien est donc un petit tronc nerveux occupant toute la longueur du canal vidien. Ce nerf est formé par la réunion de

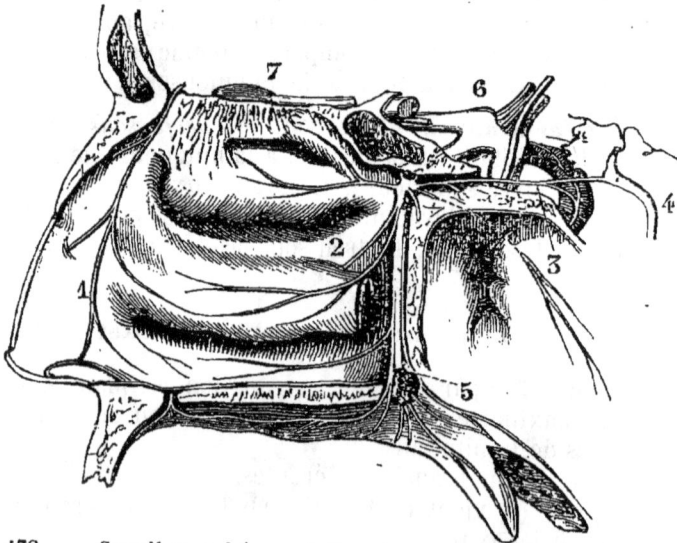

FIG. 472. — Ganglion sphéno-palatin et nerfs de la paroi externe des fosses nasales. (Côté droit.)

1. Filet externe du nerf nasal interne. — 2. Filet externe du nerf sphéno-palatin ou nerf nasal postérieur et supérieur. — 3. Nerf ptérygo-palatin ou pharyngien. — 4. Nerf facial et grand nerf pétreux superficiel. — 5. Nerfs palatins. — 6. Nerf trijumeau du côté droit soulevé pour montrer sa racine motrice qui passe au-dessous du ganglion de Gasser. — 7. Bulbe du nerf olfactif.

deux branches, dont l'une, la branche sympathique, est encore appelée *filet carotidien du nerf vidien*, et dont l'autre, le grand pétreux, est encore appelée *filet crânien du nerf vidien*.

Branches efférentes du ganglion. — Elles sont au nombre de trois : supérieure, interne, inférieure.

La branche supérieure, nerf *ptérygo-palatin* ou *pharyngien de Bock*, passe par le conduit ptérygo-palatin et se distribue à la muqueuse qui entoure l'orifice de la trompe d'Eustache.

La branche interne, ou nerf *sphéno-palatin*, traverse le trou sphéno-palatin et se divise en deux rameaux : 1° le nerf *sphéno-palatin interne*, qui descend en bas et en avant, le long de la cloison, et se jette dans le canal palatin antérieur, pour se terminer à la partie antérieure de la voûte palatine ; 2° le nerf *sphéno-palatin externe*, qui va à la muqueuse des cornets moyen et supérieur.

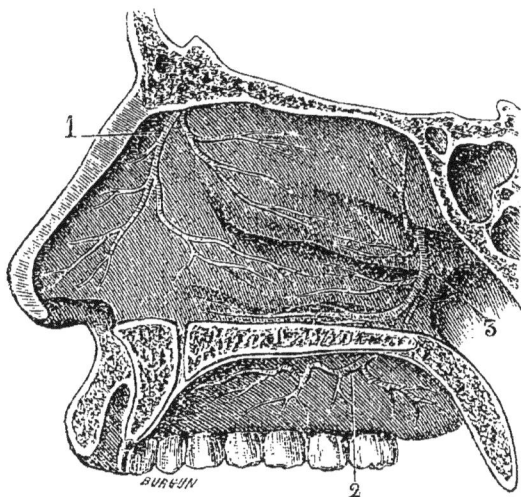

Fig. 473. — Artères accompagnant les branches du ganglion sphéno-palatin.

1. Artère nasale antérieure accompagnant le nerf nasal externe. — 2. Artère palatine supérieure. — 3. Artère sphéno-palatine.

Les branches inférieures, ou *nerfs palatins*, sont au nombre de trois. Ces nerfs descendent dans le canal palatin postérieur et dans les canaux palatins accessoires, et arrivent à la voûte palatine. Le *palatin antérieur* se dirige en avant et se distribue à la muqueuse de la voûte palatine : il donne, pendant qu'il traverse le canal palatin, un rameau à la muqueuse du cornet inférieur, *nerf nasal postérieur et inférieur*.

Le *palatin moyen* se distribue uniquement à la muqueuse des deux faces du voile du palais.

Le *palatin postérieur* se distribue à la muqueuse du voile du palais et donne des filets aux muscles péristaphylin interne et palato-staphylin.

Francesco Randacio, professeur d'anatomie à l'Université de Palerme, a découvert, en 1863, quatre branches efférentes supérieures dans le ganglion sphéno-palatin.

C'est à Vincenzo Marchesano, de la même Université, que je dois plusieurs dessins photographiques pris sur les préparations de Randacio. Selon ce savant anatomiste, les quatre rameaux partent de la partie supérieure du ganglion : l'antérieur se porte en avant, passe à travers la partie la plus interne de la fente sphénoïdale, et se porte à la partie postérieure des muscles de l'œil, *nervo susfeno orbitale;* le second se porte dans l'ophthalmique de Willis (cette anastomose pourrait servir à expliquer, d'après Randacio, les mouvements de l'iris, après la section de la cinquième paire), *nervo susfeno cavernoso anteriore ;* le troisième se dirige vers le sinus caverneux et se jette dans le plexus caverneux du grand sympathique, *nervo susfeno cavernoso medio;* le dernier, postérieur, qui est volumineux et facile à découvrir, se jette dans le moteur oculaire externe, *nervo susfeno cavernoso posteriore.*

C. — Nerf maxillaire inférieur.

Dissection. — Commencez par rechercher le nerf *temporal superficiel* au-devant de l'oreille, là où il passe sur l'arcade zygomatique en accompagnant l'artère temporale, et enlevez la voûte du crâne après avoir abaissé les téguments qui la recouvrent, et surtout en détachant de sa fosse le muscle temporal. Retirez le cerveau, en conservant un bout des nerfs en rapport avec le crâne, à moins que ces préparations n'aient déjà été faites pour la dissection du facial et des nerfs de l'œil. Si le premier de ces nerfs avait déjà été disséqué sur la même pièce, on pourrait facilement le conserver en prenant quelques précautions.

Mettez le *tronc du trijumeau* à découvert, en enlevant la dure-mère qui le tapisse en dehors, et pour faire voir le passage du maxillaire inférieur à travers le trou ovale, agrandissez ce trou avec le ciseau, par sa demi-circonférence externe, de manière à lui donner à peu près 2 centimètres de diamètre. De cette manière, vous verrez à travers le périoste de la fosse zygomatique le faisceau antérieur des nerfs.

Séparez le muscle masséter de l'arcade zygomatique, et repliez-le en arrière et en bas ; mais ayez soin de ménager le *nerf massétérin,* qui se rend dans la face interne du muscle en passant entre l'apophyse coronoïde et le col de la mâchoire. Ouvrez ensuite le canal dentaire inférieur, en enlevant la table externe de l'os de la mâchoire ; mais ayez soin de ne pas blesser avec le ciseau le *nerf dentaire* qui parcourt ce canal. Cette préparation sera commencée près du trou mentonnier ; on ouvrira la continuation du canal vers les racines des dents incisives, puis le canal lui-même d'avant en arrière ; le bord antérieur du masséter peut être détaché de la mâchoire, afin de pouvoir continuer à ciseler ; mais il y restera attaché en arrière. L'orifice postérieur du canal sera élargi.

Divisez l'aponévrose temporale là où elle s'insère au bord supérieur de l'arcade zygomatique et au bord postérieur de l'os de la pommette, en ayant grand soin d'endommager le moins possible les filets préparés du facial qui se trouvent dans cette région, et surtout le filet temporal du maxillaire supérieur, qui sort de la fosse temporale vers sa partie antérieure et supérieure pour s'anastomoser avec le facial. Enlevez après cela l'arcade zygomatique par deux traits de scie, dont l'un passera au-devant de la cavité glénoïde, l'autre au point où s'articule l'apophyse zygomatique avec l'os malaire, afin de laisser intacte la plus grande partie de cet os, dans l'intérieur duquel rampe le filet malaire du maxillaire supérieur, qui pourra être disséqué plus tard.

Détachez ensuite le muscle temporal le plus près possible des os de la tempe, afin de conserver les *nerfs temporaux profonds* qui rampent à sa face interne, et abaissez-le vers la mâchoire inférieure ; il ne restera attaché qu'à l'apophyse coronoïde et aux nerfs temporaux. Il faut avoir soin de bien séparer ce muscle du ptérygoïdien externe, qui lui adhère.

Enlevez une portion triangulaire des os de la tempe au moyen de deux traits de scie ; le premier commencera à quelques lignes en arrière du bord externe de l'orbite, et se dirigera vers le trou ovale agrandi ; l'autre se dirigera vers le même trou, et commencera immédiatement au-devant de la cavité glénoïde Quelquefois, il paraîtra plus avantageux de n'enlever avec la scie que la partie supérieure de la tempe, et d'achever avec le ciseau la coupe vers la base du crâne. Quoi qu'il en soit, on conçoit que ces coupes doivent être faites avec précaution, pour ne pas endommager les nerfs voisins.

Suivez ensuite les branches qui partent du tronc du maxillaire inférieur, en enlevant peu à peu les portions du muscle ptérygoïdien externe qui en recouvrent le trajet, et ne conservez de ce muscle que quelques portions qui resteront attachées aux nerfs qui s'y distribuent. Détachez le ptérygoïdien interne de son attache à la mâchoire inférieure, ce qui permettra de voir le nerf qui s'y rend, en passant à la partie postérieure du ptérygoïdien externe. En même temps, on aura gagné l'espace nécessaire pour disséquer le *lingual* et le *dentaire inférieur*. N'oubliez pas le *rameau mylo-hyoïdien*, qui part de ce dernier avant qu'il entre dans le canal dentaire : ce rameau est fortement appliqué contre la branche de la mâchoire, où il est retenu par une expansion fibreuse, qui transforme en canal complet la gouttière osseuse destinée à lui livrer passage. Pour voir la distribution de ce nerf, il faut détacher de la mâchoire le ventre antérieur du digastrique et le muscle mylo-hyoïdien.

Enfin, pour gagner plus d'espace dans la préparation, divisez la mâchoire inférieure au niveau de la symphyse, et désarticulez-la avec le temporal, en la laissant, toutefois, attachée par la partie externe de la capsule articulaire ; mais ayez bien soin de ne pas couper la *corde du tympan*, qui sort près de la scissure de Glazer pour s'unir au lingual : elle se trouve à peu de distance en avant et en dedans du condyle et du col de la mâchoire.

Le *ganglion otique* et les filets nerveux qui sont en connexion avec lui seront plus facilement disséqués sur une tête divisée sur la ligne médiane, et sur laquelle on travaillera de dedans en dehors, en enlevant peu à peu tous les os qui se trouvent sur le côté interne du tronc du maxillaire inférieur.

Tableau des branches du maxillaire inférieur.

MAXILLAIRE INFÉRIEUR. (Branches.)	Trois externes.	Nerf massétérin.	Rameau musculaire. Rameau articulaire. Temporal profond postérieur.
		Nerf buccal.	Rameaux cutanés. Rameaux muqueux. Temporal profond antérieur.
		Nerf temporal profond moyen.	
	Trois internes.	Nerf lingual.	Glande sublinguale. Glande sous-maxillaire. Anastomose du dentaire.
		Nerf dentaire inférieur.	Nerf myloïdien. Nerf mentonnier. Nerf incisif.
		Nerf ptérygoïdien.	
	Une supérieure.	Nerf auriculo-temporal.	Anastomose avec le facial. Rameaux articulaires. Rameaux auriculaires. Racine sensitive du ganglion otique. Rameaux parotidiens.
GANGLION OTIQUE	Racines.	Sensitives. — Glosso-pharyngien et auriculo-temporal. Motrice. — Petit pétreux superficiel. Végétative. — Grand sympathique.	
	Branches.	Nerf du muscle interne du marteau. Nerf du péristaphylin externe. Nerfs de la muqueuse de la caisse du tympan.	

Branche inférieure du ganglion de Gasser, ce nerf se compose d'une portion principale sensitive et de la racine motrice du trijumeau qui passe au-dessous du ganglion, sans se confondre avec lui. Il sort du crâne, en traversant le trou ovale avec l'artère petite méningée, et, à la sortie de ce trou, il fournit un bouquet de nerfs formé de sept branches, qui sont : le *nerf buccal*, le *massétérin*, le *temporal profond moyen*, le *dentaire inférieur*, le *lingual*, l'*auriculo-temporal* et le *nerf du muscle ptérygoïdien interne*.

Le maxillaire inférieur est un nerf mixte, dont la portion motrice est constituée par la petite racine du nerf trijumeau. C'est cette portion motrice qui se rend aux muscles masticateurs et qu'on nomme *nerf masticateur*.

Nerf buccal. — Parti du maxillaire inférieur, il se porte en avant, passe entre les deux faisceaux du ptérygoïdien externe, sur la face externe du buccinateur, et va se terminer à la muqueuse de la joue : il donne un rameau au muscle ptérygoïdien externe, et le nerf *temporal profond antérieur* pour la partie antérieure du muscle temporal.

Nerf temporal profond moyen. — Il glisse le long des parois osseuses, et se dirige en haut vers la fosse temporale, où il se distribue à la partie moyenne du muscle temporal. Il est peu développé.

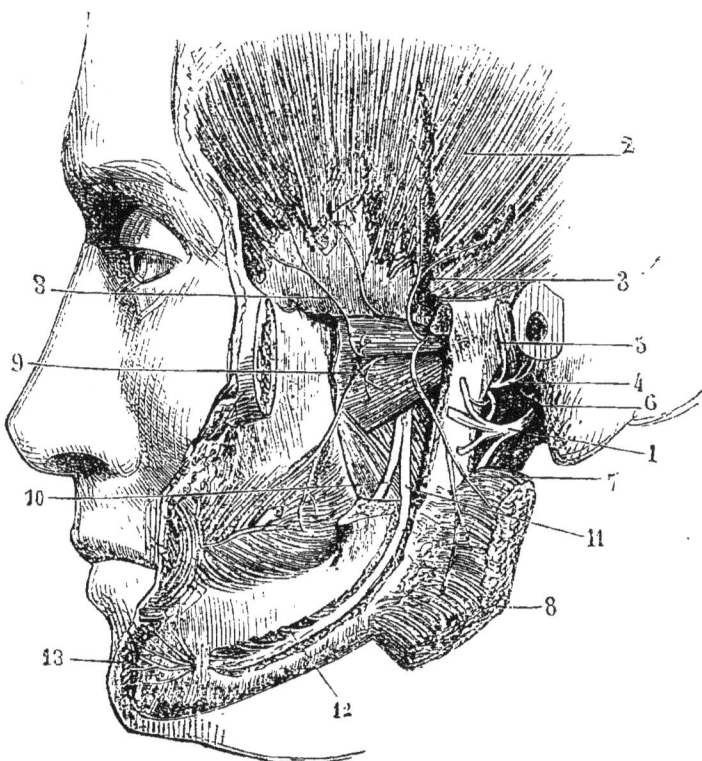

FIG. 474. — Maxillaire inférieur du côté gauche ; anastomose avec le facial.

1. Tronc du facial. — 2. Muscle temporal. — 3. Nerf temporal profond antérieur, branche du buccal. — 3'. Temporal profond postérieur, branche du massétérin. — 4. Auriculo-temporal. — 5. Une des branches ascendantes de ce nerf. — 6. Anastomose de ce nerf avec le facial — 7. Massétérin. — 8. Coupe du muscle masséter renversé. — 9. Nerf buccal. — 10. Lingual. — 11. Dentaire inférieur. — 12. Rameaux fournis aux dents par le dentaire. — 13. Mentonnier.

Nerf massétérin. — Il va à la face profonde du muscle masséter en passant dans l'échancrure sigmoïde du maxillaire inférieur ; dans son trajet, il donne le nerf *temporal profond postérieur* à la partie postérieure du muscle temporal, et deux rameaux *articulaires* pour l'articulation temporo-maxillaire.

Nerf du muscle ptérygoïdien interne. — Petit nerf qui

se rend directement au muscle de ce nom. Quelquefois, il vient du ganglion otique.

Nerf auriculo-temporal ou temporal superficiel. — Ce nerf est d'abord contenu dans l'épaisseur de la glande parotide, à laquelle il abandonne quelques filets. Il contourne ensuite le col du condyle et monte vers la fosse temporale, en suivant la direction de l'artère temporale dans sa première portion.

Ce nerf est perforé par l'artère méningée moyenne, au niveau de son origine. Il se termine à la peau de la région temporale.

Il donne, dans son trajet sous-cutané, deux *branches anastomotiques* considérables au nerf facial, des rameaux sensitifs à l'oreille (*nerf auriculaire antérieur*) et des *filets articulaires* à l'articulation temporo-maxillaire. Il donne, en outre, la racine sensitive du ganglion otique.

Nerf dentaire inférieur. — Ce nerf descend entre le ptérygoïdien interne, qui est en dedans, et la branche de la mâchoire, qui est en dehors. Il entre dans le canal dentaire, qu'il parcourt jusqu'au trou mentonnier, accompagné par l'artère dentaire et la veine dentaire.

Il se termine au trou mentonnier en donnant le nerf mentonnier et le nerf incisif. Le *nerf mentonnier* sort par le trou mentonnier et se distribue à la peau et à la muqueuse de la lèvre inférieure. Le *nerf incisif* se rend aux incisives et à la canine du côté correspondant (fig. 470).

Branches collatérales. — Le nerf dentaire inférieur fournit dans l'os des ramifications pour les dents, le tissu osseux, le périoste, les gencives. Avant de pénétrer dans le canal dentaire, il donne le *nerf myloïdien*, qui suit le sillon myloïdien sur la face interne du maxillaire, et qui se termine au muscle mylo-hyoïdien et au ventre antérieur du digastrique. Il donne encore un rameau anastomotique au lingual.

Nerf lingual. — Il se dirige en avant et en bas, en décrivant une courbe à concavité antérieure. Ce nerf se place d'abord entre le muscle ptérygoïdien interne et la branche de la mâchoire, et se termine à la muqueuse de la langue. Il fournit des branches terminales et des branches collatérales.

Les *branches terminales* se portent aux deux tiers antérieurs de la muqueuse de la face dorsale, des bords et de la pointe de la langue.

Les *branches collatérales* sont : 1° un *rameau anastomotique* qui se jette dans le dentaire inférieur au moment où celui-ci pénètre dans le canal dentaire ; 2° des filets nerveux qui se rendent aux glandes sous-maxillaire et sublingale.

Dans son trajet, le lingual reçoit la corde du tympan, branche du facial.

Les filets qui se rendent à la glande sous-maxillaire traversent un ganglion nerveux, ganglion sous-maxillaire.

Le *ganglion sous-maxillaire*, annexé au nerf lingual, est situé contre la glande sous-maxillaire, au-dessous du nerf lingual.

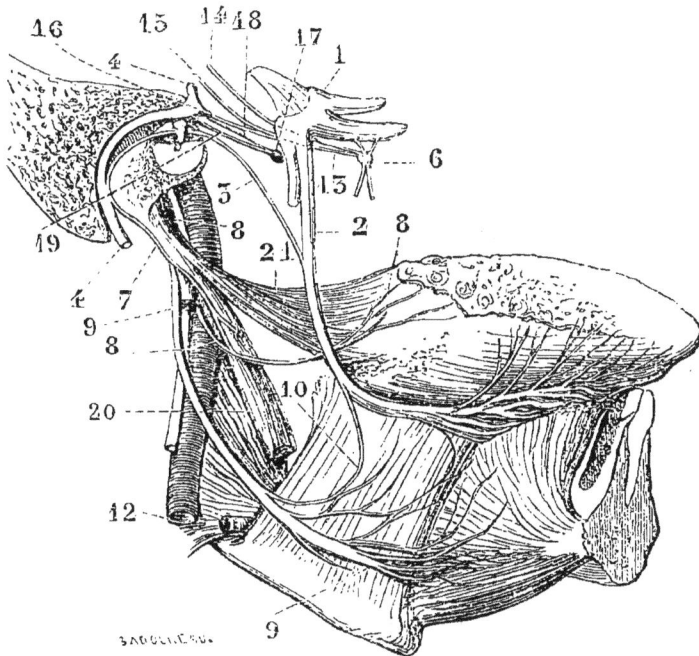

FIG. 475. — Nerfs de la langue, ganglions sphéno-palatin et otique.

1. Trijumeau et ganglion de Gasser. — 2. Lingual. — 3. Corde du tympan. — 4. Facial passant dans le trou stylo-mastoïdien. — 6. Ganglion sphéno-palatin. — 7. Rameau du facial pour le muscle stylo-hyoïdien. — 8, 8. Glosso-pharyngien. — 9, 9. Grand hypoglosse au-dessus duquel on voit le muscle hyo-glosse qui recouvre l'artère linguale. — 10. Anastomoses du lingual et du grand hypoglosse. — 12. Artère carotide interne. — 13. Grand nerf pétreux superficiel formant le nerf vidien. — 14. Rameau du grand sympathique formant le rameau carotidien du nerf vidien — 15. Petit pétreux profond interne du rameau de Jacobson. — 16. Ganglion géniculé du facial. — 17. Ganglion otique. — 18. Petit pétreux profond externe du rameau de Jacobson. — 19. Petit pétreux superficiel. — 20. Muscle stylo-hyoïdien. — 21. Muscle stylo-glosse.

Sa *racine sensitive* vient du nerf lingual, sa *racine motrice* vient de la corde du tympan qui abandonne un filet au ganglion, et sa *racine végétative* vient des filets du grand sympathique qui entourent l'artère faciale. Ce ganglion donne des branches qui se portent : les unes à la partie terminale du nerf lingual, les autres dans les parois du canal de Warthon qui passe au-dessous de ce nerf, et d'autres enfin à la glande sous-maxillaire.

Ganglion otique.

Ce petit ganglion est situé au-dessous du trou ovale, en dedans du maxillaire inférieur ; il a trois racines : la *racine motrice* est le petit pétreux superficiel qui vient du facial ; la *racine sensitive*, le petit pétreux profond externe venu du glosso-pharyngien ; la *racine végétative* vient des branches du grand sympathique qui entourent l'artère méningée moyenne. Il reçoit, en outre, une seconde racine sensitive du nerf auriculo-temporal.

Ce ganglion émet deux branches : l'une va au muscle interne du marteau et à la muqueuse de la caisse du tympan ; l'autre se rend au péristaphylin externe.

Physiologie.

Le nerf trijumeau préside : 1º à la sensibilité de la peau de la face et de la moitié antérieure du cuir chevelu ; 2º à la sensibilité des muqueuses des cavités de la face (muqueuses conjonctive, pituitaire, buccale et tympanique) ; 3' aux sécrétions des glandes qui versent leurs produits sur ces muqueuses ; 4º par le nerf masticateur, au mouvement d'élévation du maxillaire inférieur.

Lorsqu'on le coupe à son origine, on observe la paralysie de la peau, des muqueuses et des muscles auxquels il se distribue ; mais, si la section porte sur le ganglion de Gasser ou sur les branches, aux symptômes de paralysie s'ajoutent les mêmes symptômes que l'on observe dans la section du grand sympathique au cou, c'est-à-dire : injection des muqueuses des cavités de la face, et spécialement tuméfaction et ulcération de la pituitaire, injection de la conjonctive, suppression des larmes, sécheresse de la cornée, enfin ulcération de cette membrane et fonte purulente de l'œil. Ces derniers phénomènes sont dus à la lésion des filets du grand sympathique qui s'anastomosent avec le ganglion de Gasser.

Le 28 juin 1879, MM. Laffont et Jolyet ont fait une communication à la *Société de biologie* sur le *nerf maxillaire supérieur* considéré comme nerf vaso-dilatateur type.

Ces expérimentateurs ont annoncé qu'il y avait dans le nerf maxillaire supérieur des filets vaso-dilatateurs proprement dits, agissant sur les *muqueuses labiale, nasale et gingivale.*

Ils ont étudié le phénomène au triple point de vue de *la chaleur, la rougeur, la pression vasculaire*, que l'on peut considérer comme le trépied de la dilatation vasculaire. Et en effet, les résultats ont toujours concordé, de quelque façon qu'on ait étudié le phénomène.

1° Dans toutes les expériences où les auteurs ont recherché les effets de l'électrisation du bout périphérique du nerf maxillaire supérieur sur la température (la température était prise simultanément dans les deux narines au moyen de thermomètres très sensibles), ils ont constaté une élévation de température variant entre 1 et 4 degrés centigrades du côté opéré.

2° Pour ce qui est de la rougeur, toutes les expériences ont aussi montré que l'électrisation du bout périphérique du nerf maxillaire supérieur produisait une rougeur intense des muqueuses nasale, labiale et gingivale du même côté. La lèvre se tuméfie, les poils tactiles se hérissent et paraissent, par suite de la turgescence de la peau, comme ombiliqués. Tous ces phénomènes s'observent d'autant mieux qu'on opère sur des animaux à lèvres moins pigmentées.

3° Ici, comme pour la pression de l'artère linguale pendant l'électrisation du bout périphérique du nerf lingual, ainsi que MM. Jolyet et Laffont l'ont démontré les premiers en novembre 1878, *l'effet primitif, immédiat et persistant, est un abaissement de la pression artérielle.*

Ces recherches nous mettent donc en possession d'un troisième nerf vaso-dilatateur type, et leur découverte prend rang après celles de Cl. Bernard sur la circulation de la glande sous-maxillaire, et de Vulpian sur celle de la langue.

De plus, après cette découverte, on doit rejeter pour l'explication des *congestions émotives* et des *congestions qui accompagnent les névralgies du trijumeau,* la théorie régnante jusqu'ici qui admettait, dans ces cas, une paralysie momentanée des centres vaso-moteurs bulbaires.

Enfin, nous avons une nouvelle preuve de l'existence des centres vaso-moteurs périphériques, puisqu'on ne peut expliquer, comme MM. Jolyet et Laffont l'ont déjà dit le 8 novembre dernier, cette dilatation primitive et immédiate que par une action de ces nerfs dilatateurs (dont le centre est intra-bulbaire ou encéphalique) sur les centres vaso-moteurs périphériques où ils viennent momentanément, lorsqu'ils sont excités, suspendre l'action tonique et permanente des vaso-constricteurs.

MM. Jolyet et Laffont ont apporté, en outre, une preuve expérimentale du fait annoncé d'abord par Cl. Bernard, que les dilatateurs obéissaient à un excitant moins énergique que les constricteurs. En effet, pendant qu'ils électrisaient le sympathique cervical avec un courant très fort, excitant le bout périphérique du nerf maxillaire supérieur avec un courant très faible, ils ont vu à une pâleur maxima succéder subitement une rougeur intense.

Ces filets dilatateurs proviennent, d'après les expérimentateurs, du nerf vidien dont l'électrisation a donné les mêmes effets que l'électrisation du nerf maxillaire supérieur.

Pathologie.

On observe rarement des *paralysies* de ce nerf; lorsqu'elles existent, elles sont partielles ou générales, selon que la lésion affecte une partie du nerf ou sa totalité. On observe alors une paralysie de la sensibilité dans la sphère de distribution du nerf.

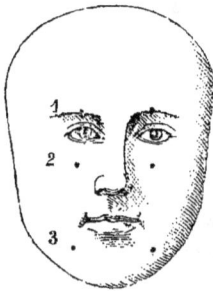

FIG. 476. — Les trois points principaux de la névralgie faciale.

La *névralgie* du trijumeau est, au contraire, très fréquente. Lorsqu'elle affecte la totalité du nerf, une violente douleur se manifeste dans toute la moitié correspondante de la face; en comprimant avec le bout du doigt certaines régions, on y constate la présence de *points douloureux*, dont les trois principaux sont indiqués dans la figure 476; le supérieur s'appelle point sus-orbitaire, le moyen est le sous-orbitaire, et l'inférieur le mentonnier.

La névralgie faciale est souvent très tenace lorsqu'elle siège sur le nerf maxillaire inférieur; elle s'accentue davantage sur quelques rameaux du nerf, comme le dentaire, et plus rarement le buccal. Les douleurs atroces ressenties par les malades nécessitent des opérations très douloureuses, souvent même radicales, l'incision ou l'excision du nerf. En janvier 1874, Panas a lu devant l'Académie de médecine une note sur la section du nerf buccal, dans le cas de névralgie localisée sur cette branche nerveuse. Son procédé d'incision ou d'excision a l'avantage, sur le procédé ancien, d'éviter une cicatrice sur la joue. Le chirurgien fait tirer en dehors la commissure labiale et la joue du côté malade : il porte l'index gauche dans la bouche du malade et place l'extrémité de l'ongle sur le milieu de l'apophyse coronoïde du maxillaire inférieur, puis il fait une incision verticale de la muqueuse entre la dent de sagesse supérieure et l'inférieure. Le muscle buccinateur est alors à découvert; il coupe celui-ci couche par couche au fond de la même incision. Lorsque le muscle a été complètement divisé avec précaution, le nerf buccal est à découvert; on va le chercher avec un crochet mousse sur lequel on le charge, et sur lequel on fait l'incision ou l'excision du nerf. Panas a ainsi guéri une femme de soixante-cinq ans, qui souffrait atrocement depuis douze ans.

VII. — NERF FACIAL.

Septième paire.

Dissection. — Le *tronc* du nerf facial étant profondément placé dans l'épaisseur de la glande parotide, et ses branches se ramifiant dans cette glande, on ne peut pas arriver du premier coup jusqu'à lui ; il est vrai qu'on pourrait le mettre à nu par une incision profonde de 12 millimètres environ, faite au-devant de l'apophyse mastoïde ; mais on risquerait par là de couper le nerf auriculaire postérieur ; nous préférons donc commencer la dissection par la recherche de la *branche inférieure du facial*. Pour cela, on fait le long du bord de la mâchoire inférieure une incision superficielle, qui s'étend jusque vers la pointe de l'apophyse mastoïde, et une incision verticale le long de la partie latérale du cou. On dissèque les lambeaux de peau pour mettre à découvert le muscle peaucier ; on remarque à travers ce plan musculeux quelques filets nerveux du troisième cervical, qui montent vers l'oreille ; on suit ces filets de bas en haut, en coupant le peaucier en travers sur leur trajet ; l'un de ces rameaux pénètre entre les grains de la parotide, et s'y anastomose avec la branche inférieure du facial, que l'on reconnaît tout de suite à sa direction, en tirant un peu sur elle. C'est ce rameau du facial que l'on suit en arrière, en enlevant peu à peu les grains de la parotide, jusqu'à ce qu'on soit arrivé au *tronc* du nerf. Ou bien encore, après avoir enlevé superficiellement la peau qui recouvre la partie postérieure de la mâchoire inférieure, on distingue, à travers la couche cellulaire sous-cutanée, quelques filets du facial que l'on poursuit en arrière dans la glande ; on parvient plus facilement à reconnaître ces filets si l'on fait glisser la couche sous-cutanée sur les parties profondes. Quoi qu'il en soit, le tronc du facial étant mis à découvert, on dissèque dans l'épaisseur de la parotide dans une direction opposée, c'est-à-dire d'arrière en avant, en poursuivant peu à peu les branches nerveuses, en renversant la glande parotide en avant et en l'enlevant enfin en entier. En mettant à nu le tronc du facial, il faut surtout ménager le *nerf auriculaire postérieur*, qui s'en détache dès sa sortie du trou stylo-mastoïdien, et qui est quelquefois assez profondément situé. Si l'on avait de la peine à trouver ce rameau, on parviendrait à le découvrir en suivant les filets des nerfs cervicaux, qui montent sur l'apophyse mastoïde, et dont l'un s'anastomose avec l'auriculaire postérieur ; on tire de temps en temps sur ces nerfs pour en reconnaître d'avance la direction.

À mesure que l'on met à découvert les ramifications du facial, on renverse la peau de la face vers la partie antérieure, ce qui est facilité par une incision verticale au-devant de l'oreille, et une autre qui de la partie antérieure de l'oreille, va par-dessus l'apophyse zygomatique à l'angle externe de l'œil. On conçoit que ces incisions de la peau doivent être très superficielles.

On suivra ainsi les rameaux du facial et ceux des autres nerfs qui se distribuent dans la face, et que nous avons énumérés. Parmi ceux-ci, on a souvent de la peine à trouver le *rameau malaire* du maxillaire supérieur, parce qu'il est très fin et que le trou malaire n'est pas toujours à la même place ; si l'on ne trouve pas tout de suite ce nerf, on cherche d'abord le trou en faisant glisser les parties molles sur l'os de la pommette avec l'extrémité des pinces ; après avoir tâtonné un peu, on sentira bientôt le trou, et celui-ci une fois trouvé, on le met à découvert pour apercevoir le petit nerf qui en sort. Pour distinguer le *temporal superficiel du maxillaire inférieur* des temporaux du facial, on se rappellera que le premier est situé plus en arrière, tout près de l'artère temporale, et, en tirant sur lui, on verra qu'il contourne le col de la mâchoire, au lieu de s'unir au facial autrement que par des anastomoses.

La portion du facial contenue dans le rocher présente les connexions les plus étroites avec les nerfs trijumeau et glosso-pharyngien ; nous renvoyons le lecteur à la préparation du maxillaire supérieur, qui sera faite en même temps.

Tableau des branches du nerf facial.

Dix branches collatérales.	Cinq naissent dans l'aqueduc de Fallope.	Grand nerf pétreux superficiel.
		Petit nerf pétreux superficiel.
		Nerf du muscle de l'étrier.
		Rameau anastomotique du pneumogastrique.
		Corde du tympan.
	Cinq naissent au-dessous de l'aqueduc.	Rameau anastomotique du glosso-pharyngien.
		— du digastrique.
		— du stylo-hyoïdien.
		— du stylo-glosse et du glosso-staphylin.
		Nerf auriculaire postérieur.
Deux branches terminales.	Temporo-faciale.	Rameaux temporaux.
		— frontaux.
		— orbitaires.
		— sous-orbitaires ou nasaux.
		— buccaux supérieurs.
	Cervico-faciale.	Rameaux buccaux inférieurs.
		— mentonniers.
		— cervicaux.

Résumé du nerf facial.

Né sur les parties latérales de la base du bulbe, le facial passe dans le conduit auditif interne, parcourt toutes les inflexions de l'aqueduc de Fallope, présente sur son trajet dans l'aqueduc le *ganglion géniculé*, sort par le trou stylo-mastoïdien, traverse la glande parotide et se divise sur la face externe du masséter en deux branches, *temporo-faciale* et *cervico-faciale*. Ces deux branches s'anastomosent entre la face externe du masséter et le prolongement de la parotide pour former le *plexus sous-parotidien*. De ce plexus partent une foule de rameaux qui se portent en

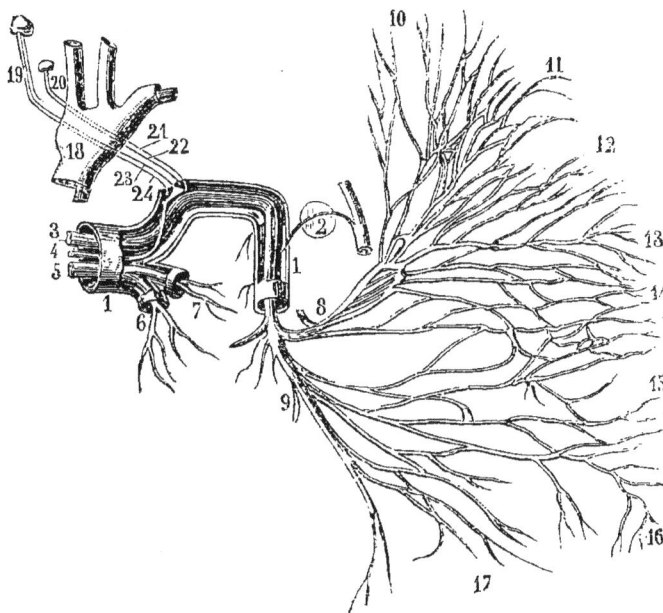

Fig. 477. — Vue générale du nerf facial du côté droit (figure schématique).

1, 1. Aqueduc de Fallope, ouvert pour montrer le contenu. — 2. Membrane du tympan et corde du tympan vue par transparence et se rendant au lingual. — 3. Tronc du nerf facial. — 4. Nerf intermédiaire de Wrisberg allant au ganglion géniculé. — 5. Nerf auditif. — 6. Branche vestibulaire de ce nerf. — 7. Branche cochléenne du même nerf. — 8. Branche temporo-faciale du facial et extrémité du rameau anastomotique de l'auriculo-temporal. — 9. Branche cervico-faciale et extrémité du rameau anastomotique du nerf auiculaire du plexus cervical. — 10. Rameaux temporaux. — 11. Rameaux frontaux. — 12. Rameaux orbitaires et palpébraux. — 13. Rameaux sous-orbitaires ou nasaux. — 14. Rameaux buccaux supérieurs. — 15. Rameaux buccaux inférieurs. — 16. Rameaux mentonniers. — 17. Rameaux cervicaux. — 18. Ganglion de Gasser. — 19. Nerf vidien et ganglion sphéno-palatin. — 20. Ganglion otique. — 21. Petit pétreux profond externe. — 22. Petit pétreux superficiel. — 23. Petit pétreux profond interne. — 24. Grand pétreux superficiel.

divergeant en haut, en avant et en bas, pour se distribuer à tous les muscles peauciers du cou, de la face et de la moitié antérieure du cur chevelu.

Dans son trajet, le nerf facial fournit dix branches collatérales. Six de ces branches sont destinées à des *muscles*, les nerfs du muscle de l'étrier, du digastrique, du stylo-hyoïdien, du stylo-glosse et du glosso-staphylin, le nerf de la corde du tympan et le nerf auriculaire postérieur. Deux de ces branches constituent les *racines motrices* du ganglion sphéno-palatin et du ganglion otique. Les deux autres *s'anastomosent* avec le pneumogastrique et le glosso-pharyngien.

Les *anastomoses* du facial sont nombreuses, et elles sont toutes fournies par des nerfs *sensitifs*. Sans compter celles du pneumogastrique et du glosso-pharyngien, le facial s'anastomose, à l'origine de la branche cervico-faciale, avec le nerf auriculaire du plexus cervical ; à l'origine de la branche temporo-faciale, avec le nerf auriculo-temporal, et par ses branches terminales, avec un grand nombre de branches terminales du trijumeau.

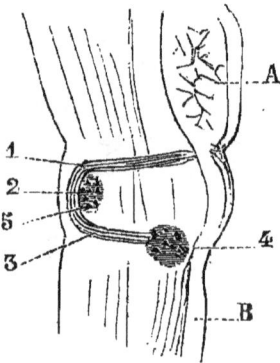

FIG. 478. — Coupe verticale du bulbe rachidien d'un chat montrant le trajet intra-bulbaire du facial.

A. Protubérance annulaire. — B. Cordons antérieurs de la moelle. — 1. Première couche du facial. — 2 Fasciculus teres. — 3. Deuxième couche du facial. — 4.. Noyau inférieur du facial. — 5. Noyau commun au facial et au moteur oculaire externe (M. Duval).

Description du nerf facial.

Le nerf facial, septième paire de la classification de Sœmmering, portion dure de la septième paire de Willis, est un nerf moteur qui se rend à tous les muscles peauciers situés au-dessus de la clavicule, cou, face, cuir chevelu.

Origine apparente. — Ce nerf prend naissance dans la fossette latérale du bulbe par deux racines : l'une supérieure, grosse ou *motrice ;* l'autre inférieure, petite ou *sensitive.* Cette dernière est connue sous le nom de *nerf intermédiaire de Wrisberg.*

Origine réelle. — Celle-ci a été étudiée spécialement par Mathias Duval. Le facial, grosse racine, naît de deux noyaux, l'un, *noyau inférieur du facial* (fig. 478), situé à la partie inférieure de la protubérance annulaire, l'autre, *noyau commun* à la 6e et à la 7e paire (fig. 478, 5). Les fibres parties du noyau 4 vont en arrière sous le nom de *fasciculus teres*, contournent le noyau de la 6e paire 6, en formant un *genou* qui fait une légère saillie, *eminentia teres*, sur le plancher du quatrième ventricule. Le fasciculus teres reçoit de ce noyau des fibres qui se mélangent aux premières et forment le plan supérieur du facial qui va émerger à la base du bulbe.

Luys croit que le nerf de Wrisberg partage l'origine du facial. Les auteurs s'accordent pour dire qu'on ne connait rien de précis sur l'origine réelle de ce petit nerf, quoique Cusco l'ait rattaché aux cordons postérieurs de la moelle. Il n'est plus permis aujourd'hui de faire naitre un nerf sur un cordon nerveux, car

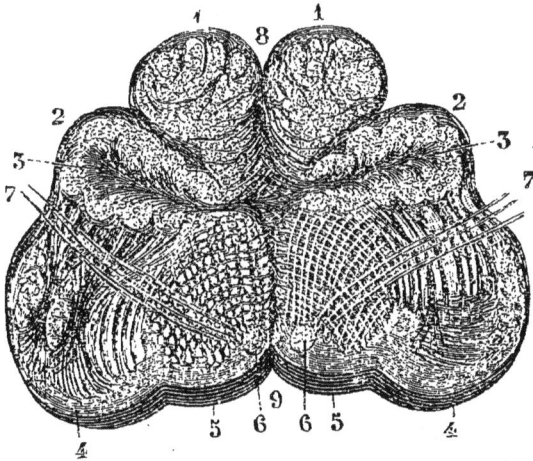

Fig. 479. — Coupe de la base du bulbe à l'origine du nerf facial, d'après Luys.

1, 1. Pyramides antérieures. — 2, 2. Olives. — 3, 3 Fibres afférentes des olives. — 4, 4. Corps restiformes. — 5, 5. Substance grise du plancher du quatrième ventricule. — 6, 6. Noyaux gris d'implantation du nerf facial. — 7, 7. Nerf facial. — 8. Sillon médian antérieur. — 9. Sillon médian postérieur.

les auteurs, Stilling, Schrœder van der Kolk et Luys ont démontré que tous les nerfs ont pour point de départ des cellules nerveuses.

Cl. Bernard considère le ganglion géniculé comme appartenant au grand sympathique, et le nerf de Wrisberg comme l'une des origines bulbaires du grand sympathique.

On n'a pas dit le dernier mot sur le nerf de Wrisberg, que Cl. Bernard regarde comme sympathique, tandis que les auteurs lui attribuent, les uns des propriétés sensitives, les autres des propriétés motrices.

Trajet. Direction. Rapports. — Le nerf facial, avant de

se terminer, occupe successivement : 1° la cavité crânienne et le conduit auditif interne ; 2° l'aqueduc de Fallope ; 3° la glande parotide. Nous l'examinerons dans ces divers points.

1° Dans la cavité crânienne et dans le conduit auditif interne, le nerf facial est dirigé transversalement en dehors et un peu en bas jusqu'à l'origine de l'aqueduc de Fallope, situé au fond

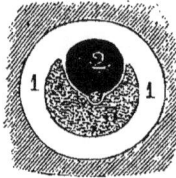

FIG. 480. — Coupe perpendiculaire du conduit auditif interne et des nerfs qui le traversent.

1, 1. Cavité du conduit auditif. — 2. Coupe du facial. — 3. Coupe de l'auditif, ou portion molle de la septième paire formant gouttière. Entre ces deux nerfs, on voit le nerf intermédiaire de Wrisberg.

du conduit. Dans ce trajet, il est placé au-dessus du nerf auditif, qui lui forme une gouttière à concavité supérieure. Le nerf intermédiaire de Wrisberg est situé dans la concavité de la gouttière, entre le facial et l'auditif, adhère à ces deux troncs, et ne se confond ni avec l'un ni avec l'autre. Ce petit nerf pénètre aussi dans l'aqueduc de Fallope et se jette dans l'angle postérieur du ganglion géniculé.

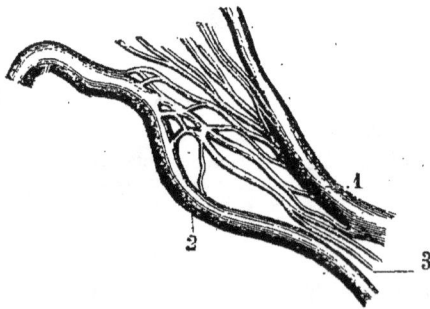

FIG. 481. — Rapports du nerf intermédiaire de Wrisberg, 3, avec l'auditif, 1, et le facial, 2, dans le conduit auditif interne.

D'après Bischoff, il existerait des anastomoses entre le nerf intermédiaire de Wrisberg et les deux paires nerveuses entre lesquelles il est situé, comme on peut s'en assurer en examinant la figure 481, dessinée et gravée d'après une préparation de Bischoff.

2° Dans l'aqueduc de Fallope, le nerf facial présente des inflexions et un renflement ganglionnaire.

Comme l'aqueduc lui-même, le nerf facial, à son entrée dans le canal, se porte en avant vers l'hiatus de Fallope, puis il dévie en dehors en suivant une direction transversale, pour devenir vertical jusqu'au trou stylo-mastoïdien, où il se dégage du canal. La première portion, étendue de l'origine de l'aqueduc

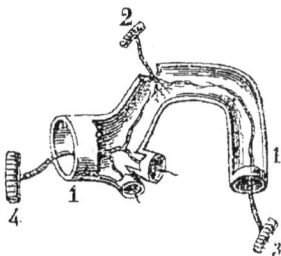

FIG. 482. — Aqueduc de Fallope et artères qui y sont contenues.

1, 1. Les deux extrémités de l'aqueduc de Fallope. — 2. Branche de la méningée moyenne pénétrant par l'hiatus de Fallope. — 3. Artère stylo-mastoïdienne pénétrant par le trou stylo-mastoïdien. — 4. Branche de la vertébrale se divisant en rameaux de l'aqueduc de Fallope et rameaux de l'oreille interne ; ces derniers passent par deux ouvertures qui conduisent au limaçon et au vestibule.

à l'hiatus de Fallope, a une longueur de 5 millimètres. La seconde portion, horizontale, est de 12 millimètres, et la troisième a une longueur égale.

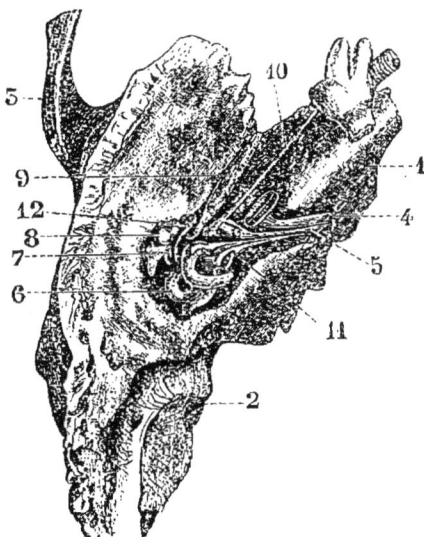

FIG. 483. — Temporal gauche vu par sa face supérieure. La partie supérieure du rocher et la paroi supérieure du conduit auditif interne ont été enlevées pour laisser voir les nerfs facial et auditif.

1. Rocher : on voit sur son sommet le ganglion de Gasser et l'artère carotide interne. — 2. Gouttière latérale sur la portion mastoïdienne du temporal. — 3. Apophyse zygomatique. — 4. Nerf auditif (portion antérieure se dirigeant vers le limaçon). — 5. Nerf intermédiaire de Wrisberg. — 6. Canaux demi-circulaires de l'oreille interne. — 7. Enclume. — 8. Marteau. — 9. Muscle antérieur du marteau. — 10. Grand pétreux superficiel venu du ganglion géniculé du facial 12. — 11. Branche postérieure ou vestibulaire du nerf auditif. — 12. Ganglion géniculé du facial.

Dans l'aqueduc, ce nerf est accompagné par l'artère stylo-mastoïdienne qui s'anastomose avec une branche de la méningée moyenne pénétrant par l'hiatus de Fallope, et avec une branche du tronc basilaire ou de l'artère vertébrale, qui pénètre par le conduit auditif interne.

Au niveau du premier coude que forme le nerf facial en arrière de l'hiatus de Fallope, on trouve un renflement de forme triangulaire : c'est le *ganglion géniculé*. Ce ganglion égale le volume d'un grain de millet ; il repose par sa base sur le coude du facial ; il adhère à ce nerf au moyen de quelques filaments, et son sommet regarde l'hiatus de Fallope. Le ganglion géniculé

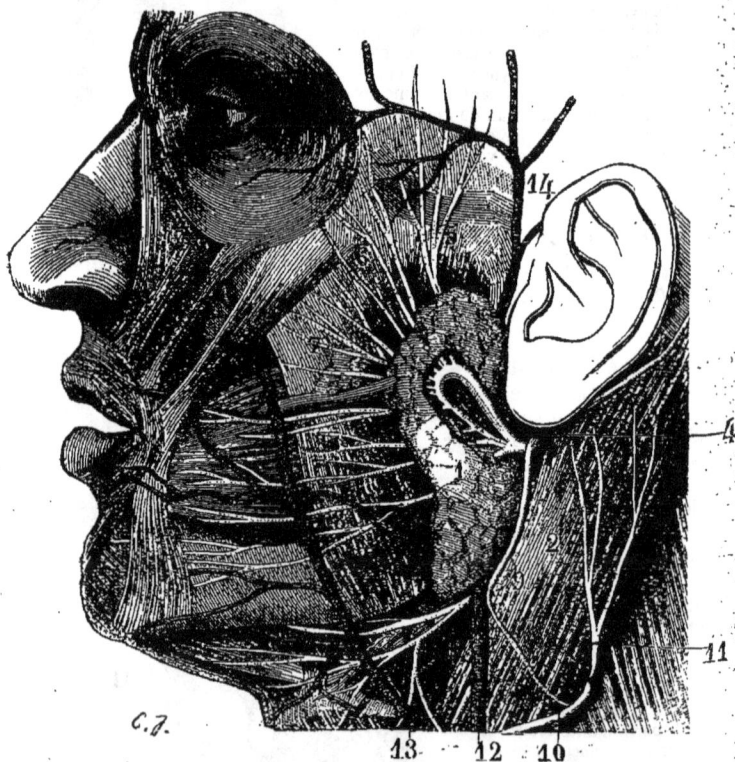

FIG. 484. — Nerf facial, anastomoses avec le plexus cervical.

1. Parotide et plexus sous-parotidien du facial. — 2. Sterno-mastoïdien. — 3. Rameaux buccaux supérieurs du facial. — 4. Tronc du facial. — 5. Rameaux temporaux. — 6. Rameaux orbitaires — 7. Rameaux sous-orbitaires. — 8. Rameaux buccaux inférieurs. — 9. Branche cervico-faciale. — 10. Branche cervicale transverse du plexus cervical. — 11. Branche auriculaire. — 12. Veine jugulaire externe. — 13. Veine faciale. — 14. Veine temporale superficielle.

est composé de tubes nerveux et de cellules nerveuses. Il reçoit le nerf intermédiaire de Wrisberg par son angle postérieur, tandis qu'il donne naissance au grand nerf pétreux superficiel par son sommet, et au petit nerf pétreux superficiel par son angle antérieur.

3° Dans la parotide, le nerf facial est dirigé obliquement en

bas et en avant; il est complètement entouré par la parotide, et
se dégage entre le prolongement antérieur de cette glande et la
face externe du masséter.

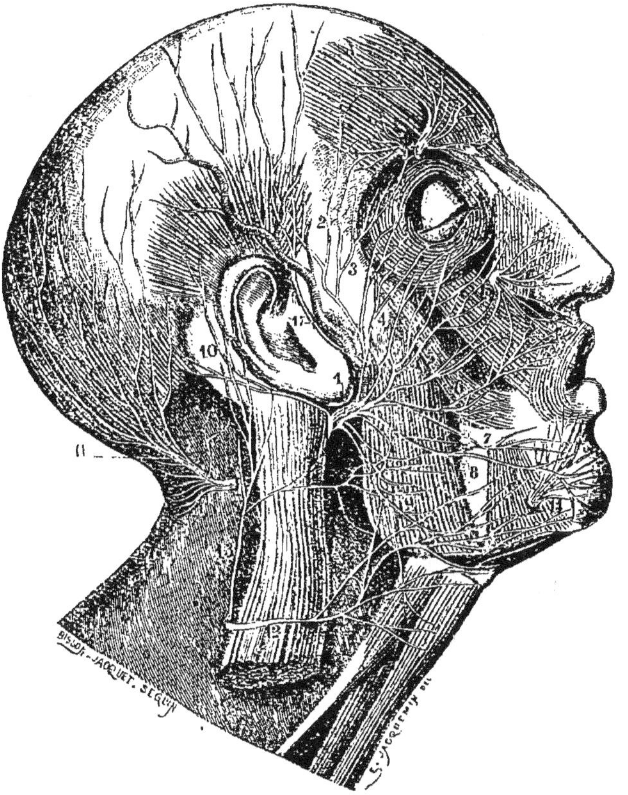

FIG. 485. — Branches terminales du facial; leurs rapports avec le
trijumeau, le plexus cervical et le nerf occipital.

1. Tronc du facial. — 2. Rameaux temporaux. — 3. Rameaux frontaux. — 4. Rameaux
orbitaires. — 5. Rameaux sous-orbitaires. — 5'. Rameaux buccaux supérieurs. —
6, 7. Rameaux buccaux inférieurs. — 8. Rameaux mentonniers. — 9. Rameaux cervicaux.
— 10. Nerf auriculaire postérieur. — 11. Nerf occipital. — 12. Branche cervicale transverse du plexus cervical superficiel. — 13 Branche auriculaire du même plexus. —
14. Nerf mentonnier du trijumeau. — 15. Nerf sous-orbitaire, terminaison du maxillaire
supérieur (trijumeau). — 16. Nerf sus-orbitaire (trijumeau).

Branches terminales. — La branche supérieure, ou *temporo-
faciale*, reçoit, au niveau de la glande parotide, une anastomose considérable de l'auriculo-temporal, se dirige en haut et en
avant, et forme, par ses anastomoses avec la branche inférieure,
le *plexus sous-parotidien*. De ce plexus partent des rameaux *tem-*

poraux pour les muscles auriculaires antérieurs ; des rameaux *frontaux* pour le sourcilier et le frontal ; des rameaux *orbitaires* pour le muscle orbiculaire des paupières et le pyramidal ; des rameaux *sous-orbitaires* ou *nasaux* pour les muscles grand et petit zygomatiques, élévateur commun de l'aile du nez et de la lèvre supérieure, élévateur propre de la lèvre supérieure, canin, transverse du nez, et des rameaux *buccaux supérieurs* pour le buccinateur, l'orbiculaire des lèvres et le muscle myrtiforme.

La branche inférieure, ou *cervico-faciale*, se dirige en bas et en avant, reçoit une anastomose assez considérable du nerf auriculaire, branche du plexus cervical, et se divise en plusieurs espèces de branches : des rameaux *buccaux* inférieurs, pour la partie inférieure du buccinateur et de l'orbiculaire des lèvres ; des rameaux *mentonniers* pour les muscles de la houppe du menton, triangulaire des lèvres et carré du menton, et des rameaux *cervicaux* qui se distribuent à la face profonde du muscle peaucier du cou.

Tous les rameaux terminaux du facial s'anastomosent avec la terminaison des branches du trijumeau et forment deux plexus principaux ; le plexus sous-orbitaire, au-dessous du trou du même nom, et le plexus mentonnier, au-dessus du trou mentonnier. Dans tout leur trajet, ces rameaux sont sous-aponévrotiques d'abord, sous-musculaires ensuite.

Branches collatérales. — 1° Le *grand nerf pétreux superficiel* prend naissance au sommet du ganglion géniculé, traverse l'hiatus de Fallope, glisse dans la plus interne des deux petites gouttières creusées sur la face antérieure du rocher, au-dessous du ganglion de Gasser, et reçoit dans cette gouttière le petit pétreux profond interne du glosso-pharyngien. Il chemine ensuite dans la substance cartilagineuse du trou déchiré antérieur, et se réunit à un rameau du grand sympathique venu du plexus carotidien, pour former avec lui le *nerf vidien*. Ce nerf va se terminer dans le ganglion sphéno-palatin. Suivant Longet, après avoir traversé ce ganglion, le grand pétreux superficiel se porte aux muscles péristaphylin interne et palato-staphylin, sous le nom de nerf palatin postérieur.

2° Le *petit nerf pétreux superficiel* part de l'angle antérieur du ganglion géniculé, sort aussi par l'hiatus de Fallope, se place dans la plus externe des deux gouttières creusées sur la face antérieure du rocher, au-dessous du ganglion de Gasser, et reçoit dans cette gouttière le petit pétreux profond externe du glosso-pharyngien. Il passe ensuite dans un petit trou spécial, à côté du trou ovale, et se jette dans le ganglion otique. Ces filets, après avoir traversé le ganglion, se portent au muscle interne du marteau et au péristaphylin externe.

3º Le *nerf du muscle de l'étrier* est un petit rameau qui naît du facial dans la portion descendante de l'aqueduc de Fallope et traverse immédiatement la paroi de la pyramide, pour se jeter dans le muscle de l'étrier.

4º L'*anastomose du pneumogastrique* est formée par un petit rameau nerveux qui naît du facial au-dessous du trou stylo-mastoï-

Fig. 486. — Nerf facial et ganglion géniculé du côté droit dans l'aqueduc de Fallope. Nerfs pétreux.

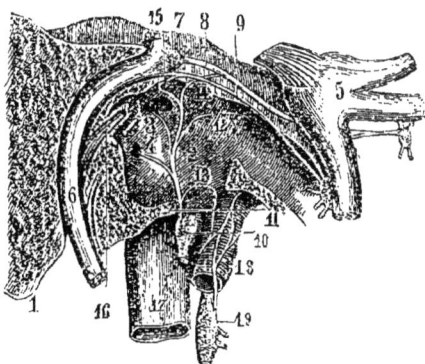

1. Apophyse mastoïde. — 2. Paroi interne de la caisse du tympan. — 3. Fenêtre ovale. — 4. Fenêtre ronde. — 5. Ganglion de Gasser. — 6. Nerf facial sortant par le trou stylo-mastoïdien, et origine de la corde du tympan. — 7. Ganglion géniculé. — 8. Grand pétreux superficiel. — 9. Petit pétreux superficiel. — 10. Ganglion d'Andersch (du glosso-pharyngien). — 11. Rameau de Jacobson. — 12. Nerf de la trompe d'Eustache. — 13. Filet carotico-tympanique s'anastomosant avec le plexus carotidien du grand sympathique. — 14. Petit pétreux profond interne. — 15. Petit pétreux profond externe. — 16. Muscle de l'étrier dans la pyramide. — 17. Veine jugulaire interne. — 18. Artère carotide interne. — 19. Ganglion cervical supérieur du grand sympathique.

dien et se dirige en dedans vers le pneumogastrique, dans lequel il se jette. Ce rameau s'accole à un autre rameau venu du pneumogastrique en sens inverse, et se place avec lui sur la face antérieure de la veine jugulaire interne, contre la paroi osseuse du trou déchiré postérieur. On désigne ce rameau sous le nom de *nerf de la fosse jugulaire*.

5º La *corde du tympan* part du facial un peu avant sa sortie de l'aqueduc de Fallope, traverse un conduit particulier qui se dirige en avant et en haut, et pénètre dans la caisse du tympan pour se placer à la face interne de la membrane du tympan, entre la couche muqueuse et la couche fibreuse. A ce niveau, ce nerf est situé dans le tiers supérieur de cette membrane, décrit une courbe à concavité inférieure, se place entre le manche du marteau et la grande branche de l'enclume, et sort de la cavité du tympan par un conduit oblique en bas et en avant, et parallèle à la scissure de Glaser. La corde du tympan, après ce trajet curviligne, et sans avoir donné de rameaux sur son trajet, sort au voisinage de l'épine du sphénoïde et se jette aussitôt dans le lingual, avec lequel elle se fusionne. Disons toutefois que Cl. Bernard admet des anastomoses entre la corde du tympan et les rameaux du grand sympathique qui entourent l'artère méningée moyenne. La corde du tympan, après s'être mêlée aux filets du lingual, se divise en deux parties : elle se rend à la glande sous-maxillaire et à la langue.

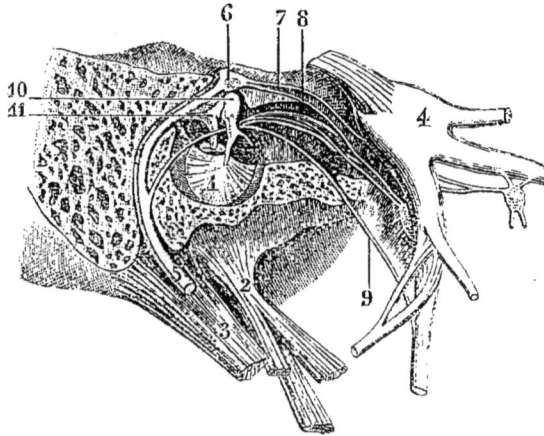

Fig. 487. — Corde du tympan du côté droit, vue par sa face externe.

1. Membrane du tympan. — 2. Bouquet anatomique de Riolan. — 3. Digastrique. — 4. Ganglion de Gasser (trijumeau). — 6. Ganglion géniculé (facial). — 7. Grand pétreux superficiel. — 8. Petit pétreux superficiel. — 9. Corde du tympan. — 10. Marteau. — 11. Enclume.

6° L'anastomose du glosso-pharyngien est un petit rameau qui passe par un petit conduit spécial et qui vient, dans le trou déchiré postérieur, se jeter au-dessous du ganglion d'Andersch, dans le glosso-pharyngien.

7° Le rameau du digastrique se détache du tronc du facial immédiatement au-dessous du trou stylo-mastoïdien, et se jette dans le ventre postérieur du digastrique.

8° Le rameau du stylo-hyoïdien se comporte de la même façon et se jette dans le muscle de même nom. Il naît quelquefois en même temps que le précédent.

9° Le rameau du stylo-glosse et du glosso-staphylin prend naissance à peu près au même niveau, et se porte en avant dans les muscles de même nom. Ce rameau est désigné par quelques auteurs sous le nom de rameau lingual.

10° Le nerf *auriculaire postérieur* se détache du facial au-dessous du trou stylo-mastoïdien et se porte en arrière, en croisant la face externe de l'apophyse mastoïde, au niveau de laquelle il reçoit un petit rameau du plexus cervical. Puis, il se divise en plusieurs rameaux, dont les uns se portent en arrière dans le muscle occipital, tandis que les autres se dirigent en haut dans les muscles auriculaires postérieur et supérieur.

Physiologie.

Le facial anime tous les muscles peauciers du corps placés au-dessus de la clavicule, c'est-à-dire du crâne, de la face et du cou. Lorsqu'il est paralysé, le côté malade est dépouvu d'expression, parce que les muscles qu'il anime ne peuvent plus se contracter.

Le facial exerce une action indirecte sur les organes des sens situés dans la face, car il anime les muscles qui protègent les appareils des sens ou qui concourent à leur perfection. C'est ainsi que, dans la paralysie du nerf facial, les muscles de l'ouïe sont paralysés. Il en est de même du muscle orbiculaire et du muscle de Horner, des muscles qui agissent sur les narines, et des muscles du voile du palais.

Le nerf facial est sensible. Cette proposition n'est pas douteuse, puisque l'on admet la sensibilité du nerf intermédiaire de Wrisberg, et que ce nerf partage la distribution du facial. Si le nerf intermédiaire de Wrisberg n'était pas sensible, le nerf facial emprunterait sa sensibilité aux rameaux anastomotiques du glosso-pharyngien, du pneumogastrique, de l'auriculo-temporal, du plexus cervical, et aux branches terminales du trijumeau, qui s'anastomosent avec lui sur différents points de son trajet.

Le facial est le siège d'une sensibilité récurrente très manifeste. Cl. Bernard a fait de très nombreuses expériences sur ce nerf. Lorsqu'on coupe le tronc du facial et qu'on pince le bout central du nerf, l'animal pousse des cris de douleur. D'où vient cette sensibilité sur le bout central d'un nerf moteur ? Ce sont des filets du trijumeau qui s'anastomosent avec les branches terminales du facial, et qui présentent un trajet récurrent dans le tronc du facial jusqu'au bulbe. Le trijumeau donne donc au facial sa sensibilité récurrente.

Relativement à la corde du tympan, nous ne connaissons pas encore le dernier mot sur sa fonction. De temps en temps une expérience nouvelle vient renverser ce qu'on avait déjà dit sur ce nerf si singulier. Est-il moteur ? Est-il sensitif ? Est-il sympathique ? D'après certains physiologistes, le lingual serait doué de sensibilité tactile, et la corde du tympan serait le nerf du goût (Lussana, de Padoue).

Claude Bernard a expliqué l'action de la corde du tympan sur le goût en admettant qu'elle détermine l'érection des papilles de la langue. Cette action motrice a été niée par Schiff et Lussana.

Vulpiau est venu dernièrement (Société de Biologie, 18 janvier 1873) faire part d'expériences qui prouvent que ce nerf est moteur. Si l'on coupe à un animal le grand hypoglosse et la corde du tympan du même côté, l'excitation du lingual n'amène aucun mouvement dans la langue ; si l'on répète l'expérience en laissant intacte la corde du tympan, la langue est agitée de mouvements convulsifs. Il est impossible de se prononcer aujourd'hui d'une manière définitive sur les fonctions de cette branche nerveuse. Comment faire accorder les expériences de Vulpian avec les remarques de Stich, de Berlin, qui a observé la paralysie du goût coïncidant avec la paralysie faciale (1857), et avec les expériences de Lussana, de Padoue (*Gaz. méd. ital.*, n°s 14, 15 et 16), qui paralyse le sens du goût en divisant la corde du tympan dans l'oreille moyenne ?

La corde du tympan n'est pas un nerf moteur, mais dans certaines circonstances ce nerf peut transmettre des mouvements à la langue. — Vulpian (Soc. de Biol., 1873) a rendu compte d'expériences curieuses sur la corde du tympan.

La *corde du tympan*, excitée directement par le pincement ou le galvanisme, ne produit pas de mouvements dans la masse de la langue. Mais elle provoque des mouvements énergiques lorsque l'action du nerf moteur, l'hypoglosse, est supprimée. Voici les expériences :

1º On coupe chez un chien, d'un côté, le nerf hypoglosse ; au bout de quatre jours environ, le *bout périphérique* a perdu sa motricité ; excité, il ne fait plus contracter les muscles ; mais alors le lingual, nerf sensitif, acquiert la propriété motrice dévolue à l'hypoglosse ; si, après l'avoir coupé, on excite le *bout périphérique*, on obtient dans la langue non pas de faibles contractions, mais des mouvements de projection de l'organe.

Donc le lingual, après la section de l'hypoglosse, acquiert la propriété motrice ; le nerf sensitif remplace le nerf moteur !

2º La motricité acquise par le nerf lingual est fournie par la corde du tympan, ce que l'expérience suivante tend à démontrer.

On sectionne les deux hypoglosses, et en outre, d'un côté, la corde du tympan. Or, du côté où le nerf hypoglosse est seul coupé, le lingual acquiert la propriété motrice ; du côté où l'hy-

poglosse et la corde du tympan ont été coupés, le lingual n'acquiert pas du tout de propriété motrice; sectionné à son tour, excité dans son bout périphérique, il ne produit aucun mouvement dans la langue.

Donc la *propriété motrice acquise par le lingual est liée à l'intégrité de la corde du tympan.*

3º Une troisième expérience permet de reconnaître directement que c'est la corde du tympan qui produit cette action motrice du nerf lingual; en effet, si l'on coupe l'hypoglosse seul, la corde du tympan étant excitée produit des mouvements dans la langue; elle devient *motrice*, tandis qu'à l'état normal elle est *sensitive* ou tout au plus *vaso-motrice*.

Il semble donc logique d'admettre que *la corde du tympan acquiert des propriétés motrices après la section du nerf hypoglosse* et qu'elle transmet ces propriétés au nerf lingual, probablement par l'intermédiaire des filets qu'elle envoie à ce nerf.

Ces expériences démontrent également, comme l'ont prouvé P. Bert et Vulpian, que la fibre nerveuse ne possède par elle-même aucune propriété motrice ou sensitive; elle est un conducteur indifférent, servant à conduire le courant sensitif ou le courant moteur suivant les rapports qu'elle affecte avec les centres nerveux. (Voir le développement de ce fait dans mon *Manuel de physiologie.*)

La *corde du tympan* appartient au grand sympathique; c'est un nerf vaso-moteur, ou mieux, vaso-dilatateur. L'excitation du bout périphérique de la corde du tympan divisée produit une légère augmentation de température, et surtout une vive rougeur de la face dorsale et du bord de la langue du côté correspondant.

Pathologie.

Une tumeur intra-crânienne, une lésion du noyau d'origine du facial, la fracture du rocher, la carie du rocher, les blessures dans la région parotidienne, une forte contusion du nerf facial produite chez l'enfant nouveau-né par l'application du forceps, peuvent amener la *paralysie faciale.* Celle-ci s'observe quelquefois à la suite d'un refroidissement, *a frigore.* Si la cause de la paralysie siège au-dessous du rocher, on dit qu'il y a *paralysie superficielle*, et cette paralysie n'affecte que les branches terminales du nerf. Les muscles du côté sain entraînent ceux du côté malade; le côté paralysé est absolument immobile, à moins que la paralysie ne soit incomplète. Lorsque la cause de la paralysie réside dans le crâne ou dans le rocher, avant l'origine des rameaux collatéraux qui naissent dans le rocher, la paralysie est dite *profonde;* elle s'accompagne alors de la paralysie des muscles auxquels se rendent ces rameaux collatéraux: muscles du voile du palais, muscles de l'ouïe.

On a décrit des *névralgies* siégeant sur les filets sensitifs du facial; mais sont-elles bien authentiques? C'est sur le trijumeau que siègent ordinairement les névralgies.

Gubler a décrit des *paralysies alternes* symptomatiques de lésions de la protubérance. Les lésions des hémisphères produisent l'hémiplégie du corps et celle de la face du côté opposé à la lésion, de sorte que la moitié de la totalité du corps est paralysée. Dans quelques cas, on voit l'hémiplégie faciale d'un côté et celle du corps du côté opposé : c'est là ce qu'on appelle une paralysie alterne.

La pathologie nous donne des renseignements sur le trajet probable de la racine intra-cérébrale du facial. On a pratiqué l'autopsie de deux hémiplégiques qui présentaient une paralysie de l'orbiculaire des paupières (cas de Huguenin et Hallopeau, 1879). Dans les deux cas, le foyer apoplectique siégeait dans le noyau lenticulaire du corps strié. Hallopeau pense avec raison que la racine intra-cérébrale du facial part d'un point quelconque de l'écorce du cerveau, traverse le noyau lenticulaire et gagne le pédoncule cérébral. Ce faisceau de fibres ne pénétrerait pas dans la capsule interne, dont les lésions ne donnent pas de paralysie de l'orbiculaire, mais dans l'*anse lenticulaire*, avec laquelle ils viennent se placer à la partie interne du pédoncule cérébral, pour s'entre-croiser dans la protubérance et gagner le noyau qui leur est commun avec le nerf moteur oculaire externe.

Les faits d'hémiplégie, par suite d'oblitération de l'artère sylvienne, ne contredisent pas l'explication de Hallopeau (voir, plus loin, la *circulation du cerveau*).

VIII. — NERF AUDITIF OU ACOUSTIQUE.

Huitième paire.

Le nerf auditif ou acoustique, nerf de sensibilité spéciale, se porte à l'oreille interne et s'y distribue complètement.

Origine apparente. — Il nait du bulbe par deux faisceaux de racines. La *racine antérieure* émerge du bulbe au niveau de la fossette latérale et provient du pédoncule cérébelleux inférieur entre le facial et le glosso-pharyngien. La *racine postérieure* vient du plancher du quatrième ventricule, où ces divisions constituent les barbes du calamus scriptorius. Ce faisceau se dirige en dehors, contourne le bord inférieur du pédoncule cérébelleux inférieur, et se réunit au faisceau antérieur pour former le tronc du nerf auditif. On trouve un petit ganglion, signalé par Stilling, au niveau du point où la racine postérieure contourne la face inférieure du pédoncule cérébelleux inférieur.

Origine réelle. — La racine postérieure se porte sur le plancher du quatrième ventricule ; elle s'irradie en se dirigeant vers le sillon médian, où elle se jette dans des cellules nerveuses voisines de ce sillon médian. Ces racines se montrent sur le plancher du quatrième ventricule sous forme de lignes blanches, qu'on décrit sous le nom de *barbes du calamus scriptorius.*

La racine antérieure passe entre le faisceau latéral du bulbe et le pédoncule cérébelleux inférieur, et se porte également dans des cellules nerveuses du plancher du quatrième ventricule, où elles forment l'*aile grise externe.*

Schrœder van der Kolk n'a pas pu suivre les racines postérieures ou barbes du calamus au delà de la ligne médiane ; mais, comme les groupes de cellules des nerfs moteurs sont placés à ce niveau, il pense que ces racines se mettent en rapport avec les cellules des nerfs moteurs. Ces anastomoses seraient le siège des actions réflexes de l'auditif sur les nerfs moteurs. C'est probablement de cette manière qu'il faut expliquer notre position instinctive particulière lorsque notre oreille est frappée par un bruit violent.

Trajet et rapports. — Le nerf auditif, une fois constitué, se porte transversalement en dehors, parallèlement au facial qui est situé au-dessus de lui, et pénètre jusqu'au fond du conduit auditif interne, où il se divise en plusieurs rameaux qui pénètrent dans l'oreille interne pour s'y terminer. Dans son trajet, le nerf auditif, qui a une longueur de 5 à 6 centimètres, présente la forme d'une gouttière à concavité supérieure. Dans cette gouttière, est situé le tronc arrondi du facial, qui est séparé de l'auditif par le *nerf intermédiaire de Wrisberg.*

Pour la terminaison du nerf dans l'oreille, voy. *Splanchnologie,* tome III.

Comme tous les nerfs de sensibilité spéciale, le nerf auditif est d'une consistance molle et ne présente pas d'anastomoses.

IX. — NERF GLOSSO-PHARYNGIEN.

Neuvième paire.

Dissection. — On s'y prendra différemment pour préparer la portion de ce nerf située dans le rocher et celle qui est placée au-dessous du crâne.

1° *Dans le rocher.* — On peut arriver à préparer ce nerf, de même que le rameau de Jacobson et les nerfs petits pétreux, au moyen d'une fine gouge et d'un maillet ; mais il faut, pour y arriver, être d'une grande habileté dans le maniement de ces instruments. De plus, on court le risque, à chaque instant, de diviser les nerfs. Il est bien préférable de faire macérer dans l'acide chlorhydrique étendu de moitié d'eau un temporal articulé. Au bout de quelques jours, le scalpel mordant facilement dans le tissu osseux ramolli, on arrive facilement à découvrir le rameau de Jacobson en enlevant la paroi externe de la caisse du tympan. Il est bon de prendre pour point de départ des incisions le trou déchiré postérieur, au niveau du ganglion d'Andersch. En suivant ensuite les ramifications du rameau de Jacobson, on arrive facilement à découvrir toutes ses anastomoses.

2° *Hors du crâne.* — La préparation est sensiblement la même que celle du maxillaire inférieur, de la portion cervicale du pneumogastrique et du ganglion cervical supérieur du grand sympathique.

On commencera la dissection de ces nerfs après avoir achevé celle des nerfs cervicaux, en la faisant du même côté où ces derniers auront été préparés, ce qui facilitera beaucoup le travail. Si cependant on voulait commencer cette préparation sur un sujet encore entier, il faudrait mettre à découvert le sterno-cléido-mastoïdien, en conservant l'anse nerveuse qui l'entoure, le couper à ses attaches inférieures et le rejeter en dehors et en haut, en ayant grand soin de ménager le nerf spinal qui le traverse vers son tiers supérieur. On désarticule la mâchoire inférieure après l'avoir sciée dans sa symphyse, et on l'enlève en laissant la glande sous-maxillaire, la langue et le pharynx en rapport avec le cou. De cette manière, on gagne l'espace nécessaire pour disséquer les troncs nerveux situés sous le bord antérieur du sterno-cléido-mastoïdien, après avoir, toutefois, coupé l'apophyse styloïde à sa base et l'avoir renversée en avant, avec tous les muscles qui s'y insèrent, mais en ménageant les filets nerveux qui entrent dans ces muscles. Il est inutile de donner des règles spéciales pour la dissection des nerfs qui nous occupent ; il suffit de recommander de conserver soigneusement les communications qu'ils ont, soit entre eux, soit avec les nerfs cervicaux. Les branches antérieures des nerfs cervicaux pourront d'ailleurs être en partie enlevées, si elles gênent pendant la préparation.

Tableau des branches du glosso-pharyngien.

Branches collatérales :	Quatre au niveau du trou déchiré.	Nerf de Jacobson.
		Anastomose du pneumogastrique.
		— du grand sympathique.
		— du facial.
	Cinq sur son trajet.	Rameau des muscles digastrique et stylo-hyoïdien.
		— du stylo-glosse.
		— carotidiens.
		— pharyngiens.
		— tonsillaires.

Branches terminales. — Rameaux du tiers postérieur de la muqueuse linguale.

Résumé du nerf glosso-pharyngien.

Le nerf glosso-pharyngien, nerf mixte, *naît* dans le sillon latéral du bulbe, au-dessous de l'auditif, au-dessus du pneumogastrique. Il se *dirige* ensuite en dehors et traverse le trou déchiré postérieur à sa partie interne, dans un conduit ostéo-fibreux particulier. Dans le trou déchiré, il présente un renflement ou *ganglion d'Andersch ;* puis, il décrit une courbe à concavité antérieure et supérieure pour venir se terminer au tiers postérieur de la *muqueuse linguale*, à laquelle il donne la sensibilité.

Dans son trajet, ce nerf *s'anastomose* avec le grand sympathique, le facial et le pneumogastrique. Il fournit des filaments aux muscles digastrique, stylo-hyoïdien, stylo-glosse, constricteur moyen du pharynx, stylo-pharyngien et à quelques muscles du voile du palais : péristaphylin interne et palato-staphylin. Il donne la sensibilité, en partie du moins, à l'isthme du gosier, au pharynx et aux amygdales. Il donne, en outre, quelques filets nerveux au plexus carotidien, et le *nerf de Jacobson,* qui se porte dans la caisse du tympan et se divise en six rameaux, dont trois sont destinés à la muqueuse de la caisse et de la trompe d'Eustache, tandis que les trois autres s'anastomosent avec le grand sympathique dans le canal carotidien et avec le facial à la face antérieure du rocher.

Il est à remarquer qu'il s'anastomose cinq fois avec le *facial,* deux fois sur la face antérieure du rocher, une fois sur le bord postérieur du rocher, deux fois au niveau des muscles digastrique, stylo-hyoïdien et stylo-glosse.

Description du nerf glosso-pharyngien.

Origine apparente. — Le glosso-pharyngien naît du sillon latéral du bulbe, entre le corps restiforme et le faisceau latéral, entre l'auditif qui est au-dessus et le pneumogastrique qui est au-dessous.

Origine réelle. — Les fibres du glosso-pharyngien pénètrent dans le bulbe et se portent vers un groupe de cellules nerveuses situées sur le plancher du quatrième ventricule, noyau commun aux 9e, 10e et 11e paires, formant sur le plancher une saillie appelée *aile grise.* Des fibres transversales, entre-croisées sur la ligne médiane, réunissent les deux groupes de cellules.

Trajet. Direction. Rapports. — Il se porte vers le trou déchiré postérieur qu'il traverse, puis il se dirige vers la base de la langue en décrivant une courbe à concavité antérieure.

Nous l'examinerons dans trois portions différentes.

1º *Dans le crâne.* — Les racines du glosso-pharyngien convergent et forment un faisceau triangulaire qui se porte en dehors et en haut vers le trou déchiré postérieur, parallèlement au pneumogastrique. Dans son trajet intra-crânien, il est accompagné, comme tous les nerfs crâniens, par une gaine séreuse que lui forme l'arachnoïde jusqu'au trou déchiré postérieur.

Des cellules nerveuses isolées ont été observées par Bidder sur les racines de ce nerf. Un peu avant son entrée dans le trou déchiré postérieur, le glosso-pharyngien est pourvu d'un petit ganglion, le *ganglion d'Ehrenritter*.

2° *Dans le trou déchiré*. — Le glosso-pharyngien traverse le trou déchiré postérieur à sa partie la plus interne, dans un petit conduit spécial séparé du pneumogastrique et du spinal par une cloison ostéo-fibreuse dont on voit la partie osseuse sur le sque-

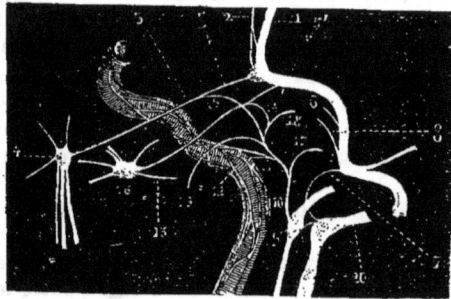

Fig. 488. — Figure schématique montrant les rapports du facial, du glosso-pharyngien et du rameau de Jacobson.

1. Facial. — 2. Nerf de Wrisberg. — 3. Anastomose du grand pétreux superficiel et du petit pétreux profond interne. — 4. Ganglion sphéno-palatin, avec l'origine de ses branches efférentes. — 5. Grand pétreux superficiel. — 5'. Portion du facial, dans l'aqueduc. — 6. Nerf du muscle de l'étrier. — 7. Anastomose du facial et du pneumogastrique. — 8. Corde du tympan. — 9. Glosso-pharyngien et ganglion d'Andersch. — 10. Rameau de Jacobson. — 11. Filet carotico-tympanique. — 12. Branches carotidiennes du grand sympathique. — 13. Petit pétreux profond interne. — 14. Petit pétreux profond externe se jetant dans le petit pétreux superficiel. — 15. Racine végétative du ganglion otique. — 16. Ganglion otique. — 17. Filet du rameau de Jacobson destiné à la muqueuse des environs de la fenêtre ronde. — 18. Filet de la fenêtre ovale. — 19. Filet pour la muqueuse de la trompe d'Eustache. — 20. Pneumogastrique.

lette. Au sortir du trou, le nerf glosso-pharyngien présente un ganglion beaucoup plus volumineux que le précédent, le *ganglion pétreux* ou *ganglion d'Andersch*.

Le ganglion d'Andersch, décrit vers la fin du xviiie siècle par l'anatomiste de ce nom, est ovoïde et situé sur le bord postérieur du rocher, dans une dépression très manifeste, en arrière de l'origine du canal carotidien. Il a une longueur verticale de 2 à 3 millimètres.

3° *Au-dessous du crâne*. — Le glosso-pharyngien passe avec le spinal et le grand hypoglosse dans l'interstice celluleux qui sépare l'artère carotide interne de la veine jugulaire interne. Du côté externe de l'artère où il est situé, il passe au côté antérieur, s'applique sur les côtés du constricteur supérieur du pharynx, entre le stylo-pharyngien qui est en dedans, et le stylo-glosse qui est en dehors ; enfin, il se place sur la face externe de l'amygdale, et plus loin sous la muqueuse buccale.

Branches collatérales. — 1° Le *rameau de Jacobson*, connu depuis la fin du dernier siècle, part du ganglion d'Andersch au niveau du trou déchiré postérieur, et pénètre de bas en haut dans la caisse du tympan par un conduit particulier. Là, il se place dans un sillon que présente le promontoire sur la paroi interne de la caisse du tympan, et se divise en six filets, dont trois anastomotiques et trois muqueux.

Les filets anastomotiques se portent en avant : l'un, désigné par quelques auteurs sous le nom de *carotico-tympanique*, traverse la paroi postérieure du canal carotidien et se jette sur le grand sympathique qui entoure l'artère carotide interne ; les deux autres traversent deux petits orifices au niveau de l'hiatus de Fallope et se jettent, l'un dans le grand nerf pétreux superficiel du facial sous le nom de *petit pétreux profond interne*, l'autre dans le petit pétreux superficiel du facial, sous le nom de *petit pétreux profond externe*. (Voy. *Nerf facial* et *Rocher*.) Ces deux nerfs partagent la distribution des nerfs pétreux superficiels.

Les filets muqueux se portent : l'un en avant dans la muqueuse de la trompe d'Eustache, les deux autres en arrière dans la muqueuse de la caisse du tympan, au niveau de la fenêtre ovale et au niveau de la fenêtre ronde.

2° *L'anastomose du pneumogastrique* est constituée par un petit filet qui manque souvent et qui unit ces deux nerfs au moment où le glosso-pharyngien traverse le trou déchiré postérieur.

3° *L'anastomose du grand sympathique* est constituée aussi par un rameau très grêle qui naît au-dessous du ganglion d'Andersch, et qui descend verticalement pour se jeter dans le rameau carotidien du grand sympathique.

4° *L'anastomose du facial* a été décrite. (Voy. *Facial.*)

5° Les *rameaux des muscles digastrique et stylo-hyoïdien* naissent du glosso-pharyngien immédiatement au-dessous de la base du crâne, et vont s'anastomoser à la surface de ces muscles avec les rameaux que leur envoie le nerf facial. Ils donnent quelquefois quelques filets au stylo-pharyngien.

6° Le *rameau du stylo-glosse* est un petit rameau nerveux qui va s'accoler à celui que le nerf facial envoie à ce muscle.

7° Les *rameaux carotidiens* sont des filaments nerveux au nombre de trois ou quatre, qui descendent vers la bifurcation de la carotide primitive, pour former, avec le grand sympathique et le pneumogastrique, le *plexus inter-carotidien*. (Voy. *Grand sympathique*.)

8° Les *rameaux pharyngiens* sont des filets nerveux, au nombre de deux ou trois, qui se mélangent sur les côtés du pharynx aux nerfs pneumogastrique, spinal et grand sympathique, pour constituer le *plexus pharyngien*. (Voy. *Grand sympathique*.)

9° Les *rameaux tonsillaires* sont des branches assez déliées, que le glosso-pharyngien abandonne à l'amygdale en passant sur sa face externe. Ces filets se distribuent à la muqueuse de l'amygdale et des piliers du voile du palais, ainsi qu'aux muscles péristaphylin interne et palato-staphylin.

Branches terminales. — Le nerf glosso-pharyngien se termine dans le tiers postérieur de la muqueuse linguale par un grand nombre de filaments qui s'anastomosent entre eux et constituent le *plexus lingual*.

Parmi ces rameaux, il y en a quelques-uns qui forment une petite couronne nerveuse autour du trou borgne de la langue.

Le nerf glosso-pharyngien, à sa terminaison, envoie un rameau anastomotique assez considérable au nerf lingual.

Outre ses fibres sensitives et motrices, le glosso-pharyngien renferme des fibres vaso-motrices, ou mieux *vaso-dilatatrices*, mises en évidence par plusieurs physiologistes (Soc. de Biol. 1875). Si l'on coupe le glosso-pharyngien au-dessous du crâne, un courant induit intermittent passant par le bout périphérique, pendant une ou deux minutes, produit une rougeur intense avec dilatation visible des vaisseaux, du même côté de la langue, depuis l'épiglotte jusqu'aux papilles caliciformes. La rougeur s'observe aussi au-dessous de la langue, sur le pilier antérieur du voile du palais et sur l'amygdale du même côté. Il y a aussi augmentation de chaleur.

Il est facile de démontrer que ces filets ne viennent pas du facial.

X. — NERF PNEUMOGASTRIQUE.

Dixième paire.

Dissection. — Pour la *portion cervicale* du pneumogastrique, il faut faire la coupe du pharynx, en ayant soin de faire passer le trait de scie un peu en arrière du trou déchiré postérieur. Il faut diriger cette section un peu en avant et en bas ; on en est quitte pour enlever ensuite une portion du corps de l'atlas et de l'axis. On coupe la trachée, l'œsophage et tous les organes au niveau de l'orifice supérieur du thorax, puis on place sur une table la pièce qui se compose de la moitié antérieure de la tête et des parties molles du cou. On dissèque alors d'arrière en avant, et l'on aperçoit les nerfs qui partent de la dixième paire : nerf laryngé et nerf pharyngien.

On peut encore préparer le nerf en disséquant profondément l'un des côtés du cou, et en attirant vers l'autre côté, au moyen d'érignes, le larynx et le pharynx.

Pour la *portion thoracique*, on ouvre largement le thorax, on porte en avant, en le maintenant au moyen d'érignes ou de fils, le poumon du côté que l'on veut étudier. Alors on aperçoit le nerf sur les côtés de l'œsophage, en arrière des bronches. On le dissèque, et on suit facilement tous ses rameaux.

Pour la *portion abdominale*, il suffit d'ouvrir l'abdomen et d'enlever le péritoine qui recouvre l'estomac. On voit alors manifestement les rameaux qui vont au foie et au plexus solaire.

Si l'on voulait préparer l'ensemble du pneumogastrique, on enlèverait la paroi thoracique antérieure et la paroi abdominale. Alors on combinerait la dissection indiquée pour les trois régions. Il ne faut pas oublier qu'il faut deux préparations, une pour chaque côté, les deux nerfs n'étant pas complètement semblables.

Dissection des divers rameaux du pneumogastrique et d'une partie du grand sympathique. — Pour la dissection des nerfs dans la poitrine, il faut ouvrir cette cavité après avoir désarticulé les clavicules.

Les filets nerveux qui exigent le plus d'attention pendant la préparation sont :

1° Les *filets pharyngiens* du nerf pneumogastrique, qui en naissent à peu près à la hauteur du plexus gangliforme et au-dessus du nerf laryngé supérieur ; on les trouve plus facilement, si l'on tire le pharynx en avant et de côté ; mais il faut se garder de prendre pour un de ces filets le nerf glosso-pharyngien, uni au nerf pneumogastrique à sa sortie du crâne, et qui, quoique peu volumineux, l'est cependant beaucoup plus que les filets pharyngiens de ce dernier.

2° Le *rameau auriculaire* du nerf pneumogastrique étant très profondément situé, il est bien difficile de le disséquer autrement que sur une portion de tête, sur laquelle on exécute une coupe spéciale : la coupe la plus avantageuse consiste à diviser le crâne verticalement en travers, immédiatement derrière la veine jugulaire interne, comme pour la coupe du pharynx. On met à découvert tout le trajet de cette veine jusque dans l'intérieur du crâne ; puis, on la fend en long par sa paroi postérieure, et l'on voit alors à travers ses tuniques une légère saillie transversale, due au rameau auriculaire qui passe au-devant de la veine. Ce rameau étant mis à nu, on en trouve aisément l'origine ; sa distribution, au contraire, exige l'emploi du ciseau et du marteau, avec lesquels on enlève peu à peu la partie postérieure de l'apophyse mastoïde jusqu'à l'aqueduc de Fallope.

3° Les *filets cardiaques superficiels*, que le nerf pneumogastrique fournit depuis la partie moyenne jusqu'à la partie inférieure du cou.

4° Le *filet cardiaque superficiel* du ganglion cervical supérieur, auquel viennent s'unir d'autres filets, fournis par le ganglion cervical moyen (s'il

existe), et ceux du nerf pneumogastrique. Il descend ordinairement ren-
fermé dans la gaine de l'artère carotide.

5° Les *rameaux carotidiens* du grand sympathique, et surtout les filets
des *nerfs* qui accompagnent les petits vaisseaux, vont aux ganglions otique et sous-maxillaire ; il conviendra donc de conserver les artères dans
cette préparation.

6° Les *nerfs cardiaques profonds*, fournis en avant par les ganglions
cervical inférieur et premier thoracique.

7° Dans la poitrine, le *nerf récurrent*, fourni par le nerf pneumogastrique. Ce nerf contourne à gauche la crosse de l'aorte et à droite l'artère
sous-clavière, et remonte derrière ces vaisseaux, collé contre l'œsophage,
pour se porter au larynx. Il faut surtout ménager les *filets cardiaques*, qui
s'anastomosent avec ce nerf. Au reste, le nerf pneumogastrique sera facilement disséqué dans la poitrine, où il donne les plexus pulmonaire et
œsophagien ; pour cela, il sera nécessaire de renverser le poumon vers le
côté opposé. Les filets nerveux du plexus œsophagien qui se rendent à
l'estomac seront disséqués avec la portion abdominale du grand sympathique.

8° On trouve le *plexus cardiaque* en séparant avec précaution la crosse
de l'aorte de l'artère pulmonaire, après avoir enlevé préalablement le péricarde ; on est même étonné du volume considérable qu'acquièrent ces
nerfs en cet endroit ; ils y ont une couleur grisâtre et un aspect corné.
Pour bien voir leur trajet, il faut diviser l'artère brachio-céphalique et la
rejeter à gauche.

Tableau des branches du pneumogastrique.

1° Au cou. . . . {
Nerf pharyngien.
— laryngé supérieur.
— laryngé inférieur.

2° Au thorax. . . {
Nerfs œsophagiens.
— cardiaques.
— pulmonaires.

3° A l'abdomen. . {
Nerfs du foie.
—   de l'estomac.
—   du plexus solaire.

Anastomoses . {
Facial.
Glosso-pharyngien.
Spinal.
Grand hypoglosse.
Grand sympathique.
Nerfs cervicaux.

Résumé du pneumogastrique.

Le pneumogastrique, nerf mixte, naît du sillon latéral du bulbe, immédiatement au-dessous du glosso-pharyngien. De là, il se porte en dehors et
traverse le trou déchiré. Il se coude aussitôt, et se porte verticalement en
bas en traversant le cou, le thorax et l'abdomen.

1° *Dans le cou.* — Le pneumogastrique se dirige verticalement en ac-compagnant l'artère carotide interne, et plus bas la carotide primitive, en arrière et en dehors de laquelle on le trouve. Dans ce trajet, il est situé en dedans de la veine jugulaire interne et en avant des muscles préver-tébraux. Il présente dans cette région deux ganglions : le *ganglion jugu-laire* dans le trou déchiré postérieur, et le *ganglion plexiforme* immédia-tement au-dessous de la base du crâne.

C'est dans ce trajet qu'il fournit les *rameaux pharyngiens* et *laryngés.*

Les premiers se portent dans l'épaisseur des muscles du pharynx, le laryngé supérieur se termine dans la muqueuse du larynx et dans le muscle crico-thyroïdien, tandis que le laryngé inférieur se rend à tous les autres muscles du larynx.

2° *Dans le thorax.* — Le pneumogastrique droit pénètre dans le thorax entre l'artère et la veine sous-clavière, et s'incline ensuite vers la partie droite de l'œsophage. Le gauche pénètre dans cette cavité en passant sur le côté gauche de la crosse de l'aorte, et s'incline ensuite vers la partie gauche de l'œsophage.

Arrivés sur l'œsophage, les deux pneumogastriques accompagnent ce conduit jusqu'à l'orifice œsophagien du diaphragme.

Dans le thorax, le pneumogastrique fournit les *rameaux œsophagiens* dans l'épaisseur de l'œsophage, les *rameaux pulmonaires* qui concourent à la formation du plexus pulmonaire, et les *rameaux cardiaques* qui con-courent à la constitution du plexus cardiaque.

3° *Dans l'abdomen.* — Les pneumogastriques pénètrent dans l'abdo-men avec l'œsophage et se ramifient dans cette région. Celui du côté droit se perd dans la paroi postérieure de l'estomac et dans le *plexus solaire*, tandis que celui du côté gauche se rend à la paroi antérieure de l'estomac et au foie.

Anastomoses. — Ce nerf s'anastomose avec le nerf *facial*, le *glosso-pharyngien*, le *spinal*, le *grand hypoglosse*, le *grand sympathique* et les premiers nerfs cervicaux.

La plus importante de ces anastomoses est celle du *nerf spinal.*

Description du pneumogastrique.

Le nerf pneumogastrique, ou *nerf vague*, est un nerf mixte qui se rend au pharynx, au larynx, au cœur, aux poumons, à l'œsophage, à l'estomac, au foie et au plexus solaire.

Origine apparente. — Le nerf pneumogastrique prend nais-sance sur le sillon latéral du bulbe, qui sépare le corps resti-forme du faisceau latéral, au-dessous du glosso-pharyngien. Cette origine se fait par plusieurs filets.

Origine réelle. — Les fibres de ce nerf pénètrent dans le bulbe et se portent dans un groupe de cellules nerveuses, situé sur les parties latérales du plancher du quatrième ventricule, au-des-sous des cellules d'origine du glosso-pharyngien, et formant avec ces dernières l'*aile grise* du plancher du quatrième ventricule.

Les deux groupes de cellules sont réunis sur la ligne médiane par des fibres entre-croisées. Schrœder van der Kolk croit que les cellules d'origine du pneumogastrique reçoivent les fibres du faisceau latéral de la moelle ; de plus, les mêmes cellules seraient en connexion avec quelques fibres d'origine du trijumeau.

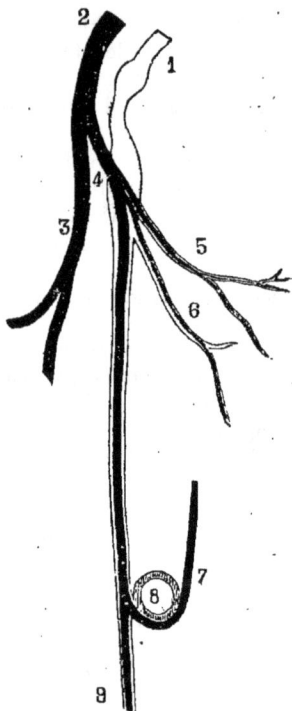

Fig. 489. — Anastomose du pneumogastrique et du spinal (côté droit). Les nerfs noirs sont moteurs, les blancs sont sensitifs.

1. Pneumogastrique.— 2. Spinal. — 3. Branche externe du spinal. — 4. Branche interne se jetant dans le pneumogastrique. — 5. Nerf pharyngien formé de filets moteurs, noirs, et de filets sensitifs, blancs. — 6. Nerf laryngé supérieur, formé aussi par deux ordres de fibres. — 7. Nerf récurrent gauche. — 8. Coupe de l'artère sous-clavière embrassée par l'anse du nerf récurrent.

Nous avons vu que le pneumogastrique est un nerf mixte dès son origine. Dans le trou déchiré postérieur et au-dessous du crâne, il s'anastomose avec des nerfs moteurs ; de sorte qu'il possède au-dessous du crâne une plus grande quantité de fibres motrices, qui s'en détachent plus bas pour donner naissance à des rameaux moteurs. Si on excite le pneumogastrique dans le crâne avant ses anastomoses avec les nerfs moteurs, on provoque des convulsions dans les muscles *constricteurs supérieur* et *inférieur* du pharynx, dans quelques *muscles du voile du palais*, dans l'*œsophage* et dans l'*estomac*.

Anastomoses. — Dans le trou déchiré postérieur et au-dessous du crâne, le pneumogastrique reçoit des anastomoses du facial, du glosso-pharyngien, du spinal, du grand hypoglosse, du grand sympathique et des nerfs cervicaux.

1° La plus importante de ces anastomoses est celle du *spinal*. Ce nerf, au sortir du crâne, se divise en deux branches : la branche interne se jette en totalité dans le pneumogastrique (voyez fig. 489), pour s'en détacher plus loin et concourir à la formation de divers rameaux, dont les principaux sont : le nerf pharyngien, les nerfs laryngé externe et laryngé inférieur.

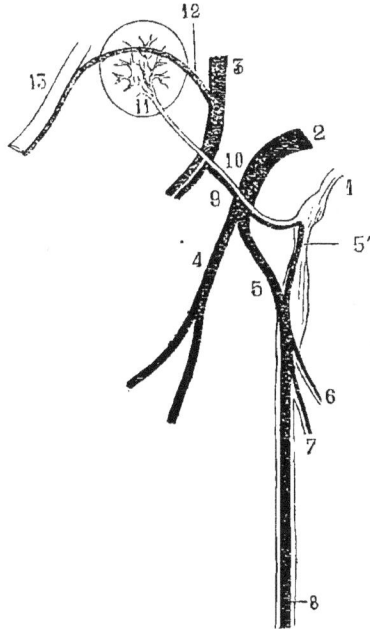

Fig. 490. — Anastomoses du pneumogastrique avec le facial et le spinal (figure schématique); les nerfs noirs sont moteurs, les blancs sont sensitifs.

1. Pneumogastrique et ses deux ganglions. — 2. Spinal. — 3. Facial. — 4. Branche externe du spinal. — 5. Branche interne se jetant dans le pneumogastrique. —5'. Rameau anastomotique du facial descendant avec les filets du pneumogastrique. — 6. Nerf pharyngien. — 7. Nerf laryngé supérieur. — 8. Mélange du pneumogastrique et de la branche interne du spinal. — 9. Filet moteur envoyé par le facial au pneumogastrique. — 10. Rameau auriculaire du pneumogastrique au facial. — 11. Membrane du tympan et terminaison du rameau auriculaire. — 12. Corde du tympan. — 13. Lingual.

2° L'anastomose du *facial* est un échange réciproque de fibres nerveuses entre le pneumogastrique et le facial (fig. 490). Le facial reçoit un filet du pneumogastrique en même temps qu'il lui en envoie un autre. Celui qui vient du pneumogastrique, connu sous le nom de *rameau auriculaire*, se porte en haut et traverse le rocher pour se diviser en trois filaments : l'un qui se rend à la membrane du tympan, un second qui se perd dans la peau tapissant le fond du conduit auditif externe, et un troisième qui traverse l'aqueduc de Fallope pour se jeter dans le tronc du facial. (Voy. *Facial.*)

Le *glosso-pharyngien* envoie un petit filament au ganglion jugulaire du pneumogastrique, au moment où il traverse le trou déchiré postérieur.

Le *grand hypoglosse* abandonne quelques filets au ganglion

plexiforme du pneumogastrique, au moment où il contourne la face externe du ganglion auquel il est contigu.

Le *grand sympathique* s'anastomose avec le ganglion plexiforme par quelques filaments irréguliers que fournit le ganglion cervical supérieur. Ces deux ganglions sont parallèles et presque en contact.

Les *nerfs cervicaux* s'anastomosent avec le ganglion plexiforme du pneumogastrique, par quelques ramifications venues de l'arcade que forment en s'anastomosant les deux premières paires cervicales.

Division. — De son origine à sa terminaison, le nerf pneumogastrique présente à étudier cinq portions : 1° dans le crâne ; 2° dans le trou déchiré ; 3° dans le cou ; 4° dans le thorax ; 5° dans l'abdomen.

1° Portion crânienne du pneumogastrique. — Dans le crâne, les racines de ce nerf forment un faisceau triangulaire dont le sommet correspond au trou déchiré postérieur. Ce faisceau est situé entre le glosso-pharyngien et le spinal. Il a une direction oblique en dehors et en haut.

Il est accompagné par une gaine arachnoïdienne, commune aux trois nerfs qui traversent le trou déchiré postérieur.

2° Portion intra-pariétale. — Dans le trou déchiré, le pneumogastrique est situé dans la même gaine ostéo-fibreuse que le spinal, en avant duquel il est placé. En avant de cette gaine, on trouve celle du glosso-pharyngien, et en arrière, celle de la jugulaire interne.

3° Portion cervicale. — Dans le cou, ce nerf a une direction verticale et présente deux renflements ou ganglions. Le supérieur, *ganglion jugulaire*, est situé immédiatement au-dessous du trou ; il est peu apparent. L'inférieur, *ganglion plexiforme*, est situé immédiatement au-dessous du précédent. Il a 3 centimètres de longueur.

Dans son trajet cervical, il est situé en dehors et en arrière de l'artère carotide interne et de la carotide primitive, en dedans de la veine jugulaire interne. Il est contenu dans la même gaine que l'artère, en avant des muscles prévertébraux.

Le nerf grand sympathique descend dans le cou parallèlement au pneumogastrique, en dedans duquel il est situé, et dont il est séparé par un intervalle de 5 à 6 millimètres.

Avant de pénétrer dans le thorax, le pneumogastrique droit se porte un peu en avant et passe entre l'artère et la veine sous-clavière, parallèlement au grand sympathique et au phrénique. Celui du côté gauche continue son trajet le long de la carotide primitive, et va se placer sur le côté gauche de la crosse de l'aorte.

Dans le cou, le pneumogastrique fournit plusieurs rameaux : les *rameaux pharyngiens*, le *nerf laryngé supérieur*, le *nerf laryngé inférieur* et quelques *rameaux cardiaques*.

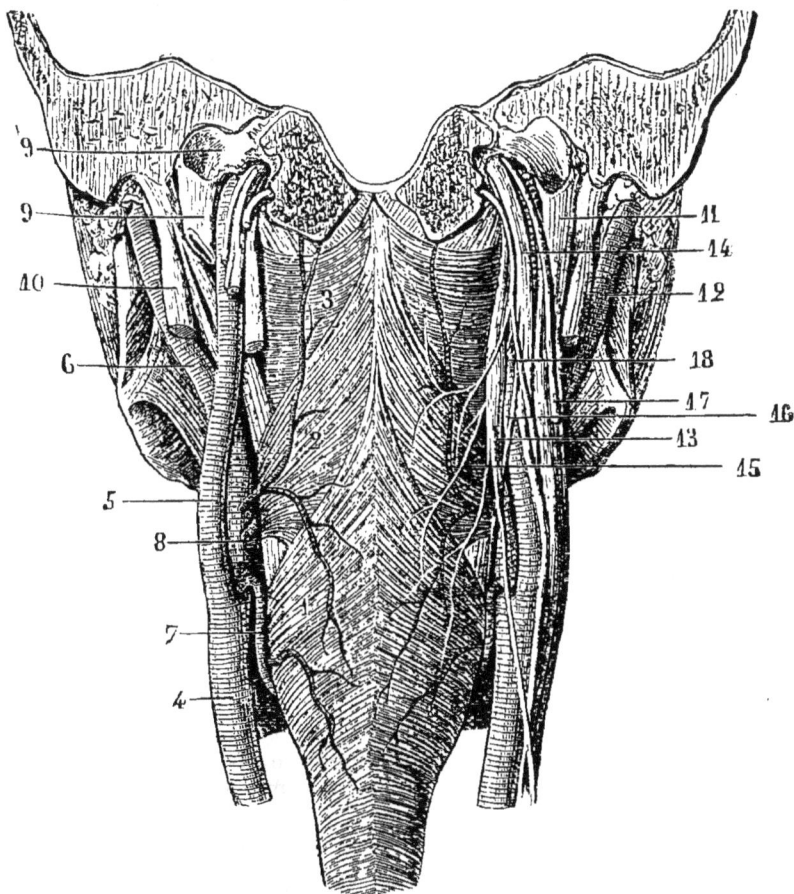

FIG. 491. — Face postérieure du pharynx. Rapports avec les vaisseaux et les nerfs.

1. Constricteur inférieur du pharynx. — 2. Constricteur moyen. — 3. Constricteur supérieur. On voit sur les constricteurs l'artère pharyngienne inférieure. — 4. Artère carotide primitive. — 5. Carotide interne. — 6. Carotide externe. — 7 Artère thyroïdienne supérieure. — 8. Linguale et faciale au-dessus. — 9. Veine jugulaire interne gauche. — 9'. Golfe de la jugulaire interne. — 10. Muscle stylo-hyoïdien. — 11. Veine jugulaire interne droite. — 12. Carotide externe droite. — 13. Ganglion cervical supérieur du grand sympathique. — 14 Pneumogastrique. — 15. Rameau pharyngien du grand sympathique. — 16. Nerf laryngé supérieur. — 17. Nerf spinal. — 18. Glosso-pharyngien. Les mêmes nerfs sont divisés du côté opposé.

Rameaux pharyngiens. — Ces rameaux, au nombre de deux, trois ou quatre, nés de la partie externe du ganglion plexiforme, se portent immédiatement sur les côtés du pharynx, où ils concourent à former le plexus pharyngien avec des rameaux du glosso-pharyngien, du spinal et du grand sympathique. Les filets du pneumogastrique vont à la muqueuse et aux muscles constricteur supérieur et constricteur inférieur ; le glosso-pharyngien se porte également à la muqueuse, ainsi qu'aux muscles constricteur moyen et stylo-pharyngien. (Voy. *Grand sympathique.*)

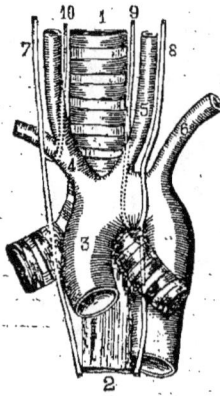

FIG. 492. — Origine des deux nerfs récurrents.

1. Trachée. — 2. Œsophage — 3. Aorte. — 4. Tronc brachiocéphalique artériel. — 5. Carotide primitive gauche. — 6. Sous-clavière gauche. — 7. Pneumogastrique droit. — 8. Pneumogastrique gauche. — 9. Récurrent gauche. — 10. Récurrent droit.

Nerf laryngé supérieur. — Né de la partie inférieure et interne du même ganglion, ce nerf se porte en bas et en avant, en décrivant une courbe à concavité antérieure.

Il s'applique sur la face externe du pharynx et arrive à la face externe de la membrane thyro-hyoïdienne, au-dessous du muscle thyro-hyoïdien. Là, il traverse cette membrane et se répand par de nombreux filaments dans la muqueuse de la partie du larynx, située au-dessus de la glotte. Parmi ces rameaux, il en est un qui descend sur la face postérieure du larynx pour s'anastomoser avec un filet du laryngé inférieur, et quelques-uns qui se portent à la muqueuse de la base de la langue, immédiatement en avant de l'épiglotte.

Avant d'arriver à la membrane thyro-hyoïdienne, le nerf laryngé supérieur fournit un petit rameau, *nerf laryngé externe*, qui se porte en bas et en avant dans le muscle crico-thyroïdien, et traverse ensuite la membrane crico-thyroïdienne, pour se distribuer à la muqueuse de la portion sous-glottique du larynx.

Nerf laryngé inférieur ou récurrent. — Cette branche, volumineuse, destinée aux muscles du larynx, est différente à droite et à gauche à son origine, mais sa terminaison est la même pour les deux côtés.

Le *récurrent droit* vient du pneumogastrique au moment où celui-ci croise l'artère sous-clavière. Il embrasse cette artère en décrivant une courbe concave supérieurement; puis, il se dirige

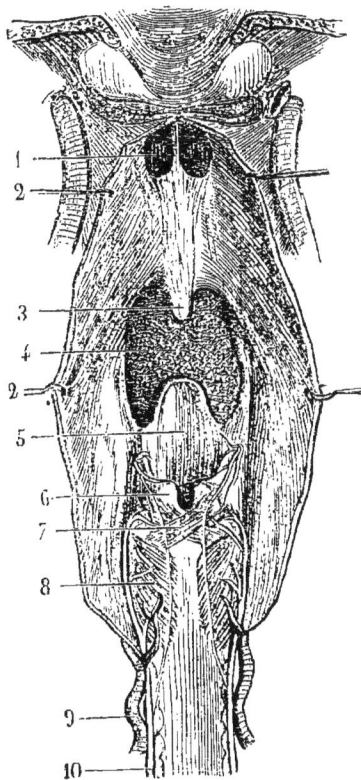

Fig. 493. — Face posté-
rieure du larynx et nerfs
du larynx.

1. Orifice postérieur des fosses nasales. — 2. Bords de la division du pharynx soulevés par des crochets. — 3. Luette. — 4. Base de la langue. — 5. Epiglotte. — 6. Cartilage aryténoïde. — 7. Muscle ary-aryténoïdien. — 8. Muscle crico-aryténoïdien postérieur. — 9. Artère thyroïdienne inférieure. — 10. Nerf récurrent. Entre 5 et 6, on voit la terminaison du nerf laryngé supérieur.

en haut et en dedans vers l'œsophage, en passant en arrière de la carotide primitive droite. Il se place ensuite sur le côté droit de l'œsophage, un peu en arrière de la trachée, passe au-dessous du constricteur inférieur du pharynx, et se divise sur les côtés du larynx, en arrière du cartilage cricoïde, en plusieurs filaments qui vont se distribuer à tous les muscles intrinsèques du larynx. Parmi ces filaments, on en distingue un qui s'anastomose directement avec un filet descendant du laryngé supérieur.

Le *récurrent gauche* vient du pneumogastrique au niveau de la crosse de l'aorte ; il embrasse la concavité de la crosse, en décrivant une courbe à concavité supérieure, et remonte dans une direction verticale, en s'appliquant sur le côté gauche de l'œsophage ; il accompagne l'œsophage jusqu'au larynx, où il se termine de la même manière que le récurrent droit.

Au niveau du cou, l'œsophage déborde un peu la trachée à gauche ; aussi, le récurrent gauche est-il situé, non pas sur le côté même de l'œsophage, mais en avant de lui, dans le sillon qui sépare ce conduit de la trachée.

Dans leur trajet ascendant, les nerfs récurrents donnent des rameaux à la trachée et à l'œsophage. De plus, à son origine, le

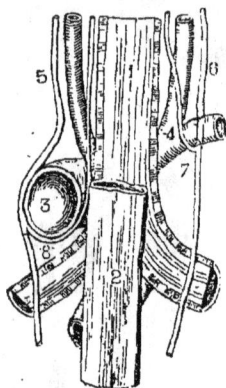

FIG. 494. — Nerfs récurrents. Vue de la face postérieure des branches, de la trachée et de l'œsophage.

1. Trachée d'œsophage. — 3. Coupe de l'aorte. — 4. Origine de l'artère sous-clavière droite. — 5. Nerf pneumogastrique gauche. — 6 Nerf pneumogastrique droit. — 7. Origine du récurrent droit. — 8. Origine du récurrent gauche.

récurrent gauche donne des rameaux qui vont se réunir aux filets nerveux constituant les plexus cardiaque, œsophagien et pulmonaire.

En arrière du larynx, comme on le voit dans la fig. 493, le récurrent s'anastomose avec le larynx supérieur, *anastomose de Galien.*

Anastomose de Galien. — Cette anastomose, située de chaque côté de la face postérieure du larynx, unit le laryngé supérieur au récurrent. Elle provient, en totalité, du nerf laryngé supérieur et elle est de nature sensitive (Vulpian et Philipeaux). Selon F. Franck (Acad. des Sc., 1879), les filets de l'anastomose de Galien se terminent dans la muqueuse de la trachée et des grosses branches. La destruction de l'anastomose de Galien produit l'insensibilité des premières voies aériennes et entraîne consécutivement la stagnation des mucosités donnant lieu à des inflammations plus ou moins étendues des voies respiratoires, bronchite, laryngite, infiltration pulmonaire, etc.

Rameaux cardiaques. — Ces filets nerveux, au nombre de deux ou trois, naissent du pneumogastrique à différentes hauteurs, se dirigent en bas et en dedans, et pénètrent dans le thorax en avant de la crosse de l'aorte et des troncs veineux brachio-céphaliques, pour venir se jeter dans le plexus cardiaque.

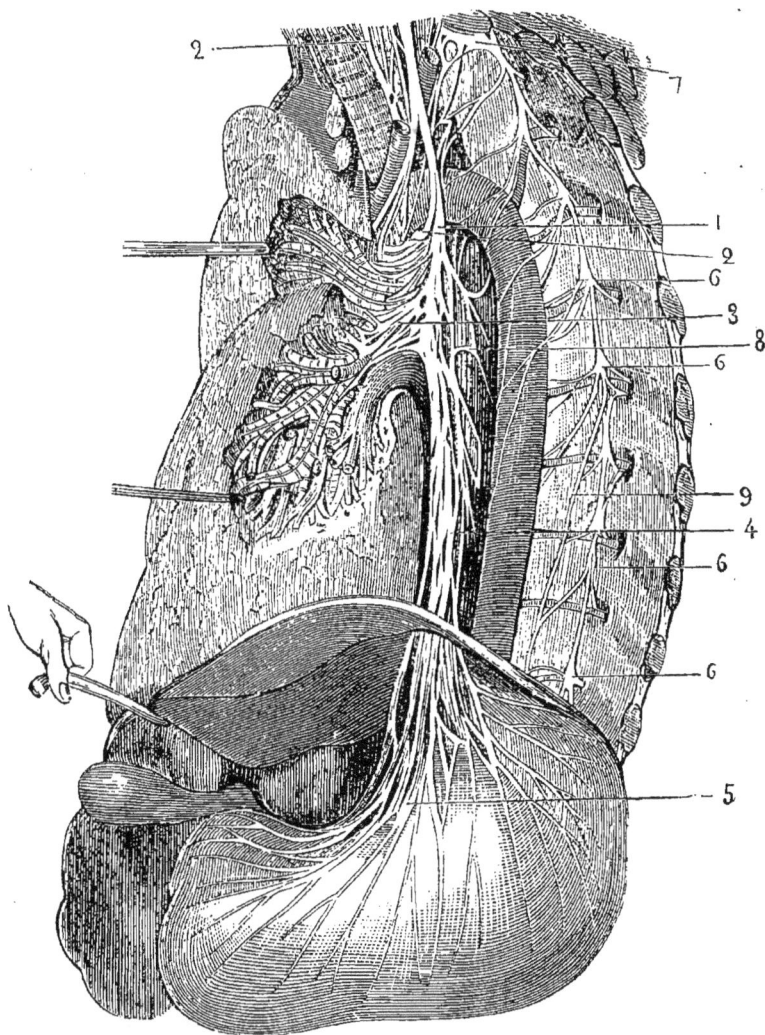

FIG. 495. — Pneumogastrique gauche.

1. Tronc du pneumogastrique au niveau de la crosse de l'aorte. — 2, 2. Récurrent gauche. — 3. Rameaux pulmonaires se portant sur les divisions bronchiques. - 4. Plexus œsophagien. — 5. Filets gastriques terminaux du pneumogastrique. — 6, 6, 6, 6. Ganglions du grand sympathique. — 7 Ganglion cervical inférieur du grand sympathique. — 8. Aorte. — 9. Nerf petit splanchnique se portant vers le plexus solaire.

Nerf de Cyon. — Ce nerf, découvert par Ludwig et les frères Cyon, est confondu, chez l'homme, avec le tronc du pneumogastrique; chez quelques animaux, comme le lapin et le chien, il est séparé du tronc du pneumogastrique, et il peut être découvert à la partie inférieure du cou. Il naît par deux racines sur le laryngé supérieur et sur la portion cervicale du pneumogastrique; il suit ensuite la direction de la carotide primitive, pénètre dans le thorax, s'anastomose avec le premier ganglion thoracique du grand sympathique, et se porte au cœur, dans lequel il pénètre entre les artères aorte et pulmonaire. C'est un nerf modérateur, un nerf d'arrêt du cœur.

4° Portion thoracique. — Dans le thorax, le nerf pneumogastrique gauche descend verticalement et s'applique à la face interne du poumon, dont il est séparé par la plèvre médiastine.

Dans ce trajet, il est d'abord parallèle aux artères carotide primitive et sous-clavière gauches, puis il croise perpendiculairement la face gauche de la crosse de l'aorte, pour s'appliquer ensuite sur le côté gauche de l'œsophage jusqu'au diaphragme.

Celui du côté droit, après avoir croisé la direction de l'artère sous-clavière droite, se porte en arrière et en dedans, vers l'œsophage, dont il parcourt le bord droit jusqu'au diaphragme. Le long du conduit œsophagien, les deux nerfs pneumogastriques donnent de nombreuses branches qui s'anastomosent entre elles et entourent complètement l'œsophage.

Dans son trajet thoracique, l'œsophage fournit des rameaux *cardiaques*, des rameaux *pulmonaires* et des rameaux *œsophagiens*.

Les *rameaux cardiaques* naissent à des hauteurs diverses et très variables. Ils sont au nombre de deux ou trois, et ils se réunissent aux rameaux cardiaques venus de la portion cervicale. Tous ces rameaux se dirigent vers les gros vaisseaux du cœur et s'anastomosent à la base de cet organe avec des rameaux cardiaques du grand sympathique pour former le plexus cardiaque, dont les ramifications se portent dans l'épaisseur du cœur. (Voy. *Grand sympathique.*)

Les *rameaux pulmonaires* naissent au niveau du point où les pneumogastriques croisent la face postérieure des bronches. Ces rameaux, nombreux, se portent vers la bifurcation de la trachée avec des rameaux pulmonaires du grand sympathique pour constituer le *plexus pulmonaire*, dont les ramifications suivent les divisions bronchiques dans l'épaisseur du poumon. Quelques auteurs désignent, sous les noms de *plexus pulmonaire antérieur* et *plexus pulmonaire postérieur*, les branches nerveuses de ces plexus placées en avant et en arrière de la bifurcation de la trachée.

De ces plexus partent quelques rameaux œsophagiens, trachéens et péricardiques.

Les *rameaux œsophagiens* sont formés par de nombreux faisceaux dissociés des pneumogastriques qui se réunissent autour de l'œsophage avec quelques rameaux du grand sympathique. L'ensemble de ces rameaux constitue le *plexus œsophagien*, principalement formé par les pneumogastriques, plexus qui donne de nombreux rameaux aux diverses tuniques qui constituent l'œsophage.

5° Portion abdominale. — Arrivés au diaphragme, les pneumogastriques pénètrent dans la cavité abdominale par l'orifice œsophagien. Celui du côté droit se place en arrière du cardia, tandis que celui du côté gauche se place en avant.

Le premier se jette en grande partie dans le *plexus solaire*, dont les nombreuses ramifications entourent le tronc cœliaque. Quelques-unes de ces divisions se distribuent à la face postérieure de l'estomac.

L'anastomose du pneumogastrique droit avec la partie interne du ganglion semi-lunaire droit constitue une arcade complétée par le nerf grand splanchnique et connue sous le nom d'*anse mémorable de Wrisberg*.

Celui du côté gauche se ramifie immédiatement sur toute la face antérieure de l'estomac, à laquelle il se distribue. Ses ramifications terminales se rendent dans le *foie*, en suivant l'interstice de l'épiploon *gastro-hépatique*.

Usages. — Les usages du pneumogastrique sont trop complexes pour que nous puissions en donner un résumé. Ne pouvant, dans cet ouvrage, traiter longuement cette question de physiologie, nous renvoyons le lecteur aux traités spéciaux.

XI. — NERF SPINAL.

Onzième paire.

Dissection. — Faites la coupe du pharynx, comme pour la portion cervicale du pneumogastrique, et disséquez d'arrière en avant dans l'épaisseur de la parotide. Cette préparation n'est ni longue ni difficile.

Tableau des branches du spinal.

Branches terminales.
- interne.
  - Nerf pharyngien.
  - — laryngé externe.
  - — récurrent.
- externe.
  - Rameau du sterno-mastoïdien.
  - — du trapèze.

Anastomoses. . . .
- Pneumogastrique.
- Nerfs cervicaux.

Description du nerf spinal.

Origine apparente. — Ce nerf, moteur, prend naissance sur le sillon latéral du bulbe, sur le faisceau latéral du bulbe et sur le faisceau latéral de la moelle par un grand nombre de racines.

Les racines *bulbaires* se portent directement en dehors vers le trou déchiré postérieur.

Les racines *médullaires,* qui correspondent aux trois premières vertèbres cervicales, remontent vers les racines bulbaires, auxquelles elles se réunissent pour traverser le trou déchiré postérieur.

Origine réelle. — Les fibres bulbaires du spinal se rendent à un groupe de cellules situé dans l'épaisseur du bulbe, au niveau du bec du calamus scriptorius, en dehors et au-dessous du noyau d'origine du grand hypoglosse. Ces cellules ferment la partie inférieure de la saillie du plancher du quatrième ventricule appelée *aile grise.*

Les fibres médullaires, d'après Luys, se jettent dans les cellules gélatineuses de la corne postérieure, de sorte que ce savant considère le spinal comme un nerf formé de fibres motrices et sensitives. Les auteurs croient, sans l'avoir démontré, que ces fibres se rendent aux cornes antérieures de la substance grise.

Trajet. Direction. Rapports. — Dans le canal rachidien, les racines du spinal sont situées entre les racines antérieures et postérieures des premiers nerfs cervicaux.

Plus haut, elles se placent, en se fasciculant, au-dessous du pneumogastrique, et immédiatement en dehors de lui, dans le trou déchiré postérieur qu'elles traversent.

Ces deux nerfs, dans le trou déchiré, sont contenus dans une seule gaine, en avant de la veine jugulaire interne, en arrière du glosso-pharyngien.

A sa sortie du trou déchiré, le nerf spinal se bifurque aussitôt en branche interne et branche externe.

La *branche interne* se jette sur la face externe du ganglion plexiforme du pneumogastrique, descend le long de ce nerf et s'en détache pour constituer les nerfs pharyngien, laryngé externe et récurrent. (Voy. *Pneumogastrique.*)

La *branche externe* se porte en dehors et en bas, au-dessous de la glande parotide, traverse le sterno-cléido-mastoïdien, dans l'épaisseur duquel elle fournit de nombreux filaments, et se dirige ensuite en dehors et en bas, en croisant la région sus-claviculaire pour se terminer à la face profonde du trapèze.

Anastomoses. — Il s'anastomose par un petit filet avec le ganglion supérieur du pneumogastrique, et par sa branche interne, avec le ganglion plexiforme de ce même nerf. (Voy. *Pneumogastrique*.)

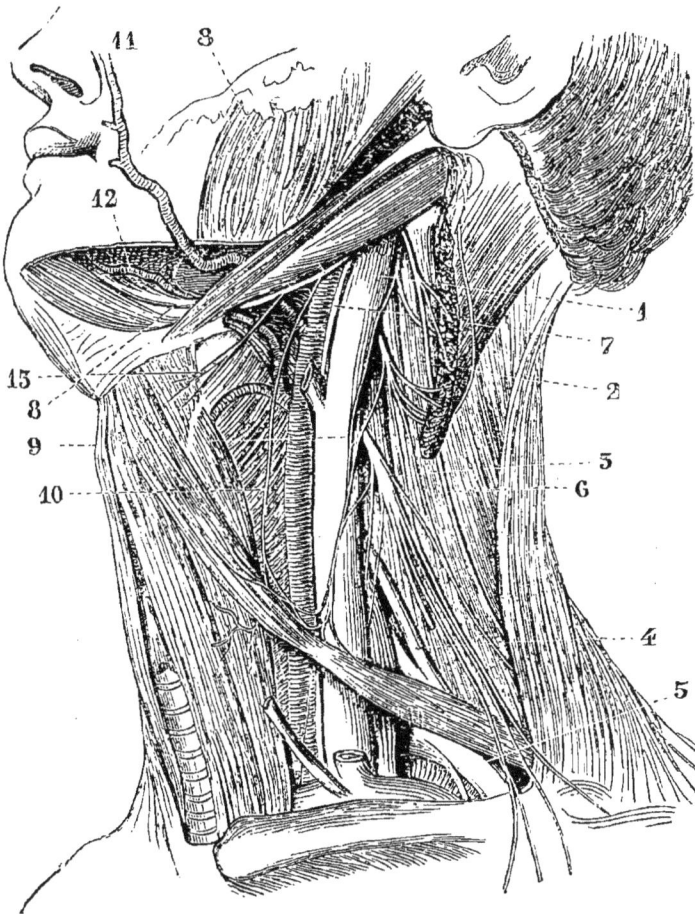

Fig. 496. — Régions latérale et antérieure du cou (plexus cervical profond, etc.).

1. Veine jugulaire interne. — 2. Deuxième paire cervicale. — 3. Troisième paire cervicale. — 4. Quatrième paire cervicale. — 5. Plexus brachial. — 6. Nerf du trapèze. — 7. Nerf pneumogastrique. — 8, 8. Nerf grand hypoglosse. — 9. Branche descendante interne du plexus cervical. — 10. Branche descendante du grand hypoglosse formant avec la précédente une anse nerveuse d'où partent les rameaux des muscles sous-hyoïdiens. — 11. Artère faciale. — 12. Artère linguale née d'un tronc commun avec la thyroïdienne supérieure. — 13. Rameau du grand hypoglosse se portant au muscle thyro-hyoïdien.

Il s'anastomose aussi avec les nerfs cervicaux : 1° dans le canal rachidien, avec les racines postérieures du premier nerf cervical;

2° dans l'épaisseur des muscles sterno-cléido-mastoïdien et trapèze, avec les trois ou quatre premiers nerfs cervicaux.

Usages. — Ce nerf préside, en partie, aux mouvements du
sterno-mastoïdien et du trapèze, qui reçoivent aussi des filets du
plexus cervical. Il anime les muscles intrinsèques du pharynx et
tous les muscles du larynx.

Ou pourrait diviser ce nerf en deux portions bien distinctes :

1° La branche interne ou *laryngo-pharyngée*, qui correspondrait
aux racines bulbaires du spinal ;

2° La branche externe ou *trapézo-sterno-mastoïdienne*, qui com-
prendrait les racines médullaires.

Ces deux branches sont simplement accolées.

XII. — NERF GRAND HYPOGLOSSE.

Douzième paire.

Dissection. — La préparation que nous allons indiquer peut servir
pour tous les nerfs de la langue. Ces nerfs sont plus facilement préparés
lorsqu'on les suit depuis leur terminaison jusqu'à leur origine.

Sciez le maxillaire inférieur sur la ligne médiane, détachez les parties
molles qui s'insèrent sur sa concavité, et désarticulez le côté correspondant de l'os.

Tirez la pointe de la langue au dehors avec un crochet, une érigne ou
des fils.

Vous trouverez le grand hypoglosse au-dessus de la grande corne de l'os
hyoïde, et le lingual un peu plus haut sur la face externe de l'hypoglosse.

Suivez ces troncs nerveux jusqu'à leur terminaison, en conservant les
rapports, autant qu'il sera possible. Suivez ensuite les mêmes troncs vers
leur origine. Il faut ici beaucoup de précaution. On enlèvera avec soin la
parotide ; l'artère carotide et la veine jugulaire resteront en place. Une
dissection attentive permettra de trouver les branches collatérales du nerf.

On suivra de même le lingual jusqu'au maxillaire inférieur, en enlevant
avec soin les ptérygoïdiens.

On trouvera le glosso-pharyngien à la base de la langue ; il sera facile
de le suivre jusqu'au trou déchiré.

Tableau des branches du grand hypoglosse.

Branches collatérales.	Branche descendante. Rameau du thyro-hyoïdien. Rameau du génio-hyoïdien.
Branches terminales.	Branches musculaires pour les muscles de la langue.
Anastomoses. . . .	Lingual. Pneumogastrique. Grand sympathique. Nerfs cervicaux.

Description du nerf grand hypoglosse.

Origine apparente. — Il prend naissance sur la face antérieure du bulbe, dans le sillon séparant la pyramide de l'olive, par une dizaine de racines qui se groupent en un ou deux faisceaux, et se portent en avant et en dehors dans le trou condylien antérieur, qu'elles traversent, avec une petite branche artérielle venue de la pharyngienne inférieure.

Origine réelle (fig. 497). — Les racines du grand hypoglosse pénètrent dans le bulbe et se dirigent en arrière, pour se jeter

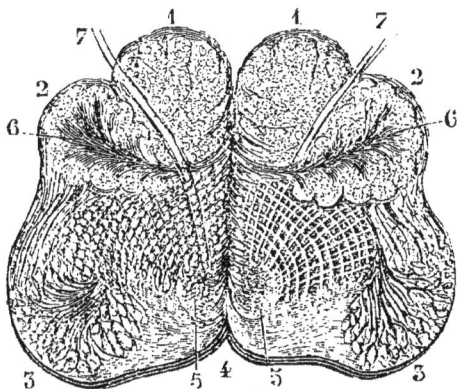

Fig. 497-498. — Coupe transversale du bulbe vers son tiers supérieur, d'après Luys.

1, 1. Pyramides antérieures. — 2, 2. Olives — 3, 4. Corps restiformes. — 4. Sillon médian postérieur du bulbe et plancher du quatrième ventricule. — 5, 5. Noyaux gris d'où naissent les nerfs grands hypoglosses. — 6, 6. Tubes afférents des olives. — 7, 7. Nerfs grands hypoglosses, venant des noyaux 5, 5, et émergeant en dehors de la pyramide.

dans un groupe de cellules nerveuses situé près de la ligne médiane, vers la partie inférieure du calamus scriptorius. Les deux groupes de cellules sont reliés entre eux par des fibres nerveuses qui s'entre-croisent en se portant en haut et en dedans.

Ce groupe de cellules forme *l'aile blanche interne*, légère saillie située immédiatement en dehors du calamus scriptorius.

Quelques fibres, selon Schrœder van der Kolk, prennent naissance dans les cellules du corps olivaire.

Il y aurait donc un noyau d'origine *principal* et un noyau *accessoire* pour le grand hypoglosse. Le *noyau principal* et le *noyau accessoire* donnent naissance à deux espèces de fibres qui paraissent avoir des fonctions distinctes. Celles qui partent du noyau principal servent probablement aux mouvements de la langue ayant rapport à l'articulation des sons, les autres au mouvement de déglutition. MM. Gubler et Raymond ont observé l'abolition des premiers et la conservation du mouvement de déglutition chez un malade atteint de paralysie glosso-labio-laryngée, dont le noyau principal était seul complètement détruit.

Trajet. Direction. Rapports. — Dans le crâne, ce nerf est accompagné par un repli séreux que lui fournit l'arachnoïde. Au sortir du trou condylien antérieur, le nerf grand hypoglosse se dirige en bas et en avant, en décrivant une courbe dont la concavité regarde en avant et en haut.

Dans sa première portion, il passe en arrière des trois nerfs qui sortent par le trou déchiré postérieur et de la carotide interne ; il décrit autour d'eux une courbe à concavité interne.

Il s'anastomose à ce niveau avec plusieurs nerfs et fournit la branche descendante.

Il se porte ensuite parallèlement aux muscles styliens ; il recouvre la carotide externe ; il est recouvert par le stylo-hyoïdien et le digastrique, vers la grande corne de l'os hyoïde, au-dessus de laquelle il est situé et dont il est séparé par un intervalle de 6 à 8 millimètres.

Il gagne la face externe du muscle hyo-glosse, au niveau de laquelle il s'anastomose avec le lingual, puis il passe entre ce muscle et le mylo-hyoïdien.

Au niveau de la grande corne de l'os hyoïde, il donne un filet au muscle thyro-hyoïdien, et plus loin il fournit celui du génio-hyoïdien.

1° La **branche descendante** se sépare du grand hypoglosse le plus souvent au moment où ce nerf quitte les vaisseaux et nerfs situés au-dessous de la base du crâne (voy. fig. 496).

Elle se porte, parallèlement à l'artère carotide, jusqu'à la partie moyenne du cou, où elle s'anastomose avec la branche descendante interne du plexus cervical, pour former avec elle l'*anse nerveuse* du grand hypoglosse située au-devant de la carotide primitive et de la jugulaire interne, au-dessous du sterno-mastoïdien et de l'omoplato-hyoïdien.

De cette anse nerveuse partent de nombreuses ramifications qui constituent le *plexus sous-hyoïdien*, et qui se terminent dans les muscles sterno-thyroïdien, sterno-hyoïdien et omoplato-hyoïdien.

Parmi les filets qui constituent la branche descendante interne du plexus cervical, il en existe un qui remonte le long de la branche descendante du grand hypoglosse, et va se terminer avec ce tronc nerveux dans la langue.

2° Le **rameau du thyro-hyoïdien** se détache du grand hypoglosse, au niveau de la grande corne de l'os hyoïde, et se porte en bas et en avant dans le muscle thyro-hyoïdien (voy. fig. 496).

3° Le **rameau du génio-hyoïdien** se jette dans le muscle de même nom, au moment où le grand hypoglosse croise la face externe de l'hyo-glosse.

4° Les **branches terminales** se terminent en formant un bouquet nerveux dans l'épaisseur des muscles de la langue.

Anastomoses. — Le nerf grand hypoglosse s'anastomose au-dessous du crâne avec le *pneumogastrique*, le *grand sympathique* et l'anse que constituent les branches antérieures des deux premiers *nerfs cervicaux.*

Toutes ces anastomoses se font au moment où le grand hypoglosse embrasse, par sa concavité, les nerfs qui passent par le trou déchiré postérieur. Elles sont constituées par plusieurs filaments nerveux, variables quant à leur nombre et à leur longueur. Ils sont, en général, d'une brièveté telle qu'ils peuvent à peine être disséqués.

Usages. — Ce nerf anime les muscles de la langue.

§ 2. — Nerfs rachidiens.

Ils sont au nombre de trente et une paires :

On les divise en *cervicaux*, huit paires ; *dorsaux*, douze paires ; *lombaires*, cinq paires ; *sacrés*, six paires.

Origine apparente. — Ces nerfs prennent naissance sur la moelle épinière par des racines antérieures motrices et des racines postérieures sensitives.

Les *racines antérieures* naissent sur la face antérieure du cordon antérieur de la moelle d'une façon irrégulière, de sorte que l'implantation de ces fibres ne détermine pas un sillon, comme cela se voit pour les racines postérieures.

Les *racines postérieures* s'insèrent entre le cordon antéro-latéral et le cordon postérieur. Elles naissent très régulièrement sur une ligne qui constitue le sillon collatéral postérieur.

L'*origine réelle* a été décrite dans le premier volume.

Les racines des nerfs rachidiens forment, pour chaque tronc, des faisceaux triangulaires dont le sommet répond au trou de conjugaison correspondant. Ce faisceau est d'autant plus long et d'autant plus oblique qu'on l'examine plus bas, ce qui tient à la différence qui existe entre la longueur de la moelle et celle du canal rachidien.

Le faisceau des racines postérieures présente, sur son trajet, un *ganglion*, et ce n'est qu'après avoir traversé ce ganglion, que les racines postérieures se confondent avec les racines antérieures, pour former un tronc mixte, c'est-à-dire contenant des tubes moteurs et sensitifs, sous la même enveloppe névrilématique.

Le *tronc* des nerfs rachidiens résulte de la réunion des racines ; il n'a que quelques millimètres de longueur, et cette longueur est celle du trou de conjugaison dans lequel il est situé.

Il est accompagné par un prolongement de la pie-mère, qui concourt à la formation de son névrilème, et est en rapport, dans le trou de conjugaison, avec un plexus veineux situé comme lui dans une gaine fibreuse formée par la dure-mère.

Arrivés au dehors du trou de conjugaison, les nerfs rachidiens se divisent en deux branches : branche postérieure et branche antérieure.

Ganglions rachidiens. — Les ganglions des nerfs rachidiens sont placés sur le trajet des racines postérieures. Ils sont situés dans le trou de conjugaison.

Leur volume égale celui d'un grain de blé ; ils sont cependant un peu plus volumineux sur le trajet des nerfs des plexus cervical, brachial, lombaire et sacré.

Ces ganglions sont formés d'une enveloppe, de cellules et de tubes nerveux.

Pour leur *structure*, voyez le premier volume, où ils sont décrits, ainsi que les *ganglia aberrantia*.

1º *Branches postérieures.*

Dissection. — *Branches postérieures des nerfs cervicaux.* On renverse la peau de la nuque de dehors en dedans, en ménageant les filets nerveux qui se distribuent dans son tissu. La peau de la partie postérieure de la tête sera enlevée en entier, après l'avoir peu à peu incisée sur le trajet des nerfs occipitaux, qui resteront couchés sur le crâne. Les muscles de la nuque, tels que le trapèze, le splénius et le grand complexus, seront coupés en travers sur le trajet des nerfs, ou bien seulement détachés de l'occiput et repliés en arrière, selon que cela paraîtra plus commode ; mais les filets nerveux qu'ils reçoivent seront soigneusement ménagés.

Branches postérieures des nerfs dorsaux. On couche le sujet sur le ventre et l'on détache la peau du dos de dedans en dehors ; on rejette de même en dehors les muscles larges, tels que le trapèze, le grand dorsal et le rhomboïde, en conservant les filets qui se rendent dans ces parties ; puis, on sépare le long dorsal, en dehors du sacro-lombaire et en dedans du transversaire épineux, en suivant les rameaux nerveux qui sont placés entre ces muscles.

Les branches postérieures des nerfs rachidiens se détachent des troncs de ces nerfs, au moment où ceux-ci viennent de traverser le trou de conjugaison. Elles se dirigent immédiatement en arrière et se terminent dans les muscles de la nuque et du dos, de même qu'à la peau de ces mêmes régions, de l'épaule et de la partie postérieure du cuir chevelu.

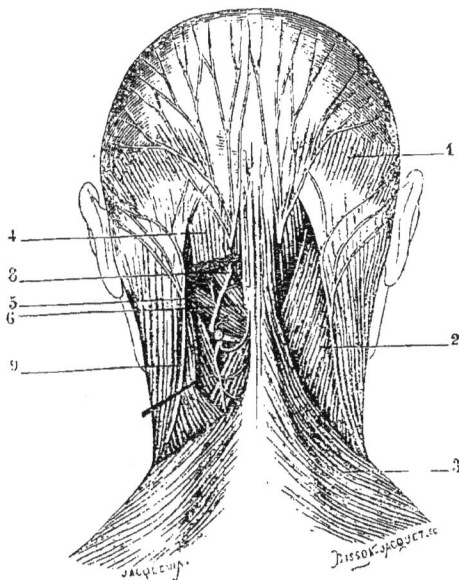

Fig. 499. — Nerf occipital.

1. Muscle occipital. — 2. Splénius. — 3. Trapèze. — 4. Grand complexus. — 5. Grand oblique. — 6. Grand droit postérieur. — 8. Nerf occipital. — 9. Branche mastoïdienne du plexus cervical superficiel.

Comme les nerfs rachidiens d'où elles proviennent, ces branches sont au nombre de trente et une.

Les branches postérieures des deux premiers nerfs cervicaux sont connues sous le nom de *sous-occipitales*.

La première, très courte, se porte en arrière et se termine dans les quatre muscles profonds de la nuque, grand et petit droits postérieurs, grand et petit obliques.

La deuxième, très volumineuse, connue sous le nom de *nerf occipital d'Arnold*, ou *branche occipitale interne* de Cruveilhier, sort du trou de conjugaison qui sépare l'atlas de l'axis et se porte en haut vers la face profonde du grand complexus, qu'elle traverse. Elle perfore ensuite l'extrémité supérieure du trapèze et se ramifie en un grand nombre de filaments sensitifs qui se perdent dans la moitié postérieure du cuir chevelu. Dans son trajet, cette branche fournit des rameaux aux muscles grand com-

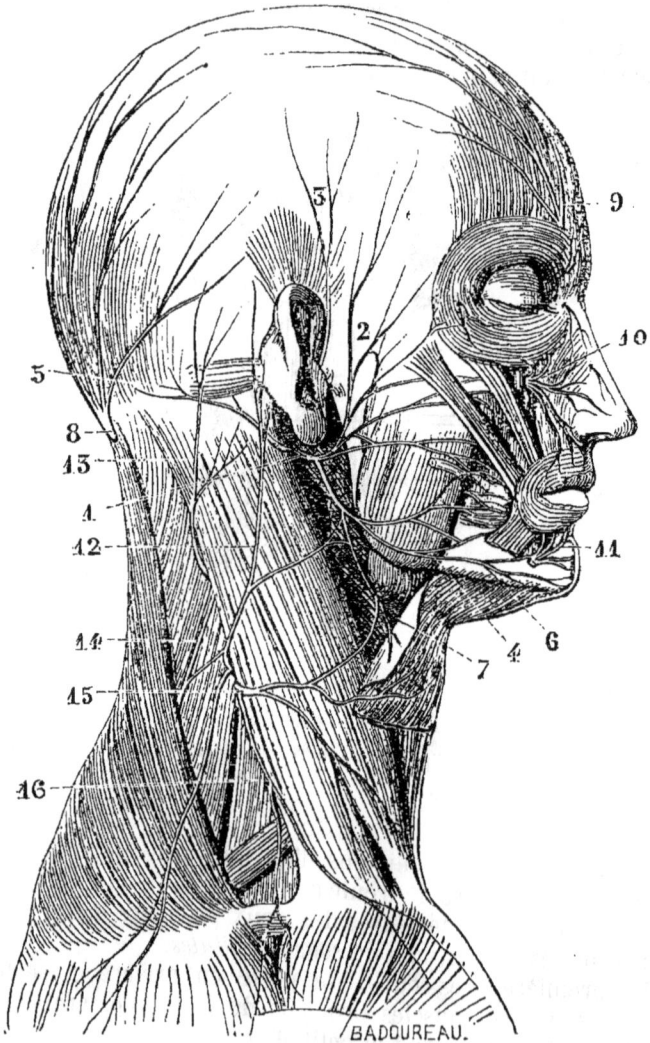

Fig. 500. — Nerf occipital, nerf facial et plexus cervical superficiel.

1. Nerf facial. — 2. Rameaux temporaux du facial. — 3. Nerf auriculo-temporal. — 4. Branche inférieure du nerf facial. — 5. Nerf auriculo-occipital. — 6 Rameaux mentonniers du facial. — 7. Rameaux cervicaux du facial. — 8. Nerf occipital d'Arnold. — 9. Nerf sus-orbitaire ou frontal. — 10. Nerfs sous-orbitaires. — 11. Nerf mentonnier. — 12. Branche auriculaire du plexus cervical. — 13. Branche mastoïdienne du plexus cervical. — 14. Rameau du trapèze venant du plexus cervical. — 15. Branche cervicale transverse du plexus cervical. — 16. Branche sus-claviculaire.

plexus, petit complexus, splénius, trapèze et transversaire épineux.

Au moment de leur origine, les deux branches sous-occipitales s'envoient un filament qui décrit une courbe en arrière de l'apophyse transverse de l'atlas. De plus, la seconde envoie un filament à la troisième, en arrière de l'axis. C'est à l'ensemble de ces rameaux anastomotiques que Cruveilhier a donné le nom de *plexus cervical postérieur*.

Les branches postérieures des six derniers nerfs cervicaux et celle du premier nerf dorsal constituent les *branches cervicales*. Dès leur origine, ces sept branches cervicales cheminent entre le grand complexus d'une part, le transversaire épineux et le transversaire du cou

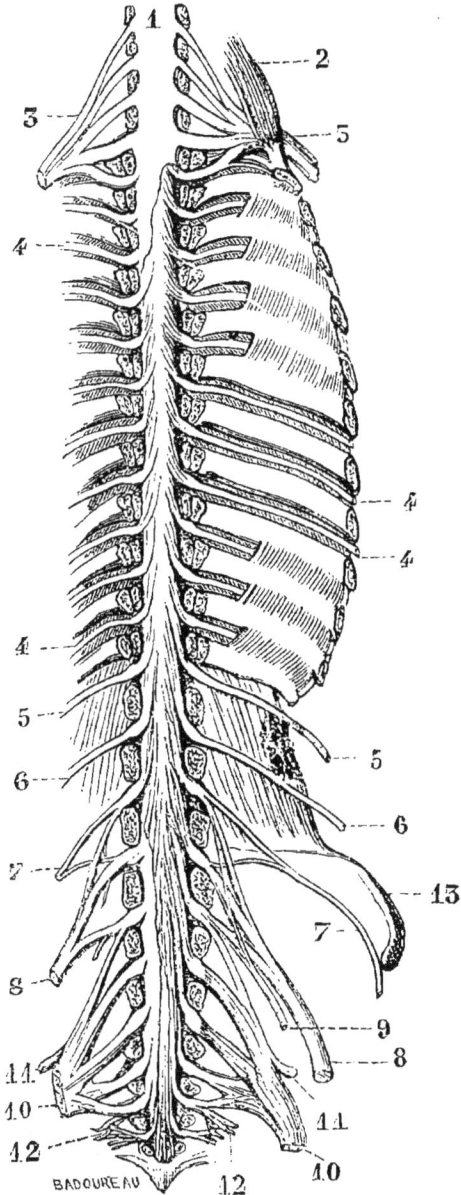

Fig. 501. — Moelle épinière et nerfs rachidiens.

1. Moelle recouverte de ses membranes. — 2. Muscle scalène antérieur. — 3, 3'. Plexus brachial. — 4, 4, 4, 4. Nerfs dorsaux. — 5, 5. Douzième nerf dorsal. — 6, 6. Premier nerf lombaire. — 7, 7. Deuxième nerf lombaire. — 8, 8. Nerf crural. — 9. Nerf obturateur. — 10, 10. Plexus sacré. — 11. Nerf fessier. — 12. Cinquième et sixième nerfs sacrés. — 13. Crête iliaque.

d'autre part, et se portent vers les apophyses épineuses des vertèbres. Arrivées à quelques millimètres de ces apophyses, elles
traversent l'insertion du splénius et du trapèze, pour se réfléchir
en dehors et se terminer dans la peau de la nuque et de
l'épaule.

Les branches cervicales donnent, à leur origine, des rameaux
moteurs aux muscles grand complexus, transversaire épineux et
transversaire du cou, et des rameaux cutanés à leur terminaison.

Les sept branches suivantes sont connues sous le nom de
branches thoraciques. Elles sont formées par les branches postérieures des huit premiers nerfs dorsaux, excepté le premier.
Ces branches diffèrent des précédentes, en ce que, dès leur
origine, elles se divisent en deux rameaux : 1° un rameau
musculaire qui se place entre les muscles long dorsal et sacro-
lombaire, auxquels il se distribue ; 2° un rameau cutané qui
glisse entre le transversaire épineux et le long dorsal, traverse
les insertions du grand dorsal pour devenir sous-cutané, et se
dirige ensuite en dehors, en s'épanouissant, sous forme de longs
filaments, à la peau de l'épaule et du dos.

Toutes les autres branches postérieures, au nombre de quinze,
comprenant les quatre dernières dorsales, les cinq lombaires et
les six sacrées, ont reçu le nom de branches *abdomino-pelviennes*.
Ces branches, après leur origine, se portent en arrière et
donnent des filets aux muscles de la masse commune ; elles se
distribuent aussi à la peau de la région lombaire.

Quant aux branches postérieures des nerfs sacrés, elles sont
toutes très courtes, et se perdent dans les muscles de la masse
commune et dans la peau des régions du sacrum et du coccyx.

2° *Branches antérieures.*

Les branches antérieures se dirigent en avant et en dehors ;
les unes se portent isolément vers les parties auxquelles elles se
distribuent, comme les nerfs dorsaux ; les autres se groupent
et s'anastomosent pour former des plexus.

On voit deux plexus à la partie supérieure de la moelle et
deux plexus à la partie inférieure (voy. fig. 501).

Ces plexus sont de haut en bas :

1° Le *plexus cervical*, formé par les branches antérieures des
quatre premiers nerfs cervicaux ;

2° Le *plexus brachial*, formé par les branches antérieures des
quatre derniers nerfs cervicaux et du premier nerf dorsal ;

3° Le *plexus lombaire*, formé par les branches antérieures des
trois premiers nerfs lombaires et d'une partie du quatrième ;

4° Le *plexus sacré*, formé par les branches antérieures du cinquième nerf lombaire et des quatre premiers nerfs sacrés.

Nous étudierons les branches de ces nerfs en procédant de haut en bas. Nous décrirons, par conséquent et successivement, le plexus cervical, le plexus brachial, les nerfs intercostaux, le plexus lombaire, le plexus sacré et les branches antérieures des derniers nerfs sacrés.

I. — PLEXUS CERVICAL.

On donne ce nom aux anastomoses réunies des branches antérieures des quatre premiers nerfs cervicaux.

Constitution du plexus. — Lorsque le tronc du nerf cervical a longé la gouttière supérieure de l'apophyse transverse de la vertèbre sous-jacente, la branche antérieure se porte en avant et donne beaucoup de rameaux qui s'anastomosent avec les branches supérieures et inférieures des nerfs voisins. Ces anastomoses réunies constituent le plexus cervical.

Dissection. — *Branches antérieures des nerfs cervicaux.* On dissèque la peau du cou de dehors en dedans, après en avoir circonscrit un lambeau par trois incisions : l'une, verticale à la partie postérieure du cou ; l'autre, horizontale, au-dessus de l'oreille ; la troisième, le long de la clavicule ; ces deux dernières doivent être très peu profondes, afin de ne pas couper la branche inférieure du facial et les rameaux sus-claviculaires. Pour ne pas courir le risque de couper les filets nerveux superficiels, on fera bien de laisser, pour le moment, le muscle peaucier couché sur les parties profondes ; on verra alors à travers ce plan musculeux des filets nerveux, que l'on met à nu en coupant le peaucier en travers sur leur trajet et en l'enlevant peu à peu en entier. La peau de la partie supérieure de la poitrine sera disséquée en dehors, en même temps que les filets nerveux qui rampent dans son épaisseur. Le sterno-cléido-mastoïdien est embrassé par des anses nerveuses qu'il faut soigneusement ménager ; pour pouvoir disséquer ensuite profondément, on coupe ce muscle à ses attaches inférieures, et on le replie en haut avec ses anses nerveuses, en le laissant attaché à l'apophyse mastoïde.

Le *nerf phrénique* ne sera poursuivi dans la poitrine qu'après avoir disséqué les nerfs dorsaux ; pour voir son trajet, on emporte le sternum, et on le trouve alors dans le médiastin antérieur, accolé au péricarde : sa dissection se fait aisément.

Il convient peut-être de faire observer ici que l'on devra soigneusement ménager les nerfs crâniens, situés profondément au cou le long de l'artère carotide, et qui seront étudiés après les nerfs cervicaux. Parmi ces nerfs, on évitera surtout de couper le rameau descendant de l'hypoglosse, qui, s'unissant à un filet du deuxième et du troisième cervical, forme au cou une anse nerveuse. On aura grand soin aussi de conserver les filets de communication entre chaque paire cervicale et le grand sympathique.

La première paire cervicale ne sera disséquée qu'après toutes les autres ; on commence par rechercher la branche inférieure du facial et son anastomose avec le troisième cervical ; on peut ensuite couper toutes les branches du facial, à l'exception de la branche anastomotique ; puis, on divise la mâchoire au niveau de la symphyse, et on la désarticule du côté où l'on prépare, afin de pouvoir la tirer de côté ; il sera le plus souvent

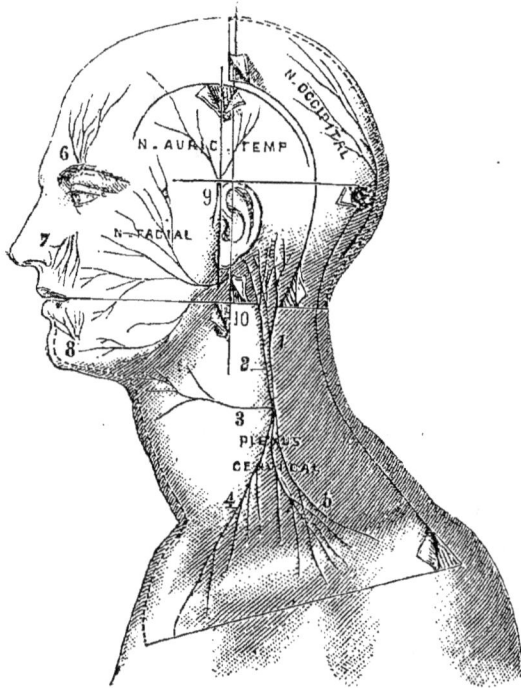

FIG. 502. — Dissection des nerfs de la tête et du cou.

1, 2, 3, 4, 5 Les cinq branches du plexus cervical superficiel avec les trois lignes de dissection qui les entourent — 6. Nerf sus-orbitaire. — 7. Nerf maxillaire supérieur. — 8. Nerf mentonnier. — 9. Lignes de dissection pour l'auriculo-temporal.

inutile d'enlever en entier cette portion de la mâchoire. On conseille encore de couper le sterno-cléido-mastoïdien à son attache supérieure ; mais cette coupe n'est pas nécessaire, et les rapports des nerfs se trouvent dérangés, parce qu'alors le muscle ne tient plus à rien. Le tronc de la première paire cervicale est très difficile à trouver ; on voit bien facilement passer, par-dessus l'arc de l'atlas, sa branche de communication qui l'unit à la deuxième paire ; mais le tronc lui-même est profondément situé entre la partie inférieure de l'occipital et la première vertèbre ; on y arrive en suivant la branche de communication, et on le trouve alors entre l'apophyse transverse et le tubercule postérieur de l'atlas.

Tableau et résumé des branches du plexus cervical.

CINQ BRANCHES SUPERFICIELLES, DIX PROFONDES.

A. Plexus cervical superficiel. (Formé par les cinq branches superficielles, toutes *cutanées*. Ces branches se dégagent sur le bord postérieur du sterno-cléido-mastoïdien qu'elles embrassent, et viennent se placer entre le peaucier et le sterno-mastoïdien.)	1° Branche auriculaire.	Peau de la région auriculaire.
	2° — mastoïdienne. .	— de la région mastoïdienne.
	3° — cervicale transverse. . . .	— de la partie antérieure du cou.
	4° — sus-claviculaire.	— de la partie interne de la clavicule.
	5° — sus-acromiale. .	— de la partie antérieure de l'épaule.
B. Plexus cervical profond. (Formé par les dix branches profondes, toutes musculaires. Elles portent toutes, moins une, le nom des muscles auxquels elles se distribuent.)	Deux branches ascendantes.	Muscle petit droit antérieur de la tête. — droit latéral de la tête.
	Deux branches descendantes.	— diaphragme. Branche descendante interne.
	Deux branches antérieures.	Muscle grand droit antérieur. — long du cou.
	Quatre branches postérieures.	— sterno-cléido-mastoïdien. — trapèze. — rhomboïde. — angulaire de l'omoplate.

Rapports. — Le plexus est situé au-devant des apophyses transverses des vertèbres cervicales, dont il est séparé par les muscles grand droit antérieur et long du cou; il est recouvert par l'aponévrose prévertébrale, l'artère carotide interne et la veine jugulaire interne, et plus superficiellement par le sterno-mastoïdien.

Division. — Le plexus cervical, comme on peut le voir dans le tableau, fournit quinze branches.

Elles sont divisées en deux groupes : l'un superficiel (*plexus cervical superficiel* ou *cutané*); l'autre profond (*plexus cervical profond* ou *musculaire*).

A. — Description du plexus cervical superficiel ou cutané.

1° Branche auriculaire. — Ce rameau nerveux est le plus supérieur. Il monte vers l'oreille en croisant obliquement la face externe du sterno-mastoïdien et la face profonde du peaucier,

entre lesquels il est situé. Il traverse les couches superficielles
de la parotide, à laquelle il fournit quelques rameaux. Il donne
aussi au-dessous de l'oreille un ou deux rameaux anastomotiques qui se jettent dans la branche inférieure du nerf facial.
Ce nerf se porte ensuite dans le sillon qui sépare l'apophyse
mastoïde du lobule de l'oreille, et fournit vers la queue de l'hélix

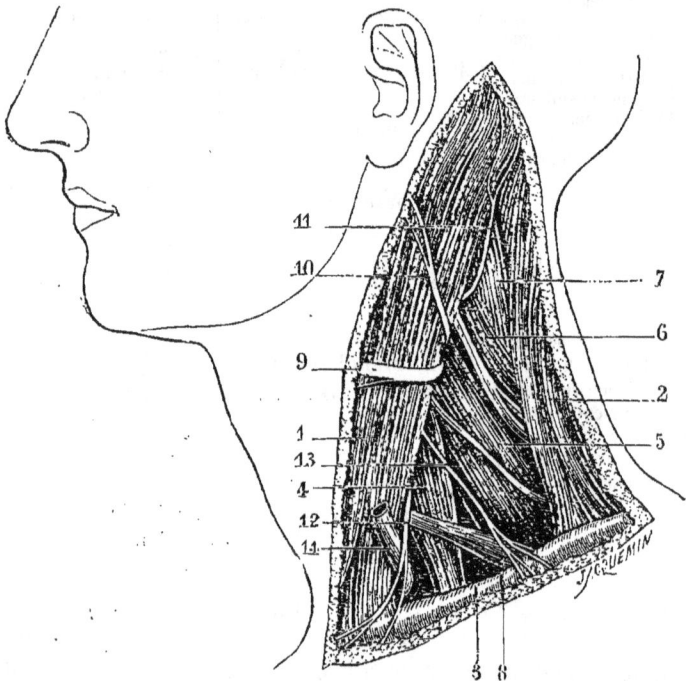

Fig. 503. — Nerfs du triangle sus-claviculaire.

1. Sterno-mastoïdien. — 2. Trapèze. — 3. Clavicule. — 4. Scalène antérieur croisé
par l'omoplat-hyoïdien. — 5. Scalène postérieur. — 6. Angulaire. — 7. Splénius. —
8. Omoplat-hyoïdien. — 9. Branche cervicale transverse du plexus cervical. — 10. Branche auriculaire. — 11. Branche mastoïdienne. — 12. Branche sus-claviculaire. —
13. Branche sus-acromiale.

deux rameaux : l'un externe, qui perfore de dedans en dehors
le pavillon de l'oreille et se termine dans la peau de l'hélix et de
la cavité de la conque ; l'autre interne, destiné à la face interne
du pavillon de l'oreille.

2° Branche mastoïdienne. — Située au-dessus de la précédente, cette branche monte vers l'apophyse mastoïde, en longeant le bord postérieur du sterno-cléido-mastoïdien. Au niveau
de l'apophyse mastoïde, elle envoie un rameau postérieur qui

s'anastomose avec le nerf occipital d'Arnold, et un antérieur qui s'anastomose avec l'auriculaire.

Elle se distribue à la peau de la région mastoïdienne.

3° Branche cervicale transverse. — Cette branche, située entre les branches mastoïdienne et sus-claviculaire, se porte transversalement vers la partie antérieure du cou et donne un

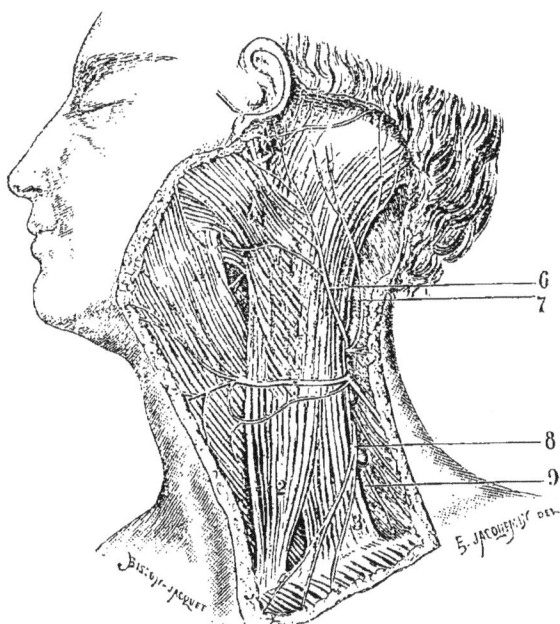

FIG. 504. — Plexus cervical superficiel.

1. Sterno-cléido-mastoïdien. — 2. Faisceau sternal. — 3. Faisceau claviculaire. — 4. Aponévrose étendue du sterno-mastoïdien à l'angle du maxillaire. — 5. Branche cervicale transverse. — 6. Branche auriculaire. — 7. Branche mastoïdienne. — 8. Branche sus-claviculaire. — 9. Branche sus-acromiale.

rameau ascendant qui s'accole à la jugulaire externe, sur laquelle il se perd à une certaine distance.

A sa terminaison, cette branche fournit des rameaux supérieurs et des rameaux inférieurs qui se perdent dans la peau du cou, depuis le menton jusqu'à la région sternale.

4° Branche sus-claviculaire. — Cette branche se porte en bas et en dedans, vers la partie interne de la clavicule, et se distribue à la peau qui recouvre la partie supérieure du sternum, du grand pectoral, et la partie interne de la clavicule.

2 ,***

Elle passe, comme les deux précédentes, entre le sterno-mastoïdien et le peaucier qu'elle traverse à sa partie inférieure.

5° Branche sus-acromiale. — Elle se dirige vers la partie antérieure de l'épaule et de la poitrine, pour se distribuer à la peau qui recouvre la partie antérieure du deltoïde et la partie externe de la clavicule.

Les branches sus-claviculaire et sus-acromiale sont ordinairement multiples ; il n'est pas rare de voir chacune d'elles former de quatre à six rameaux. L'élève doit être prévenu de cette disposition anatomique. On prendra donc dans la dissection, pour *sus-claviculaires,* tous les rameaux qui descendront du bord postérieur du sterno-mastoïdien, jusqu'à la partie interne de la clavicule. Tous les rameaux externes passant au-devant de cet os feront partie de la branche *sus-acromiale.*

B. — *Description du plexus cervical profond ou musculaire.*

Il est formé par les branches profondes du plexus cervical.

Ces branches se distribuent presque toutes à des muscles du voisinage ; quelques-unes vont dans des muscles éloignés.

1° et 2° Nerfs des muscles petit droit antérieur et droit latéral — Ces nerfs sont constitués par deux filaments extrêmement ténus, qui se portent verticalement en haut dans les muscles petit droit antérieur et droit latéral, placés immédiatement au-dessus du plexus.

3° Nerf phrénique. — Situé entre les poumons et le cœur, ce nerf naît par plusieurs filets des quatrième et cinquième paires cervicales, souvent aussi de la troisième paire (voy. fig. 505).

Il contourne la face externe et antérieure du scalène antérieur, et descend dans le thorax, en dedans de la première côte ; il s'insinue entre la plèvre et le péricarde et arrive jusqu'au diaphragme.

A son entrée dans le thorax, le phrénique droit est placé entre l'artère et la veine sous-clavière qu'il croise à angle droit ; le gauche, parallèle aux artères sous-clavière et carotide primitive, passe derrière le tronc veineux brachio-céphalique gauche.

Branches. — Au niveau de la première côte, le nerf phrénique s'anastomose avec le nerf du muscle sous-clavier.

Au niveau de l'articulation sterno-claviculaire, il reçoit une anastomose du grand sympathique.

Plus bas, entre le péricarde et la plèvre, il donne des rameaux au péricarde.

A sa terminaison, ce nerf donne des filets *sous-pleuraux* à la
face supérieure du diaphragme, au-dessous de la plèvre, et des

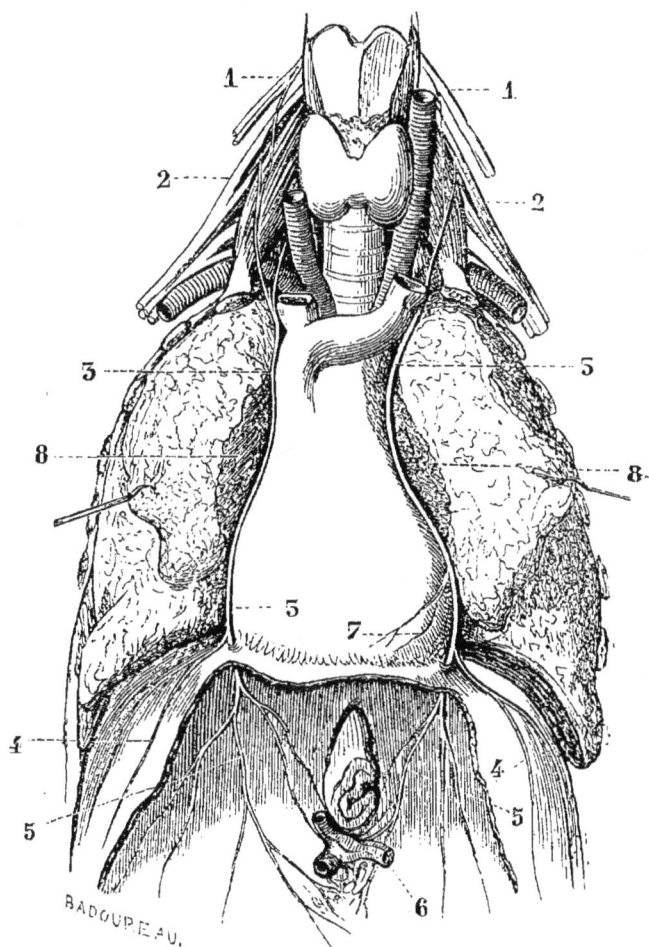

FIG. 505. — Nerf phrénique et péricarde.

1. Quatrième nerf cervical. — 2. Plexus brachial. — 3, 3. Nerf phrénique. — 4, 4.
Rameaux sous-pleuraux du phrénique. — 5, 5. Rameaux sous-péritonéaux. — 6. Rameaux du phrénique se portant vers le plexus solaire. — 7. Rameaux du phrénique pour
le péricarde. — 8, 8. Bord antérieur du poumon écarté.

filets sous-péritonéaux entre le diaphragme et le péritoine ; quelques-uns de ces derniers se jettent dans le plexus solaire.

De plus, le nerf phrénique gauche envoie quelques filaments
au plexus surrénal du même côté, tandis que le nerf phrénique

droit en fournit au bord postérieur du foie, au niveau du point qui, dépourvu du péritoine, est en contact immédiat avec le diaphragme. Ces filets nerveux sont destinés aux parois des veines sus-hépatiques.

4° Branche descendante interne. — Branche nerveuse formée par des filets des deuxième, troisième et quatrième paires cervicales, et s'anastomosant avec une branche descendante du grand hypoglosse. Elle se porte obliquement en bas, et un peu en avant, vers le tiers inférieur de la carotide primitive, pour former, avec la branche de l'hypoglosse, une anse nerveuse qui embrasse la carotide primitive, la veine jugulaire interne et le nerf pneumogastrique.

Cette anse, située à 3 ou 4 centimètres au-dessus de la clavicule, forme un plexus d'où partent des rameaux qui se rendent aux muscles de la région sous-hyoïdienne, excepté au thyro-hyoïdien.

5° et 6° Nerfs des muscles grand droit antérieur et long du cou. — Ce sont des filets nerveux en nombre variable, qui se détachent du plexus cervical profond et se portent vers la ligne médiane pour se distribuer dans les muscles grand droit antérieur et long du cou. Ils ont à peine 2 centimètres de longueur.

7° Nerf du sterno-mastoïdien. — Rameau nerveux assez considérable, qui se porte en dehors et se jette dans l'épaisseur du tiers supérieur du sterno-cléido-mastoïdien. Il s'anastomose dans l'épaisseur de ce muscle avec des rameaux du spinal.

8° Nerf du trapèze. — Rameau volumineux qui se porte en dehors, se dégage au-dessous du sterno-cléido-mastoïdien, traverse la région sus-claviculaire, de haut en bas et d'avant en arrière, et se rend à la face profonde du trapèze.

9° et 10° Nerfs de l'angulaire et du rhomboïde. — Ce sont deux rameaux qui se dégagent au-dessous du bord postérieur du sterno-cléido-mastoïdien, et se dirigent en arrière vers l'angle supérieur de l'omoplate, pour se jeter dans l'angulaire et dans le rhomboïde, à leur face profonde. Ces nerfs viennent quelquefois du plexus brachial.

Anastomoses du plexus cervical.

Le plexus cervical s'anastomose avec le pneumogastrique, le spinal, le grand hypoglosse, le grand sympathique et le plexus brachial.

Le *pneumogastrique* reçoit un ou deux filets, très courts et très grêles, de l'anse nerveuse que constituent, par leur réunion, les branches antérieures des deux premiers nerfs cervicaux.

Le *spinal* s'anastomose avec le plexus cervical dans l'épaisseur des muscles sterno-mastoïdien et trapèze, qui reçoivent des rameaux du spinal et en même temps du plexus cervical.

Le *grand hypoglosse* s'anastomose avec le plexus cervical : 1º par des filets qui se portent de l'arcade formée par la réunion des deux premiers nerfs au tronc du grand hypoglosse, au niveau du point où il contourne la carotide interne ; 2º par sa branche descendante, qui forme avec celle du plexus cervical *l'anse nerveuse* du grand hypoglosse.

Le *grand sympathique*, dans sa portion cervicale, reçoit, par ses ganglions supérieur et moyen, quelques filets du plexus cervical.

Le *plexus brachial* s'anastomose avec le plexus cervical par un rameau qui descend obliquement du quatrième nerf cervical vers le cinquième. Quelquefois, cette anastomose est constituée uniquement par le nerf phrénique qui naît par deux racines des quatrième et cinquième paires cervicales.

Origine des branches du plexus cervical.

La *première paire cervicale* fournit, par sa branche antérieure, des rameaux des muscles petit droit antérieur et droit latéral.

La *deuxième paire cervicale* fournit, par sa branche antérieure, le nerf du grand droit antérieur, quelques filets au long du cou, la branche mastoïdienne, un rameau au sterno-mastoïdien et la branche descendante interne.

La *troisième paire cervicale* fournit, par sa branche antérieure, un rameau sterno-mastoïdien, la branche auriculaire et la branche cervicale transverse.

La *quatrième paire cervicale* fournit, par sa branche antérieure, la principale origine du phrénique, la branche sus-claviculaire et la branche sus-acromiale.

II. — Plexus brachial.

On appelle *plexus brachial* l'ensemble des anastomoses formées par les branches antérieures des quatre derniers nerfs cervicaux et du premier nerf dorsal. Ce plexus est irrégulier et n'a pas de forme distincte.

Dissection. — On détache la peau de la poitrine et on la renverse en dehors ; on coupe les muscles grand et petit pectoral à leurs insertions à a poitrine, en les rejetant vers le bras et vers l'épaule, où ils resteront ttachés. Il faut ménager les rameaux nerveux qui se rendent dans ces muscles par leur face postérieure, et, en détachant le petit pectoral, on aura soin de conserver les rameaux qui, du premier et du deuxième nerf dorsal, se portent à la peau du bras en traversant l'aisselle, si ces nerfs n'ont pas déjà été étudiés. Le muscle sous-clavier sera détaché de la première côte et restera adhérent à la clavicule, que l'on sciera en dedans de l'insertion de ce muscle ; les nerfs qui s'y rendent devront être ménagés. Par ces préparations, le trajet du plexus brachial est mis à découvert, et il ne reste plus qu'à enlever le tissu cellulaire graisseux qui l'enveloppe. Si le muscle scalène antérieur n'est pas encore détaché, on le coupe pour bien voir l'origine du plexus brachial.

Ceux qui disséquent les nerfs pour la première fois feront bien d'enlever les vaisseaux artériels et veineux qui les accompagnent, et dont la préparation simultanée présenterait trop de difficultés ; mais les élèves déjà exercés à ce genre de dissection conserveront les principaux troncs vasculaires en rapport.

Pour suivre le trajet des nerfs dans le bras, on fait sur le milieu de sa face antérieure une incision cutanée, qui se prolonge sur la face antérieure de l'avant-bras en passant entre les deux tubérosités de l'humérus ; par là, on laisse dans le lambeau interne de la peau les ramifications du *nerf cutané interne*, et dans le lambeau externe celles des *nerfs cutanés externes*. Dans la dissection de ces nerfs cutanés, il faut bien se garder d'en laisser les ramifications couchées sur le bras ou sur l'avant-bras ; elles devront toutes être disséquées dans la peau même, et, à cet effet, on laisse adhérer à la peau le tissu cellulaire sous-cutané et l'aponévrose. Parmi les *filets cutanés*, il en est deux qu'on coupe souvent : ce sont ceux du *circonflexe* et du *radial :* le premier entre dans la peau, près du bord postérieur du muscle deltoïde ; l'autre se détache du tronc du radial, lorsqu'après avoir contourné l'humérus, ce nerf se porte vers la face externe du bras. Près du poignet, la peau sera coupée circulairement ; on aura soin alors de ne pas intéresser les *branches superficielles du cubital* et *du radial* et l'extrémité du *nerf musculo-cutané*, qui se portent sur le dos de la main. Ces branches avec leurs dernières ramifications devront rester sur la main, dont on enlève, par conséquent, la peau par lambeaux, en ménageant les nerfs.

Dans la dissection des nerfs du bras, on ne coupera que rarement les muscles en travers ; le plus souvent, il suffira de les écarter pour bien voir le trajet des cordons nerveux ; cependant, on peut couper en travers le court supinateur pour voir le passage de la *branche profonde du radial ;* encore peut-on se dispenser de faire cette division, si l'on prépare bien proprement les parties environnantes. Quelquefois, il faudra couper en travers le carré pronateur, pour suivre le trajet du *nerf interosseux*.

Pour voir la distribution du *nerf circonflexe*, on détache le deltoïde de l'omoplate, en le laissant attaché à la clavicule et à l'humérus. Nous avons déjà fait observer que le rameau cutané du circonflexe est facilement coupé, si l'on n'y fait pas attention ; cependant, ce rameau manque quelquefois.

Le *nerf sus-scapulaire* ne peut être commodément disséqué que lorsque le bras est détaché du tronc. Dans le cas contraire, il faudrait coucher le bras en travers sur la poitrine. Après avoir détaché le trapèze de l'omoplate et de la clavicule, on poursuit le nerf en divisant le muscle sus-épineux suivant la direction de ce cordon ; mais il faut ménager aussi les rameaux qu'en reçoit ce muscle. On détache ensuite le sous-épineux de la crête de l'omoplate, et, en tiraillant de temps en temps le tronc du nerf sus-scapulaire, on ne tarde pas à découvrir son trajet dans la fosse sous-épineuse ; il n'y a plus alors qu'à enlever la graisse qui l'entoure, surtout à son passage sous l'acromion.

Rapports. — On peut considérer au plexus brachial trois portions : 1° une portion sus-claviculaire; 2° une portion claviculaire ; 3° une portion sous-claviculaire.

1° Au-dessus de la clavicule, il est situé d'abord entre les deux scalènes ; plus loin, il recouvre le premier espace inter-costal et la partie supérieure du muscle grand dentelé ; il est recouvert par l'aponévrose cervicale, l'omoplato-hyoïdien, le peaucier, le sterno-mastoïdien et la peau. 2° Au niveau de la clavicule, il est séparé de cet os par le muscle et les vaisseaux sous-claviers. 3° Au-dessous de la clavicule, il est situé en arrière du petit pectoral et du grand pectoral, en avant du sous-scapulaire, du grand rond et du grand dorsal, en dedans du tendon du sous-scapulaire et de l'articulation scapulo-humérale, et en dehors de l'aponévrose qui limite la base du creux axillaire.

L'artère et la veine sous-clavière sont situées en avant du plexus à la partie supérieure, tandis qu'à la partie inférieure ces vaisseaux sont entourés par les troncs nerveux.

Le plexus brachial est ainsi constitué : la cinquième paire cervicale descend vers la sixième, à laquelle elle se réunit pour former un tronc qui se bifurque plus bas, de sorte que ces deux nerfs réunis représentent la lettre X. La huitième paire cervicale se porte en dehors et se réunit à la première dorsale. De la réunion de ces deux branches résulte un tronc qui se divise également plus bas en deux branches à la manière d'un X. La septième paire cervicale, intermédiaire aux deux troncs précédents, marche isolément et se bifurque de manière à former un Y dont les branches vont se réunir aux branches les plus voisines des deux X. (Voilà ce qu'on a coutume de dire dans les livres et dans les cours. La comparaison n'est pas très heureuse.)

Tableau des branches du plexus brachial.

DOUZE BRANCHES COLLATÉRALES, SIX TERMINALES.

A. Branches collatérales.

(Les douze branches collatérales se distribuent aux muscles qui entourent le creux axillaire ; elles portent toutes, moins la douzième, le nom de ces muscles.)

Trois branches antérieures.
- Nerf du sous-clavier.
- — du petit pectoral.
- — du grand pectoral.

Sept branches postérieures
- Nerf sus-scapulaire ou du sus-épineux et du sous-épin.
- — supérieur du sous-scapulaire.
- — inférieur du sous-scapulaire.
- — du grand rond.
- — du grand dorsal.
- — du rhomboïde.
- — de l'angul. de l'omoplate.

Deux branches inférieures.
- Nerf du grand dentelé.
- — accessoire du brachial.
- — cutané interne.

B. Branches terminales.

(Les six branches terminales sont toutes destinées à la peau et aux muscles du membre supérieur.)

- Nerf brachial cutané interne.
- — musculo-cutané.
- — axillaire ou circonflexe.
- — médian.
- — cubital.
- — radial.

Résumé du plexus brachial.

Le plexus brachial, formé par les branches antérieures des quatre derniers nerfs cervicaux et du premier nerf dorsal, fournit douze branches collatérales indiquées dans le tableau et six branches terminales dont voici le résumé :

1° *Nerf brachial cutané interne.* — Ce nerf se distribue uniquement à la peau de la moitié interne de l'avant-bras.

2° *Nerf musculo-cutané.* — Il se distribue aux trois muscles antérieurs du bras, s'anastomose dans le bras avec le médian, et se termine dans la peau de la moitié externe de l'avant-bras.

3° *Nerf axillaire ou circonflexe.* — Ce nerf contourne la partie postérieure du col chirurgical de l'humérus et se porte au deltoïde, à l'articulation, au petit rond et à la peau de la partie postérieure de l'épaule.

4° *Nerf médian.* — Ce nerf fournit : 1° *au bras,* l'anastomose du musculo-cutané ; 2° *à l'avant-bras,* des rameaux moteurs à tous les muscles de la région antérieure, excepté au cubital

antérieur et à la moitié interne du fléchisseur profond ; il fournit
aussi au-dessus du poignet un rameau palmaire cutané qui perfore l'aponévrose et se rend à la peau de la paume de la main ;

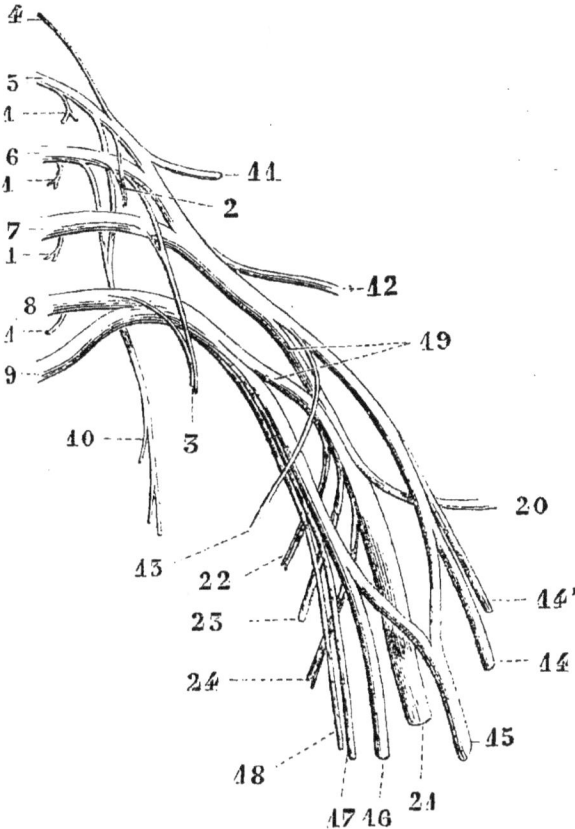

Fig 506. — Plexus brachial.

1, 1, 1. Rameaux des scalènes. — 2. Nerf du sous-clavier. — 3. Nerf du grand
pectoral. — 4. Rameau descendant du quatrième nerf cervical. — 5. Cinquième nerf
cervical. — 6. Sixième nerf cervical. — 7. Septième nerf cervical. — 8. Huitième nerf
cervical. — 9. Premier nerf dorsal. — 10. Nerf du grand dentelé. — 11. Nerf de l'angulaire. — 12. Nerf sus-scapulaire. — 13. Nerf du petit pectoral. — 14. Musculo-
cutané. — 15. Médian   16. Cubital. — 17. Brachial cutané interne. — 18. Accessoire du brachial cutané interne. — 19. Réunion de la septième et de la huitième paire
formant le nerf radial   20. Nerf circonflexe. — 21. Nerf radial. — 22. Nerf du sous-
scapulaire. — 23. Nerf du grand rond. — 24. Nerf du grand dorsal.

3° *à la main*, des rameaux cutanés qui forment les collatéraux
palmaires du pouce, de l'index, du médius et l'externe de l'annulaire, et des rameaux moteurs pour les trois muscles de l'é-
minence thénar et les deux premiers lombricaux.

FORT. — ANATOMIE, 5ᵉ ÉDITION. T. IIᵉ.   30

5° *Nerf cubital*. — Il descend le long du bras, passe derrière l'épitrochlée et commence à fournir des rameaux au-dessous du coude. Il anime à l'avant-bras le cubital antérieur et la moitié interne du fléchisseur profond des doigts, et donne une anastomose au brachial cutané interne ; il fournit les rameaux moteurs de tous les muscles de l'éminence hypothénar, des deux derniers lombricaux et de tous les interosseux, qui comprennent l'adducteur du pouce ; il fournit, en outre, les rameaux collatéraux palmaires de l'auriculaire, l'interne de l'annulaire et les rameaux collatéraux dorsaux de l'auriculaire, de l'annulaire et l'interne du médius. Il donne aussi quelques filets à l'articulation du coude.

6° *Nerf radial*. — 1° *Au bras*, il fournit les rameaux moteurs du triceps et les rameaux cutanés des parties postérieure et externe du bras ; 2° *à l'avant-bras*, il anime les quatre muscles de la région externe et les huit muscles de la région postérieure ; il donne une anastomose au musculo-cutané ; 3° *à la main*, il fournit les collatéraux dorsaux du pouce, de l'index et l'externe du médius.

Anastomoses. — Le plexus brachial s'anastomose avec le plexus cervical et avec le grand sympathique.

Description des branches du plexus brachial.

Le plexus brachial fournit dix-huit branches, dont douze collatérales et six terminales (voy. plus haut le tableau).

Les branches collatérales se portent toutes, moins une, dans les muscles qui entourent le creux axillaire. Ces branches, motrices, portent le nom des muscles. Nous les diviserons en antérieures, postérieures et inférieures, et nous verrons que les muscles auxquels elles se rendent, et dont elles portent le nom, ont la même situation que ces branches.

A. — Branches collatérales.

A. — Antérieures.

1° **Nerf du sous-clavier.** — Ce nerf, petit et grêle, se porte en bas, en avant du plexus brachial, et se jette dans le muscle sous-clavier, où il se distribue après avoir envoyé un rameau anastomotique au nerf phrénique, en avant du scalène antérieur. Il tire son origine du cinquième nerf cervical ; il reçoit quelquefois un filet du sixième et même du septième.

2° Nerf du petit pectoral. — Ce rameau passe en arrière de l'artère sous-clavière et se termine entre les deux pectoraux, auxquels il se distribue. Il naît ordinairement du tronc que forment par leur réunion les cinquième et sixième nerfs cervicaux.

3° Nerf du grand pectoral. — Ce nerf se porte en avant des vaisseaux sous-claviers et vient se distribuer uniquement à la face profonde du grand pectoral. Après avoir croisé les vaisseaux sous-claviers, il envoie à celui du petit pectoral une anastomose dont la concavité supérieure embrasse les vaisseaux sous-claviers. Il prend naissance à la partie antérieure du plexus brachial, un peu en dehors du sous-clavier.

B. — *Postérieures.*

4° Nerf sus-scapulaire. — Ce nerf se porte en arrière et se place au-dessous du trapèze et de l'omoplato-hyoïdien. Il arrive dans la fosse sus-épineuse, et passe au-dessous du muscle sus-épineux, après avoir traversé l'échancrure coracoïdienne convertie en trou par un ligament, tandis que les vaisseaux sus-scapulaires passent par-dessus. Ce nerf sort ensuite de la fosse sus-épineuse en contournant le bord externe de l'épine de l'omoplate. Il se distribue aux muscles sus-épineux et sous-épineux.

5° et 6° Nerfs supérieur et inférieur du sous-scapulaire. — Ces deux branches nerveuses naissent du plexus et se jettent immédiatement : l'une dans la partie supérieure du muscle sous-scapulaire, l'autre dans sa partie inférieure. On rencontre quelquefois une troisième branche destinée à ce muscle. Ces rameaux sont très courts.

7° Nerf du grand rond. — Cette branche descend au-devant du sous-scapulaire, contourne son bord inférieur et se jette dans la face antérieure du grand rond.

8° Nerf du grand dorsal. — Il a le même trajet que le précédent et vient se jeter à la face antérieure du grand dorsal, vers le bord externe de l'omoplate.

9° Nerf du rhomboïde. — Ce nerf se porte en arrière et en dedans, glisse entre le scalène postérieur et l'angulaire, et se termine à la face profonde du rhomboïde.

10° Nerf de l'angulaire. — Comme le précédent, ce nerf vient quelquefois du plexus cervical, il contourne le scalène postérieur et se jette à la face profonde de l'angulaire.

C. — *Inférieures.*

11° Nerf du grand dentelé. — Branche très volumineuse qui descend verticalement sur la face externe du grand dentelé, auquel elle se distribue. Chaque digitation du grand dentelé est pourvue d'une branche nerveuse. Ce nerf ne s'anastomose ni avec les intercostaux ni avec les nerfs du bras vers le creux de l'aisselle, comme on serait tenté de le croire dans la dissection. Les anastomoses que l'on observe se font entre les intercostaux et l'une des branches terminales du plexus brachial.

12° Nerf accessoire du brachial cutané interne. — Ce petit rameau nerveux suit le bord inférieur du plexus brachial et passe en avant du grand rond et du grand dorsal. Il perfore ensuite l'aponévrose brachiale à sa partie supérieure, et devient sous-cutané, jusqu'au niveau du coude. Ce nerf s'anastomose à sa terminaison avec le brachial cutané interne. Dans son trajet, il donne des rameaux à la peau de la partie interne du bras, et s'anastomose à son origine avec le rameau perforant latéral des deuxième et troisième nerfs intercostaux.

B. — Branches terminales.

Nerf brachial cutané interne. — Ce nerf naît de la partie inférieure du plexus brachial et se porte vers la face interne du bras, appliqué au-dessous de l'aponévrose et dans une direction parallèle à celle de la veine basilique qu'il accompagne (voy. fig. 507).

Arrivé au tiers supérieur du bras, il perfore l'aponévrose brachiale avec la veine basilique et devient sous-cutané. Il accompagne la veine, avec laquelle il affecte des rapports très variables, jusqu'au niveau de l'épitrochlée, où il se bifurque en branche antérieure et branche postérieure.

La *branche antérieure* se divise en plusieurs rameaux, dont les uns passent en avant et les autres en arrière de la veine médiane basilique. Ces rameaux descendent en se subdivisant et se distribuent à la peau de la moitié interne et antérieure de l'avant-bras, jusqu'au niveau du carpe.

Ces rameaux s'anastomosent sur la ligne médiane avec des rameaux semblables du musculo-cutané, et vers le tiers inférieur de l'avant-bras avec un rameau perforant du nerf cubital.

La *branche postérieure* passe en arrière de l'épitrochlée et se distribue à la peau de la moitié interne et postérieure de l'avant-bras.

Vers le coude, le brachial cutané interne reçoit la terminaison de l'accessoire, branche collatérale du plexus.

Nerf musculo-cutané. — Ce nerf prend naissance sur le

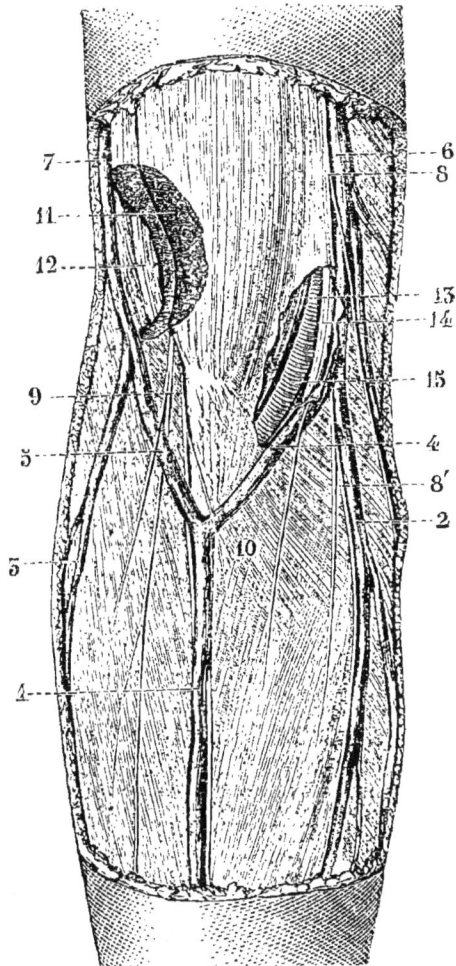

Fig. 507. — Nerfs superficiels de la région du coude.

1. Veine médiane. — 2. Veine cubitale. — 3. Veine radiale. — 4. Veine médiane basilique. — 5. Veine médiane céphalique. — 6. Veine basilique. — 7. Veine céphalique. — 8, 8'. Nerf brachial cutané interne. — 9. Portion cutanée du nerf musculo-cutané. — 10. Expansion aponévrotique du biceps, dont les fibres s'entre-croisent avec celles de l'aponévrose antibrachiale. — 11. Échancrure sur les muscles biceps et brachial antérieur. — 12. Nerf radial entre ces muscles et le long supinateur. — 13. Bord interne du biceps. — 14. Nerf médian. — 15. Artère humérale.

plexus brachial avec la racine externe du nerf médian. Il se dirige en bas et en dehors, traverse le muscle coraco-brachial, se place ensuite entre le brachial antérieur et le biceps, arrive sur le côté externe du tendon de ce muscle, et là il perfore l'aponévrose pour devenir sous-cutané (fig. 507).

À ce niveau, il se divise en plusieurs rameaux, dont les uns passent en avant, les autres en arrière de la veine médiane cé-

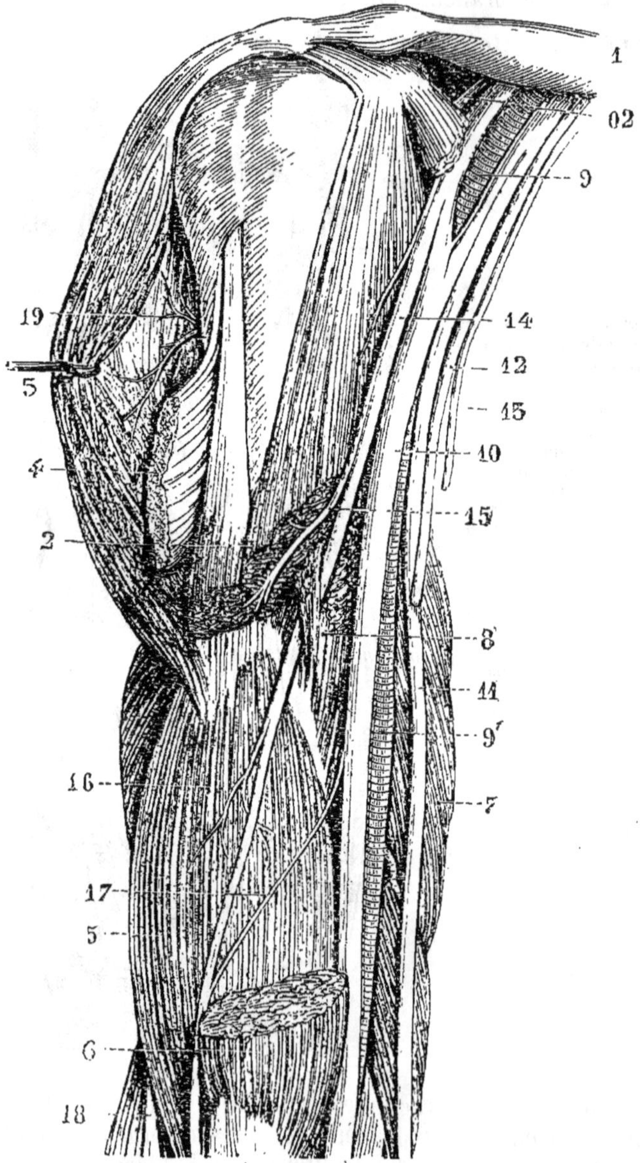

FIG. 508. — Branche terminale du plexus brachial. Musculo-cutané.

1. Clavicule. — 2. Biceps divisé. — 3. Deltoïde soulevé. — 4. Tendon du grand pectoral. — 5. Brachial antérieur. — 6. Partie inférieure du biceps. — 7. Vaste interne du triceps. — 8. Partie inférieure du coraco-brachial traversé par le musculo-cutané. —

9. Artère axillaire. — 9'. Artère humérale. — 10. Médian. — 11. Cubital. — 12. Brachial cutané interne. — 13. Accessoire du brachial cutané interne. — 14. Musculocutané. — 15. Rameau du musculo-cutané destiné au biceps. — 16. Rameau du brachial antérieur. — 17 Anastomose entre le médian et le musculo-cutané. — 18. Radial. — 19. Rameaux deltoïdiens du nerf circonflexe.

phalique. Ils se distribuent, en se ramifiant, à la peau de la moitié externe des deux faces de l'avant-bras.

Dans sa moitié supérieure, profonde ou motrice, ce nerf donne des rameaux moteurs aux muscles coraco-brachial, biceps et brachial antérieur, et il reçoit une anastomose du nerf médian vers le milieu du bras (fig. 598).

Fig. 509. — Rapports du nerf médian avec l'artère axillaire.

1. Artère axillaire. — 2. Tronc formé par la racine interne du médian, 5, le brachial cutané interne, 3, et le cubital, 4. — 6. Tronc formé par le nerf musculocutané, 7, et la racine externe du médian, 9. — 8. Tronc du nerf médian.

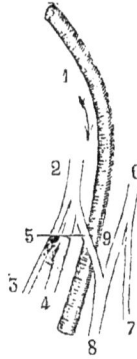

Dans sa moitié inférieure, superficielle ou cutanée, ce nerf s'anastomose sur la ligne médiane avec les ramifications du brachial cutané interne ; à la face antérieure de l'avant-bras, il s'anastomose à quelques centimètres au-dessus du poignet avec un rameau perforant du nerf radial. Ses filets les plus éloignés peuvent être suivis jusqu'à la peau de l'éminence thénar.

Nerf axillaire ou circonflexe. — Ce nerf prend naissance à la partie postérieure et supérieure du plexus brachial. Il croise le bord inférieur du muscle sous-scapulaire et s'engage aussitôt dans un espace quadrilatère limité en dehors par l'humérus, en dedans par la longue portion du triceps, en haut par le petit rond, en bas par le grand rond.

Après avoir traversé cet espace avec l'artère circonflexe postérieure qui l'accompagne, ce nerf décrit une courbe autour de la moitié postérieure du col chirurgical de l'humérus, et se divise en un grand nombre de branches terminales qui se rendent à la face profonde du muscle deltoïde, dans sa moitié supérieure, ainsi qu'à l'articulation scapulo-humérale.

Immédiatement après sa sortie du quadrilatère déjà indiqué,

le nerf axillaire fournit un petit rameau au muscle petit rond et un rameau cutané qui contourne le bord postérieur du deltoïde

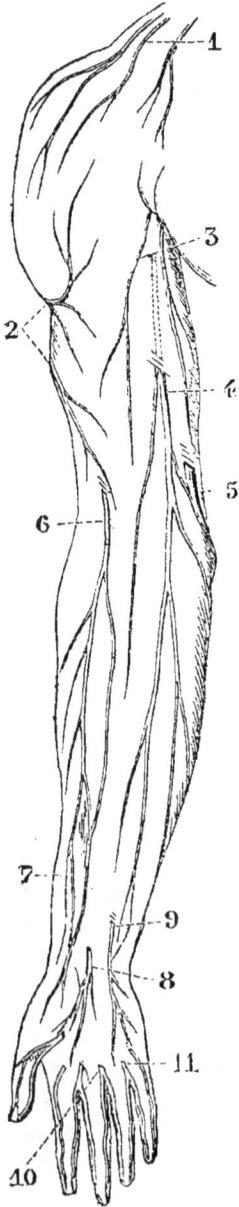

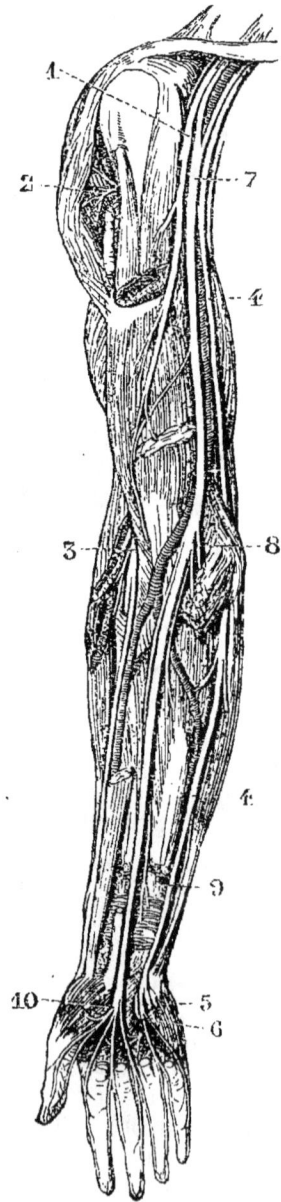

FIG. 510.

FIG. 511.

FIG. 510. — Nerfs superficiels du membre supérieur.

1. Rameaux du plexus cervical superficiel. — 2, 3. Rameaux cutanés du radial. — 4, 5. Brachial cutané interne. — 6, 7. Rameaux cutanés du musculo-cutané. — 8. Nerf palmaire cutané. — 9. Anastomose du cubital avec le brachial cutané interne. — 10, 11. Rameaux collatéraux des doigts.

FIG. 511. — Nerfs profonds du membre supérieur.

1. Musculo-cutané. — 2. Circonflexe ou axillaire. — 3. Radial — 4. Cubital. — 5. Branche profonde ou motrice du cubital à la main. — 6. Branche superficielle ou cutanée. — 7, 8, 9, 10. Médian.

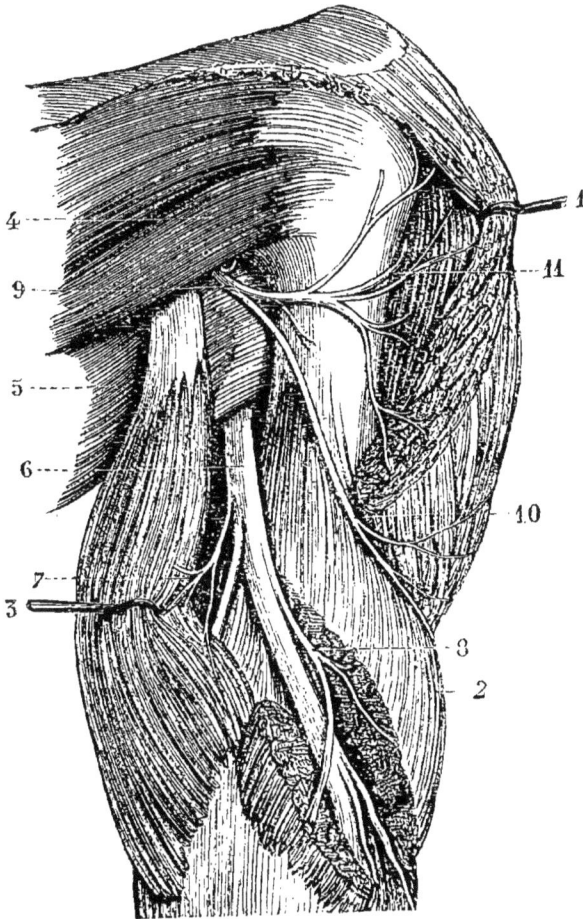

FIG. 512. — Nerf circonflexe et nerf radial.

1. Crochet soulevant le bord postérieur du deltoïde. — 2. Vaste externe du triceps. — 3. Crochet écartant la longue portion du triceps. — 4. Sous-épineux et petit rond. — 5. Grand rond. — 6. Nerf radial. — 7. Rameau du radial destiné à la longue portion du triceps. — 8. Rameau destiné au vaste interne et au vaste externe. — 9. Nerf circonflexe. — 10. Rameau cutané de ce nerf. — 11. Rameaux deltoïdiens.

3)

pour se terminer à la peau qui recouvre la partie postérieure de ce muscle.

Nerf médian. — *Origine.* — Le nerf médian, branche terminale du plexus brachial, naît par deux racines entre lesquelles passe l'artère axillaire. La racine externe forme un tronc commun avec le musculocutané ; la racine interne se réunit au nerf cubital, de sorte que ces deux derniers nerfs et les deux racines du nerf médian représentent la lettre M (fig. 509).

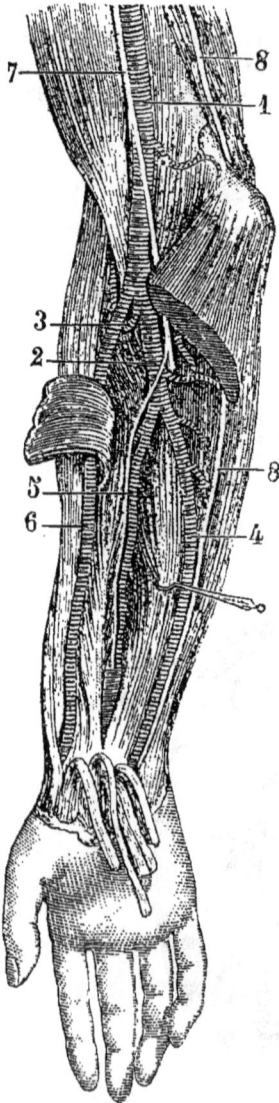

Trajet. Direction. Rapports. — 1º Au bras, le médian se dirige en bas et accompagne l'artère humérale. Il est placé en dehors d'elle à sa partie supérieure, en avant et quelquefois en arrière à la partie moyenne, et en dedans à sa partie inférieure. Comme cette artère, il longe le bord interne du biceps et peut être senti à travers la peau chez les sujets amaigris.

2º A l'avant-bras, il passe avec l'artère humérale en arrière de l'expansion aponévrotique du biceps, en dedans du tendon de ce muscle, s'insinue entre le faisceau coronoïdien et le faisceau épitrochléen du rond pronateur, traverse ensuite l'insertion supérieure du fléchisseur superficiel des

Fig. 513. — Nerf médian, nerf cubital et nerf interosseux.

1. Artère humérale. — 2. Radiale. — 4. Cubitale. — 5. Artère interosseuse. — 6. Nerf interosseux. — 7. Nerf médian. — 8, 8. Nerf cubital.

doigts, et glisse de haut en bas jusqu'à la gouttière du carpe entre les deux fléchisseurs communs. Dans ce trajet antibrachial, le nerf médian est accompagné jusqu'à la paume de la main par l'artère du nerf médian qui vient de l'interosseuse antérieure.

3° A la main, le nerf médian traverse de haut en bas la gouttière du carpe, en avant du tendon du fléchisseur propre du pouce et en dehors des tendons du fléchisseur commun superficiel des doigts. Il se place ensuite au-dessous de l'aponévrose palmaire, et fournit à ce niveau des branches terminales.

Branches. — 1° Au bras, ce nerf fournit une seule branche, c'est l'anastomose qui se porte vers le musculo-cutané, en arrière du biceps. — 2° A l'avant-bras, le nerf médian donne des rameaux de nombre et d'origine variables. Parmi ces rameaux, la plupart se distribuent aux muscles de la région antérieure de l'avant-bras, excepté au cubital antérieur et à la moitié interne du fléchisseur profond, c'est-à-dire aux muscles rond pronateur, grand palmaire, petit palmaire, fléchisseur commun superficiel des doigts, fléchisseur propre du pouce, moitié externe du fléchisseur commun profond des doigts et carré pro-

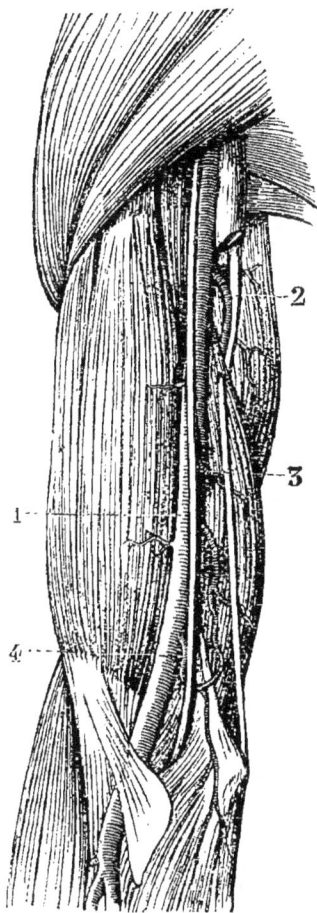

Fig. 514. — Muscles du bras et artère humérale. On y voit l'artère humérale accompagnée par le nerf médian passant en arrière de l'expansion aponévrotique du biceps, et la coupe de la veine humérale.

1. Artère humérale. — 2. Artère collatérale externe. — 3. Artère du brachial antérieur. — 4. Artère collatérale interne.

nateur. Le rameau du carré pronateur, connu sous le nom de *nerf interosseux*, descend le long de la face antérieure du ligament interosseux, se distribue au carré pronateur et se termine dans les articulations du carpe. Les autres rameaux fournis par le médian aux muscles de l'avant-bras présentent ceci de particulier qu'ils prennent, pour la plupart, leur origine à la partie supérieure de cette région. Avant d'arriver au poignet, le nerf médian fournit un petit rameau, le *palmaire cutané*, qui perfore la partie inférieure de l'aponévrose antibrachiale, pour venir se perdre dans la peau du milieu de la paume de la main. On voit, dans des cas rares, le médian et le cubital s'anastomoser à l'avant-bras. — 3º A la main, ce nerf s'anastomose avec le cubital et fournit plusieurs branches terminales. Ces branches sont, de dehors en dedans : 1º une branche motrice qui se distribue aux trois muscles de l'éminence thénar; 2º le nerf collatéral palmaire externe du pouce; 3º le collatéral interne du pouce; 4º le nerf collatéral externe de l'index, qui donne un filet au premier lombrical; 5º une branche nerveuse qui anime le second lombrical et qui se divise, au niveau du deuxième espace interdigital, en collatéral interne de l'index et collatéral externe du médius; 6º une branche nerveuse analogue, qui se porte vers le troisième espace interdigital pour constituer le nerf collatéral interne du médius et le collatéral externe de l'annulaire.

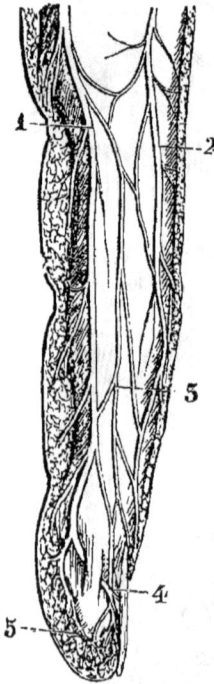

FIG. 515. — Nerfs collatéraux des doigts.

1. Collatéral palmaire. — 2. Collatéral dorsal. — 3. Anastomose entre ces deux nerfs. — 4. Rameau terminal sous-unguéal. — 5. Rameau terminal de la pulpe du doigt.

Tous les rameaux que le médian fournit à la main sont volumineux. Ils sont situés en arrière de l'aponévrose palmaire et de l'arcade palmaire superficielle; leur direction est parallèle à celle des tendons fléchisseurs. Dans le trajet qu'ils parcourent sur les côtés de la face palmaire des doigts, ils s'anastomosent entre eux et avec les collatéraux dorsaux. Vers l'extrémité du doigt, ils fournissent un filet sous-unguéal et un filet qui se termine à la pulpe du doigt.

Nerf cubital. — *Origine*. — Ce nerf naît par un tronc commun avec la racine interne du nerf médian (fig. 511).

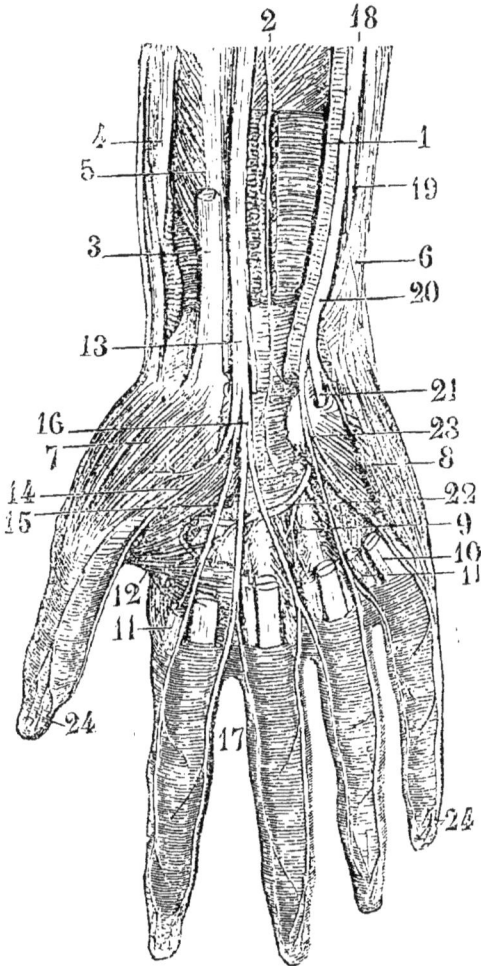

FIG. 516. — Terminaison des nerfs médian et cubital.

1. Artère cubitale. — 2. Terminaison du nerf interosseux. — 3. Tendon du grand palmaire. — 4. Long supinateur. — 5. Fléchisseur propre du pouce. — 6. Tendon du cubital antérieur. — 7. Muscles de l'éminence thénar. — 8. Muscles de l'éminence hypothénar. – 9 Muscle interosseux palmaire. — 10. Tendons des fléchisseurs — 11, 11. Lombricaux. — 12. Adducteur du pouce – 13 Médian — 14 Branche nerveuse pour les muscles de l'éminence thénar et la peau du pouce. — 15. Rameau collatéral palmaire externe du pouce. -- 16. Branche fournissant les collatéraux des deuxième et troisième espaces interdigitaux. — 17 Nerfs collatéraux palmaires. — 18. Tronc du cubital, — 19. Branche dorsale cutanée. — 20 Branche palmaire. — 21. Rameau moteur. — 22. Arcade du cubital pour les muscles interosseux, les deux derniers lombricaux, l'adducteur du pouce et l'éminence hypothénar. — 23. Rameau cutané de la branche palmaire du cubital. — 24. Terminaison des nerfs collatéraux des doigts.

Direction. Trajet. Rapports et branches. — 1° Au bras, le nerf cubital se porte verticalement en bas, dans la gaine même du triceps, sans fournir de rameaux ; il suit la direction de l'artère humérale et du médian, dont il est séparé par la cloison aponévrotique intermusculaire interne du bras.

2° A l'avant-bras, ce nerf passe en arrière de l'épitrochlée, au-dessous du pont tendineux que lui forment les insertions supérieures du muscle cubital antérieur ; il se place ensuite à la face profonde de ce muscle, jusqu'au tiers moyen de l'avant-bras. A ce niveau, il rencontre l'artère cubitale, se place à son côté interne et se bifurque bientôt à quelques centimètres au-dessus de la tête du cubitus, où il fournit une branche antérieure *palmaire* et une branche postérieure *dorsale*. Dans son trajet antibrachial, le nerf cubital anime le muscle cubital antérieur et la moitié interne du fléchisseur profond, et fournit un rameau perforant qui va s'anastomoser dans la peau avec le brachial cutané interne.

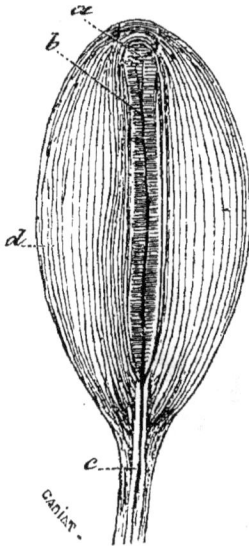

Fig. 517. — Corpuscule de Pacini.

a. Bulbe central. — *b.* Cylinder-axis. — *c.* Tube nerveux. — *d.* Couches concentriques de périnèvre.

3° A la main. *a.* La *branche antérieure*, ou *palmaire*, accompagne l'artère cubitale, passe en avant du ligament annulaire antérieur du carpe, traverse ce ligament et se divise ensuite en deux rameaux, l'un profond ou musculaire, l'autre superficiel ou cutané (fig. 516).

Le rameau profond, ou musculaire, traverse les muscles de l'éminence hypothénar et se place au-devant de l'extrémité supérieure des muscles interosseux, où il décrit une courbe à concavité supérieure. Cette branche donne un grand nombre de filets aux muscles de l'éminence hypothénar, aux deux derniers lombricaux, à tous les interosseux et à l'adducteur du pouce qui représente le premier interosseux palmaire.

Le rameau superficiel, ou cutané, descend verticalement le long de la partie externe de l'éminence hypothénar, et fournit deux branches : l'interne, qui forme le nerf collatéral interne du petit doigt, et l'externe, qui donne les nerfs collatéraux de l'espace interdigital qui sépare le petit doigt de l'annulaire.

b. La *branche postérieure*, ou *dorsale*, née à quelques centimètres au-dessus de l'extrémité inférieure du cubitus, se porte en arrière et en bas. Elle passe derrière la tête de cet os et se

Fig. 518. — Origine du nerf radial et du nerf circonflexe.

1. Face antérieure du tendon du grand rond. — 2. Face antérieure du tendon du grand dorsal. — 3. Longue portion du triceps. — 4. Vaste interne du triceps. — 5. Tendon de la longue portion du biceps. — 6. Tronc commun du radial, du circonflexe, et des rameaux des muscles grand rond, grand dorsal et triceps. — 7. Origine du circonflexe. On voit en dehors de l'humérus les ramifications du nerf circonflexe.

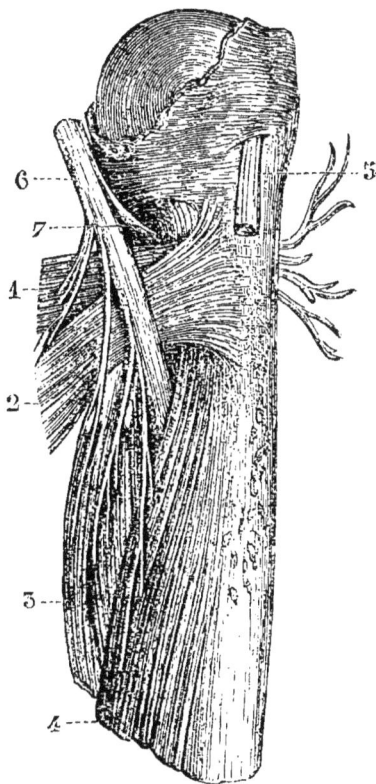

divise plus bas en plusieurs rameaux, qui constituent les nerfs collatéraux dorsaux de l'auriculaire, de l'annulaire, et le collatéral dorsal interne du médius.

Sur le trajet de ces nerfs, on trouve, en beaucoup de points, des corpuscules de la grosseur de petits grains de millet. Ce sont les corpuscules de Pacini, dont nous donnons ici deux spécimens. Nous avons décrit la structure de ces petits corps dans le premier volume (voy. *Système nerveux*).

Nerf radial. — *Origine*. — Le nerf radial naît d'un tronc commun avec l'axillaire à la partie postérieure du plexus brachial.

Direction. Trajet. Rapports. — Ce nerf. le plus volumineux des troncs nerveux du membre supérieur, se porte en bas, en arrière et en dehors. Il croise la face antérieure des tendons du grand dorsal et du grand rond, glisse ensuite de haut en bas et de dedans en dehors dans la gouttière de torsion, en contournant la face postérieure de l'humérus. Dans ce trajet, il est contenu dans l'épaisseur du triceps, et sépare le vaste interne du vaste externe.

Arrivé à la partie externe du bras, le nerf radial se porte en avant, dans l'interstice celluleux qui sépare le brachial antérieur du long supinateur; puis il se divise, au niveau de l'épicondyle, en deux branches : l'une profonde, ou *musculaire;* l'autre superficielle, ou *cutanée.*

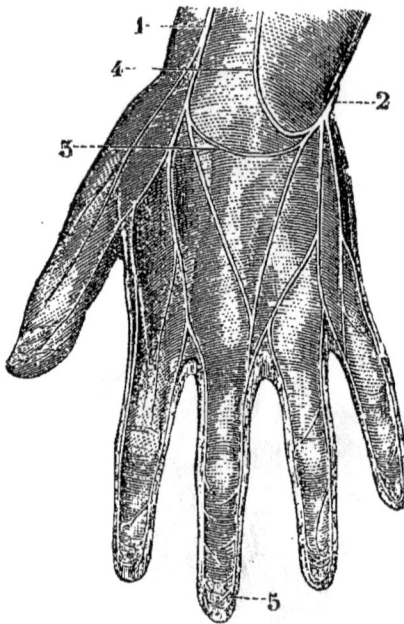

Fig. 519. — Nerfs de la face dorsale de la main.

1. Branche superficielle du radial. — 2. Branche dorsale du cubital. — 3. Anastomose entre ces deux nerfs. — 4. Autre rameau anastomotique. — 5. Terminaison des nerfs collatéraux dorsaux.

Branches. — Au bras, le nerf radial fournit des rameaux moteurs aux trois portions du muscle triceps, et à l'anconé qui reçoit la terminaison du rameau du vaste externe. Il fournit aussi plusieurs rameaux cutanés qui se distribuent à la peau des parties postérieure et externe du bras. Avant sa bifurcation, au niveau de l'épicondyle, il donne des rameaux au long supinateur et au premier radial externe.

La *branche profonde,* ou *musculaire,* traverse la partie supérieure du court supinateur, en contournant d'avant en arrière l'extrémité supérieure du radius, et se divise en un grand nombre de rameaux, entre les deux couches musculaires de la région postérieure de l'avant-bras. Ces rameaux se distribuent aux huit muscles de cette région, ainsi qu'aux muscles court supinateur et second radial externe, muscles profonds de la région externe.

La *branche superficielle*, ou *cutanée*, passe entre les muscles radiaux, descend parallèlement au radius, en arrière duquel elle est située, devient sous-cutanée à quelques centimètres au-dessus de l'articulation du carpe, et se divise en plusieurs rameaux qui constituent les nerfs collatéraux dorsaux du pouce, de l'index, et le collatéral dorsal externe du médius. Ces branches terminales s'anastomosent sur la ligne médiane, à la face dorsale de la main, avec les branches terminales dorsales du cubital, qui constituent avec elles une arcade à concavité supérieure. Du reste, ces nerfs collatéraux des doigts sont identiques à ceux que fournissent le cubital et le médian.

— D'après des dissections de G. Richelot que nous n'avons pu encore contrôler, la distribution des nerfs de la face dorsale des doigts n'est pas telle que la décrivent les auteurs.

Nous avons vu que le radial et le cubital innervent chacun deux doigts et demi, le côté externe-dorsal du médius étant animé par le radial et l'interne par le cubital.

D'après Richelot, le médian fournirait les nerfs collatéraux dorsaux de l'index, du médius et le collatéral dorsal externe de l'annulaire, le radial donnerait les collatéraux dorsaux du pouce, et le cubital les collatéraux dorsaux du petit doigt et l'interne de l'annulaire.

Selon Richelot, l'innervation de la face dorsale de l'index, du médius et du côté externe dorsal de l'annulaire, se ferait au moyen d'un rameau nerveux qui part du nerf médian à la région palmaire et qui tourne la racine de l'index pour se porter vers la face dorsale.

III. — NERFS INTERCOSTAUX.

On donne le nom de nerfs intercostaux aux branches antérieures des nerfs dorsaux. Ils sont au nombre de douze de chaque côté.

Dissection. — Pour disséquer les *branches antérieures des nerfs dorsaux*, on renverse la peau de la poitrine et du bas-ventre de dedans en dehors, en y laissant attachés les nerfs qui y pénètrent. Comme il y a des filets qui s'y rendent vers le bord externe du sternum. on serait obligé de les couper pour pouvoir détacher la peau, si l'on ne divisait de haut en bas cette enveloppe en dehors du point où ces nerfs la pénètrent. On continue alors à la rabattre pour trouver les principaux rameaux cutanés, qui percent les muscles intercostaux externes vers le milieu des côtes. On fera une incision à la peau de la partie antérieure du bras, et on la disséquera vers le creux de l'aisselle, pour suivre les rameaux des deux premiers nerfs dorsaux, qui se rendent dans les téguments de cette partie. Les muscles pectoraux pourront alors être détachés de leur insertion à la poitrine, pour bien voir les filets des nerfs dorsaux qui y pénètrent; les muscles de l'abdomen seront coupés en travers sur le trajet des filets nerveux qui s'y distribuent, et que l'on trouvera aisément en suivant vers la profondeur les filets qui se portent en dehors dans la peau. Ou bien, on détachera les deux muscles obliques de leurs attaches postérieures, et on les renversera peu à peu en avant pour voir les rameaux nerveux qui rampent entre leurs plans, et surtout entre le petit oblique et le transverse. La gaine du muscle droit sera fendue de haut en bas pour mettre à découvert les nerfs qui entrent dans le muscle, et ceux qui le traversent pour pénétrer dans les téguments. On ouvrira ensuite la poitrine; on renversera le poumon vers le côté opposé à la préparation, et, après avoir enlevé la plèvre costale, on incisera les muscles intercostaux internes sur le trajet des nerfs, vers le bord inférieur des côtes. L'origine des branches antérieures des derniers nerfs dorsaux ne peut pas encore être bien vue, parce qu'elle est cachée par le diaphragme; pour la mettre en évidence, il faut que la poitrine et l'abdomen soient largement ouverts, en sorte qu'il est convenable de ne faire cette dissection qu'avec celle des nerfs lombaires.

Les nerfs intercostaux présentent à étudier des caractères communs à tous ces organes, et des caractères particuliers pour un grand nombre d'entre eux.

Caractères communs.

Les branches antérieures des nerfs dorsaux prennent naissance aussitôt que le tronc dorsal a franchi le trou de conjugaison.

Tandis que la branche postérieure, qui naît au même niveau, se porte en arrière, la branche antérieure se porte dans l'espace intercostal. Elle est connue sous le nom de *nerf intercostal* dans toute l'étendue de cet espace.

Immédiatement après son origine, le nerf intercostal s'anastomose par deux filaments avec les deux ganglions du grand sympathique les plus voisins. De ces deux filaments, l'un est ascendant et l'autre descendant.

Après s'être anastomosé avec le grand sympathique, le nerf se dirige en dehors dans l'espace intercostal correspondant et se place entre le feuillet pariétal de la plèvre et le muscle intercostal externe. Il gagne l'interstice des deux muscles intercostaux, en se logeant dans la gouttière de la côte, au-dessous de l'artère et de la veine intercostales. Arrivé vers la partie moyenne de l'espace intercostal, le nerf abandonne la côte, et se place à égale distance des deux os qui limitent l'espace. Il en suit toute la longueur, jusqu'à son extrémité antérieure où il se termine. **Au niveau du point où le nerf est placé entre le muscle intercostal externe et la plèvre, on peut l'apercevoir, par transparence, à travers cette séreuse.**

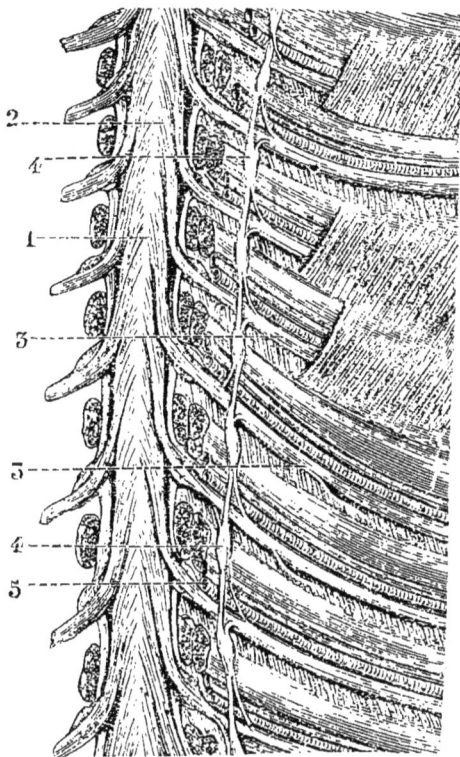

FIG. 520. — Nerfs intercostaux (origine et rapports).

1. Face antérieure de la moelle épinière. — 2. Racines antérieures des nerfs intercostaux. — 3, 3. Tronc du nerf intercostal. — 4, 4. Ganglions du grand sympathique en rapport avec les nerfs intercostaux. — 5. Artère intercostale au-dessus du nerf.

Dans son trajet entre les muscles intercostaux, ce nerf fournit à ces deux muscles des *rameaux moteurs* nombreux et peu développés. Il fournit souvent, en outre, vers sa partie moyenne, un *rameau anastomotique* qui croise la face interne de la côte qui est au-dessous pour se porter sur le nerf intercostal le plus voisin.

Il fournit aussi deux *branches cutanées* : l'une, par sa partie moyenne; l'autre, par sa partie antérieure ou terminale. Ces deux branches constituent le *rameau perforant latéral* et le *rameau perforant antérieur.*

Le *rameau perforant latéral* perfore de dedans en dehors la partie moyenne du muscle intercostal externe et le grand dentelé, arrive au-dessous de la peau, et se divise en filaments antérieurs

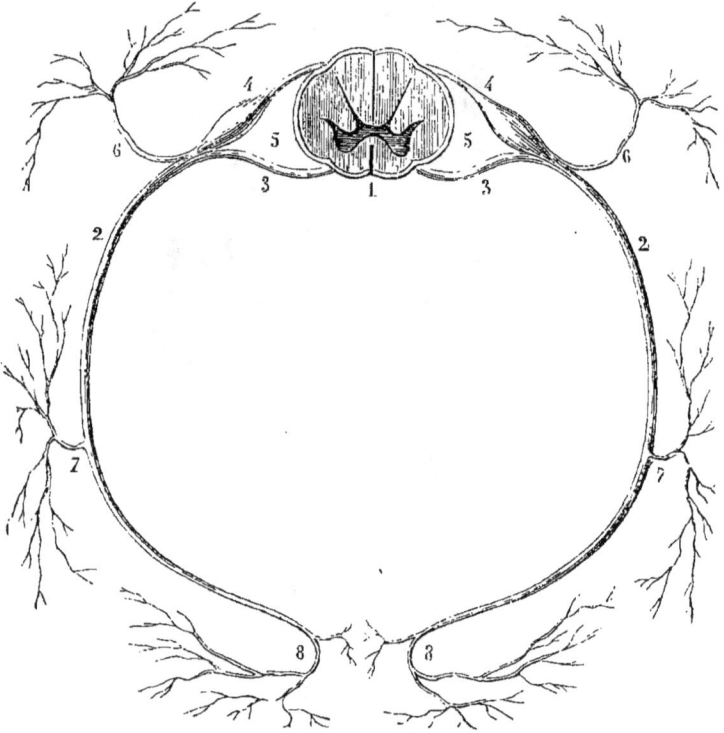

FIG. 521. — Schéma des nerfs intercostaux.

1. Moelle. — 2, 2. Tronc des nerfs intercostaux. — 3, 3. Racines antérieures des mêmes nerfs. — 4, 4. Racines postérieures et ganglions. - 5, 5. Intervalle séparant les racines antérieures et postérieures, et occupé par le ligament dentelé. — 6, 6. Branche postérieure des nerfs intercostaux. — 7, 7. Rameau perforant latéral. — 8, 8. Rameau perforant antérieur.

et postérieurs qui se dirigent horizontalement en avant et en arrière, pour se perdre dans la peau des régions correspondantes.

Le *rameau perforant antérieur* traverse la partie la plus antérieure de l'espace intercostal, et se porte au-dessous de la peau, pour se diviser en rameaux internes, externes, supérieurs et inférieurs, qui se distribuent à la peau de cette région. Parmi ces rameaux, les externes sont les plus longs et se portent au-devant du rameau perforant latéral.

Caractères particuliers.

Premier nerf intercostal. — Ce nerf se distingue des autres par les deux caractères suivants : 1° la plus grande partie des fibres qui le constituent sort du thorax, en passant sur le col de la première côte, et se jette dans le plexus brachial ; 2° l'autre portion, qui constitue le nerf intercostal proprement dit, présente un petit volume ; elle est dépourvue de rameau perforant latéral.

Deuxième et troisième nerfs intercostaux. — Ces deux nerfs présentent tous les caractères communs indiqués plus haut, moins un : le rameau perforant latéral, au lieu de se porter directement en avant et en arrière dans la peau des parties latérales du thorax, se porte en dehors dans la peau qui recouvre le creux de l'aisselle. De plus, ce rameau s'anastomose au niveau du creux de l'aisselle avec le nerf accessoire du brachial cutané interne.

Quatrième et cinquième nerfs intercostaux. — Ces deux nerfs présentent tous les caractères communs des nerfs intercostaux ; ils fournissent, de plus, des rameaux sensitifs assez volumineux, qui vont se distribuer à la peau de la mamelle et au mamelon.

Sixième et septième nerfs intercostaux. — Ces nerfs se distinguent des autres par quelques rameaux qu'ils fournissent à la partie supérieure des muscles de la paroi abdominale.

Les cinq derniers nerfs intercostaux présentent les caractères suivants : arrivés à la partie antérieure de l'espace intercostal correspondant, ces nerfs perforent les insertions du diaphragme en croisant la face interne des cartilages des fausses côtes, s'insinuent entre les muscles abdominaux auxquels ils se distribuent, et viennent se terminer par deux rameaux perforants antérieurs. L'un de ces rameaux traverse, de dehors en dedans, la gaine du muscle droit et perfore le bord interne de ce muscle d'arrière en avant pour s'épanouir dans la peau, sur la ligne médiane. L'autre rameau s'épanouit dans la peau de la paroi abdominale, au niveau du bord externe du muscle droit. De sorte qu'il existe, le long du muscle droit, deux séries de rameaux perforants antérieurs, l'une suivant son bord interne, l'autre suivant son bord externe.

Les cinq derniers nerfs intercostaux présentent un rameau perforant latéral, qui devient de plus en plus oblique en bas, à mesure qu'on se rapproche du dernier. Celui-ci, en effet, est presque vertical, très développé, et se porte dans la peau de la région fessière.

IV. — PLEXUS LOMBAIRE.

Dissection. — Le *plexus lombaire* étant caché par le muscle psoas, il faut séparer ce muscle des vertèbres et le rejeter en dehors, en le coupant en travers sur le trajet des filets qui le perforent, de manière à en enlever peu à peu la plus grande partie, mais en conservant toutefois les portions du muscle dans lesquelles viennent se rendre des rameaux nerveux. On dissèque ensuite les *nerfs abdomino-génitaux* et le *génito-crural*, dans l'ordre suivant lequel nous allons les énumérer. Il importe de faire cette préparation avant de passer à celle du crural et avant d'inciser le ligament de Poupart : car, les extrémités des nerfs de l'aine se dirigeant parallèlement à ce ligament et au-dessus de lui dans l'épaisseur de la paroi abdominale, elles seraient nécessairement divisées en même temps que le ligament. La préparation de ces rameaux exige donc quelque attention, afin de ne pas couper ceux qui traversent l'anneau inguinal pour aller se distribuer aux parties génitales.

L'incision de la peau de la cuisse doit se faire le long de sa partie antérieure, et se prolonger par-dessus la rotule et le long de la crête du tibia, afin de laisser dans le lambeau interne les *nerfs cutanés internes*, tandis que les *cutanés externes* seront disséqués sur le lambeau externe. Il est encore à observer que tous les nerfs cutanés devront rester adhérents à la peau, comme nous l'avons déjà indiqué dans la dissection des nerfs du membre supérieur ; à cet effet, il faut tout de suite détacher le *fascia lata*, en même temps que la peau.

La dissection des branches profondes du *nerf crural* se fait en écartant simplement les muscles, sans les inciser ; le ligament de Poupart aura naturellement été divisé sur le trajet de ce nerf, en ménageant toutefois les filets inguinaux qui en croisent la direction.

On a quelquefois de la peine à trouver la principale branche qui concourt à la formation du *nerf saphène interne*, parce qu'elle est logée dans une gaine fibreuse, fournie par les muscles vaste interne et troisième adducteur, gaine qu'il faut fendre sur le trajet du nerf. Dans cette dissection, on fera attention au filet que le nerf obturateur envoie au saphène et qui s'unit à lui, ordinairement au-dessous du milieu de la cuisse, quelquefois seulement au-dessous du genou. Le saphène peut être suivi facilement jusqu'à la malléole interne, en laissant ses ramifications placées dans la peau le long de la jambe ; mais, si l'on voulait le disséquer plus loin, sur le bord interne du pied, il faudrait couper la peau en travers près de la malléole, en ménageant le nerf, et disséquer son extrémité sur le pied même, où elle devra rester couchée.

On trouve le *nerf obturateur* près du détroit supérieur du bassin, derrière les vaisseaux iliaques ; la dissection des branches qu'il donne dans la cuisse se fait après avoir détaché le muscle pectiné de son insertion au bassin, et en écartant les uns des autres les muscles de la partie supérieure et interne de la cuisse. On reconnaît aisément la direction de ses filets, en tirant sur la portion du nerf située dans le bassin. Il faut avoir soin de ménager le *rameau saphène* de ce nerf.

Le *nerf lombo sacré* et le commencement du *nerf fessier*, qu'il fournit, peuvent être vus dans la situation actuelle du sujet ; mais la terminaison de ce dernier nerf ne peut être étudiée qu'après avoir retourné le cadavre sur le ventre, et après avoir détaché les muscles fessiers, en sorte qu'il est plus convenable de faire cette dissection en même temps que celle des nerfs qui partent du plexus sacré.

Tableau des branches du plexus lombaire.

Quatre branches collatérales.	Nerf grand abdomino-génital.	{	Rameau abdominal.
			— génital.
	Nerf petit abdomino-génital.		— abdominal.
			— génital.
	Nerf génito-crural.	{	— crural.
			— génital.
	Nerf fémoro-cutané.		— fémoral.
			— fessier.
Trois branches terminales.	Nerf lombo-sacré.		Se jette dans le plexus sacré.
	Nerf obturateur.	{	Rameaux musculaires.
			— cutanés.
			— anastomotiques.
	Nerf crural. . .	{	Rameaux collatéraux pour le psoas-iliaque.
			Rameaux terminaux { Nerf musculo-cutané interne. Nerf musculo-cutané externe. Nerf saphène interne (cutané). Nerf du triceps (moteur).

On appelle plexus lombaire les anastomoses qui se font entre les branches antérieures des quatre premiers nerfs lombaires.

Ce plexus est situé dans l'épaisseur du psoas, de la surface duquel on voit sortir toutes les branches. Les troncs nerveux sont directement en rapport avec la chair du muscle.

Le plexus lombaire fournit quatre branches collatérales et trois terminales.

Résumé du plexus lombaire.

1° *Branches collatérales.* — Elles se distribuent à la partie inférieure des muscles de la paroi abdominale, au carré des lombes, au crémaster, à la peau du pli de l'aine, du pubis, du scrotum chez l'homme, et de la grande lèvre chez la femme; à la peau de la fesse et de la face antérieure de la cuisse.

2° *Branches terminales.* — Elles se distribuent aux muscles psoas-iliaque et obturateur externe, à tous les muscles des régions antérieure et interne de la cuisse, et à la peau des régions interne et antérieure de la cuisse, antérieure du genou, interne de la jambe et du pied.

Le nerf *lombo-sacré* se rend directement au plexus sacré.

Le nerf *obturateur* traverse le trou obturateur et se distribue aux muscles obturateur externe, droit interne, et aux trois adducteurs; il donne, en outre, des rameaux à la peau de la partie interne du genou.

Le nerf *crural* se porte dans la gaine du psoas-iliaque, fournit des rameaux à ce muscle et donne à la cuisse : 1° un rameau musculaire pour le triceps; 2° un rameau cutané *saphène interne*, pour la peau des parties internes du genou, de la jambe et du pied ; 3° deux rameaux musculo-cutanés pour la peau de la partie antérieure de la cuisse et du genou, et pour les muscles couturier, pectiné et premier adducteur.

3° *Anastomoses.* — Chaque nerf concourant à la formation du plexus lombaire reçoit une racine des deux ganglions du grand sympathique les plus voisins. Le premier nerf lombaire reçoit une anastomose du dernier nerf dorsal, tandis que le dernier, réuni à une partie du quatrième, se jette dans le plexus sacré sous le nom de nerf lombo-sacré.

Description du plexus lombaire.

Ce plexus, de forme très irrégulière et formé par les branches antérieures des trois premiers nerfs lombaires et d'une partie de la qua-

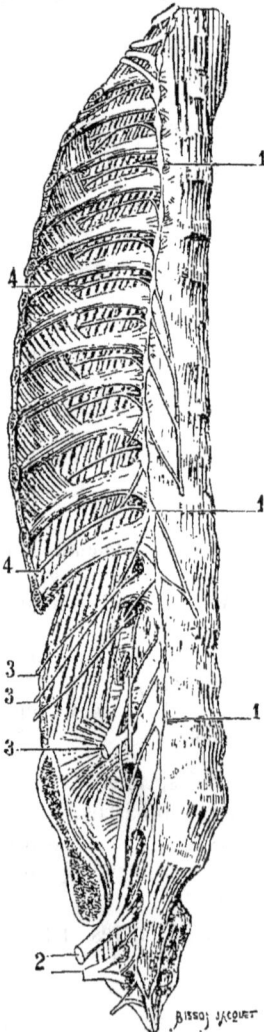

Fig. 522. — Plexus lombaire et grand sympathique.

1, 1, 1. Tronc du grand sympathique. — 2. Plexus sacré — 3, 3, 3 Nerfs abdomino-génitaux. — 4, 4. Nerf intercostal.

trième, est situé sur les côtés de la colonne lombaire, dans l'épaisseur même du muscle psoas. Les nerfs qui le constituent sont en contact immédiat avec la chair du muscle. C'est aussi à la surface même de ce muscle qu'on voit l'émergence de toutes les branches nerveuses qui proviennent du plexus lombaire. Nous avons déjà vu que ces branches sont au nombre de sept, dont quatre collatérales et trois terminales.

1° Nerf grand abdomino-génital [1]. — C'est une branche collatérale qui part du premier nerf lombaire et se porte immédiatement en dehors. Ce nerf passe en avant du carré des lombes, en arrière du rein, devient ensuite un peu oblique en dehors et en bas, perfore le muscle transverse, et chemine dans l'épaisseur des muscles de la paroi abdominale jusqu'à l'épine iliaque antérieure et supérieure. Arrivé là, il se divise en deux rameaux.

L'un, ou *rameau abdominal*, continue la direction du nerf et se dirige vers la ligne blanche, en se distribuant à tous les muscles de la paroi abdominale. L'autre, ou *rameau génital*, se porte dans le canal inguinal qu'il traverse, sort du canal par l'orifice cutané, et se divise en plusieurs ramifications qui se distribuent à la peau du pubis et du scrotum chez l'homme, de la grande lèvre chez la femme.

Avant sa bifurcation, ce nerf fournit plusieurs ramifications aux muscles de la paroi abdominale et au carré des lombes.

2° Nerf petit abdomino-génital [2]. — Ce nerf est parallèle au précédent, suit la même direction et décrit comme lui, autour du tronc, une demi-ceinture oblique en bas et en avant, depuis la région lombaire jusqu'au pli de l'aine Il a la même origine que le précédent, et il se place au-dessous de lui, jusqu'à l'épine iliaque antérieure et supérieure. Arrivé là, on le voit souvent se jeter dans le nerf grand abdomino-génital avec lequel il confond ses fibres et dont il partage la terminaison. Quelquefois, il envoie seulement à ce nerf une branche anastomotique et continue son trajet dans le canal inguinal, pour se ramifier dans la peau du pubis et du scrotum chez l'homme, et de la grande lèvre chez la femme.

Ce nerf représente le précédent, moins le rameau abdominal.

Les nerfs abdomino-génitaux sont fréquemment affectés de névralgie. C'est sur eux que siège la névralgie lombo-abdominale, si fréquente chez la femme, et si souvent causée par les

___

1. On a encore appelé ce nerf : abdomino-génital supérieur, grand abdominal, musculo-cutané supérieur, ilio-scrotal, abdomino-scrotal

2. On a encore appelé ce nerf : abdomino-génital inférieur, petit abdominal, musculo-cutané moyen, petit abdomino-scrotal.

affections utérines. Ils sont aussi le siège de ces vives douleurs
que présentent les sujets affectés de colique néphrétique.

3° Nerf fémoro-cutané [1]. — Ce nerf sort du psoas vers la
partie moyenne du muscle, il se dirige ensuite obliquement, en
dehors et en avant, jusqu'à l'échancrure qui sépare les deux
épines iliaques antérieures; dans ce trajet, il est situé dans le
tissu cellulaire sous-péritonéal qui sépare le péritoine du muscle
iliaque. Arrivé à l'échancrure, il passe en s'aplatissant au-dessous de l'arcade crurale et se divise aussitôt en deux rameaux :
un rameau fémoral et un rameau fessier.

Le *rameau fémoral* descend verticalement le long de la partie
antérieure et externe de la cuisse et se distribue à la peau de
cette région jusqu'au genou.

Le *rameau fessier* se porte en arrière vers la région fessière et
décrit une courbe à concavité supérieure. Il se distribue à la
peau de la moitié antérieure de la fesse.

Le nerf fémoro-cutané est très fréquemment le siège de vives
douleurs au début et dans le cours des abcès de la fosse iliaque.

4° Nerf génito-crural [2]. — Le nerf *génito-crural* sort du
psoas vers la partie antérieure et moyenne de ce muscle et se
dirige en bas vers l'artère iliaque externe. Il se place au-devant
de cette artère, et se divise bientôt en deux rameaux qui se
séparent à angle aigu, un rameau génital et un rameau crural.

Le *rameau génital* pénètre dans l'orifice postérieur du canal
inguinal, traverse ce canal et sort par l'orifice cutané, pour se
distribuer à la peau du pubis et du scrotum chez l'homme, et de
la grande lèvre chez la femme. En traversant le canal inguinal,
ce nerf donne quelques filets nerveux au muscle crémaster.

Le *rameau crural* suit la direction de l'artère iliaque externe,
pénètre avec l'artère dans l'anneau crural, dans le canal crural,
et se divise en rameaux très déliés qui traversent la paroi antérieure du canal crural (fascia cribriformis), pour se perdre dans
la peau de la partie supérieure et interne de la cuisse.

Telles sont les branches collatérales du plexus lombaire. Avant
de passer à l'étude des branches terminales, nous indiquerons la
division adoptée par un savant professeur d'anatomie, le professeur Bitot, de Bordeaux. Il propose, pour ces branches collatérales, que les élèves retiennent difficilement, des noms qui rappellent le canal inguinal et le canal crural. Les noms qu'il donne

---

1. Encore appelé inguinal externe, musculo-cutané inférieur, inguino-
cutané, fémoral cutané externe.
2. Appelé encore fémoro-génital, inguinal interne, sus-pubien, honteux
externe.

à ces nerfs sont les suivants, dans le même ordre que ceux que nous avons décrits: 1° nerf grand abdomino-inguinal ; 2° petit abdomino-inguinal ; 3° nerf ilio-fémoral ; 4° nerf inguino-crural.

5° Nerf lombo-sacré. — Ce nerf est une grosse branche terminale qui est formée par la réunion d'une partie du quatrième nerf lombaire et du cinquième nerf lombaire. Une fois réunis, ces deux nerfs se portent verticalement en bas, croisent la base du sacrum et se jettent dans le plexus sacré, au niveau de son bord supérieur.

6° Nerf obturateur. — Branche terminale du plexus lombaire, ce nerf prend naissance par trois racines, sur les deuxième, troisième et quatrième nerfs lombaires. Ces racines se réunissent à angle aigu et forment un tronc qui sort du psoas, vers sa partie interne au voisinage de la base du sacrum. Ce tronc nerveux se porte en avant et en bas, entre le péritoine et les parois du bassin, jusqu'au trou obturateur, qu'il traverse à la partie supérieure avec les vaisseaux obturateurs. Au dehors du bassin, le nerf obturateur est placé en avant du muscle obturateur externe, au-dessous du premier adducteur. Il se place ensuite entre le premier et le second adducteur, et fournit de nombreux rameaux.

Parmi ces rameaux, les uns se distribuent au muscle obturateur externe, aux trois adducteurs de la cuisse et au droit interne ; d'autres, au nombre de deux ou trois, arrivent à la partie inférieure de la cuisse et se distribuent à la peau de la partie supérieure et interne du genou. On voit, enfin, un ou deux rameaux de l'obturateur qui se jettent sur le saphène interne dans son trajet fémoral, et sur son nerf accessoire.

7° Nerf crural. — Le nerf crural, nerf volumineux, prend naissance dans le plexus lombaire par trois racines qui viennent des deuxième, troisième et quatrième nerfs lombaires. Ces racines, en se réunissant à angle aigu dans l'épaisseur du psoas, forment un tronc nerveux qui sort du psoas au niveau de sa face externe et glisse dans la gouttière située entre le psoas et l'iliaque, au-dessous du fascia iliaca, jusqu'au niveau de l'arcade crurale. Arrivé à l'arcade crurale, il passe au-dessous d'elle, en dehors de la bandelette ilio-pectinée; il est contenu dans la gaine du psoas dans une étendue de deux centimètres environ. A deux centimètres au-dessous de l'arcade, et après avoir donné dans son trajet quelques rameaux *collatéraux* aux muscles psoas et iliaque, le nerf crural traverse l'aponévrose et donne quatre branches *terminales* (fig. 523).

Les branches terminales du nerf crural sont ainsi disposées :

deux sont placées en avant et deux en arrière. Les deux antérieures sont musculo-cutanées; la plus externe constitue le *nerf
musculo-cutané externe*, ou grand nerf musculo-cutané ; la plus
interne forme le *nerf musculo-cutané interne*, ou petit nerf mus-

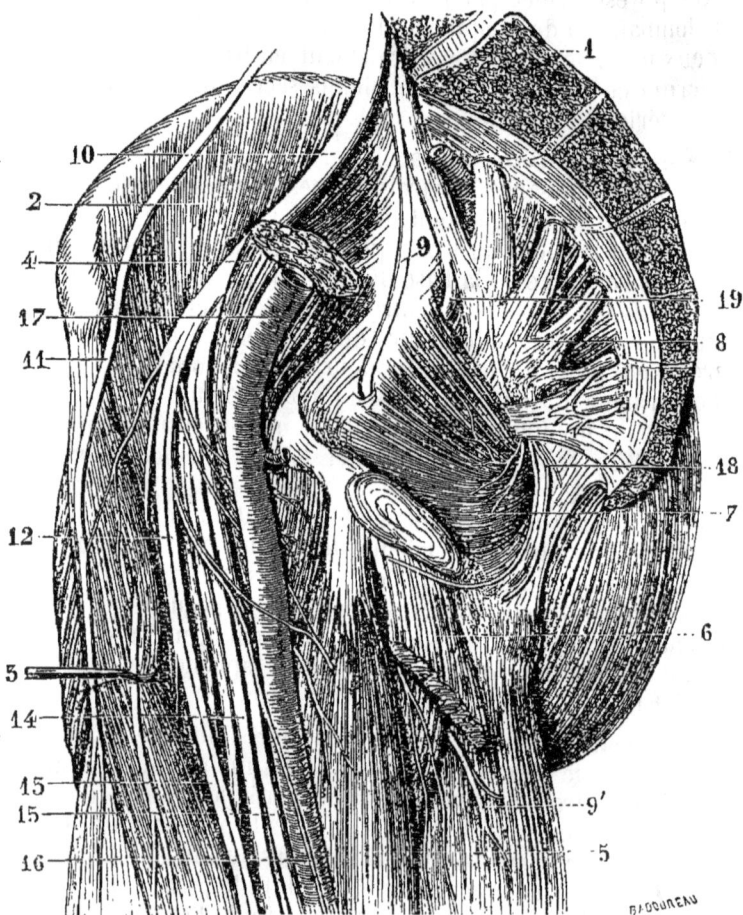

Fig. 523. — Moitié droite du bassin montrant les branches du plexus
lombaire et le plexus sacré.

1. Coupe du sacrum. — 2. Muscle iliaque. — 3. Crochet écartant le couturier. —
4. Partie inférieure du psoas. — 5. Premier adducteur. — 6. Droit interne de la cuisse.
— 7. Obturateur interne. — 8. Plexus sacré. — 9. Nerf obturateur. — 10. Nerf crural.
11. Nerf fémoro-cutané. — 12. Quatre branches dont l'ensemble constitue le grand
nerf musculo-cutané. — 13 L'un de ces rameaux nommé perforant moyen. — 14. Rameau du triceps. — 15. Nerf saphène interne. — 16. Accessoire du saphène interne.
— 17. Artère iliaque externe et fémorale. Vers le milieu de sa longueur, cette artère est
embrassée par de nombreux petits rameaux nerveux constituant le petit musculo-cutané.
— 18. Nerf honteux interne. — 19. Nerf fessier supérieur.

culo-cutané. Des deux branches postérieures, l'une est externe et musculaire : c'est le *nerf du triceps ;* l'autre interne et cutanée : c'est le *nerf saphène interne.*

Nerf musculo-cutané externe. — Branche terminale externe et superficielle du nerf crural, ce nerf se porte en bas et se divise en rameaux musculaires et rameaux cutanés. Les rameaux musculaires sont courts et peu nombreux ; ils se jettent dans l'extrémité supérieure du muscle couturier.

Les rameaux cutanés sont au nombre de trois. Ils se portent tous vers la partie antérieure et inférieure de la cuisse et se distribuent à la peau de cette région. Ils traversent l'aponévrose fémorale à différentes hauteurs pour se rendre à la peau, et portent le nom de perforant externe, perforant moyen et perforant interne. Le *perforant externe* traverse le bord interne du couturier, puis l'aponévrose fémorale à son tiers supérieur, et va se distribuer à la peau de la partie antérieure de la cuisse jusqu'au genou, parallèlement à la branche fémorale du nerf fémoro-cutané. Le *perforant moyen* descend un peu plus bas, traverse le bord interne du couturier, puis l'aponévrose fémorale vers le tiers moyen de la cuisse, pour se distribuer ensuite à la peau de la partie antérieure de la cuisse jusqu'au genou. Le *perforant interne* perfore le bord interne du couturier et l'aponévrose fémorale vers le tiers inférieur de la cuisse, pour se distribuer à la peau de la partie inférieure de la cuisse jusqu'au genou.

Après son origine, le nerf perforant interne fournit un petit rameau qui se place au-devant de l'artère fémorale, après avoir perforé la gaine des vaisseaux fémoraux : c'est le *nerf accessoire du saphène interne.* Ce nerf accessoire croise de dehors en dedans la face antérieure de l'artère fémorale, et se divise vers la partie inférieure de la cuisse en plusieurs rameaux qui s'anastomosent avec la terminaison de l'obturateur et avec le saphène interne.

Nerf musculo-cutané interne. — Branche terminale antérieure et interne du crural, ce nerf se porte en dedans et se divise en plusieurs rameaux, dont les uns passent en avant de l'artère fémorale, tandis que les autres passent en arrière. Après avoir croisé presque perpendiculairement la direction des vaisseaux fémoraux, les ramifications de ce nerf se perdent : les unes dans le pectiné et le premier adducteur ; les autres dans la peau de la partie supérieure et interne de la cuisse, après avoir traversé les orifices du fascia cribriformis.

Nerf du triceps. — Branche terminale postérieure et externe du crural, ce nerf se porte en bas et se divise immédiatement en trois rameaux, qui ne tardent pas à se subdiviser dans l'épais-

seur du muscle. De ces trois rameaux, l'un se rend au droit antérieur, l'autre au vaste interne, et le troisième au vaste externe.

Nerf saphène interne. — Le saphène interne forme la branche
terminale postérieure et interne du nerf crural. Ce nerf se porte
vers l'artère fémorale, immédiatement après son origine ; il
croise de dehors en dedans la face antérieure de cette artère,
avec son accessoire, contenu comme lui dans la gaine des vaisseaux fémoraux. Après avoir accompagné l'artère jusqu'à l'anneau du troisième adducteur, il perfore la gaine fibreuse, appelée
improprement *anneau du troisième adducteur*, se place en arrière du couturier et se divise aussitôt en deux branches, une
branche rotulienne et une branche jambière.

La *branche rotulienne* naît au niveau de la partie interne du genou, traverse l'aponévrose et se porte vers la rotule, en décrivant
une courbe à concavité supérieure ; elle se termine dans la peau
qui recouvre la partie interne du genou.

La *branche jambière* traverse l'aponévrose et accompagne la
veine saphène interne le long de la face interne de la jambe, du
bord antérieur de la malléole interne et du bord interne du pied
jusqu'à la partie interne du gros orteil. Dans ce trajet, le nerf
n'affecte aucun rapport fixe avec la veine, et il donne un grand
nombre de rameaux qui se distribuent à la peau de la moitié
interne de la jambe et du bord interne du pied.

V. — PLEXUS SACRÉ.

Dissection. — On commence par mettre au net le *plexus sacré*, dans
le petit bassin, en rejetant de côté le rectum et la vessie avec le plexus
hypogastrique ; les petites branches des paires sacrées inférieures, qui se
perdent dans ce dernier plexus, seront disséquées avec l'extrémité du
grand sympathique. Alors on couche le sujet sur sa face antérieure, et,
pour rendre la pièce plus facile à manier, on scie la colonne vertébrale
dans le milieu de la région lombaire.

On fait sur la partie postérieure du tronc une incision à la peau le long
de la ligne médiane, jusqu'à trois centimètres au-dessus de l'anus ; on en
fait une deuxième transversale à la hauteur de la crête iliaque, et une
troisième, qui, de l'extrémité inférieure de la première, se porte en dehors
et en bas, suivant le pli de la fesse. On dissèque la peau de la fesse en
dehors, en ménageant autant que possible les *nerfs cutanés* que l'on rencontre. On incise ensuite la peau sur le milieu de la face postérieure de la
cuisse jusqu'au creux poplité, et l'on en dissèque les lambeaux, l'un en
dehors, l'autre en dedans, en détachant en même temps le *fascia lata*,
afin de laisser dans la peau les nerfs cutanés qui pénètrent dans la cuisse
sous le bord inférieur du grand fessier.

On divise le grand fessier à peu de distance du grand trochanter et de
la ligne âpre du fémur, et on le replie en dedans en commençant près de

son bord supérieur ; mais il faut avoir soin de ménager les *filets cutanés du petit sciatique*, qui sont placés vers le bord inférieur du muscle. Les *nerfs fessiers* entrent dans le muscle par sa face profonde, il faut donc disséquer avec ménagement. Après avoir enlevé la graisse qui est située sous le grand fessier, on verra sans peine les nerfs fessiers supérieur et inférieur, ainsi que le *grand nerf sciatique*, qui tous sortent du bassin au-dessus et au-dessous du muscle pyramidal, que l'on peut au besoin détacher supérieurement, ainsi que le muscle moyen fessier, si cela paraissait nécessaire, mais en évitant toutefois de couper les nerfs qui y pénètrent.

Le *nerf honteux* passe quelquefois entre les deux ligaments sciatiques ; pour en voir les ramifications, il faut détacher la peau et la graisse qui entourent l'anus et les parties génitales, en disséquant entre ces parties et l'ischion.

On suit bien facilement le *nerf sciatique* dans la cuisse, après avoir séparé les muscles.

La dissection des nerfs de l'extrémité inférieure se fait après avoir fendu la peau depuis le creux poplité jusqu'au talon ; mais, au tiers inférieur de la jambe, on ne doit inciser les téguments que très superficiellement, parce que c'est dans cette région que se fait l'anastomose entre le *nerf cutané péronier* et le *saphène externe*, vers le côté externe du tendon d'Achille : ce n'est qu'après avoir trouvé cette anastomose qu'on pourra hardiment détacher la peau de la jambe. Du reste, j'ai vu quelquefois manquer cette anastomose.

On voit le trajet du *nerf tibial postérieur* après avoir séparé les jumeaux et le soléaire de leurs attaches internes, et en les laissant insérés au condyle externe du fémur et au péroné ; il suffit alors de rejeter ces muscles en dehors et de diviser le feuillet profond de l'aponévrose jambière. On aura soin de ménager la *branche cutanée* qui fournit le tibial près du calcanéum.

Pour voir la distribution des *nerfs plantaires*, on enlève la peau de la plante du pied et l'aponévrose plantaire, depuis la partie antérieure du calcanéum jusqu'à une distance de trois centimètres de la commissure des orteils ; puis, on détache du calcanéum le court fléchisseur des orteils, en conservant le rameau nerveux qui y pénètre près de son bord interne. La distribution des nerfs plantaires pourra alors être facilement suivie, en soulevant le muscle ou en l'inclinant de côté ; en avant, on suivra les rameaux digitaux en incisant la peau dans leur direction.

Il n'est pas nécessaire, pour voir le trajet du *musculo-cutané*, de couper le muscle long péronier sous lequel il passe ; il suffit de détacher un peu ce muscle de l'os en cet endroit : on verra facilement le passage du nerf, en écartant les muscles entre lesquels ses ramifications descendent, en sorte que la dissection devra être faite à peu près comme celle des muscles de la jambe. En détachant la peau de la partie antérieure et inférieure de la jambe, il faut avoir soin de ne pas couper les deux branches du *musculo-cutané*, qui percent l'aponévrose pour se jeter sur le dos du pied ; ces deux nerfs, ainsi que le *saphène externe*, le *saphène interne* et les dernières ramifications du *tibial antérieur*, devront être disséqués sur le dos du pied, et non dans la peau. Après avoir mis à découvert tous ces nerfs, on coupe la peau circulairement près du cou-de-pied ; ensuite on

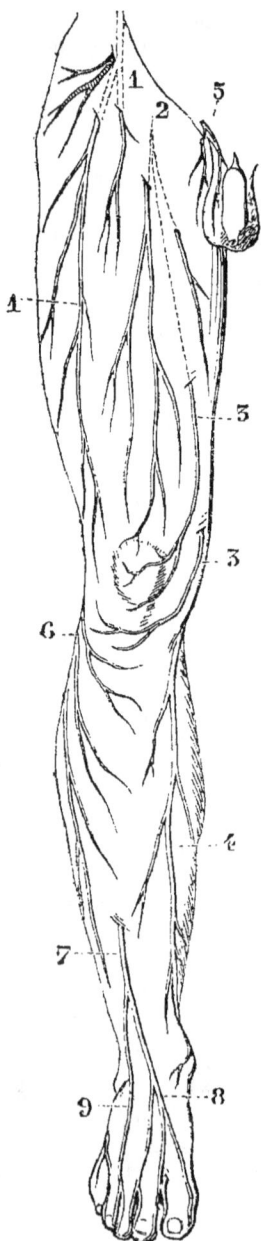

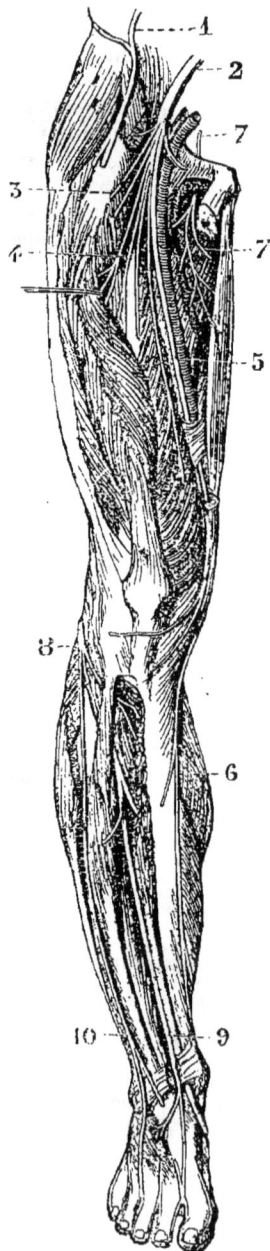

FIG. 524.

FIG. 525.

Fig. 524. — Nerfs superficiels du membre inférieur.

1. Nerf fémoro-cutané. — 2, 3, 3. Rameaux cutanés du crural. — 4. Saphène interne. — 5. Rameaux génitaux de l'abdomino-génital. — 6. Branche cutanée péronière. — 7, 8, 9. Terminaison du nerf musculo-cutané.

Fig 525. — Nerfs profonds du membre inférieur.

1. Nerf fémoro-cutané. — 2. Nerf crural. — 3, 4. Rameaux du crural se rendant au triceps. — 5, 6. Nerf saphène interne. — 7, 7. Nerf obturateur. — 8. Sciatique poplité externe. — 9. Tibial antérieur. — 10. Musculo-cutané.

l'enlève par lambeaux sur le trajet de chacun de ces nerfs. Le muscle pédieux sera soulevé, afin de mieux voir la distribution des branches du tibial antérieur.

1° Résumé du plexus sacré.

Le plexus sacré, formé par le nerf lombo-sacré, les branches antérieures des trois premiers nerfs sacrés et une partie de la quatrième, donne dix branches collatérales et une branche terminale.

A. — Les *branches collatérales* se rendent à tous les muscles de la région du périnée, à ceux qui sont situés à la surface interne du petit bassin, à tous les muscles de la fesse, excepté l'obturateur externe et le tenseur du fascia lata. Ces branches donnent aussi la sensibilité à la peau du périnée, des bourses, de la fesse et de la partie postérieure de la cuisse.

B. — La *branche terminale, ou nerf grand sciatique,* en traversant verticalement la région postérieure de la cuisse, donne des rameaux aux trois muscles de cette région et au grand adducteur, puis elle se termine au creux poplité en se bifurquant.

1° La branche de bifurcation interne, ou *sciatique poplité interne,* accompagne les vaisseaux poplités, fournit le saphène externe, des rameaux à l'articulation et aux muscles jumeaux, poplité, soléaire et plantaire grêle ; puis, il passe dans l'anneau du soléaire, prend le nom de tibial postérieur, accompagne l'artère tibiale postérieure et fournit aux muscles profonds de la région postérieure de la jambe. Arrivé à la face interne du calcanéum, il se bifurque.

La branche interne, ou *plantaire interne,* se distribue, comme le médian à la main, aux muscles de la région interne de la plante du pied, aux deux premiers lombricaux, et donne les collatéraux plantaires de trois orteils et demi à la partie interne.

La branche externe, ou *plantaire externe,* se distribue, comme le cubital à la main, à tous les autres muscles et au reste de la peau de la plante du pied.

2° La branche de bifurcation externe, ou *nerf sciatique poplité externe,* longe le bord interne du tendon du biceps, fournit l'accessoire du saphène externe, le cutané péronier, des rameaux pour le jambier antérieur, contourne la tête du péroné, et se bifurque en avant de cet os en tibial antérieur et musculo-cutané.

La branche interne, ou *nerf tibial antérieur*, se distribue à tous les muscles antérieurs de la jambe, au muscle pédieux, et donne les collatéraux profonds de l'espace qui sépare le premier du deuxième orteil.

La branche externe, ou nerf *musculo-cutané*, se distribue aux deux muscles péroniers latéraux, traverse l'aponévrose jambière, et se termine en formant les collatéraux dorsaux de trois orteils et demi à la partie interne.

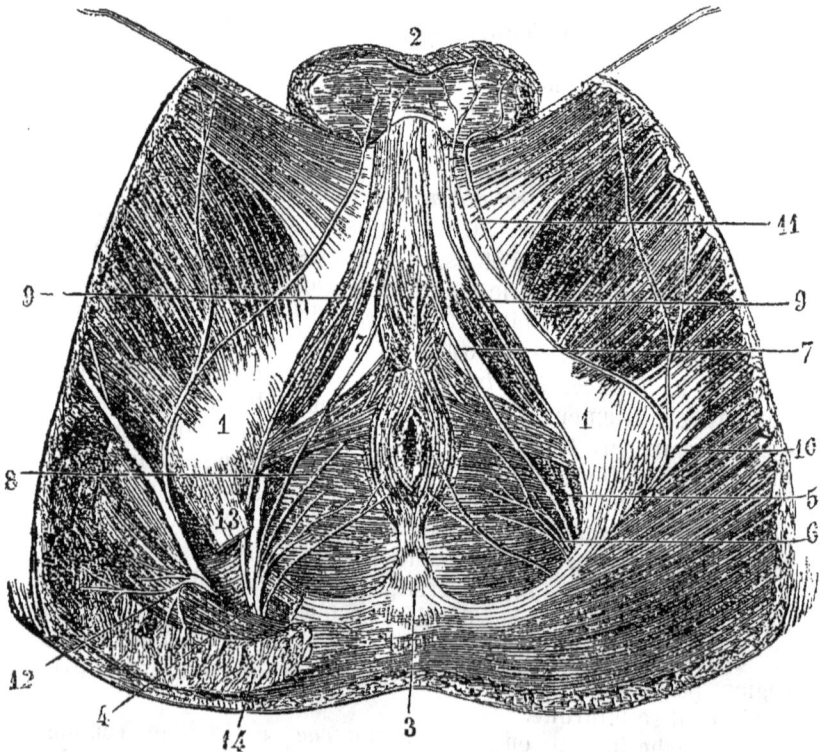

FIG. 526. — Nerf honteux interne. Nerfs du périnée.

1. Ischion. — 2. Scrotum relevé. — 3. Coccyx. — 4. Nerf honteux interne au moment où il se divise. — 5. Nerf périnéal profond. — 6. Filets divisés du nerf hémorrhoïdal. — 7, 7. Nerf périnéal superficiel. — 8. Rameau du nerf périnéal superficiel se portant aux muscles ischio-caverneux, bulbo-caverneux et transverse du périnée. — 9, 9. Deuxième rameau du nerf périnéal superficiel se distribuant à la peau du scrotum. — 10. Nerf petit sciatique ou fessier inférieur. — 11. Rameau cutané du petit sciatique situé dans le sillon qui sépare le périnée de la cuisse. — 12. Rameaux du même nerf pour le grand fessier. — 13. Extrémité du grand ligament sacro-sciatique qui a été enlevé pour montrer les parties plus profondes. — 14. Coupe du grand fessier droit.

Tableau du plexus sacré.

DIX BRANCHES COLLATÉRALES.

- *Cinq intra-pelviennes.*
  - Nerf de l'obturateur interne.
  - — hémorrhoïdal ou anal.
  - — du releveur de l'anus.
  - — honteux interne.
  - Nerfs viscéraux.

- *Cinq extra-pelviennes.* (Pour la fesse, le petit bassin et le périnée.)
  - Nerf fessier supérieur.
  - — du pyramidal.
  - — du jumeau supérieur.
  - — du jumeau inférieur et du carré crural.
  - — petit sciatique ou fessier inférieur.

UNE BRANCHE TERMINALE. *Nerf grand sciatique* (Pour les muscles postérieurs de la cuisse, pour les muscles de la jambe et du pied, et pour la peau de la jambe et du pied, excepté à la face interne.)

- *Branches collatérales.*
  - Nerf de la courte portion du biceps.
  - — de la longue portion du biceps.
  - — du demi-tendineux.
  - — du demi-membraneux.
  - — du grand adducteur.

- *Branches terminales.*

  - Nerf sciatique poplité interne. (Pour les régions postérieures de la jambe et plantaire du pied.)
    - *Branches collatérales.*
      - Nerf articulaire.
      - — saphène externe.
      - — du jumeau interne.
      - — du jumeau externe et du plantaire grêle.
      - — du soléaire.
      - — du poplité.
    - *Branche terminale.* Tibial postérieur.
      - *Branches collatérales.*
        - Rameau calcanéen pour la peau du talon.
        - Rameau pour les muscles profonds et postérieurs de la jambe.
      - *Branches terminales.* (Pour la plante du pied.)
        - Nerf plantaire interne (analogue du médian à la main). — Pour les muscles de la région interne, les deux lombricaux internes, et la peau des trois premiers orteils et demi.
        - Nerf plantaire externe (analogue du cubital à la main). — Pour tous les autres muscles, la plante du pied et le reste de la peau.

  - Nerf sciatique poplité externe. (Pour les régions antérieure et externe de la jambe et dorsale du pied.)
    - *Branches collatérales.*
      - Nerf accessoire du saphène externe.
      - — cutané péronier.
      - Nerfs du jambier extérieur.
    - *Branches terminales.*
      - Nerf musculo-cutané.
        - Branches musculaires.
        - Branches cutanées.
        - Pour les péroniers latéraux.
      - Nerf tibial antérieur.
        - Branches musculaires.
        - Branches cutanées.
        - Collatéraux dorsaux des trois premiers orteils, et collatéral interne du quatrième.
        - Pour les muscles antérieurs de la jambe et pour le pédieux.
        - Pour l'espace interdigital qui sépare le premier orteil du deuxième.

2° Description du plexus sacré.

On appelle plexus sacré la réunion du nerf lombo-sacré, des branches antérieures des trois premiers nerfs sacrés et d'une partie de celle du quatrième.

Ce plexus a la forme d'un triangle dont la base correspond aux trous sacrés antérieurs, et le sommet à la grande échancrure sciatique. Tous les nerfs qui constituent le plexus convergent vers l'échancrure sciatique, où ils forment le sommet du triangle. Le plexus est en rapport en arrière avec le sacrum et le pyramidal, en avant avec le péritoine, et avec le rectum lorsque ce conduit est dilaté par les matières fécales.

Du plexus se détachent dix branches collatérales qui se distribuent aux muscles du périnée, de la fesse, et à la peau du périnée et de la face postérieure de la cuisse. Il fournit une branche unique pour le membre inférieur, le grand nerf sciatique.

Parmi les dix branches collatérales, cinq se distribuent aux muscles de la paroi interne du bassin, ou aux muscles du périnée ; nous les appellerons *intra-pelviennes*. Ces branches sont : le nerf du releveur de l'anus, le nerf hémorrhoïdal, le nerf honteux interne, le nerf de l'obturateur interne et les nerfs viscéraux.

Les cinq autres se distribuent aux muscles de la paroi externe du bassin, *extra-pelviennes*. Ces branches sont : le nerf fessier supérieur, le nerf du pyramidal, le nerf du jumeau supérieur, le nerf du jumeau inférieur et du crural, et le nerf petit sciatique ou fessier inférieur.

A. — Branches collatérales intra-pelviennes.

1° Nerf de l'obturateur interne. — Ce nerf sort du bassin par la grande échancrure sciatique, contourne l'épine sciatique et rentre dans le bassin par la petite échancrure, pour se terminer ensuite à la face interne du muscle obturateur interne. Il naît en arrière du sommet du plexus sacré.

2° Nerf hémorrhoïdal. — Le nerf hémorrhoïdal, ou anal, venu du plexus sacré, sort du bassin par la grande échancrure sciatique, passe en arrière de l'épine sciatique, plonge ensuite dans le tissu cellulo-graisseux du creux ischio-rectal et se termine dans le muscle sphincter externe de l'anus et dans la peau qui entoure l'anus.

3° Nerf du releveur de l'anus. — Petit rameau nerveux qui se rend à la face supérieure du muscle releveur de l'anus. Ce nerf, quelquefois double, est situé entre le releveur de l'anus et l'aponévrose périnéale profonde.

4° Nerf honteux interne. — Ce nerf naît du plexus au voisinage de son sommet ; il passe, comme l'artère honteuse interne qu'il accompagne, derrière l'épine sciatique ; puis, il rentre dans le bassin par la petite échancrure, et s'applique à la face interne de la tubérosité de l'ischion, sur laquelle il est maintenu par une lame fibreuse.

Au niveau de la face interne de l'ischion, le nerf honteux interne se divise en deux branches : une inférieure pour le périnée, une supérieure pour la verge chez l'homme, et le clitoris chez la femme.

La *branche inférieure*, appelée aussi *périnéale*, descend en arrière du muscle transverse du périnée et se réfléchit ensuite au-dessous de ce muscle pour se porter en avant. Elle donne, dans son trajet, quelques filets nerveux au sphincter externe de l'anus et à la peau de l'angle qui sépare la cuisse du périnée ; puis, elle se divise en *rameau superficiel* ou *cutané*, et en *rameau profond* ou *musculaire*.

Le rameau cutané se place entre l'aponévrose et le tissu cellulaire sous-cutané, accompagne l'artère périnéale superficielle, et se ramifie dans la peau du périnée, des bourses et de la face inférieure de la verge.

Le rameau musculaire perfore le muscle transverse d'arrière en avant, parcourt ensuite le triangle ischio-bulbaire, et se termine dans le tissu spongieux et la muqueuse du bulbe, après avoir fourni des rameaux aux trois muscles superficiels de la région périnéale antérieure, bulbo-caverneux, ischio-caverneux et transverse.

La *branche supérieure*, appelée aussi nerf *dorsal de la verge*, monte le long des branches ascendante de l'ischion et descendante du pubis, traverse le ligament suspenseur de la verge, et se place dans le sillon que présentent les corps caverneux à leur face supérieure.

Cette branche donne, dans son trajet, des rameaux collatéraux qui se portent en dehors et contournent la verge, pour se terminer dans la peau de cet organe, dans la portion spongieuse de l'urèthre et dans le prépuce. Elle donne aussi des rameaux terminaux à la muqueuse du gland.

Chez la femme, la *branche périnéale* se termine à la grande lèvre, tandis que la branche supérieure, ou *clitoridienne*, se termine dans le clitoris.

5° Nerfs viscéraux. — Ce sont de petits rameaux nerveux

qui partent du plexus sacré et qui se portent, avec des rameaux du grand sympathique, sur les côtés du rectum et du vagin, pour former le *plexus hypogastrique* et se distribuer aux viscères du petit bassin (voy. *Grand sympathique*).

B. — *Branches collatérales extra-pelviennes.*

1° Nerf fessier supérieur. — Ce nerf, né du bord supérieur du plexus sacré, sort du bassin par la grande échancrure sciatique, au-dessus du pyramidal, et remonte entre les muscles moyen et petit fessiers, auxquels il se distribue. Parmi ces rameaux, on en remarque deux principaux qui suivent l'interstice de ces deux muscles. Ces rameaux envoient quelques filets dans le muscle tenseur du fascia lata.

2° Nerf du pyramidal. — Petit rameau nerveux qui naît de la partie postérieure du plexus sacré et se jette immédiatement vers la portion extra-pelvienne du muscle pyramidal, en dehors de l'échancrure.

3° Nerf du jumeau supérieur. — Petit nerf venant quelquefois d'un tronc commun avec le précédent ; il se rend immédiatement au bord supérieur du muscle jumeau supérieur.

4° Nerf du jumeau inférieur et du carré crural. — Ce nerf naît du plexus sacré au même niveau que le précédent, puis il descend vers les muscles auxquels il est destiné, en passant au-dessous du jumeau supérieur et de l'obturateur interne.

5° Nerf petit sciatique, ou fessier inférieur. — Le nerf petit sciatique naît de la partie postérieure du sommet du plexus ; il passe ensuite entre la partie inférieure du grand fessier et les muscles qui sont au-dessous. Au niveau du grand fessier, ce nerf envoie des *rameaux fessiers* qui remontent pour se perdre dans l'épaisseur de ce muscle, et un *rameau cutané génital* qui se porte dans l'épaisseur de la couche sous-cutanée, jusqu'au scrotum chez l'homme, et à la grande lèvre chez la femme. Ce rameau suit le sillon qui sépare le périnée de la cuisse, et abandonne sur son passage quelques filets à la peau de la cuisse et du périnée. Ensuite, il continue son trajet descendant au-dessous de l'aponévrose crurale, sur la ligne médiane de la face postérieure de la cuisse, jusqu'au creux poplité où il se termine. Dans toute l'étendue du trajet fémoral, ce nerf donne, en dedans et en dehors, de nombreux filaments cutanés, qui traversent l'aponévrose fémorale pour se rendre à la peau de la face postérieure de la cuisse.

Nerf grand sciatique (branche terminale).

Ce nerf, le plus gros de l'économie, est la seule branche terminale du plexus sacré. Il se dirige d'abord en bas et en dehors, entre l'ischion et le grand trochanter, puis verticalement en bas, jusqu'à la partie supérieure du creux poplité, où il se bifurque en *sciatique poplité interne* et *sciatique poplité externe*. Le premier de ces nerfs est destiné à la région postérieure de la jambe et à la plante du pied. Le second se rend aux régions externe et antérieure de la jambe, ainsi qu'à la face dorsale du pied.

Dans ce trajet, le grand sciatique est en rapport : 1° au niveau de la fesse, avec le bord inférieur du pyramidal, au-dessous duquel il se dégage, avec le grand fessier qui le recouvre et avec les muscles jumeaux, obturateur interne et carré crural, placés au-dessous de lui ; 2° au niveau de la cuisse, en avant avec le grand adducteur et la ligne âpre du fémur, en arrière avec la longue portion du biceps qui croise la dissection du nerf, de sorte que ce muscle est interne en haut, postérieur au milieu, et externe en bas.

Vers le milieu de la cuisse, il affecte des rapports avec le bord externe du demi-membraneux, qu'il accompagne jusqu'à sa bifurcation.

Avant sa division, le nerf grand sciatique fournit des rameaux aux muscles demi-tendineux, demi-membraneux, biceps (longue et courte portion) et grand adducteur.

1° *Nerf sciatique poplité interne.*

Branche de bifurcation interne du sciatique, ce nerf continue la direction du tronc principal, rencontre bientôt les vaisseaux poplités, et se place à la partie postérieure et externe de la veine poplitée, qu'il accompagne jusqu'à l'anneau du soléaire ; là il prend le nom de *tibial postérieur*.

Le nerf sciatique poplité interne affecte les mêmes rapports que les vaisseaux ; il est situé entre les muscles demi-membraneux et biceps, à la partie supérieure du creux poplité ; il est recouvert par les muscles jumeaux et plantaire grêle à la partie inférieure. Il est séparé des os par les vaisseaux poplités et le muscle poplité ; il est séparé de la peau par l'aponévrose et par une couche assez considérable de tissu adipeux.

Dans son trajet, ce nerf fournit : 1° un rameau articulaire qui traverse le ligament postérieur de l'articulation et se distribue à la synoviale ; 2° plusieurs rameaux musculaires de volume et de nombre variables aux muscles poplité, jumeaux, soléaire et plantaire grêle; 3° un rameau cutané, le saphène externe, dont suit la description.

Le **nerf saphène externe**, ou **saphène tibial**, naît de la

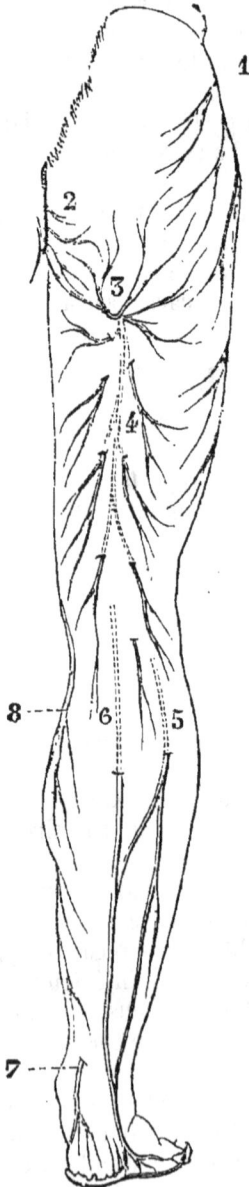

FIG. 527.

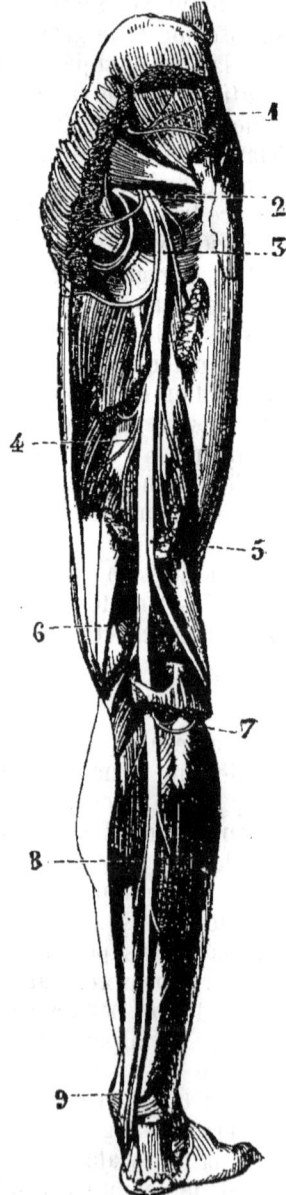

FIG. 528.

Fig. 527. — Nerfs superficiels du membre inférieur.

1. Rameaux du fémoro-cutané. — 2. Rameaux du nerf anal. — 3 et 4. Branches cutanées du petit sciatique. — 5. Nerf accessoire du saphène externe. — 6. Saphène externe. — 7. Branche calcanéenne venue du tibial postérieur. — 8. Rameaux postérieurs du saphène interne.

Fig. 528. — Nerfs profonds du membre inférieur.

1. Nerf fessier supérieur. — 2. Fessier inférieur ou petit sciatique. — 3. Grand sciatique. — 4. Rameaux du demi-tendineux, du demi-membraneux et du grand adducteur. — 5. Sciatique poplité externe. — 6. Sciatique poplité interne. — 7. Rameaux du soléaire. — 8. Nerf tibial postérieur. — 9. Division du tibial postérieur en plantaires.

partie moyenne du sciatique poplité interne, descend verticalement entre les deux jumeaux au-dessous de l'aponévrose jambière, et traverse l'aponévrose, vers le milieu de la jambe, pour devenir sous-cutané. Là, il accompagne la veine saphène externe, et il reçoit souvent le nerf accessoire du saphène externe : puis, il continue son trajet descendant, passe au-dessous de la malléole externe, et longe le bord externe du pied jusqu'au dernier orteil, où il se termine en formant le nerf *collatéral dorsal externe du petit orteil*, et quelquefois aussi les deux nerfs collatéraux du dernier espace interdigital. Je dis quelquefois : en effet, les nerfs musculo-cutané et saphène externe se partagent la distribution de la face dorsale du pied. Leur volume est en sens inverse. Lorsque le musculo-cutané présente un rameau en moins, le saphène externe en présente un en plus.

Tibial postérieur. — Ce nerf fait suite au sciatique poplité interne, qui change de nom au moment où il traverse l'anneau du soléaire. Il se porte ensuite verticalement en bas avec l'artère tibiale postérieure, qu'il accompagne et dont il croise la direction. Il est placé en dehors de l'artère à la partie supérieure, en arrière à la partie moyenne, et en dedans à la partie inférieure. Il est fixé contre les muscles profonds de la jambe par un feuillet aponévrotique, et il donne des rameaux, pendant son trajet, aux muscles jambier postérieur, fléchisseur propre du gros orteil, et fléchisseur commun des orteils. Il fournit, avant de se terminer, un *rameau cutané calcanéen* qui se jette dans la peau du talon, et se divise ensuite à la face interne du calcanéum en deux branches : plantaire interne, plantaire externe.

Plantaire interne. — Le nerf plantaire interne, branche interne de bifurcation du tibial postérieur, se porte en avant, entre les muscles de la région interne et ceux de la région moyenne de la plante du pied, et donne des rameaux moteurs aux muscles de la région interne du pied, adducteur et court fléchisseur du gros orteil, ainsi qu'aux deux lombricaux internes.

Après avoir fourni ces rameaux moteurs, le nerf plantaire interne se porte au-dessous de l'aponévrose et se divise en quatre rameaux qui vont former les nerfs collatéraux plantaires des trois premiers orteils et le collatéral interne du quatrième. Le plus interne de ces rameaux forme le nerf collatéral interne du gros orteil; les trois autres se bifurquent au niveau de l'espace interdigital correspondant, pour former les nerfs collatéraux correspondants. — *La distribution de ce nerf à la plante du pied représente exactement celle du nerf médian à la paume de la main.*

Plantaire externe. — Le nerf plantaire externe, branche de bifurcation du tibial postérieur, se porte en dehors et en avant, avec l'artère plantaire externe; il passe entre les muscles court fléchisseur plantaire et accessoire du long fléchisseur commun des orteils, et décrit ensuite, comme l'artère qui l'accompagne, une courbe à concavité postérieure qui se place au-dessous des interosseux et des métatarsiens.

Dans son trajet, ce nerf abandonne des rameaux aux muscles court fléchisseur plantaire, accessoire du long fléchisseur, abducteur et court fléchisseur du petit orteil, abducteurs oblique et transverse du gros orteil, troisième et quatrième lombricaux.

La partie terminale se ramifie dans les muscles interosseux. Au moment où ce nerf commence à décrire sa courbe, il fournit un rameau superficiel qui passe entre le muscle court fléchisseur plantaire et les muscles de la région externe, pour se diviser en deux branches : une externe, qui forme le nerf collatéral plantaire externe du cinquième orteil, et une interne, qui forme le col-

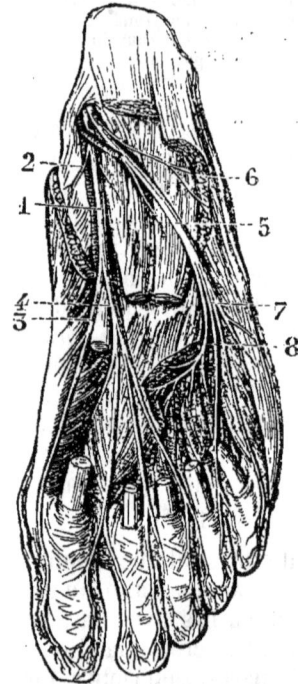

FIG. 529. — Nerfs de la plante du pied.

1. Plantaire interne. — 2. Rameau de l'adducteur du gros orteil. — 3. Branche interne du plantaire interne. — 4. Branche externe. — 5. Plantaire externe. — 6. Rameaux moteurs qu'il fournit à son origine. — 7. Branche superficielle du plantaire externe. — 8. Branche profonde.

latéral interne du cinquième orteil, et le collatéral externe du quatrième.

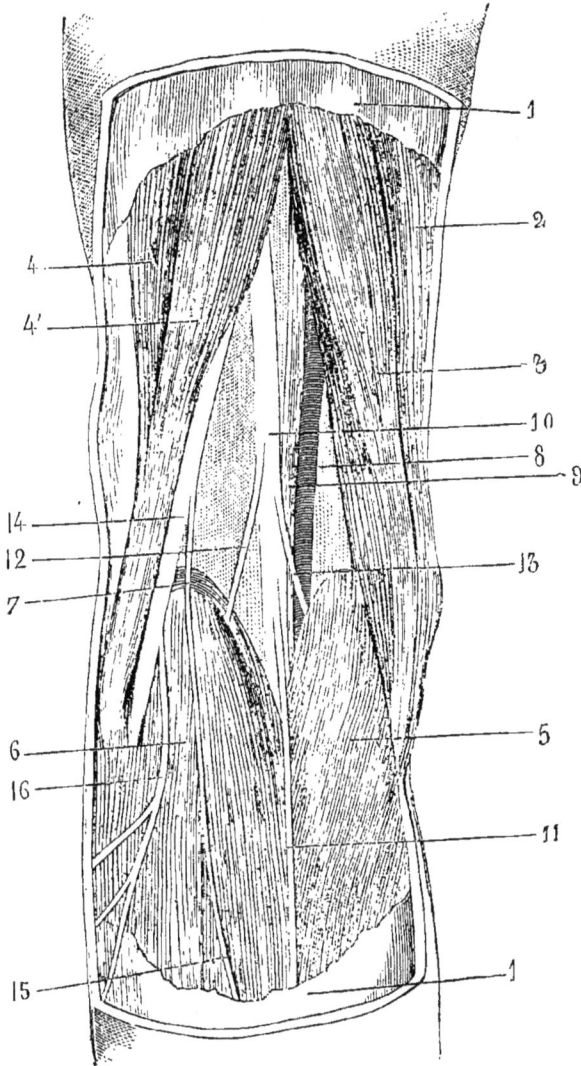

FIG. 530. — Nerfs sciatiques poplités. Région poplitée.

1, 1. Aponévrose fémorale. — 2. Demi-membraneux. — 3. Demi-tendineux. — 4. Longue portion du biceps. — 4'. Courte portion du biceps. — 5. Jumeau interne. — 6. Jumeau externe. — 7. Plantaire grêle. — 8. Artère poplitée. — 9. Veine poplitée. — 10. Nerf sciatique poplité interne. — 11. Nerf saphène externe. — 12 Rameau du jumeau externe — 13. Rameau du jumeau interne. — 14. Sciatique poplité externe. — 15. Accessoire du saphène externe. — 16. Branche cutanée péronière.

2º *Nerf sciatique poplité externe.*

Branche de bifurcation externe du nerf sciatique, ce nerf se sépare du sciatique poplité interne vers l'angle supérieur du creux poplité, quelquefois plus haut; puis, il se dirige en dehors et en bas, en suivant le tendon du biceps, jusqu'à la tête du péroné, au-dessous de laquelle il contourne l'os, pour se porter en avant et se bifurquer. Ce nerf, d'un volume moindre que le sciatique poplité interne, se cache sous le bord interne du biceps; il est recouvert par l'aponévrose fémorale.

Dans son trajet, ce nerf fournit quatre branches collatérales : deux branches musculaires, une branche cutanée péronière et l'accessoire du saphène externe; puis, il se bifurque en nerf musculo-cutané, et en nerf tibial antérieur.

Branches musculaires. — Ce sont deux petits rameaux qui naissent de la partie inférieure du nerf, au-devant du péroné, et qui se jettent dans l'extrémité supérieure du jambier antérieur.

Branche cutanée péronière. — C'est une branche nerveuse qui naît souvent d'un tronc commun avec la suivante, vers la partie moyenne du sciatique poplité externe. Cette branche se porte en bas, en se ramifiant, et se distribue à la peau qui recouvre la face externe de la jambe.

Accessoire du saphène externe. — Appelé encore *saphène péronier,* ce nerf naît aussi de la partie moyenne du sciatique poplité externe, souvent d'un tronc commun avec le précédent. Il se porte en bas, en arrière du jumeau externe, et arrive au tiers inférieur de la jambe; là, il se jette dans le saphène externe, dont il partage la distribution. Quelquefois, il s'anastomose seulement, à ce niveau, par un rameau avec le saphène externe, et poursuit son trajet jusqu'à la partie inférieure de la jambe, où il se jette dans le saphène externe, au niveau de la malléole externe.

Nerf musculo-cutané. — Ce nerf est la branche de bifurcation externe du sciatique poplité externe. Il naît au-devant du péroné, descend verticalement dans l'épaisseur du long péronier latéral, passe ensuite entre les deux muscles péroniers, et traverse l'aponévrose jambière, vers le tiers inférieur de la jambe, pour devenir sous-cutané. Arrivé sous la peau, il se porte en bas, au-devant de l'articulation tibio-tarsienne, et se divise en trois ou quatre rameaux qui forment les nerfs collatéraux dorsaux des trois premiers orteils et le collatéral interne du quatrième. Ce nerf musculo-cutané est musculaire dans sa

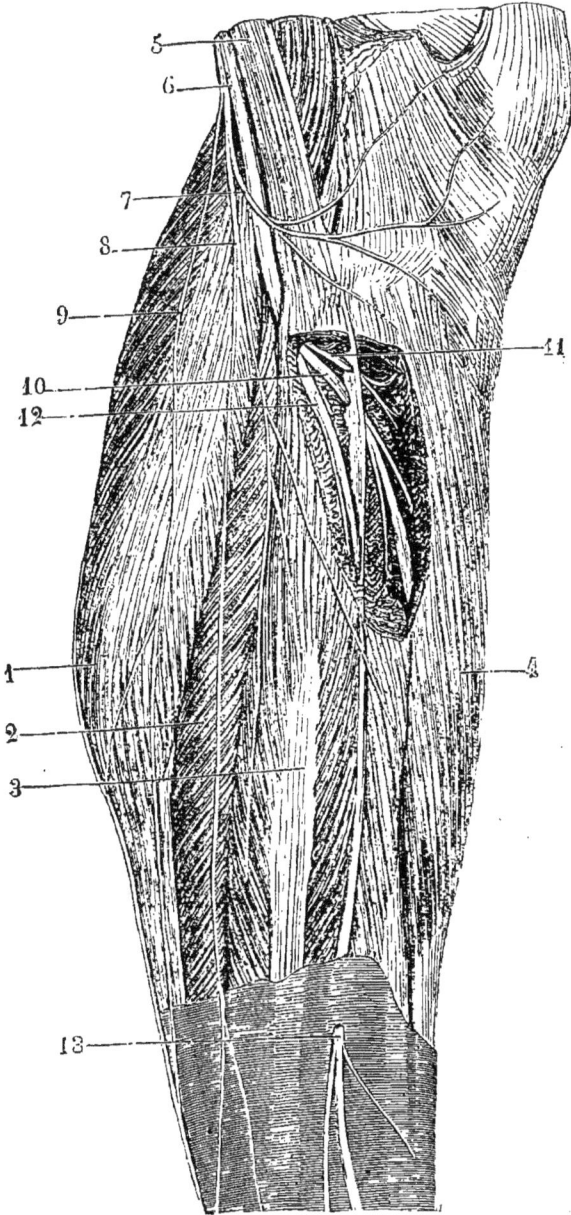

FIG. 531. — Branches terminales du sciatique poplité externe.

1. Jumeau externe. — 2. Fléchisseur propre du gros orteil. — 3. Long péronier latéral.

31*

— 4. Jambier antérieur. — 5. Ligament latéral interne du genou. — 6. Sciatique poplité externe. — 7. Rameau rotulien de la branche cutanée péronière. — 8. Rameau inférieur de la branche cutanée péronière. — 9. Accessoire du nerf saphène externe. — 10. Tibial antérieur. — 11. Rameaux du sciatique poplité externe pour le jambier antérieur. — 12. Musculo-cutané. — 13. Aponévrose jambière perforée par le nerf musculo-cutané.

moitié supérieure, au-dessus du point où il traverse l'aponévrose. Dans cette première moitié de son trajet, il donne des rameaux aux muscles long péronier latéral et court péronier latéral.

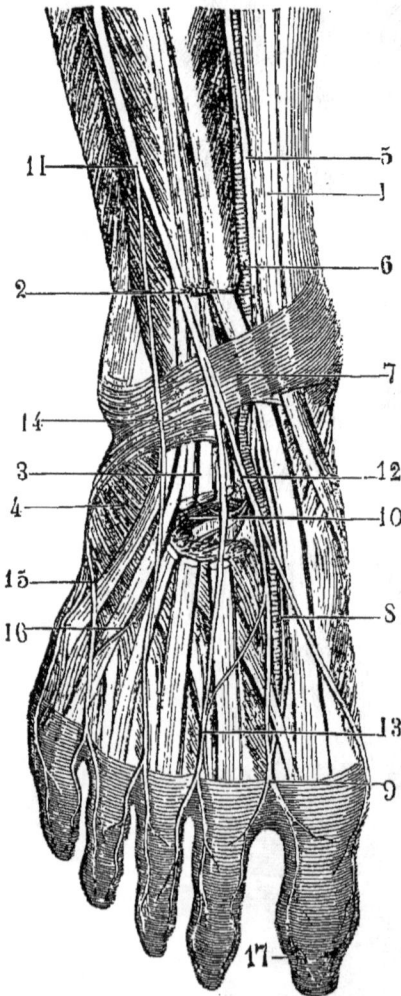

FIG. 532. — Terminaison des nerfs tibial antérieur et musculo-cutané à la face dorsale du pied.

1. Muscle jambier antérieur. — 2. Tendon de l'extenseur propre du gros orteil soulevé. — 3. Tendons divisés de l'extenseur commun. — 4. Muscle pédieux. — 5. Nerf tibial antérieur. — 7. Ligament annulaire antérieur du tarse. — 8. Rameau du tibial antérieur accompagnant l'artère pédieuse. — 9. Anastomose de ce rameau profond avec la terminaison du musculo-cutané superficiel, au niveau du premier espace interdigital. — 10. Rameau du tibial antérieur pour le muscle pédieux. — 11. Nerf musculo-cutané. — 12, 13, 14. Rameaux terminaux du musculo-cutané. — 15. Rameau du saphène externe. — 16. Anastomose entre le musculo-cutané et le saphène externe. — 17. Terminaison des nerfs collatéraux dorsaux des orteils.

Tibial antérieur. — Branche interne de bifurcation du sciatique poplité externe, ce nerf traverse l'extrémité supérieure de l'extenseur commun des orteils et se dirige vers l'artère tibiale antérieure, dont il partage la direction et les rapports jusqu'à la face dorsale du pied. Dans son trajet, il croise la direction de l'artère, occupe son côté externe à la partie supérieure, son côté antérieur à la partie moyenne, et son côté interne à la partie inférieure.

A la jambe, il fournit dans son trajet des rameaux musculaires aux muscles jambier antérieur, extenseur propre du gros orteil, extenseur commun des orteils et péronier antérieur. Arrivé au cou-de-pied, il passe dans la gaine du muscle extenseur propre du gros orteil avec les vaisseaux tibiaux antérieurs ; puis, il se divise sur la face dorsale du pied en deux branches terminales.

La *branche terminale externe* se dirige aussitôt en dehors et se divise dans l'épaisseur du muscle pédieux. La *branche terminale interne* se porte directement en avant et forme les deux nerfs collatéraux dorsaux profonds du premier espace interdigital, qui s'anastomosent avec les collatéraux superficiels du musculo-cutané.

Il y a donc, à la face dorsale du pied, la terminaison de deux nerfs : le musculo-cutané et le tibial antérieur. Leurs divisions occupent deux plans différents : car le premier se ramifie sous la peau, tandis que le second se divise au-dessous de l'aponévrose dorsale du pied.

VI. — BRANCHES ANTÉRIEURES DES DERNIERS NERFS SACRÉS.

Parmi les six nerfs sacrés, nous venons de voir les branches antérieures des trois premiers entrer complètement dans la constitution du plexus sacré.

La branche antérieure de la *quatrième paire sacrée* sort du quatrième trou sacré antérieur et se porte en avant : elle se divise en trois faisceaux : l'un se porte en avant dans le plexus hypogastrique, un autre se porte en haut dans le plexus sacré, un troisième, enfin, contourne les bords du coccyx et se perd dans la peau de la région coccygienne.

La branche antérieure de la *cinquième paire sacrée* sort du trou que forment par leur réunion les cornes du sacrum et celles du coccyx, et se divise en deux rameaux : l'un ascendant, qui se réunit à la quatrième paire ; l'autre descendant, qui se réunit à la sixième.

La branche antérieure de la *sixième paire sacrée* sort par le même trou que la précédente, entre le sacrum et le coccyx. Elle reçoit l'anastomose de la cinquième paire et se divise en deux rameaux qui se portent en arrière en traversant le muscle ischio-coccygien. Le plus interne de ces rameaux se distribue à ce muscle et à la peau de la région coccygienne. L'externe se porte en arrière dans le bord inférieur du muscle grand fessier.

CHAPITRE II

SYSTÈME NERVEUX DE LA VIE ORGANIQUE.

Appelé aussi *nerf grand sympathique, nerf végétatif, nerf ganglionnaire, nerf de la vie organique* ou *nerf splanchnique*, ce nerf forme un système particulier qui présente de nombreuses connexions avec le système nerveux cérébro-spinal, mais qui en diffère au point de vue de sa structure et de ses fonctions.

Le grand sympathique émet une quantité innombrable de rameaux qui se portent sur les vaisseaux et qui constituent les *nerfs vaso-moteurs*, dont il a été question dans le premier volume.

Situation. — Ce nerf est situé le long de la colonne vertébrale ; il s'étend de la tête au coccyx et occupe les régions du cou, du thorax, de l'abdomen et du bassin.

Division. — En raison de sa situation, on divise ce nerf en quatre portions, qui sont : la portion *cervicale*, la portion *thoracique*, la portion *abdominale* et la portion *pelvienne*. On le divise aussi en trois parties lorsqu'on le considère dans son ensemble, et l'on peut étudier séparément : 1° son tronc ; 2° ses racines ; 3° ses branches. Cette dernière division nous paraît plus simple et se prêter à une étude méthodique du nerf grand sympathique.

A. — Tronc du grand sympathique.

Dissection. — Voyez plus haut, pour la portion cervicale, la *Dissection du Pneumogastrique*. La poitrine étant ouverte, on renverse un poumon vers le côté opposé, et après avoir enlevé la plèvre qui tapisse le côté de la colonne vertébrale, ainsi que la plus grande partie de l'extrémité libre des côtes, on met à découvert le *tronc du grand sympathique*, puis ses filets de communication avec les nerfs dorsaux et ceux qu'il envoie en avant sur le corps des vertèbres, pour la formation des nerfs splanchniques. On observera, en même temps, des filets plus déliés qui se jettent sur l'artère aorte, et d'autres qui s'unissent au plexus pulmonaire. Après avoir vu ces derniers, on enlève le cœur et les poumons ; mais on laisse en place l'aorte et l'œsophage avec les plexus fournis par les nerfs pneumogastriques ; on ouvre le bas-ventre, on divise les épiploons gastro-côlique et gastro-hépatique, et l'on sépare le foie de toutes ses attaches au diaphragme, en ne le laissant plus tenir qu'au paquet de vaisseaux et de nerfs qui entrent dans le sillon transversal. On isole l'estomac de manière à ne plus le laisser attaché qu'à l'œsophage, au pylore et à l'artère coronaire stomachique entourée de ses nerfs. La rate sera entièrement séparée du diaphragme ; on la laissera adhérer à l'estomac et en rapport avec l'artère splénique, qui elle-même restera logée dans le sillon du pancréas. Les reins et les capsules surrénales devront rester en place. On fend alors le diaphragme sur le trajet des nerfs splanchniques, qu'il faut disséquer des deux côtés, et l'on enlève les portions latérales de ce muscle pour n'en conserver que la partie moyenne, dans laquelle se rendent les artères diaphragmatiques inférieures avec leurs plexus.

Au moyen de ces coupes préparatoires, on peut, selon le besoin, renverser l'estomac et la rate en haut et à droite, et le foie à gauche, afin de poursuivre commodément les nerfs splanchniques jusqu'aux *ganglions semi-lunaires ;* ces deux ganglions étant disséqués, on trouve, en les tiraillant en sens inverse, le *plexus solaire,* et il n'est pas difficile alors de disséquer les *plexus secondaires* qui en dérivent, si l'on suit les vaisseaux qu'ils enlacent de leurs réseaux. Ces plexus sont à découvert dès qu'on a enlevé le péritoine ; mais, pour les voir bien distinctement, on conçoit qu'il importe d'enlever soigneusement tout le tissu cellulaire qui les entoure.

On parvient à rendre les nerfs visibles, en les humectant souvent d'alcool étendu d'eau. A la hauteur de la dixième vertèbre du dos, on a quelquefois de la peine à trouver la continuation du tronc du grand sympathique, qui y est plus grêle que dans les autres points de son trajet, et qui y change même de direction. On doit donc disséquer avec attention dans cet endroit, pour ne pas perdre la trace du nerf.

Pour voir la *portion lombaire du grand sympathique,* il faut rejeter les reins en avant, après avoir enlevé la membrane adipeuse qui les entoure. Les communications avec les paires lombaires sont difficiles à trouver, parce que les filets sont très longs et très grêles, et qu'ils sont profondément logés dans les gouttières des corps des vertèbres, et cachés par le muscle psoas qu'il faut détacher des os et rejeter en dehors.

Afin de suivre plus facilement la *portion sacrée du grand sympathique* et le *plexus hypogastrique,* il convient d'enlever l'extrémité inférieure droite avec la portion correspondante du bassin. Pour cela, on incise la symphyse des pubis et la symphyse sacro-iliaque droite ; on luxe les os, puis on divise les parties molles, de manière à laisser le rectum et les parties génitales internes et externes sur le côté gauche du cadavre, que l'on place ensuite de telle sorte que le jour puisse pénétrer dans l'excavation pelvienne. On suit alors, dans le petit bassin, le plexus mésentérique inférieur, le plexus aortique et les troncs des grands sympathiques ; tout ceci ne peut se faire facilement qu'après avoir divisé les replis péritonéaux qui retiennent les viscères contenus dans cette cavité, afin de pouvoir tirer ces derniers en avant et à droite.

Le tronc de ce nerf forme, de chaque côté de la colonne vertébrale, un cordon non interrompu depuis la base du crâne jusqu'au coccyx.

Il s'anastomose avec celui du côté opposé au niveau du coccyx et dans le crâne, de sorte qu'on peut le comparer à une ellipse très allongée. De distance en distance, il présente des renflements ou ganglions nerveux. Ce tronc présente les rapports suivants :

1° Au cou, il est situé au-devant des muscles prévertébraux qui le séparent des apophyses transverses des vertèbres cervicales, en arrière de la veine jugulaire interne et en dehors du nerf pneumogastrique.

2° Dans le thorax, celui du côté droit passe au-devant du col de la première côte, tandis que celui du côté gauche embrasse seulement la partie antérieure du col de la première côte du même côté. Il se porte ensuite de chaque côté de la colonne vertébrale, au-devant de la tête des côtes, contre lesquelles il est appliqué par la plèvre pariétale. Il croise, en passant sur leur face antérieure, les nerfs et les vaisseaux intercostaux. Celui du côté gauche est, en outre, en rapport par sa face antérieure avec l'aorte thoracique. Arrivé à la partie inférieure du thorax, le grand sympathique gauche traverse le pilier gauche du diaphragme, tandis que le grand sympathique droit passe avec l'aorte dans l'orifice aortique de ce muscle.

3° Dans l'abdomen, le nerf grand sympathique se place au-devant de la colonne vertébrale, sur le bord antérieur du muscle psoas, de chaque côté de l'aorte et de la veine cave inférieure, au-dessous du péritoine.

4° Dans le bassin, ce nerf est situé au-devant du sacrum, de chaque côté du rectum. Il croise la face antérieure du plexus sacré et du muscle pyramidal.

Dans ce long trajet cervical, thoracique, lombaire et sacré, le nerf grand sympathique présente, de distance en distance, des ganglions. Ces ganglions sont, en général, en nombre égal à celui des nerfs rachidiens avec lesquels ils sont en rapport, et l'on en compte six sacrés, cinq lombaires, douze dorsaux. Mais, à la région cervicale, ces ganglions se réunissent entre eux pour n'en former que deux ou trois plus volumineux, désignés sous les noms de ganglion cervical supérieur, ganglion cervical moyen et ganglion cervical inférieur.

Le *ganglion cervical supérieur* correspond à la base du crâne. Il est placé de chaque côté du pharynx, en avant du muscle petit droit antérieur, en dehors du ganglion du pneumogastrique. Ce ganglion, de couleur rougeâtre, est ovalaire et présente une longueur de 3 à 4 centimètres.

Le *ganglion cervical moyen* n'existe pas toujours. Quand il existe, il est situé à égale distance des ganglions supérieur et inférieur, et il présente un petit volume.

Le *ganglion cervical inférieur* a la forme d'un croissant. Il est placé au niveau du col de la première côte, qu'il embrasse par sa concavité.

B. — Racines du grand sympathique.

On appelle *racines* du grand sympathique ou *branches afférentes* les filets nerveux que les nerfs crâniens et rachidiens donnent à ce nerf. On voit, en effet, à la sortie des trous de la base du crâne et des trous de conjugaison, presque tous les nerfs envoyer un ou deux filaments aux ganglions du grand sympathique. On n'est pas bien fixé encore sur la question de savoir si ces filaments vont du grand sympathique aux nerfs de la vie animale, ou bien s'ils vont de ces derniers au grand sympathique.

Ces racines se divisent en racines crâniennes et racines rachidiennes.

Les *racines rachidiennes* viennent des nerfs cervicaux, dorsaux, lombaires et sacrés. Immédiatement après que ces nerfs sont sortis des trous de conjugaison, ils donnent deux petits rameaux, dont l'un ascendant se porte au ganglion du grand sympathique qui est au-dessus, tandis que l'autre descendant se porte au ganglion qui est au-dessous. (Chaque ganglion du grand sympathique reçoit donc deux racines des nerfs rachidiens, une racine du nerf qui est au-dessus et une du nerf qui est au-dessous.) Cette disposition existe pour les régions sacrée, lombaire et thoracique. Mais, à la région cervicale, la fusion des ganglions entraîne une modification dans la disposition des racines. Ainsi, dans cette région, on voit les trois ou quatre premiers nerfs cervicaux envoyer chacun une ou deux racines qui se jettent dans le ganglion cervical supérieur, tandis que le ganglion cervical inférieur reçoit les racines des deux ou trois derniers. Lorsque le ganglion cervical moyen existe, il reçoit les racines des deux autres nerfs du milieu de la région.

Les *racines crâniennes* sont si peu distinctes des branches qui partent du ganglion cervical supérieur, qu'on a l'habitude de les décrire avec ces branches.

C. — Branches du grand sympathique.

Les *branches*, ou portion efférente du grand sympathique, nais-

sent des ganglions de ce nerf et se portent dans diverses directions.
Les unes pénètrent dans le crâne pour former les racines crâniennes du grand sympathique ; d'autres se portent sur les artères
du cou, et de là dans la tête, en se ramifiant comme ces vaisseaux ;
les autres se perdent dans les viscères thoraciques, abdominaux
et pelviens, en formant, au niveau des viscères auxquels ils se
distribuent et au niveau des artères qui leur servent de support,
des plexus nerveux dont les uns sont pairs et les autres impairs.
Ces plexus, d'une étude facile, portent ordinairement le nom du
viscère auquel ils sont destinés ou des artères qu'ils accompagnent.

Nous étudierons ces branches en procédant de haut en bas, et
nous verrons successivement : 1° les branches de la portion cervicale ; 2° les branches de la portion thoracique ; 3° les branches de
la portion abdominale ; 4° les branches de la portion pelvienne.

1° Branches de la portion cervicale du grand sympathique.

Ces branches naissent des ganglions cervicaux et se portent
dans des directions fort différentes. Nous avons déjà vu qu'il existe
trois ganglions dans la portion cervicale du grand sympathique.
Nous avons étudié aussi les racines rachidiennes de ces ganglions,
de même que leur tronc, qui réunit ces divers ganglions, nous
réservant de décrire parmi les branches des ganglions ce qu'on est
convenu d'appeler les racines crâniennes du grand sympathique.

Parmi les trois ganglions cervicaux du grand sympathique, le
supérieur est, sans contredit, le plus important par le nombre
considérable de rameaux qu'il fournit, et celui dont la description
est la plus compliquée.

Nous commencerons cette description par le ganglion cervical
inférieur, remontant ainsi jusqu'au supérieur.

A. — Branches du ganglion cervical inférieur.

Ce ganglion, situé, ainsi que nous l'avons déjà vu, au niveau du
col de la première côte, qu'il embrasse, fournit trois espèces de
rameaux : 1° un rameau supérieur ou nerf vertébral ; 2° des
rameaux externes ou artériels ; 3° des rameaux internes ou viscéraux.

Nerf vertébral. — Ce rameau naît à la partie supérieure du
ganglion, et se porte en haut dans le trou vertébral des apophyses
transverses des dernières cervicales. Il accompagne l'artère vertébrale et donne, en passant à côté des nerfs cervicaux inférieurs,
un filet à chacun des trois derniers. Ces filets sont ordinairement

décrits comme des racines du grand sympathique. Après avoir fourni ces filets, le nerf vertébral arrive dans le crâne avec l'artère vertébrale, accompagne le tronc basilaire et va s'anastomoser à la surface des artères cérébrales avec le nerf vertébral du côté opposé et avec des rameaux intra-crâniens venus du ganglion cervical supérieur avec l'artère carotide interne.

Indépendamment du nerf vertébral, ce ganglion fournit un petit filet anastomotique à la branche inférieure du premier nerf dorsal.

Rameaux artériels. — Ces rameaux, en nombre variable, se portent à la surface de l'artère sous-clavière, qu'ils accompagnent jusqu'au creux axillaire. Ces rameaux se divisent comme l'artère et accompagnent ses branches collatérales.

Rameaux viscéraux. — Les rameaux viscéraux, nés de la partie interne du ganglion, se portent en dedans et se jettent : les uns dans le nerf récurrent dont ils partagent la distribution, les autres dans le nerf cardiaque moyen venu du ganglion cervical moyen. Quelques rameaux se réunissent en groupe pour former le nerf cardiaque inférieur.

B. — Branches du ganglion cervical moyen.

Ce ganglion manque quelquefois. Lorsqu'il existe, on y voit un rameau qui se porte en haut dans le ganglion cervical supérieur, et un ou plusieurs rameaux vers le ganglion inférieur. Ces rameaux constituent le tronc du grand sympathique. On y voit aussi les racines des quatrième, cinquième et sixième nerfs cervicaux. Les rameaux qu'il fournit peuvent être désignés sous le nom de rameaux viscéraux.

Rameaux viscéraux. — Ils se dirigent en dedans et se comportent de la manière suivante :

Les uns accompagnent jusqu'au corps thyroïde l'artère thyroïdienne inférieure, sur laquelle ils constituent le *plexus thyroïdien inférieur*.

D'autres se portent en bas et se réunissent pour former le nerf *cardiaque moyen*.

Enfin, quelques-uns se jettent dans le nerf récurrent, dont ils partagent la distribution.

Lorsque le ganglion cervical moyen n'existe pas, ces rameaux naissent du tronc qui unit le ganglion supérieur au ganglion inférieur.

C. — Branches du ganglion cervical supérieur.

Les rameaux qui s'étendent du ganglion aux trois ou quatre premiers nerfs cervicaux ont été décrits avec les racines du grand sympathique. Celui qui se porte en bas, vers le ganglion moyen, a été décrit avec le tronc. Nous avons réservé, pour être décrits avec les branches du ganglion, les deux rameaux qui s'anastomosent avec les nerfs crâniens, et qu'on appelle racines crâniennes.

Les vrais rameaux, émanés du ganglion cervical supérieur, peuvent être divisés en supérieurs ou *intra-crâniens*, postérieurs ou *musculaires et osseux*, antérieurs ou *carotidiens* ou *extra-crâniens*, et internes ou *viscéraux*.

1° Rameaux supérieurs ou intra-crâniens. — Ces rameaux sont au nombre de deux. L'un d'eux, peu développé, se porte en haut, vers le trou déchiré postérieur, et s'anastomose, à ce niveau, avec trois nerfs crâniens. Nous appellerons ce rameau *rameau crânien postérieur*. Arrivé au niveau du trou déchiré, il donne plusieurs filets qui se jettent dans le glosso-pharyngien, dans le pneumogastrique et dans le grand hypoglosse. Ces filets ne peuvent pas être suivis au delà du point où ils se jettent dans le tronc de ces nerfs.

L'autre rameau crânien se porte aussi en haut, en suivant la face postérieure de l'artère carotide interne, et pénètre dans le crâne avec cette artère. Nous le désignerons sous le nom de *rameau crânien antérieur*, ou *rameau carotidien*. Examinons d'abord son trajet ; nous verrons ensuite ses ramifications.

Ce rameau, au niveau du canal carotidien, entoure l'artère de quelques filets connus sous le nom de *plexus carotidien*. Il accompagne l'artère dans la cavité du sinus caverneux, et constitue aussi à ce niveau un plexus, le *plexus caverneux*.

Enfin, le rameau carotidien du ganglion cervical supérieur se termine à la surface des artères que fournit la carotide interne. Toutes ces branches terminales, pour être bien comprises, doivent être considérées comme venues du plexus caverneux.

On donne le nom de *plexus caverneux* aux ramifications du grand sympathique qui entoure la carotide interne dans le sinus caverneux. Ces nombreuses ramifications s'entremêlent avec des ramifications artérielles très nombreuses qui se trouvent à ce niveau, et constituent avec elles le *plexus artérioso-nerveux de Walther*.

Ramifications du rameau carotidien ou rameau crânien antérieur. — Ce rameau ne fournit aucune division au-dessous du crâne.

Il fournit deux filets dans le canal carotidien et un grand nombre dans le sinus caverneux.

Les deux filets qui naissent de ce rameau, dans le canal carotidien, viennent du plexus carotidien. Ces filets sont :

1° Un petit filet qui perfore la paroi postérieure du canal carotidien et traverse une portion du rocher, pour se jeter dans le rameau *carotico-tympanique* de Jacobson, venu du glosso-pharyngien.

2° Un filet assez volumineux, qui sort du canal carotidien, au niveau du sommet du rocher, et qui s'anastomose avec le grand pétreux superficiel, pour constituer le nerf vidien (voy. *Facial*). Ce filet se porte au ganglion sphéno-palatin, dont il forme la racine végétative. On le désigne ordinairement sous le nom de *filet carotidien du nerf vidien*, par opposition à celui de *filet crânien* donné au grand nerf pétreux superficiel.

Les filets qui naissent dans le sinus caverneux sont extrêmement nombreux. Ils partent du plexus caverneux et se portent à la surface des artères collatérale et terminales que fournit la carotide interne, dans l'épaisseur de tous les nerfs moteurs et sensitifs situés au niveau du plexus caverneux, et dans les tissus qui avoisinent le plexus caverneux. Parmi ces filets, on remarque :

1° Des filets qui accompagnent, d'une part, l'artère ophthalmique et suivent les ramifications de cette artère pour se distribuer aux organes qui remplissent et qui recouvrent la cavité orbitaire (Ribes, Chaussier) ; d'autre part, les artères cérébrale antérieure, cérébrale moyenne et communicante postérieure, qui portent jusque dans l'épaisseur de l'encéphale les nerfs connus sous le nom de *nervi nervorum*. Ils s'anastomosent avec ceux du côté opposé au niveau de l'artère communicante antérieure et avec le rameau crânien postérieur, ainsi que le nerf vertébral qui accompagne dans le crâne l'artère vertébrale et ses divisions. Cette dernière anastomose se fait au moyen de filets qui accompagnent l'artère communicante postérieure.

2° Des filets qui se jettent dans les nerfs moteurs et sensitifs situés au niveau du sinus caverneux. Parmi ces filets, on en voit un ou deux qui se jettent dans le *nerf moteur oculaire externe;* un autre, peu volumineux, qui s'anastomose avec le *nerf moteur oculaire commun* (Bock) ; un troisième, plus grêle, qui s'anastomose avec le *nerf pathétique;* un quatrième, plus ou moins ramifié, qui se jette dans le ganglion de Gasser du *trijumeau*, à sa face inférieure ; un cinquième, qui se perd dans la *branche ophthalmique de Willis*, branche supérieure du trijumeau, et un sixième, qui se porte en avant dans le *ganglion ophthalmique*, et qui constitue sa racine végétative.

3° Des filets qui se perdent dans les tissus avoisinant le plexus caverneux. Parmi ces filets, les uns se jettent dans le *corps pituitaire*, d'autres se rendent à la dure-mère qui recouvre le *sphénoïde*, d'autres enfin à la muqueuse des sinus sphénoïdaux, après avoir traversé la paroi osseuse de ces sinus.

L'ensemble des rameaux nerveux que nous venons d'énumérer constitue les *nerfs vaso-moteurs de l'intérieur du crâne, du globe oculaire et de toutes les parties molles de l'orbite.*

2° Rameaux postérieurs, musculaires et osseux. — Ces rameaux sont peu développés ; ils se portent en dedans et se jettent dans les muscles long du cou et grand droit antérieur. Quelques-uns arrivent jusqu'à la ligne médiane, et traversent le ligament vertébral commun antérieur, pour se terminer dans le corps des trois ou quatre premières vertèbres cervicales (Froment).

3° Rameaux antérieurs, carotidiens ou extra-crâniens. — On peut donner ce nom à des rameaux qui se portent à la surface extérieure du crâne, en accompagnant les branches de la carotide externe. Ils viennent de la partie antérieure du ganglion, en nombre variable, de trois à six, et se portent en avant vers la bifurcation de la carotide primitive. Au niveau de cette artère, ces rameaux se mélangent aux filets venus du glosso-pharyngien et du pneumogastrique, et forment avec eux un plexus inextricable, *plexus intercarotidien.* Le plexus intercarotidien embrasse la bifurcation de la carotide primitive et envoie toutes ses branches à la surface de la carotide externe, dont elles suivent toutes les ramifications. Ces branches forment, autour des ramifications artérielles, autant de plexus qui portent les mêmes noms que les artères. Par conséquent :

1° L'artère thyroïdienne supérieure est accompagnée par le *plexus thyroïdien supérieur*, qui partage sa distribution au corps thyroïde et au larynx ;

2° L'artère linguale est accompagnée par le *plexus lingual*, qui se termine comme l'artère dans l'épaisseur de la langue ;

3° L'artère faciale est accompagnée par le *plexus facial*, qui partage sa distribution. Ce plexus fournit la racine végétative du ganglion sous-maxillaire, au niveau de la glande sous-maxillaire ;

4° L'artère auriculaire postérieure est accompagnée par le *plexus auriculaire postérieur*, dont les branches se perdent dans les tissus des régions auriculaire et mastoïdienne ;

5° L'artère occipitale est accompagnée par le *plexus occipital*, dont les branches se perdent dans les tissus de la région occipitale ;

6° L'artère pharyngienne inférieure est accompagnée par le *plexus pharyngien inférieur*, qui se termine dans le pharynx ;

7° L'artère temporale superficielle, branche terminale de la carotide externe, est accompagnée par le *plexus temporal superficiel*, qui suit les divisions de l'artère dans le cuir chevelu;

8° L'artère maxillaire interne, branche terminale aussi, est accompagnée par le *plexus maxillaire interne*, qui envoie des ramifications à la surface des branches collatérales et terminales de cette artère. Ces ramifications nerveuses, situées à la surface des branches artérielles, portent les mêmes noms que ses branches. C'est parmi ces filets nerveux que se trouve la racine végétative du ganglion otique. Elle naît spécialement des filets qui accompagnent l'artère méningée moyenne. (Étudiez *Artère maxillaire interne*.)

(La plupart des rameaux nerveux qui accompagnent les branches de la carotide externe s'anastomosent à leur terminaison avec les nerfs de la région appartenant au système nerveux cérébro-spinal.)

L'ensemble de tous ces rameaux extra-crâniens constitue les *nerfs vaso-moteurs de la face, des muqueuses des cavités de la face et des parties profondes extra-crâniennes.*

4° Rameaux internes ou viscéraux. — Le ganglion cervical supérieur donne plusieurs filets qui se portent en dedans et en bas, entre les muscles prévertébraux et l'artère carotide primitive. Ces filets peuvent être divisés en nerfs pharyngiens, œsophagiens, laryngiens, thyroïdiens et cardiaques.

Les *nerfs pharyngiens* se portent en grand nombre sur les faces latérales du pharynx, où ils forment le *plexus pharyngien*, en se mélangeant à des rameaux venus du glosso-pharyngien, du pneumogastrique et du spinal. Ce plexus inextricable est pair et situé de chaque côté du pharynx. Il se distribue aux couches qui constituent ce conduit. Si l'anatomiste ne peut pas, avec le secours du scalpel, reconnaître quelles sont les divisions qui appartiennent à tel ou tel nerf, le physiologiste peut savoir que le glosso-pharyngien et le pneumogastrique président à la sensibilité de la muqueuse pharyngienne, que le spinal préside aux mouvements, et que le grand sympathique est préposé à la sécrétion des glandes du pharynx, aux phénomènes de circulation, et, par conséquent, à la nutrition des parties constituantes de ce conduit.

Les *nerfs laryngiens, œsophagiens* et *thyroïdiens*, peu nombreux et peu volumineux, se portent en groupe en arrière et en dedans de la carotide primitive, où ils reçoivent des filets du nerf laryngé supérieur. La réunion de ces nerfs constitue le *plexus laryngé*, d'où partent des ramifications pour le larynx, la portion cervicale de l'œsophage et le corps thyroïde.

Les *filets cardiaques* se réunissent et descendent vers le thorax, pour se porter au cœur. Ils constituent, par leur réunion, le nerf cardiaque supérieur.

2° *Branches de la portion thoracique du grand sympathique.*

Ces branches se distribuent à l'œsophage, à la trachée, aux bronches, aux poumons, au cœur et à la colonne vertébrale. Les plus inférieures se portent dans la cavité abdominale, où nous les retrouverons. Examinons donc les nerfs œsophagiens, trachéens, bronchiques, pulmonaires, vertébraux et cardiaques.

1° Les **nerfs œsophagiens** naissent à diverses hauteurs des ganglions thoraciques du grand sympathique, et se perdent dans les tuniques de l'œsophage, en se mélangeant aux branches du pneumogastrique.

2° Les **nerfs trachéens, bronchiques** et **pulmonaires** sont peu nombreux ; les uns viennent directement des ganglions supérieurs de la portion thoracique, les autres des nerfs cardiaques. La plupart se mélangent au plexus pulmonaire du pneumogastrique (voy. *Pneumogastrique*).

3° Les **nerfs vertébraux** traversent à diverses hauteurs les corps vertébraux pour s'y terminer ; ces nerfs sont peu nombreux.

4° Les **nerfs du cœur** ou **cardiaques** constituent le *plexus cardiaque*. Ce plexus est formé par une douzaine environ de nerfs cardiaques venus du pneumogastrique et du grand sympathique. Ils proviennent tous de la région cervicale et sont ordinairement au nombre de six de chaque côté. Ces nerfs, très longs et très grêles, se comportent de la façon suivante :

a. Les *nerfs cardiaques* du pneumogastrique naissent par plusieurs filets au niveau du cou et se réunissent vers le thorax, pour former trois petits troncs. Ceux du côté droit passent au-devant du tronc brachio-céphalique, puis à droite de la crosse de l'aorte. Ceux du côté gauche passent entre la carotide primitive gauche et la sous-clavière gauche, puis sur le côté gauche de la crosse aortique.

b. Les *nerfs cardiaques* du grand sympathique naissent, de chaque côté, des trois ganglions cervicaux ; le supérieur naît du ganglion supérieur, le moyen du ganglion moyen, et l'inférieur du ganglion inférieur. Ils se portent ensuite : ceux du côté droit, à droite de la crosse de l'aorte, et ceux du côté gauche, à gauche de la même crosse, pour s'anastomoser avec ceux du côté droit et avec les nerfs cardiaques du pneumogastrique.

Le *plexus cardiaque* est constitué par la réunion de ces nerfs. Il est situé au-dessous de la crosse de l'aorte, en arrière de l'artère pulmonaire droite, en avant du canal artériel et de la bifurcation de la trachée. Il présente, au milieu des filets nerveux qui le constituent, un ganglion nerveux mentionné par Wrisberg, *ganglion de Wrisberg*. Du plexus cardiaque partent de nombreux rameaux qui se portent : les uns sur la face antérieure de la portion ascendante de la crosse de l'aorte ; les autres entre cette portion et le tronc de l'artère pulmonaire ; d'autres, enfin, en arrière de ce tronc artériel et en avant des oreillettes. Arrivés à la base des ventricules, tous ces rameaux se groupent autour de deux artères cardiaques, pour constituer à droite le *plexus cardiaque droit,* et à gauche le *plexus cardiaque gauche.* Ces nerfs accompagnent les artères dans les sillons du cœur et se portent dans l'épaisseur de ses parois avec leurs ramifications. Remak a décrit, sur le trajet de ces filets nerveux, de petits ganglions auxquels le cœur serait redevable de la propriété qu'il a de se contracter encore pendant quelques heures, après avoir été extrait du corps d'un animal. M. Sappey n'a pas pu voir ces ganglions. M. le professeur G. Sée, dans les leçons cliniques qu'il a faites à l'hôpital Beaujon (*Gazette des hôpitaux,* janvier 1865), a insisté sur la présence, dans le tissu du cœur, de trois ganglions nerveux. L'un, découvert par Remak, est placé à l'embouchure de la veine cave inférieure. Un second est situé au niveau de la valvule auriculo-ventriculaire gauche ; il a été découvert par Bidder. Un troisième ganglion, découvert par Ludwig, est contenu dans la paroi même de l'oreillette.

Les rameaux nerveux, qui naissent des six ou sept derniers ganglions thoraciques, se portent en bas, en avant et en dedans ; ils se réunissent et forment de chaque côté deux troncs connus sous le nom de *nerfs splanchniques.* Ces nerfs splanchniques passent du thorax dans l'abdomen et se jettent dans le plexus solaire, où nous les retrouverons bientôt, lorsque nous étudierons les branches du grand sympathique dans la cavité abdominale.

3° Branches de la portion abdominale du grand sympathique.

Ces branches s'enroulent autour de l'aorte abdominale et du tronc cœliaque pour constituer le *plexus solaire,* et autour de la portion inférieure de l'aorte abdominale pour constituer le *plexus lombo-aortique.*

a. **Plexus solaire.** — On appelle plexus solaire un plexus nerveux considérable, formé par les branches du grand sympathique et par le nerf pneumogastrique droit. Des ganglions nerveux, les nerfs splanchniques et des ramifications du nerf phrénique complètent ce plexus.

Le plexus solaire est situé autour du tronc cœliaque et de la partie supérieure de l'aorte abdominale, qu'il entoure de ses nombreuses ramifications. Il partage, par conséquent, les rapports de cette artère.

Les ganglions qu'il contient sont de volume différent. Les plus petits, nombreux, sont connus sous le nom de ganglions solaires; ils sont entremêlés avec les ramifications du plexus. Les plus volumineux, au nombre de deux, constituent les ganglions semi-lunaires.

Les *ganglions semi-lunaires* sont au nombre de deux; ils sont situés au-dessous des piliers du diaphragme, au-dessus du pancréas. Ces ganglions égalent à peu près le volume d'un petit haricot dont le bord convexe regarde en bas. De la convexité de ces ganglions partent de nombreux rameaux qui s'enchevêtrent et qui concourent à former le plexus solaire. Ils reçoivent par leur extrémité externe le nerf grand splanchnique, et souvent quelques divisions du petit splanchnique. Le ganglion semi-lunaire droit reçoit, en outre, le pneumogastrique droit par son extrémité interne.

Nous venons de voir que le plexus solaire reçoit la terminaison des nerfs grand splanchnique et petit splanchnique, venus de la cavité thoracique.

Le *nerf grand splanchnique* naît ordinairement des cinquième, sixième, septième et huitième ganglions thoraciques du grand sympathique, par plusieurs filaments, qui se portent en bas et se réunissent en un seul tronc. Ce tronc nerveux arrive à la partie inférieure de la cavité thoracique, traverse le pilier correspondant du diaphragme, et se jette dans l'extrémité externe du ganglion semi-lunaire du même côté. Le grand splanchnique droit, en se jetant dans la partie externe du ganglion semi-lunaire droit, constitue, avec le pneumogastrique droit qui se jette à sa partie interne, une anse nerveuse, dont la concavité embrasse une bonne partie du pilier du diaphragme et qui est connue sous le nom d'*anse mémorable de Wrisberg*.

Le nerf *petit splanchnique* naît des ganglions thoraciques suivants, par de petits filaments qui forment par leur réunion un petit tronc descendant. Ce tronc traverse, comme le précédent, le pilier du diaphragme, entre le grand splanchnique et le grand sympathique.

Après avoir traversé le pilier correspondant du diaphragme, le nerf petit splanchnique se divise au-dessous de ce muscle en plusieurs rameaux, qui se portent : les uns, dans le nerf grand splanchnique, les autres dans le plexus solaire, d'autres enfin dans le plexus rénal.

Le plexus solaire représente un centre d'où partent, comme autant de rayons, une foule de faisceaux nerveux qui suivent la direction, le trajet, les divisions et la terminaison des nombreuses branches artérielles situées dans cette région. Le plexus solaire n'existe pas seulement autour du tronc cœliaque, mais encore autour de l'aorte, jusqu'au-dessous des artères rénales.

Il suffit de connaître les artères et les divisions artérielles de cette région pour connaître ces plexus secondaires qui, non seulement présentent la direction, le trajet, les rapports et la terminaison des artères qu'ils accompagnent, mais encore portent le nom de ces artères. Il existe, par conséquent (voy. *Branches de l'aorte abdominale*) :

1° Des plexus nerveux qui partent du plexus solaire et accompagnent les artères pariétales ;

2° Des plexus nerveux qui partent aussi du plexus solaire et accompagnent les artères viscérales.

Les premiers sont les *plexus diaphragmatiques* inférieurs, qui se portent à la face inférieure du diaphragme, pour se terminer dans ce muscle et s'anastomoser avec des branches terminales du nerf phrénique. Ces plexus, qui accompagnent les artères diaphragmatiques inférieures, donnent quelques rameaux qui se portent à la capsule surrénale, en suivant l'artère capsulaire supérieure, et quelques rameaux à la partie inférieure de l'œsophage, en suivant les artères œsophagiennes inférieures.

Parmi les branches nerveuses qui accompagnent les artères pariétale-, on observe encore des rameaux qui se portent en dehors, autour des artères lombaires, et qui se perdent, soit dans les parois de ces artères, soit dans les tissus des environs.

Les seconds sont très nombreux ; on peut les diviser *en principaux* qui se placent sur les artères viscérales, et en *secondaires* qui accompagnent les divisions de ces artères. Ce sont : les plexus hépatique, splénique, coronaire stomachique, mésentérique supérieur, surrénal, rénal et spermatique, pour les principaux.

1° Le *plexus hépatique* accompagne l'artère hépatique et les divisions de la veine porte dans la capsule de Glisson, jusqu'aux lobules du foie. Du plexus hépatique naissent plusieurs plexus secondaires, qui portent les noms des branches collatérales de l'artère hépatique. Ce sont : 1° le *plexus cystique,* qui se porte aux deux faces de la vésicule biliaire, comme l'artère cystique ; 2° le *plexus pylorique,* qui se porte à la partie supérieure du pylore, comme l'artère pylorique ; 3° le plexus *gastro-épiploïque droit,* qui va à la grande courbure de l'estomac et au grand épiploon, comme l'artère gastro-épiploïque droite. Comme l'artère, ce plexus, au niveau de la tête du pancréas, donne des rameaux nombreux qui accompagnent l'artère pancréatico-duodénale, et qui se ramifient dans le duodénum et dans le pancréas.

2° Le *plexus splénique* suit l'artère splénique jusqu'à la rate, où il se termine. Les filets nerveux qui constituent ce plexus ne sont pas flexueux comme l'artère, ils sont rectilignes. Dans leur trajet, les nerfs de ce plexus fournissent des plexus secondaires autour des vaisseaux courts de l'estomac, autour des vaisseaux pancréatiques, et autour de l'artère gastro-épiploïque gauche. Ces rameaux nerveux partagent la distribution des artères qu'ils accompagnent.

3° Le *plexus coronaire stomachique* accompagne l'artère de même nom le long de la petite courbure de l'estomac, et s'anastomose sur le pylore avec les ramifications du plexus pylorique. De ce plexus partent des rameaux œsophagiens pour la partie inférieure de l'œsophage, et des rameaux gastriques pour les deux parois de l'estomac.

4° Le *plexus mésentérique supérieur*, très considérable, se place autour de l'artère de même nom et se porte avec elle dans l'épaisseur du mésentère. Comme l'artère, il est destiné à l'intestin grêle et à la moitié droite du gros intestin. Les rameaux qui naissent de ce plexus ne décrivent pas des arcades comme les artères, ils sont rectilignes ou à peu près. Ceux qui naissent de la convexité de l'artère vont à gauche dans l'intestin grêle, tandis que ceux qui naissent de la concavité se dirigent à droite et accompagnent les artères coliques droites, pour se porter avec elles à la moitié droite du gros intestin.

5° Le *plexus surrénal* accompagne l'artère capsulaire moyenne, et se termine dans la capsule surrénale, où il se mélange aux filets qui viennent du plexus diaphragmatique inférieur, avec l'artère capsulaire supérieure, et à ceux qui viennent du plexus rénal, avec l'artère capsulaire inférieure. Les nerfs de ce plexus, fort nombreux, reçoivent, en outre, au niveau de la capsule surrénale, un filet nerveux appartenant au nerf petit splanchnique.

6° Le *plexus rénal* venu, comme tous les précédents, du plexus solaire, se porte directement en dehors vers le hile du rein en accompagnant l'artère rénale. Ses ramifications se perdent dans la substance du rein et se portent en petit nombre au plexus surrénal en suivant l'artère capsulaire inférieure, et au plexus spermatique qu'ils accompagnent jusqu'au testicule chez l'homme, jusqu'à l'utérus et l'ovaire chez la femme.

7° Le *plexus spermatique* vient de trois sources: il provient du plexus solaire, du plexus lombo-aortique et du plexus rénal, mais principalement du plexus solaire. Ces rameaux réunis se portent, avec l'artère spermatique qu'ils accompagnent, dans le canal inguinal, dans le cordon spermatique et jusqu'au testicule, où ils se terminent.

Chez la femme, ce plexus accompagne l'artère utéro-ovarienne et se termine dans l'utérus, dans l'ovaire et dans la trompe de Fallope.

b. **Plexus lombo-aortique.** — On appelle ainsi les ramifications du grand sympathique qui entourent la partie inférieure de l'aorte abdominale, et qui reçoivent la partie inférieure du plexus solaire.

Du *plexus lombo-aortique* naît un seul plexus, le *mésentérique inférieur*, qui suit l'artère de même nom jusqu'à sa terminaison dans le rectum. Ce plexus, dans son trajet, fournit, comme l'artère mésentérique inférieure qu'il accompagne, trois plexus secondaires à gauche ; ce sont : les plexus *colique supérieur*, *colique moyen*, *colique inférieur*, qui se rendent à la moitié gauche du gros intestin.

4° *Branches de la portion pelvienne du grand sympathique.*

Toutes ces branches émanent de la partie antérieure des ganglions sacrés, et se portent en haut de chaque côté du rectum. Ces branches se réunissent à des rameaux venus de la partie antérieure du plexus sacré, à la terminaison du plexus mésentérique inférieur et à la terminaison du plexus lombo-aortique qui se bifurque, comme le précédent, pour se porter de chaque côté du rectum.

L'ensemble de ces nombreux rameaux nerveux constitue le *plexus hypogastrique*, plexus qui diffère de tous ceux que nous avons rencontrés jusqu'ici, en ce qu'il contient en même temps des nerfs de la vie animale et des nerfs de la vie organique, et, par conséquent, des nerfs volontaires et des nerfs involontaires. Ces nerfs forment un enchevêtrement qu'il est impossible de démêler, et l'on ne peut pas, avec le scalpel, les suivre au delà du plexus.

Le **plexus hypogastrique** est situé chez l'homme de chaque côté du rectum et de la vessie, au-dessous du péritoine ; chez la femme, de chaque côté de la vessie, du vagin, du col de l'utérus et du rectum. De ce plexus partent des rameaux nombreux qui se portent aux viscères contenus dans la cavité pelvienne. Ces rameaux portent le nom de *plexus*. Nous avons, par conséquent, comme branches du plexus hypogastrique : le plexus hémorrhoïdal moyen, le plexus vésical, le plexus prostatique. Ajoutons, chez la femme, le plexus vaginal et le plexus utérin.

Le *plexus hémorrhoïdal moyen* se porte, en accompagnant l'artère hémorrhoïdale moyenne, vers le milieu du rectum, auquel il se distribue.

Le *plexus vésical* se porte autour du col de la vessie, mélange en partie ses filets avec ceux de la prostate, et se distribue aux parois du réservoir de l'urine.

Le *plexus prostatique* se porte autour et dans l'épaisseur de la prostate. Il envoie quelques filets nerveux aux vésicules séminales et quelques-uns au canal déférent, qu'ils accompagnent jusqu'au testicule. Ces nerfs constituent le *plexus déférentiel.*

Le *plexus vaginal* est formé par quelques filets nerveux venus du plexus hypogastrique, et se portant en dedans vers les parois du vagin.

Le *plexus utérin,* venu aussi du plexus hypogastrique, se porte sur les côtés du col de l'utérus, et se ramifie dans le col. On a beaucoup discuté sur la question de savoir si les nerfs du col utérin arrivaient jusqu'au museau de tanche; aujourd'hui, on s'accorde à y reconnaître leur présence, mais ils y sont très rares.

Usages du grand sympathique.

Le nerf grand sympathique, qui forme un système spécial, contient des filets moteurs et des filets sensitifs qui donnent le mouvement et la sensibilité aux tissus auxquels ils se distribuent : mouvement lent et sensibilité obtuse.

Le nerf grand sympathique exerce une action spéciale sur le système vasculaire. Il a une action des plus curieuses sur le cœur par les filets cardiaques [1], sur la circulation par les filets nerveux qu'il envoie à la surface des artères (nerfs *vaso-moteurs,* étudiés par Claude Bernard et Schiff. Voy. t. I, *Capillaires et système nerveux pour les nerfs vaso-moteurs*). Enfin, pour prouver l'influence remarquable que ce nerf exerce sur la calorification des régions où il se distribue, sur les sécrétions et sur la circulation, Cl. Bernard, dans ses mémorables leçons sur le système nerveux, a fait des expériences sur des animaux vivants en coupant le nerf grand sympathique au cou. L'éminent physiologiste n'est pas le premier qui ait eu l'idée d'opérer cette section, mais c'est lui qui en a indiqué complètement les effets. Voici quels sont les phénomènes *simultanés* et *connexes* de la section du grand sympathique au cou chez les animaux :

---

1. G. Sée, *Gaz. des hôpitaux,* janvier 1865.

1° Le rétrécissement de la pupille et la rougeur de la conjonctive;

2° La rétraction du globe oculaire dans le fond de l'orbite, ce qui fait saillir le troisième cartilage de la paupière et le porte à venir se placer au-devant de l'œil;

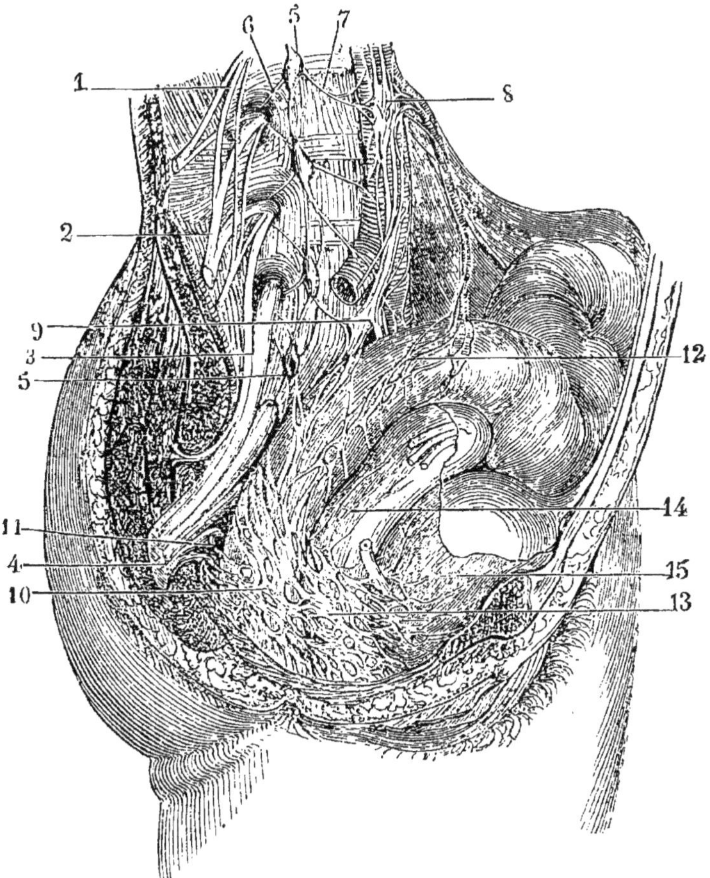

FIG. 533. — Plexus hypogastrique, plexus lombaire et plexus sacré.

1. L'une des racines du nerf crural. — 2. Tronc du crural. — 3. Nerf lombo-sacré et premier nerf sacré. — 4. Plexus sacré. — 5, 5. Ganglions du grand sympathique. — 6. Filet anastomotique entre les nerfs rachidiens (branches antérieures) et les ganglions du grand sympathique. — 7. Branche du grand sympathique concourant à la formation du plexus. — 8. Plexus lombo-aortique du grand sympathique. — 9. Bifurcation de ce plexus se portant dans les deux plexus hypogastriques — 10. Plexus hypogastrique. — 11. Anastomose des nerfs sacrés avec le plexus hypogastrique. — 12. Plexus mésentérique inférieur se bifurquant pour se jeter dans les deux plexus hypogastriques. — 13. Ganglions situés au milieu du plexus hypogastrique. — 14. Rameaux utérins. — 15. Rameaux vésicaux.

3° Le resserrement de l'ouverture palpébrale et en même temps une déformation de cette ouverture qui devient plus elliptique et plus oblongue transversalement ;

4° L'aplatissement de la cornée et le rapetissement consécutif du globe oculaire ;

5° Le rétrécissement plus ou moins marqué de la narine et de la bouche du côté correspondant ;

6° Une modification toute spéciale de la circulation, coïncidant avec une grande augmentation de caloricité et même de sensibilité dans les parties.

STRUCTURE DU GRAND SYMPATHIQUE.

Nous avons indiqué la structure de ce nerf lorsque nous avons étudié la structure des centres nerveux et des nerfs en général. (Voy. t. I, *Système nerveux*.)

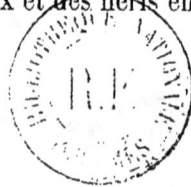

FIN DU TOME DEUXIÈME.

TABLE DES MATIÈRES

DU DEUXIÈME VOLUME

PREMIÈRE PARTIE

DISSECTION, PRÉPARATION DES SUJETS, PRÉPARATION DES PIÈCES SÈCHES.

DEUXIÈME PARTIE

MYOLOGIE ET APONÉVROLOGIE.

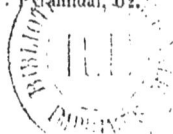

TROISIÈME PARTIE

ARTHROLOGIE.

CHAPITRE Ier.

DES ARTICULATIONS EN GÉNÉRAL. — CLASSIFICATION.

CHAPITRE II.

DES ARTICULATIONS EN PARTICULIER.

QUATRIÈME PARTIE

ANGÉIOLOGIE.

CINQUIÈME PARTIE

NÉVROLOGIE.

CHAPITRE Ier.

SYSTÈME NERVEUX DE LA VIE ANIMALE.

CHAPITRE II.

SYSTÈME NERVEUX DE LA VIE ORGANIQUE

FIN DE LA TABLE DU TOME DEUXIÈME.

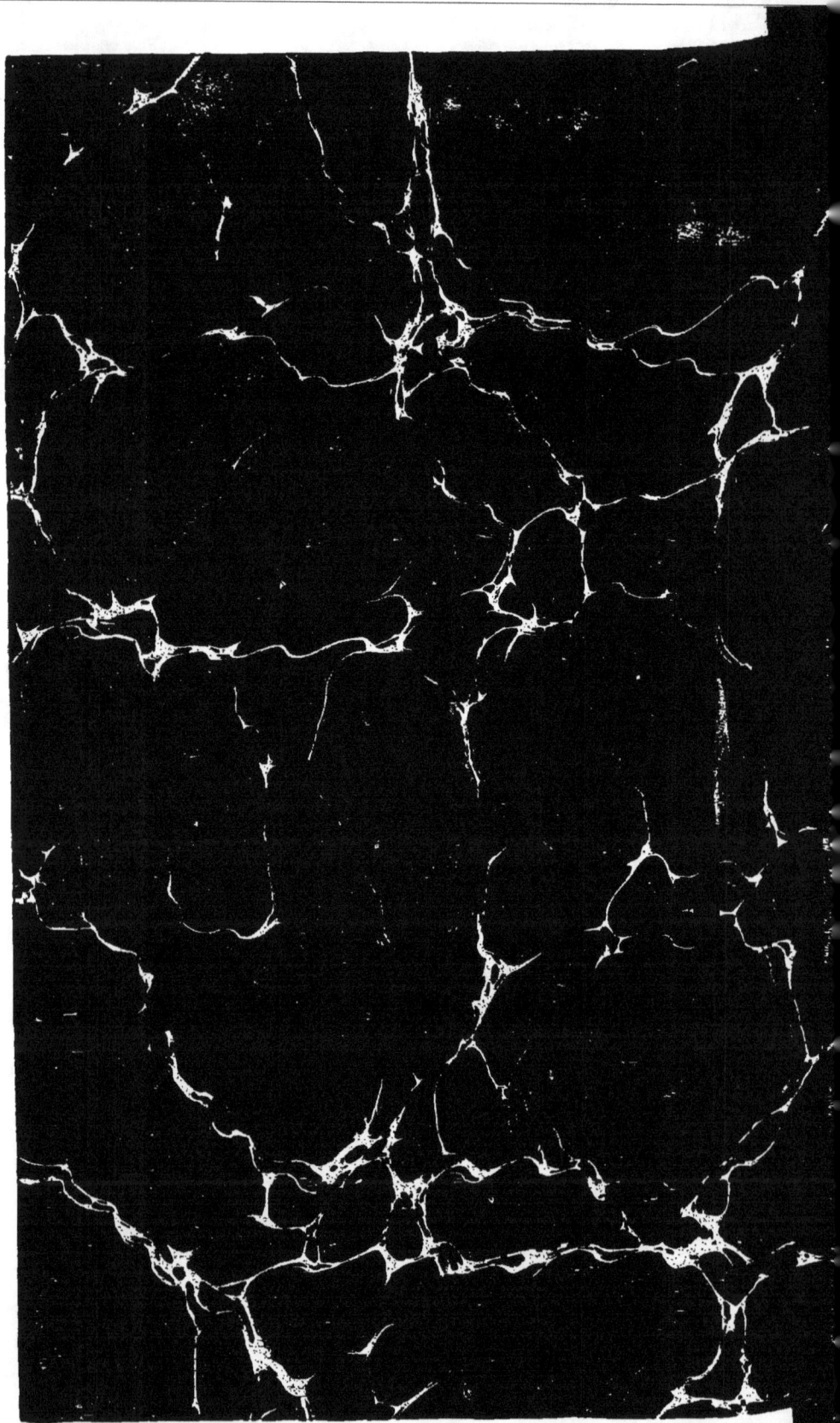

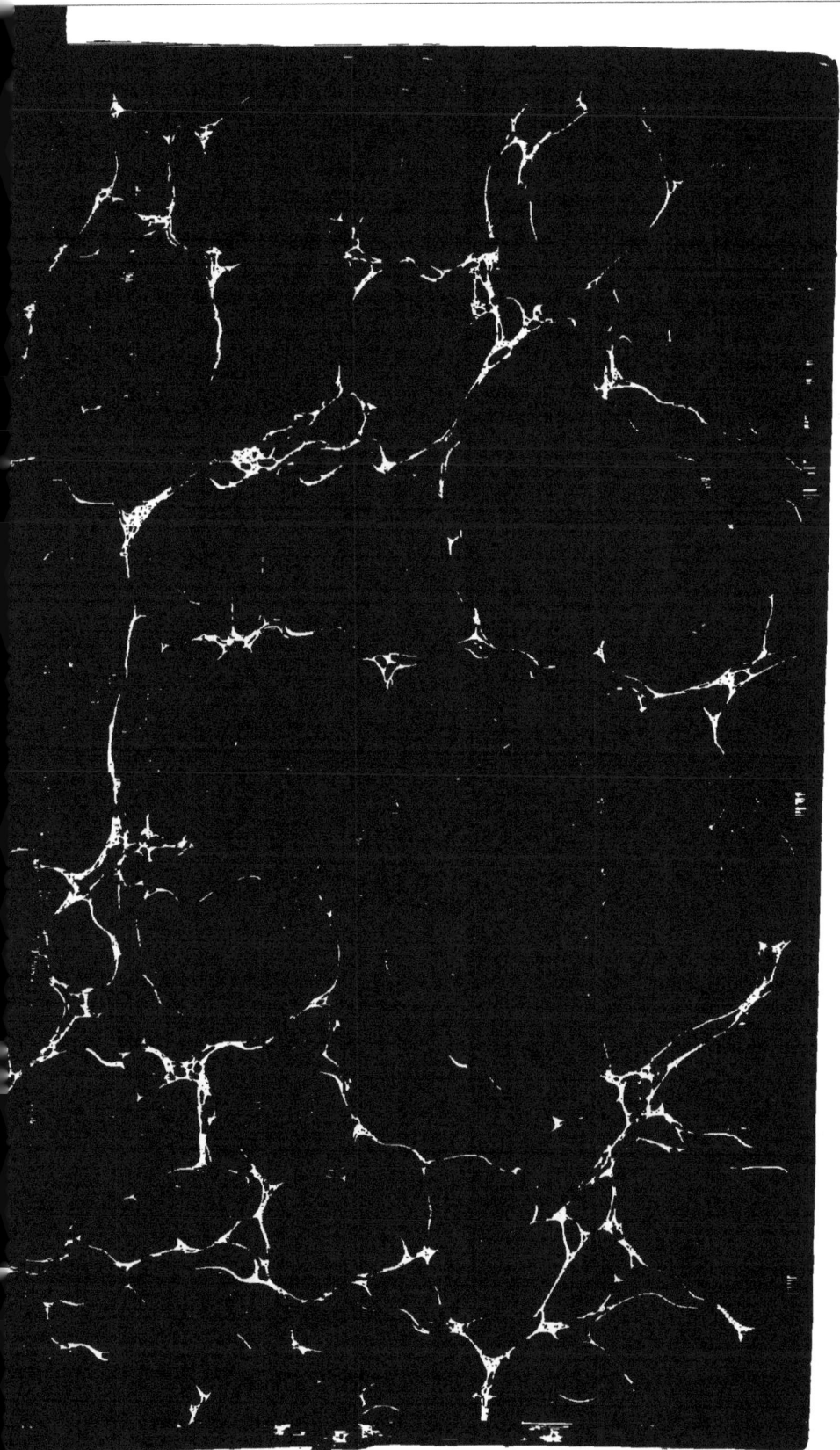

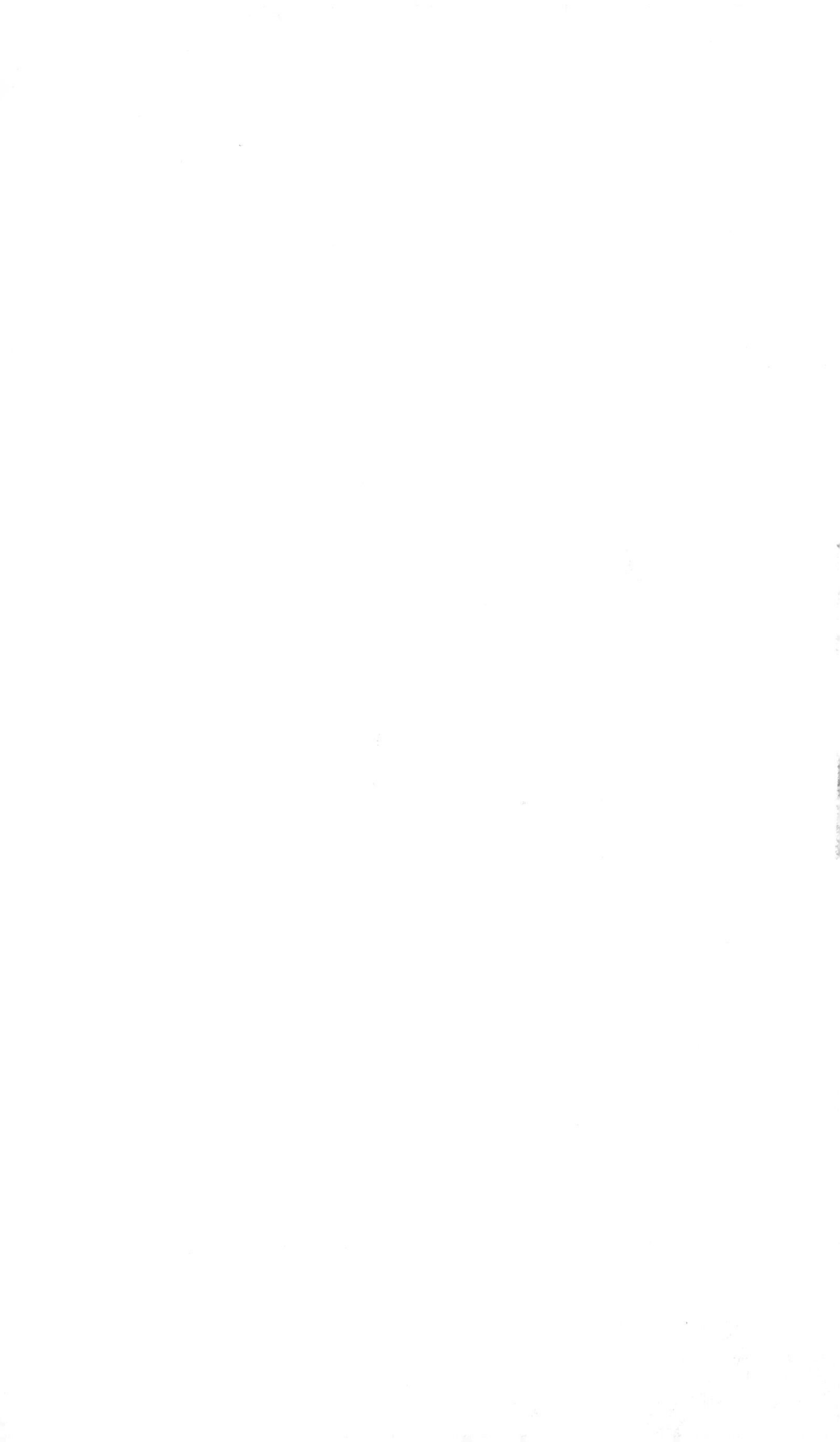

www.ingramcontent.com/pod-product-compliance
Lightning Source LLC
Chambersburg PA
CBHW060440240326
41598CB00087B/1997